国际骨科权威经典译著

第13版

典藏版

CAMPBELL'S OPERATIVE ORTHOPAEDICS

坎贝尔骨科手术学

原著者 Frederick M. Azar
James H. Beaty
S. Terry Canale

主　译 唐佩福　王　岩　卢世璧

第2卷　骨病骨肿瘤

分卷主译 毕文志　陶　笙　张　堃　余　斌

北京大学医学出版社

KANBEIER GUKE SHOUSHUXUE (DI 13 BAN，DIAN CANG BAN)——DI 2 JUAN:GUBING GUZHONGLIU

图书在版编目(CIP)数据

坎贝尔骨科手术学（典藏版）：第13版. 第2卷，骨病骨肿瘤/（美）阿扎（Azar F.M.），（美）贝帝（Beaty J.H.），（美）卡内尔（Canale S.T.）原著；唐佩福，王岩，卢世璧主译. —北京：北京大学医学出版社，2018.1

书名原文：Campbell' s Operative Orthopaedics, 13th edition, Vol. 2

ISBN 978-7-5659-1672-4

Ⅰ.①坎… Ⅱ.①阿… ②贝… ③卡… ④唐… ⑤王… ⑥卢… Ⅲ.①骨科学—外科手术 Ⅳ.①R68

中国版本图书馆CIP数据核字（2017）第225496号

内容提要

《坎贝尔骨科手术学》全书共 19 部分 89 章，系统介绍了骨科理论和手术技术。对于第 13 版修订，作者在大量更新理论、技术及相关经验，最大限度收录最新骨科手术技术的同时，仍保留了被视为"金标准"的经典手术技术，并秉承了严谨求实的编写风格。与上版比，第 13 版修订幅度在 30%以上，涉及微创、关节镜的章节和脊柱部分几乎全部重写，有些章节的内容虽然文字修改量不大，但很多理念已截然不同，手术技术方面也有很多改良和创新。同时，此次中文版翻译出版工作在解放军总医院骨科团队的倾力支持和组织下，邀请了全国一百余位权威、知名专家参与翻译和审校工作，译稿质量也得到了极大的提升。

此次再版，堪称积极创新与沉淀经典的完美结合，再次将这部历经 80 余年辉煌的国际骨科权威经典巨著推向了一个新的高度。正如戴尅戎院士指出：《坎贝尔骨科手术学》之所以成为经典，是作者在渊博的理论知识和丰富的临床经验基础上，荟萃海量文献，正确地把握手术适应证、手术时机，详尽入微地描述手术技术各种细节及围术期处理、并发症防治，并对相关手术技术做出客观公允评价的结果。因此，无论是骨科专业研究生，中、低年资的骨科医师，还是已具有较高水平的骨科专家，都能够从中汲取到丰富的营养。

坎贝尔骨科手术学（第 13 版，典藏版）——第 2 卷：骨病骨肿瘤

主　　译：唐佩福　王　岩　卢世璧
分卷主译：毕文志　陶　笙　张　堃　余　斌
出版发行：北京大学医学出版社
地　　址：（100191）北京市海淀区学院路 38 号　北京大学医学部院内
电　　话：发行部 010-82802230；图书邮购 010-82802495
网　　址：http：//www.pumpress.com.cn
E-mail：booksale@bjmu.edu.cn
印　　刷：三河市春园印刷有限公司
经　　销：新华书店
策划编辑：黄建松　**责任编辑**：袁朝阳　**责任校对**：马思志　**责任印制**：李　啸
开　　本：889mm × 1194mm　1/16　**印张**：23.75　**字数**：769 千字
版　　次：2018 年 1 月第 1 版　2018 年 1 月第 1 次印刷
书　　号：ISBN 978-7-5659-1672-4
定　　价：235.00 元（典藏版）

第2卷目录

总目录

Santos F. Martinez, MD
Assistant Professor
University of Tennessee–Campbell Clinic
Department of Orthopaedic Surgery and
Biomedical Engineering
Memphis, Tennessee

Anthony A. Mascioli, MD
Assistant Professor
University of Tennessee–Campbell Clinic
Department of Orthopaedic Surgery and
Biomedical Engineering
Memphis, Tennessee

Benjamin M. Mauck, MD
Instructor
University of Tennessee–Campbell Clinic
Department of Orthopaedic Surgery and
Biomedical Engineering
Memphis, Tennessee

Marc J. Mihalko, MD
Assistant Professor
University of Tennessee–Campbell Clinic
Department of Orthopaedic Surgery and
Biomedical Engineering
Memphis, Tennessee

William M. Mihalko, MD
Professor, H.R. Hyde Chair of Excellence
in Rehabilitation Engineering
Director, Biomedical Engineering
University of Tennessee–Campbell Clinic
Department of Orthopaedic Surgery and
Biomedical Engineering
Memphis, Tennessee

Robert H. Miller III, MD
Associate Professor
University of Tennessee–Campbell Clinic
Department of Orthopaedic Surgery and
Biomedical Engineering
Memphis, Tennessee

G. Andrew Murphy, MD
Associate Professor
Co-Director, Foot and Ankle Fellowship
University of Tennessee–Campbell Clinic
Department of Orthopaedic Surgery and
Biomedical Engineering
Memphis, Tennessee

Ashley L. Park, MD
Clinical Assistant Professor
University of Tennessee–Campbell Clinic
Department of Orthopaedic Surgery and
Biomedical Engineering
Memphis, Tennessee

Edward A. Perez, MD
Associate Professor
Director, Trauma Fellowship
University of Tennessee–Campbell Clinic
Department of Orthopaedic Surgery and
Biomedical Engineering
Memphis, Tennessee

Barry B. Phillips, MD
Associate Professor
University of Tennessee–Campbell Clinic
Department of Orthopaedic Surgery and
Biomedical Engineering
Memphis, Tennessee

David R. Richardson, MD
Associate Professor
Co-Director, Foot and Ankle Fellowship
University of Tennessee–Campbell Clinic
Department of Orthopaedic Surgery and
Biomedical Engineering
Memphis, Tennessee

Matthew I. Rudloff, MD
Assistant Professor
University of Tennessee–Campbell Clinic
Department of Orthopaedic Surgery and
Biomedical Engineering
Memphis, Tennessee

Jeffrey R. Sawyer, MD
Professor
Director, Pediatric Orthopaedic
Fellowship
University of Tennessee–Campbell Clinic
Department of Orthopaedic Surgery and
Biomedical Engineering
Memphis, Tennessee

David D. Spence, MD
Assistant Professor
University of Tennessee–Campbell Clinic
Department of Orthopaedic Surgery and
Biomedical Engineering
Memphis, Tennessee

Thomas W. Throckmorton, MD
Professor
Director, Resident Education
University of Tennessee–Campbell Clinic
Department of Orthopaedic Surgery and
Biomedical Engineering
Memphis, Tennessee

Patrick C. Toy, MD
Assistant Professor
University of Tennessee–Campbell Clinic
Department of Orthopaedic Surgery and
Biomedical Engineering
Memphis, Tennessee

William C. Warner JR, MD
Professor
University of Tennessee–Campbell Clinic
Department of Orthopaedic Surgery and
Biomedical Engineering
Memphis, Tennessee

John C. Weinlein, MD
Assistant Professor
University of Tennessee–Campbell Clinic
Department of Orthopaedic Surgery and
Biomedical Engineering
Memphis, Tennessee

A. Paige Whittle, MD
Associate Professor
University of Tennessee–Campbell Clinic
Department of Orthopaedic Surgery and
Biomedical Engineering
Memphis, Tennessee

Keith D. Williams, MD
Associate Professor
Director, Spine Fellowship
University of Tennessee–Campbell Clinic
Department of Orthopaedic Surgery and
Biomedical Engineering
Memphis, Tennessee

Dexter H. Witte, MD
Clinical Assistant Professor of Radiology
University of Tennessee–Campbell Clinic
Department of Orthopaedic Surgery and
Biomedical Engineering
Memphis, Tennessee

原著者名单

EDITORIAL

Frederick M. Azar, MD
James H. Beaty, MD
S. Terry Canale, MD

EDITORIAL ASSISTANCE

Kay Daugherty and Linda Jones

GRAPHIC ASSISTANCE

Shawn Maxey

CONTRIBUTORS

Frederick M. Azar, MD
Professor
Director, Sports Medicine Fellowship
University of Tennessee–Campbell Clinic
Department of Orthopaedic Surgery and Biomedical Engineering
Chief-of-Staff, Campbell Clinic
Memphis, Tennessee

James H. Beaty, MD
Harold B. Boyd Professor and Chair
University of Tennessee–Campbell Clinic
Department of Orthopaedic Surgery and Biomedical Engineering
Memphis, Tennessee

Clayton C. Bettin, MD
Instructor
University of Tennessee–Campbell Clinic
Department of Orthopaedic Surgery and Biomedical Engineering
Memphis, Tennessee

James H. Calandruccio, MD
Associate Professor
Director, Hand Fellowship
University of Tennessee–Campbell Clinic
Department of Orthopaedic Surgery and Biomedical Engineering
Memphis, Tennessee

Francis X. Camillo, MD
Associate Professor
University of Tennessee–Campbell Clinic
Department of Orthopaedic Surgery and Biomedical Engineering
Memphis, Tennessee

S. Terry Canale, MD
Harold B. Boyd Professor and Chair Emeritus
University of Tennessee–Campbell Clinic
Department of Orthopaedic Surgery and Biomedical Engineering
Memphis, Tennessee

David L. Cannon, MD
Associate Professor
University of Tennessee–Campbell Clinic
Department of Orthopaedic Surgery and Biomedical Engineering
Memphis, Tennessee

Kevin B. Cleveland, MD
Instructor
University of Tennessee–Campbell Clinic
Department of Orthopaedic Surgery and Biomedical Engineering
Memphis, Tennessee

Andrew H. Crenshaw Jr, MD
Associate Professor
University of Tennessee–Campbell Clinic
Department of Orthopaedic Surgery and Biomedical Engineering
Memphis, Tennessee

John R. Crockarell Jr, MD
Professor
University of Tennessee–Campbell Clinic
Department of Orthopaedic Surgery and Biomedical Engineering
Memphis, Tennessee

Gregory D. Dabov, MD
Assistant Professor
University of Tennessee–Campbell Clinic
Department of Orthopaedic Surgery and Biomedical Engineering
Memphis, Tennessee

Raymond J. Gardocki, MD
Assistant Professor
University of Tennessee–Campbell Clinic
Department of Orthopaedic Surgery and Biomedical Engineering
Memphis, Tennessee

Benjamin J. Grear, MD
Instructor
University of Tennessee–Campbell Clinic
Department of Orthopaedic Surgery and Biomedical Engineering
Memphis, Tennessee

James L. Guyton, MD
Associate Professor
University of Tennessee–Campbell Clinic
Department of Orthopaedic Surgery and Biomedical Engineering
Memphis, Tennessee

James W. Harkess, MD
Associate Professor
University of Tennessee–Campbell Clinic
Department of Orthopaedic Surgery and Biomedical Engineering
Memphis, Tennessee

Robert K. Heck Jr, MD
Associate Professor
University of Tennessee–Campbell Clinic
Department of Orthopaedic Surgery and Biomedical Engineering
Memphis, Tennessee

Susan N. Ishikawa, MD
Assistant Professor
Co-Director, Foot and Ankle Fellowship
University of Tennessee–Campbell Clinic
Department of Orthopaedic Surgery and Biomedical Engineering
Memphis, Tennessee

Mark T. Jobe, MD
Associate Professor
University of Tennessee–Campbell Clinic
Department of Orthopaedic Surgery and Biomedical Engineering
Memphis, Tennessee

Derek M. Kelly, MD
Associate Professor
University of Tennessee–Campbell Clinic
Department of Orthopaedic Surgery and Biomedical Engineering
Memphis, Tennessee

David G. Lavelle, MD
Associate Professor
University of Tennessee–Campbell Clinic
Department of Orthopaedic Surgery and Biomedical Engineering
Memphis, Tennessee

原著前言

过去4年的骨科又有了许多惊人的进步！越来越多的微创手术竞相开展，许多关节镜和内镜技术适应证不断扩大，造福了更多患者。与此同时，移动手术中心也逐渐成为骨科手术的重要部分，韧带修复、关节外科及门诊手术在许多标准化医院中已频繁地开展起来。随着知识和技术的不断扩增，我们在查阅各类文献，详尽收集大量新技术、新设备和新知识的基础上，对本书进行了全面修订，大量更新了相关理论知识和临床经验，尽最大限度收录了最新的骨科手术技术，保留了仍被视为“金标准”的经典手术技术。

与以往各个版本一样，坎贝尔基金会的工作人员——Kay Daugherty和Linda Jones，Shawn Maxey，Tonya Priggel，都为新版的出版做出了卓越的贡献。Kay和Linda甚至会把灵感随手记录在餐巾纸上，然后回到办公室把这些难以辨认的笔记转录成流畅的语言，之后又一遍遍地更新，力求完美；对于Shawn来说，他一直在追踪数百个知识点，并针对某一知识点不断进行挖掘和探索，绞尽脑汁，使得本书更加全面和新颖；而Tonya则总是通过各种渠道寻找最新信息，然后耐心地筛选和编排。为了能更加专业地阐述相关知识点，他们与许多骨科医师一起参观走访了多家医院，从深入的考察和实践中获取宝贵经验。海量的参考资料、粗糙的草稿和装满笔记的文件夹，都成为这一宏伟事业的见证。我们要感谢内容开发编辑Taylor Ball和执行内容策划师Dolores Meloni，以及在Elsevier出版公司担任高级项目经理的John Casey，感谢他们的指导、鼓励和帮助。我们也要感谢全体骨科医师们，假如没有他们的专业知识和创新精神，就没有这版新书的诞生；假如没有他们在学习、教学中的热情，以及为骨科所做的贡献，我们将无法出色地完成此次任务。

感激家人对此项事业的大力支持，在此特别对我们各位的爱人Sissie Canale、Terry Beaty和Julie Azar说声谢谢！当我们沉浸在编写出版过程中而无法自拔的时候，她们总是默默地陪伴和支持。

信息交流因科技而更加便捷。正如一位权威人士所说，如果“淹没”在技术中，信息的迷雾就可能将知识驱逐。我们展示当前最全、最新的研究内容，用统一的方式呈现信息，以简洁的方式驱除“迷雾”，展示真理。多年前，坎贝尔先生就曾指出：“本书将以最简单的形式为读者展示最全面的骨科手术技术。”为了不断追求这一目标，我们一直在不懈努力！

Frederick M. Azar, MD

James H. Beaty, MD

S. Terry Canale, MD

（郭清华 译 黄 鹏 校）

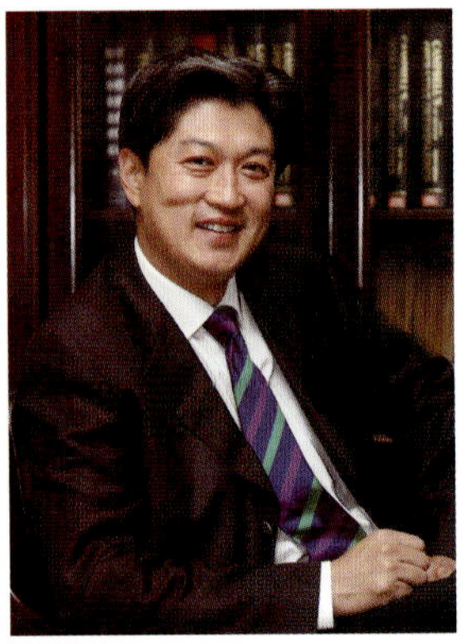

王　岩

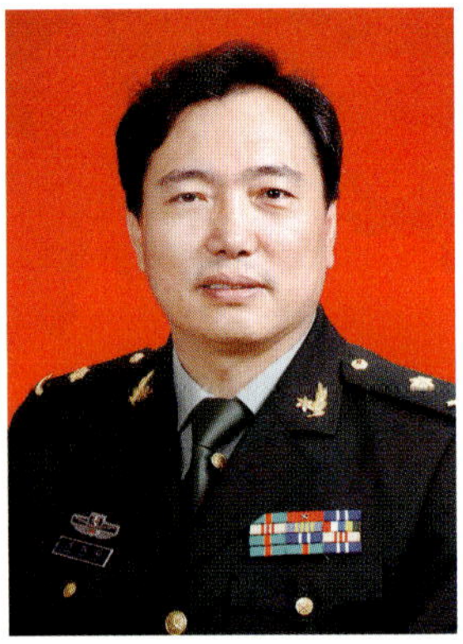

唐佩福

第13版再次实现了积极创新与沉淀经典的完美结合。为了以更高质量、更高标准完成此次翻译出版工作，本次翻译、审校专家团队做了重大调整，我们以解放军总医院骨科专家为主体，邀请了全国数十家知名医院的一百余位权威专家、知名学者参与翻译、审校，并得到了骨科学界大家张英泽、田伟、王坤正、姜保国、王满宜、曾炳芳教授，特别是邱贵兴院士、戴尅戎院士等人的支持、指导和亲自把关，极大地提升了本版的翻译出版工作水平。在具体翻译工作中，我们制订了相关流程，严格落实责任人制度，并由相关领域权威专家审校把关，各个环节都要求精益求精，尤其是文句表意方面更是力求在准确表达的同时，要符合中文表述习惯。另外，我们还规范、统一了专业名词术语，对于我国骨科界尚不熟知或不统一的名词术语，我们在中文译文后注释了英文。需要说明的是，由于本版修订幅度大，新增译者、审校者较多，本版根据具体情况仅保留了第11、12版少量译校专家的署名。作为本版翻译工作的主要组织者，我们特向所有为这部译著做出贡献的专家表示感谢，也恳请各位能一如既往给予支持！此外，值得缅怀的是英年早逝的张永刚教授，他为本书引入中国及前几版的翻译出版工作都做出过巨大贡献。

随着科学技术的快速发展，我们探知伤病的手段、治疗伤病的方法、对伤病本身的认知在不断变化。希望第13版《坎贝尔骨科手术学》在帮助青年骨科医师扎实学习理论知识和手术技术的同时，对中、高年资骨科医师也能够起到开阔视野，激发创新的作用，以使他们更好地了解相关新知识、新技术和国际新进展，更好地开展国际学术交流合作。

第13版《坎贝尔骨科手术学》中文版编委会

中文版前言

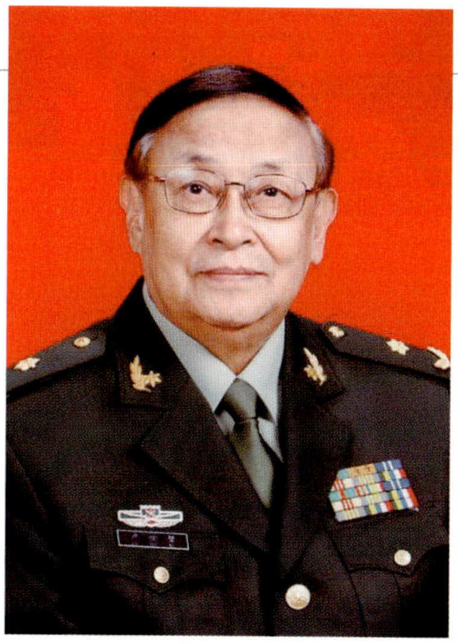

中国工程院院士
解放军总医院全军骨科研究所所长

《坎贝尔骨科手术学》在解放军总医院骨科几代人的努力付出和业界同仁的支持下，已出版了第9、10、11、12版中文版，现为第13版中文版。本书的每次修订带来的变化总能让我们无比惊讶！翻阅第13版，您会深切地感受到微创理念已贯穿全文，无论是大家熟知的创伤骨科、脊柱外科、关节外科领域，还是在较为陌生的足部畸形矫正手术中，专家学者们都已经在深入思考、寻找尽可能减少手术创伤的方法，各种新器械、新设备、新技术不断被发明，在实践应用中取得理想效果。关节镜和内镜更是显得无所不能，随着计算机科学技术的飞速发展，特别是高清晰度内镜系统和术中影像学检查系统的应用与手术技术的日趋成熟，曾经所谓的手术禁忌在不断被突破，相关应用在不断拓展。

与第12版相比，本版目录体系虽看似变化小，仍为89章，但全书的修改幅度在30%以上，涉及微创和内镜方面的章节和脊柱部分几乎全部重写，占15%之多，尤其是脊柱内镜、运动医学及关节镜部分。有些章节看似文字修改量不大，但理念已截然不同，手术技术也有很多改良，最新的学术观点和技术创新已融入其中，如您深入阅读，一定能发现和体会到其中的奥妙。与以往版本一脉相承的是，本版在介绍各项手术技术时，不仅详细阐述了手术适应证、手术时机，细致入微地描述了各种手术细节、经验诀窍、围术期处理、并发症防治及相关注意事项等内容，而且还简要介绍了同类手术发展过程，客观公允地评价了相关手术技术的优缺点，分析了临床应用结果，并提供了大量参考文献佐证，以引导和辅助读者更好地认知和学习手术新技术，深入体会新技术的先进要点。特别是当一种疾病具有不同手术方法时，作者在进行科学的比较的同时，推荐了个体化选择方案，这对临床实践工作具有极高的指导价值。因此，《坎贝尔骨科手术学》相关手术技术及应用方案常常被视为业界“金标准”。

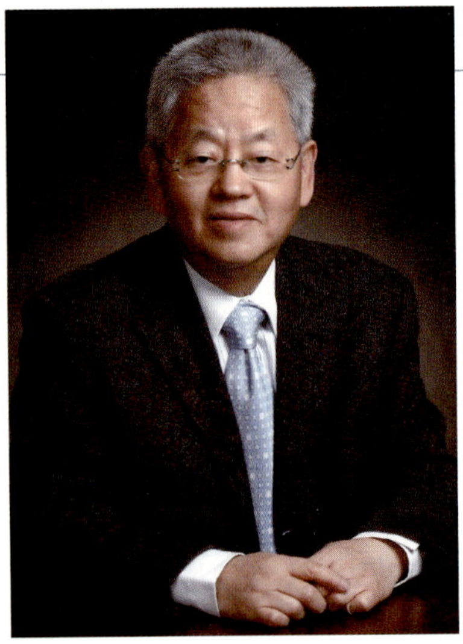

中文版序

《坎贝尔骨科手术学》是一部经历了80余年辉煌的国际骨科权威经典巨著，每一版都为读者提供了众多令人欣喜与惊讶的新理论、新技术、新设备，同时继续保持了严谨求实的风格，保留与塑造了众多被视为“金标准”的经典手术技术，堪称积极创新与沉淀经典的完美结合。20世纪末，卢世璧院士首次将其第9版翻译成中文，将这部被誉为“骨科医师圣经”的巨著引入中国。在那个互联网尚不发达的年代，卢院士这一开创性工作为中国骨科医师打开了一扇通往国际视野的窗口。在卢院士精神的感召下，解放军总医院骨科团队进行了持续不断的跟踪与精心译制，现已到第13版，其以“信”为本，忠实但不拘泥，每一新版译著都受到了国内广大骨科同仁的推崇和好评，被视为“骨科医师必备参考书”。

当下，伴随着材料学、化学、基础生命科学等领域的蓬勃发展，骨科也以迅雷不及掩耳之势向前发展着，新理论、新术式、新材料、新器械和新辅助手段不断引入，骨科的观念及水平又有了新的飞跃。第13版《坎贝尔骨科手术学》是在继承其内容丰富全面、注重细节的传统特色基础上，原著作者推陈出新，不遗余力地阅读大量关于新技术、新设备和新知识的文献，系统地总结归纳各项手术操作、手术器械以及手术原则编撰而成。承袭前人衣钵，解放军总医院骨科团队在唐佩福院长的带领下再次承担起第13版的翻译出版工作，并邀请了全国一百余位权威专家参与翻译、审校，继续为国内骨科同仁奉上学术饕餮盛宴。

为了更准确地传递原著丰富的知识和信息，所有参与的专家都做出了积极的努力，从对英文原著的学习理解，到字斟句酌地潜心翻译，再到精心雕琢，力求“信、达、雅”，不难发现大家所付出的艰辛。这种无私奉献、严谨治学的精神，值得我们学习！

热烈祝贺第13版《坎贝尔骨科手术学》中文版成功出版！

中国工程院院士

北京协和医院骨科教授

第8卷　足踝外科（第80～89章）

主　译　姜保国　张建中　梁向党　魏　民
主　审　俞光荣　梁晓军　武　勇　马　昕　徐向阳　唐康来　苗旭东
副主译　张奉琪　谢　鸣　胡　勇　宋秀峰　张　辉　王　智　张　卓　徐海林
译　者　（以姓氏笔画为序）
王　智　刘　丰　齐　玮　李　毅　李亚星　李宏志　杨　杰　吴仕舟
宋秀锋　张　宁　张　伟　张　卓　张　晖　张奉琪　张建中　赵宏谋
赵晶晶　胡　勇　姜保国　黄若昆　鹿　军　梁向党　梁晓军　温晓东
谢　鸣　雷　波　魏　民
审校者　（以姓氏笔画为序）
马　昕　朱　渊　宋卫东　张　强　张弓浩　张建中　陈炳豪　武　勇
苗旭东　赵友光　俞光荣　姜保国　徐向阳　徐海林　唐康来　曹　乐

特邀专家（以姓氏笔画为序）

丁真琦　于亚东　王　飞　王　友　王　钢　王　跃　王　敏　王思群
王爱国　尹　宏　石志才　申才良　田　文　史建刚　付中国　丛　锐
冯　华　同志超　朱　勇　刘　毅　许　鹏　许玉本　许伟华　孙永强
纪　方　李玉军　杨　佩　杨团民　杨茂伟　吴饶平　余家阔　辛景义
沙　轲　沈建雄　张先龙　张育民　张保中　张殿英　陈　仲　陈兆军
陈雄生　罗从风　周　方　赵　涛　赵金忠　胡懿郃　侯志勇　贺西宁
贺宝荣　夏　虹　钱齐荣　殷国勇　高石军　曹　力　曹学伟　常　非
崔国庆　梁　裕　鲁　谊　曾意荣　温树正　游洪波　谢　杰　楼　跃
魏世隽　魏在荣

培训教育工作组

组　长　唐佩福
委　员　张　堃　余　斌　赵志昕　冯智勇　黄建松

审校者　（以姓氏笔画为序）

马　敏　王志刚　尹　峰　卢亮宇　严　辉　李国平　张晓阳　陈世益
陈百成　尚西亮　敖英芳　袁　锋　徐　雁　郭秦炜　龚　喜　焦　晨
蔡俊丰　潘张翼

第6卷　创伤骨科（第53～63章）

主　译　张立海　吴克俭　张　巍　张里程
主　审　王满宜　曾炳芳　刘　璠　吴新宝　张　堃　梁向党
副主译　张　群　郭义柱　王晓宁　张　建　秦本刚　张　卓　郝　明　赵燕鹏
译　者　（以姓氏笔画为序）

王　琨　王　翔　王军松　王国旗　王晓宁　方锦涛　邓俊豪　石　斌
付振书　吕厚辰　朱正国　朱颖波　邬晓勇　刘建恒　刘贵奇　齐红哲
汤俊君　李　明　李　佳　李　亮　李志锐　李建涛　杨建涛　吴克俭
吴韬光　何纯青　张　伟　张　卓　张　建　张　浩　张　群　张　巍
张立海　张如意　张攻孜　张里程　张宜远　陆海波　陈　刚　罗　扬
孟钰童　赵　喆　赵晶鑫　赵燕鹏　郝　明　姜　钰　娄盛涵　姚　琦
秦本刚　聂少波　顾凡彬　顾立强　郭　徽　郭义柱　黄　鑫　崔　翔
康晓琪　梁永辉　彭　烨

审校者　（以姓氏笔画为序）

马　腾　王　虎　王　谦　王　颢　王鹏飞　王满宜　公茂琪　丛雨轩
朱仕文　刘　璠　刘雅克　李宇能　肖鸿鹄　吴新宝　宋　哲　张　堃
张亚峰　顾航宇　唐佩福　梁向党　曾炳芳

第7卷　手外科（第64～79章）

主　译　顾立强　毕郑刚　陈　宏　陈　华
主　审　张长青　徐文东　陈山林　徐永清　高伟阳　项　舟
副主译　尚　剑　王　欣　魏均强　陈　超　竺　枫　杨建涛　李福春　朱正国
译　者　（以姓氏笔画为序）

王　欣　王旭明　王科杰　王晓宇　毕郑刚　朱正国　齐红哲　李　卫
李俊杰　李福春　杨　羿　杨建涛　吴滨奇　何雯婷　陈　华　陈　宏
尚　剑　竺　枫　祝　斌　秦本刚　耿　硕　顾凡彬　顾立强　涂哲慧
常祖豪　蔡晓明　滕晓峰　潘佳栋

审校者　（以姓氏笔画为序）

万圣祥　王　珑　王天兵　王彦生　丛晓斌　庄永青　刘　畅　芮永军
张长青　陈山林　陈振兵　全志成　周宗伟　项　舟　宫　旭　宫可同
徐　雷　徐文东　徐永清　高伟阳　崔树森　蒋军健

第3卷　儿童骨科（第29～36章）

主　译　黄　鹏　颉　强　卢　强　陈顺有
主　审　李浩宇　杨建平　洪　毅　慕明章　苗武胜　黄耀添
副主译　卓　奇　唐　伟　姚浩群　林　然　陈世铮　梁永辉　李　佳　聂少波
译　者　（以姓氏笔画为序）
王晓威　王清防　卢　强　许瑞江　孙　川　李　佳　李　敏　杨海涛
吴永涛　辛志军　汪　兵　陆清达　陈世铮　陈顺有　苗　巍　林　然
卓　奇　屈继宁　胡文建　洪　毅　姚浩群　聂少波　唐　伟　黄　鹏
梁永辉　颉　强　曾祥超　慕明章　潘源城
审校者　（以姓氏笔画为序）
王　侃　王恩波　邓书贞　付　喆　许　鹏　李浩宇　杨建平　陈兆强
陈顺有　苗武胜　林　然　黄耀添　蔡　刚　潘源城

第4卷　脊柱外科（第37～44章）

主　译　王　征　陆　宁　朱泽章　王　冰
主　审　侯树勋　邱　勇　吕国华　罗卓荆　海　涌　赵　宇
副主译　郑国权　毛克亚　张雪松　张西峰　朱守荣　赵永飞　黄　鹏　崔　庚
译　者　（以姓氏笔画为序）
王　冰　王　征　王兆瀚　毛克亚　史本龙　邝　磊　朱守荣　朱泽章
乔　军　刘　臻　闫　煌　孙　旭　李　松　李亚伟　吴　兵　吴子祥
沙士甫　宋　凯　张子方　张西峰　张雪松　陆　宁　郑国权　赵永飞
秦晓东　徐磊磊　黄　鹏　崔　赓　雷　伟　鲍虹达
审校者　（以姓氏笔画为序）
吕国华　邱　勇　邱贵兴　宋科冉　张　硕　张扬璞　张耀申　陈　龙
陈孝王　罗卓荆　赵　宇　胡学昱　侯树勋　唐家广　海　涌　黄景辉
韩超凡　潘爱星

第5卷　运动医学及关节镜（第45～52章）

主　译　李众利　刘玉杰　雷光华　章亚东
主　审　敖英芳　李国平　陈百成　陈世益　王志刚　尹　峰
副主译　魏　民　张　强　李春宝　肖文峰　顾东强　齐　玮　袁　锋
译　者　（以姓氏笔画为序）
王　琪　王志刚　刘玉杰　刘雨丰　齐　玮　李　冀　李众利　李宇晟
李春宝　肖文峰　汪喜顺　张　浩　张　强　张伯勋　袁　锋　顾东强
高曙光　常　晗　鹿　鸣　章亚东　程　徽　傅仰木　雷光华　蔡　谞
廖雄伟　熊依林　魏　民　魏　钰

译校者名单

主　译　唐佩福　王　岩　卢世璧

主　审　邱贵兴　戴尅戎　张英泽　张伯勋　王继芳　田　伟　王坤正

第1卷：关节外科（第1～13章）

主　译　陈继营　周勇刚　陈晓东　郝立波

主　审　翁习生　曲铁兵　裴福兴　赵德伟　尚希福　戴　闽

副主译　徐卫东　汤　欣　李开南　宋卫东　柴　伟　卢　强　康　汇　张国强

译　者　（以姓氏笔画为序）

于宝占　王　毅　卢　强　毋建松　朴　尚　刘　侃　刘　浩　刘长剑
汤　欣　孙菁阳　杜银桥　李　扬　李　剑　李　恒　李开南　吴　博
吴家昌　宋卫东　张国强　张明超　张登君　张德强　陈旭旭　陈炳豪
陈晓东　陈继营　罗　松　金志刚　周勇刚　郝立波　姜福民　姚　琦
柴　伟　倪　明　徐卫东　高志森　黄　轩　康　汇　彭海文

审校者　（以姓氏笔画为序）

王本杰　王先泉　王志为　厉　轲　石小军　田　华　曲铁兵　朱　晨
刘旭强　刘保一　孙　水　李　锋　李子剑　林　源　尚希福　周一新
赵德伟　胡　飞　翁习生　黄　伟　裴福兴　廖军义　戴　闽

第2卷　骨病骨肿瘤（第14～28章）

主　译　毕文志　陶　笙　张　堃　余　斌

主　审　郭　卫　牛晓辉　肖建如　李建民　韩　纲　戴　闽

副主译　禹宝庆　纪　方　许　猛　贾金鹏　王　威　林庆荣　宋　哲　李　想

译　者　（以姓氏笔画为序）

丁文彬　马　睿　王　威　王　筠　王鹏飞　毕文志　吕　刚　任汉儒
许　猛　纪　方　李　想　李　靖　佟大可　余　斌　宋　哲　张　堃
张涌泉　林庆荣　胡文山　禹宝庆　敖荣广　贾金鹏　郭　征　陶　笙
黄俊琪　韩　纲　韩　涛　戴　闽

审校者　（以姓氏笔画为序）

马小远　牛晓辉　曲华毅　刘玉杰　许　炜　李　卡　李大森　李建民
杨明磊　杨勇昆　肖建如　何银辉　邵显昊　赵越超　钟南哲　郭　卫
唐　顺　阎　峻　韩　纲　戴　闽

纪念

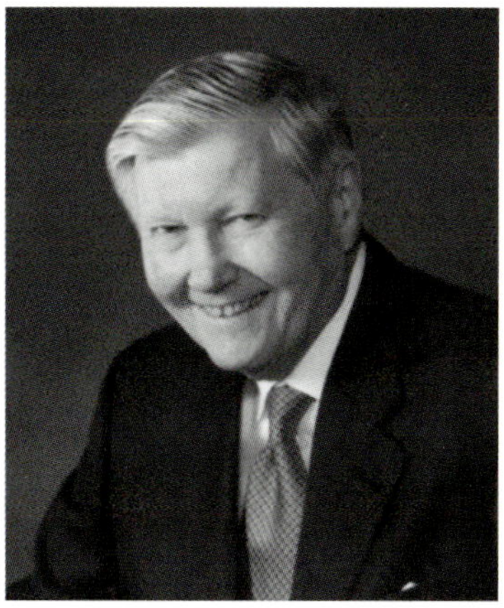

Lee W. Milford, MD

（1922—2013）

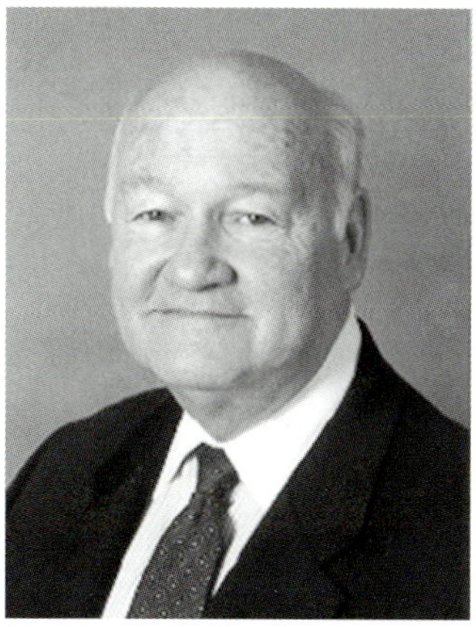

Robert E. Tooms, MD

（1933—2013）

自本书第12版问世以来，我们痛失了两位朋友和导师，Dr.Lee Milford和Dr.Robert Tooms，他们对多个版本的《坎贝尔骨科手术学》都做出了重要贡献。Dr.Milford是手外科专业领域的大师，第1章的负责人。在《坎贝尔骨科手术学》第7版（1987）编写过程中，他创造性地将一个包含大量信息的章节拆分为18个独立章节，从而拓展为本书的手外科部分。在Dr.Milford的努力下，他编写的手外科内容成为了当前手外科部分的基础。Dr.Tooms同样在本专业领域中进行了更新和拓展。他将截肢这个领域从一个章节丰富延展成为多个以解剖为基础的章节，辐射出多个知识点，更便于广大骨科医师学习。在临床工作中，Dr.Tooms对截肢患者（尤其是儿童）关怀备至，受到大家的尊敬和钦佩。他也是全关节置换术的早期实践者，并根据自身实践经验和理论，丰富了全膝关节和全踝关节置换术等章节的内容，做出了突出贡献。总之，这两位大师级专家的临床经验和专业知识极大地丰富了本书的内容，提升了本书的价值。我们希望后续版本的作者能以他们为典范，将他们严谨治学的态度和持之以恒的精神延续下去。

致谢

第13版《坎贝尔骨科手术学》献给所有曾经对本书做出贡献的人们，如果没有他们的知识和奉献，就没有本书的问世。多年来，近100名作者与他们的同事、住院医师、进修医师和医学院学生们无偿地付出时间和精力，分享他们的临床经验。他们在各领域的专业知识和独到见解使本书覆盖了一系列广泛应用的骨科手术技术，并保持内容不断更新。这些专家在各自领域中花费大量时间，做出巨大努力，贡献出深思熟虑、精心编写的章节，在很大程度上使《坎贝尔骨科手术学》在近80年里始终成为经典。

（李 宁 陈锦旭 武诚志 译 黄 鹏 校）

北京市版权局著作权合同登记号：图字 01-2017-7247

ELSEVIER
Elsevier (Singapore) Pte Ltd.
3 Killiney Road, #08-01 Winsland House I, Singapore 239519
Tel: (65) 6349-0200; Fax: (65) 6733-1817

ISBN: 978-0-323-37462-0

This translation of Campbell's Operative Orthopaedics, 13th edition by Frederick M. Azar, James H. Beaty and S. Terry Canale was undertaken by Peking University Medical Press and is published by arrangement with Elsevier (Singapore) Pte Ltd.
Campbell's Operative Orthopaedics, 13th edition by Frederick M. Azar, James H. Beaty and S. Terry Canale 由北京大学医学出版社进行翻译，并根据北京大学医学出版社与爱思唯尔（新加坡）私人有限公司的协议约定出版。

《坎贝尔骨科手术学（第 13 版，典藏版）——第 2 卷：骨病骨肿瘤》（唐佩福　王　岩　卢世璧　主译）
ISBN 978-7-5659-1672-4

第六部分

截　肢

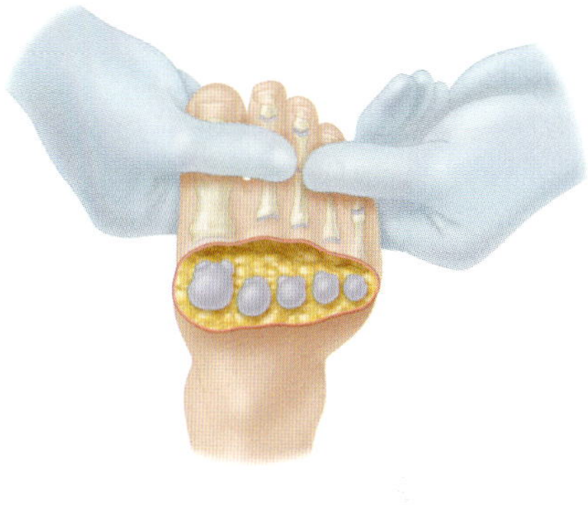

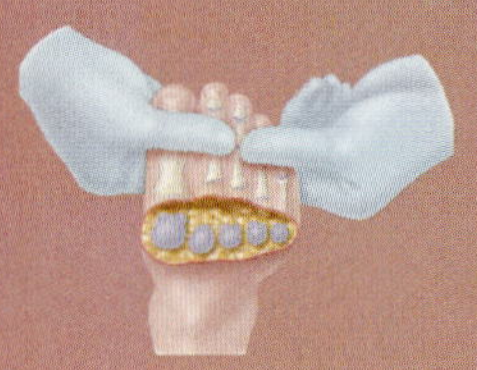

第14章

截肢的一般原则

著者：Patrick C. Toy
译者：陶 笙 韩 涛
审校：肖建如 钟南哲 许 炜

截肢是最古老的外科手术，战争不断地促进其外科技术及假肢设计向前发展。早期的截肢手术很粗糙，将肢体从没有麻醉的患者身上迅速地切割下来，压迫开放的残端或浸入沸油中进行止血。手术的死亡率很高，幸存者的残肢局部条件也很差，不适合安装假肢。

Hippocrates 第一个使用了结扎法，这种方法在欧洲中世纪一度失传。1529 年法国军医 Ambroise Paré 再次采用了该方法。同时，他还引入了“动脉钳”，使死亡率显著降低，并获得更具功能的残端，另外，他还设计了相对复杂的假肢。1674 年 Morel 设计的止血带止血法和 1867 年 Lister 发明的无菌技术进一步推动了截肢手术的发展。在 19 世纪后期，随着氯仿和乙醚全身麻醉的应用，外科医师第一次能够仔细设计健全而有功能的截肢残端。

20 世纪 40 年代，美国的退伍军人开始抱怨他们的假肢功能不佳，因此使军队外科主任 Norman T.Kirk 向国家科学院（NAS）提议，成立了假肢咨询委员会，后来发展为人工假肢研究会，最后成为人工假肢研究和开发委员会（CPRD）。

如今，在美国政府资助下，各大学继续开展假肢研制项目的深入研究。随着对生物学和生理学更透彻的理解，手术技巧和术后康复措施均获改进。有关生物力学和材料学的新信息也极大地促进了假肢设计的发展。截肢患者现在能够完成更高水平的活动。过去必须依赖轮椅的老年患者现在有望重新获得行走能力。年轻患者现在能够获得特种假肢，使他们能重新进行诸如跑步、打高尔夫球、滑雪、徒步旅行、游泳和其他的竞技体育运动。

现在比以往任何时候都更为重要的是，进行截肢手术的外科医师必须透彻地理解截肢手术的原则、术后康复和假肢设计等一系列专业知识。假肢设计的改进无法弥补拙劣外科手术造成的恶果。截肢不应该看作治疗的失败，而应看作患者恢复更舒适和充实生活的第一步。截肢手术应该像其他重建手术一样进行精心的设计和操作。

第一节 截肢率和适应证

美国国家健康统计中心的数据表明，美国目前有 30 万以上的截肢患者。随着人口的老龄化，每年的截肢数量仍然在不断增加。在西方国家，90% 以上的截肢是由于周围血管疾病所致。年轻患者截肢的主要原因是创伤，其次是恶性肿瘤。

病肢或伤肢不可逆性血供丧失是截肢唯一的绝对指征。对于无法控制的感染，为保全生命，有时也必须截肢。尽管骨科肿瘤学的发展使大多数患者能够保肢，但对某些骨肿瘤患者，截肢仍是最佳选择。有些外伤虽未影响肢体血供，但肢体的功能可能还不如假肢。同样，某些先天性下肢畸形最好也是截肢后安装假肢。这些适应证将在后面进一步讨论。

一、周围血管疾病

周围血管疾病最好发于 50 ~ 75 岁。无论是否伴有糖尿病，周围血管疾病是截肢最常见的指征。经治医师应该注意，如果血管疾病发展到需要截肢时，病变就不会只局限于受累肢体，大多数患者都会伴有脑血管、冠状动脉和肾的病变。除了需要请血管外科医师会诊以对患肢进行评估外，其他系统问题也需要请专科医师会诊与评估。

因周围血管疾病而截肢的患者中约 50% 患有糖尿病。预测糖尿病患者是否需要截肢的最重要指标是周围神经病变，这可用 Semmes-Weinstein 5.07 单丝不敏感试验来测定。其他危险因素包括卒中病史、大的截肢病史、经皮氧分压下降、踝-肱血压指数降低等。必须指导糖尿病患者重视正确的足部护理和穿鞋，并经常检查患者的足部。必须积极治疗溃疡，如有指征，应当行解除足部压迫、穿矫形鞋、戴全接触管型石膏、伤口护理和必要的抗生素等治疗。应极力避免包括吸烟和血糖控制不佳等在内的其他危险因素。

在给周围血管疾病患者截肢前一定要咨询血管外科。目前改良的方法可使过去无法保留的肢体重建血供。然而，重建血供并非没有风险。尽管文献中没有明确的证据表明周围血管旁路移植术会影响将来小腿截肢的切口愈合，但根据笔者的经验，似乎并非如此。

如果必须截肢，则应尽最大努力来优化手术条件。患者的所有疾病都应针对性进行治疗。应尽可能有效地控制感染，应该用简单的筛查手段对营养和免疫状况进行评估。有证据表明，如患者的血清蛋白低于 35 g/L 或总淋巴细胞数低于 1500/ml，则发生切口并发症的危险将明显增加。据报道，周围血管疾病患者截肢的围术期死亡率高达 30%，40% 的患者在术后 2 年内死亡。而多达 30% 的幸存患者会发生下肢残端的严重缺血。

本章后面部分将讨论如何确定截肢平面。但要牢记，行走所需的能量与肢体残端长度成反比。对于患有许多疾病的老年人，如果在近端截肢，能量储备可能不足以使其恢复行走。综合考虑患者的认知功能、平衡能力、力量和机动性。如果认为其能够恢复行走，则截肢平面应选择在切口能够愈合的肢体最远端部位，以获得最佳的功能。相反，对于膝关节屈曲挛缩、无法行走的患者，则不应行小腿截肢，因为大腿截肢或膝关节离断术后的功能会更好，而且风险更小。

二、创伤

创伤是年轻患者最主要的截肢适应证。职业或非职业伤害性创伤导致的截肢在男性中更常见。这些患者通常健康并且有生产能力，这种创伤对他们的生活影响很大。截肢的绝对适应证是缺血肢体有无法恢复的血管损伤。随着院前处理、急救复苏、显微血管技术和骨移植技术的进展，在面对严重创伤却有条件进行保肢的患者时，矫形外科医师会有两难的抉择。

一些研究提出了保肢的相关准则。这些研究多集中在严重的下肢创伤。多数学者同意 Lange 的关于Ⅲ C 型胫骨开放性骨折是截肢绝对适应证的观点，此型损伤除胫骨开放性骨折外，同时还有胫神经完全撕裂或热缺血超过 6h 的挤压伤。Lange 的截肢相对适应证包括：严重的复合伤、合并严重的同侧足外伤及预期会延期行软组织覆盖和胫骨重建的情况。尽管对这些相对适应证有各种不同的解读，但将其作为准则还是合理的。

有学者尝试在决定是否截肢的过程中避免主观因素影响。目前有几种记分系统可以用于评估保肢的可行性，这包括预见性保肢指数、肢体损伤评分、肢体保肢指数、肢体末端碾压综合征指数以及肢体末端碾压综合征分数（MESS）等。其中，笔者发现 MESS（表 14-1）是最为实用的。该系统根据致伤能量、肢体缺血、休克和患者的年龄来进行分类，使用方便。该系统经过回顾性和前瞻性研究的验证，分数≤ 6 分者能够保肢，7 分或 7 分以上则需截肢。尽管笔者并未在所有患者中严格遵循这些原则，但是当笔者需要考虑是截肢还是进行复杂的保肢治疗时，都会计算 MESS 分数并记录下来。

记分系统不能代替经验和良好的临床判断。有时可能必须行伤肢截肢来保全生命，如果强行保留一个严重受伤的肢体，可能导致代谢失调和继发器官衰竭，这种情况在多发伤和老年患者中尤为常见。有学者提出将外伤严重指数超过 50 作为保肢的禁忌证。在决定通过多次手术的漫长治疗来挽救肢体之前，必须充分考虑患者的伴发损伤和医院的医疗条件。

表 14-1 肢体碾压伤严重程度评分

类型	特 点	损 伤	分数
1	低能量	刺伤、单纯闭合骨折、小口径枪伤	1
2	中等能量	开放或多平面骨折、脱位、中度挤压伤	2
3	高能量	散弹枪等（近距离）高速枪弹伤	3
4	整块碾碎	伐木作业、铁路作业、钻油机械事故	4
休克组			
1	血流动力学中血压正常	血压在现场及手术室均保持稳定	0
2	一过性低血压	血压在现场不稳定但对静脉补液有反应	1
3	长时间低血压	在现场收缩压＜ 90 mmHg，且仅在手术室对静脉补液有反应	2
缺血组			
1	无	肢体动脉有搏动，无缺血体征	0*
2	轻度	脉搏减弱，但肢体无缺血体征	1*
3	中度	超声检查无血管搏动、毛细血管再充盈减缓，感觉异常，肌力减弱	2*
4	重度	无脉搏、肢体厥冷、麻痹、感觉消失且无毛细血管再充盈	3*
年龄组			
1	＜ 30 岁		0
2	30–50 岁		1
3	＞ 50 岁		2

（引自：Helfet DL, Howey T, Sanders R, et al: Limb salvage versus amputation：preliminary results of the mangled extremity severity score, *Clin Orthop Relat Res* 256:80,1990.）

*如果缺血时间超过 6 h，则分数 ×2

在确定一个肢体可以挽救之后，外科医师还应该确定该肢体是否值得挽救，并且与患者共同做出决定。外科医师应该向患者讲明漫长的保肢过程与即刻截肢后安装假肢的利弊关系。进入医院后，大多数患者通常只关心挽救其肢体。医师一定要使他们知晓，这样做常会导致更大的代价。为达到骨愈合和软组织覆盖，他们可能要面对多次手术。为获取组织来源，其他部位也需要多次手术。可能需要几年的外固定治疗，而且可能发生包括感染、骨不愈合或肌瓣丧失等在内的并发症。由于患者需要多次入院和手术，与家庭和朋友分离，并且可能失业，因此慢性疼痛和药物依赖是保肢的常见问题。最后，尽管做了很大努力，可能仍不得不截肢，而且挽救“成功”的肢体也可能长期疼痛或没有功能。

要让患者懂得，截肢手术和假肢设计的进步已经与保肢手术的进步相当。有时尽早截肢并安装假肢可以降低死亡率、减少手术次数、缩短住院时间、降低住院费用、使患者能尽早康复并恢复工作，其治疗过程和结果更确切。而且使用现代假肢可以获得比某些“成功”挽救的肢体更好的功能。一个年轻健康的患者如果佩戴小腿假肢，能够恢复以前的各种活动，而且限制很少。长期研究表明，与那些尽很大努力才保肢的患者相比，截肢并安装假肢的患者更有可能继续工作，更不易于把自己看成是“严重伤残”的人。

近期一些对保肢与截肢患者进行比较的研究得出了不同的结论。一项纳入 545 例患者的大型研究显示，截肢患者的终身医疗费用比保肢患者高 3 倍；而另一方面，一项荟萃分析研究的结果却显示保肢患者的康复时间及总费用更高。关于功能恢复情况的报道也不一致：一项研究报道 64% 的保肢患者重返工作岗位，而这一比例在截肢患者中是 73%。但同时，另一项研究认为保肢和截肢患者的远期功能恢复情况相当。

最糟糕的情况是患者经历多次手术仍未保肢成功，或者“成功”保肢多年后因肢体疼痛还必须截肢。在认识到佩戴假肢可能获得的功能后，很多患者会问当初为什么不选择截肢？因此，医师在最开始就应向患者介绍所有信息，以使患者清楚地确定选择哪种治疗。如果没有进行详细而有针对性的询问，医师往往不能了解每个患者对美观、功能和身体外形等各个方面的重视程度。其他重要问题还包括患者面对不确定因素、接受长时间制动、承受无法参加社交活动和沉重经济负担的能力。如果不讨论这些问题，医师很难帮助患者做出“正确”的决定。“正确”的决定要根据患者自身的整体情况，而不单单是肢体的损伤程度来做出的。

在因急性创伤进行截肢时，外科医师必须遵循创伤处理的基本原则。污染组织要清创，开放创口要进行冲洗，尽管所有无活性的组织均要清除，但对任何有疑问的部位要保留至 24 ~ 48 h 后行再评估。这一过程有助于观察伤口的演变进程，同时使患者理解问题的严重性。尽可能保留功能性残端长度，这可能要求使用非标准皮瓣或肌皮瓣关闭创口。所有有命名的神经和较大的皮神经均应在残肢的近端切除，避免生成残端神经瘤。也可从被截掉的肢体上取带血管或不带血管的组织来帮助关闭创口。如果急诊手术不能保留足够的残肢长度，以后可以在适当的时间用组织扩张器及 Ilizarov 骨延长技术翻修残端。再次手术之前，负压伤口治疗技术是有效的。急性期患者无法确定是否存在继发伤害时，推荐多学科（如普通外科、血管外科）联合诊治。

三、烧伤

肢体受热损伤或电击伤后可能需要截肢。组织破坏的范围在早期常难以判断，尤其是电击伤。治疗包括一期清除失活组织，必要时行筋膜切开，积极处理创口，包括在手术室内多次清创。与早期截肢相比，对无法保留的肢体行延迟截肢将增加局部感染、全身感染、肌红蛋白性肾衰竭和死亡的危险。此外，延迟截肢的住院时间和住院费用也明显增加。由于不现实地希望保肢而不能彻底地清创有可能将患者置于危险境地。因此，清创必须彻底，必要时应截肢。

四、冻伤

无论有无中枢性低体温，冻伤意味着肢体组织冻结。历史上，冻伤多发生在战争期间，但实际上，任何暴露于冰点温度以下的人都有冻伤的危险。这也是登山、滑雪和狩猎者的常见问题，同时无家可归者、酗酒者和精神分裂患者亦有此类损伤风险。

当热量损失超过身体维持平衡的能力后，肢体的血流就会减少来保持中心体温。如果身体暴露在风中或水中，问题会更严重。组织的实际损伤机制有两个：①通过细胞外液形成的冰晶造成直接组织损伤；②由于血管内皮损伤、血栓形成和交感神经紧张引起缺血损伤。

治疗的第一步是恢复身体的中心温度。受累肢体的治疗首先是用 40 ~ 44℃水浴复温，同时需要非肠道疼痛控制和镇静药物治疗。经过初步复温后，如果指（趾）部血流仍不明显，则可使用纤溶酶原活化因子或局部交感神经阻滞治疗。常规行破伤风预防，不过，预防性全身抗生素的应用尚有争议。水疱不要弄破，闭合性水疱应用芦荟治疗，开放性水疱应定期敷磺胺嘧啶银。应给予小剂量阿司匹林或布洛芬。口服抗炎药物以及局部用芦荟有助于阻止冻伤部位花生四烯酸衍生的血管收缩代谢产物引发的进行性皮肤缺血。早期就应该开始物理治疗来保持关节活动范围。

与创伤、热损伤或电击伤完全相反，冻伤截肢应常规延迟 2 ~ 6 个月。活性组织的清楚分界需要较长的时间，甚至当肢体表面好像已完全分界后，深部组织仍在恢复。尽管存在局部风干，如果局部处理得当，很少发生感染。三相锝骨扫描有助于显示深部有活性的组织。过早地行手术常会导致更大的组织缺损和增加感染的危险。但有一种情况例外，就是环形缩窄性焦痂需要切除。

五、感染

抗生素联合手术清创治疗无效的急、慢性感染可能有必要截肢。在这种情况下，应行开放截肢，有两种手术方法可以选择。一种方法是先行斩断术，当感染控制后，再在更靠近近端的肢体平面进行修整。另一种方法是在界面清楚处行开放性截肢，将皮瓣翻转，保持创口开放 10 ~ 14 d 后二期关闭切口。

有学者报道活动性感染患者足部截肢并一期关闭创口的方法：将创口松弛关闭，通过留置一根导管注入抗生素冲洗液，持续灌注冲洗 5 d。必须松弛地关闭创口，以便液体能够溢出到敷料上。敷料必须经常更换，直到术后第 5 天取出冲洗管为止。这个方法允许一期关闭创口，避免了二期闭合创口所需的迁延愈合时间。

对于急诊病例，最棘手的是那些产气微生物引起的感染。典型的产气菌感染与战伤有关，也可能是由于农场创伤、交通事故或民用枪伤所致。任何污染的、未经适当清创即关闭的创口，均有发生气性坏疽的巨大危险。

必须鉴别 3 种不同的产气性感染（表 14-2）。第一个是梭状芽胞杆菌性肌肉坏死，典型表现是在深部闭合性创伤后 24 h 内发病。患者有急性发作的疼痛、肿胀和毒血症，常伴有神志清楚的濒死感。伤口呈现青铜色，有血性渗出和发霉的气味。渗出物革兰染色显示阳性杆菌，有时伴有其他菌群。治疗包括即刻行受累组织的彻底清创，大剂量静脉输注青霉素（如果青霉素过敏，可使用克林霉素）以及高压氧治疗。作为保命的措施，可行受累间室近端关节的急诊开放截肢，如果治疗开始较早，也许可以避免截肢。

链球菌性肌肉坏死通常在 3 ~ 4 d 或以后发病。其表现与梭状芽胞杆菌性感染不同，起病不是那样迅速。肿胀可能很明显，但疼痛不如梭状芽胞杆菌性感染那样剧烈。可有大量的浆液脓性渗出，只有少量气体形成。对受累肌肉间室进行清创、开放创口并用青霉素治疗，绝大多数患者能保肢。

第 3 种需要鉴别的是厌氧性蜂窝织炎或坏死性筋膜炎。通常在污染伤口闭合几天后发病。尽管疼痛、肿胀和毒血症较轻，但皮下气肿发展迅速。产气很多，有腐败气味，但肌肉间室不受累。致病微生物可能包括梭状芽胞杆菌、厌氧链球菌、类杆菌和革兰阴性杆菌。治疗包括清创和应用广谱抗生素，很少需要截肢。

慢性感染肢体截肢的适应证必须根据个体情况确定。顽固性感染的全身性影响可能需要截肢。营养性溃疡不愈合、慢性骨髓炎或感染性骨不连导致的残疾发展到一定程度时，患者截肢后安装假肢的效果更好。少数情况下，慢性引流性窦道发展成鳞状细胞癌，也必须截肢。

六、肿瘤

目前，诊断影像学、化学治疗、放射治疗及外科重建技术的进展已使保肢成为大多数骨软组织肉瘤患者的一个可供选择的方法。当考虑用保肢代替截肢时，必须注意 4 个问题：①生存期是否受到所选治疗方法的影响；②短期和长期死亡率的比较；③保肢后的功能与假肢功能的比较；④有无社会心理学问题。

部分研究探讨了骨肉瘤患者的生存问题。采用综合治疗（包括手术和化学治疗）后，一些骨肉瘤的长期生存率已从约 20% 升至 70%。对于股骨远端骨肉瘤，广泛切除后保肢的局部复发率为 5% ~ 10%，与大腿截肢的复发率相当。尽管髋关节离断术后骨肉瘤的局部复发率极低，但没有研究表明这种手术方式的生存率有优势。总的来说，若均能达到广泛的外科边界，但尚无研究显示何种手术更具有生存优势。

恶性肿瘤的截肢技术要求较高，经常需要用非

表 14-2 产气性病原菌感染的鉴别诊断

因　素	厌氧性蜂窝织炎	梭状芽胞杆菌肌坏死	链球菌肌坏死
潜伏期	＞ 3 d	＜ 3 d	3 ~ 4 d
发病	慢性	急性	亚急性
毒血症	轻度	重度	重度（晚期）
疼痛	无	严重	不定
肿胀	轻度	重度	重度
皮肤	很少变化	张力增加，苍白	张力增加，青铜色
渗出	轻度	严重出血	浆液脓性
浓液	大量	极少数为大量	较少
气味	恶臭	多数，鼠臭味	较轻
肌肉	无改变	严重	中度

（引自：DeHaven KE, Evarts CM: The continuing problem of gas gangrene: a review and report of illustrative cases, *J Trauma* 11: 983, 1971.）

常规标准的皮瓣关闭切口或需要骨移植来获得更具功能的肢体残端(图 14-1)。不过,与截肢手术相比,保肢手术的围术期问题更严重。保肢的手术操作范围广，发生感染、伤口裂开、皮瓣坏死、失血和深静脉血栓的风险更高。长期并发症因重建手术的类型而存在差异，包括假体周围骨折、假体松动或脱位、移植物 - 宿主骨端不愈合、异体骨骨折、下肢不等长和晚期感染等。一个保肢手术患者很可能需要很多的后续手术来治疗并发症。在最初的保肢手术成功后，仍有约 1/3 的长期生存患者最终需要截肢。

对于功能来说，肿瘤的部位是最重要的影响因素。切除一个上肢病损并保肢后，即使牺牲了一个主要神经，功能一般也比截肢后安装假肢要好。同样，切除股骨近端或骨盆病损行局部重建常常能提供比髋关节离断或半骨盆切除更好的功能。不过，踝和足周围的肉瘤通常采用截肢后安装假肢进行治疗。膝关节周围肉瘤的治疗须采用个体化方案。

多数膝关节周围骨肉瘤患者采用以下 3 种手术方法之一进行治疗：广泛切除联合人工假体重建膝关节、广泛切除联合同种异体骨融合术及经股骨截肢术。一项对骨肉瘤患者的研究显示，与经股骨截肢术后患者相比，肿瘤切除人工假体置换的患者在相同耗氧情况下的自主行走速度更快，步态更有效。经股骨截肢患者在自由行走速度时的需求超过最大供氧能力的 50% 以上，需要无氧代谢机制来维持肌肉的代谢，结果导致耐力下降。另外，这些患者中的许多人由于多柔比星诱导性心肌病所致的心脏功能下降而使情况更为复杂。

一项对截肢、关节融合和关节置换治疗膝关节周围肿瘤后患者远期功能情况进行比较的研究显示，截肢患者行走在陡峭、崎岖和湿滑地面时有困难，但非常活跃，最不用担心损坏受累的肢体。关节融合患者能够完成最吃力的体力劳动和娱乐活动，但其坐立常有困难，尤其是坐在轿车后坐、剧院或是体育场看台上。关节置换患者生活中常久坐的生活，更注意保护肢体，但日常生活困难较小，很少感到不自然。

令人惊奇的是，没有研究证明在长期生存的肉瘤患者中，截肢和保肢患者在心理和生活质量方面有显著差异。很显然，保肢和截肢的决定不只涉及病灶是否能够广泛切除，患者必须根据长期目标和生活方式最终做出决定。

少数情况下，截肢可以作为姑息治疗措施，用于治疗常规手术无效、放化疗不敏感和镇痛效果不佳的转移性病变及疼痛的患者。截肢也可以用于治疗不可能获得稳定的再发性病理性骨折。如果恶性肿瘤引起严重的坏死、真菌生长、感染或血管损害，也可以进行截肢。尽管治愈不是目的，截肢仍可以使部分患者在生命结束前明显改善功能状况，减轻疼痛。不过，手术医师应该记住，生存期限并不总是能够预测的。笔者所在医院就曾给一例这样的患者做了“姑息性”半骨盆切除术，该患者舒服地多活了 20 多年。

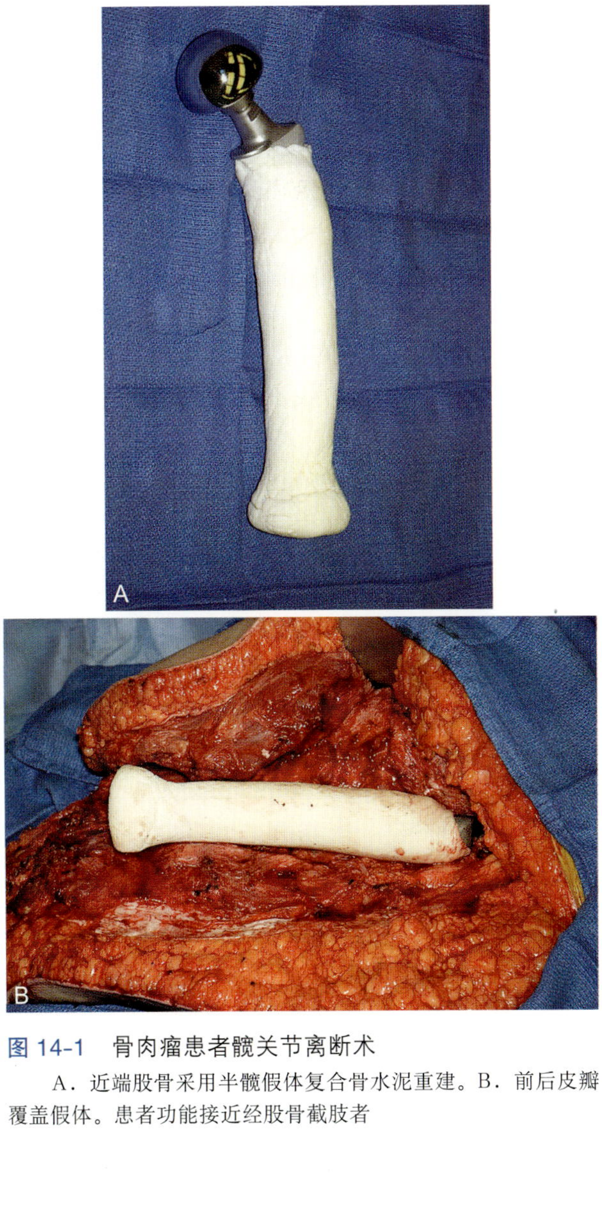

图 14-1 骨肉瘤患者髋关节离断术

A. 近端股骨采用半髋假体复合骨水泥重建。B. 前后皮瓣覆盖假体。患者功能接近经股骨截肢者

第二节 截肢的外科原则

一、截肢平面的确定

确定适当的截肢平面需要对“截肢平面越远功能越好”与“截肢平面越近并发症越少”这两方面加以权衡。患者的全身状况、总的医疗条件和康复都是重要的考虑因素。

截肢前最好咨询一下血管外科医师。因为再血管化即使不能挽救整个肢体，也能使外科医师采用可以愈合的部分足部或踝部截肢来替代小腿截肢。不过，如前所述，周围搭桥手术可能影响将来小腿截肢的切口愈合。

应采用简单的筛查来检查营养状况和免疫功能。鼓励患者戒烟。疾病、感染和大手术都可能导致高代谢状态。多项研究证明，营养不良或免疫功能障碍的患者围术期并发症发病率明显增高。

Waters 等研究了截肢患者行走时的能量损耗。评价了由于创伤或肢体慢性缺血行大腿、小腿和 Syme 截肢的患者，与未截肢的对照组相比，由于血管原因截肢的患者自主行走速度分别是：Syme 截肢者为未截肢者的 66%、小腿截肢者为 59%、大腿截肢者为 44%；创伤性截肢者一般都是年轻人，小腿截肢后的速度为 87%，大腿截肢后为 63%。在自主行走速度下，截肢者速度更慢似乎是一种代偿机制来保留单位时间的能量。除由于血管问题而行的大腿截肢外，与年龄相当的对照组相比，所有患者行走时所消耗最大有氧行动能力的百分比趋向一致。这些患者愿意降低速度以保持每分钟相对能量消耗处于正常限度内。不过，由于血管问题而行大腿截肢的患者不能完成这一点，即使是少量行走也常常超过他们最大有氧行动能力的 50%。如前所述，在这种情况下，需要无氧代谢机制来保持肌肉功能，因而耐力受到极大影响。结果只有很少数血管性截肢患者能够重新获得功能性行走能力。很显然，如果首要考虑行走的话，应该在尽可能远的平面截肢。

如果患者没有行走可能，降低围术期死亡率并使切口愈合应该是最需要关注的问题。在这种情况下小腿截肢并不是一个合适的选择，因为发生伤口问题及膝关节屈曲挛缩所致皮肤问题的危险性增高了。对于这些患者，膝关节离断术常常能提供最好的功能。与大腿截肢相比，膝关节离断术提供了更长的杠杆臂和平衡的肌力，能帮助患者在床上移动和变换体位。另外，由于不切断肌肉，不会出现大腿截肢后经常出现的肌肉离断、萎缩及肌肉回缩于股骨上方等问题。最后，膝关节截肢能够提供更好的坐姿稳定性和舒适性。

确定能够愈合的最远截肢平面是一个挑战。手术前，皮肤颜色、毛发生长及皮肤温度的临床评估能提供非常有价值的初步信息。尽管已经从血管外科会诊中获得了术前血管造影结果，但这在确定切口愈合潜力方面帮助不大。节段性收缩压测定同样只能提供很少的有用信息，因为动脉硬化性血管的管壁柔韧性差，常导致测定值较实际值偏高。不过，皮肤灌注压的测定可能有些帮助。有些学者推荐将温度记录器或激光多普勒流量计作为测量皮瓣灌注的方法。其他学者推荐确定静脉注射氢化荧光素的组织吸收量或肌内注射 ^{133} 氙的组织清除率。笔者发现经皮氧分压测定最有价值。

经皮氧分压可以沿肢体在多个部位测定。方法是将探针加热到 45℃，保温 10 min，然后插入组织测量氧张力。这样可使舒张反应最大，因此能更准确地测定灌注潜力。不同的研究者推荐不同的氧分压临界值，20 ~ 40 mmHg 作为愈合潜力“好”的临界值。不过，也没有绝对的临界水平，因为一些研究表明，即使经皮氧分压低于 10 mmHg，愈合率也能达到 50%。在某些情况下，如蜂窝织炎或水肿使氧扩散能力下降从而导致测量误差，通过比较吸入 100% 氧前后的经皮氧分压水平可以改进这个试验。在特定平面氧分压增加 10 mmHg 是有愈合潜力的良好指征。如果患者的测试结果低至 20 ~ 40 mmHg 的灰区，可以通过比较仰卧和患肢抬高的测定结果来提高测试的准确性。患肢抬高 3 min 后测试结果的降低量超过 15 mmHg 是预后不良的一个指征。这项参考指标必须参考患者的其他变量，如年龄、继发医学问题和行走能力。

二、技术问题

专注细节和仔细处理软组织对获得愈合良好、功能优异的截肢残端来说很重要，但组织常常有血管形成不良和损伤，故发生并发症的危险很高。

（一）皮肤和肌瓣

皮瓣应保持适当的厚度，避免不必要的游离，以防止进一步减少已受损组织的血供。用坚实的软组织套覆盖残端是很关键的。过去的研究已经确定了各个截肢平面的最佳皮瓣，但更靠近端的截肢平面常倾向于用非典型皮瓣。对于现代全接触型假肢的接受腔来说，瘢痕位置已不再重要，但瘢痕不应该粘连于深部的骨质上。粘连的瘢痕使假肢的安装非常困难，这种瘢痕在长时间使用假肢后很容易破溃。软组织臃肿或较大的“狗耳样”皮瓣也会给假肢安装带来困难，并可能影响其他方面均构建完好的截肢残端发挥最佳功能。

肌肉应在截骨远端至少 5cm 处离断，可以通过肌肉固定术（将肌肉或肌腱缝合至骨质）或肌肉成形术（将肌肉缝合至骨膜或对侧肌组织的筋膜上）来稳定。Jaegers 等指出，如果肌肉没有牢固固定，那么横断的肌肉将会在 2 年内萎缩 40% ～ 60%。如果可能，应该做肌肉固定术来提供更强的附着，帮助产生最强大的力量并减少肌萎缩（图 14-2）。被固定的肌肉持续对抗拮抗肌，可以防止挛缩，使残肢获得最大的功能。不过，严重缺血是肌肉固定术的禁忌，因为伤口破溃的危险性会增高。

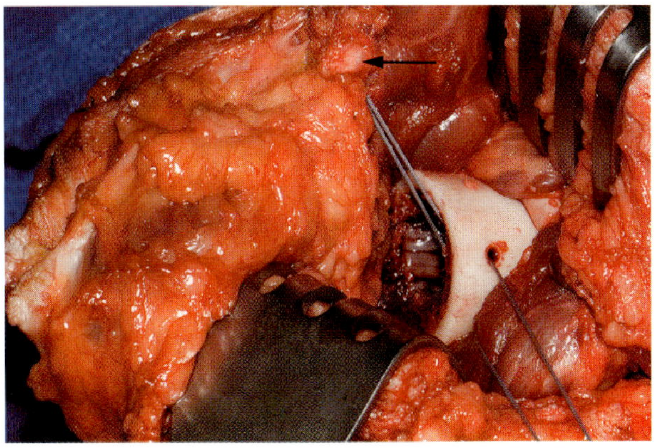

图 14-2 经股骨截肢肌肉固定术
大收肌腱（箭头）穿过末端股骨侧方皮质孔被固定

（二）止血

除了肢体缺血性病变外，截肢手术非常需要使用止血带，这样可以使截肢更容易。通常在止血带充气之前，先用驱血带驱血，但因感染或肿瘤而截肢时，不宜驱血，在这种情况下，充气止血前应先抬高肢体 5 min。

主要的血管应该分离，分别结扎。大的血管应该双重结扎。在关闭切口前应将止血带放气，仔细止血。所有病例均应引流 48 ～ 72 h。

（三）神经

由于轴突无法定位远端神经残端，截肢后神经瘤的形成不可避免。如果神经瘤位于反复受伤的位置，就可能疼痛。正常的生理刺激比如牵拉、压迫和脉搏搏动可导致疼痛并限制假肢的使用。学者们试验了很多方法试图预防疼痛性神经瘤的形成，其中包括端 - 襻吻合、神经周围闭合、硅胶膜覆盖、丁基氰丙烯酸酯封闭神经鞘管、结扎、电凝及将神经断端埋入肌肉或骨质中等。大多数医师的做法是将神经分离，轻轻拉向远端，用锐刀切断，使断端回缩至截骨平面近端。在操作过程中应避免强力牵引神经，否则截肢残端在切口愈合后还可能疼痛。还应该避免挤压。主要神经如坐骨神经常常伴有相对大的血管，应该结扎。

（四）骨骼

禁止过度骨膜剥离，否则可能导致环形骨坏死或骨过度生长。无法用软组织衬垫的骨突应该切除，将残留的骨质锉成光滑的轮廓，这在胫骨前面、股骨外侧面和桡骨茎突等部位尤为重要。

三、开放性截肢

开放性截肢时残端表面的皮肤不予缝合。手术只是构建满意截肢残端的至少两次手术中的第一步，还需要行二期闭合切口、再截肢、翻修术或成形修复术。采用这种方法截肢的目的是预防或消灭感染，最终可以闭合残端切口而不出现伤口的破溃。因此，开放性截肢适用于感染及伴有广泛组织破坏和大量异物污染的严重创伤。术后选用恰当的抗生素直至截肢残端最终愈合。

本书早先的版本已描述过开放性截肢的两种方法，即翻转皮瓣式开放截肢术和环形开放式截肢结合术后牵引。新近在处置截肢部位的组织污染或严重创伤时，笔者开始采用负压封闭引流技术。一期清创开放残端后采用负压封闭引流技术，后续清创一般间隔 48 h，以后在每次清创中均使用，一直到伤口闭合（图 14-3）。

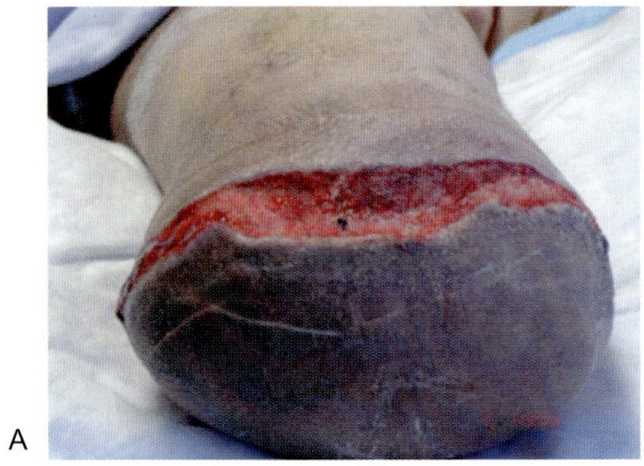

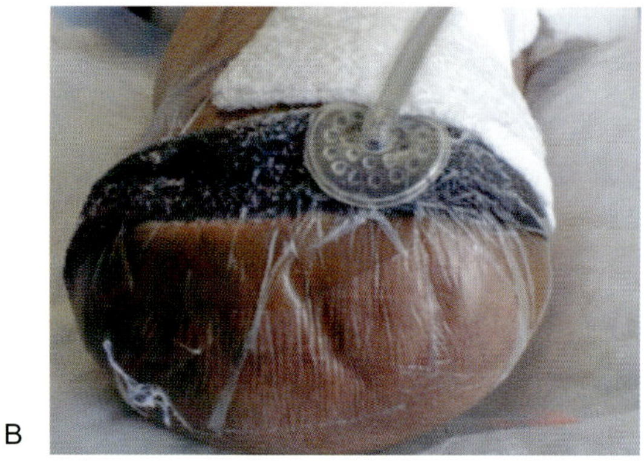

图 14-3 膝下截肢术后残端。A. 负压伤口治疗前。B. 负压伤口治疗后

（引自：Sumpio B, Thakor P, Mahler D, et al: Negative pressure wound therapy as postoperative dressing in below knee amputation stump closure of patients with chronic venous insufficiency, *Wounds* 23:301, 2011.）

四、术后处理

截肢术后处理需要多学科协同努力。除了外科医师外，还需要理疗专家、理疗师、职业治疗师、心理医师和社会工作者参加。同时，还需要内科医师帮助处理术后的内科问题。所有事项均应该像骨科其他大手术一样加以注意，包括围术期抗生素、深静脉血栓的预防和肺部保健。疼痛的处理包括短时间使用静脉麻醉药，然后口服镇痛药，随着疼痛耐受程度增加，尽快减量。研究提出，术后继续使用数天神经周围阻滞麻醉以加强疼痛的控制可以减少麻醉药的使用。

如果要获得坚强有力、功能良好的截肢残端，并最大限度地发挥假肢的功能，那么从截肢手术完成至安装永久性假肢这段时间的治疗是至关重要的。在过去 30 多年中，已经逐渐从使用“传统”的软性包扎转变为硬性包扎，尤其是在截肢手术量很大的中心。硬性包扎包括手术结束时将截肢残端用管型石膏固定。早期负重并不是术后处理计划的一个重要部分。如果没有计划术后早期就负重行走，硬性包扎可以由手术医师完成，应遵守常规的石膏处理注意事项，包括所有骨突部位都要适当添加衬垫、避免在肢体近端缩窄、采用可靠的管型石膏悬吊方法等。如果打算在术后短时间内负重行走，就应该采用真正的假肢石膏，最好由专业的假肢制作师完成。固定时，正确使用截肢残端套，在所有骨性突起部位使用良好塑形的毡垫加以衬垫，并采用特殊的悬吊技术。同时将带有假足的金属支架连接于石膏上，并正确调整对线，以利于行走。有关主要截肢平面假肢石膏固定的技术细节列于该平面截肢手术方法的讨论之后。截肢端的硬性包扎可成功而有效地用于上、下肢几乎所有截肢平面，并可用于所有年龄的患者。

与软性包扎相比，硬性包扎有以下几个方面的优点：既可防止手术部位水肿，保护伤口避免在床上再次受伤，促进伤口愈合和截肢端更快恢复，减轻术后疼痛，又能更早地从床上移动到椅子上，并更早地在支持物辅助下行走。对于小腿截肢，硬性包扎可以防止膝关节屈曲挛缩。直立姿势对于呼吸、心血管、泌尿和胃肠系统生理方面的益处显而易见，但心理方面的好处有时更为微妙。在多数情况下，会缩短住院时间，医疗费用也相应降低。最后，患者对永久性假肢的适应会更快，患者顺利康复的比例更高。

引流管通常在术后 48 h 去除。指导患者在卧床、坐立和站立时保持残端的正确位置。通过抬高床脚而抬高残端，这有利于控制血肿和术后疼痛。提醒患者不要将残端放在下垂的位置。对于大腿截肢患者，提醒患者不要将枕头放在大腿之间或残端下面，也不可以用其他方式使残端屈曲或外展。这些预防措施对于帮助患者预防残端屈曲或外展挛缩非常必要。在术后第 1 天或患者能够忍受时，可以在理疗师的监护下行残端练习。这些练习包括肌肉练习，然后是关节活动练习。在手术后第 1 天，患者应该练习从病床上活动至椅子上。下肢截肢患者在术后前几天开始物理治疗，借助步行训练双杠行走。当他们在能够控制肢体或足够舒适的情况下，马上开始借助助行器或拐杖行走。

选择开始在保护性承重下用假肢行走的最佳时机取决于多个因素，包括患者的年龄、力量、灵活性及保护截肢端不因过度负重而受损伤的能力。有无由训练有素的护士、理疗师、假肢制作师组成的治疗小组始终如一地贯彻完善假肢处理方案，以及医师对仔细监督治疗计划执行情况是否积极都是重要因素。

逐渐施加功能性机械应力，并适当分配这些应力，实际上有助于切口愈合。不过，剪切力能够导致切口裂开。早期无保护下承重能导致皮肤坏死或切口延迟愈合。残端愈合前进行任何负重都应该严格监督。负重情况的进展应该严格地视个体情况而定。创伤区域以上行创伤性截肢的年轻患者在术后即刻就可以开始 25 lb（1 lb=453.592 g）的部分负重。经创伤区的创伤性截肢或缺血导致的截肢，患者应该等伤口确切初步愈合后再逐渐开始部分负重。在每一次连续更换石膏时都应该重新估价负重情况。如果切口愈合进展顺利，负重应该每周增加 25 lb。对周围神经萎缩患者进行监测尤其重要，因为他们在判断残端负重方面有困难。青少年截肢患者也需要密切监测，因为他们佩戴临时假肢往往较为舒适，常会会尝试在无辅助支持的条件下行走。

无论什么时候开始使用假肢行走，都应在 7 ~ 10 d 时去掉硬性包扎检查伤口。石膏松动、发热、引流量过多或感染的全身症状都是提前去除石膏的指征。如果伤口愈合良好，使用新的硬性包扎，继续穿或不穿支架和假肢鞋行走。石膏应每周更换，直到伤口愈合。伤口愈合好后，可以去除硬性包扎，清洗和清洁残端。如果愿意，可在晚上用弹力残端缩紧器代替硬性包扎。残端出现收缩后，可在佩戴的石膏接受腔之内加戴残端袜套，以便继续对残端保持轻微压力，这样可最大限度地降低反复更换石膏的必要性。继续使用硬性包扎，直到残端体积与上周相比似乎没有变化时为止。此时，假肢制作师应该给其配制第一个假肢。在前 18 个月，仍需要经常更换一个或多个接受腔，因此很多假肢制作师愿意将第一副假肢制作成模化的。

第三节 并发症

一篇综述报道了 5732 例经跖骨、膝下和膝上截肢患者总的并发症发生率为 43%，其中大部分是伤口相关并发症。截肢后再入院的独立预测因素有长期家庭护理、非选择性手术、先前的血供重建或截肢、术前充血性心力衰竭和术前透析。

一、血肿

在闭合截肢端前仔细止血，使用引流或硬性包扎可最大限度地降低血肿形成的机会。血肿可延迟伤口的愈合，并且是细菌感染的培养基。如果形成了血肿，应该用加压敷料包扎。如果血肿导致伤口延迟愈合，无论是否伴有感染，都应在手术室清除。

二、感染

与创伤和肿瘤截肢相比，周围血管病变截肢时感染更加常见，尤其是糖尿病患者。任何深部伤口感染都应该立即在手术室进行清创和冲洗，并且开放伤口。应该根据术中细菌培养结果选用抗生素。由于水肿和皮瓣回缩，伤口延迟关闭会很困难。Smith 和 Burgess 介绍一种方法，将伤口中间 1/3 关闭，而其余部分填塞开放（图 14-4）。这个方法能保证伤口的持续开放，同时维持足够的皮瓣覆盖骨的远端。

三、伤口坏死

评价严重坏死的第一步是重新估价术前确定的截肢平面。如果术前没有做经皮氧分压测定，那么现在应该进行测定，以判断伤口愈合的潜力。应该检查血清蛋白水平和淋巴细胞计数。很多学者报道，血清蛋白水平低于 35g/L 或淋巴细胞计数低于 1500/ml 的患者切口愈合问题更严重。在这种

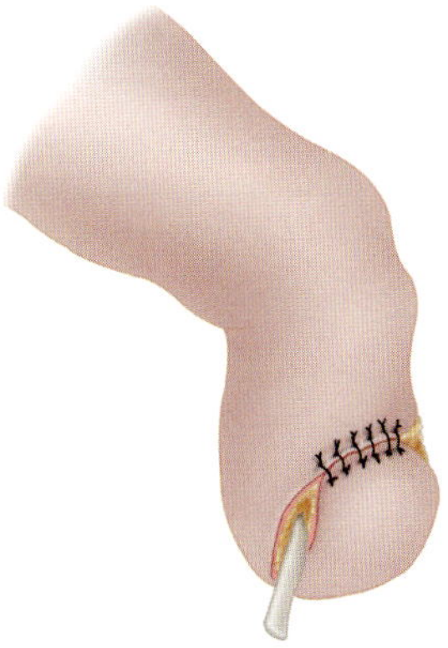

图 14-4 小腿截肢后感染，部分闭合伤口

情况下，补充营养可以促进伤口愈合。吸烟患者应立即停止吸烟，因为吸烟能明显减少皮下血流，降低氧分压。Lind 等在研究报道中指出，吸烟者感染和再截肢的危险性是不吸烟者的 2.5 倍。

皮缘坏死 < 1 cm 时，治疗方式可相对保守，可行创面开放口对于更为严重的创面坏死，还有其他几种处理措施。可采用相对保守的方法处理创面，即进行局部消创及营养支持。对于预计恢复情况较好的患者，一些学者建议继续用全接触式假肢负重来进行康复。同时逐渐加大负重，行不间断康复治疗。这些学者认为应用合适的全接触式假肢可刺激伤口愈合及残端恢复。另外，笔者建议延长假肢的使用时间，直至伤口愈合。在这种情况下我们应广泛运用负压促进闭合。

对于骨残端覆盖较差的严重坏死病例，需要行楔形切除来保留原来的截肢平面。楔形切除的原则是将截肢残端顶看作半球形。虽然局部切除会增加已经受损组织的局部张力，但楔形切除后使整个残端再形成半球形，能使局部压力最小化（图 14-5）。最后，几个研究证明高压氧治疗和经皮神经电刺激能够促进愈合。

四、挛缩

轻度或中度挛缩可通过正确放置残肢、轻柔地被动拉伸关节和加强患者练习控制关节的肌肉力量进行治疗。对于膝关节，可以通过增加行走来减轻挛缩。对于某些患者，有必要修改假肢来适应挛缩。对极少数患者严重的固定性挛缩可能需要应用楔形石膏技术，或者手术松解挛缩结构进行治疗。

五、疼痛

术后伤口疼痛缓解后，一些患者还会有慢性疼痛，原因是多方面的。处理的第一步是准确诊断病因。幻肢痛一定要与肢体残留痛相鉴别，且两者都要与源于远处如椎间盘突出的疼痛相鉴别。

已经证明机械性腰背疼痛在截肢者中比普通人群常见。一项包括 92 例截肢者的研究表明，腰背痛比幻肢痛或肢体残留痛更麻烦。除了接受其他背痛治疗方法外，必须教会患者假肢行走的正确方法，以减小腰椎的异常应力。

肢体残留痛通常是由假肢安装不良引起的。压力应该放在不能设计为压力轴承的残肢组织上。残肢与假肢的紧密贴合可提供最大的功能且避免导致疼痛不适的集中压力点。

应该估价残端是否有异常压力区，尤其是骨突部位。如果残端顶部没有完全就位于假肢中，就可能形成残端水肿，通常称为“气梗”，也可能产生溃疡或坏疽。修改接受腔可以避免这些问题。

切断神经后常常形成神经瘤。如果神经断端遭受压力或反复刺激，就可能形成疼痛性神经瘤。轻轻牵拉神经，于近端锐性切断，任其回缩至软组织中，这样通常能避免疼痛性神经瘤。疼痛性神经瘤通常容易触及，Tinel 征阳性。初步治疗包括修改接受腔。如果不能减轻症状，应做神经瘤切除或需

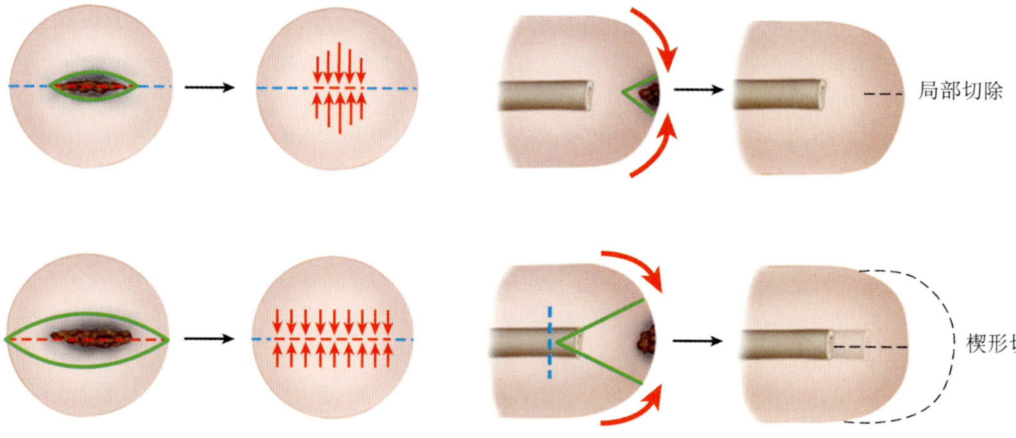

图 14-5 截肢残端顶部和侧面

局部切除产生不均匀张力；楔形切除后能够减轻并均匀分布张力

要行更近端的神经切断术。一些学者建议切除神经瘤的同时行残端近端的神经吻合术或神经外膜袖套缝合术。少数情况下，很难区分神经瘤和肿瘤复发。Provost 等对神经瘤的超声波特点提供了有意义的描述。

肢体残留痛的其他原因可能与截肢残端无关。截肢患者髋关节骨性关节炎的治疗与其他骨性关节炎患者的治疗一样。如果非手术治疗措施不能缓解症状，可行全髋关节置换术。小腿截肢患者的膝关节骨性关节炎疼痛比较少，通过在假肢上增加膝和大腿支具来分担大腿的负荷可以部分缓解。

幻肢感在截肢患者中很常见，以致被看成是正常现象。大多数患者并没有认为它讨厌。处理方法中最重要的仅仅是开导患者，这样他们就不会对幻肢的存在感到惊奇了。截肢后的第 1 年，很多患者经历了称作“伸缩性”幻肢的阶段，最后幻肢感逐渐缩短至残端顶部。

相比之下，幻肢痛相当少见。由于很多学者不能鉴别幻肢痛和幻肢感，因此确切的发生率还不清楚。另外，其他学者不能区别轻微幻肢痛和严重幻肢痛，严重幻肢痛对患者有明显的影响。结果，一些报道称幻肢痛在截肢者中高达 80%。大多数学者同意，真正令人不适的幻肢痛很少见，在截肢者中大约不到 10%。根据笔者的经验，幻肢痛在诸如上 1/4 截肢和下 1/4 截肢等近躯干侧的截肢中更常见。幻肢痛更容易出现在截肢前感觉患肢疼痛的患者中。所以，一些研究人员主张，手术前一天行硬膜外麻醉能够预防幻肢痛。其他研究人员则未能证实这个主张。一旦有了严重的疼痛常常很难处理。没有一种方法是普遍有效的，但一些患者可能从这些方法中得到益处，如按摩、冰敷、热敷、增加假肢的使用、放松训练、生物反馈、交感神经阻滞、局部神经阻滞、硬膜外阻滞、超声、经皮神经电刺激、放置脊柱刺激器等。其他的常规治疗指南也是有用的。这些措施包括控制残肢水肿，缓解焦虑和压力，建立良好的睡眠模式，减轻抑郁症，鼓励戒烟。残肢痛和幻肢痛的治疗流程现已制订(图 14-6 和图 14-7)。

六、皮肤问题

应该指导患者用软肥皂洗截肢残端，每天至少 1 次。在戴假肢之前应彻底清洗和干燥残端。同样，假肢在戴之前也应该保持干净和干燥。

接触性皮炎很常见，并且容易与感染混淆。皮肤发炎的症状是戴假肢时有瘙痒、灼痛。最常见的原因是没有将洗涤剂自残端接受腔上完全清洗干净。其他致敏物质包括镍、皮革中使用的铬酸盐、皮肤乳剂、橡胶中的抗氧化剂、局部抗生素和局部麻醉药。治疗包括去除刺激物、浸泡物、甾体类乳剂和局部压迫。

细菌性毛囊炎容易发生在有毛发的区域和油性皮肤。这个问题会由于剃除毛发或不卫生而加重。初步治疗包括改善卫生状况，并尽可能改进假肢的接受腔以减少异常压力的区域。有时，蜂窝织炎加重，则需要抗生素治疗；脓肿形成则需要切开引流。

表皮样囊肿可能在接受腔的边缘形成，可能发生较晚，最好的处理方法是修改接受腔。也可能需要切除。

疣性增生是指残端顶皮肤疣样的过度增生，是由阻挡残端完全就位于假肢基部的近侧压缩引起的。这种“气梗”，如前面提到的，引起远端残端水肿，随之发生皮肤增厚、龟裂、溃疡，也可能继发感染。初期的治疗主要是感染的处理。后期包括浸泡皮肤和水杨酸软化角质层。必须修改假肢接受腔，以压迫远端皮肤，这是处理问题的关键并能防止复发。

第四节 儿童截肢

儿童截肢可分为两大类：先天性病变截肢和后天性病变截肢。对儿童截肢专科诊所的调查表明，约 60% 的儿童截肢是由先天性病变所致，40% 是由于后天病变所致。后天性截肢的原因常常是创伤、肿瘤和感染。交通事故、枪伤、电动工具损伤是大龄儿童因损伤导致肢体丧失的最常见原因。在年幼儿童中，电动工具如割草机及其他原因引起的家庭事故是最常见的原因。血管发育不良性截肢在儿童中少见，但只要发生，通常继发于其他潜在病变引起的血栓或栓子。先天性截肢将在第 29 章和第 31 章讨论，这里只讨论后天性截肢。

多数用于成人截肢手术的技术也适用于儿童，但在儿童患者，全身生长和残肢生长造成的影响非常显著。Krajbich 总结的儿童截肢的一般原则如下：①保留长度；②保留重要的生长骺板；③尽量行关节离断术而不行经骨截肢术；④尽量保留膝关节；⑤尽量使肢体近端稳定和正常；⑥要有

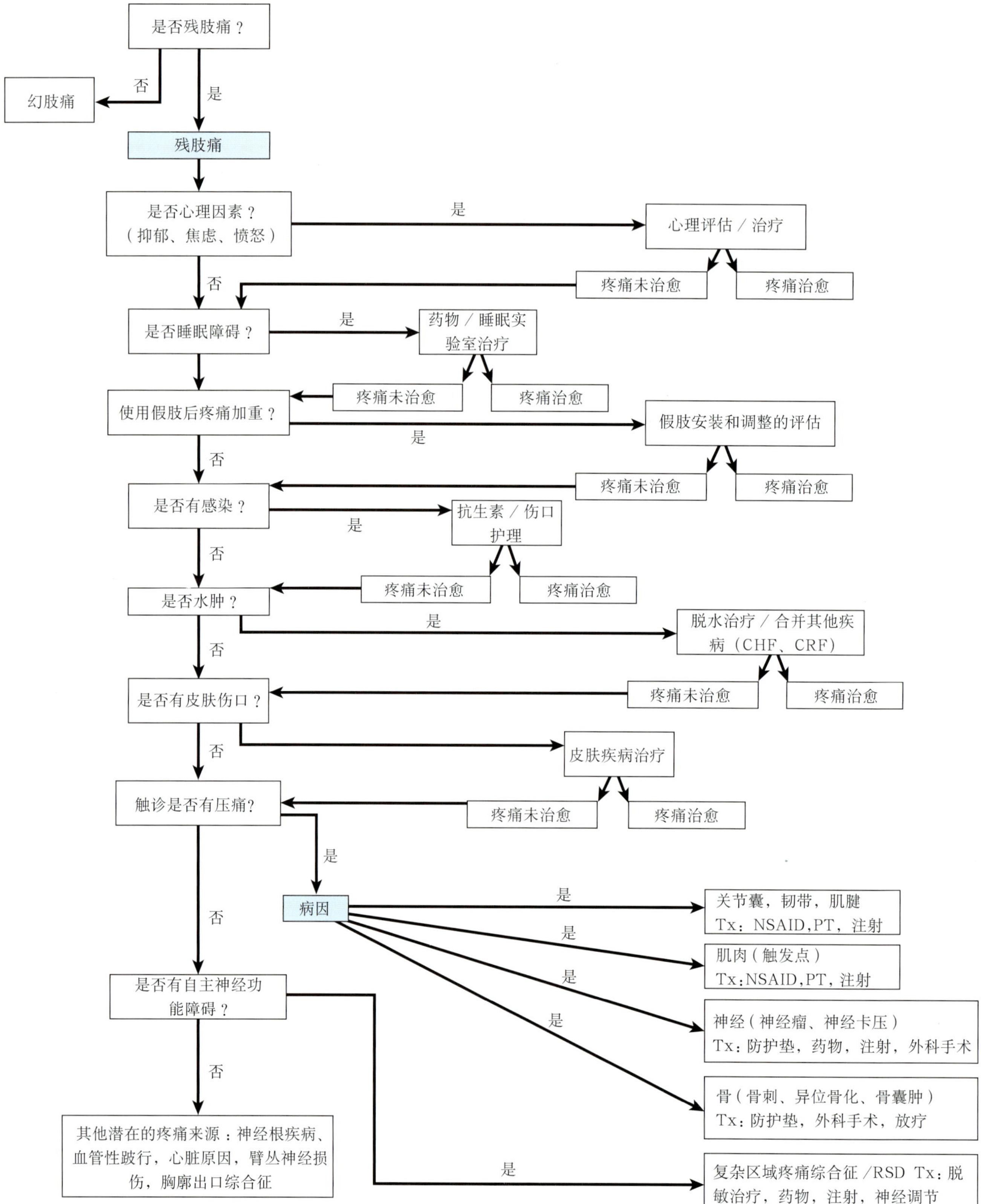

图 14-6 残肢痛治疗流程。CHF. 慢性心力衰竭；CRF. 慢性肾衰竭；NSAID. 非甾体类抗炎药；PT. 物理治疗；RSD. 反射交感性营养不良；Tx. 医源性

（引自：From Hompland S: Pain management for upper extremity amputation. In: Meier RH, Atkins DJ (editors): Functional restoration of adults and children with upper extremity amputation, New York, Demos, 2004.)

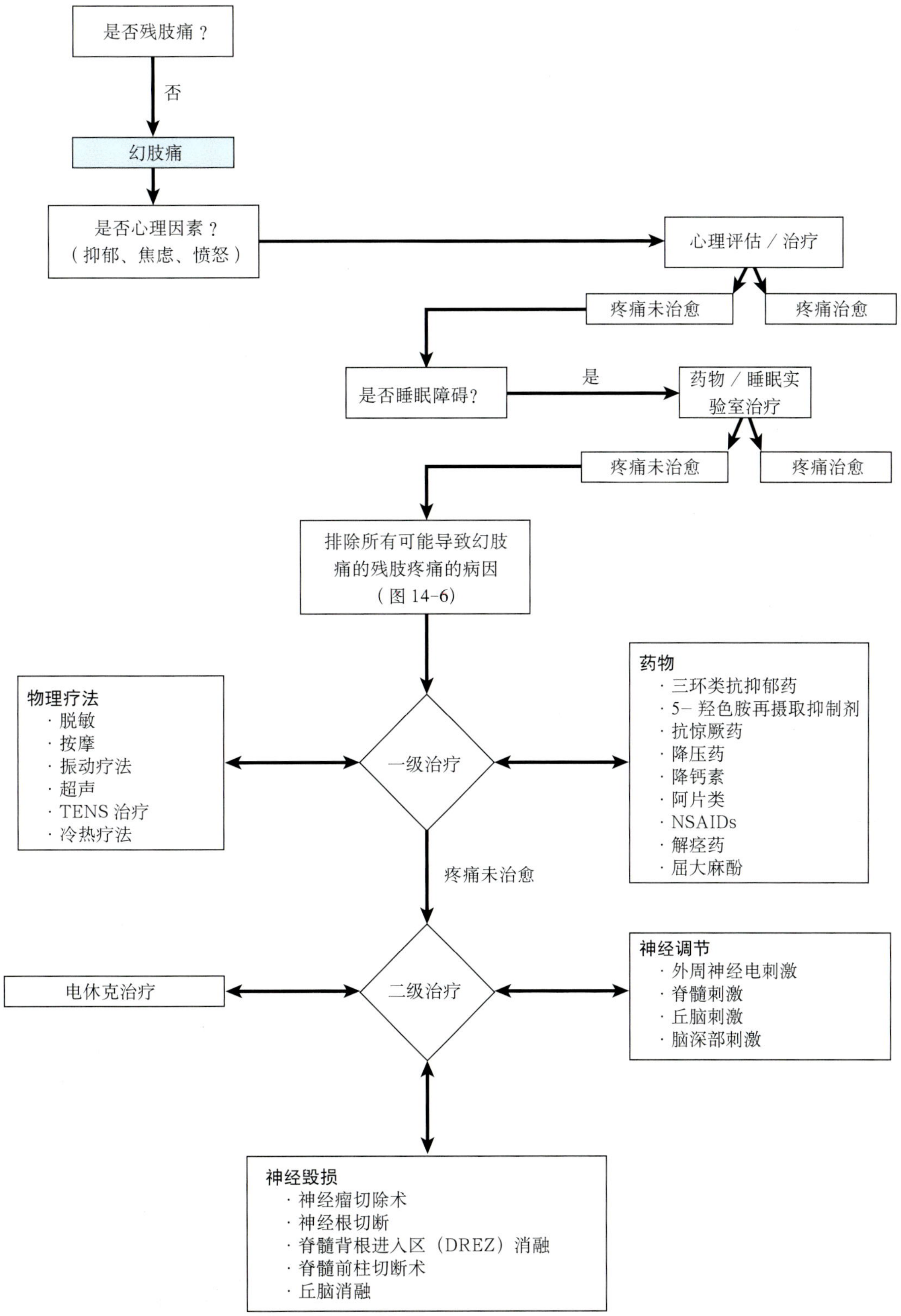

图 14-7 幻肢痛治疗流程。NSAIDs. 非甾体类抗炎药；SSRIs. 选择性 5- 羟色胺抑制药；TENS. 经皮神经电刺激

（引自：Hompland S: Pain management for upper extremity amputation. In: Meier RH, Atkins DJ [editors]: Functional restoration of adults and children with upper extremity amputation, New York, Demos, 2004.）

处理肢体缺陷问题以外的其他严重临床问题的思想准备。

保留肢体长度至关重要。75% 的股骨生长发生在远端生长骺板。因此，所有大腿截肢的儿童在成年后残端都非常短。相反，如果保留了生长骺板，即使儿童小腿截肢的残端非常短，成年后残端功能也非常好。

关节离断术可能给儿童提供一个良好平衡、健全的残端，并可以末端负重。长度和生长板都得以保留，而且没有末端过度生长的危险。另外，由于保留了干骺端的喇叭口，关节离断术后假肢的悬挂也更佳。这一点非常重要，因为儿童对假肢的机械需要非常高。

截骨端的过度生长是儿童经骨截肢的严重问题，而这个问题在关节离断术中不会发生。过度生长由新骨沉积生长而致，与近端骨骺的生长无关。过度生长的骨骼延长了，呈铅笔尖状，可引起肿胀、水肿、疼痛和滑囊形成，严重者可能刺穿皮肤。创伤性截肢患者的过度生长比其他适应证的截肢者更常见。年幼儿童比年长儿童更常见，最多见于肱骨和腓骨，较少见于胫骨、股骨、桡骨和尺骨，发生率以此顺序依次降低。由于不同研究对明显的过度生长和年龄界限的界定不同，因此很难确定确切的发生率。不过，最近的一项研究报道，27% 的截肢儿童会有严重到需要修整的过度生长。

手术切除过度生长的骨骼可以有效治疗末端过度生长。骺骨干固定术已经证明不成功，而且是禁忌的。采用合成材料罩盖骨端仅仅取得了有限的成功，而且有感染或置入物、骨骼骨折等并发症。在首次截肢手术时用取自截掉肢体上的骨骺覆盖截骨残端（图 14-8），或在翻修手术时用三面皮质髂骨块加帽截骨残端，可以提高治疗效果。

由于生长因素和机体代谢率高的原因，儿童常能耐受成年人无法耐受的截肢端的手术操作，如力量较大的皮肤牵引、广泛的植皮及在中等张力下缝合皮瓣等。另外，儿童患者手术后的并发症也比较轻，不会出现幻肢感，神经瘤引起的症状极少需要手术。即使有广泛的瘢痕，也常能良好耐受。骨端常出现一处或多处骨刺，但与截骨端过度生长不同，几乎不需要手术切除。青春期以前，儿童截肢后的心理问题比较罕见，但此后症状会加重，可能达到需要治疗的程度。

儿童可非常出色地使用假肢，随着他们年龄的增长和成熟，使用的熟练程度也会进一步增加。总的来说，递进的假肢训练计划应同正常的运动发展同步。对于年龄小的儿童，简易假肢的功能非常好。随着年龄的增长，需要做一些修改，如增加膝关节、活动的肘关节或机械手。等儿童到成年时，他们可能开始使用更复杂的有专项功能的假肢。由于儿童活泼好动和生长因素的影响，对截肢儿童的假肢应密切观察，以及时修正、更换接受腔和安装新假肢。

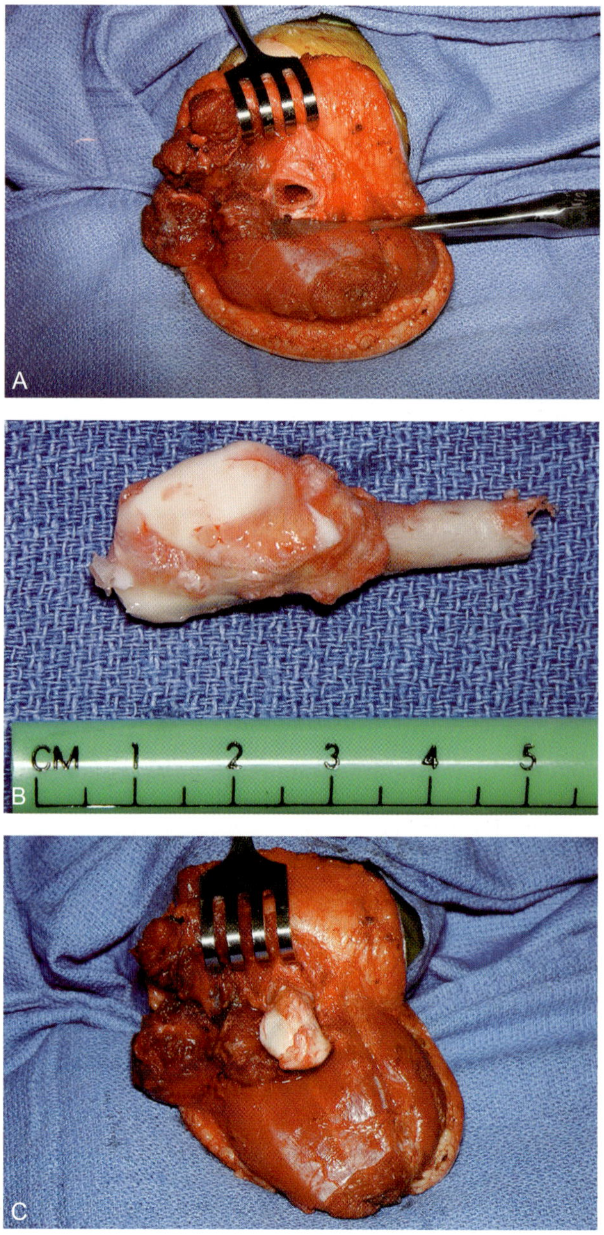

图 14-8 残肢覆盖过程

A．2 岁患儿经胫骨截肢。B．截下的远端腓骨被修整以适应胫骨残端。C．腓骨压入胫骨

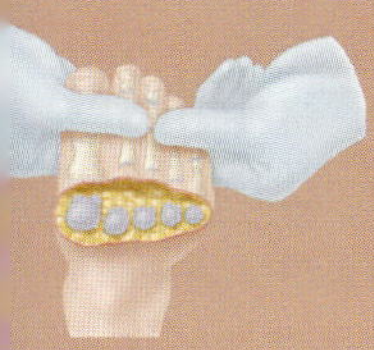

第 15 章 足部截肢

著者：David R. Richardson
译者：陶　笙　马　睿
审校：肖建如　何银辉　许　炜

目前，在包括下肢的截肢手术中，足部及踝部周围截肢受到越来越多的关注（图 15-1）。随着血管及灌注功能评估方法的进步，足部假体制造工艺的改进，患者在踝部及部分足部截肢手术后，其在功能保存和独立生活方面均得到改善。因此，当保肢手术对患者预后不是最为有利时，应该选择截肢手术，这时截肢不应视为是治疗的失败，更应看作重建过程的开始。

下肢远端截肢手术的适应证包括创伤、外周血管疾病、神经病变、感染及肿瘤。外科医师必须了解相关知识及技术的进展，特别是与是否需要截肢等决策相关的技术。在过去几年里，发表了很多截肢手术适应证的著作。下肢评估项目研究（The Lower Extremity Assessment Project Study，LEAP study）指出，损伤严重程度评分系统对于那些最终能从截肢获益的患者并不敏感。这个评分系统包括肢体保肢指数（Limb Salvage Index）、目的探讨预测保肢指数（Predictive Salvage Index）和肢体挤压伤严重程度评分（Mangled Extremity Severity Score）。但是，LEAP 研究发现肢体挤压伤严重程度评分对于不需要截肢的患者有很高的特异性。

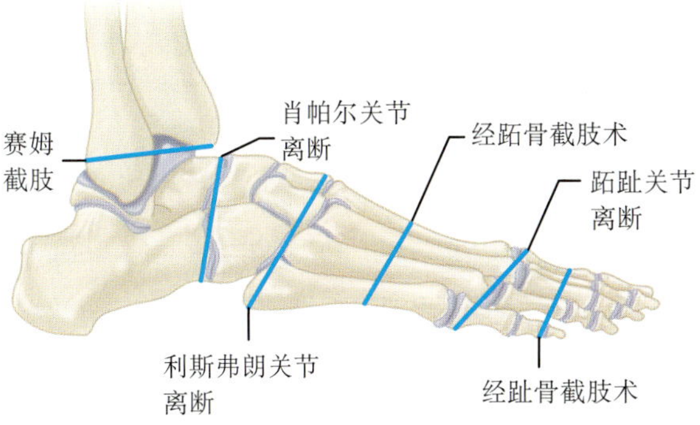

图 15-1　足部截肢的不同水平

目前，由于缺血需要截肢的糖尿病患者占所有截肢患者的 70%，而且超过 30% 的部分足部截肢的糖尿病患者最终会进展到切除更多的近端肢体。复杂性糖尿病（伴有神经病变、溃疡史、夏科神经关节病变或血管病变）中发生严重术后感染的频率比非复杂性糖尿病或非糖尿病患者显著增加。尽管截肢手术有明确的作用，但伴有严重神经关节病变或者溃疡的糖尿病患者仍然认为他们的生活质量与那些下肢截肢的患者相当。矫正器及各类假体在下肢截肢患者中恢复最大的功能、最大程度降低并发症的发生中的功能不应小视。

术前必须评估患者的营养状况和肢体灌注。在足踝部周围截肢的糖尿病患者中，超过 1/3 的患者进展到更高平面，所以术前优化评估伤口的愈合潜能很重要。目前已经明确了评估下肢截肢手术后伤口愈合潜能的价值。充分灌注（adequate perfusion）的指征包括多普勒超声显示踝 - 肱指数超过 0.5、足趾压力超过 30 mmHg 及室内经皮氧分压超过 37 mmHg。但在非可压性血管（Monckeberg 硬化）的患者中，踝-肱指数可出现假性升高。对于足踝部周围截肢术后的患者而言，营养状况可以影响伤口的愈合。血清蛋白低于 35 g/L、淋巴细胞计数总数低于 1500/ml 往往导致伤口愈合不良。当血清蛋白不低于 35 g/L，淋巴细胞总数超过 1500/ml 时，伤口愈合率可达 82%。营养不良的患者应在术前进行评估并给予营养支持，以利于术后伤口的愈合。不过，如果推迟截肢手术会给患者带来危险的话，可以选择更高的平面进行截肢。坏疽和胰岛素依赖型糖尿病是再截肢的重要危险因素。

严谨的手术技术，包括避免用止血钳过度钳夹皮瓣边缘、采用厚皮瓣覆盖，均可以减少伤口并发症的发生。另外，避免使用止血带、仔细止血以及避免血肿形成都有利于减少并发症。

广泛的创面覆盖选择和伤口护理的进展极大提高了末端截肢手术的成功率。推进、旋转、转位和带蒂皮瓣可行有限的中部及踝关节周围的覆盖，对更广泛的覆盖范围带血管的游离皮瓣是必要的。目前有多种敷料，如水胶体、水凝胶、藻酸盐和清创剂（débriding agents），以及其他生物敷料，如异体基质（Allomatrix）、Graftjacket 基质（Graftjacket matrix，Wright Medical 公司）。伤口负压（封闭负压引流）敷料对于足中、后部及踝部截肢术后的大型伤口愈合有益。富有血小板的凝胶已显示出治疗糖尿病及血管功能障碍性伤口的希望，类似有生长因子和纤维的伤口制品。封闭持续负压引流系统能够加速糖尿病足经跖骨平面以上的伤口的愈合，比传统的纱布敷料换药具有更好的可预见性。对于小的前足部伤口和严重末梢血管疾病所致的伤口，封闭持续负压引流的作用不大。这说明传统的纱布敷料换药对于末梢血管疾病患者的伤口愈合有好处。当然，到底哪一种处理方式更好还需要更大量特异性的系统研究。

第一节　足趾截肢

一般来说，除极少数特例外，切除 1 个足趾对行走姿势和步态的影响不大。切除足䠴趾后，对于站立和正常速度行走没有功能上的影响。但是患者快走或跑步时，会因为足䠴趾正常后推力的丧失而造成跛行。第 2 足趾切除后往往会伴发严重的䠴外翻畸形，因为䠴趾会向第 3 趾倾斜来填补第 2 趾切除后所形成的缺损。Smith 推荐第 2 趾切除后进行足部缩窄术。螺钉固定术（图 15-2）可以用于阻止严重外翻畸形的发生。切除其他足趾后引起的影响不大。其中第 5 足趾切除最为常见，手术指征常见为它叠压于第 4 趾之上。因为这个手术操作简单、效果确实，其往往优于重建手术（图 15-3）。足趾截肢是未来肢体损失的重要预测指标，切除全部足趾对匀速缓慢行走的影响不大，但快速行走或做弹跳动作时会出现某种程度障碍。另外，对下蹲、踮足尖动作也会产生影响。全部足趾切除后一般仅需要在鞋内增加填充鞋垫，可以不安装义肢（图 15-4）。切除超过 2 个足趾后，足部功能往往不及经跖骨截肢术。

经跖骨截肢术引起的功能障碍与截肢平面相关：越靠近端，功能损害越大。由于缺少了足部运动轴的一个主要支点，足部推进力会降低，这是引起步态异常的主要原因。这种情况下，除使用填充鞋垫外也不需要安装义肢。

经跖骨平面以上的足部截肢由于丧失了支撑及推进力，导致行走时出现明显的步态障碍。对于糖尿病患者以及少数严重外伤患者，偶尔也需要进行足前部或足中部的切除术。术前仔细检查组织血供可以准确地判定糖尿病患者在切除足趾、趾列或部分足后伤口是否能够顺利愈合。除使用踝-肱指数外，足趾压力超过 45 mmHg 和经皮氧分压超过 37 mmHg 都对伤口愈合有利。相反，如果氧分压低于 20 mmHg，

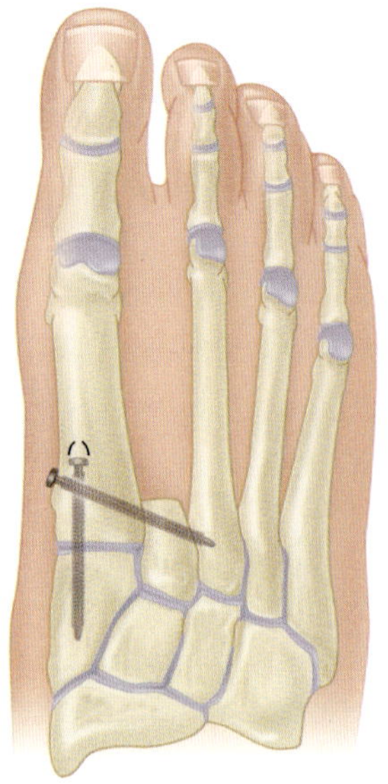

图 15-2　第 2 足趾切除后，螺钉固定以使足部变窄

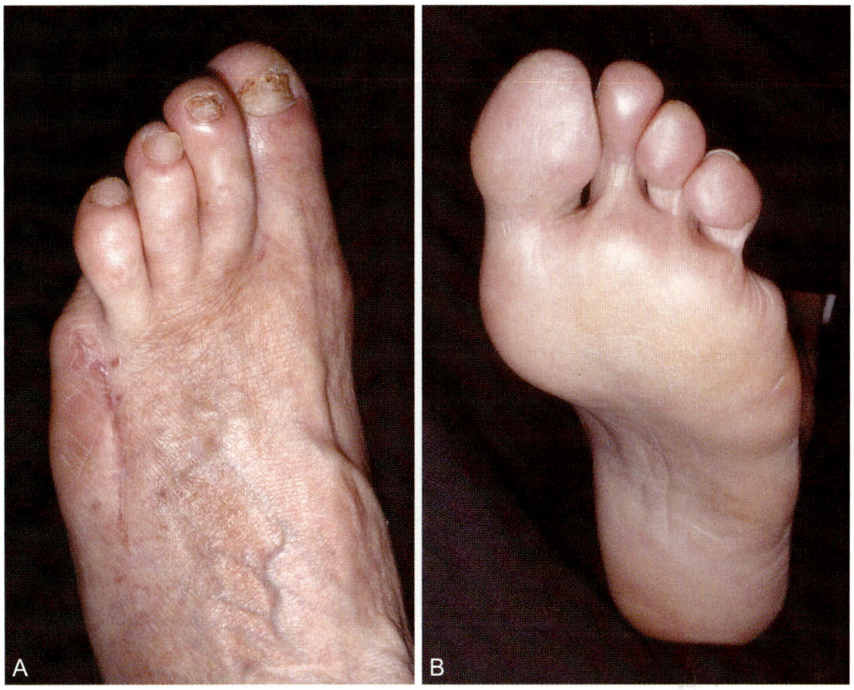

图 15-3 双侧第 5 足趾切除后的临床照片

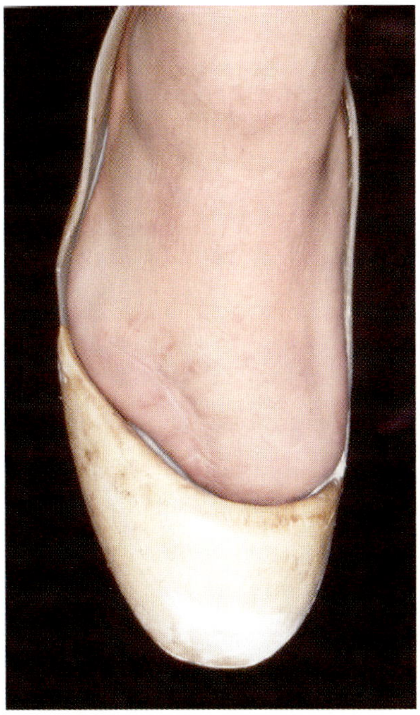

图 15-4 经跖骨截肢术后患者使用的定制鞋内填充物

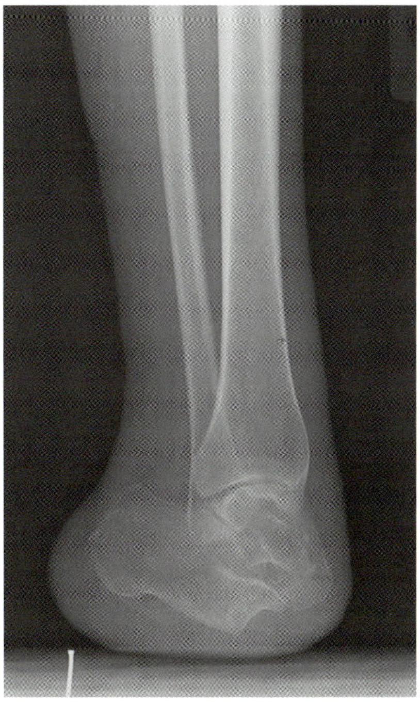

图 15-5 经跗跖关节截肢术后发生严重的马蹄状畸形

则提示该截肢平面的伤口愈合困难。

糖尿病患者进行开放式 Lisfranc 及 Chopart 截肢术，二期闭合切口，切口像预期一样顺利愈合且保留了较好的功能。由于失去了足踝背屈肌的附着点（图 15-5），无论哪个平面的足部截肢均常引发足部马蹄足畸形，这就需要进行距下关节固定术或更高平面截肢，以免影响行走。跟腱切断术可以防止早期马蹄足畸形变得僵硬，减少了需要更高平面截肢的患者数。严重足外伤后 Lisfranc（图 15-6）和 Chopart 截肢术的失败率极高。但是，即使在过去不满意的平面进行截肢，对于伤口愈合的患者，使用简单的义肢就能获得良好的功能。

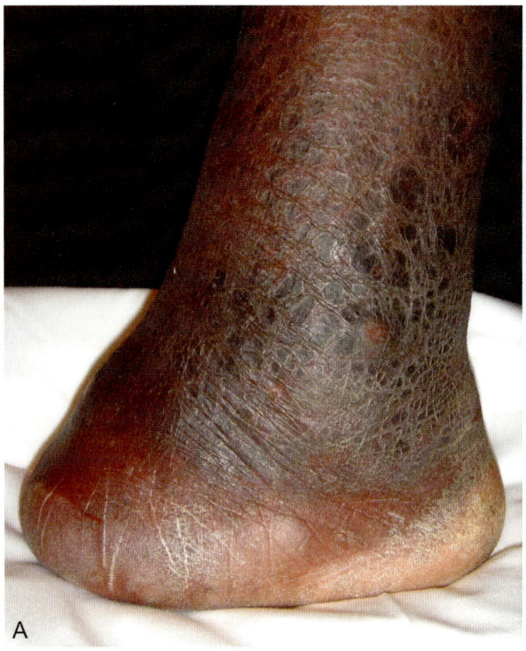

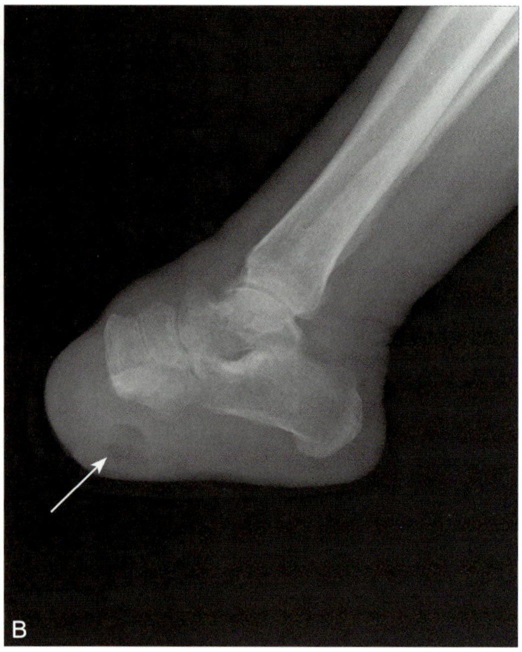

图 15-6 经跗跖关节截肢术
侧位X线片显示皮下积液

末端 Syme 截肢术

末端Syme截肢术与经踝部的Syme截肢术同名，它们采用了相似的移植皮瓣重建的方法。末端Syme截肢术的指征包括踇趾末端溃疡、慢性甲沟炎或趾甲畸形、踇趾丛状骨髓炎（tuft osteomyelitis）、踇趾甲床外伤。为了保存踇长伸肌和踇长屈肌的附着点，在去除全部基质时应额外谨慎。

手术技术 15-1

- 触诊踇趾趾间关节并在其远端横向标记背侧切口，可以使用止血带，但并非常规使用。
- 沿踇趾甲床两侧延长切口以包括甲沟炎部位。向远端延长切口以包括踇趾末端（图 15-7A）。
- 去除甲板、甲床、相邻软组织及趾骨远端（保留踇长伸肌和踇长屈肌的附着点）（图 15-7B）。
- 单层外翻闭合皮肤（图 15-7C）。皮赘自身会随时间逐渐重塑（图 15-7D），不要全部移除，否则伤口可能会出现问题。
- 敷料轻度加压包扎足前部。

术后处理 用无菌敷料保护截肢部位 2 周。12～16 d 后拆线。伤口愈合后可穿硬底鞋负重。慢慢地可以过渡到穿宽鞋头的鞋。

近节趾骨基底部截肢术

保留近节趾骨基底部的手术效果往往要优于跖趾关节离断术。这样做是为了保存部分承重能力，尤其对于足踇趾，近节趾骨保留 1 cm 就可以保留足踇短屈肌和跖腱膜的功能。这样还可以减缓外侧足趾切除后邻近足趾的移位。

手术技术 15-2

- 手术切口因截肢的足趾不同而有所差别。以足踇趾为例，需要做一长的内侧切口，并绕踇趾 1 周。切口起自跖骨头中线处，向远端弯向踇趾外侧和后侧，长度以略大于踇趾前后径为准，跖侧略长于背侧（图 15-8A）。
- 用摆锯截至第一近节趾骨基底部远端 1 cm 处，保留踇短屈肌和踇短伸肌的附着点（15-8B）。
- 对于第 2、3、4 趾截肢，应选择背侧球拍样短切口（图 15-8C）。切口始于跖趾关节近侧 1 cm 处，向远侧达到近节趾骨基底部，分叉绕过足趾，并且在屈侧横纹水平绕过跖面。
- 用摆锯截至第 1 近节趾骨基底部远端 1 cm 处，确保踇短屈肌和踇短伸肌的完整性。
- 第 5 趾截肢需要做一个外侧切口，向足趾内侧环绕，并向远侧达到近端指间关节平面。同样保留至近节趾骨基底部远端 1 cm 处。

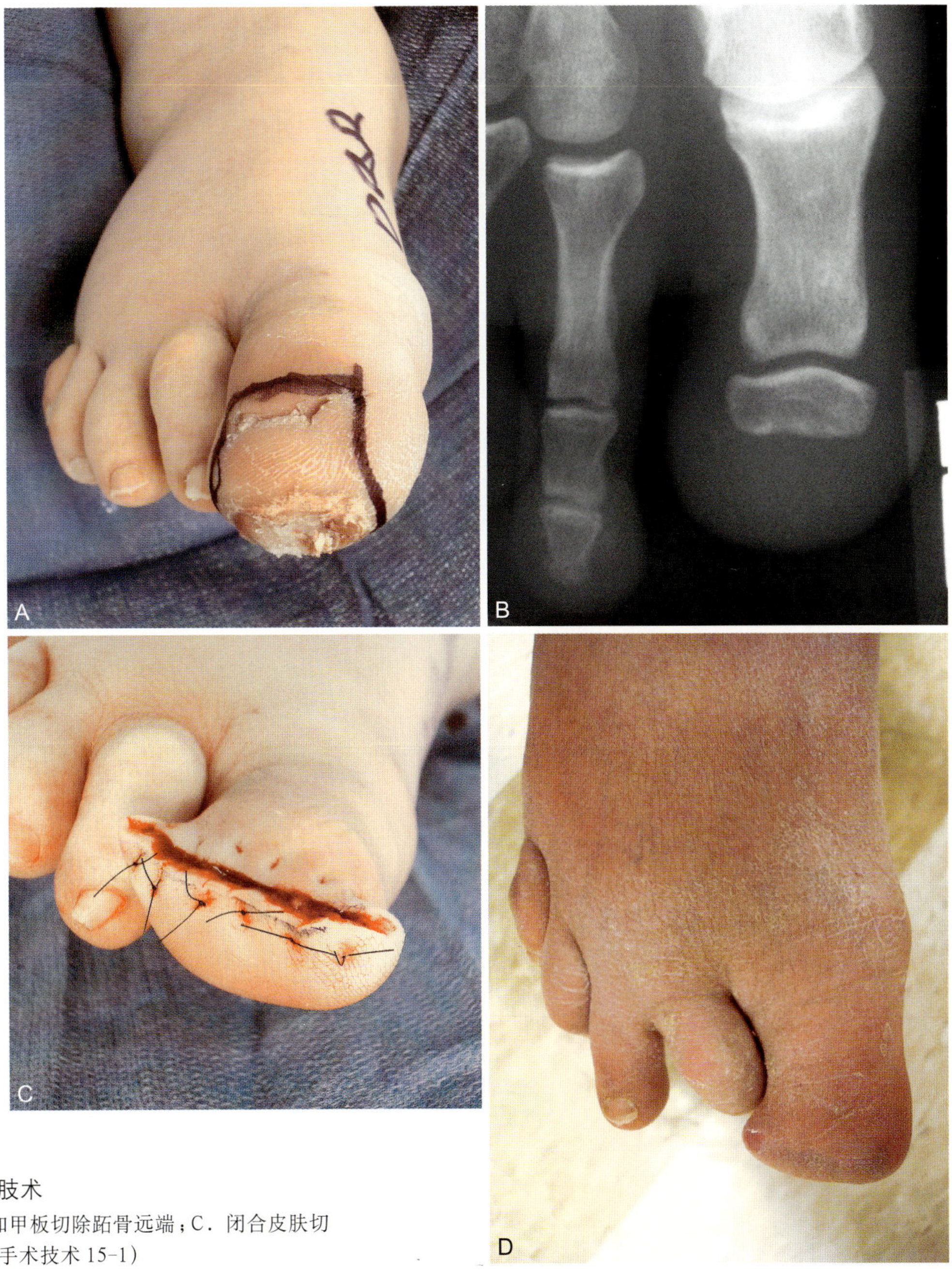

图 15-7 末端 Syme 截肢术

A．切口；B．沿甲床和甲板切除跖骨远端；C．闭合皮肤切口；D．术后最终外观（见手术技术 15-1）

- 将外在肌腱拉向远端，切断后让其回缩。
- 确认趾神经，于截骨平面近端切断，切断和结扎趾血管。
- 不管是足踇趾还是第 5 趾，都应充分地冲洗伤口、止血，尽可能沿皮肤边缘闭合伤口（图 15-8D）。
- 截肢的第 2、3、4 趾，用不可吸收缝线间断缝合切口（图 15-8E）。

术后处理 用无菌敷料保护截肢部位 12 ～ 16 d。除非伤口明显愈合很快，一般有血管疾病的患者需要术后 21 ～ 23 d 拆线。一般不需要保护性负重。患者拆线前可以穿上去除足趾部的鞋或木底术后用鞋。水肿消退后，允许患者穿着有支撑的、软底的舒适鞋子行走。

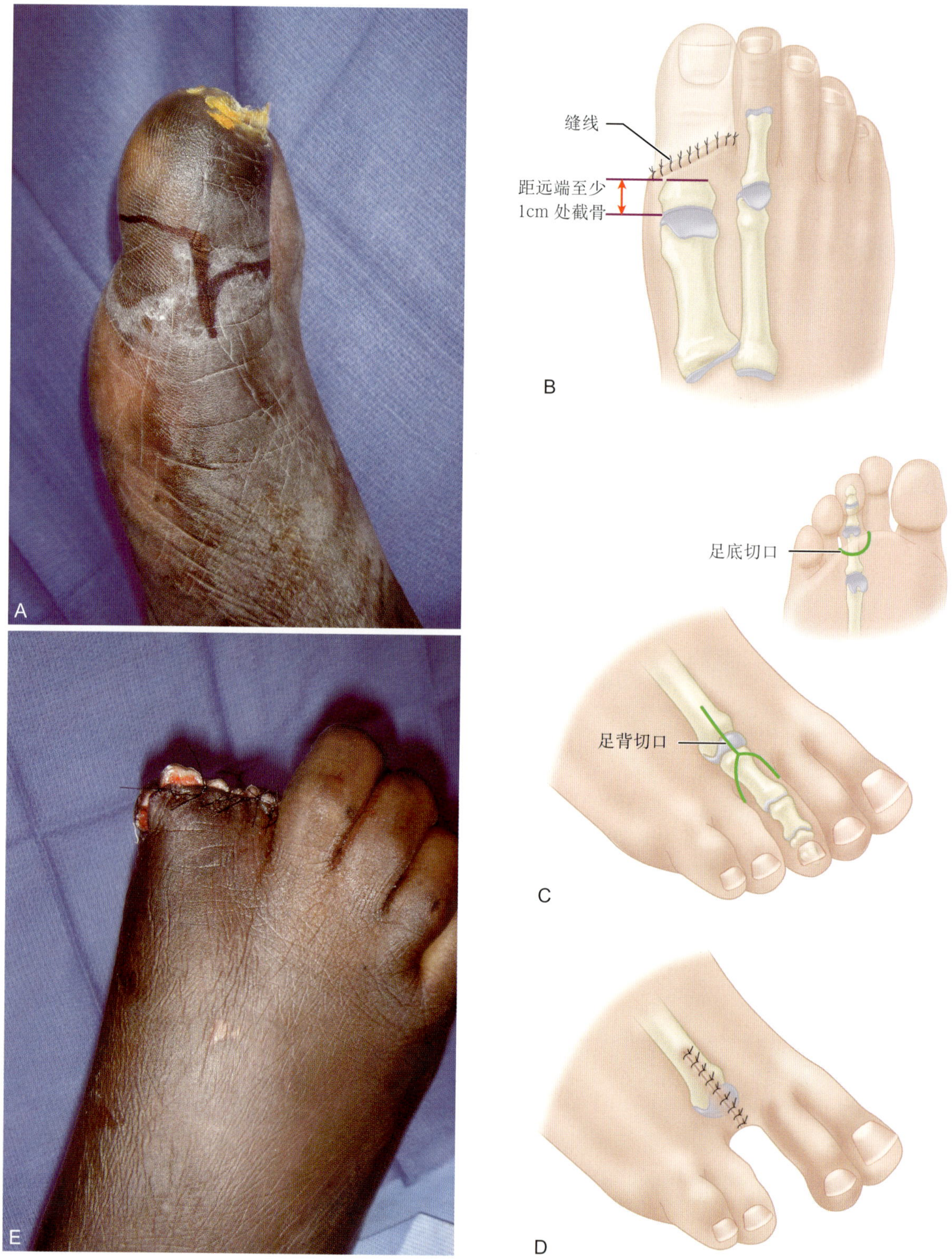

图 15-8 趾骨基底部截肢

A．切口；B．第 1 近节趾骨基底部远端 1 cm 处截骨；C．球拍样切口，其他小趾同样从近节趾骨基底部远端 1 cm 处截骨；D、E．闭合切口（见手术技术 15-2 和手术技术 15-4）

跖趾关节断离术

对于糖尿病足患者，足缺血和 / 或骨髓炎时，经跖趾关节截肢术是绝对适应证。

手术技术 15-3

- 设计的皮瓣要跖侧长、背侧短。皮肤切口从足趾预定截骨平面的内侧中点起，呈弧形越过趾背止于该足趾外侧的对应点。以同样的方法做跖侧皮肤切口，但跖侧皮瓣长度应略长于该足趾截骨平面的背跖间距。
- 向近端游离皮瓣至截骨平面。
- 切断屈、伸趾肌腱，使其恰好回缩到截骨面的近端。
- 分离并切断趾神经，结扎并切断趾血管。
- 在所选平面截断趾骨，用骨锉将截骨面锉平。
- 用不可吸收缝线间断缝合皮瓣。

手术技术 15-4

- 跖趾关节离断术与经近节趾骨基底部截肢术基本相同，只是截骨平面及骨处理方式不同。皮瓣设计也不同。
- 向远端延长切口至跖趾关节，若需处理跖骨面时，应再向远端延长切口（图 15-8C）。
- 确认跖趾关节囊，在足趾极度趾屈时切断背侧关节囊；然后切断屈肌腱及其神经血管束，并对血管残端进行电凝止血，伸直足趾，显露并切除残余关节囊。分离神经束至分叉处，以免影响邻近足趾。
- 对于第 1 趾和第 5 趾，切口设计与手术技术 15-2 中描述相同。如果皮肤允许，也可延长跖侧皮瓣（图 15-9）。
- 在做踇趾的跖趾关节离断术时，如果患足无感觉，建议切除籽骨，切除籽骨时要贴近骨膜（图 15-10）。

术后处理 术后处理同手术技术 15-2。

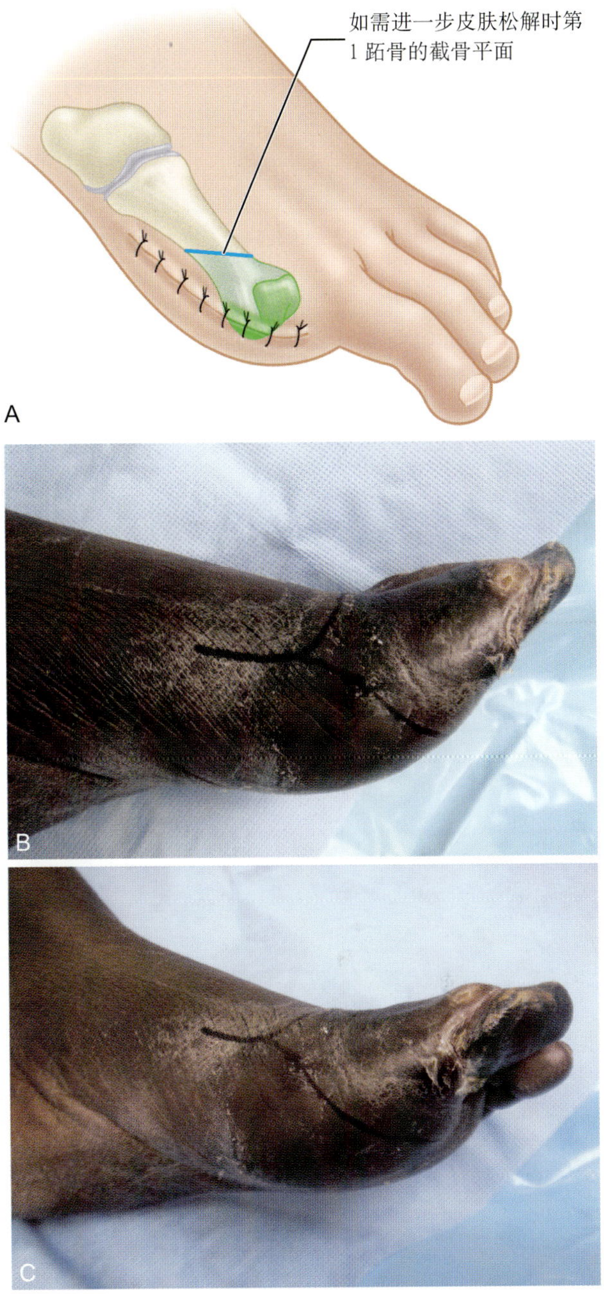

图 15-9 A. 踇趾跖趾关节处截骨；B、C. 踇趾严重缺血至跖趾关节平面（见手术技术 15-4 和手术技术 15-5）

第 1 或第 5 趾列截肢术（边缘趾列截肢术）

手术技术 15-5

- 对于第 1（或第 5）跖趾关节截肢术（边缘足趾），使用下述切口：切口始于内侧面（第 1 趾）（图 15-9A）或背外侧面（第 5 趾）（图 15-11A），从内侧突起部（或第 5 足趾外侧突起部）的中线向背侧延长，然后向跖侧直至近节趾骨的中部。如果患者有急、慢性深部感染，如糖尿病并发骨髓炎，应将切口切至骨面，因为组织层次不清，如果皮瓣过薄可能出现坏死。
- 背侧全厚皮瓣剥至跖趾关节后，以同样的方式做成足底皮瓣，并游离至关节水平。
- 打开背侧关节囊显露足底皮瓣，并且向上翻起两个皮瓣近端，离断关节。

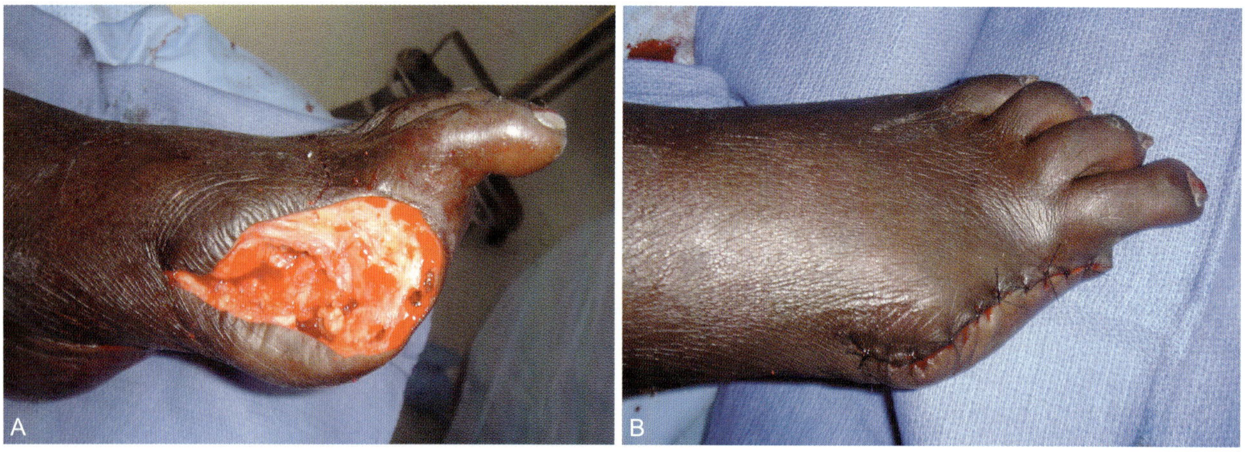

图 15-10 A. 初次趾列截肢手术后糖尿病患者的籽骨被切除；B. 闭合切口，注意跖侧皮瓣应稍长（见手术技术 15-4）

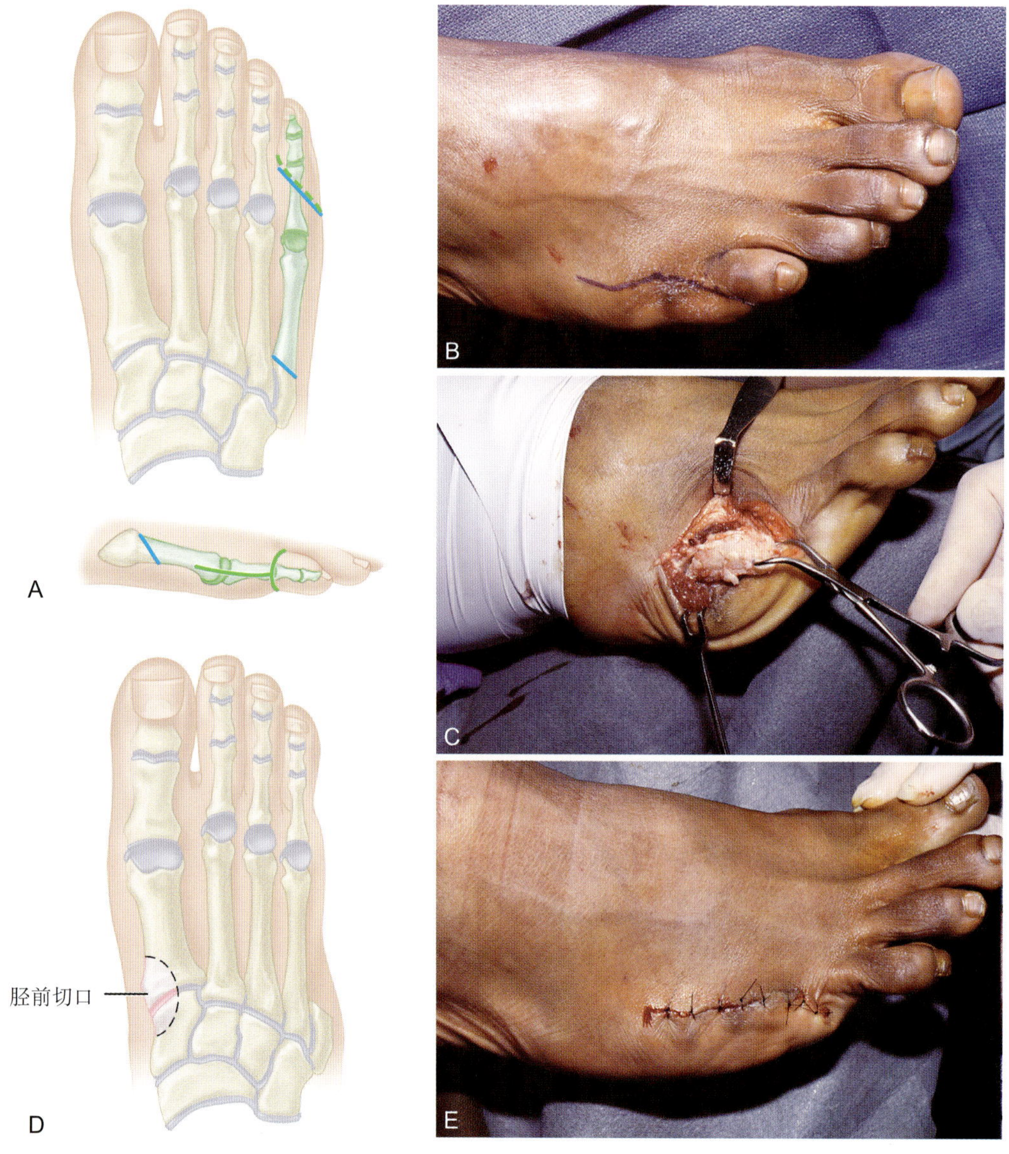

图 15-11 第 5 趾列截肢术

A ~ C．切口和切除断面的跖骨；D．切除第 5 跖骨；E．闭合切口（见手术技术 15-5）

- 烧灼神经血管束。
- 对于踇趾，除非保留跖骨头，否则不用去除籽骨。
- 沿跖骨干向近端延长网球拍样切口可以部分或全部切除第 1（或第 5）跖骨。做切口直达骨面，在骨面上掀起皮瓣，由足底近内侧向足背远外侧截断第 1 跖骨。由足底近外侧向足背远内侧截断第 5 跖骨（图 15-11B、C）。
- 提起跖骨，切断软组织，取出预定的截除段。先在跖趾关节离断足趾，这样操作就会更简单。
- 如果在内侧楔骨离断第 1 跖骨，注意保护足背动脉穿支，其走行于该关节远端约 1 cm 处进入跖侧。如果要切断它，应该电灼或缝扎。如果骨前肌被分离了，则需要重建其附着。胫骨前肌肌腱广泛附着于第 1 楔骨和第 1 跖骨的基底部（图 15-11D）。小心离断可以保留胫前肌在第 1 楔骨的附着，避免了重建过程。腓骨长肌不需要重建附着。
- 对于第 5 趾列截肢术，第 5 跖骨基底部的保留有利于腓骨短肌的附着。如果跖骨全部切除，应该重建腓骨短肌的附着。
- 以不可吸收缝线单层缝合关闭切口（图 15-11E）。

术后处理　术后处理同手术技术 15-2。

多个趾列截肢术

通常对于两个以上趾列的截肢术，特别是中间的，经跖骨截肢手术后功能较好。

在第 1 趾列切除后，第 2 趾列也可以通过同样切口切除（图 15-12）。如果覆盖的皮肤有限，可以采用带在侧面的襻状皮瓣。如果截肢是因为外伤而不是感染或动脉硬化，应尽可能保留骨的长度。这样可能需要游离皮瓣，特别是某些年轻患者（图 15-13）。

对于对侧足处于高度风险的糖尿病患者，部分足截肢尤其必要。切除内侧 2 个或者外侧 2 个甚至 3 个趾列后，往往仍可以达到理想的足部支撑功能（图 15-14）。

中间趾列截肢术

有时，由于感染（无论是否伴有缺血），特别是糖尿病足及外伤后，往往需要部分或全部切除中间

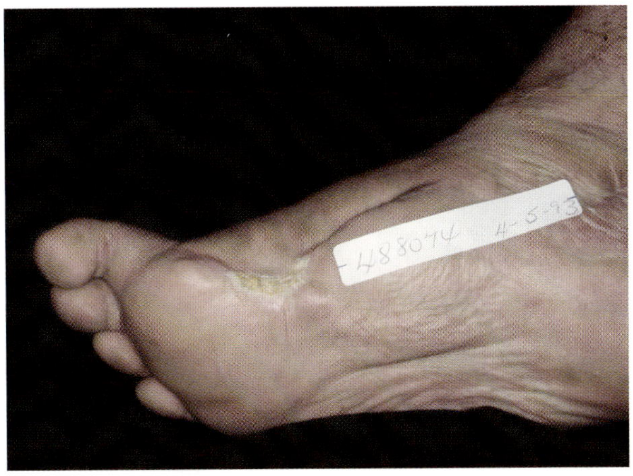

图 15-12　经内侧切口的第 1 趾列截肢术

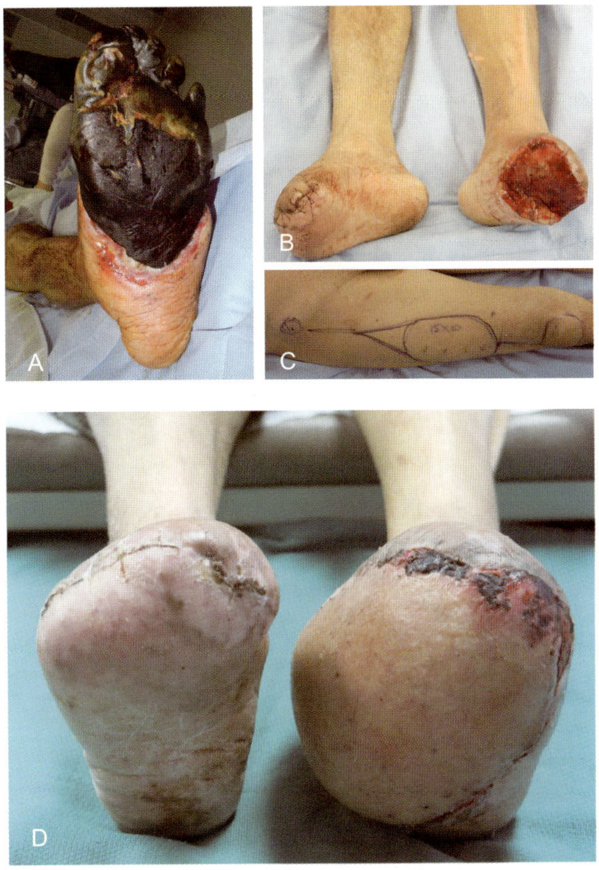

图 15-13　A. 血管加压素引起的双足坏疽，由于对侧经跖骨截肢术，保持骨的结构显得尤为重要。B. 经跖骨截肢术后和临时覆盖后。C、D. 使用了股前外侧血管的游离皮瓣。为了能合适地穿鞋，修整和加压皮瓣是必需的。这种截肢和移植物是保护骨结构的最重要部分，当存在严重感染或动脉硬化时需谨慎

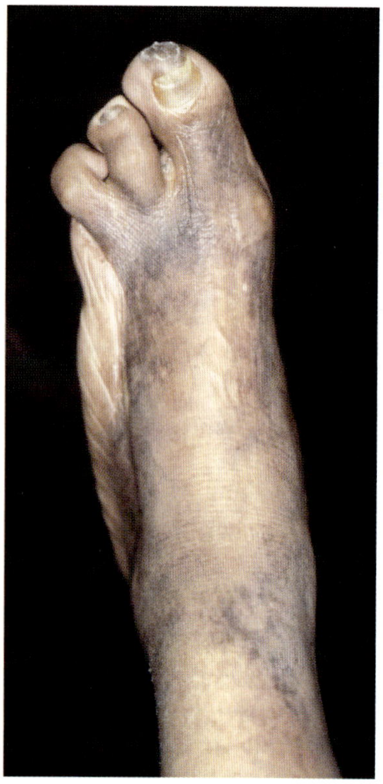

图 15-14 老年糖尿病患者，足外缘发生缺血、感染以及骨髓炎，行外侧 2 个趾列的截肢术

趾列。如果需要切除第 3 或第 4 趾列时，因为凹进的第 2 趾不能活动，所以关闭切口有时相当困难，行第 5 跖骨基底部截骨术有助于闭合切口（图 15-15）。

手术技术 15-6

- 沿拟切除的跖骨干背侧做一纵行切口；如果要切除 2 个趾列，则切口应选择位于两跖骨之间。如果没有感染等禁忌证，可以保留一小部分跖骨基底部，这样加快切除手术进程。
- 由于无法充分显露、支持性的关节囊韧带强度大及受跗跖关节面角度的影响，在楔骨水平进行关节离断在操作上很困难。在切除跖骨前离断跖趾关节将有助于截肢的进行。为便于显露，可以牵开或切除伸肌腱。
- 通过锐性和钝性分离，去除两侧的足内肌，横断跖骨，将其由近侧向远侧掀起，清除跖骨下面附着的组织。
- 在处理完截骨平面后，从背侧远端向跖侧近端分离能够防止负重时产生额外的压力（图 15-15）。
- 可以选择在楔骨或骰骨处进行离断。
- 除非切口是清洁伤口，否则应敞开切口，并进行 48 ~ 96 h 的观察。
- 当伤口条件允许时，一期关闭伤口或进行皮片移植（图 15-16）。

术后处理 建议 3 ~ 4 周保护性负重。水肿消退后（这可能需要几周）可穿着非特制的软底鞋。

在足中央深部间隙脓肿伴有足内肌坏死时，可能需要表面清创并切除中间的一个或几个趾列，并通过跖骨外侧缘截骨来关闭缺损。当足的残留部分的血供没有问题时，留置一些较粗的缝线将足的内、外侧边缘拉近，以使伤口较松地闭合并便于引流；伤口的其余部分可行二期关闭。在这种困难情况下，治疗的原则是尽量挽救足的功能区，跖骨截骨导致的成角并不重要，也不会有太大影响。

经跖骨截肢术

经跖骨截肢术的患者，可以穿着带填充鞋垫以及圆弧底的钢柄走动，并不需要假体。术后患者肢体长度的保留和步态维持都相当好。虽然经跖骨截肢术在伤口愈合方面不及经胫骨截肢术，但只要血供允许，经跖骨截肢术所带来的益处值得我们冒二次翻修手术的风险。尽管保留了胫骨前韧带背屈的强度，但由于足部限制背屈的杠杆臂缩短，足部更倾向于形成跖屈挛缩，因此跟腱或腓肠肌延长术是必要的。同时，跟腱延长的过程也减少了行走中肢体末端的压力。应首先完成跟腱延长术，以避免污染，同时由于延长了杠杆臂，可以辅助纠正背屈。

经跖骨截肢术的指征包括多趾及足背部分皮肤从近端到跖趾关节的感染或坏疽。跖侧近端到跖趾关节的皮肤基本上都是保留的。由于伤口愈合情况的多变性，同时考虑到疾病的严重程度，患者的意愿以及是否具备行翻修手术的技术，血供条件差是手术的一个相对禁忌证。

手术技术 15-7

- 设计跖侧长背侧短的全厚皮瓣（图 15-17A），背侧切口自足背前内侧的预定截骨平面起，呈弧形向远端略超出截骨平面，至足外侧缘的中点（图 15-17B）。跖侧切口起点与背侧切口相同，但切

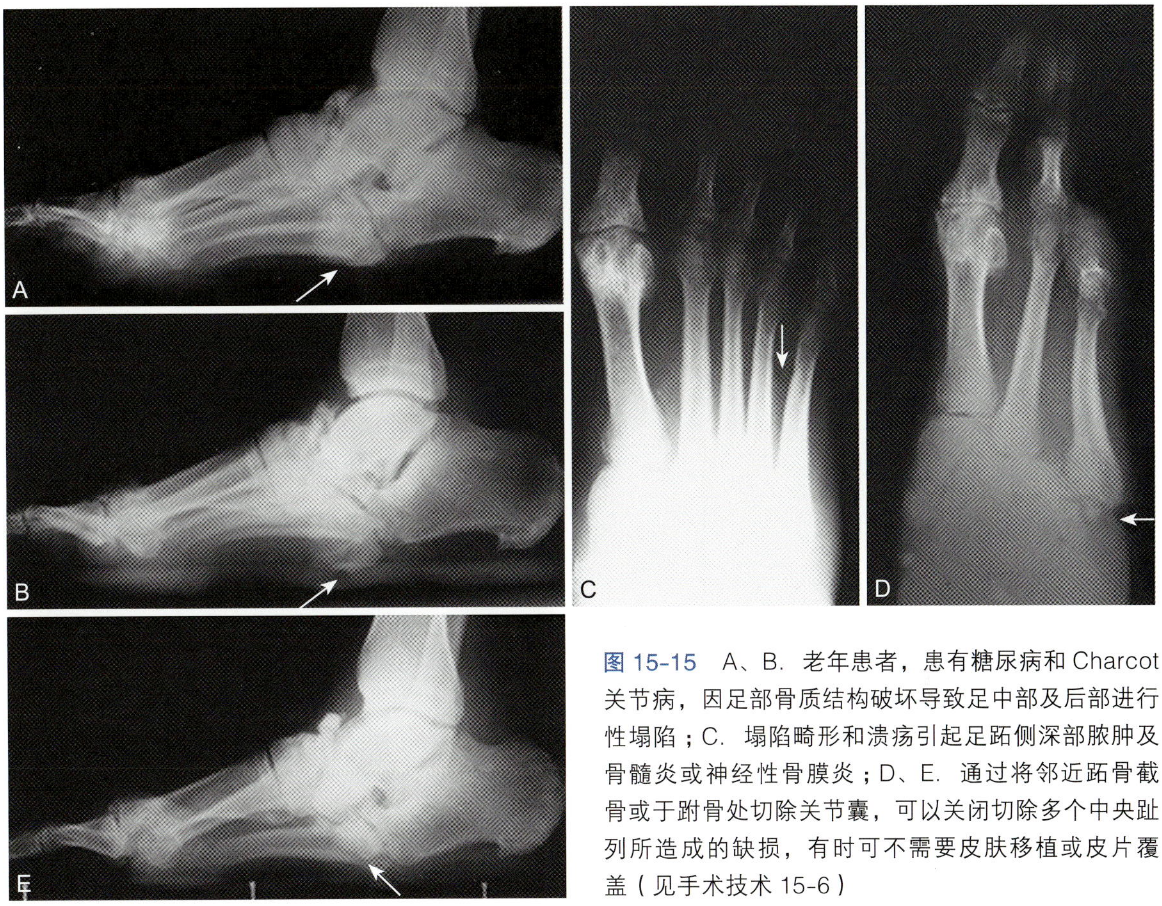

图 15-15 A、B. 老年患者，患有糖尿病和 Charcot 关节病，因足部骨质结构破坏导致足中部及后部进行性塌陷；C. 塌陷畸形和溃疡引起足跖侧深部脓肿及骨髓炎或神经性骨膜炎；D、E. 通过将邻近跖骨截骨或于跗骨处切除关节囊，可以关闭切除多个中央趾列所造成的缺损，有时可不需要皮肤移植或皮片覆盖（见手术技术 15-6）

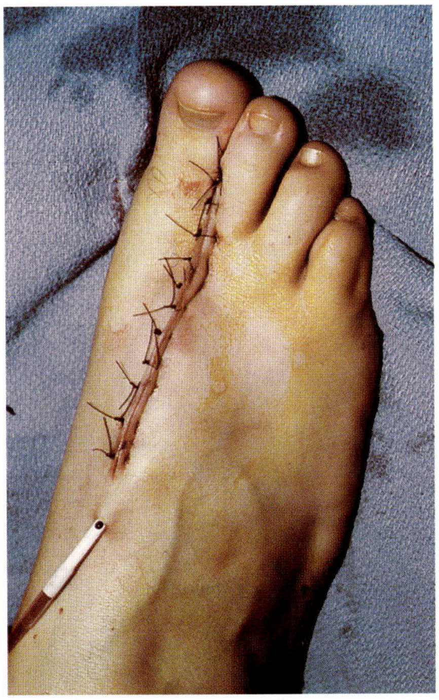

图 15-16 中间趾列截肢术

与内、外侧缘趾列截肢术相同，宽松地闭合伤口，利于引流（见手术技术 15-6）

口向远端超过跖骨头，转向内侧至足外侧缘的中点（图 15-17C）。由于要用内侧皮瓣覆盖的横截面积较大，内侧切口要略长于外侧切口。跖侧皮瓣要包括皮下脂肪及薄层斜行的足底肌肉。

- 在跖趾关节处去掉足趾，并于跖骨中远 1/3 处将其斜行截断，斜面从背侧远端至跖侧近端（图 15-17D）。跖骨切除时，应该从内到外依次缩短跖骨长度，外侧应比内侧短 2 ~ 3 mm（图 15-17E、F）。第 5 跖骨保留长度应该更短（比第 4 跖骨短不超过 4 ~ 5 mm）。应该使用电锯截断跖骨以避免手术后骨生长过度，并使用咬骨钳和骨锉将隆起部位修整圆滑。如果远处有感染，注意不要接触脓腔，保持跖趾关节完整。
- 辨认神经并在近端将其切断，以便神经残端能够缩回到截骨平面近端。
- 在牵拉下切断肌腱，以使其回缩至足内，或者通过肌整形术将伸肌肌腱和屈肌肌腱缝合。如果有必要的话，应使用引流。
- 用跖侧长皮瓣覆盖骨端，用不吸收线将其与背侧皮瓣间断缝合（图 15-17G ～ I）。应小心伤口内、外侧缘的皮赘外形，因为其可影响皮瓣的血液供应。这些多余的组织会随时间延长而被吸收。

- 轻度加压包扎，将患足放置于衬垫好的后位足托内，使踝关节保持中立稍背屈位。

术后处理 除了不用填充鞋垫外，术后处理与手术技术 15-2 相同。

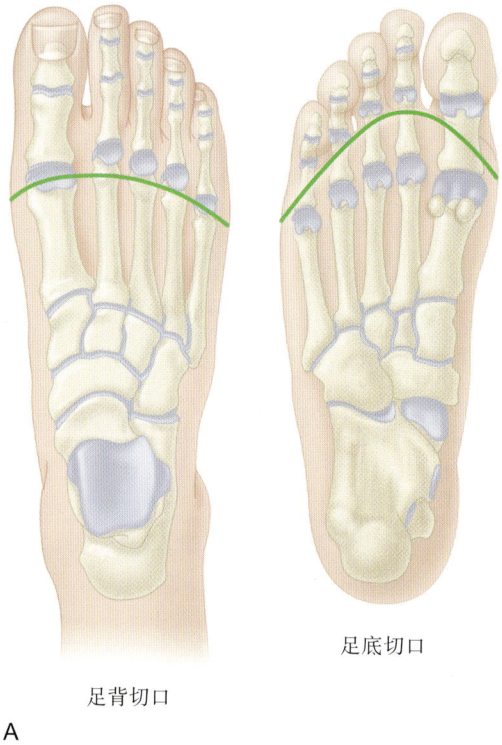

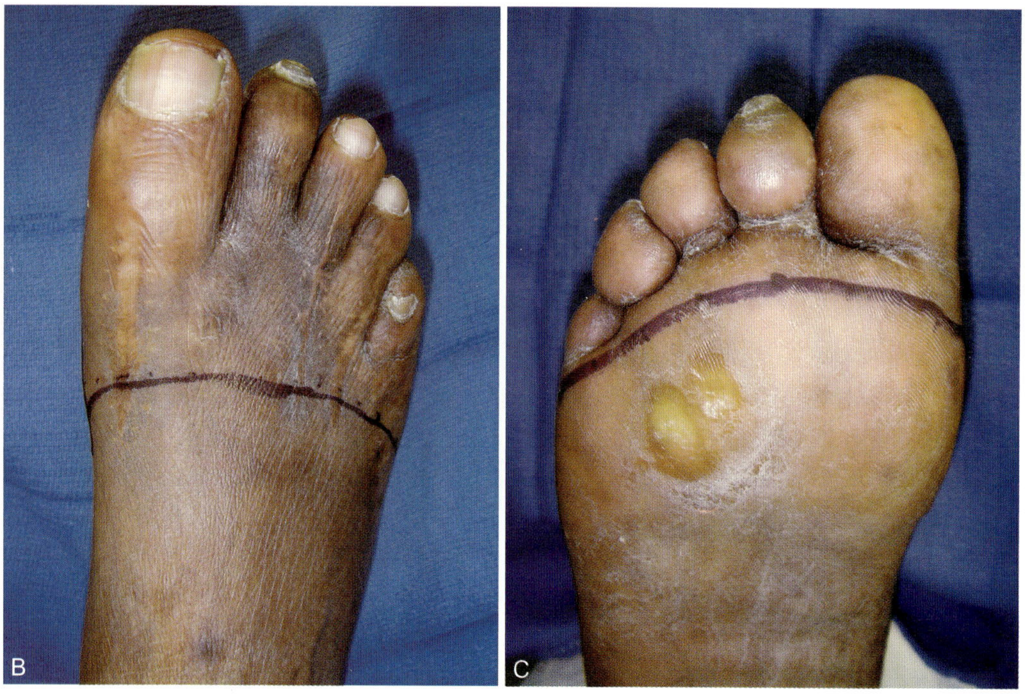

图 15-17 A. 经跖骨截肢术的背侧和跖侧切口，跖趾关节平面截骨；B. 背侧切口；C. 跖侧切口

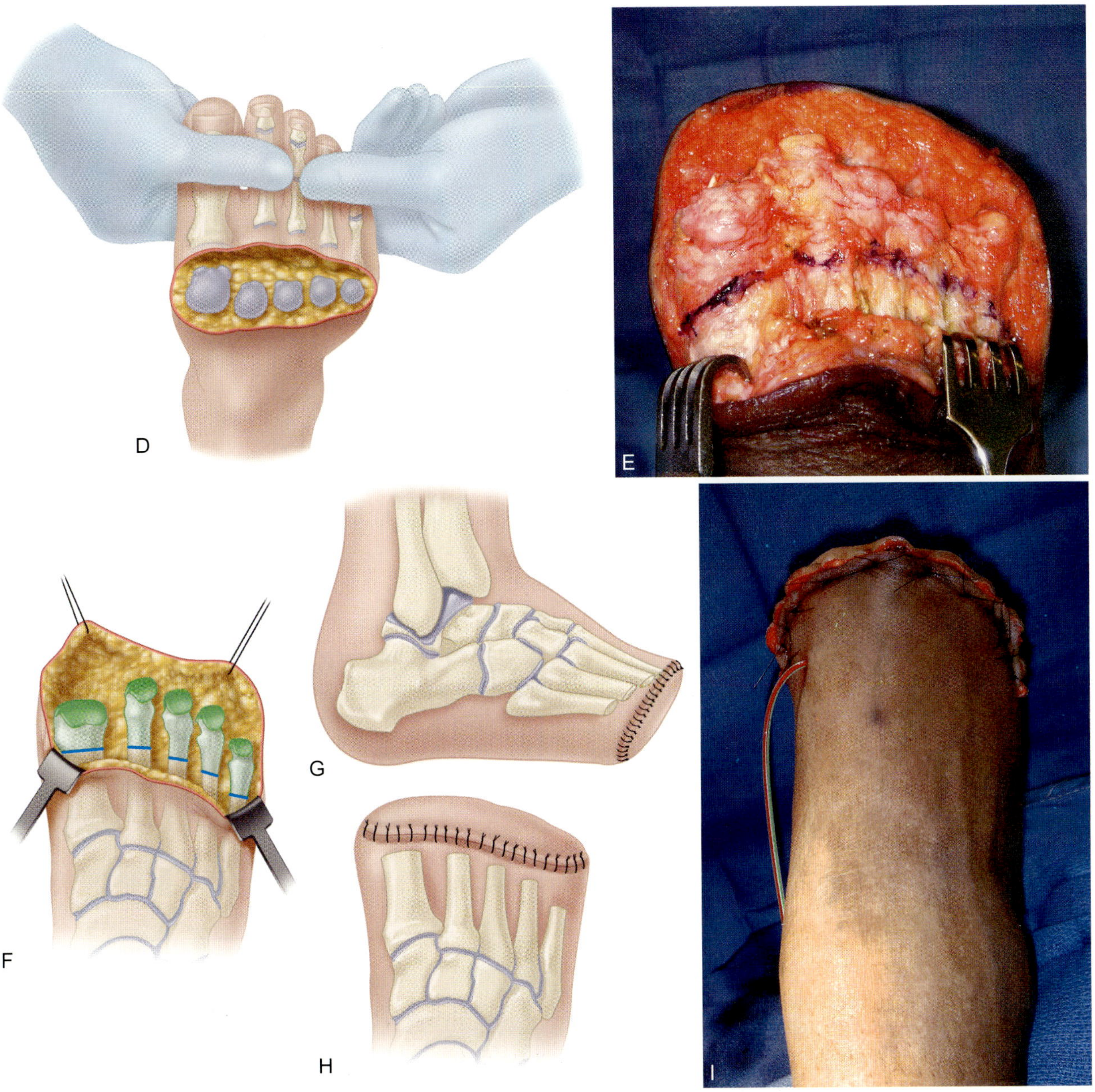

图 15-17（续） D ~ F. 经跖骨截肢术横行截骨平面；G、H. 截骨处呈轻度弧形；I. 使用单股不可吸收线单层闭合切口（见手术技术 15-7）

第二节 足中部截肢

足中部截肢包括：①经跗跖关节的 Lisfranc 离断术和经跗关节的 Chopart 离断术（图 15-1），这两者都可能导致严重的马蹄内翻足畸形（图 15-5）。② Pirogoff 截肢术，经跟骨中部垂直截骨后，断面向前翻转与胫骨下端融合。通过细致的外科技术，保持腓骨长肌在内侧楔骨和腓骨短肌间插入，并止于第 5 跖骨基底，减轻 Losfranc 截肢术后造成的马蹄内翻足畸形。在 Chopart 离断术中必须转移一条或几条踝部背屈肌。减少跟腱的跖屈力量尤为重要。应进行跟腱腱鞘切除术（切除 2 ~ 3cm 的跟腱），而不应简单地延长。术后患足应呈稍背屈位放置于硬质支具内 6 周，以避免马蹄状畸形的发生，并可促进转移的踝部背屈肌更好的愈合。为了补救跗跖关节和跗骨中部截肢术后造成的固定性马蹄足畸形，Burgess 和 Lieberman 等建议切断跟腱，并放置于硬质支具内，稍背屈位固定 6 周。通过这种方法可以矫正马蹄足，并且使足能够通过足跟跖侧皮肤和残足负重。另外，一期或者延迟的踝关节融合术可以用于预防或者治疗马蹄内翻足畸形。一般而言，成功的中足截肢的基本要求包括：明显的胫后动脉搏动，远端感染没有接近中足水平，经皮氧压力（$TcPO_2$）大于 37mmHg，血红蛋白水平高于 10g/dl，血清白蛋白水平超过 30g/L。

马蹄足畸形复发一直不是问题，也可能出现轻度的跟骨畸形，但这不会导致穿鞋不适及疼痛。尽管可能损失部分推地力，但在跟腱延长之前，由于存在固定的马蹄足，足残端根本没有太大的推地力。通过这种简单方法，皮肤问题、压迫刺激及与残端过度负重导致的疼痛都得到了很大程度的缓解。

Chopart 截肢术

手术技术 15-8

- 切口始自内后侧以避免污染，切断跟腱，并切除 2cm 跟腱，注意保留跟腱腱鞘及周围软组织。
- 术前设计跖面长的“鱼嘴形”皮瓣。手术切口起自跗间关节的内侧和外侧。在背侧和跖侧延长切口，保留适量皮肤以覆盖创面（图 15-18A ~ C）。依次切开皮肤和皮下组织。
- 分离并牵拉感觉神经远端而后切断，使其自然回缩。
- 确认胫前肌腱和 长伸肌腱（图 15-18D），从远端切断，留作转移肌腱用。
- 确认跗间关节（骰骨与距骨间的关节），松解背侧和跖侧的韧带，离断关节（图 15-18E、F）。

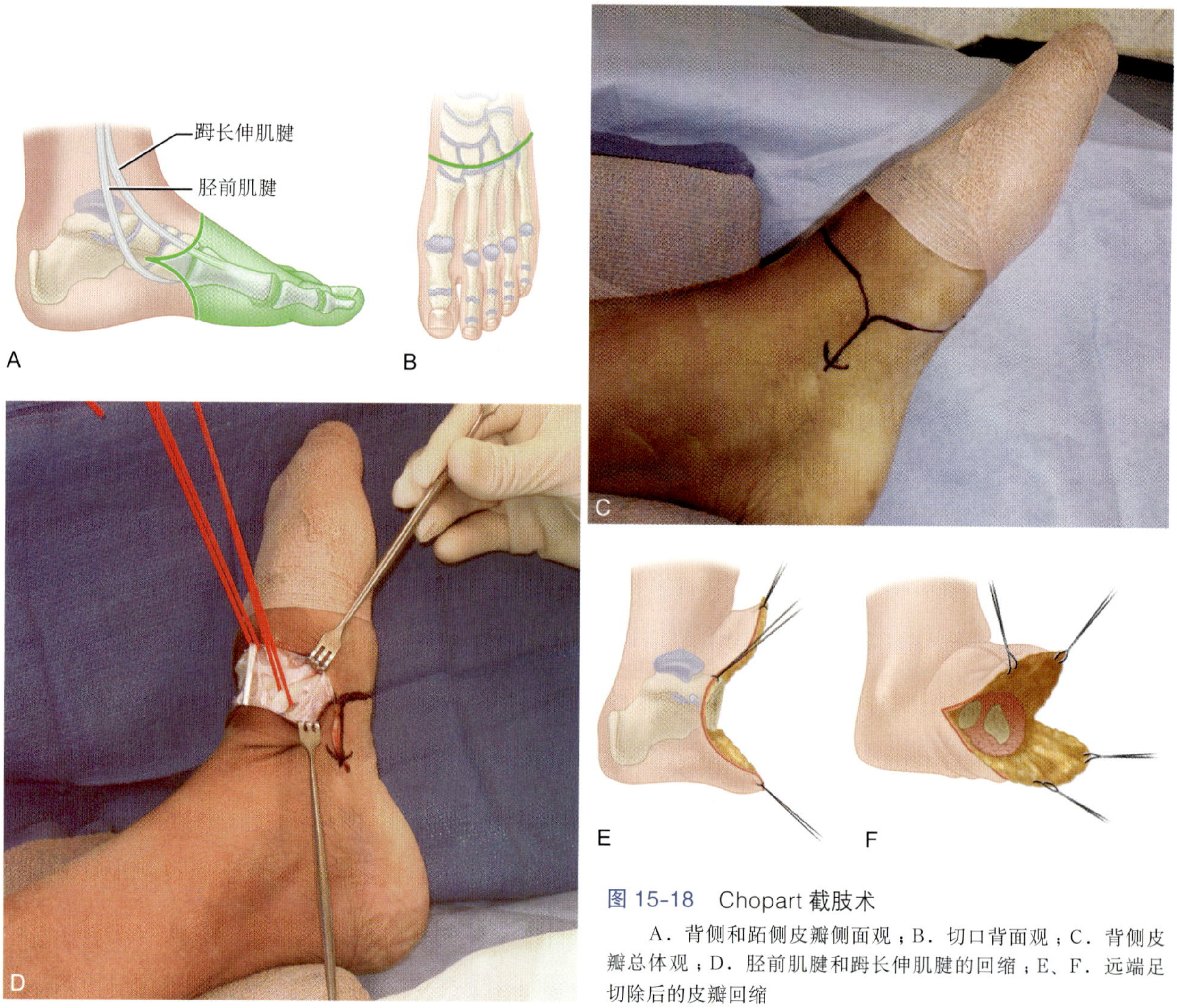

图 15-18 Chopart 截肢术

A．背侧和跖侧皮瓣侧面观；B．切口背面观；C．背侧皮瓣总体观；D．胫前肌腱和姆长伸肌腱的回缩；E、F．远端足切除后的皮瓣回缩

- 将胫前肌腱转移至距骨颈，在距骨钻孔或开槽，而后使用缝线或钉将肌腱固定于距骨(图 15-18G、H)。部分学者建议，仅转移 1 根肌腱并不能完全平衡足部。肌腱转移的方法有转移胫骨肌腱至距骨颈或转移腓骨短肌腱至跟骨前突。同样，可以转移胫前肌腱和蹈长伸肌腱至距骨颈，或转移趾长伸肌至跟骨前方。
- 在接近跖侧和背侧的筋膜层闭合伤口，并减压缝合皮肤。在止血后可根据需要放置引流管，再充分冲洗伤口（图 15-18I、J)。
- 使用衬垫好的刚性敷料，使患足保持稍背屈的位置。

术后处理 经常更换刚性敷料，检查伤口愈合情况。4 ~ 6 周拆线以确保伤口愈合。固定应保持 6 ~ 8 周，以免发生后足的马蹄状挛缩畸形。患者需要穿硬底鞋（如跑步鞋），以矫正残端的足踝（图 15-18K)。

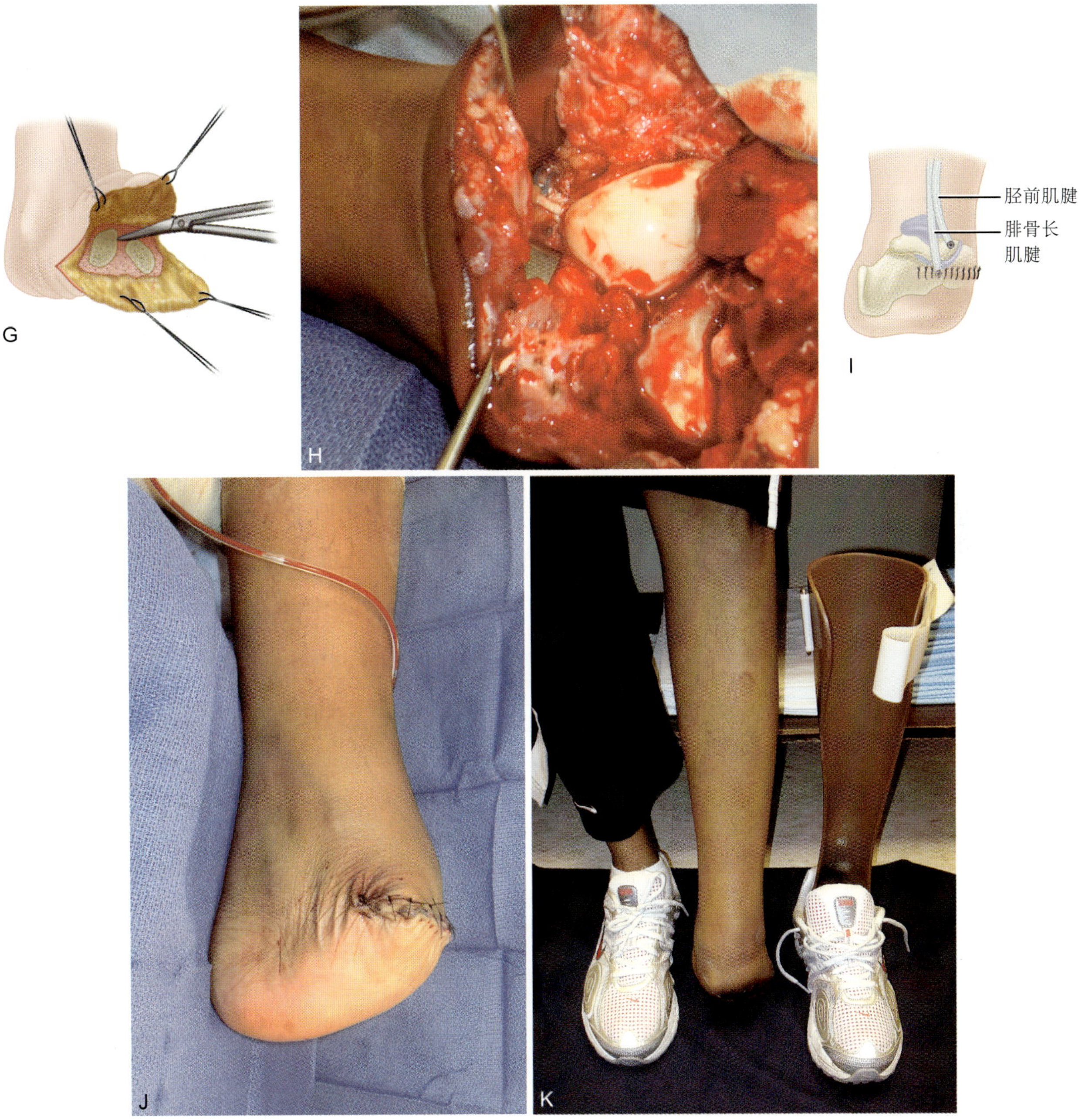

图 15-18（续）

G．通过距骨颈孔道转移胫前肌腱；H．经距骨槽转移胫前肌腱；I、J．闭合切口；K．截肢后的踝 - 足矫形（见手术技术 15-8）

第三节　足后部及踝部截肢

踝关节截肢不仅必须满足残端负重的要求，而且在残端与地面之间必须留出佩戴具有某种踝关节机制的人工足的空间。1843 年，Syme 设计的截肢术与已有的该部位截肢术相比，能够很好地满足以上的条件。Syme 截肢术式为截骨平面在胫腓骨远端、踝关节缘上方约 0.6cm 处，并且通过踝穴中央顶部。足跟部坚韧耐磨的皮肤为正常负重提供了皮瓣。Syme 截肢术后有两种截然不同的结果，当结果良好时，它是下肢截肢术中功能最好的；结果不好时，它毫无价值，必须在更高平面再截肢。Syme 截肢残端不满意的 2 个最常见原因分别为足跟垫后移和过度修剪“狗耳朵”造成的皮肤坏死；而这两点均可以通过仔细操作来避免。

此术式最大的缺陷是美观问题。胫骨远端膨大处覆盖有很厚的跖侧皮肤，造成了臃肿的残端，所使用的义肢也很臃肿。鉴于此，女性患者不宜采用此种术式。经典 Syme 截肢术后所使用的义肢包括一个塑型的塑形接受腔，带一个可移动内侧窗，以容许球形残端通过其狭窄的小腿部及一个踝部牢固、后跟具有缓冲作用的假足（图 15-19）。

Sarmiento 改良了 Syme 手术技术，结果使得球形残端更小而容许使用更美观的义肢。他建议在踝关节上约 1.3cm 处横行截断胫腓骨，并切除内、外踝。如此形成的残端周径略大于小腿干部，能够使用带可扩大接受腔的义肢而不需可移动式的窗口。

过去，大多数医师不用 Syme 截肢术处理缺血性肢体，原因是术后切口不愈合率之高令人难以接受。近来，通过术前对局部组织的血氧及血流灌注进行监测，如多普勒测定节段血压、放射性氙清除率及经皮氧分压，极大地提高了 Syme 截肢术的成功率。有一种两阶段 Syme 截肢术，用于治疗伴有坏疽或感染的糖尿病患者，对于适应证选择正确的患者，已取得了显著的成功。许多学者报道，当感染或坏疽还没有累及跟骨垫时，单次 Syme 截肢术也很安全。

Boyd 截肢术也能在踝部形成良好的负重残端，消除了 Syme 截肢术后常发生的跟垫后移问题。这种术式包括切除距骨、跟骨前移及跟胫融合。该手术操作过程远比 Syme 手术复杂，并且所产生的球形残端也较大。但是，目前已经设计出较为美观且令人满意的术后义肢。

Pirogoff 截肢术包括胫骨与部分跟骨的融合术。跟骨被垂直截断，其前部被去掉，将保留的后半部跟骨及足跟皮瓣一起向前向上翻转 90°，直至跟骨的粗糙面与胫骨的剥离面相对。该术式与 Boyd 手术相比没有明显的优点，并且操作更为复杂。

Syme 截肢术

手术技术 15-9

- 采用单一的后跟长皮瓣。切口由外踝远端开始，于胫骨远端越过踝关节前方至胫骨内踝下方一横指处；然后直接转向跖侧面，越过足底至外侧面，止于起点（图 15-20A）。
- 分开所有结构至骨质。
- 切除跗骨的方法：将足跖屈，切开踝关节囊前部。
- 将手术刀插入内踝与距骨之间的关节间隙内，向下切断三角韧带，注意保护后面的胫后动脉；在外踝以同样的方式切断跟腓韧带（图 15-20B）。
- 将骨钩放入距骨后方，使足进一步跖屈，向后继续解剖，切开踝关节后方关节囊（图 15-20C）。
- 继续向后解剖，接近跟骨的上表面。
- 辨认和显露跟腱，于跟骨止点处切断跟腱，注意勿损伤表面皮肤，以免皮缘坏死。
- 使用骨膜剥离器从跟骨内、外侧表面将软组织分离，并将足进一步跖屈（图 15-20D）。继续沿跟骨下面行骨膜下解剖分离，直至达到跖侧皮瓣的远端（图 15-20E、F）。
- 去掉除足跟皮瓣以外的所有足部。向后牵开皮瓣，自胫骨和踝部分离软组织。
- 在关节间隙上方 0.6cm 处环形切断骨膜，在这个平面截断胫骨和腓骨，使截骨线正好经过踝穴的顶部中央（图 15-20G、H）。这样截骨可以保证患者站立时胫骨和腓骨截骨面与地面平行。将截骨残端修整圆滑。
- 然后分离跖内、外侧神经，并将其在截骨断端近侧切断。
- 向下牵开并切断所有裸露的肌腱，使其向近端回缩到小腿内。
- 游离胫后动脉和静脉，在足跟皮瓣远侧缘的近侧处结扎、切断。在前方皮瓣内结扎胫前动脉。
- 最小幅度修整跖侧的所有肌肉残端和足跟皮瓣筋

膜，注意保留完整的皮下脂肪及其间隔组织，因为它是一种很好的承重组织。

- 几种方法被用于防止足跟垫在残端上移动，如用胶布条将足跟垫固定于小腿上，或用克氏针将皮瓣固定于跟骨上，或保留一小条跟骨与足跟皮瓣相连，并将该跟骨条与胫骨末端融合。Wagner 法是一种简单而有效的方法。
- 在胫骨、腓骨前部钻几个骨孔，经孔道将跟垫内层的深筋膜缝至骨端（图 15-20I、J）。
- 将足跟皮瓣和足背皮瓣皮肤拉近，用不可吸收缝线无张力间断缝合（图 15-20K）。在每个缝线末端可能出现大的皮肤残端突出或“狗耳朵”；千万不可将其切除，因为它们可以为足跟部皮瓣提供大量的血供，并且在包扎后很快消失。
- 放置引流管后，打膝上管型石膏，术后 24h 或 48 h 拔除引流管（图 15-20L）。

术后处理 用柔软的敷料包扎伤口，并按第 14 章中所描述的方法进行处理。最好术后在手术室马上应用衬垫良好的硬性包扎。如果在伤口完全愈合后才

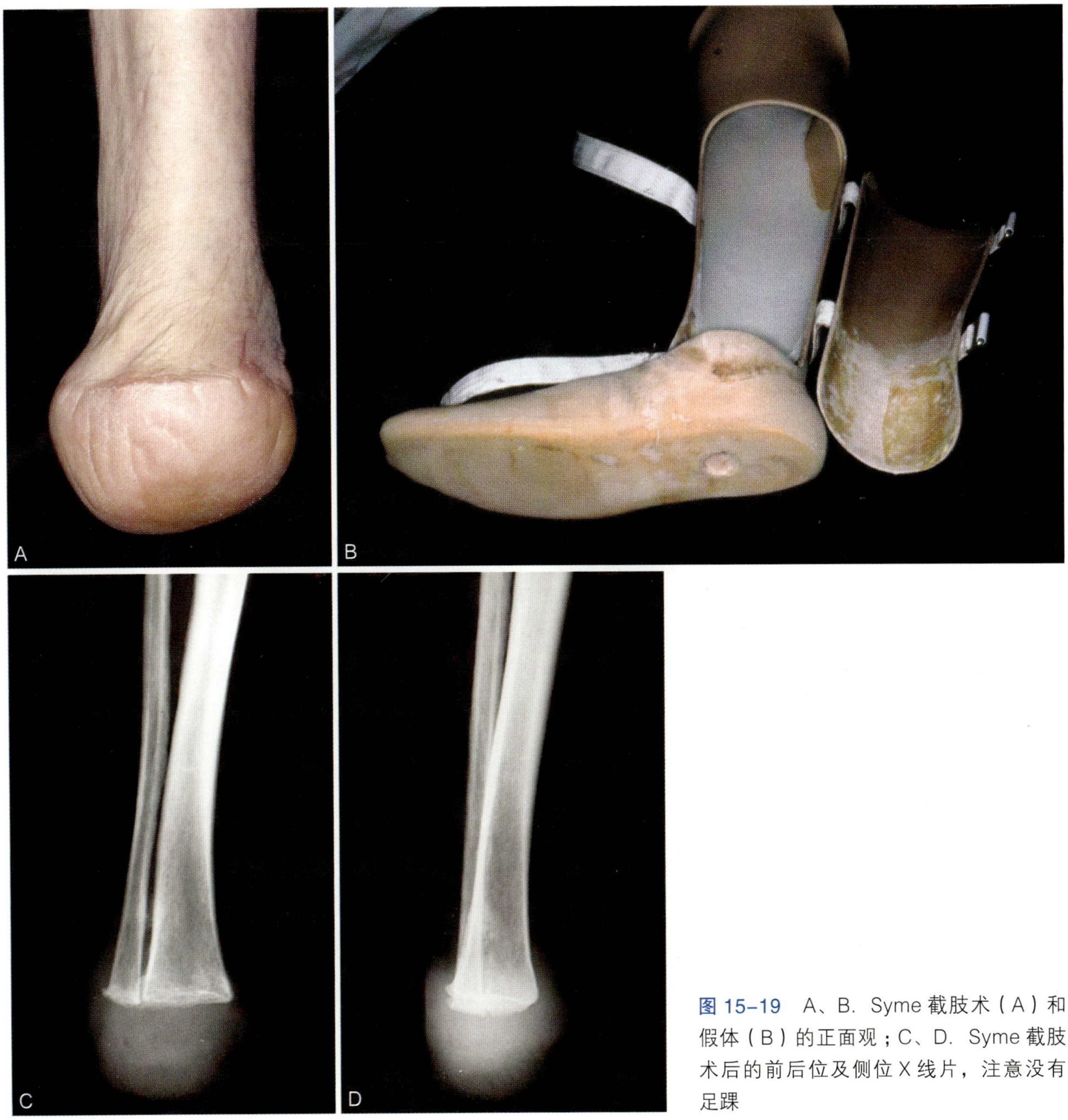

图 15-19 A、B. Syme 截肢术（A）和假体（B）的正面观；C、D. Syme 截肢术后的前后位及侧位 X 线片，注意没有足踝

行走，那么用衬垫良好的石膏管型就足够了。如果准备早期下地行走或者术后让患者带义肢行走，那么应用如下方法制作假肢石膏。用一块无菌敷料包裹残端，并穿上无菌残端袜。制作适合的无菌毡垫，并由假肢专家修整，以减轻胫骨结节及截骨面边缘的压力；用医用胶水将这些毡垫贴于残端袜上，然后打管型石膏。开始时用弹性石膏绷带缠绕，以提供良好的张力；再用常规石膏加强。在足部残端轻轻加压，向近端逐渐减小压力。石膏一般不必超越膝关节，因为残端的形状及残端与硬性包扎之间的

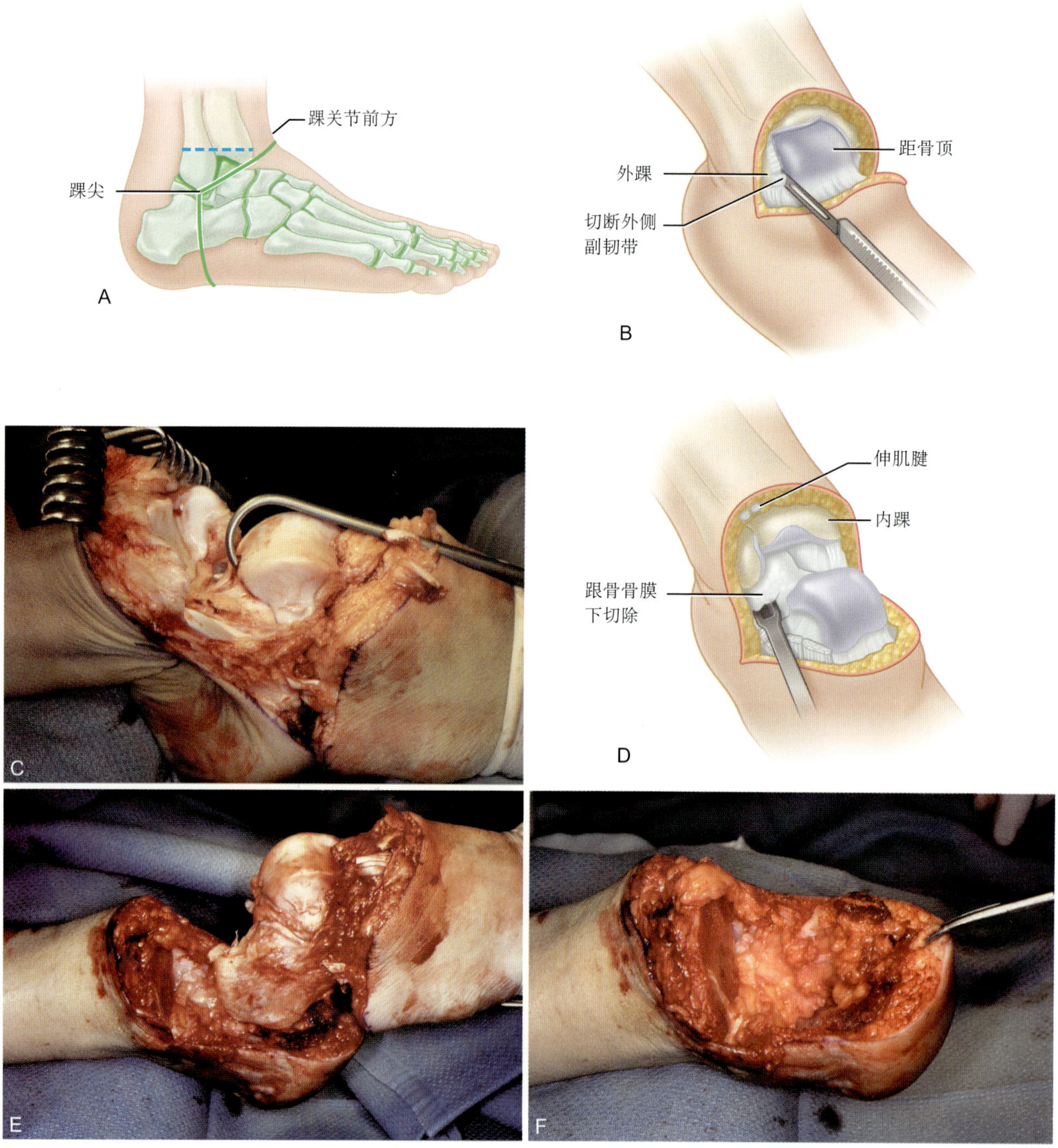

图 15-20 Syme 截肢术

A．切口与截骨平面；B．显露踝关节并切断韧带；C．用骨钩向远端牵拉距骨，显露胫腓远端关节面；D．分离跟骨上的软组织；E、F．骨膜下跟骨切除，跟垫保持完整

紧密匹配提供了足够的悬吊力。用木板在湿石膏远端表面加压使之压平，让其更好地承重。另外，在敷料近端塑形，形成髌骨突起和腘部膨大，就像髌腱承重假肢那样，通过髌腱和胫骨髁承受部分重力。为了调整两腿长度的差异，可以加垫，将 Syme 人工足或橡胶步行足跟连接到石膏上。可用腰带和悬吊带来辅助悬吊。步态训练和进一步处理与小腿截肢（见第 16 章）相同。

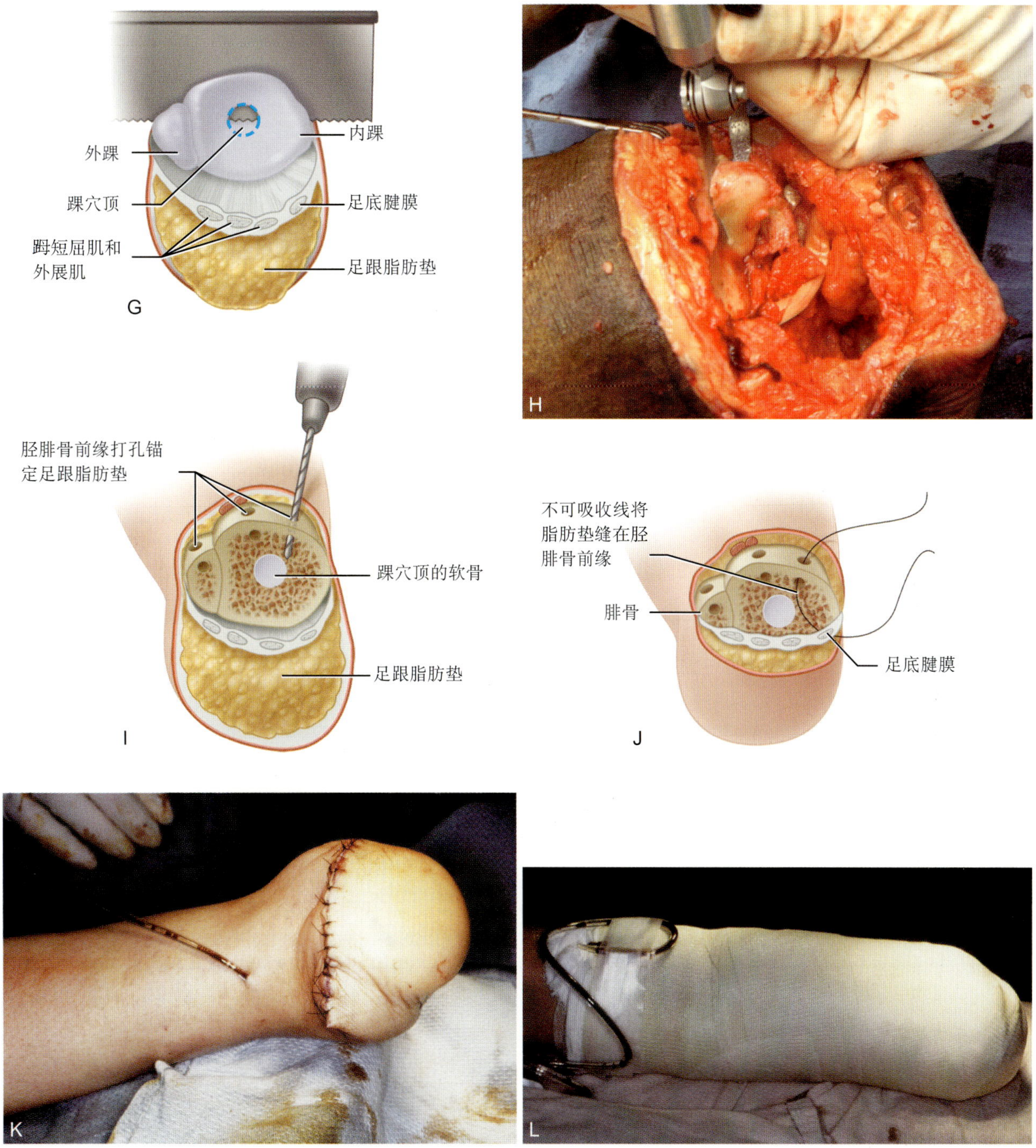

图 15-20（续）

G．经踝穴顶中央分离胫腓骨；H．保证患者站立时胫骨和腓骨截骨面与地面平行；I．胫腓骨前缘打孔以便固定足跟垫；J．将衬在足跟垫里的深筋膜边缘缝于胫腓骨边缘；K、L．放置引流管，关闭切口，以膝上管型石膏固定（见手术技术 15-9）

两阶段 Syme 截肢术

两阶段 Syme 截肢术是用于治疗前足有明显感染者的方法，可以增加 Syme 截肢术的成功率。已经证明这种方法对糖尿病患者非常有益处，特别适用于术前通过精密仪器检测过肢体血供的糖尿病患者。许多学者报道，当感染或坏疽还没有累及跟骨垫时，单次 Syme 截肢术也很安全。

这个手术的第一阶段包括踝关节离断术，保留胫骨的关节软骨及双踝，伤口内放置一个可以用抗生素冲洗伤口的负压灌注系统，用 Syme 手术方式关闭切口。灌注持续至局部和全身感染征象消失。6 周后，如果残端愈合良好，则可以进行第二阶段手术，去掉双踝并缩窄残端，以便更好地安装假肢。

手术技术 15-10

（Wyss 等、Malone 等、Wagner）

第一阶段

- 为了保证略长的皮瓣覆盖踝部，于内、外踝尖前下各 1.0 cm 处开始切口。下方切口横跨足底将两点连接起来，逐层切开直至骨质。背侧切口斜行越过踝关节，连接上两点，逐层切开至骨质。
- 将足背侧的所有肌腱向远端牵拉至伤口并横行切断，以便使其回缩到皮缘内。
- 确定并结扎足背动脉。切开踝关节前方关节囊，使足跖屈，横行切断踝关节内、外侧副韧带，注意保护胫后动脉。
- 用骨钩牵拉距骨体使足进一步跖屈，在跟骨上外侧面开始骨膜下切除跟骨。向后内继续解剖，在跟腱止点处横断跟腱，注意内侧的胫后动脉。
- 横断跖腱膜，将足与小腿分离。
- 在足跟皮瓣皮缘附近结扎胫后动脉，切断胫后神经，使之回缩至皮缘内。
- 切口内放置负压灌注 - 引流管。
- 修剪足跟皮瓣的远端边缘，在无张力情况下准确缝合皮瓣，不要试图剪除两侧的“狗耳朵”。
- 有时需要切断足跟垫内的筋膜束，以免跟垫向内、外侧滑移。同样，为使内、外踝处皮瓣更加服贴，可在皮瓣脂肪垫处做两个小切口。这些处理方法常常能够保证跟垫稳定在骨端上。
- 用可吸收缝线将前侧皮瓣的筋膜间断缝合至后侧皮瓣的深筋膜上，再用不可吸收缝线缝合皮缘。
- 柔软敷料加压包扎切口。
- 术后用抗生素灌注冲洗 48 ~ 72 h，或者直至局部或全身感染征象消退。
- 拔除引流管后，以衬垫良好的石膏固定残端，使用形状适合的毡垫防止“狗耳朵”受压。
- 在严格监护下进行不负重或负重的行走训练。一般 6 周后切口完全愈合，可以进行第二阶段手术或最后的截肢。

第二阶段

- 在内、外踝各做一个椭圆形切口，切除“狗耳朵”。切除部分大小要与欲切除的踝部大小相当（图 15-21A、B）。
- 骨膜下解剖显露内、外踝，注意保护内侧的胫后动脉。
- 与关节平齐切除内、外踝，再与胫腓骨干平行向上切除远端干骺端侧方突起部分（图 15-21C、D）。这样能使残端内、外侧变窄和平整，但要留下前后部突起以便日后悬吊假肢。
- 适当修整软组织，使跟垫能够覆盖骨端。
- 将足底深筋膜固定于骨孔上，间断缝合关闭切口。

术后处理 使用柔软敷料加压包扎伤口至愈合。术后 10 ~ 12 d 佩戴可行走石膏和负重。石膏应 2 周更换一次，如有松动或不适可随时更换石膏。大约术后 8 周可以装配永久性假肢。

Boyd 截肢术

手术技术 15-11（图 15-22）

- 做一个较长的跖侧皮瓣和一个较短的背侧皮瓣。皮肤切口从外踝尖开始，于距舟关节平面越过足背到内踝下方一横指处；然后转向下方；在跖骨基底部经过足底再向上、向近端回到外踝尖。
- 掀起皮瓣，经跗中关节截除前足。
- 紧贴骨面锐性切断胫骨与跟骨间的韧带，然后切除距骨。
- 在腓骨结节前方横行截除跟骨前部。
- 切除胫骨、腓骨、跟骨表面的软骨，为骨融合做准备。
- 将肌腱牵出并高位切断。
- 切除足底内、外侧神经，防止其受压。
- 然后将跟骨按照与踝关节的关系向前推，使其嵌入到要融合的位置，其下表面与地面平行。

- 如果需要，可以用斯氏针或克氏螺钉向上把跟骨固定于胫骨上合适的位置。
- 然后用间断缝线拉近皮瓣，放置引流管，48～72 h 拔除引流管。

术后处理 手术后 2 周拆线，4 周后拔除斯氏针。术后 8 周内残端禁止负重，应用行走石膏固定，直至骨质完全融合。

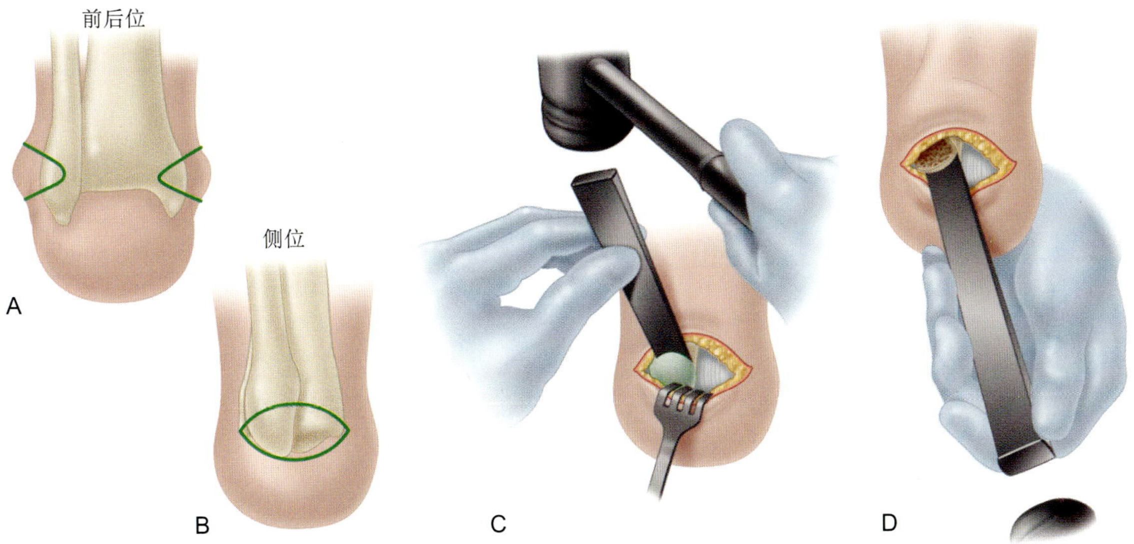

图 15-21 Wgner-Syme 截肢术的第二阶段

A、B. 切除内外踝处的“狗耳朵”；C、D. 与胫腓骨干平行切除胫腓骨干骺端侧方突起部分，在胫骨远端以同样的步骤实施（见手术技术 15-10）

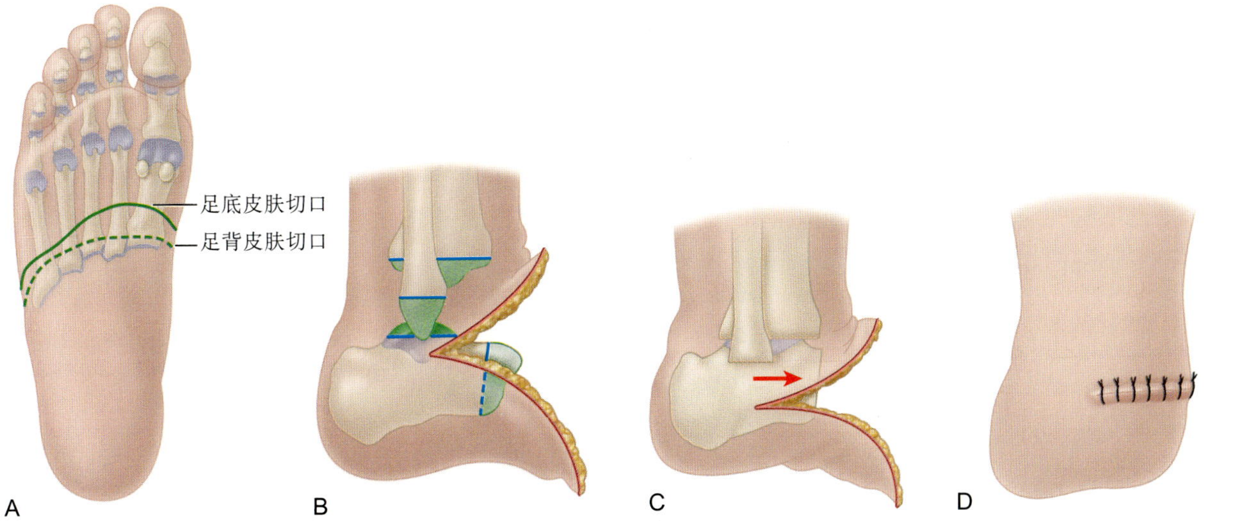

图 15-22 Boyd 截肢术伴跟胫融合术

A. 全厚皮瓣，跖侧皮瓣长，在跗骨中段截骨，注意使皮瓣向远侧延伸至跖趾关节处，这样切口可以无张力关闭；B. 跗骨间关节离断，切除距骨和部分腓骨；C. 距骨已切除，跟骨与胫骨下端平台已准备好做融合；D. 2-0 号单股不可吸收缝线单层缝合关闭切口（放置引流管）（见手术技术 15-11）

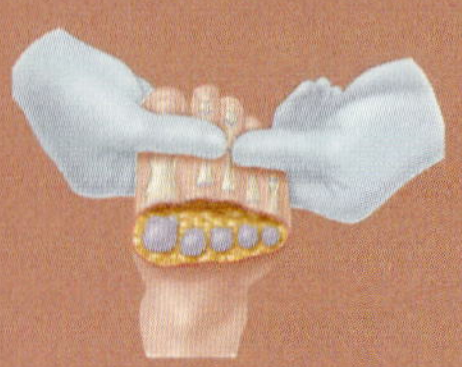

第16章

下肢截肢

著者：David G. Lavelle
译者：陶　笙　胡文山
审校：肖建如　许　炜　杨明磊

下肢截肢是所有的截肢手术中最常见的。尽管血供重建技术不断进展，但包括糖尿病和周围血管疾病引起的肢体缺血仍是最常见的下肢截肢指征。糖尿病患者治疗的改善降低了截肢的风险。退伍军人管理局对糖尿病患者的一个研究显示，在2000年至2004年间截肢减少了22%。各种原因导致的外周血管性疾病影响超过800万美国人。这部分人群下肢截肢术后的死亡率1年时为48%，3年时为71%。这部分人群的下肢截肢率约为4/1000，至2005年，一般人群的下肢截肢率为2.4/10000。有报道称，下肢因缺血性截肢后对侧肢体在5年内需要截肢的患者占30%～50%。20%的膝下截肢患者需要再行大腿截肢。

除糖尿病及血管病复外，由于医疗创新、外科技术的进展和先进的安全监测仪器的应用，肿瘤、外伤、感染等其他原因所致截肢的患者数量在美国已经逐年下降。在战乱国家，简易爆炸装置和地雷仍然是外伤致截肢的最主要因素。

截肢平面总是难以抉择，而且对患者的生活质量有着重大影响。经股骨截肢术后病死率远高于经胫骨截肢者。能量消耗也是选择截肢平面需要考虑的重要因素。经胫骨截肢者使用假肢双足行动时，能耗比正常情况下增加40%～50%，而经股骨截肢者会增加90%～100%。与更远平面截肢的患者相比，经股骨截肢的患者安装假肢的成功率和顺应性都明显减低。年轻患者中创伤致截肢或因肿瘤截肢者比缺血性肢体截肢者配假肢成功率要高。透析患者配假肢成功率则更低。由于伤口愈合不佳问题，截肢平面对于缺血性肢体患者是至关重要的。应选择最低平面以保证伤口正常愈合。可以采用如经皮氧分压测定等多种术前检查辅助临床判断。营养状态（清蛋白水平＞30g/L，淋巴细胞计数＞1500/ml）也已被证明是辅助判定截肢伤口愈合的有效指标。

截肢不应该被看作是一个保肢或重建失败的无奈。截肢应被看作是一个重建或提高患者功能的术式，使患者有机会恢复到正常运动水平。精确的外科手术可以为残肢提供必要的功能，因为残肢末端是残肢－假肢之间接触的“感觉传入终末器官”。假肢技术的发展经历了早期的装配技术（计算机辅助残端轮廓扫描）到目前的先进假肢配件技术（轻质的材料、硅胶衬垫、计算机辅助的膝关节配件、可调悬挂装置、踝－足调节和能量储存系统）。

第一节　足及踝关节截肢术

足及踝关节的截肢术见第15章。

第二节　经胫骨（膝下）截肢术

经胫骨截肢是最常见的下肢截肢。从小腿截肢患者的功能重建角度讲，保留患者自身的膝关节是至关重要的。经胫骨截肢可分为3个水平（图16-1）。

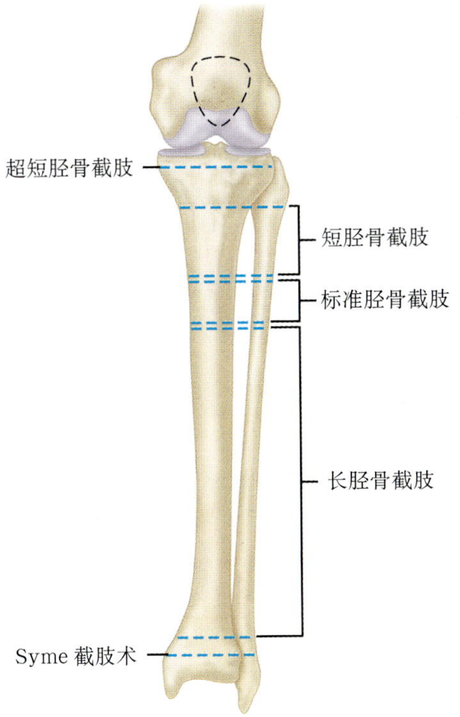

图 16-1 经胫骨截肢平面

应该根据每个患者具体情况确定个体化截肢平面。尽管经胫骨截肢的手术方式很多，但所有的手术方法都可以分为针对非缺血肢体的手术和针对缺血肢体的手术两类。这两大类手术的主要不同在于皮瓣的结构和肌肉的固定方法。针对非缺血肢体的截肢，通常可以采用各种设计类型的皮瓣及肌肉固定技术，如肌肉张力固定术和肌肉成形术等。这些技术的应用有利于残端肢体负重，并减少切口并发症。肌肉张力固定术是在生理张力下将横断的肌群缝合到骨头上；而在肌肉成形术中，肌肉被缝合到软组织上，如对侧的肌群或筋膜。在大多数情况下采用肌肉成形术闭合伤口，但有些学者建议在年轻人或活动较多的患者中使用肌肉固定术，以提供更强有力的固定。针对缺血性肢体的截肢，禁忌做肌肉张力固定术，这样有可能加重对有限的残肢血供的破坏。同时由于小腿前部的血供较其他部位更差，在缺血性肢体截肢中，应当使用更长的后部肌皮瓣，更短甚至不用前部肌皮瓣。

战创伤的爆炸或碎片伤口无法使用一般的皮瓣，只能用剩余的组织修剪。皮肤移植可用于闭合创口，但皮肤移植对于与假肢接触的残肢端来说并不是一个理想的方法。而计算机辅助残端扫描对于残端不规整的患者很有意义。

一、非缺血性肢体

非缺血性肢体经胫骨截肢后的康复是非常成功的，部分是由于患者年轻、健康且并发症少。此类人群传统理想的截肢平面在于保留足够的肢体长度保证伤口愈合及提供良好的软组织衬垫，从而正常负重充分发挥假肢功能。截肢平面也常由致伤原因决定（如肿瘤的正常边界、创伤平面和先天畸形程度）。留残肢体越长越利于患者恢复正常步态，但残肢延至小腿远侧 1/3 水平被认为是不合适的，因为该处软组织少，不利于负重且适应能量储存系统的空间小。小腿远端 1/3 被认为是相对无血管区，伤口愈合较慢。现在假肢的内衬和足踝系统能与更长的残肢端相适应，但这些新型假肢对老年人皮肤磨损的长期风险仍不得而知。近代战争经验已经表明创伤后早期截肢有助于降低残肢慢性感染的风险。若创伤后仅行一次清创手术，并于 5d 内行截肢术，残肢感染的风险较低。

在成年患者，膝以下截肢的理想残端长度为 12.5 ~ 17.5cm，依据个人身高而有所不同。选择截骨平面时，比较满意的估测方法是身高每增加 30cm，截骨长度相应增加 2.5cm。一般来说，最满意的截骨平面是距离内侧胫骨关节面远端的 15cm 处。肢体残端短于 12.5cm 时效果不佳。缺乏股四头肌功能的残端是没有用的。如果残端短于 8.8cm，建议切除全部腓骨和部分肌肉，以使残端更适合于假肢接受腔。然而大多数假肢工程师认为最好保留残留的腓骨头，因为这样可使现代全接触型假肢接受腔在短的肢体残端获得很好的固定。也可以考虑横断腘绳肌腱，以使很短的肢体残端可以更深入地插入接受腔。尽管该操作存在膝关节屈曲无力的缺点，但问题并不严重，尚未见膝反屈的报道。

非缺血性截肢的原因主要有肿瘤、创伤、感染或先天性畸形。在每种情况下，病变的部位决定了截肢平面和皮瓣的选择。通过显微血管技术来利用截掉肢体上的远端游离皮瓣和“备用皮瓣”，可使小腿截肢变得可行。下面介绍使用前后等长皮瓣的经典经胫骨截肢术。

经胫骨截肢术

手术技术 16-1

- 患者仰卧于手术台上并使用气囊止血带止血。
- 自膝关节前内侧间隙，向远端测量需要保留的骨骼长度，并用皮肤记号笔在胫骨嵴上做出标记。
- 画出等长的前后皮瓣，每个皮瓣的长度等于预计截骨平面的小腿直径的 1/2。
- 前方的皮肤切口始于预计截骨平面的内侧或外侧，弧形向远端切到前面所述的平面，止于小腿对侧与起点相对的位置。
- 当经过胫骨嵴时，向深部切开，在骨膜上做一个标记，便于将来用于测量。
- 后侧切口与前侧切口起点位置相同并且也是先向远端呈弧形切开，然后转向近端（图 16-2A）。
- 将后侧切口向深部切开至深筋膜，但不要将皮肤或深筋膜与下面的肌肉组织分离。
- 将前部皮瓣、深筋膜及胫骨前内面的骨膜整块掀起。
- 继续切开至预定截骨平面。
- 由于组织收缩，不能用前部皮瓣来测量预定的截骨平面。而要用预先在胫骨骨膜上所做的标记来测量皮瓣的正常长度，从而再次确定截骨平面。用锯在骨头上标记该点。
- 在胫骨外侧面的自然分离平面插入一把弯止血钳，使其尖端沿着骨间膜表面，经腓骨前面从腓骨短肌的前方穿出。
- 在趾长伸肌与腓骨短肌的间隙内辨认并分离腓浅神经。轻柔地向远端牵拉神经，高位将其切断，使其向近端回缩至截肢肢体残端内。
- 在截骨平面远端 0.6 cm 处切断小腿前间隙的肌肉，使它们可以平整地回缩至截骨残端。在切开这些肌肉时要注意保护胫前血管及腓深神经。
- 分离上述结构，在预计截骨平面近端结扎并切断血管。
- 轻柔地牵拉神经并在近端将其切断，使其回缩至截肢残端的近侧。
- 在截断胫骨之前，用锯将胫骨嵴锯成斜面。从截骨平面近端 1.9 cm 处斜行向远端锯开，至髓腔前方 0.5 cm 处。
- 然后横行截断胫骨，并在近侧 1.2 cm 处截断腓骨。
- 用持骨钳握住胫腓骨的远侧段，向前方及远端拉开，显露后侧肌群。
- 在预计截骨平面远侧 0.6 cm 处切断后深间室的肌肉，使其平整地回缩至截骨端。这样能显露腓肠肌及比目鱼肌肌群上的胫后血管、腓血管及胫后神经。双线结扎并切断血管，切断神经使它们能回缩至截骨端近侧。
- 用一个大的截肢刀斜行切开腓肠肌及比目鱼肌肌群，使形成的肌筋膜瓣有足够的长度，能经过胫

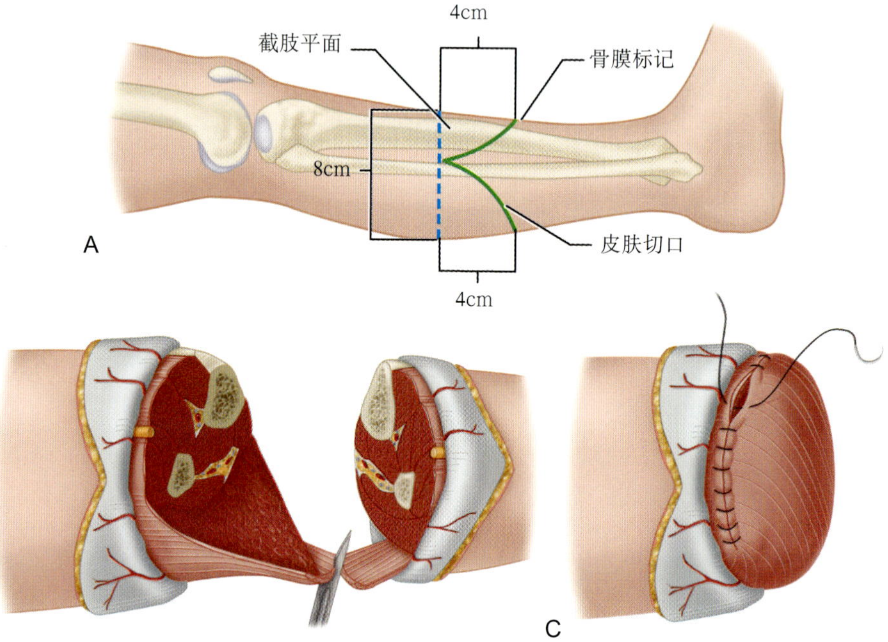

图 16-2 非缺血性肢体的小腿中 1/3 截骨术

A. 修剪出等长的前后皮瓣，皮瓣长度为截骨平面处小腿前后径的 1/2 ；B. 修剪后侧肌筋膜瓣；C. 将肌筋膜瓣与前方的骨膜缝合（见手术技术 16-1）

骨的末端包至前方筋膜（图 16-2B）。

- 用骨锉把胫骨和腓骨截骨端锉光滑，冲洗伤口，清除骨屑。
- 松开止血带，钳夹、结扎或电凝所有出血点。
- 将腓肠肌与比目鱼肌肌瓣覆盖在截骨末端，并将它们缝至深筋膜和前方骨膜（图 16-2C）。
- 在肌瓣及筋膜深部放置塑料引流管，自截骨平面近侧 10 ~ 12 cm 处从外侧穿出。
- 如果有必要，修剪皮瓣使之无张力，用不可吸收缝线间断缝合皮瓣。

术后处理 非缺血性肢体经胫骨截肢后的康复是相当不错的。当患者存在免疫障碍、皮肤移植、污染性损伤和医疗条件限制时，早期物理治疗可能会受到影响。术后需要立即用大量敷料加压包扎，可防止水肿形成、限制膝关节屈伸、保护残肢远端免受外来创伤。

假肢制作师可以帮助患者使用模具并协助早期使用临时假肢。安装假肢后早期负重要受限，必须借助双上肢的力量扶步行训练双杠、行走架或拐杖。模具要 5 ~ 7d 更换一次以利于皮肤护理。3 ~ 4 周后如没有皮肤的并发症，允许包扎敷料换成可拆卸的临时套筒。要教会患者正确使用弹性包扎或残肢收缩机用来控制水肿并在不佩戴假肢时帮助残肢塑形。假肢制作师和治疗师可能需要几个月的时间，共同监护从临时假肢到最终定形的过程。近年来，由于休整更加方便，骨骼式假肢的使用越来越流行。正式住院患者较门诊患者训练假肢定形更简单。仅依靠住院期间的康复是不够的，还需要大量的假肢训练在门诊进行。目前一项使患者尽量能恢复到病前功能要求的计划正在开展，这项计划可以由社会工作者、职业治疗师、职业顾问联合完成。

二、缺血性肢体

缺血性肢体截肢后有较多的并发症，这需要适当地加以预防并与血管外科医师紧密合作。由于小腿后侧和内侧的皮肤血供远远好于前侧及前外侧，因此缺血性肢体的经胫骨截肢常用小腿后侧和内侧的皮瓣。最常采用的是 Burgess 设计的后侧长皮瓣，但 Persson 所推荐的内侧和外侧等长皮瓣、斜行皮瓣和内侧长皮瓣也在使用。所有的手术技术都强调要避免在各层组织间剥离，保留皮肤与肌肉的血管连接，构成一个完整的肌皮瓣。同时，做缺血性肢体的截肢平面习惯上高于非缺血性肢体，平面可选择在膝关节间隙远侧 10 ~ 12.5 cm 处。Ertl 的肌肉张力固定术和骨成形术适用于对运动要求更高的年轻人，但这些技术对于缺血性肢体是禁忌的，因此种方法容易进一步影响血液供应。

传统上，止血带不用于缺血性肢体的截肢术，以避免损伤近端已经存在病变的动脉。但是一项随机对照试验显示，在缺血性肢体经胫骨截肢术时使用驱血止血带减少了出血及术后血红蛋白量的下降，并减少了输血。与对照组相比，切口愈合问题、切口裂开、重新缝合的概率并没有增加。

长后侧皮瓣经胫骨截肢术

手术技术 16-2

(Burgess)

- 患者仰卧于手术台上，不用止血带。消毒铺单时，要预留一定的空间以利截肢平面的向上调整。对于缺血肢体，Burgess 建议在膝关节间隙远侧 8.8 ~ 12.5 cm 处截肢。
- 画出一个长的后侧皮瓣和一个短的前侧皮瓣。后侧皮瓣的长度应比截骨平面的小腿直径大 1 cm。
- 在胫骨预计截骨平面做前方皮瓣（图 16-3A）。
- 将前方皮瓣、深筋膜和胫骨前内侧面骨膜作为一层反折掀起。
- 切断前外侧肌肉，直至骨间膜，结扎并切断胫前血管与腓神经。
- 然后截断胫骨，并在胫骨截骨面近侧不超过 0.9 ~ 1.3 cm 处截断腓骨。在胫骨和腓骨的后面切断软组织，直至后侧皮肤切口处。离断小腿，结扎并切断神经和血管（图 16-3B）。
- 小心锉圆胫骨断端并在其前面和内侧面锯成一个短的斜面。在这种情况下不宜施行肌肉张力固定术。
- 将后侧肌群斜行修成一长瓣（图 16-3B），将其向前移动，与深筋膜和骨膜缝合（图 16-3C）。
- 认真止血。
- 在肌瓣及筋膜的深处放置塑料负压吸引管，自截肢残端近侧 10 ~ 12.5 cm 处从外侧穿出皮肤。也可以根据习惯使用 Penrose 对穿吸引管，但是它较难拔除。
- 根据需要修剪皮瓣，使缝合处光滑且张力不大。修剪多余的皮肤“狗耳朵”，否则局部皮肤血液循环会受影响。

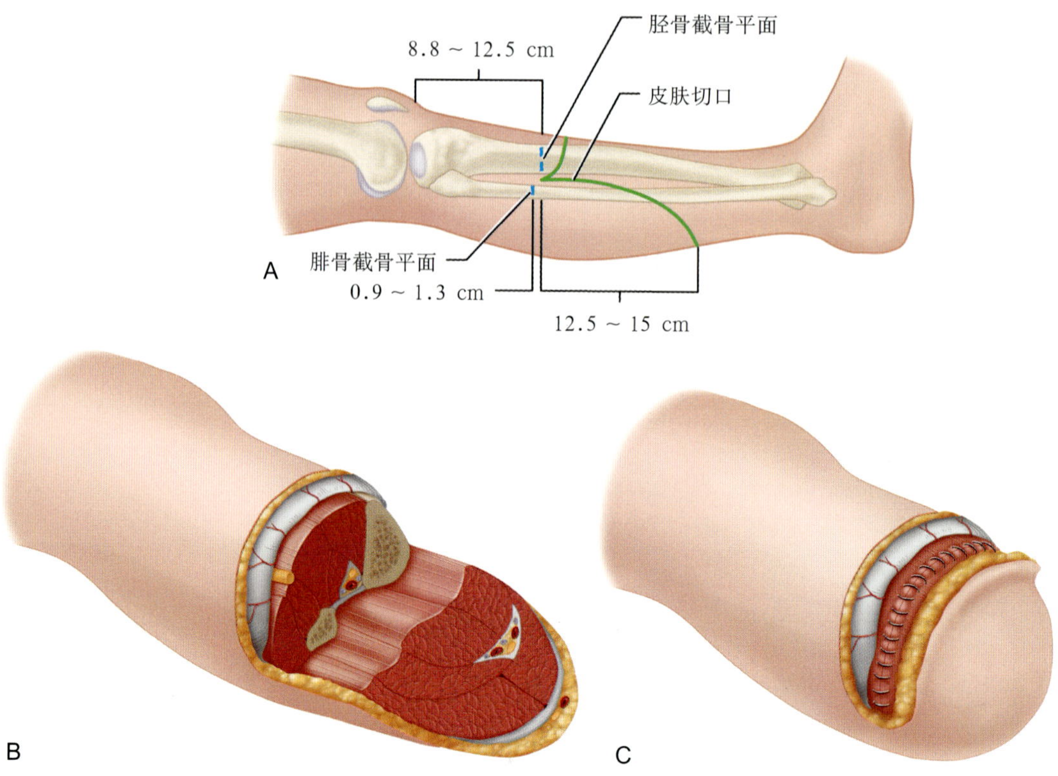

图 16-3　缺血肢体的经胫骨截肢术

A．修剪出短的前侧皮瓣及长的后侧皮瓣；B．离断并取下小腿；C．修剪后侧肌肉，做成皮瓣；D．将皮瓣与前方的深筋膜和骨膜缝合

（引自：Burgess EM, Zettl JH:Amputations below the knee, *Artif Limbs* 13:1,1969.）（见手术技术 16–2）

- 切口用不可吸收缝线间断缝合。

术后处理　有缺血性肢体的患者的康复过程中需谨慎，因为此类患者可能有皮肤愈合能力较差以及伴随其他全身疾病等问题。术后应特别注意皮肤愈合。经胫骨截肢术后可以行软性包扎，不过，无论是否早期下地行走，采用硬性包扎较好。如果不急于立即或早期下地，残端可以打一个简单塑形较好的管型石膏，一直到大腿中段，这样可以避免肢体近端挛缩。管型石膏的良好悬吊很重要，可以预防管型石膏滑向远端并损伤残端的血液循环。这就需要在髁上区将石膏压缩塑形或用一腰带和吊带悬吊，或同时采用两种方法。术后 5 ~ 7 d 去掉管型石膏。如果伤口愈合满意，则重新打一硬性包扎或假肢管型石膏。如果欲早期用假肢行走，则最好请有资格的假肢制作师做一个合适的假肢管型石膏。康复的成功有赖于多因素的共同作用，包括认知状态、发病前的功能水平、上肢和对侧下肢的状况及是否伴有全身或神经疾病。早期康复必须依赖轮椅、残肢治疗、皮肤保健以避免压疮，保护好对侧完整的下肢，注意肢体修复前的一般情况。肢体残端应避免过度负重，直到组织完全愈合。如果假肢训练得当，硬性包扎需要多次更换，条件允许时可通过透明袜套监测皮肤情况。有些患者需要长期的医疗评估，可采用心脏应力试验、超声心动图和对侧肢体血管检测等来评价假体训练的耐受性。疼痛专家有必要来协助处理幻肢痛。许多患者在接受住院治疗后，继续在门诊或家庭护理中进行康复训练。医疗保险支持的假体类型也能决定康复目标的制订方案。

第三节　膝关节离断术

膝关节离断术可以保留一个良好的负重残端。新的套筒设计及膝关节假肢的机制可以提供对步行摆动相的控制，减少手术对患者的不良影响。尽管这一技术优点在儿童及青少年的应用中得到了肯定，但在美国，对于老年患者尤其是肢体缺血患者的应用仍然有限。最近，一项针对 50 名伴有外周动脉性疾病患者的研究显示术后创口愈合率为 81%

其主要原因为，在大多数情况下，与小腿长度保留较短的膝下截肢相比，皮瓣较长的膝关节离断容易获得更好的功能。但是，对于缺血性肢体这种长皮瓣易发生坏死。研究显示，对于创伤后患者，膝关节离断术的成功率会有所降低，原因可能是损伤处肌肉组织缺乏活力。创伤后膝关节截肢患者的生活质量好于膝上截肢患者。

此手术的优点：①股骨远端有大的骨端负重面，有适合负重的皮肤和软组织覆盖，使断端得到保护；②可形成由强有力的肌肉控制的长杠杆臂；③残端上的假肢更稳定。下面减少残端骨骼体积的几种手术方法，即能安装较美观的假肢，又能保持残端的负重、悬吊和旋转功能。改良的皮肤切口对于肢体缺血患者可以更好地使用此截肢平面。对于不能行走的患者，较长的残肢能更好地保持坐姿和平衡，也可以避免经胫骨截肢常见的膝关节屈曲挛缩和残肢远端溃疡。

膝关节离断术

手术技术 16-3

（Batch、Spittler 和 McFaddin）

- 从髌骨的下极开始测量，做一个长而宽的前方皮瓣，长度等于膝关节的直径（图 16-4A）。
- 从腘窝平面开始测量，做一短的后方皮瓣，长度为膝关节直径的 1/2。皮瓣的外侧缘位于胫骨髁平面。
- 将前方切口向深部切开，经深筋膜到达骨，并将前方皮瓣与胫骨及邻近的肌肉分开。皮瓣中包括肌腱止点和鹅足止点（图 16-4B）。
- 从胫骨的前、后缘切开膝关节囊，显露膝关节；切断十字韧带并将后关节囊从胫骨上离断（图 16-4C）。
- 分辨胫神经并轻柔地向远方牵拉，在近侧切断，使其回缩到截肢平面的近侧（图 16-4D）。
- 辨认分离并用双线结扎腘血管。
- 从腓骨头上游离股二头肌肌腱，这样就完成了后侧部分的手术，同时离断小腿。
- 不要切除髌骨或试图将它与股骨髁相融合。此外，不要处理股骨髁及髌骨的关节软骨。有明确指征方可同时行滑膜切除术。
- 将髌腱缝合至十字韧带上，将腓肠肌残端缝合至髁间窝软组织上（图 16-4D）。
- 将对穿负压引流管放入切口。
- 用可吸收缝线缝合深筋膜及皮下组织，切口边缘用不吸收缝线间断缝合（图 16-4E）。
- 如果所剩皮肤不足，无法对合切口，应切除股骨后髁以防皮瓣缺失。切口通常能很快愈合且可在 6 ~ 8 周后安装永久性假肢，因为残端回缩不对此产生影响。即使切口不能一期愈合，也不必担心或再次行截肢术，通常都可以形成肉芽而满意地愈合，无须再次手术。

Mazet 与 Hennessy 建议切除突出的股骨髁的内侧、外侧及后侧面，形成一个膝关节离断的残端，用于安装一个更美观的假肢。这样肢体在套管内更易耐受，残端与假肢之间的对线可以多内收一些，减少残端的体积可以更容易地装卸假肢。减少残端体积可以使用更小的皮瓣，对于肢体血运不良不患者有利于伤口愈合。这类患者可佩戴吸入型假体，相比于传统膝上截肢假体更便捷，在如厕需求时也不需要摘除。

膝关节离断术

手术技术 16-4

（Mazet 和 Hennessy）

- 采用常用的鱼嘴状皮肤切口，取较长的前侧皮瓣，延展到膝关节平面远端 10 cm 处。后侧的皮瓣较短，只延伸至膝关节平面远端 2.5 cm 处（图 16-5）。
- 向近端掀起皮肤及深筋膜，至股骨髁近侧。
- 在髌骨与胫骨结节的中点切断髌腱。
- 屈曲膝关节并截断侧副韧带和交叉韧带。
- 然后进一步屈膝至 90°，辨认并结扎腘血管，然后游离并切断胫神经。
- 从止点处切断腘绳肌，切除小腿。
- 从髌腱上切除髌骨。
- 以下述方法进行股骨髁的改形手术，垂直于远端关节面将一宽骨刀向近侧打入内侧髁，从内收肌结节处穿出。开始沿着前方内侧关节面边缘到后侧远端关节面中点（后髁较宽）的连线截骨。去除髁的内侧半。
- 用同样方法沿外髁远端关节面的内侧 2/3、外 1/3 交界处切开，切除外髁的外侧部分。

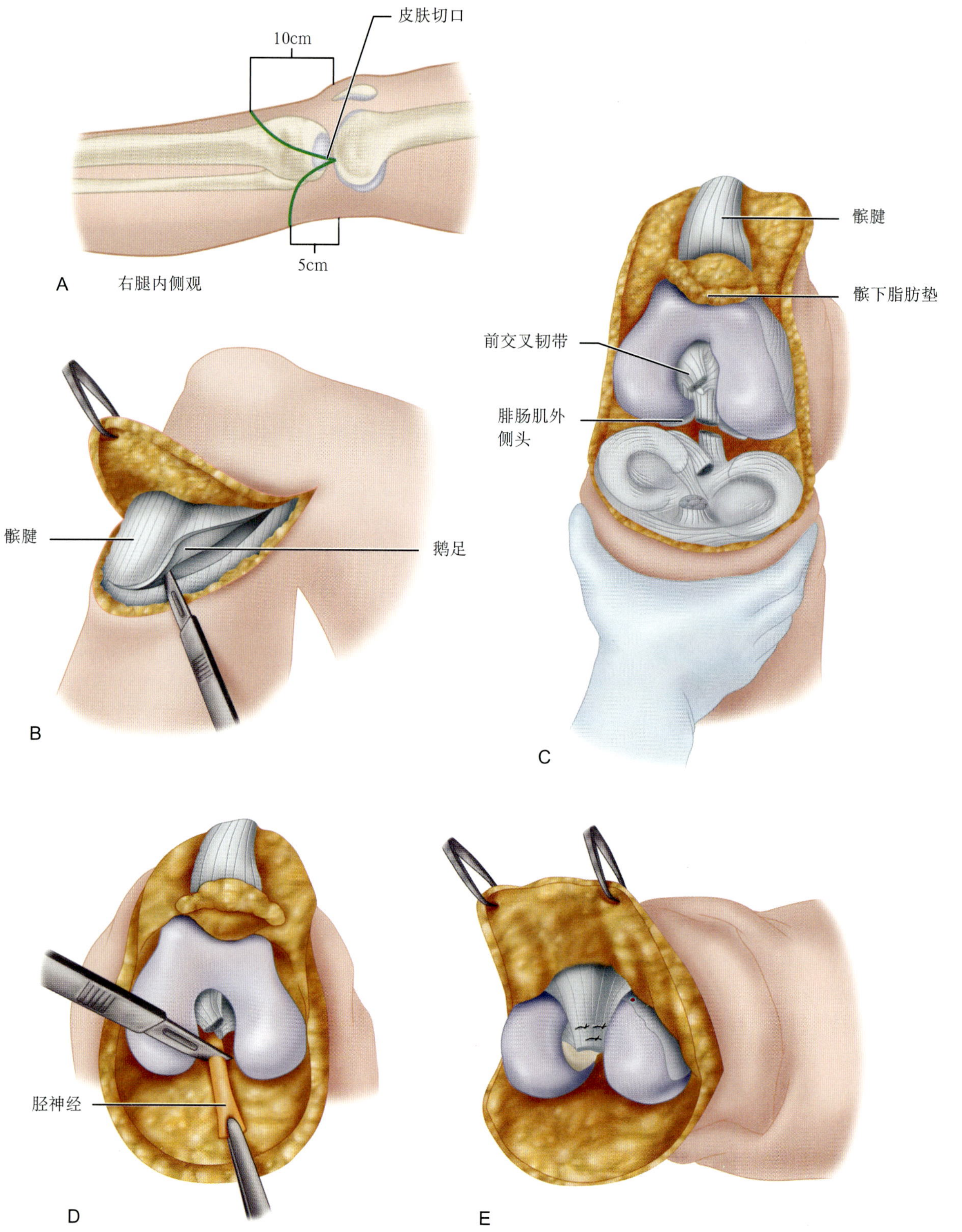

图 16-4　膝关节离断术

A．皮肤切口；B．前侧皮瓣已经被掀起，包括髌腱和鹅足的止点；C．切开十字韧带及后侧关节囊；D．在近端切断胫神经；E．将髌腱与十字韧带缝合（见手术技术 16-3）

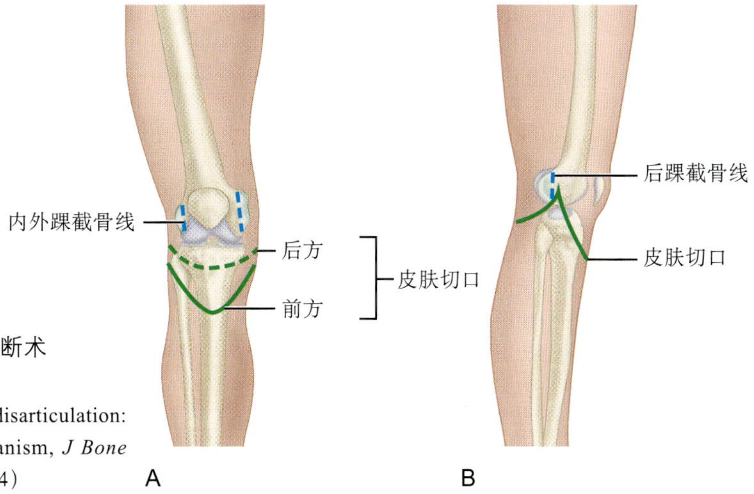

图 16-5 Mazet 和 Hennessy 膝关节离断术

A．正面观；B．侧面观

（引自：Mazet R Jr, Hennessy CA: Knee disarticulation: a new technique and a new knee-joint mechanism, *J Bone Joint Surg* 48A:126, 1966.）（见手术技术 16-4）

- 此时处理内外髁的后部。在冠状面用骨刀垂直关节面将后髁凸出部分切除，在后髁关节面明显弯向后上方处开始截骨。用骨锉磨去骨隆起处，但不要触及残留的关节软骨。
- 当两侧髁的突出骨缘及后髁被切除并将其磨圆后，两侧髁则形成很宽阔的负重面。
- 在髁间窝处将髌腱及腘绳肌腱缝合在一起，保持适当度张力，在切口两侧放置引流管，缝合深筋膜并逐层缝合皮肤。

- 将髌腱在止点处切断，并将内、外侧腘绳肌在止点处分离。
- 切断侧副韧带和交叉韧带。
- 然后，切开后关节囊，显露并双重结扎腘动、静脉后把它切断。找出腓总神经及胫神经，用锐刀切断，使神经断端回缩至残端近侧。
- 在股骨远端游离腓肠肌起点，并将其他软组织切断。
- 在髁间窝处将髌腱与缝匠肌缝合，然后一起缝合

膝关节离断术

手术技术 16-5

（Kjϕble）

- 患者仰卧于手术台上，画出内外侧皮瓣，外侧皮瓣长度为膝关节前后径的 1/2，内侧皮瓣略长 2 ~ 3 cm，以充分覆盖较大的股骨内髁（图 16-6）。相比于长的前后皮瓣，稍短的内外侧皮瓣在缺血肢体中的愈合概率更高。
- 皮肤切口始于髌骨下端，向远侧延伸至胫骨结节，由此处向内弯形成内侧皮瓣，向外弯形成外侧皮瓣。
- 两侧切口在膝后方会合于关节间隙近侧 2.5 cm 处的肢体中线上。
- 沿切口切开皮下组织及筋膜直到骨骼。

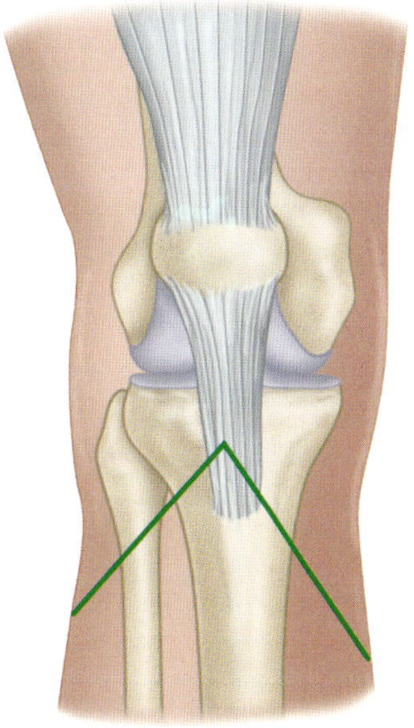

图 16-6 Kjϕble 膝关节离断术的内、外侧皮瓣（见手术技术 16-5）

至交叉韧带。

- 用不可吸收缝线间断缝合皮肤边缘。

术后处理 如果必要，可以施行如前所述的软性敷料包扎及传统的术后处理方法（见第 14 章）。更好的处理方法是施行硬性包扎或假肢管型石膏，同时立即或术后早期负重行走。如果不准备负重，则可采用套衬好的由腹股沟到残端的石膏套筒，并采用股骨髁上石膏加压塑形或应用腰带和吊带的方法，或者两者兼用，以保证石膏套筒的稳定。如欲早期下地负重，假肢石膏则需要请有经验的假肢师装配。术后处理与经股骨截肢相同（见经股骨截肢部分）。

第四节 经股骨（膝上）截肢术

膝上截肢平面可以分为 4 类：经股骨上段、经股骨中段、经股骨下段和股骨髁上截肢（图 16-7）。大腿截肢在截肢手术中的数量仅次于小腿截肢术，由于在手术中要切除膝关节，因此肢体残端必须保留尽可能长的长度，以便提供较长的力臂，控制假肢的活动。多数传统的膝上截肢假肢其持续摩擦膝关节的轴心部分距离假肢套筒末端以远 9 ~ 10 cm，所以截骨平面也必须距离膝关节如此远的距离，以便有足够的空间安装假肢。通过使用当前应用可变摩擦力控制膝关节刚度的计算机辅助膝关节假肢可以获得更远的股骨截骨平面。这些假肢拥有高灵敏度传感器，通过液压或者磁性控制元件使膝关节运动更加自然，特别是当步行减速阶段。这导致在不影响膝关节功能的情况下可以保留更长的股骨长度。在距离小粗隆远端 5 cm 以内的范围内的截肢残端，安装假肢后的功能和髋关节离断一样。

在非缺血性肢体中，采用肌肉固定术或肌肉成形术来稳定术后的肌肉对于构建强健的肢体残端尤其重要。Gottschalk 指出，如果大腿截肢没有行大收肌固定术，那么内收肌力将丧失 70%。大多数截肢，甚至是大腿截肢，都是因为缺血的问题。此时最好不要尝试肌肉固定术，以免有限的血供受到进一步损害。尽管如此，最好对缺血肢体行肌肉成形术以获得肌肉稳定性，以避免经常发生的截骨端向前外侧移动。

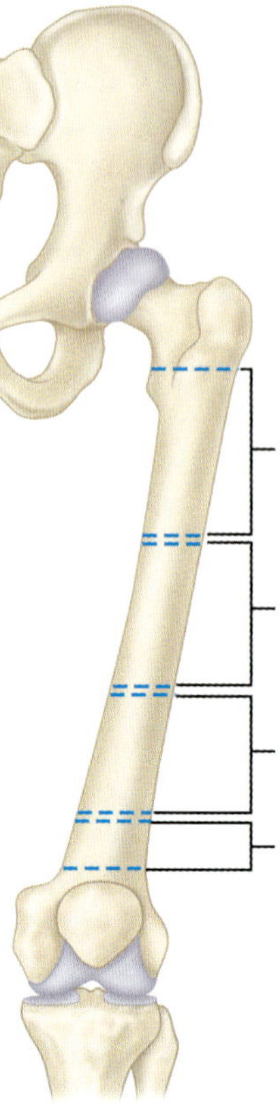

图 16-7 经股骨截肢平面

非缺血性肢体的经股骨（膝上）截肢术

手术技术 16-6

- 患者仰卧于手术台上，术中使用止血带。
- 自近侧预期截骨平面，向前方和后方画出等长的皮瓣，其长度至少为大腿截肢平面处直径的 1/2。更高平面的截肢则常使用非典型皮瓣。
- 前侧皮瓣始于预计截骨平面处的大腿内侧中点，向远端及外侧做圆滑的弧形切口，在大腿前方经过上面已经确定的平面，然后弧向近端，止于大腿外侧与内侧切开起点相对应处（图 16-8A）。
- 同法处理后方皮瓣。
- 向深部切开皮下组织及深筋膜，向近端翻折皮瓣至截骨平面。
- 沿前方切口切断股四头肌及其上面的筋膜，并向近端翻折达截骨平面，作为肌筋膜瓣。
- 在大腿截骨平面分离、结扎并切断股管内的股动、静脉。环形切开股骨骨膜，在此处稍远一点锯断股骨。

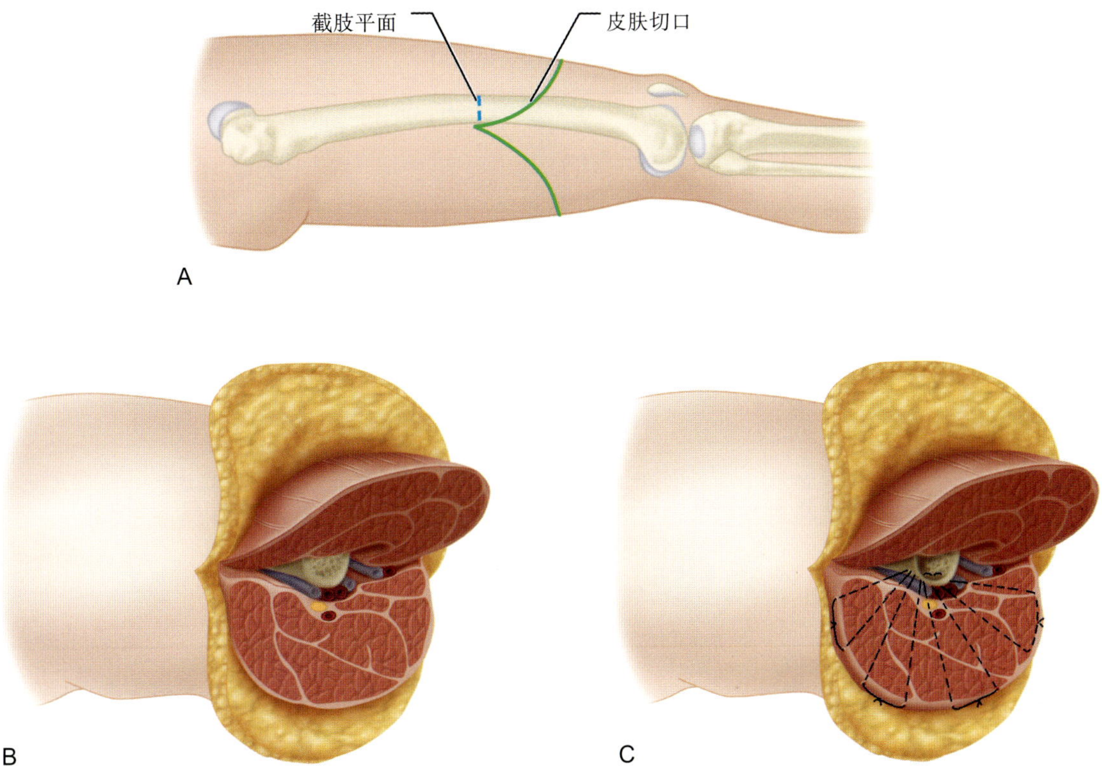

图 16-8 大腿中 1/3 截肢术

A．皮肤切口及截骨平面；B．将股四头肌及筋膜修剪成肌筋膜瓣；C．内收肌群与腘绳肌群附着于股骨远端的钻孔上（见手术技术 16-6）

- 用锐利的骨锉磨平股骨的边缘及股骨的前外侧，以减低骨与覆盖的软组织间的单位压力。
- 在腘绳肌下方辨认坐骨神经，在截骨平面的近端很好地结扎，在结扎处的稍远端将神经切断。
- 然后横断后方的肌肉，这样肌肉断端回缩到截骨平面，离断肢体（图 16-8B）。
- 分离并切断所有周围神经，使其残端可以很好地回缩至肢体断面近侧。用生理盐水冲洗切口，冲去骨屑。
- 在股骨断端近侧钻几个小孔，用可吸收缝线或不可吸收缝线将内收肌和腘绳肌附着于股骨的孔上（图 16-8C）。肌肉要在较低的张力下缝合。
- 松解止血带并仔细止血。
- 将“股四头肌肌裙”包在骨端，并将它的筋膜层与大腿后侧的筋膜相缝合，修剪多余的肌肉或筋膜组织，使之更整齐。
- 在肌瓣与深筋膜下放入塑料引流管，在肢体残端近侧 10 ~ 12.5 cm 处从大腿外侧穿出。
- 用不可吸收线间断缝合切口。

非缺血性肢体的经股骨（膝上）截肢术

手术技术 16-7

（Gottschalk）

- 患者仰卧于手术台上，臀下垫卷垫。
- 如可能，在矢状面做内侧长皮瓣。
- 在髌骨近侧切断股四头肌，保留部分肌腱。
- 自内侧肌间隔翻折股内侧肌。
- 自收肌管分离大收肌，向内侧翻折显露股骨。在 Hunter 管中确认和结扎股血管。
- 在预计截骨平面下 2.5 ~ 5 cm 处切断股薄肌、缝匠肌、半膜肌和半腱肌。
- 在膝关节上 12 cm 处切断股骨。
- 在距股骨残端 1.5 cm 处的外、前和后侧钻孔。
- 使股骨最大限度地内收，将大收肌缝于预先钻好的孔上（图 16-9），在前后侧缝合以避免其前后摆动。
- 在将髋关节保持于伸展位置时将股四头肌牵过大收肌表面，缝合在股骨后侧。

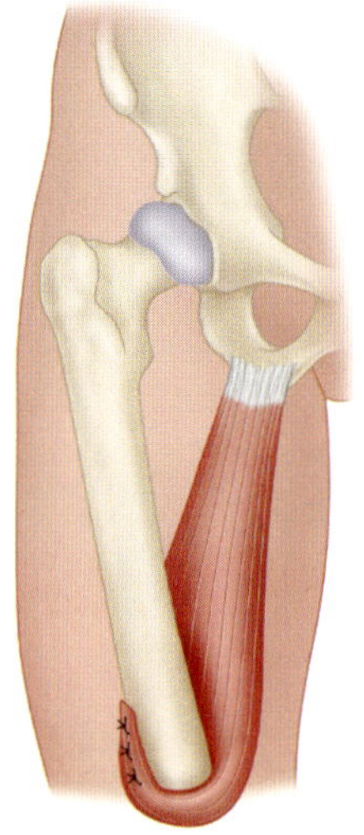

图 16-9 大收肌附于股骨外侧

（引自：Gottschalk F: Transfemoral amputations. In Bowker JH, Michael JW, editors: *Atlas of limb prosthetics: surgical, prosthetic, and rehabilitation principles*, ed 2, St. Louis, 1992, Mosby.）（见手术技术 16-7）

- 将其余的后侧肌肉缝合于大收肌的后部。关闭筋膜和皮肤，软敷料包扎。

缺血性肢体的经股骨（膝上）截肢术

手术技术 16-8

- 患者仰卧于手术台上，不用止血带。
- 从预计截骨平面画出等长的前后侧皮瓣，每个皮瓣的长度至少为预计截骨平面处大腿前后直径的 1/2。
- 切开皮下组织及深筋膜，翻折后侧皮瓣至截骨平面。
- 注意不要翻折前侧皮瓣，沿前方切口切断股四头肌及其上面的筋膜。肌肉及附着于肌肉上的皮肤及筋膜作为整个肌皮瓣向近端翻折，至预计截骨平面。辨认并分别结扎股管内的股动脉与股静脉。
- 环形切开股骨骨膜，在其远端用骨锯锯断骨骼。
- 将截骨边缘与股骨前外侧面磨光，以降低骨干与所覆盖的软组织的单位压力。
- 辨认坐骨神经，在截骨端的近侧仔细结扎，并在结扎的远端锐性切断。
- 切断后方肌肉使断端回缩至残端近侧，离断肢体。
- 辨认并切断所有皮神经，使其断端回缩到残端的近侧。
- 仔细冲洗伤口，冲去所有骨屑，钳夹、结扎或电凝出血点。
- 将前侧肌皮瓣覆盖于骨端，并将它的深筋膜层与大腿后方深筋膜缝合。
- 将塑料引流管放入肌肉深部，并将其从大腿的外侧面穿出。
- 用不可吸收缝线间断缝合切口。不要修整褶皱的皮缘。

术后处理 与此相关的许多概念和策略已在经胫骨截肢的术后处理中讨论过了，重点在于需要认识到有缺血性肢体的患者比非缺血性肢体患者的健康状况差很多，其康复时间更长、更需谨慎。经股骨截肢术后康复的一个最大的障碍是膝关节的缺失，这种情况下安装假肢行走时消耗的能量会呈指数增加，对心脏病和对侧肢体也是缺血性肢体的患者很不利，患者及其家属都必须清楚功能恢复训练中的风险。许多伴有心脏病、经股骨截肢的患者终身不用假肢。双侧经股骨截肢的患者更倾向于用轮椅，这样行动会更迅速，而且其行动时患者的氧耗量是双侧使用假肢者的 1/7 ~ 1/4 倍，年轻患者在这一点上适应得更快些，相关问题已在经胫骨截肢术后处理中加以讨论。

对于老年肢体缺血性患者，大腿截肢后能传统的软包扎。对于较强壮和有活力的患者，有支架和假肢足的硬性包扎。负重时间延迟到缝线和内固定拆除后可能会使患者感到更舒适。随后行走锻炼时可以用非锁定膝关节的假肢并逐渐减少上肢辅助。对于永久性修复，有多种轻质的、适应个体步态且负重时的稳定性非常优越的假体可供选择。

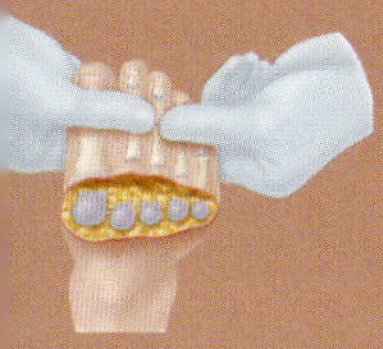

第 17 章

髋关节和骨盆截肢

著者：Kevin B. Cleveland
译者：吕　刚　王　筠　李　想
审校：肖建如　杨明磊　许　炜

髋关节离断术和各种形式的半骨盆切除术常用于治疗原发性骨肿瘤，而很少用于骨肿瘤转移、感染和创伤的治疗。截肢的范围因肿瘤治疗的需要而异，经常需要做非标准皮瓣移植。对于此类高位截肢的患者，使用假肢所需的体能据估计是普通截肢患者的 250%。相比之下，使用轮椅代步更为快捷，而且更节省体力。但是，能够使用假肢行走，即便距离较短，也会对患者的身心健康更有益处，尤其是对于年轻患者而言。随着更多新型假肢的研发，如多中心髋关节和微处理器膝，越来越多的患者选择使用假体。轻量化的假体可减少患者氧耗并为患者提供更多的便利。假体的主要目的是改善功能并提供更好的自身形象。患者不使用假肢的最常见原因是他们从未被提供过假肢。我们发现修复学专家会诊是非常有价值的。多学科团队应参与这些患者的诊疗，并全程参与患者的术前规划势在必行。

第一节　髋关节离断术

除肿瘤外，髋关节离断术的适应证还包括严重创伤、动脉供血不足、严重感染、巨大压疮或某些先天性下肢残缺疾病。不过，大多数情况下是用于治疗保肢手术无法充分切除的股骨及大腿部位的骨与软组织肉瘤。髋关节离断术在所有下肢截肢手术中的比例约为 0.5%，致死率的相关研究结果差异较大，（从 0 ~ 44%）。在髋关节离断时并不常规切除腹股沟淋巴结或髂窝淋巴结。本文描述了相关解剖要点，但由于病变部位不同，往往存在一些差异。

髋关节离断术解剖要点

手术技术 17-1

(Boyd)

- 患者取侧卧位，在髋关节前方行球拍形皮肤切口（图 17-1A）。切口起自髂前上棘，呈弧形向内下方并与腹股沟韧带平行，行进至大腿内侧内收肌止点下 5 cm 水平。分离并结扎股动、静脉，切断股神经。在坐骨结节下 5 cm 水平向大腿后方延长切口，至大腿外侧大粗隆基底部远端 8 cm 处，后再向近端呈弧形反折，在髂前上棘下方与切口起点汇合。
- 分别于髂前上棘和髂前下棘处分离缝匠肌和股直肌止点，残端向远端牵拉。
- 在耻骨下 0.6 cm 处切断耻骨肌。
- 外旋大腿，显露小粗隆和髂腰肌肌腱，于髂腰肌肌腱附着处切断并向近端牵拉。
- 将内收肌和股薄肌于耻骨表面剥离，并将大收肌附着于坐骨部分自其起点分离。
- 沿耻骨肌、闭孔内肌和短外旋肌群之间的肌间隙分离，显露闭孔动脉分支，进行钳夹、结扎并切断。闭孔内肌应在之后的步骤中自其股骨附着点处分离，而不是在此时在其骨盆附着点处分离，以避免

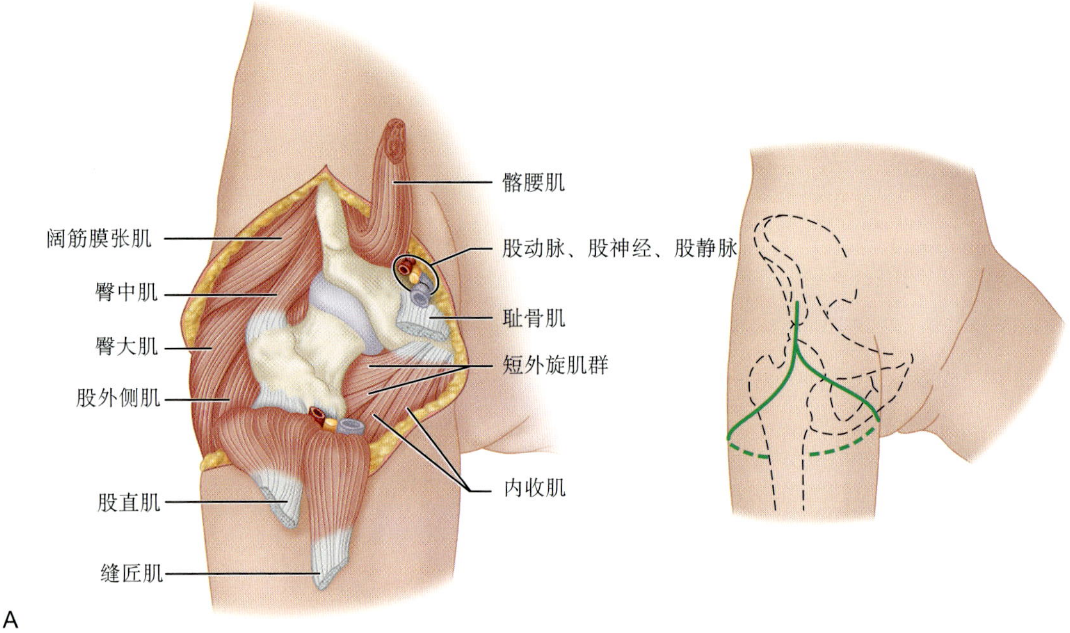

A

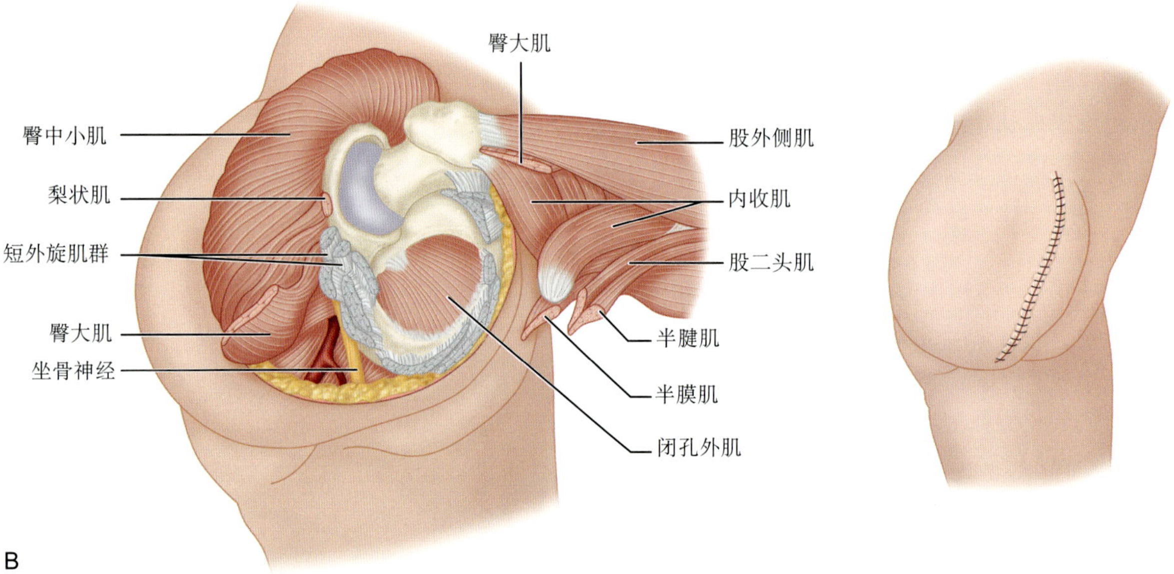

B

图 17-1 Boyd 髋关节离断术

A. 已切断股动、静脉和股神经，离断缝匠肌、股直肌、耻骨肌和髂腰肌，插图示皮肤切口；B. 自止点处分离臀肌，已切断坐骨神经和短外旋肌群，自坐骨结节分离腘绳肌，插图示残端切口已缝合

(引自：Boyd HB: Anatomic disarticulation of the hip, *Surg Gynecol Obstet* 84:346,1947.)（见手术技术 17-1）

闭孔动脉回缩至骨盆内，出现难以控制的大出血。

- 内旋大腿，将臀中肌和臀小肌自大粗隆附着点处分离，并向近端牵拉。
- 在皮肤切口水平，于阔筋膜张肌附着部远端切断阔筋膜和臀大肌最远端肌纤维，将臀大肌腱性反折部于粗线上附着处剥离，切断的肌肉向近端牵拉。
- 分离、结扎并切断坐骨神经。
- 于股骨附着点处分离髋短外旋肌群（如梨状肌、上下孖肌、闭孔内肌、闭孔外肌和股方肌），并于坐骨结节处分离腘绳肌。
- 切开髋关节囊及圆韧带，完成离断术（图 17-1B）。
- 将臀部皮瓣向前方牵拉，将臀肌远端缝合固定于耻骨肌和大收肌的止点处。
- 切口下端放置引流管，用不可吸收缝线间断缝合皮肤。

后侧皮瓣技术

手术技术 17-2

(Slocum)

- 切口起于腹股沟韧带水平，跨股动脉向远端延长 10 cm，呈弧线延至大腿内侧，后向外上方，到大粗隆近端，最后转向前侧至起点处，完成足够覆盖残端的后内侧皮瓣。
- 分离、结扎并切断股血管，切断股神经，使其缩至腹股沟韧带近端。
- 充分外展大腿，于耻骨附着点处切断内收肌群。
- 切断闭孔神经的两条分支，使其回缩远离压力区。
- 将缝匠肌和股直肌起点分别自髂前上棘、髂前下棘剥离。适当内收、内旋大腿，于大粗隆上端水平切断阔筋膜张肌，于同一平面紧贴股骨面切断附着于大粗隆的肌肉。随后极度外展大腿，于后侧皮瓣远端切断臀大肌。
- 分离、结扎并切断坐骨神经。
- 切开关节囊，完成关节离断。
- 将后内侧皮瓣连同臀大肌一起拉向前方，与切口前缘缝合。

第二节　半骨盆切除术（髂腰间离断术）

半骨盆切除术一般用于治疗保肢手术或髋关节离断术难以完全切除的肿瘤，其他手术指征包括危及生命的感染和动脉供血不足。Chan 等报道过因脊髓损伤并发压疮的患者而行半骨盆切除术的病例。与髋关节离断术不同，所有半骨盆离断术术式均需要切除髂窝和腹股沟淋巴结。

标准半骨盆切除术要求使用后侧或臀部皮瓣，离断耻骨联合、骶髂关节和同侧下肢。扩大半骨盆切除术还需要切除相邻的骨骼肌肉结构，如骶骨或部分腰椎。半骨盆姑息切除术则在髋臼上方截断髂骨，保留髂嵴。Sherman，O'Connor 和 Sim 认为行半骨盆或骨盆切除术取决于以下 3 个要素：(肿瘤侵犯) 坐骨神经，股骨神经血管束和髋关节，包括髋臼周围区域的情况。如果涉及 3 个要素中的 2 个，他们则推荐行半骨盆切除术（而不是全骨盆切除）以获得适当的边缘。内半骨盆切除术属于一种保肢手术，常常能够达到相应的截肢术所涉及的近侧和内侧边缘。这种手术方法将在第 24 章中进行讨论。

所有类型的半骨盆切除术都是高度毁损性和致残性手术。Gordon–Taylor 称半骨盆切除术是“对人体骨架实施的最大破坏性手术之一”。术前需要维持患者最佳的营养状况，足量备血，并在术中严格监测。早期报道半骨盆切除术的死亡率大于 50%，但随着近期新技术的应用，包括放疗、化疗和改善患者一般情况，现在这种手术死亡率低于 10%。然而并发症是很常见的。很多患者在术后早期出现明显的幻肢痛。据报道，肢体痉挛比幻肢痛更常见，其可能在手术后数周甚至数月内出现；这种现象最常见于创伤性半骨盆切除术后。皮瓣和伤口局部坏死也并不少见。Senchenkov 等对 160 例半骨盆切除术的综述中报道其并发症发生率约为 54%，包括术中泌尿系损伤 18%，胃肠道损伤 3%。切口并发症是最常见的术后并发症，包括感染和皮缘坏死。行后侧皮瓣手术的患者中，结扎髂总血管发生皮缘坏死的风险比单独结扎髂外血管高 2.7 倍。Apffelstaedt 等发现，对比结扎髂总动脉与仅结扎髂外动脉，以及皮瓣坏死之间无显著差异。我们仍然建议当病情允许时保留髂总动脉。手术时间和手术复杂性增加同样导致皮瓣坏死和感染增加。重建皮瓣的最佳选择是使用切除组织（游离 fillet 皮瓣）。定制内固定物和骨小梁金属也可用于改善手术效果。随着假肢技术的发展，外科手术技术亦不断取得进展。适当的情感和心理支持是术后康复的重要方面。下面介绍标准前侧皮瓣半骨盆切除术和半骨盆姑息切除术的手术技术。

标准半骨盆姑息切除术

手术技术 17-3

- 使用 Foley 管导尿，患者取侧卧位，患侧在上，固定患者，以便在前、后方操作时倾斜手术台。
- 先行前方切口，起于髂前上棘上 5cm 处，向下至耻骨联合（图 17-2A）。向深部切开阔筋膜、腹外斜肌、腹内斜肌和腹横肌。
- 向内牵开精索。
- 钝性分离显露髂窝。
- 由髂血管处掀起壁腹膜，使其与内脏一起向下牵拉。
- 结扎腹壁下血管。
- 由耻骨附着处分离腹直肌和腱鞘。

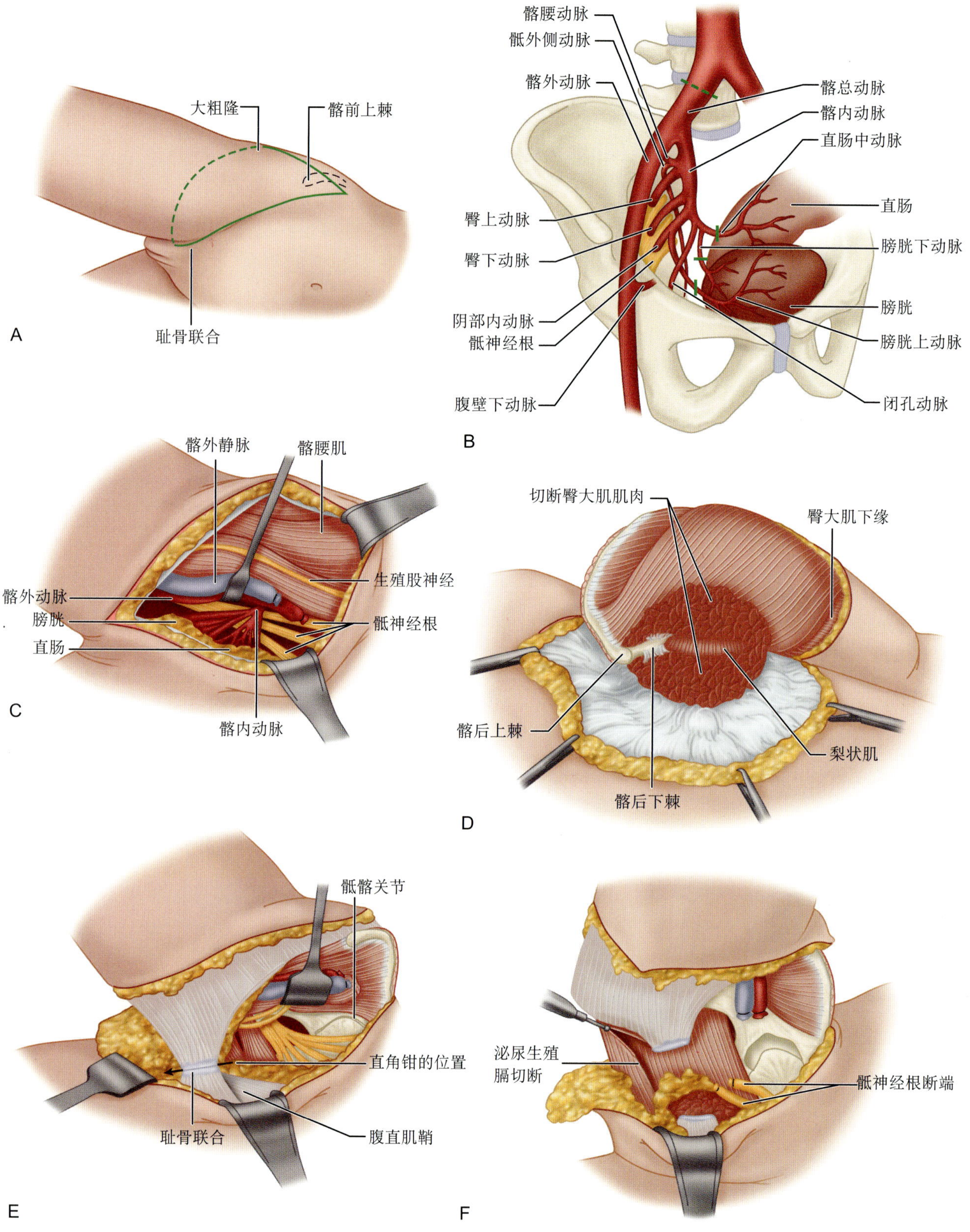

图 17-2 标准半骨盆切除术

A．皮肤切口；B、C．切断髂动脉，切断髂内血管；D．分离髂嵴和臀大肌；E．截断耻骨联合；F．从骨盆上切断肌肉（见手术技术 17-3）

- 辨认髂血管，向内侧牵开输尿管，结扎、切断髂总动、静脉及其在髂骨、直肠和膀胱的分支。将直肠和膀胱自骨盆壁分离，显露骶神经根（图 17-2B、C）。完成此步骤时，必要时可先行显露耻骨联合和骶髂关节。
- 用温湿纱布填塞前方切口。
- 行后方切口，起于髂前上棘上 5 cm，跨过大粗隆前面，向后平行于臀纹，绕大腿后方与前切口的下端相连（图 17-2A）。
- 自臀大肌表面直接切开臀筋膜，掀起后侧皮瓣。皮瓣需要连带筋膜，如有可能，皮瓣还应连带臀大肌内侧部分。自髂嵴向上掀起皮瓣。
- 在髂嵴上分离切断腹外斜肌、骶棘肌、背阔肌和腰方肌。
- 从骶结节韧带、尾骨和骶骨上翻折臀大肌（图 17-2D）。
- 在髂嵴水平离断髂腰肌、生殖股神经、闭孔神经、股神经和腰骶神经干。
- 外展髋关节，维持耻骨联合周围软组织张力。用长直角钳绕过耻骨联合并用刀切断（图 17-2E）。
- 切断骶神经根，尽可能保留勃起神经。向外侧牵开髂肌，显露骶髂关节前方。
- 使用手术刀或骨刀离断骶髂关节前部并切断髂腰韧带。
- 用力牵引下肢，使骨盆壁与腹腔脏器分离。从前向后，依次分离尿生殖膈、耻尾肌、坐骨尾骨肌、髂尾肌、梨状肌、骶结节韧带和骶棘韧带（图 17-2F）。以上结构均要在张力下分离。将下肢极度前移，截断骶髂关节后部，完成离断手术。
- 留置负压引流管，将臀筋膜缝合在腹壁筋膜处，缝合皮肤切口。

术后处理 引流管和 Foley 导尿管术后应留置数日，同时应避免后侧皮瓣受压。

前侧皮瓣半骨盆切除术

前侧皮瓣半骨盆切除术主要用于非保肢治疗可解决的臀部或大腿近端后侧病变。此术式中，由股浅血管提供血供的股四头肌皮瓣及部分缝匠肌用于覆盖后侧的巨大缺损。

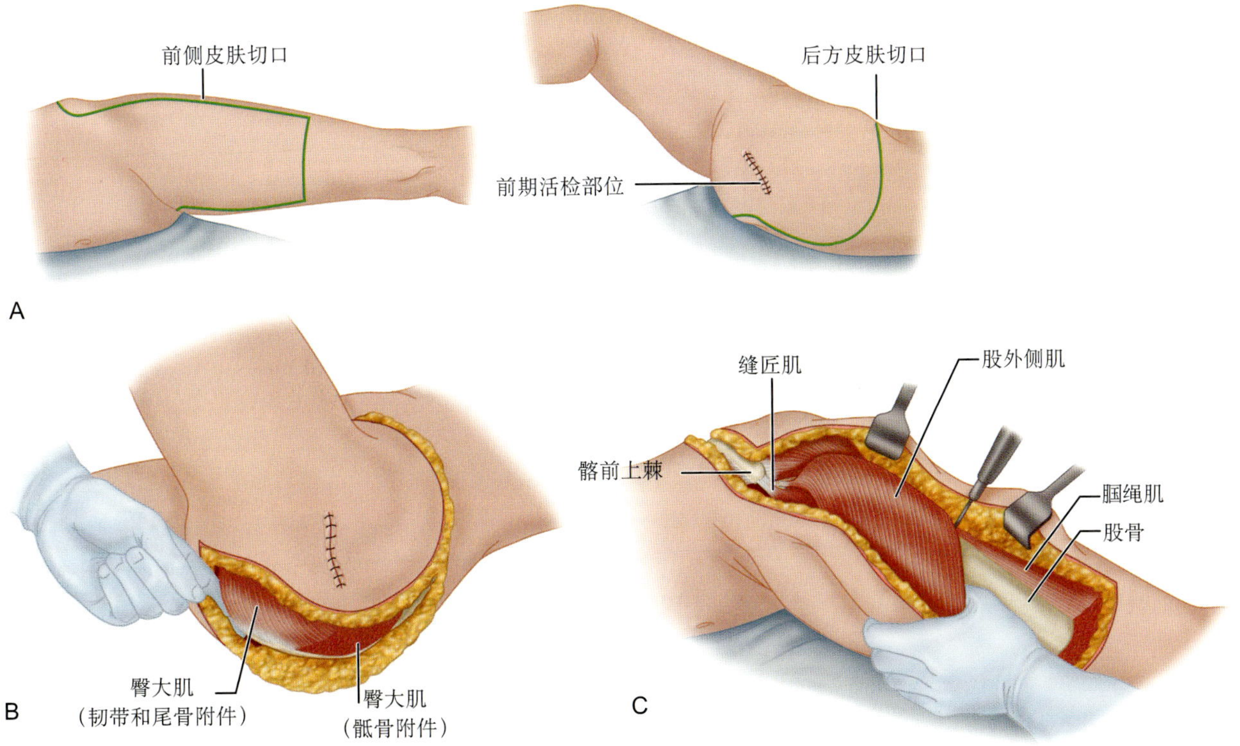

图 17-3 前侧皮瓣半骨盆切除术

A．前、后侧皮肤切口；B．将臀大肌在其位于尾骨和骶结节韧带的止点处分离；C．从股骨上切断股外侧肌，于阔筋膜处分离阔筋膜张肌

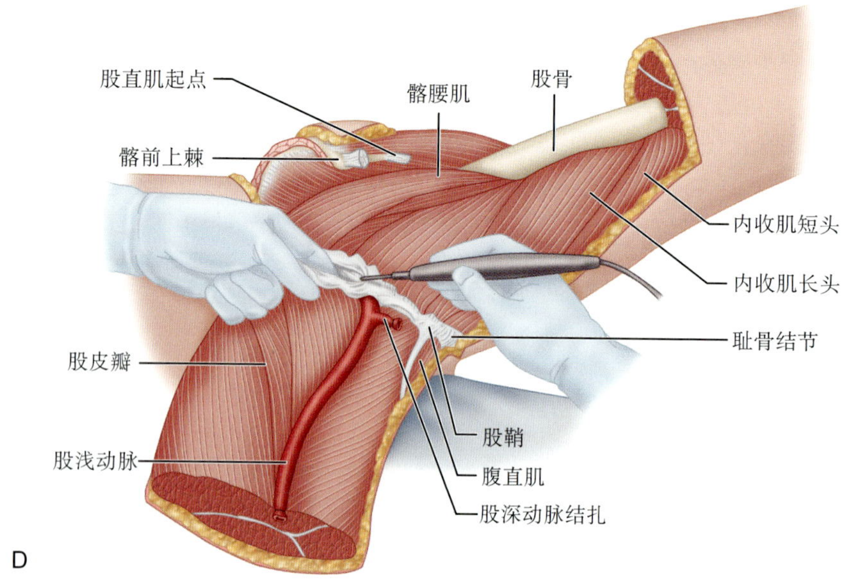

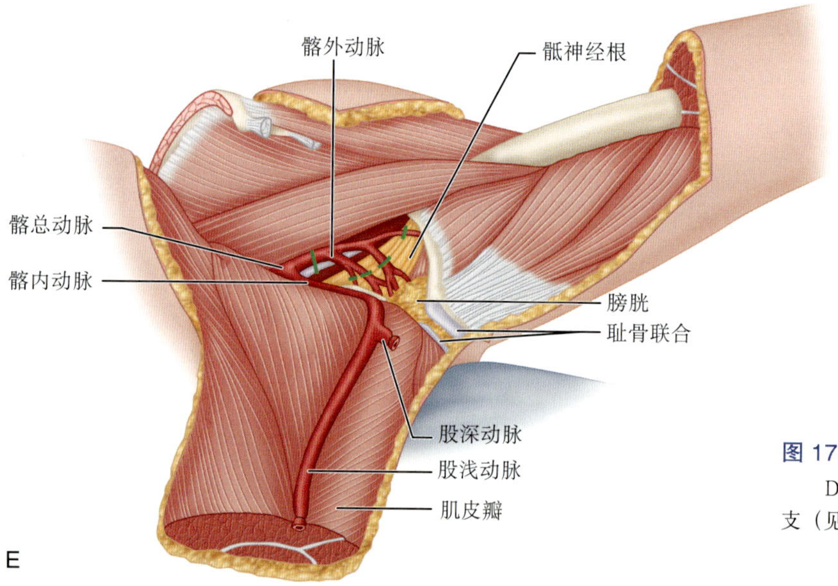

图 17-3（续）

D．分离肌皮瓣；E．横断髂内血管及其分支（见手术技术 17-4）

手术技术 17-4

- 使用 Foley 导尿管。患者取侧卧位，患侧在上。固定患者，以便于在前、后方切开时倾斜手术台。皮肤消毒范围从足趾至胸廓，铺单时肢体外露。设计并标出皮肤切口，确保前侧皮瓣的长度和宽度足以覆盖后方缺损（图 17-3A）。
- 切口始于髂嵴后内侧，绕髂嵴上方，再沿肛门外侧绕过臀部，至大腿内侧中点。沿大腿向下延长切口至皮瓣足够覆盖后方缺损，水平绕过大腿前方至外侧中点，再向上与上方切口汇合。
- 行后方切口。保留肛周 3cm 的皮肤。于骶骨处剥离臀大肌和骶棘肌。然后从髂嵴处剥离腹外斜肌、骶棘肌、背阔肌和腰方肌。
- 屈髋，维持臀褶皱处组织张力。从尾骨和骶结节韧带上分离臀大肌的残留止点（图 17-3B）。在直肠外侧钝性分离至坐骨直肠窝。
- 在大腿中下 1/3 交界处加深前方切口，经股四头肌至股骨，外侧向近端延长至髂前上棘，从股骨上切断股外侧肌，于阔筋膜处分离阔筋膜张肌，使其与病变一并切除（图 17-3C）。
- 从 Hunter 管开始向内侧解剖，结扎和切断股浅血管。沿着血管向上至腹股沟韧带，分离和结扎至内收肌的小血管丛。
- 向上掀起肌皮瓣，从股骨上分离股内侧肌和股中间肌。
- 将股深血管在其起自股动、静脉上的起点处进行结扎、切断。

- 将腹肌、缝匠肌、股直肌、腹直肌分别于髂嵴、髂前上棘、髂前下棘和耻骨上分离，以实现在骨盆上游离肌皮瓣（图 17-3D）。
- 向内牵开皮瓣，沿股神经解剖进入骨盆来显露髂血管。
- 保护膀胱和尿道，分离耻骨联合。
- 在髂内血管于髂总血管上的起点处结扎和切断髂内血管。向内牵开膀胱和直肠，切断髂内血管的脏支。在腰大肌于髂肌交汇处切断腰大肌，并切断其下方的闭孔神经，但要保留进入皮瓣的股神经。同时切断腰骶神经和骶神经根（图 17-3E）。
- 上提患肢以牵开盆膈，在贴近骨盆处依次切断尿生殖膈、肌提肛和梨状肌。
- 分开骶髂关节和髂腰韧带，切除病灶。
- 将股四头肌向后翻转，覆盖后方缺损，留置引流管，将股四头肌缝至腹壁、骶棘肌、骶骨和盆膈上，关闭创口。

术后处理 当患者自感尚可且病情稳定时，可下床活动。引流管和 Foley 导尿管术后应留置数日。皮瓣坏死的发生率较经典后侧皮瓣技术更低。

半骨盆姑息切除术

半骨盆姑息切除术的适应证：大腿近端和髋部肿瘤，通过保肢手术无法完全切除，同时不需要进行骶髂离断术来获得足够的切除范围。该术式属于一种髋臼上截肢手术，在坐骨大切迹水平横断髂骨。

手术技术 17-5

- 使用 Foley 导尿管。患者取侧卧位，患侧在上。固定患者，以便于向两侧倾斜手术台。
- 切口起自髂前上棘上方 1 ~ 2 cm，向后外侧绕过大粗隆至臀褶皱。再沿臀褶皱延长至大腿后内侧。另一切口起于前一切口起点下 5 cm 处，平行沿腹股沟韧带上方向内延长至耻骨结节，向后方延长切口，绕大腿内侧与前一切口相连（图 17-4A）。
- 首先分离前方组织。切开腹壁肌，显露腹膜。
- 钝性分离腹膜后间隙，显露髂血管（图 17-4B）。在髂内血管远侧结扎和切断髂外血管。
- 显露耻骨联合，保护膀胱和尿道。
- 采用以下方式于坐骨大切迹处离断髂骨：用手指自髂前上棘至坐骨大切迹钝性剥离髂骨内板上的髂腰肌。同法从髂骨外板上剥离臀大肌。然后在臀小肌止点下方将线锯穿过坐骨大切迹，锯断髂骨（图 17-4C）。
- 此时可调整下肢体位，使各肌群保持张力，在适当的水平将肌肉连同股骨、闭孔肌和坐骨神经一起离断。在骨盆止点处仔细切开分离尿生殖膈和盆膈，保护膀胱和直肠。
- 留置引流管后关闭切口。

术后处理 引流管和 Foley 导尿管术后应留置数日，同时应避免后侧皮瓣受压。

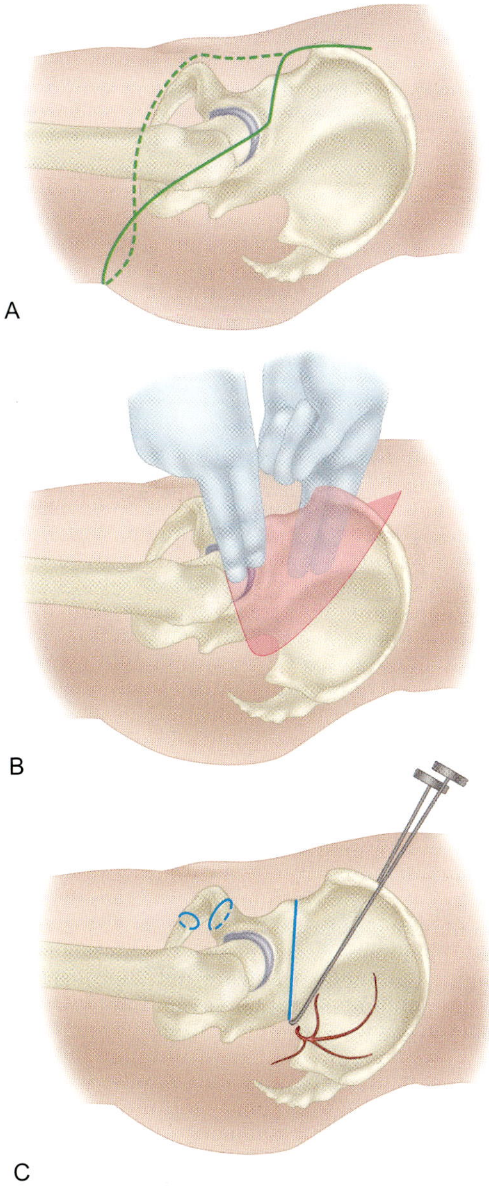

图 17-4 半骨盆姑息切除术。A. 球拍形皮肤切口；B. 从髂骨上钝性分离肌肉；C. 线锯离断髂骨

（引自：Sherman CD Jr, Duthie RB: Modified hemipelvectomy, *Cancer* 13:51,1960.）（见手术技术 17-5）

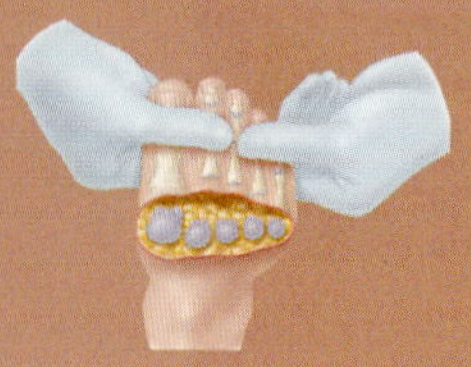

第 18 章 上肢截肢

著者：Kevin B. Cleveland
译者：纪　方　佟大可　丁文彬
审校：肖建如　刘玉杰　许　炜

很多骨科医师认为截肢术对于一个肢体的功能重建来说是一种失败；实则不然，截肢术应被认为是功能重建的开始。上肢的截肢术（除外截指术）占所有截肢术的 3% ~ 15%，大概是下肢截肢术的 1/20。恶性肿瘤是行肩关节离断和肩胛带离断的主要原因，在美国，现在有超过 10 万的上肢截肢术后患者。创伤是上述两种术式外行上肢截肢的主要原因。相比英雄式一味地抢救患肢，多数截肢患者能从及时截肢和早期假肢修复中获得更大益处。

截肢术通常应尽可能保留患肢长度。这一目标可以通过准确的术前评估，用 Ilizarov 外架进行骨延长和精确的显微血管吻合技术来实现。同时，可以利用远端游离皮瓣和被截肢体的皮瓣来保留患肢长度。即便对于很小的残端，佩戴假肢也可以较好地改善其功能。但有些情况下需要行缩短截骨术，通常一个小的超肘关节残端比肘上段截肢术后残肢在功能上要好得多。假肢不能完全替代手的感觉，同时假肢的功能会随截肢平面的升高而下降。因此，肩关节截肢患者很少使用假肢。不过，经肱骨（肘关节以上）及以远的截肢使用硬性包扎并早期安装临时假肢能鼓励患者恢复双手活动，减轻失去肢体的心理打击，降低拒绝使用假肢的概率。截肢术后 4 ~ 6 周，软组织明显愈合，水肿逐渐得到控制，患者可以着手进行假肢的初步塑形定制。机电假肢对于肘下截肢术的患者或许是个不错的选择。而对于体力劳动者来说，传统的假肢可能更受青睐。部分中心应用混合系统，包括同步肩关节联合、身体动力推动的肘部、外部动力手腕和终末肌电假肢（terminal devices）。这些装置对于优势肢体截肢术后患者的功能恢复通常是有效的，接受者每天使用假肢大约 14h。一些学者指出，50% 的患者在 5 年后拒绝继续使用假肢。通过更好地教育患者、更低的截肢层面以及在 30d 内的假肢修复，可以降低患者对假肢排斥率。各种各样的终末肌电假肢是有效且易于使用的（图 18-1）。据报道，超过 50% 的患者有幻肢疼痛，但很少因此影响假肢使用或穿戴。条件允许的情况下尽可能行肌肉固定术、肌成形术和筋膜包裹术。上肢截肢的新技术在不断发展，包括靶向肌肉神经移植术、肌电图模拟识别和复合异体移植术的使用。此外，个体化的设计尤为重要，经验丰富的假肢设计师可以为患者设计合适的假肢，甚至在必要时为每个患者设计适宜个体化的假肢。

第一节　手部截肢术

手部截肢将在第 19 章讨论。

第二节　腕部截肢术

对前臂截肢来说，只要有可能，应尽可能施行经腕骨截肢或腕关节离断术，因为下尺桡关节如果正常，前臂的旋前、旋后功能仍可保留。尽管只有

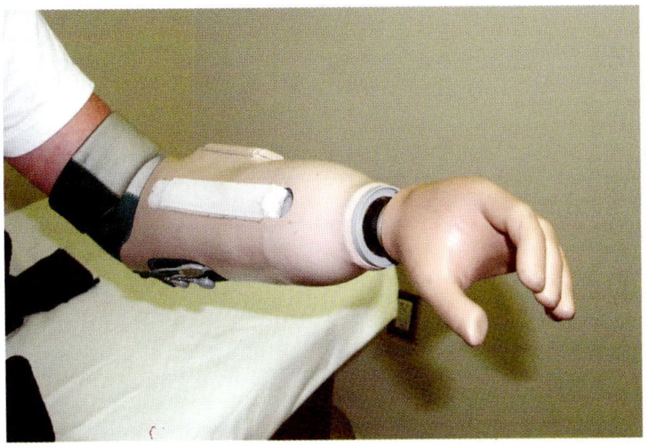

图 18-1 前臂截肢术后肢体末端装置可更换的肌电假肢

50% 的旋前或旋后功能可以传递到假肢，但对患者而言，这些动作具有极其重要的意义，因此应尽一切努力保留下尺桡关节。经腕骨截肢术中，桡腕关节的屈伸功能也应保留，该功能也能被假肢利用。虽然经腕骨截肢后装配假肢比较困难，但有经验的假肢专家是可以做到的。现已有用于腕关节离断术后的优良假肢，薄的假腕部件很大程度上克服了以往假手或假钩长于对侧正常手的缺点。而且，与更靠近侧的截肢相比，腕部截肢保留了长的力臂，使假肢的应用更方便、有力。

腕部截肢术

手术技术 18-1

- 做一个掌侧长皮瓣和一个背侧短皮瓣，长度比例为 2 ∶ 1。尽可能使用厚的掌面皮肤皮瓣游离至预计截骨平面的近侧，显露下方的软组织结构。
- 向远端牵拉并切断屈指肌腱和伸指肌腱，任其回缩至前臂。
- 找到屈腕肌腱和伸腕肌腱，从附着点游离，翻转至截骨平面近侧。找出正中神经、尺神经和桡神经的终末支，向远端牵拉，在截骨平面的近侧切断，使其回缩至残端上方。以避免残留痛性神经瘤。
- 在预计截骨平面的近侧，钳夹、结扎并切断桡动脉和尺动脉。切断其他软组织至骨。
- 用锯横断腕骨，锉平粗糙边缘，使其外形光滑平整。
- 在残留的腕骨上选择与正常肌腱附着点方向一致的位置，将屈腕肌腱和伸腕肌腱固定，以保留腕关节的自主活动。
- 用不可吸收缝线间断缝合皮下组织和皮肤，放置橡皮片引流或塑料负压引流管。

腕关节离断术

手术技术 18-2

- 做一个掌侧长皮瓣和一个背侧短皮瓣（图 18-2A）。切口起自桡骨茎突远侧 1.3 cm，向远端延伸，越过手掌，再弧形转向近侧，止于尺骨茎突远侧 1.3 cm 处。
- 越过手背，与掌侧切口的两端相连，形成一个短的背侧皮瓣。有时为了避免截肢平面过高，也可设计非标准皮瓣。将皮瓣、皮下组织和筋膜一起翻向桡腕关节近侧。
- 在关节近侧钳夹、结扎并切断尺动脉和桡动脉。
- 找出正中神经、尺神经和桡神经，轻轻向远端牵拉并切断，使其回缩至截骨平面的近端。同时找出桡神经掌面皮支和尺神经手背皮支，保存这些皮神经可以保留患者残端肢体的感觉。
- 在近侧切断所有肌腱，对屈肌和伸肌肌腱行腱固定术，任其回缩至前臂。
- 环形切断腕关节囊，完成关节离断（图 18-2B、C）。
- 切除桡骨茎突和尺骨茎突，锉平残端，使其外形光滑平整。特别小心避免损伤下尺桡关节和三角韧带，这样可保留前臂的旋前和旋后活动，并能避免关节疼痛（图 18-2D）。
- 用不可吸收缝线间断缝合皮瓣，覆盖截骨残端（图 18-2E），放置橡皮片引流或负压引流管。

第三节 前臂（经桡骨）截肢术

前臂截肢也同其他部位一样，应尽量保持残肢长度。我们推荐在条件允许的情况下保留至少 2/3 的前臂长度。不过，如果前臂血液循环严重破坏，因前臂远端的皮肤薄，皮下组织缺乏，前臂远端 1/3 截肢后不能像近端截肢那样满意地愈合；而且，前臂远端的深部软组织基本是由血供相对较差的肌腱和筋膜构成。在这些特殊情况下，前臂中远 1/3 处截肢更为可取。前臂近侧 1/3 截肢，即使肘下只保留了 3.8 ~ 5.0 cm 的短残端，也优于经肘或肘上截肢。从功能上讲，保留患者的肘关节非常重要。应用先进的假肢及其装配技术，经验丰富的假肢专家也可为极短的肘下残端装配优良的假肢。

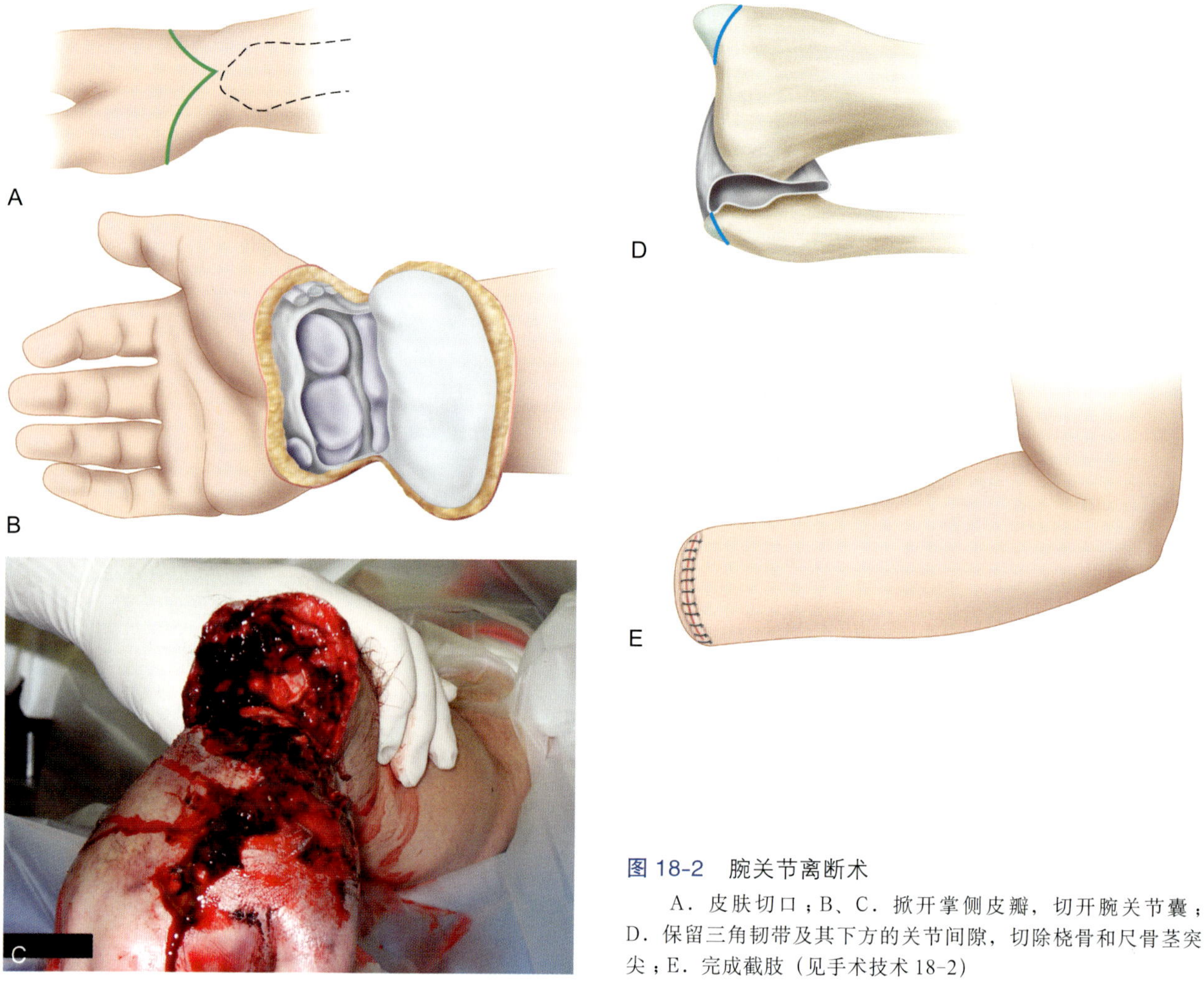

图 18-2 腕关节离断术

A．皮肤切口；B、C．掀开掌侧皮瓣，切开腕关节囊；D．保留三角韧带及其下方的关节间隙，切除桡骨和尺骨茎突尖；E．完成截肢（见手术技术 18-2）

前臂远端（经桡骨远端）截肢术

手术技术 18-3

- 从预计截骨平面的近侧开始，做前、后等长皮瓣（图 18-3A）；皮瓣的长度约等于截肢处前臂直径的 1/2。将皮瓣、皮下组织和深筋膜翻向截骨平面近侧。
- 在该平面近侧钳夹、双重结扎、切断桡动脉和尺动脉。
- 找出桡神经、尺神经和正中神经，轻轻牵向远端，高位切断，使其回缩到残端近侧。
- 在截骨平面远端横行切断前臂肌腹并在尺骨和桡骨间植入肌肉组织。把远端的旋前方肌和近端的屈肌、伸肌肌腱固定在骨上，这样可以避免痛性挛缩和不稳定。
- 横行截断尺骨和桡骨，将骨端锉平（图 18-3B）。
- 用可吸收缝线缝合深筋膜，用不可吸收缝线间断缝合皮瓣（图 18-3C）。在筋膜深层放橡皮片引流，塑料管负压引流可能更优越。
- 如需要，可按以下方法行肌成形术闭合伤口。在掀起适当长度的皮肤和深筋膜之后，将屈指浅肌做成一个肌瓣，其长度能绕过截骨残端至背侧深筋膜。
- 在截骨平面离断其他软组织。
- 截骨并锉平，将肌瓣向背侧翻转，越过背侧肌肉，与深筋膜缝合。为防止残端臃肿，绝不能将整个掌侧肌肉全做成肌瓣。
- 用上述方法关闭残端。

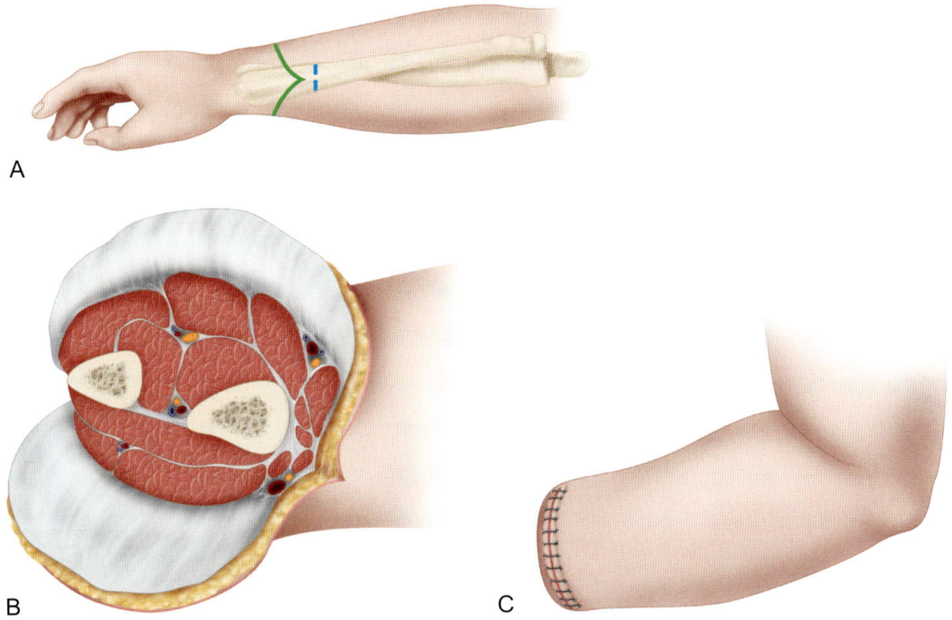

图 18-3　经前臂远侧截肢

A．皮肤切口和截骨平面；B．皮瓣掀开，骨和软组织已切断；C．完成截肢（见手术技术 18-3）

前臂近端 1/3（经桡骨近端）截肢术

手术技术 18-4

- 如果皮肤条件好，做前后等长皮瓣；如条件不好，必要时做不典型皮瓣，而不要在更近端平面截肢。并将皮瓣和深筋膜一起翻向截骨平面近侧。
- 在截骨平面稍近侧分离、双重结扎并切断主要血管。
- 找到正中神经、尺神经和桡神经，轻轻牵向远端，在近侧切断，使其向近侧回缩远离截肢残端。
- 在截骨平面远端横断肌腹使其回缩至截骨平面。仔细修整多余的肌肉。
- 横断尺骨和桡骨，残端锉光滑，试着保留至少 5cm 近端尺骨。如果必须行近端截骨术，需要通过腱固定术将肱二头肌肌腱固定在尺骨残端上。这将增加功能性残端的长度，有利于装配假肢。即使没有肱二头肌的屈肘功能，依靠肱肌肘关节也可获得满意地屈曲。
- 用可吸收缝线间断缝合深筋膜，用不可吸收缝线间断缝合皮肤，筋膜深处放橡皮片引流或塑料管负压引流。

第四节　肘关节离断术

肘关节是一个理想的截肢平面，因它有宽阔的肱骨髁，有利于作为牢固把持义肢的接受腔，肱骨的旋转也能传至假肢。如果截肢平面更靠近端，肱骨的旋转功能便不能传至假肢，此时则有必要安装有肘部转盘的假肢。目前假肢技术已经较好地克服了以往在此平面安装假肢所遇到的困难。现在，多数外科医师认为肘关节离断比经肱骨截肢更为可取。此外，肱骨缩短截骨术能够保护肘部。

肘关节离断术

手术技术 18-5

- 按如下方法做前、后等长皮瓣。切口起自肱骨内、外上髁，后侧皮瓣向远端延至尺骨鹰嘴远侧 2.5cm，前侧皮瓣至肱二头肌肌腱止点稍远侧。需要时也可做不典型皮瓣。然后，将皮瓣翻至肱骨内、外髁的近侧，从肘关节内侧开始分离深层组织。

- 找到并切断肱二头肌腱膜，然后从肱骨内上髁游离屈肌总腱起点，将肌肉翻向远端，显露走行于肱二头肌内侧的神经血管束。
- 在肘关节近侧分离、双重结扎并切断肱动脉。
- 向远端轻轻牵拉正中神经，在其近端用利刀切断，使其回缩至关节近侧至少 2.5 cm 以上。在内上髁后方的尺神经沟中找到尺神经，按同样方式处理。
- 从桡骨剥离肱二头肌腱止点，从尺骨冠突剥离肱肌腱的止点。
- 在肱肌、肱桡肌间沟中找到桡神经，分离并向远端牵拉，在更近处切断。
- 在关节线远侧 6.3 cm 处，横断起于肱骨外上髁的伸肌群，将近侧端向上翻转。
- 在尺骨鹰嘴尖附近将肱三头肌腱和后方筋膜一起切开。
- 切开前关节囊，移去前臂，完成关节离断。
- 保留完整的肱骨关节面。把肱三头肌肌腱前移，将其先缝合固定在肱骨上，然后与肱肌腱和肱二头肌腱缝合。
- 将肱骨外上髁剩余的部分伸肌群修剪成一薄的肌瓣，向内牵拉，与起于肱骨内上髁的屈肌残端缝合。然后缝合骨膜和肌瓣，覆盖肱骨残端的所有骨性突起和显露的肌腱。
- 修整皮瓣便于无张力缝合，用不可吸收缝线间断将皮瓣边缘缝合。筋膜下放置橡皮片引流或塑料管负压引流。

第五节 上臂（经肱骨）截肢术

经上臂截肢或经肱骨截肢是指从肱骨髁上至腋窝皱襞之间任何水平的截肢。更远平面的截肢，比如经肱骨髁截肢，假肢安装与功能类同于肘关节离断术；而腋窝皱襞以上的截肢功能上类同于肩关节离断术。正如其他部位截肢时所要求的，应尽可能地保留残肢长度。如果无法保留肱骨髁部，应最少距肘关节 3 ~ 5cm 处截骨。肘关节以上截肢患者的假肢必须具有内部肘锁装置和肘部转盘。肘关节的扣锁装置能使肘关节在充分伸展、充分屈曲及两者间的任何位置上保持稳定。转盘装置取代肱骨的旋转功能。肘关节的扣锁装置约在接受腔末端远侧 3.8 cm 处，为了美观，应与健肘在同一水平。因此，在施行经肱骨截肢时，截骨水平至少应距肘关节 3.8 cm，以腾出空间安装该装置。尽管在腋窝皱襞或更上水平截肢需要安装与肩关节离断术相类似的假肢，但是保留肱骨近端部分（包括肱骨头）也是有价值的，因为这保留了正常的肩关节外形，满足了美观的需要。并且因为存留部分肱骨有可能使接受腔易于抓紧，这样肩关节离断假肢就更为稳定。应尽一切可能保留 5 ~ 7cm 长的肱骨。

有文献报道，12 岁以下的患儿会发生截肢术后骨残端过度生长的问题，常见于肱骨和腓骨。通常，推荐肘关节离断术，但是如果不能进行关节离断术时，就需要植骨封住肱骨远端骨髓腔。一些学者建议用筋膜、金属材料、髂骨作为封闭物。以往笔者在截肢术后利用截除的肱骨作为封闭物取得了较好的效果。患者术后必须进行随访，必要时还可进行手术翻修。

肱骨髁上截肢术

手术技术 18-6

- 在近端从预计截骨平面开始，做前后等长皮瓣，每侧皮瓣长度等于上臂截骨平面直径的 1/2（图 18-4A）。
- 在截骨平面近侧双重结扎、切断肱动脉，在更高的平面横断正中神经、尺神经和桡神经，使其近端回缩至残端的近侧。
- 在截骨平面远侧 1.3 cm 处切断前间室的肌肉，使其刚好回缩至截骨水平。
- 从尺骨鹰嘴游离肱三头肌止点，将肱三头肌腱膜和肌肉做成一个长的肌肉 - 筋膜瓣，将该瓣向近侧翻转，在肘关节上至少 3.8 cm 处环形切开肱骨骨膜，为安装假肢的肘关节装置留出空间。
- 在此平面截断肱骨，锉圆骨残端（图 18-4B）。
- 修整肱三头肌肌腱成一长瓣，绕过肱骨残端，与前方肌肉表面的筋膜缝合。将其缝合在肱骨上后修补筋膜。
- 在深部放置烟卷式引流条或塑料负压引流管。用细的可吸收缝线缝合筋膜，不可吸收缝线间断缝合皮瓣（图 18-4C）。

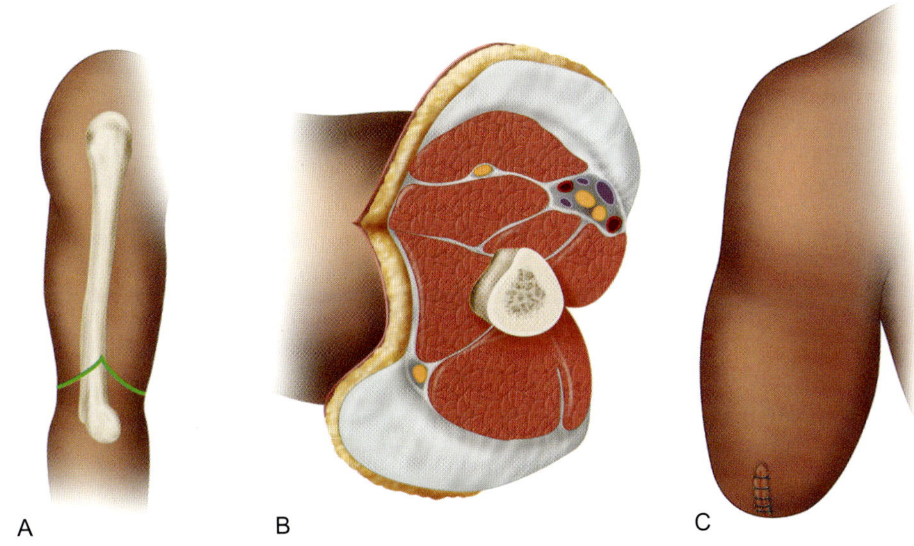

图 18-4 上臂髁上截肢

A．皮肤切口和截骨平面；B．横断前方肌肉，肱三头肌和筋膜瓣连为一体，肱骨已截断；C．完成截肢（见手术技术 18-6）

肱骨髁上近侧截肢术

手术技术 18-7

- 从截骨平面近侧开始做前后等长皮瓣，每侧皮瓣的长度稍长于上臂截骨平面直径的 1/2。
- 在截骨平面近侧分离、双重结扎、切断肱动脉和肱静脉。
- 找到上臂主要神经，轻轻牵向远端，在更高平面切断，使其回缩至残端近侧。
- 在截骨平面远端 1.3 cm 处切断前间室的肌肉，使其回缩至截骨水平。
- 在截骨平面远侧 3.8 ~ 5 cm 处切断肱三头肌，将近端牵向近侧。
- 环形切开骨膜，截断肱骨，锉圆骨端。
- 将肱三头肌切成斜形的薄肌瓣，包绕肱骨残端，与前方肌筋膜缝合。
- 皮瓣深处置橡皮片引流或塑料负压引流管。用可吸收缝线间断缝合筋膜。修整皮瓣，使皮缘紧贴，用不可吸收缝线间断缝合。

第六节 肩部截肢术

大多数肩部截肢用于治疗不能用保肢方法治疗的骨与软组织恶性肿瘤，少数情况下因动脉供血不足进行肩部截肢，因创伤或感染而截肢的情况罕见。截肢的范围和皮瓣的设计经常需要修改。幻肢痛常见，最好由有经验的麻醉师用近端神经阻滞的方法治疗。少有患者常规使用假肢，但对于肩胛带离断手术的患者可使用具有美观性的肩帽。

经肱骨外科颈截肢术

手术技术 18-8

- 患者仰卧，患肩下置沙袋，使患者背部与手术台成 45°。
- 前侧皮肤切口起自喙突，沿三角肌前缘向远端延伸，至该肌止点。再沿三角肌后缘到达腋窝皱襞后方，经腋部做横行切口，将以上切口两端相连（图 18-5A）。
- 在三角肌、胸大肌间沟游离、结扎并切断头静脉。
- 分离三角肌和胸大肌，将三角肌牵向外侧。接着，自止点切断胸大肌，牵向内侧。
- 在胸小肌、喙肱肌间显露神经、血管束。在胸小肌正下方分离、双重结扎、切断腋动脉和腋静脉。
- 分离正中神经、尺神经、桡神经和肌皮神经，向远端牵拉，高位切断，使其回缩至胸小肌近端平面（图 18-5B）。
- 在止点处切断三角肌，同外侧皮瓣一起向上翻转。

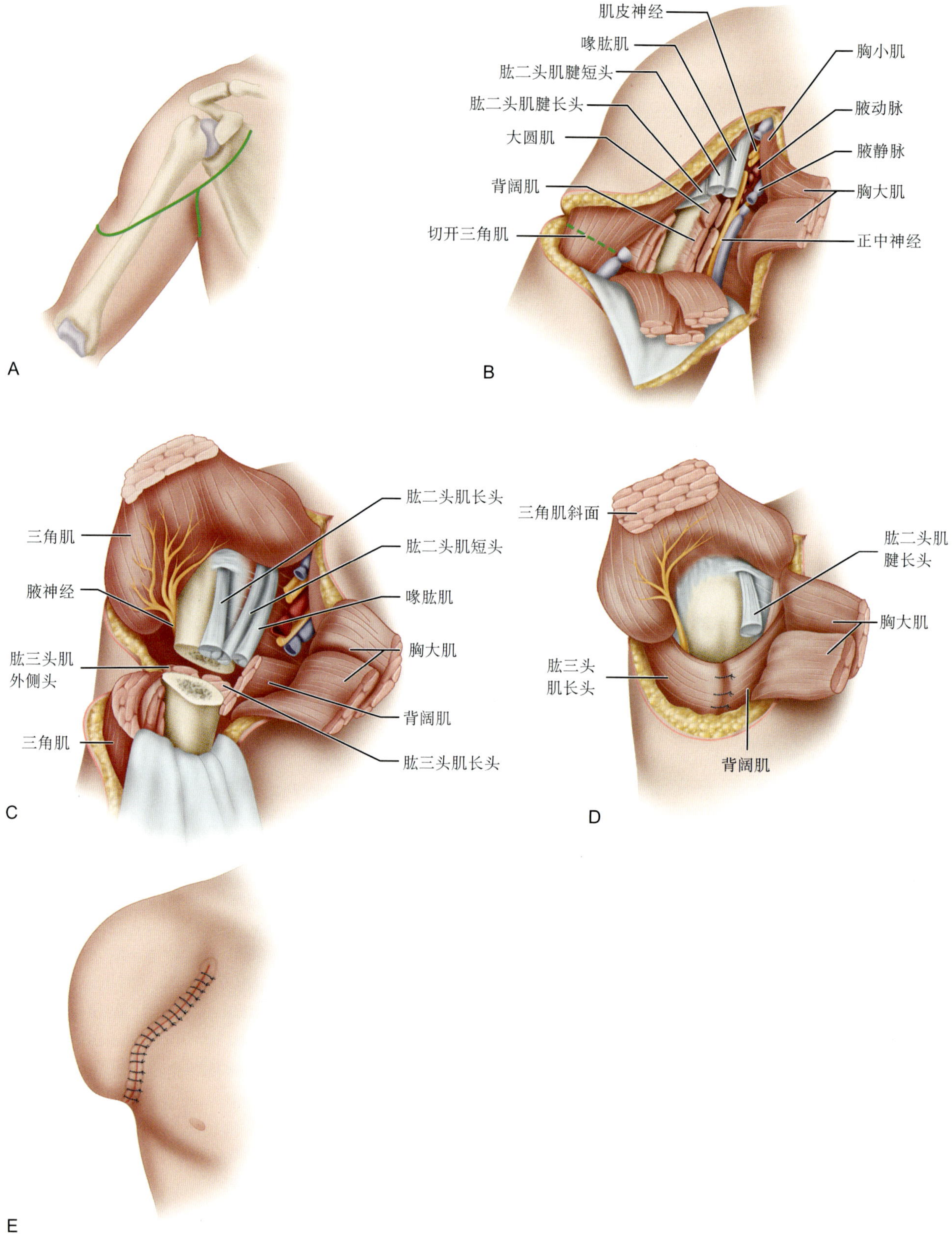

图 18-5 经肱骨外科颈截肢术

A．皮肤切口；B．切断前方肌肉；C．截骨平面和完全切断的肌肉；D．闭合肌瓣；E．完成截肢（见手术技术 18-8）

- 将大圆肌和背阔肌止点在肱二头肌间沟附近切断。在预计截骨平面以远 2 cm 处切断肱二头肌长头和短头、肱三头肌和喙肱肌。
- 在肱骨外科颈处截断肱骨，锉平残端（图 18-5C）。
- 将肱三头肌长头、肱二头肌长头和短头、喙肱肌包绕截骨端缝合，将胸大肌转向外侧，缝在骨端（图 18-5D）。
- 修剪外侧皮瓣及其下方的三角肌，使皮缘准确对合，用不可吸收缝线间断缝合（图 18-5E）。肌肉深部截骨端放置烟卷引流条或塑料负压吸引管。

肩关节离断术

手术技术 18-9

- 患者仰卧位，患肩下放置沙袋，使患者背部与手术台成 45°。
- 皮肤切口前方起自喙突，沿三角肌前缘向远端延伸，至该肌止点。然后沿三角肌后缘向上止于腋皱襞后方，经腋窝做第二切口，将第一切口两端相连（图 18-6A）。
- 在三角肌、胸大肌间沟游离、结扎并切断头静脉。
- 分离三角肌和胸大肌，将三角肌牵向外侧。
- 在止点处切断胸大肌并向内侧翻转。在喙肱肌和肱二头肌短头间隙内显露神经血管束，分离、双重结扎、切断腋动脉和腋静脉，找到胸肩峰动脉，以同样的方法处理（图 18-6B）。使上述血管在胸小肌下方向近端回缩。
- 找到并游离正中神经、尺神经、肌皮神经和桡神经，轻轻向下牵拉，尽可能高位切断，这样一来，它们的近端也可回缩至胸小肌下方。
- 将喙肱肌和肱二头肌短头在喙突上的起点附近切断。然后在三角肌肱骨止点处游离切断该肌并向上翻转，显露肩关节囊。将大圆肌和背阔肌在止点附近切断。
- 将上臂内旋，显露短外旋肌群及肩关节囊的后方，切断上述所有结构（图 18-6C）。
- 将上臂置于极度外旋位，切断肩关节囊前方和肩胛下肌（图 18-6D）。在起点处切断肱三头肌，切断肩关节下方关节囊，从躯干完全离断上肢。
- 将所有肌肉残端翻入关节盂腔并在该处缝合，充填去除肱骨头后遗留的空腔（图 18-6E）。
- 将三角肌瓣向下牵拉，在关节盂下方缝合。
- 在三角肌瓣深部放置烟卷引流或引流管负压吸引。
- 切除过度突起的肩峰，使其外形圆滑。
- 修剪皮瓣，边缘对合，用不可吸收缝线间断缝合（图 18-6F）。

第七节　肩胛带离断术（前 1/4 截肢术）

肩胛带离断术是指从肩胛骨和胸壁间截除整个上肢。它的适应证通常是保肢手术（如 Tikhoff-Linberg 术式）不能彻底切除的恶性肿瘤。大多数肿瘤可通过磁共振血管造影或动脉造影评估用保肢手术替代截肢术的可能性，但如发现存在动脉压迫、肢体水肿和神经侵害等情况则必须截肢。不过，手术前认真检查才能决定最终合适的术式。必要时需要扩大手术范围，切除整个胸壁。需要备足够的血并对患者进行监测。

本文将介绍经前路 Berger 术式和笔者更常用的经后路 Littlewood 术式。采用 Littlewood 手术技术使手术更快且更容易。Ferrario 等描述了一种前后路联合入路术式，对于腋窝辐射伤导致正常组织平面模糊不清的患者来说，该技术非常有用，可获得极好的显露，在胸廓入口处结扎锁骨下血管，而不要在血管穿过第 3 肋骨处结扎（图 18-7）。Kumar 等报道了前方入路单切口术式可用于仰卧位手术。

前方入路

手术技术 18-10

(Berger)

- 切口的上部起自胸锁乳突肌外缘，沿锁骨前侧面向外侧延伸，经肩锁关节，越过肩关节上方到达肩胛冈，然后经过肩胛体到达肩胛角。切口的下部起自锁骨中 1/3，沿三角肌、胸大肌间沟向下延伸，经过腋部，在肩胛角与上部皮肤切口相连（图 18-8A）。
- 在切口的锁骨部深切至锁骨，切断并向远侧翻转胸大肌的锁骨起点。

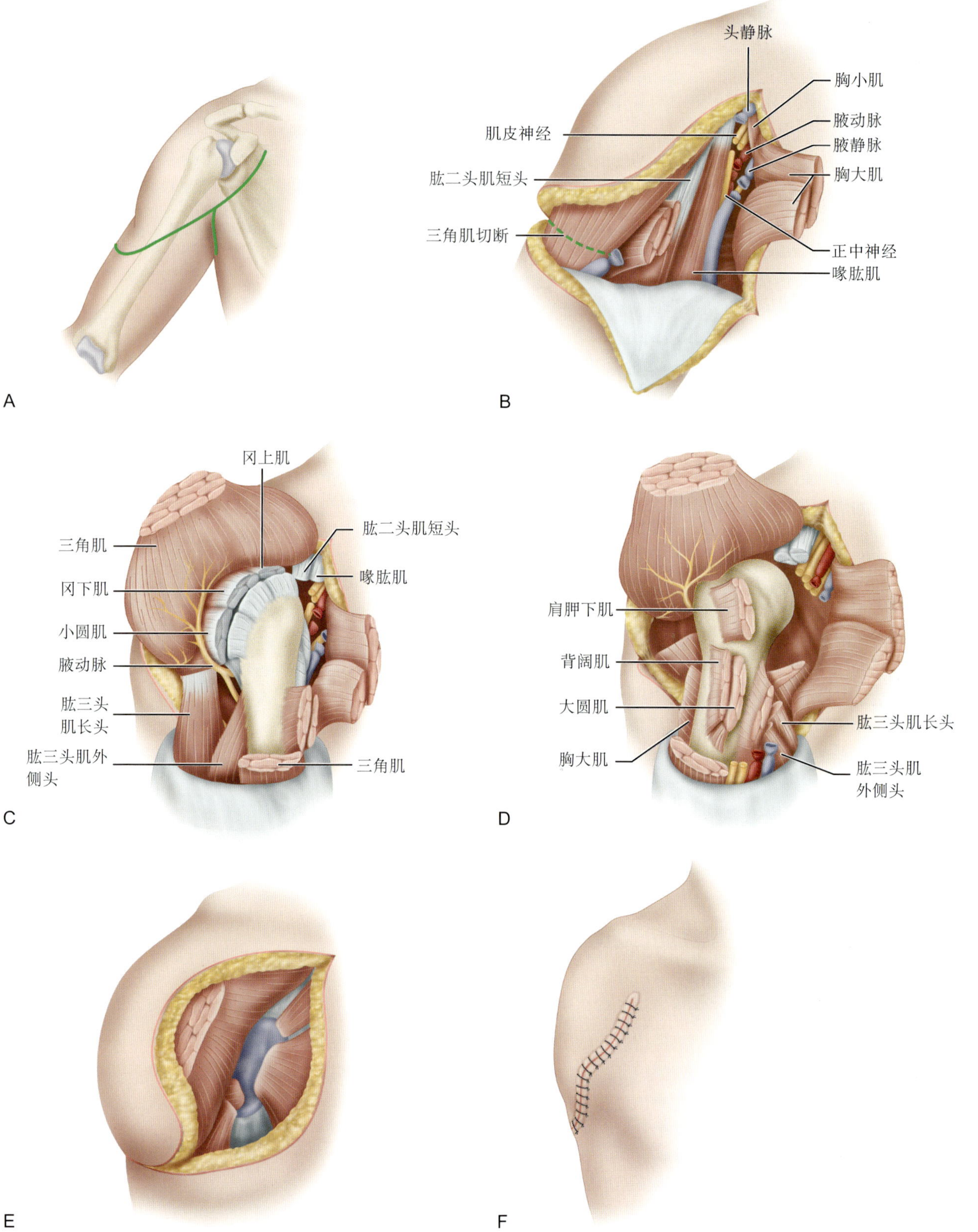

图 18-6 肩关节离断术

A．皮肤切口；B．显露并切断神经血管束；C．掀开三角肌，上臂置于内旋位，可见冈上肌、冈下肌、小圆肌和后关节囊断面及喙肱肌和肱二头肌在喙突的断面；D．上臂极度外旋，肩胛下肌和前关节囊已切断；E．关节盂腔内缝合肌肉；F．完成截肢（见手术技术 18-9）

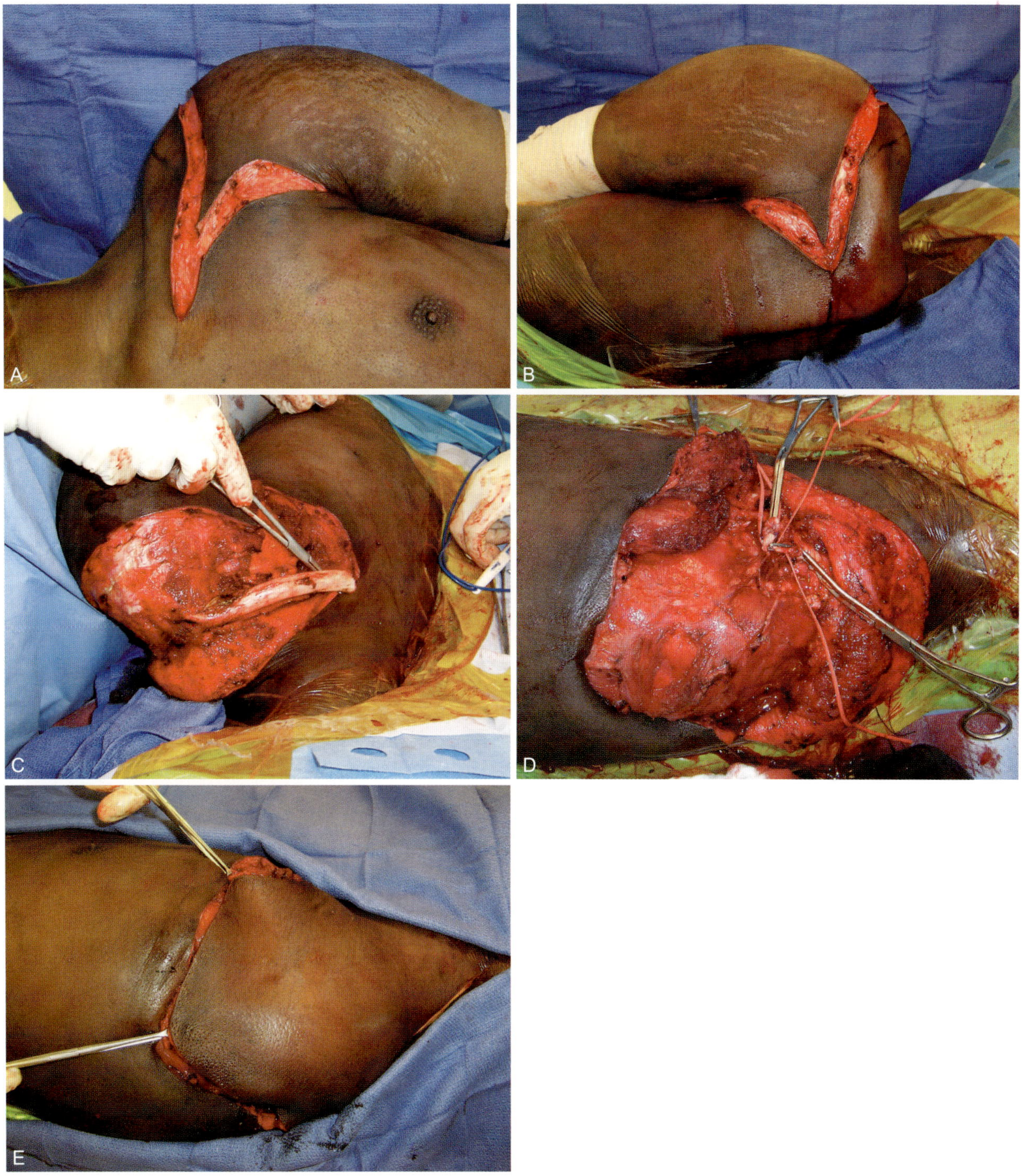

图 18-7　前后方联合入路肩胛带离断术

A．前方皮瓣；B．后方皮瓣；C．从内侧切断锁骨；D．解剖至肩胛骨；E．结扎血管，移除肩胛带，关闭皮瓣

- 紧贴锁骨分离锁骨上缘的深筋膜，用手指和弧形钝性分离器游离锁骨深面。牵拉颈外静脉，如有障碍，可结扎或切断。
- 用线锯在胸锁乳突肌外侧缘截断锁骨，向上提起，切断肩锁关节后去除锁骨（图 18-8B）。
- 分别切断胸大肌在肱骨上的止点和胸小肌在喙突上的起点，完全显露神经血管束（图 18-8C）。游离、双重结扎、切断锁骨下动脉和静脉。
- 分离出臂丛神经，轻轻向下牵拉至术野，逐个切断，任其向上回缩（图 18-8D）。
- 切断背阔肌和连接于肩胛带和前胸壁间的软组织，让肢体坠向后方。
- 握住上臂横过胸壁，并轻轻向下牵引，从上向下切断肩关节固定在肩胛骨上的肌肉。
- 切断肩胛骨固定于胸壁上的斜方肌、肩胛舌骨肌、肩胛提肌、大小菱形肌及前锯肌（图 18-8E）。至此，整个上肢完全游离，可以移去。
- 缝合胸大肌、斜方肌及其他残留肌肉，覆盖外侧胸壁，形成一个软组织衬垫。对合皮瓣，修整边缘，使伤口走行平整。放置烟卷引流或塑料负压引流管，用不可吸收缝线间断缝合皮缘（图 18-8F）。

后方入路

手术技术 18-11

(Littlewood)

- 插 Foley 尿管。患者健侧卧位，患侧朝上。将患者固定到手术台上使患者可以前后倾斜。
- 须做两个皮肤切口：后侧（颈肩胛切口）和前侧（胸腋切口）（图 18-9A）。首先做后侧切口，起自锁骨内侧端，沿整个锁骨向外侧延伸，经肩峰到达腋后皱襞，再沿肩胛骨腋缘到肩胛角下方。最后，弧形转向内侧距背部中线 5 cm 处。然后，从肩胛肌表面提起整个全厚皮瓣和皮下组织，向内侧分离至肩胛骨脊柱缘内侧，从肩胛骨下角延长至锁骨（图 18-9B）。
- 找到斜方肌和背阔肌，靠近肩胛骨切断。
- 用钩或牵开器将肩胛骨自胸壁牵开，找到并切断肩胛提肌和大、小菱形肌（图 18-9C）。
- 结扎颈浅血管分支和肩胛降血管。
- 在靠近肩胛骨上角部切断前锯肌上头。然后沿肩胛骨脊柱缘切断前锯肌附着点的其余部分。
- 在锁骨内侧头断开锁骨和锁骨下肌。这样就使肢体落向前方，使锁骨下血管和臂丛绷紧。锁骨下血管和臂丛位于前锯肌上头附近的纤维脂肪组织中。靠近脊柱切断臂丛诸神经束，钳夹、双重结扎、切断锁骨下动静脉（图 18-9D、E）。注意避免损伤胸膜顶。
- 切断肩胛舌骨肌，结扎切断肩胛上血管和颈外静脉丛。
- 做前侧切口，起自锁骨中点，弧形转向下，在三角肌、胸大肌间沟外缘并与之平行，延至腋前皱襞，最后向下向后在肩胛骨腋缘下 1/3 处与后侧切口交会。
- 切断胸大肌和胸小肌，取下肢体。
- 放置负压引流管，无过度张力下关闭皮瓣。有时需要将皮瓣缝至胸壁并移植皮瓣才能完全关闭切口。

术后处理 在术后早期幻肢痛比较常见。有经验的麻醉医师往往通过神经阻滞来控制疼痛。虽然并没有功能性假肢，但是美观性肩帽还是被大家接受的。

第八节 肩关节离断术后的定向神经移植

为了改善上臂假肢功能，Kuiken 等开发出定向“生物神经 - 机器界面”相连接的神经移植术。通过将原来执行手功能的神经移植到截肢术后无功能的肌肉中，以达到神经修复的目的。修复神经的肌肉可以将神经信号放大给可以接受肌电信号的假肢并驱动假肢的各个关节活动。根据 Kuiken 等的报道，这项技术有以下优点：①安装相对简易；②不需要额外手术置入硬件；③可以用于已有的肌电假肢。

对于肱骨截肢患者，可以将正中神经移植到肱二头肌的短头（闭合手），远端桡神经移植到肱肌的运动神经上（展开手）。对于留有较长肱骨残端的患者，可以将尺神经移植在肱肌的运动神经上。完整的肱二头肌长头可以用于肘关节的屈曲，肱三头肌用于肘关节的伸直。对于肩关节以上平面的截肢患者，需要将原来连接断肢的神经改道胸前壁肌肉来创造出一个可以接受肌电信号的界面，并通过同样的神经通路控制假肢。

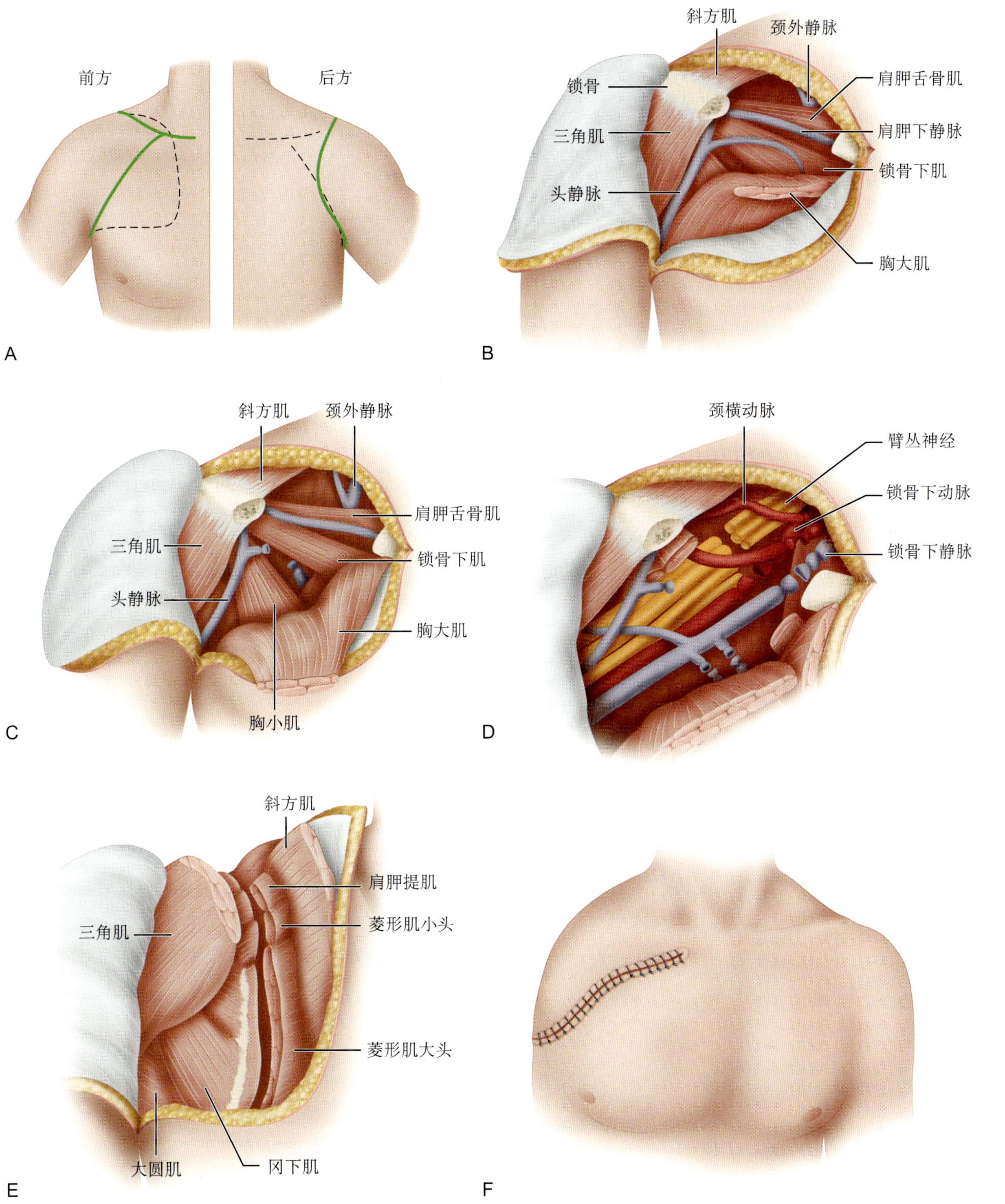

图 18-8 经前路肩胛带离断术

A．切口；B．截断锁骨；C．提起胸肌；D．切开腋筋膜、胸小肌附着点、喙胸筋膜和锁骨下肌后截断神经、血管；E．切断肩胛骨的支持肌肉；F．完成截肢（见手术技术 18-10）

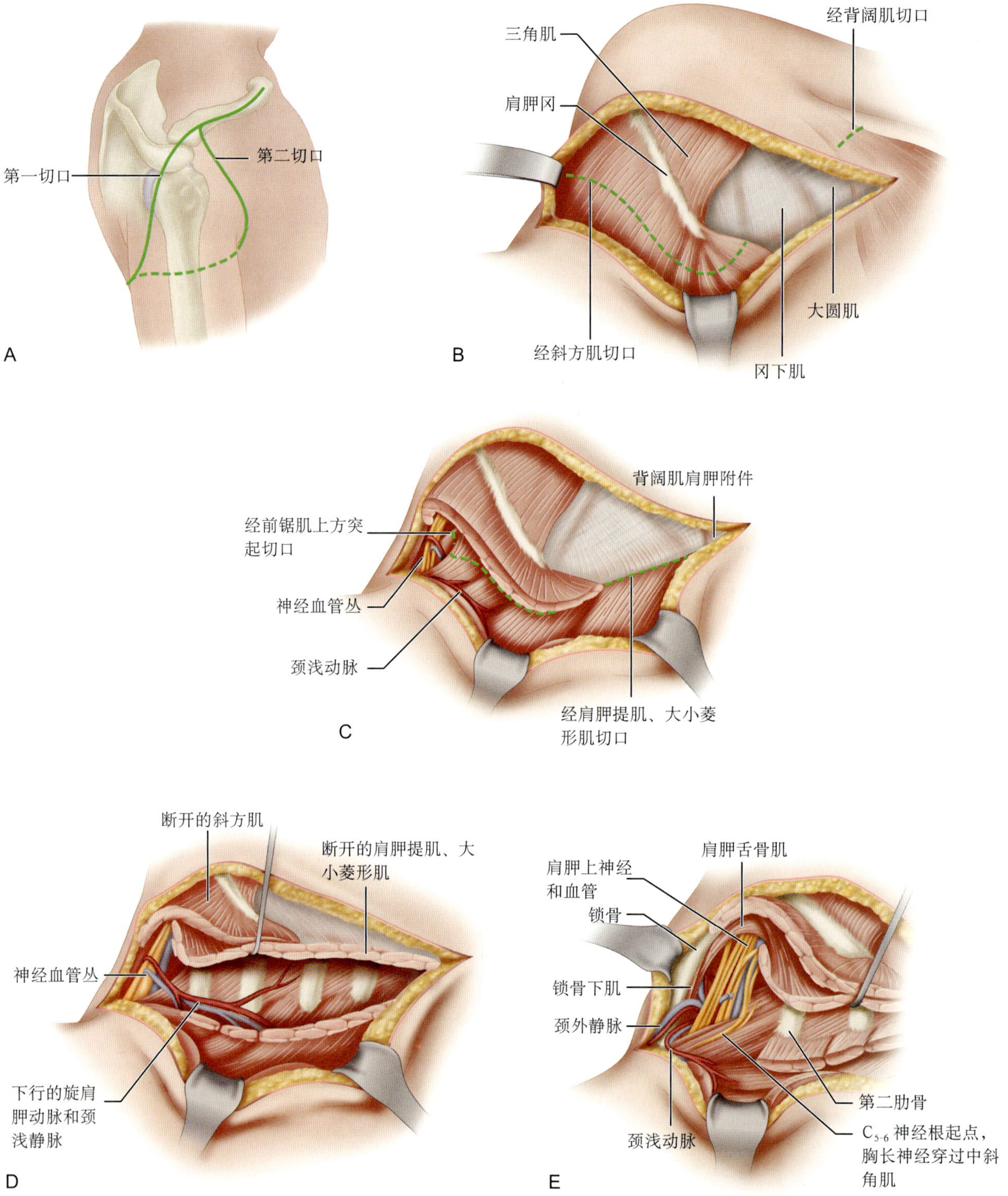

图 18-9 Littlewood 经肩胛胸壁（前 1/4）截肢方法

A．切口；B．锁骨下皮瓣；C．用钩或牵开器将肩胛骨自胸壁牵开，切断肩胛提肌和大、小菱形肌；D．显露神经血管结构；E．神经血管详尽图（见手术技术 18-11）

肱骨截肢术后患者的定向神经移植

手术技术 18-12

(O'SHAUGHNESSY 等，2008)

正中神经移植术

- 全身麻醉但不肌松（术中可以刺激运动神经），以三角肌下缘经前路肱二头肌肌腹表面为切口。
- 在软组织内注射 1∶500 000 稀释的肾上腺素以减少渗血，可用电刀止血。
- 打开肌肉筋膜，游离肱二头肌两肌头间隙，于三角肌下方，沿肱二头肌长、短头间解剖，暴露肌皮神经、肱二头肌长头和短头的运动支、肱肌的运动支（图 18-10A）。
- 注意保护肱二头肌的血供，将短头自肱骨游离以暴露平行走行的正中神经。
- 从两头间分离肌腹以暴露肱动脉和正中神经（图 18-10B）。保留足够长的肌肉远近端用于稍后的肌电信号探查。通过以上入路，可见正中神经位于尺神经的表面。
- 为了更好地移植神经，将肌皮神经游离时，保留肱二头肌长头运动神经连接，在距神经入肌面 5mm 处切断短头的运动神经。
- 游离运动神经近端并埋入肱二头肌长头，这样可以避免神经与短头接触。
- 将肱二头肌长头的肌皮神经完整游离后，继续切断支配肱肌的肌皮神经。
- 在完整神经束处切断正中神经，用 5-0 聚丙烯缝线将其与肱二头肌短头运动支缝合。缝合过程中包含一些肌膜以避免细小的运动神经撕脱。正中神经需要紧靠肱二头肌短头神经接头处以重新支配肌肉。

桡神经移植术

- 在断肢残端肱三头肌和肱肌的间隙切开第 2 个侧面切口。
- 继续切开直至肱骨，暴露桡神经。
- 沿着神经走行将断肢末端到正常肌肉间的桡神经游离，以获得足够长的神经。
- 切断肱肌异常的神经连接，保证选定的肌肉区域去神经支配。
- 在正中神经移植前，将肌皮神经的肱肌运动支与肱二头肌运动支分离。
- 在肱肌外侧缘游离肱肌的运动神经和桡神经，用 5-0 聚丙烯缝线端端缝合（图 18-10C）。

完成手术 在 4 块肌肉区域切除 4 ~ 5cm 范围的皮下脂肪，以减少皮肤和肌肉间的张力；这样可以最大化各组肌肉内的肌电信号、最小化各组肌肉间的跨肌肉旁路信号。

切开肱二头肌长头远端侧面以更好地暴露肱肌。

在肱二头肌长、短头肌间隙内转位缝合一带血管筋膜瓣可以更好地分离两者的电信号。

将肱二头肌短头肌腱与断肢软组织末端缝合，以避免肌腹向近端、侧方位移。

术后护理 术后第 1 天注意病情观察和镇痛处理。引流管接小负压引流。术后 4 个月左右可出现肌肉颤动，有力的肌肉收缩多在术后 6 个月左右。总体来说，为了有效地使用肌电假肢，平均需要约 20h 的培训。

Dumanian 等描述了对原有定向神经移植方法的改进，主要是处理桡神经和 U 形脂肪筋膜瓣，目的是可以更好地显露识别肌肉。在肌腹间转位筋膜瓣可以减少异常的神经再生并提高肌电信号的识别率。通过经三头肌长头、外侧头的垂直后入路，可以更好地暴露桡神经。运动支应根据进入肌肉末梢神经的尺寸选取桡神经近端截面，并连接在外侧头。桡神经精确定位后，将远端对准截肢残端截面，修整健康的肌束，然后与三头肌外侧头头部紧密缝合。这需要减少桡神经与三头肌运动神经连接后的活动。

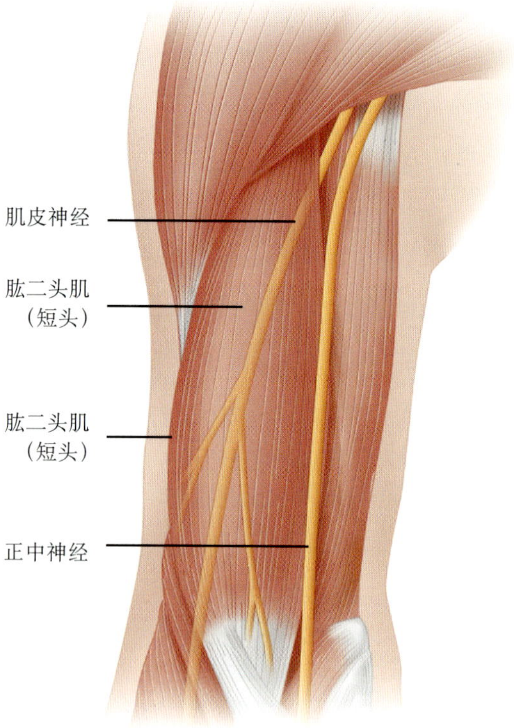

D

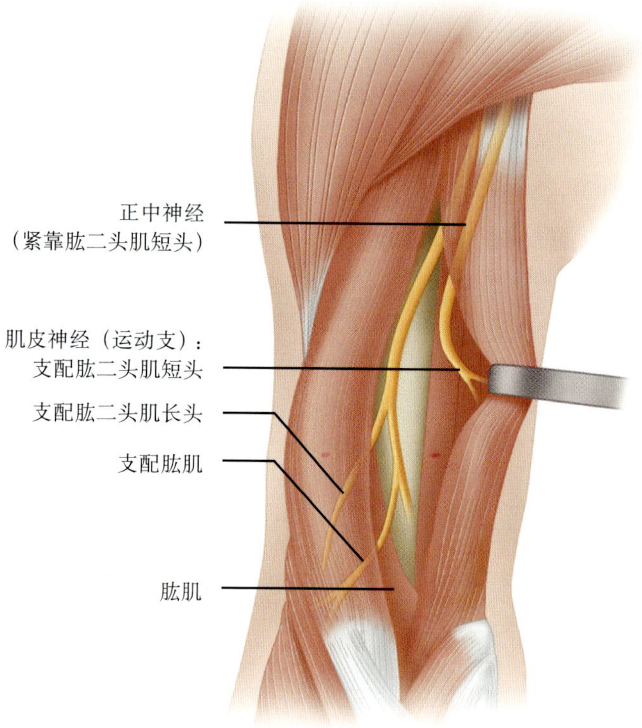

B

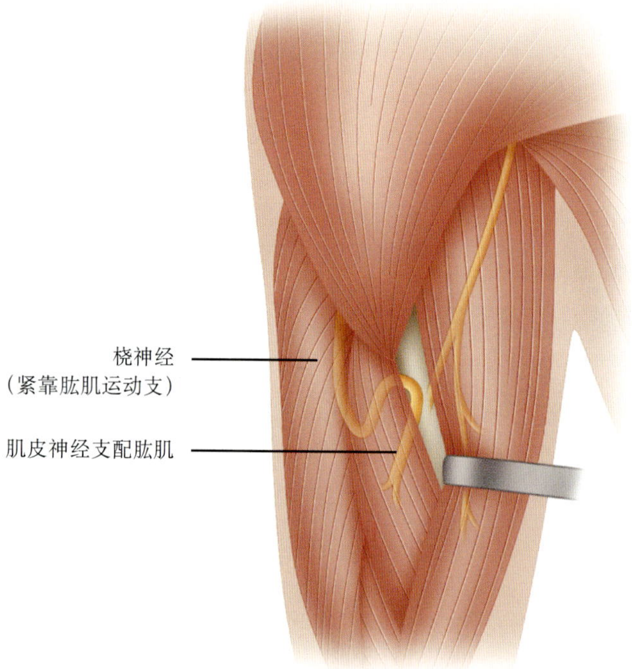

C

图 18-10 Littlewood 经肩胛胸壁（前 1/4）截肢方法

A. 切口；B. 锁骨下皮瓣；C. 用钩或牵开器将肩胛骨自胸壁牵开，切断肩胛提肌和大、小菱形肌；D. 显露神经血管结构；E. 神经血管详尽图（见手术技术 18-11）

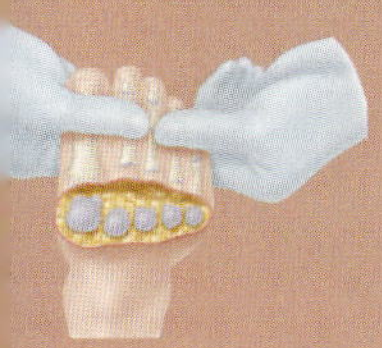

第19章 手部截肢

著者：James H. Calandruccio, Benjamin M. Mauck
译者：张　堃　宋　哲　王鹏飞
审校：肖建如　赵越超　许　炜

急性的指端和拇指损伤是常见的损伤，在发生不完全离断损伤时需要迅速且精细的复合软组织修复。拇指近端甲上皮附着处完全离断伤和多根手指离断伤可通过显微血管技术进行挽救治疗（见第63章）；但是对于更多的末梢血管离断的损伤，这种显微血管技术很少能够挽救回来，经常需要行特殊的复合软组织覆盖或者完全离断断端。

在通常情况下，应尽最大努力保存皮肤的感觉、关节活动度和拥有良好骨元素填充的结构长度。勉强保留严重损伤的结构，尤其是那些坏死的组织结构，可能会导致延迟愈合、加重功能障碍并需要行多次令人痛苦却不能改善后果的手术，因此对许多患者来说，早期截指或许应该是首选治疗措施。在拇指和手指的远端，简单的软组织覆盖是必需的，在截除多个手指时，捏和抓是应该保留的主要功能。经手指及手掌进行截肢是一种挽救措施，目的是最大限度地保存手部已损伤及未损伤部分的功能。

第一节　截肢考虑因素

在许多情况下，如疼痛影响功能、僵直、无感觉和外形缺陷等都可以考虑截肢。患者要求对受伤部分进行截肢往往是应激过程中的一种极端想法，医师应该正确评估。此外，在决定是否截肢时还必须考虑其他因素。残手最终的功能应足够好才值得去挽救。

对5种组织（皮肤、肌腱、神经、骨和关节）的分析有时有助于做出是否截肢的决定。如果有3种或3种以上的组织需要特殊处理，如皮肤移植、肌腱和神经的缝合、骨的固定或关节的闭合等，则提示有很强的截肢指征，因为剩余手指的功能可能因残端的存活而受累。儿童很少有手部截肢的适应证，除非受伤部分已无生机且应用显微血管技术也不能使之存活。再植原则将在63章讨论。

即使有截指的适应证，如果伤指在以后的重建中可能有用，推迟考虑截指也是明智的。无功能手指的皮肤可以用作游离皮片移植，皮肤及其深部软组织可以作为带蒂皮瓣使用（见第65章）；如果需要，可先切除骨组织，保留的皮肤可在第二次手术时修成合适的形状。由一组或多组神经血管束支配而缺乏骨性支持的皮肤应该保留，用作神经血管岛状皮瓣（见第68章）。一段神经可以用作自体移植。肌肉肌腱，尤其是指浅屈肌和示指固有伸肌应该保留以便移位，用于改进存活手指的功能，例如在第3掌骨破坏时改进拇指内收功能或在正中神经返支损伤时改善拇指外展功能；第5指指浅屈肌腱、第5指伸肌腱和示指固有伸肌腱可以用作游离移植；骨可以用作骨栓移植或填充骨缺损，在一定的条件下，甚至关节也可以应用。当然，应尽一切努力来保留拇指（图19-1）。

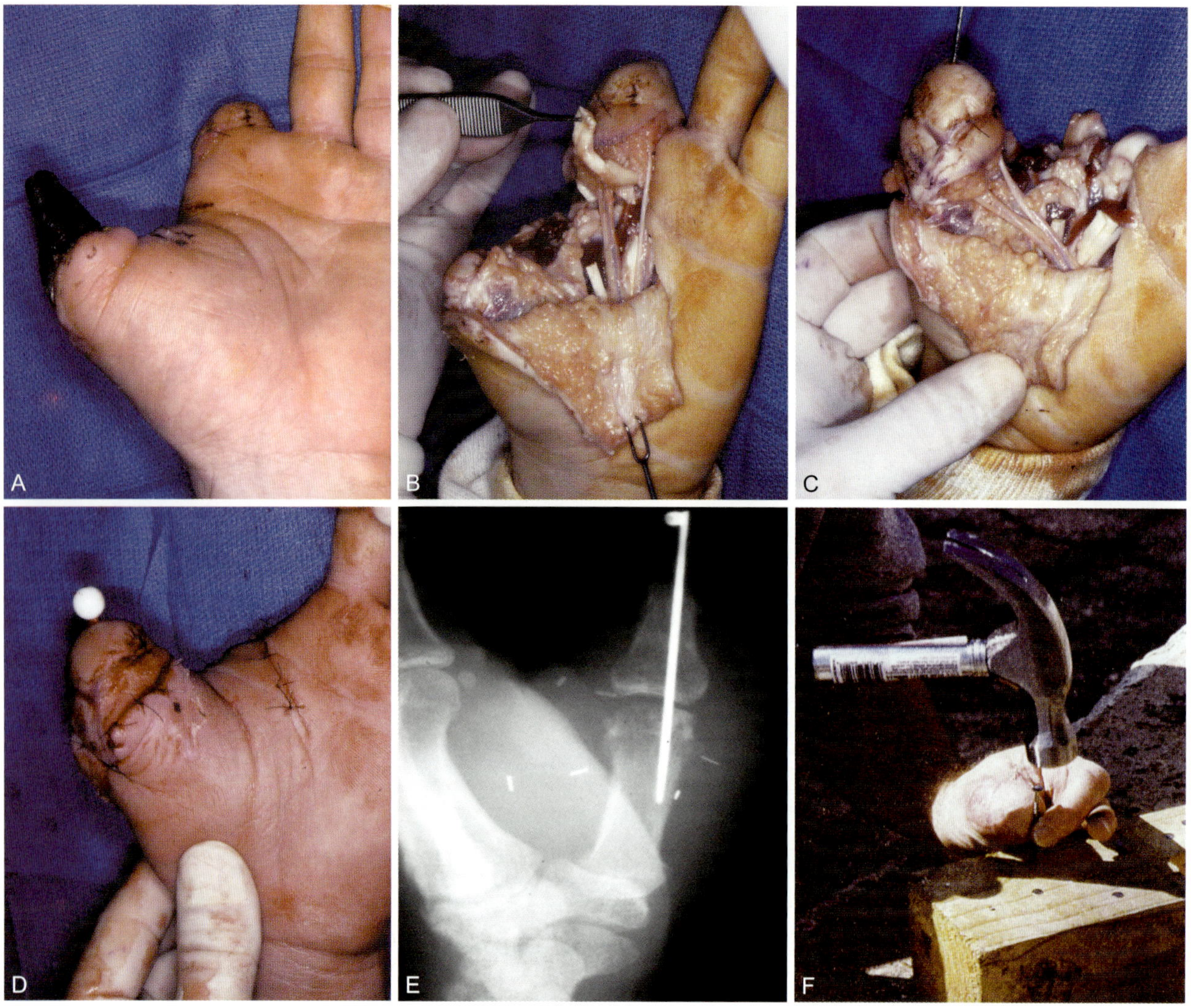

图 19-1 拇指重建

A．锯伤后拇指再植失败，伴示指指列和中指部分断指；B ~ D．拇指掌指关节离断，中指近节神经血管岛移位重建拇指；E．中指近节移位至拇指的 X 线片表现；F．含有感觉神经的拇指重建后，手部功能恢复图

第二节 截指原则

不论一期还是二期截指，都必须遵守一定的原则，以便获得一个无痛、有用的残端。掌面的皮肤应有足够长度以覆盖残端的掌面和尖端，并且能与背面的皮瓣无张力地缝合。指神经末端应仔细地从掌侧皮瓣中分离出来，保持一定压力以避免造成轴索在近端断裂，在距末端至少 6 mm 处切除。神经残端形成神经瘤是不可避免的，但只能使之形成于有软组织衬垫的区域内，这样发生疼痛的可能性较小。如果瘢痕和皮肤缺损致使不能形成典型的皮瓣，可以使用临时设计的不同形状的皮瓣，但骨端必须垫好。指屈肌腱和指伸肌腱应向远端拉出、切断并任其向近端自然回缩。当截指平面经过关节时，骨端的膨大部分应切除，以免残端呈杵状。创口闭合之前应先放松止血带进行彻底止血，因为手指血供丰富，而且血肿会导致麻木和愈合延迟。

第三节 指端截指

指端的离断因皮肤结构缺损程度、软组织缺损深度和指骨是否显露及手指是否部分离断而有很大的不同（图 19-2）。正确的处理取决于损伤的类型及是否合并有其他手指的损伤。

单纯的皮肤缺损可以二期愈合，也可以用皮瓣移植覆盖（图 19-3）。尽管不断地有新的手指皮瓣

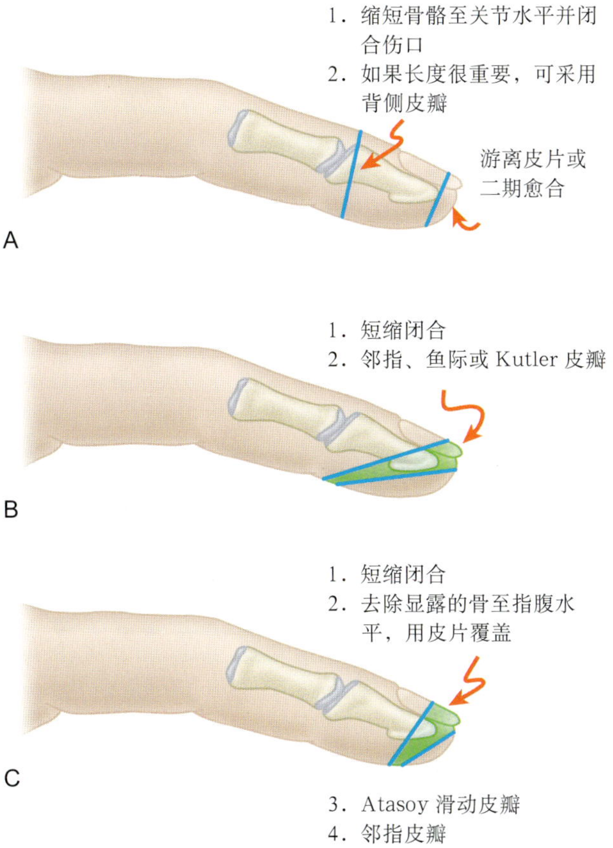

图 19-2 指端离断时闭合伤口的方法

A. 断指位于较远端时，应用游离断层皮片，在较近侧时将指骨缩短以闭合创口，如果需要保存长度，可以应用背侧皮瓣；B. 断指平面位于图中点状区域时，可缩短指骨闭合创口，或应用邻指皮瓣或鱼际皮瓣；C. 断指平面位于图中点状区时，可缩短指骨闭合创口，切除暴露的指骨，应用断层皮片、Kutler 推进皮瓣或邻指交叉皮瓣，在幼儿，即使不植皮，指端创口也会迅速愈合

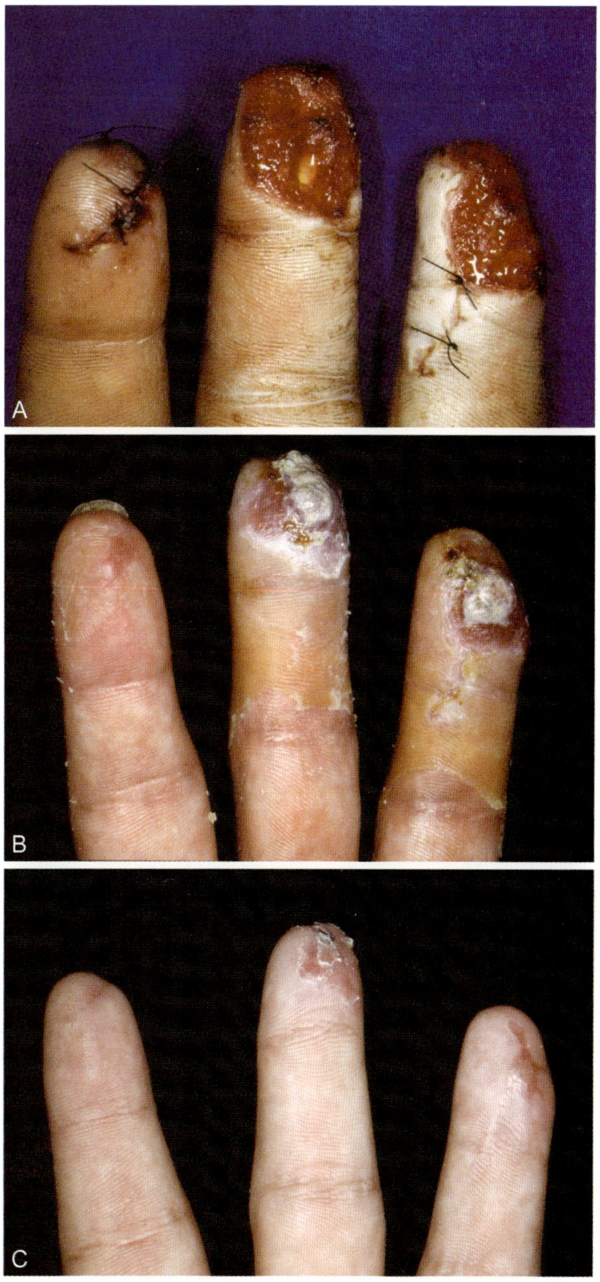

图 19-3 左手擦伤的二期愈合

A. 伤后中指和环指 2 cm × 2 cm 全层皮肤缺损的即时掌侧观；B. 同一手指进行局部伤口护理 4 周的情况；C. 无手术干预 8 周后的情况

术的描述，但在大多数病例，二次愈合可以提供相当的感觉和功能的保存。当有肌腱、神经、骨质暴露时，可以通过多种方式实现软组织覆盖。如果有 50% 的指甲失去末梢指骨残端的支持，通常就需要考虑行甲床切除术，否则，就会长成钩形的指甲。在更近端的水平，再截指可以提供足够的皮肤和其他软组织用于覆盖，但需要缩短手指。当手的其他部分严重损伤或一个手指需要长期维持在一个位置而且会危及全手功能时，应当截指。这种情况对于患有关节炎或是肢体活动较少的患者更适用。游离皮片可以用作创面覆盖，但不会恢复正常感觉。当指骨显露很小时可将其末端在脂肪下一点点地咬除，然后用刃厚皮片就足以覆盖，但这种皮片在愈合过程中会收缩，最终可能收缩到原来的一半大小。有时在手的其他损伤部位可以获取全厚皮片，但应去除其深面的脂肪。偶尔指端被离断的部分可以如游离移植物一样或者使用 Cap 技术再植回原处（图 19-4），但在该过程中重新附着之前需要去除骨碎片和远端的部分脂肪。这种 Cap 技术在成人和儿童中都相当成功。游离植皮后，须用移植片固定模包扎指端。

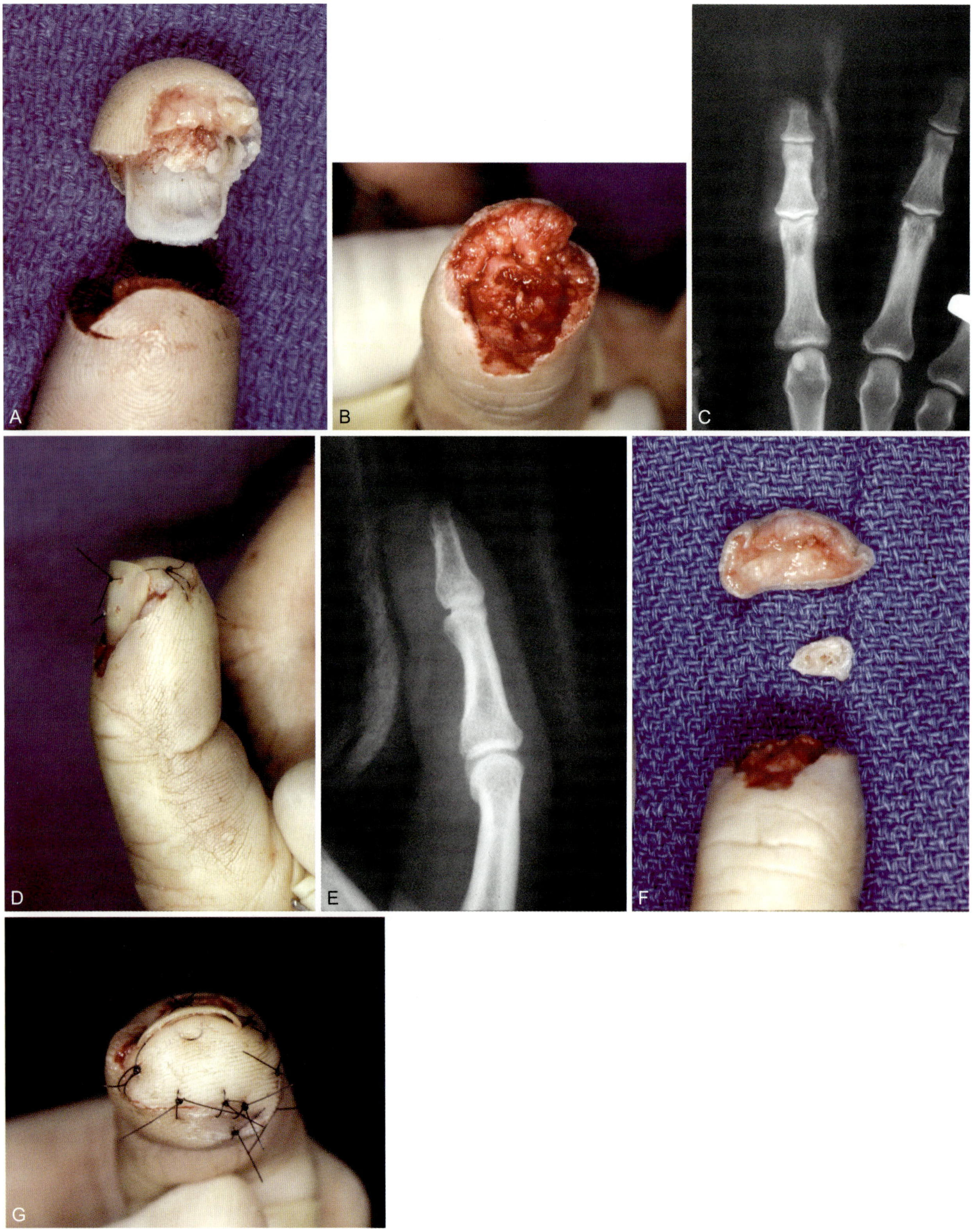

图 19-4 Cap 技术

A、B．换轮胎时导致的一个左手示指复合软组织离断；C、D．从两个不同面观示指显示软组织覆盖不足；E．拥有良好皮肤条件和无菌基质的末梢部分去骨和去脂肪后观；F、G．用带有指甲的复合软组织重新附着作为一个指甲结构腋窝远侧的上臂内侧、前臂和腕掌面、小鱼际表面是取皮的适宜区域。

当深部组织连同皮肤都需要移植以覆盖暴露的指骨时，可以选择下列几种皮瓣或组织移植方法。常用的远端推移皮瓣包括 Kutler 双面 V-Y 形和 Atasoy 掌面 V-Y 形推进皮瓣（图 19-5 ~ 图 19-7）。这些皮瓣涉及伤指的组织推进，只能提供有限的覆盖。双蒂背侧皮瓣只有当手指在甲床近侧被离断时才有用（图 19-8）。但如手指不能再缩短时，可从伤指背侧掀起这种皮瓣并向远侧移动，不涉及其他手指。背面的缺损可以用蒂翻转筋膜皮下瓣来修复，这种皮瓣把近端的皮下筋膜组织向远处翻转到相同组织的一块血管化的区域上（图 19-9）。同指覆盖技术的优点包括不需要进行 2 次断蒂手术（与邻指皮瓣相比）；防止邻指覆盖技术中的手指僵直（尤其是对于有潜在关节炎的患者），相邻手指也发生损伤的患者获得了覆盖的机会。邻指皮瓣可以提供良好的覆盖，但会出现手指的僵硬，这种情况不仅伤指，甚至供皮指也会发生。这种皮瓣需要分两个阶段进行，而且需要薄层皮片覆盖供皮区。鱼际皮瓣也需要分两期进行，而且常不如邻指皮瓣覆盖的创面大，有时供皮区会出现压痛。然而，鱼际皮瓣的优点是仅直接影响一个手指。鱼际皮瓣被证明在儿童中是安全可靠的。除拇指外，指尖（除拇指外）可以选择一种通过掌侧口袋的方法将其埋在同侧手掌内，在手术后的 16 ~ 20 d，手指可从供皮处分离。Arata 等报道的 16 例患者中有 13 例都完全成功。在儿童患者中，笔者观察到仅仅将撕脱的手指残端进行二期缝合就能达到满意的效果。

局部神经血管岛状带蒂皮瓣可以向远侧推进并且提供具有正常感觉的良好的衬垫。2 cm × 1.5 cm 的皮瓣推进 18 mm 已有报道（图 19-10）。逆行岛状皮瓣需要复杂的解剖分离，但是能提供出色的远端覆盖，对背侧和掌侧缺损有应用价值（图 19-11）。逆行岛状皮瓣因仅利用了皮下组织，因此供区问题较少发生（图 19-12）。对照研究发现术后 12 个月两种皮瓣无显著差异。

复合软组织转移到小指可以通过尺侧小鱼际皮瓣来实现。这种以尺侧指动脉为蒂的逆行皮瓣可被用于提供感觉，因为皮瓣中含有尺神经的背侧感觉支（图 19-13）。甲上皮皮瓣曾经用于改善远端截肢整体的功能和外观（图 19-14）。

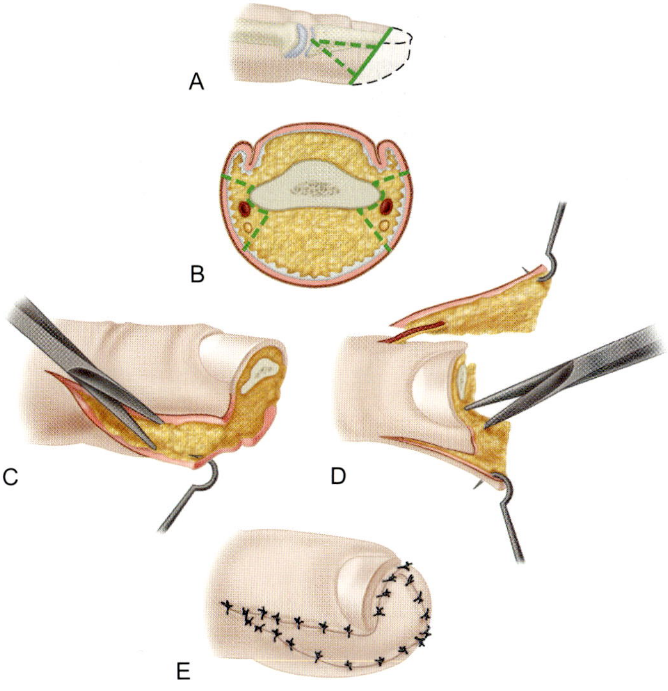

图 19-5　Kutler V-Y 形推进皮瓣

A．切取含神经、血管的推进皮瓣，深至骨面；B ~ D．确定纤维间隔的界线（B）并切开（C），除与神经血管蒂相连外将皮瓣完全游离（D）；E．向中线推进皮瓣（见手术技术 19-1）

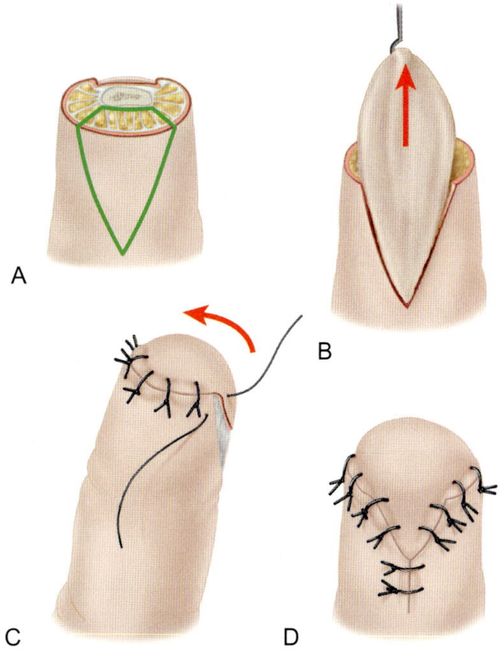

图 19-6　Atasoy V-Y 形技术

A．皮肤切口和三角皮瓣的游离；B．三角皮瓣的推进；C．三角皮瓣的底部与甲床缝合；D．通过 V-Y 形推进方法闭合缺损（见手术技术 19-2）

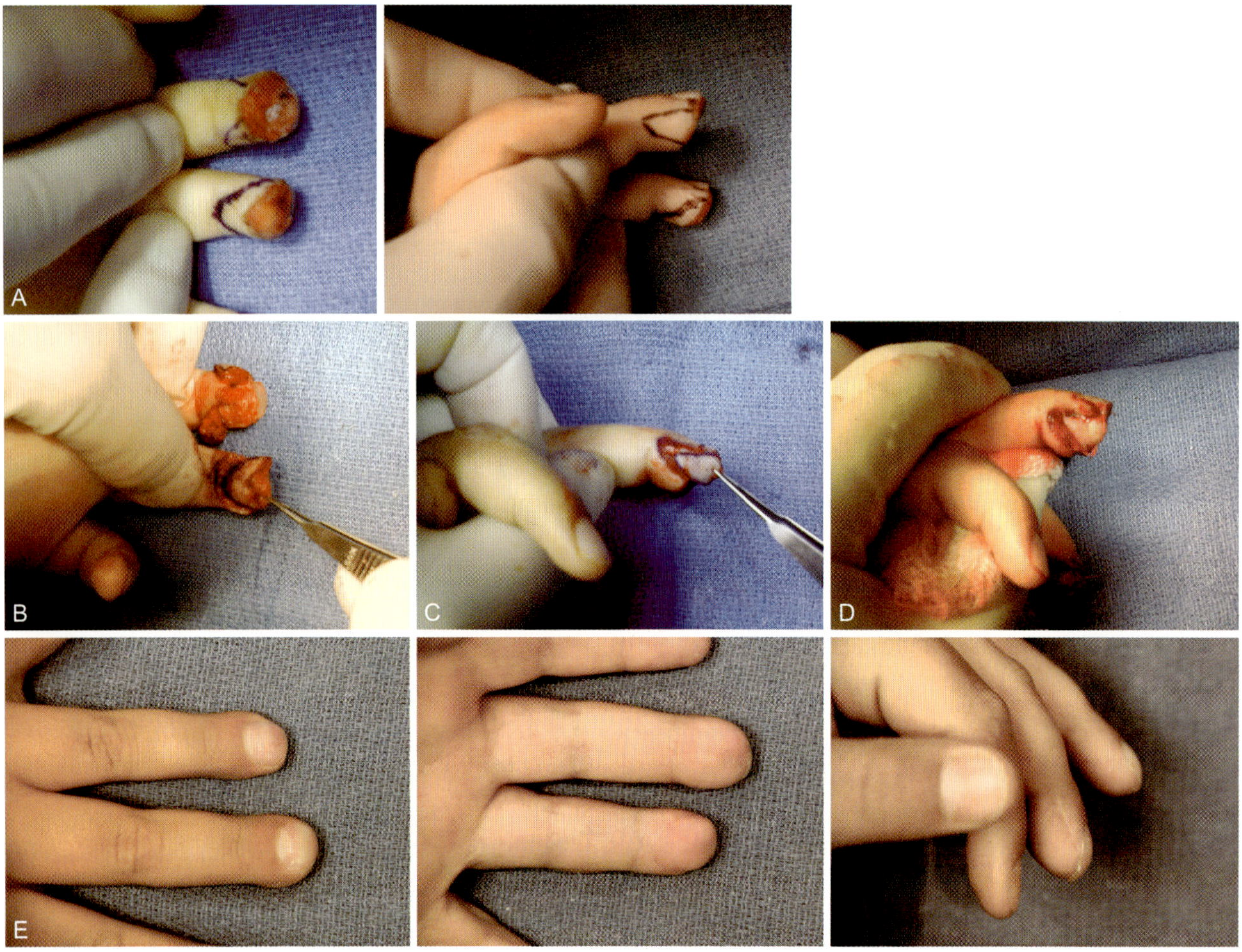

图 19-7 末梢指尖离断适用 V-Y 形推进皮瓣

A．构造皮肤切口周围足够大的带肉皮肤。B、C．从远节指骨和屈指深肌腱表面切取皮瓣并向指背中央推进，从远节指骨旁边切开皮瓣的桡背侧及尺背侧缘，并松解皮瓣掌侧间隔。注意：血管神经束必须被小心地带入皮瓣内，有时候直接探查是不可能的。D．皮瓣缝合到位，近侧开放创面残留，二期愈合。E．术后 6 周的临床效果

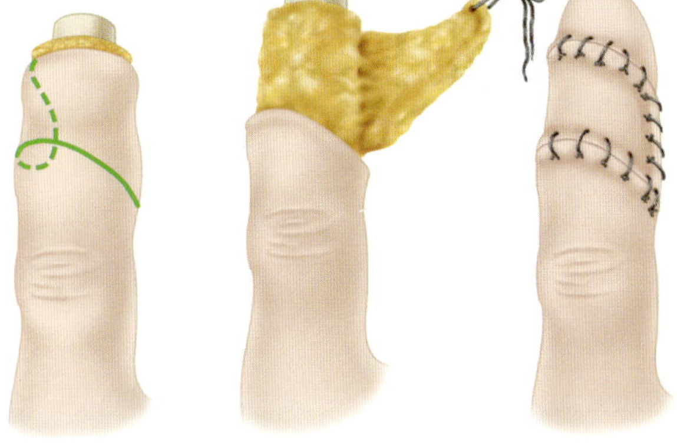

A B C

图 19-8 背侧带蒂皮瓣

用于截指平面位于指甲近侧而保存手指长度又相当重要时；皮瓣可有两蒂，或如此处所述，仅有一蒂。A．皮瓣轮廓；B．掀起皮瓣，仅留单蒂；C．将皮瓣缝合在残端上，手指背侧剩余的缺损用断层皮片覆盖

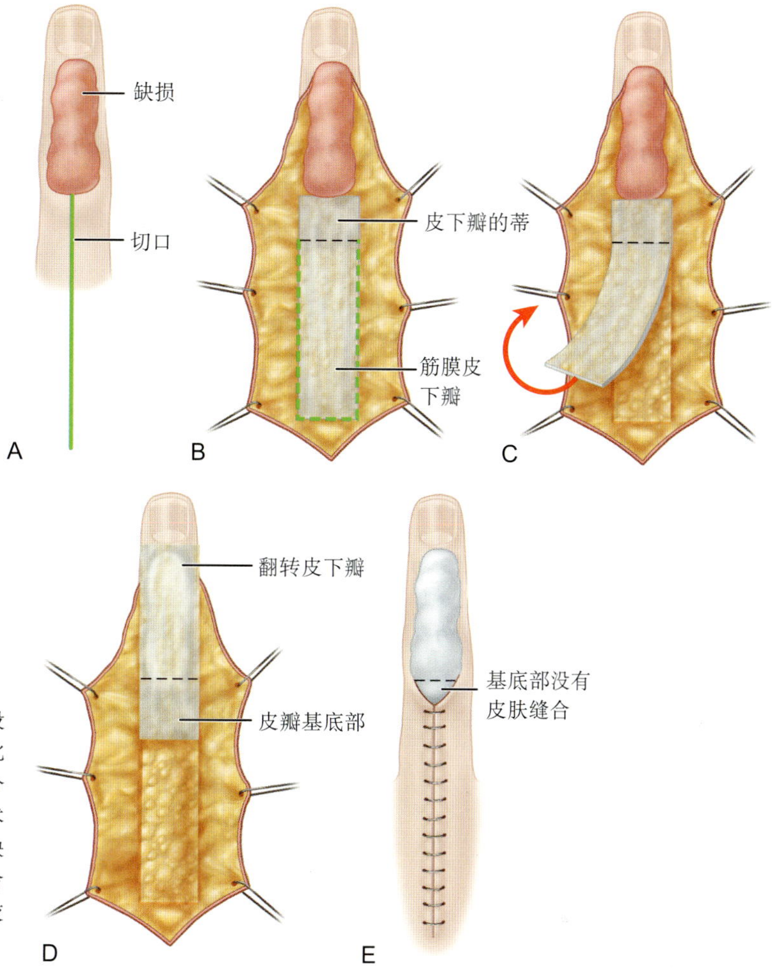

图 19-9 蒂翻转筋膜皮下瓣

A．复杂缺损；B．蒂翻转筋膜皮下瓣的设计，皮瓣的基底部刚好邻近缺损，皮瓣的宽度比缺损略宽；C．通过对皮下伸肌腱腱旁组织的分离形成了远端基底的皮瓣（完整的腱旁组织是术后肌腱滑动的保证）；D．皮瓣自我翻转来覆盖缺损和皮瓣底部；E．薄皮片覆盖皮瓣，皮肤缝合不要在皮瓣的基底部，以免产生张力（见手术技术 19-4）

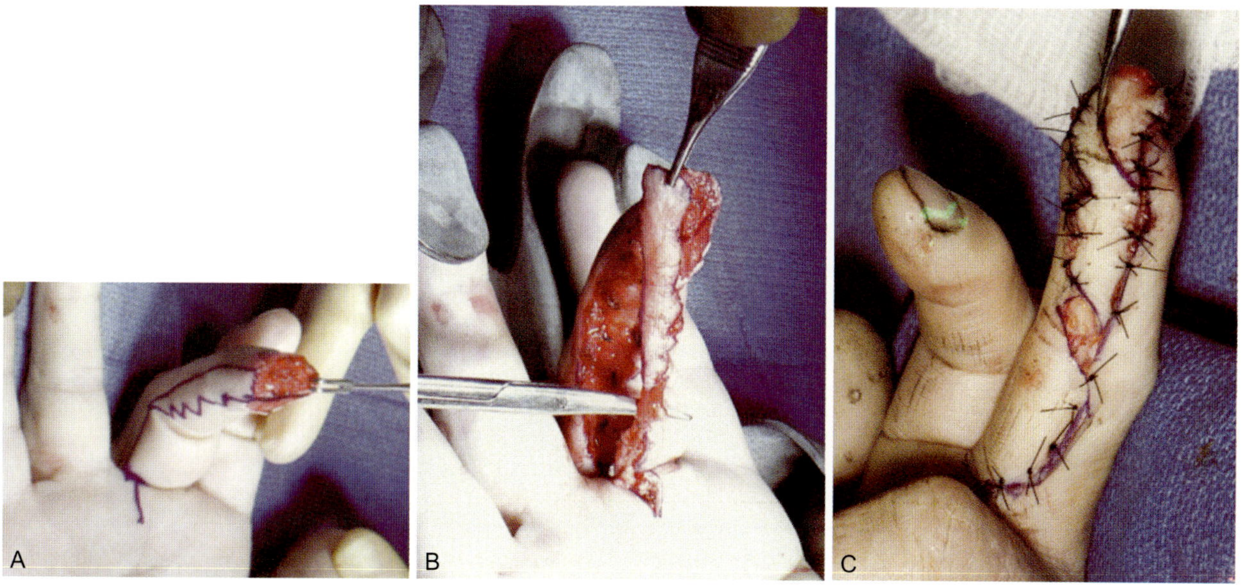

图 19-10 同指顺行带血管神经蒂皮瓣

A．皮瓣设计在中指，皮瓣背侧缘在中轴线上，掌侧渐进狭窄的锯齿形边缘向近端会聚直至近侧指间关节；B．带着完整的血管神经束的皮瓣被向远端推进；C．远侧的推进及嵌入皮瓣，近侧的区域需要尺掌侧游离皮片移植

（引自：Henry M, Stutz C: Homodigital antegrade-flow neurovascular pedicle flaps for sensate reconstruction of fingertip amputation injuries, *J Hand Surg* 31:1220, 2006.）

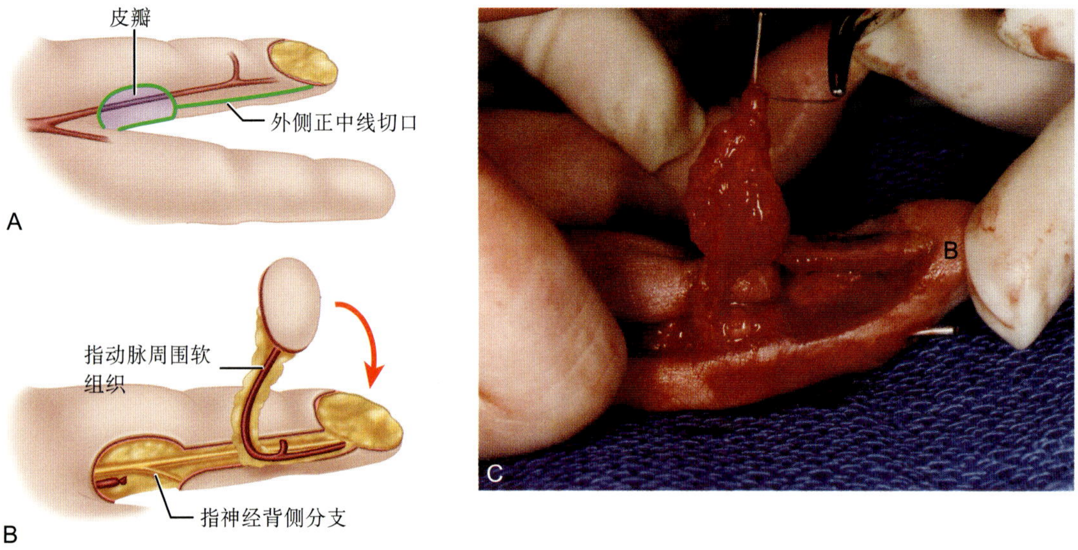

图 19-11 逆行指动脉岛状皮瓣

A．设计皮瓣；B、C．近端结扎指固有动脉，皮瓣沿着动脉和血管周围软组织走行，可以包含指神经的背侧支，并且可以将横断的对侧指神经进行吻合，以便于皮瓣的神经支配

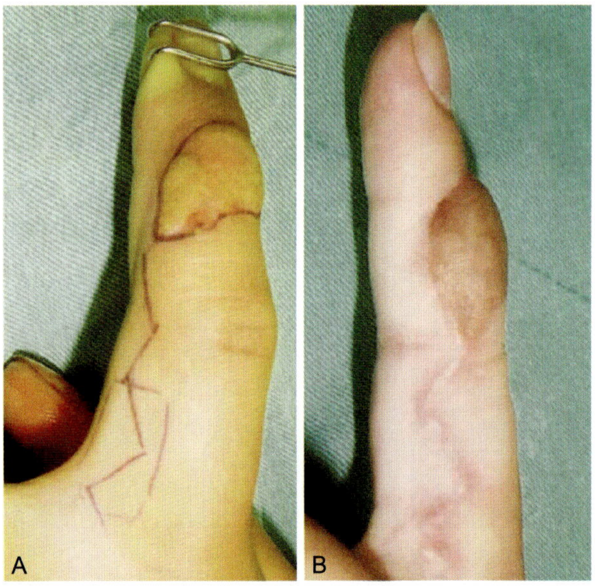

图 19-12 逆行脂肪筋膜皮瓣

A．皮肤切口勾勒出皮瓣和缺损的轮廓；B．采用游离皮片覆盖缺损部位的术后结果

（引自：Chang KP, Wang WH, Lai CS, et al: Refinement of reverse digital arterial flap for finger defects: surgical technique, *J Hand Surg* 30:558, 2005.）

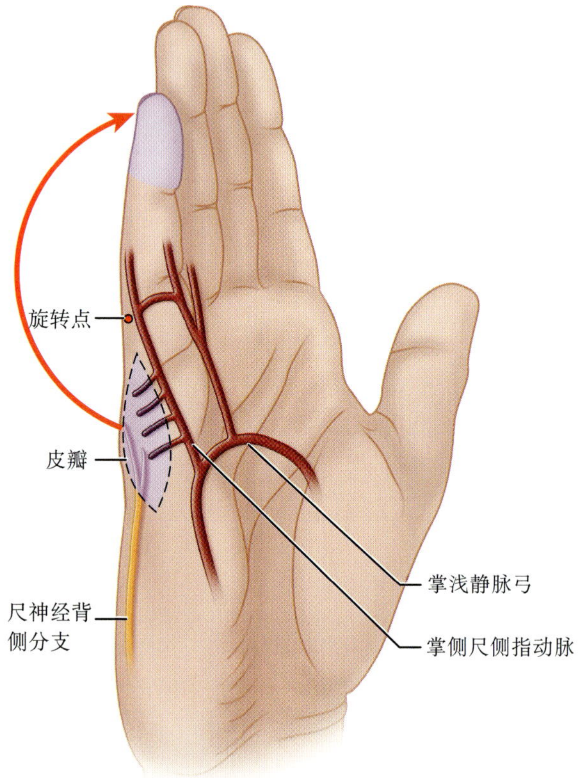

图 19-13 逆行尺侧小鱼际皮瓣的设计（见手术技术 19-9）

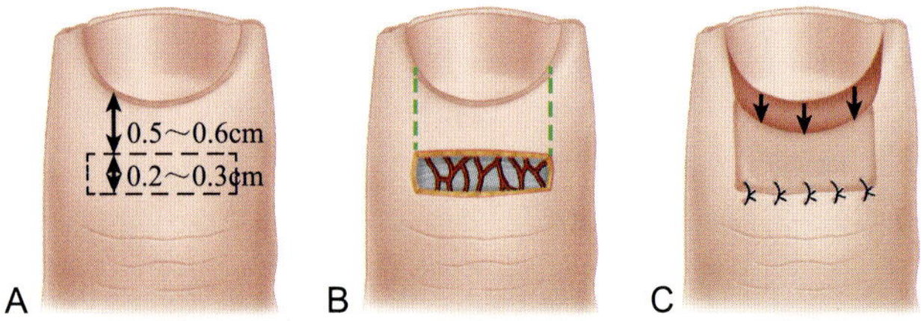

图 19-14 甲上皮皮瓣用于覆盖截肢指端

A．背侧推进皮瓣设计，增加指甲暴露；B．为推进皮瓣，近端甲床去表皮化；C．背侧皮瓣推移到去表皮后区域

（引自：Peterson SL, Peterson EL, Wheatley MJ: Management of fingertip amputations, *J Hand Surg Am* 39:2093,2014.）

一、游离植皮

游离植皮技术详见第 65 章。

二、指端皮瓣覆盖

KutlerV-Y 或 Atasoy 三角推进皮瓣

这种指端覆盖方法因仅累及伤指所以被广泛应用，但此方法覆盖的范围有限且术后感觉不能完全正常。损伤的模式决定了使用哪种皮瓣。当较多的带肉皮肤存留时，Atasoy 皮瓣是比较有用的。当累及皮下组织和累及侧面的指甲下皮肤受损时，可以使用 Kutler 皮瓣。

手术技术 19-1

（Kutler、Fisher）

- 成人首选局部麻醉；儿童可能需要全身麻醉。通过在近端指骨进行指神经阻滞使手指麻醉，使用一个指部止血带。
- 对指端不平整的软组织边缘和突出的骨组织进行清创（图 19-5）。
- 在指端的两侧各做 1 个三角皮瓣，三角的尖端指向近侧，中心位于手指两侧的中线上。应避免皮瓣做得过大，两边长约 6 mm，底边相同或略短。
- 进一步切向甲床和指腹的深部以形成皮瓣。注意不要用组织镊和止血钳钳夹皮瓣，而是用皮肤钩钩住三角皮瓣的底边轻轻牵向远端。同时用眼科剪充分分离皮瓣尖端指腹的皮下组织（通常不超过皮瓣厚度的 1/2），使皮瓣能向指尖移动。注意避免分离远侧的指腹。
- 磨平指骨远端的尖角，并将其修整成正常指骨末端的圆形。
- 将皮瓣的底部并拢，用不吸收缝线间断缝合。将皮瓣背侧缘与剩余的指甲或甲床缝合。
- 有时，近侧和外侧的缺损可能难以闭合。在这种情况下，三角皮瓣的边缘留下不缝。经过二期愈合会获得满意的效果（图 19-7D）。应用干纱布和保护敷料。

ATASOY 三角推进皮瓣

手术技术 19-2

（Atasoy 等）

- 用止血带控制出血，选择适当的麻醉。在指腹皮肤切一基底位于远端的三角，三角的底边宽度与指甲的断端宽度相等（图 19-6）。
- 保留其神经和血管，制成全厚皮瓣。由骨膜和屈指腱鞘上锐性分离皮下纤维脂肪组织。
- 选择性地切断维持皮肤于原位的垂直间隔，将皮瓣推向远侧。
- 将皮瓣与无菌的指甲或甲床组织缝合。如果闭合皮瓣推进后遗留的指腹缺损会影响血供的话，可不予闭合留作二期愈合。指骨可能需要切除几毫米以获得无菌的甲床面。皮瓣的底部可能很难缝合到无菌的甲床或者指甲，可以用 22 号针像髓内钉一样穿入末节指骨，固定皮瓣在合适的位置。

双蒂背侧皮瓣

截指平面在甲床近侧对保存手指长度非常有利，此时可以不用邻指皮瓣，而改用双蒂背侧皮瓣。与其长度相比，如果能将皮瓣做得足够宽时，可以切断皮瓣的一个蒂，仅留一侧皮瓣蒂（图 19-8）。

手术技术 19-3

- 自手指远侧皮肤创缘，向近侧游离指背皮肤和皮下组织。
- 然后在近侧做一横行切口，形成双蒂皮瓣，当将皮瓣牵向远端时，长度应足够覆盖残端的骨及其他组织。

在此位置缝合皮瓣。手指背侧的创面用薄层皮片覆盖。切断一侧蒂会使皮瓣的移动度加大，但血供会减少。

蒂翻转筋膜皮下瓣

蒂翻转筋膜皮下瓣是一种剥去表皮的皮瓣，可以用于覆盖远端背侧 3 cm 长的缺损。

手术技术 19-4

- 在止血控制下，根据指征修复创伤缺损，如伸肌腱修复和骨折固定。
- 在皮肤上用记号笔勾出预期皮瓣的轮廓。保证宽度超出创伤缺损 2 ~ 4 mm。皮瓣的蒂和长度之比应该在 1 ∶ 1.5 ~ 1 ∶ 3。皮瓣的蒂应该恰好做在缺损的近端，长度应该在 0.5 ~ 1 cm。皮瓣的长度应该至少长于缺损的长度（图 19-9B）。
- 向下分离至伸肌腱腱旁组织形成筋膜皮下瓣，由近端向远端分离（图 19-9C）。
- 在皮瓣从最近端沿边缘分离至皮瓣的蒂后，翻转皮瓣并将远端缝合（图 19-9D）。
- 禁止在翻转的地方缝合，以免压迫蒂的血管（图 19-9E）。
- 用薄皮片覆盖供皮区缺损。
- 夹板固定手指。

术后处理 3 周后更换敷料，在伤口愈合和其他损伤允许的情况下开始手指锻炼。

邻指皮瓣

邻指皮瓣技术详见第 65 章。

大鱼际皮瓣

大鱼际皮瓣可用于覆盖中指和环指。可能会出现供皮区触痛和近侧指间关节屈曲挛缩。断蒂时间不应超过 3 周。

手术技术 19-5

- 拇指外展，屈曲伤指使其指尖触及大鱼际突起的中部（图 19-15）。在大鱼际上画出位置和大小适当的皮瓣轮廓，一种方法是将伤指出血残端按压在鱼际上即形成与缺损大小一致的印记。
- 按此轮廓游离皮瓣，基底在近侧，皮瓣包括大部分皮下脂肪组织。用皮肤钩牵拉皮瓣，避免用镊子钳夹皮瓣，即使是很小的镊子。皮瓣宽度应足够，以避免在与凸起的指尖残端缝合时存在张力。另外，皮瓣的长度不应超过宽度的 2 倍，轻柔游离供皮区缺损边缘的皮肤，可以直接将缺损闭合而不需植皮。
- 将皮瓣远端与修整过的指甲边缘直接缝合，皮瓣的侧缘应与缺损的边缘相适合，但是，为避免损害皮瓣的血供，如果缝合的话，仅将皮瓣侧缘的最远侧部分与伤指缝合。注意防止皮瓣打折和卡压血管。
- 彻底止血，检查皮瓣和手指的位置，用湿棉花沿皮瓣和指尖的轮廓轻轻加压。
- 用纱布和胶布将伤指维持于合适位置，夹板固定腕关节。

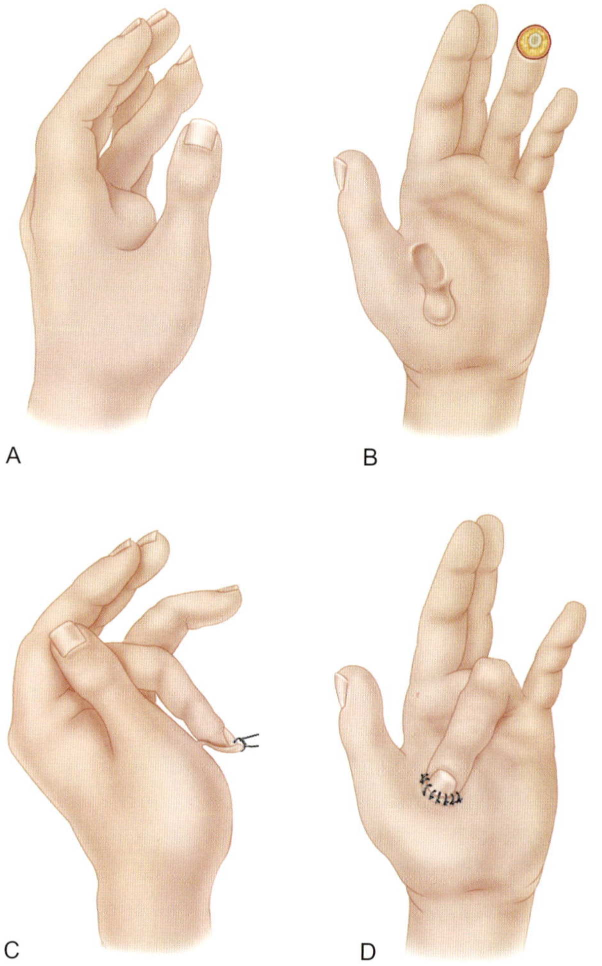

图 19-15 指端截指的大鱼际皮瓣

A. 环指指尖截指；B. 屈曲手指使指尖接触大鱼际突起中部，画出大鱼际皮瓣轮廓；C. 在将皮瓣与手指缝合前先用断层植皮覆盖供皮区；D. 皮瓣末端与手指的指甲和两侧缝合（见手术技术 19-5）

术后处理 4 d 后更换敷料，此后每 1 ~ 2 天更换一次敷料并将皮瓣部分暴露，使皮瓣尽量保持干燥。2 周后断蒂，将皮瓣游离边缘缝合。指尖及鱼际的形状会随时间的延长而逐渐改善。

局部神经血管岛状皮瓣

顺行的神经血管岛状皮瓣可以为手指最重要功能区提供良好的衬垫和正常的感觉。

手术技术 19-6

- 在手指（或拇指）的两侧中线各做一纵行切口，远端起自缺损，向近端延伸至近侧指间关节或者拇指指间关节的水平。

- 在两侧自近端向远端仔细分离神经血管束至所选定的皮瓣的近侧缘水平（图 19-16A）。在此处横行切开掌侧的皮肤和皮下组织，但要注意保护神经血管束（图 19-16B）。
- 必要时可在缺损的边缘另做一横行切口，游离出一个有 2 条神经血管束连接的方形皮肤和皮下脂肪组织岛。
- 将此岛状皮瓣小心地牵向远端，覆盖缺损区（图 19-16C）。注意避免神经血管束张力过大。如果张力影响皮瓣的血液循环，则向近端继续分离神经血管束或屈曲远侧指间关节，或者同时使用两种方法。
- 用细的不吸收缝线间段缝合皮瓣。
- 移植全厚游离皮片覆盖手指掌侧创面。
- 在皮片表面放置适当形状的无菌敷料（如甘油棉球），来缓解神经血管束上可能存在的过大压力。
- 加压包扎直至术后 10 ～ 14 d 拆除缝线时为止。

术后处理 只要伤口条件允许，尽早开始手指活动。

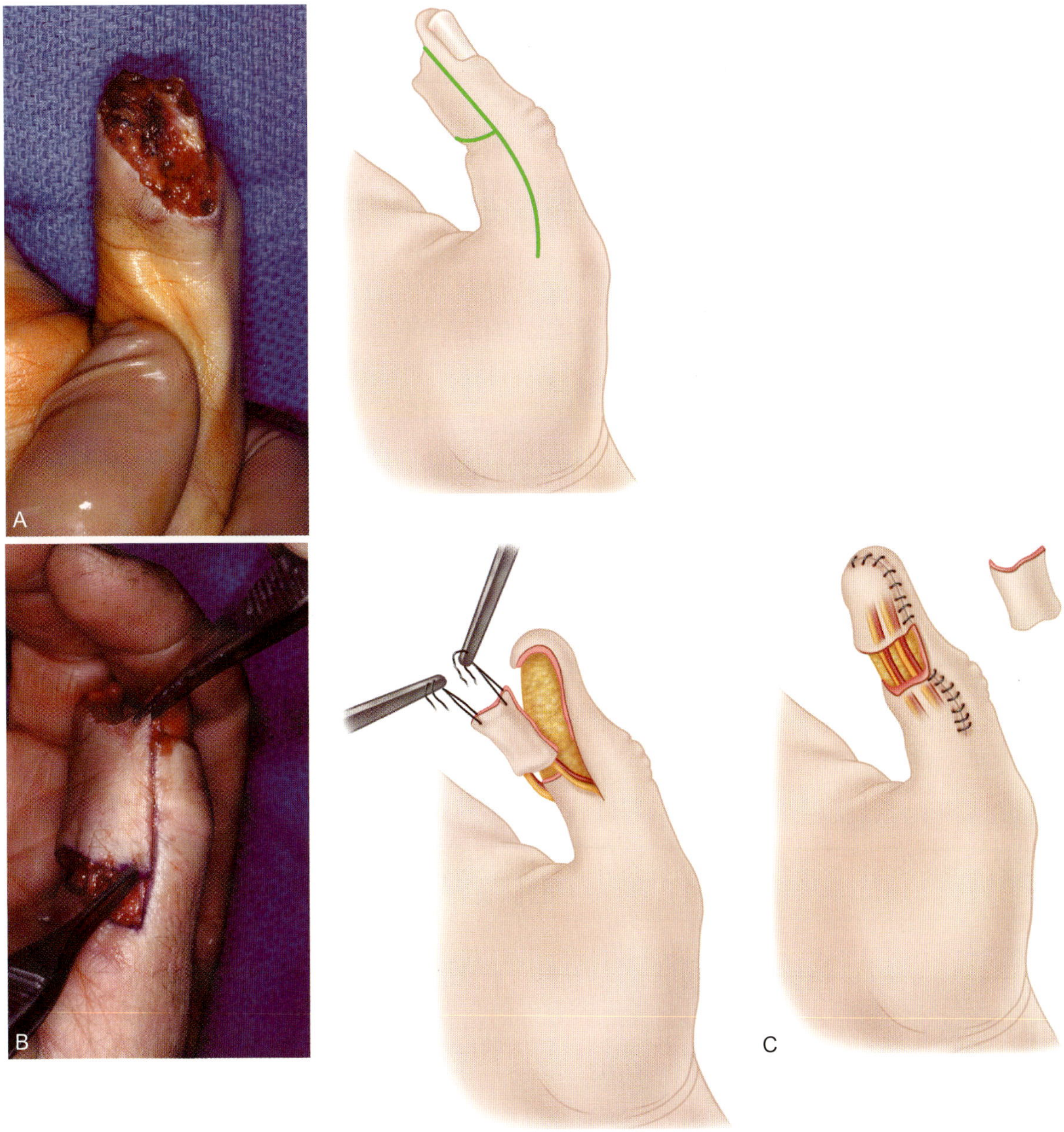

图 19-16 局部神经血管岛状皮瓣（见正文）（见手术技术 19-6）

带蒂岛状皮瓣

中轴式的带蒂岛状皮瓣可以被用于触觉敏感部位或者单纯软组织的邻指或拇指修复。皮岛可适当调整以适合缺损大小。

手术技术 19-7

- 门诊患者就可以进行这种手术，但是最好在全身麻醉下进行。
- 用记号笔清晰勾画出预期的手术切口，用止血带加压止血。
- 正确清创后测量缺损的大小，然后从供指切取略大的皮片。
- 通常采取中轴式或“Z”字形切口来暴露掌浅弓神经血管束，作为皮瓣的中轴。
- 如果需要神经血管岛状皮瓣具有触觉，小指的尺侧缘和示指的桡侧缘一定不能作为供区，因为维持这些区域的感觉也是重要的。理想的皮岛应以神经血管束为中心。
- 在止血带止血的条件下，定位近端的神经血管束，然后分离至其掌浅弓的起点。在神经血管束周围保留一个软组织套，因为静脉走行在动脉周围的组织中，肉眼不容易发现，不易分离。向深部与指固有动脉分离该束，使用双极电凝控制进入屈肌腱鞘的静脉出血。
- 抬起皮岛，注意脉管束应适当地定位于皮片中心，离断远端动脉。
- 使用常用的 5-0 号尼龙线将远端的血管束与皮岛远端边缘缝合在一起。
- 将皮岛置于受区并决定蒂的最佳路线，因为蒂不能有张力。轴点之间的皮肤可以从皮下游离和伸展，在预期的蒂的通路上均匀喷洒止血药。通道必须能够让皮片轻松通过。通常在邻近的供区和受区之间会有一个 2 ~ 3 cm 的皮桥。然而，如果蒂的张力或创伤区还不稳定的话，应将切口连接起来。
- 松开止血带。
- 用 5-0 号的缝线轻轻穿过皮桥，注意不要在蒂和皮岛之间形成切应力。
- 将皮瓣无张力地缝合到受区，闭合残留的伤口。在宽松敷料包扎和夹板固定前，确定皮瓣血供良好。
- 注意：当这种术式用于带血管蒂岛状皮瓣时，手指固有神经应小心保护以免形成神经瘤，这种技术伴发的暂时性感觉迟钝会在 6 ~ 8 周消失。

术后处理 患者应观察 5 ~ 7 d，如果伤口情况允许，通常在术后 2 ~ 3 周进行运动锻炼。

逆行带蒂岛状皮瓣

这种逆行同指岛状皮瓣特别适用于覆盖远端背侧或掌侧的缺损。这种方法依赖于指固有动脉的逆流机制，同时供应近端符合组织（图 19-11）。

手术技术 19-8

- 在恰当的受区准备后，确定供区的取材大小。
- 使用直线或“Z”字形切口在手指上显露血管蒂，蒂的长度一般比缺损近侧缘和供区远侧缘之间的距离长 1 ~ 1.5 cm。
- 在止血带止血的条件下从近端向远端分离。
- 在供区皮瓣的近端将指固有动脉与下面的指神经分离。切断并结扎动脉，小心地将皮瓣连同蒂一起抬起。保留远端一段 1 cm 长的未受损的神经血管束来营养皮瓣，并作为皮瓣的轴心。
- 松开止血带，双极电凝止血。
- 将皮瓣无张力地缝合于受区，松弛地闭合残留的伤口以便保护皮瓣蒂。
- 供区通常需要全厚皮层移植，用柔软但不黏附的敷料覆盖，如三溴苯酚铋纱布和甘油浸湿的棉球。
- 注意：这种皮瓣可作为剥去表皮的逆行同指皮岛，能够减少皮岛的失败率。通过这样的优化，皮片再用于受区进行复合移植。

术后处理 术后 7 ~ 10 d 去除敷料，功能锻炼依伤口愈合情况而定。

小鱼际皮瓣

尺侧小鱼际皮瓣是一种逆行血管蒂皮瓣，它的机制在于小鱼际皮肤远侧半的血供来自于尺侧指动脉。这种皮瓣可以被用于覆盖大至 5 cm × 2 cm 的缺损。依赖于小指的指固有动脉，这种皮瓣可以通过将尺侧指神经缝合到皮瓣的皮神经感觉支以提供感觉。

手术技术 19-9

- 在小鱼际隆起的远侧半画出适合受区缺损的皮瓣。

- 在止血带止血和全身麻醉下，在筋膜下平面，自手背侧开始分离。当离断尺侧掌动脉的近端时注意包括皮瓣的复杂血管穿支。
- 将血管蒂游离末端移到近侧指间关节轴心点位置（图 19-13）。
- 出血控制后无张力闭合伤口，柔软敷料包扎。

术后处理 术后 1 周去除敷料，开始掌指关节和近侧指间关节的功能锻炼。

第四节 单指截指

一、示指截指

示指在近节指间关节或更近平面截断时，残端不但无用而且会妨碍拇指和中指间的捏持动作。因此，对于大多数患者，如果第一次必须在此平面截指，则再次截指时平面应位于第 2 掌骨基底部。从美观的角度讲，示指列截指术尤其适宜妇女。然而，由于这一术式较经示指截指手术涉及的部位更广，因此可能导致其他手指的僵硬，所以，患有手部关节炎的患者可能不适用。应小心分离中指桡侧指神经，并将其从第 2 指蹼空间常见指神经中解剖出来。不正确的手术操作会造成手背凹陷性瘢痕，或者错误地将第 1 背侧骨间肌固定在伸指结构上而不是在近节指骨基底，造成手内肌过度牵拉。

示指列截指术

手术技术 19-10

- 先用记号笔画好切口（图 19-17A）。掌侧线起自中指桡侧基底部的第 2 指蹼，向近侧延伸至掌中部，注意避免切口垂直切过掌横纹。第二条掌侧线起自示指掌指纹约 1.0 cm 处的桡侧基底部。向近侧延伸，在掌中部与第一条线相交。手掌部皮肤做“Z”字形切口可以减轻纵向的皮肤瘢痕挛缩。
- 然后画出切口的背侧部分，将掌侧切口线向背侧延伸，两条切口线在手背于示指腕掌关节远端相交。
- 按画线做切口。
- 结扎并切断手背静脉，在更近侧平面切断桡神经浅支至示指的分支。
- 向远侧牵拉示指的指总伸肌和示指固有伸肌，将其切断并任其自然回缩。
- 分离第一背侧骨间肌的止点并向近端从第 2 掌骨干分离肌肉（图 19-17B），然后在同一掌骨上分离掌侧骨间肌，切断连接第 2 和第 3 掌骨头的掌横韧带，注意不要损伤中指的桡侧指神经。
- 距第 2 掌骨基底部 2.0 cm 处自桡背侧近端斜向掌尺侧远端切断第 2 掌骨。不要在近端关节处离断，要磨平掌骨骨端。
- 切断示指 2 条指屈肌腱，并任其自然回缩（图 19-17C）。
- 结扎并切断示指动脉。
- 仔细辨认、分离并切断示指双侧指神经，留取足够长度以使断端能埋在骨间肌内。
- 然后将第 1 背侧骨间肌的止点固定于中指近节指骨基底部，注意不要缝在伸指肌腱或腱环上，否则会导致内在肌过度牵拉。
- 通过连续缝合，将肌腹拉近先前第 2 掌骨干占据的区域。
- 结扎或烧灼所有明显的出血点。
- 放置引流管，缝合切口后去除止血带（图 19-17D）。
- 在中指和拇指间新形成的宽大指蹼上放置形状适当的湿敷料，用大量敷料或石膏夹板固定腕部。

术后处理 术后 48 h 应抬高患肢，24 h 拔除引流管，术后 5 ~ 7 d 开始手指活动。

二、中指或环指指列截指

与示指近节指骨不同的是，中指和环指的近节指骨具有重要功能。如果中指或环指的近节指骨缺如就会在指间形成一个“洞”，当手用作杯状或勺状盛物时，小的物品时会从缺损处漏掉；另外，缺损会导致其他手指向中线偏移。在多指截指时，中指或环指的长度更重要。第 3 和第 4 掌骨头为掌横韧带提供附着点，从而可以稳定掌弓，因此也很重要。

在儿童或妇女，当中指在近端指间关节的近端，尤其是在掌骨头的近端截指时，可能适合将示指列向尺侧转位代替中指。此手术使手部外形更加自然对称，去除显眼的残端，使只有 3 个手指的畸形不太明显。部分中指切除后的示指列转位术是一项有技术挑战的手术，而且有严重的并发症。如果选择

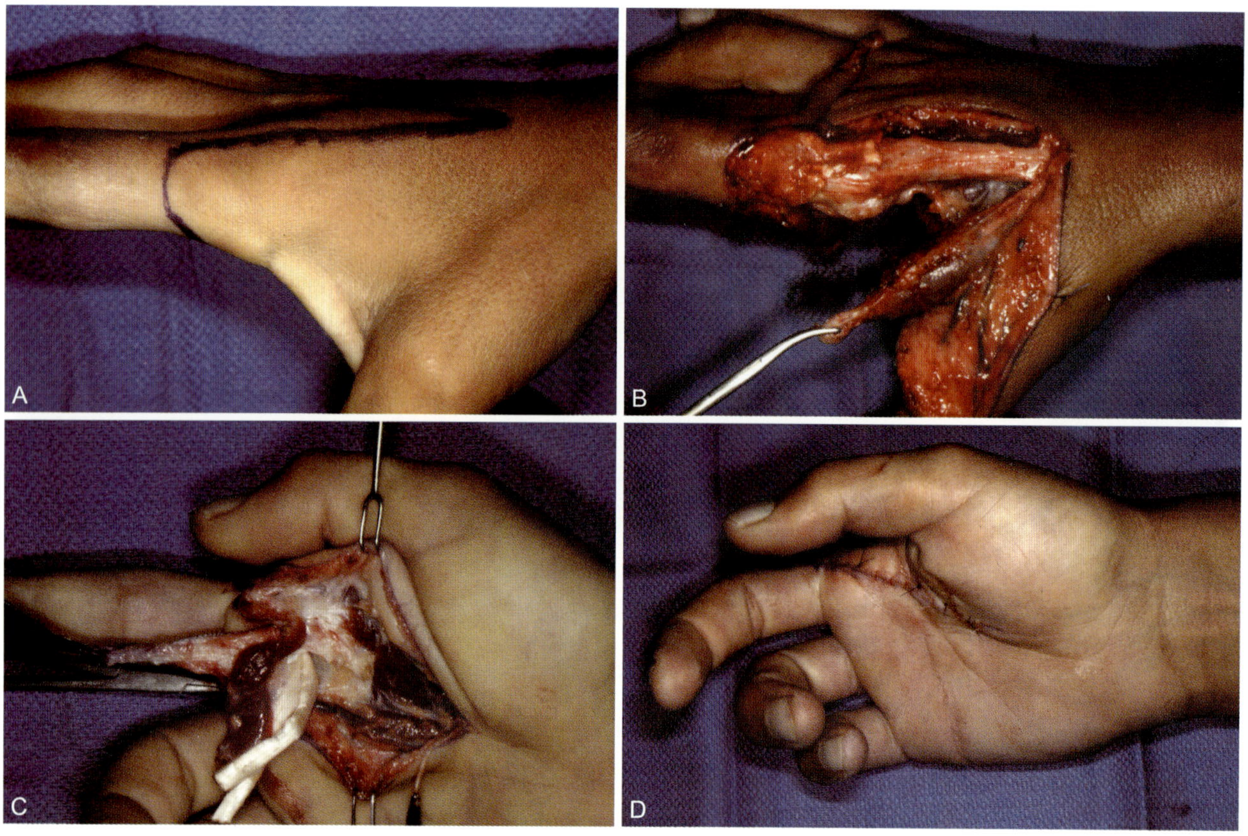

图 19-17 示指列截指方法

A．用记号笔画出的掌侧和背侧皮肤切口，可将掌侧皮肤切口做成“Z”字形以减轻皮肤切口挛缩；B．游离和切断适当的神经血管结构后，将指浅屈肌腱和指深屈肌腱在蚓状肌起点近侧切断；C．保留第 1 背侧骨间肌并固定在中指近节指骨桡侧基底；D．术后外观（见手术技术 19-10）

这种更加美观的术式，就需要投入极大的精力以获得恰当的转位和牢固的固定。更困难的是掌骨干中间截骨后的愈合，笔者建议在这种病例中进行干骺端固定。

必须注意的是，切除第 3 掌骨干将除掉拇收肌的起点，导致手指捏物功能减弱，因此，除非在其他部位重建拇收肌的起点，否则不能做示指移位。另外，对于从事繁重的手工劳动者，此手术为禁忌证（图 19-18）。

环指列在相似的截指条件下则很少将小指列向桡侧移位代替第 4 指。在掌骨基底部或者腕掌关节处切除第 4 掌骨，缝合皮肤后会形成一个共同的指璞，允许小指“嵌入”而闭合空隙，而不需要将第 5 掌骨真正转位。将环指在腕掌关节离断后，小指掌骨基底可以向桡侧移位至钩骨关节面，从而在根本上消除桡偏畸形（图 19-19）。

示指列转位术

手术技术 19-11

（Peacock）

- 设计切口，使掌侧和背侧都能切除楔形皮肤（图 19-20）。
- 在掌横弓区选择确切的点，当使第 2 和第 4 掌骨头接近时，选点应能对合，在手背形成一个平滑的弓。
- 手背切口的近端稍斜向第 2 掌骨的基底部，如此可以使基底部易于显露。
- 修整切口的远端，在环指处切除一小块三角形皮肤，以便接受残端或指间相似的三角形皮肤，这样可以避免缝线穿过新指蹼的深部，这一点非常重要。
- 在掌、背侧切除楔形皮肤并掀起皮瓣后，纵行切开骨膜显露第 3 掌骨。

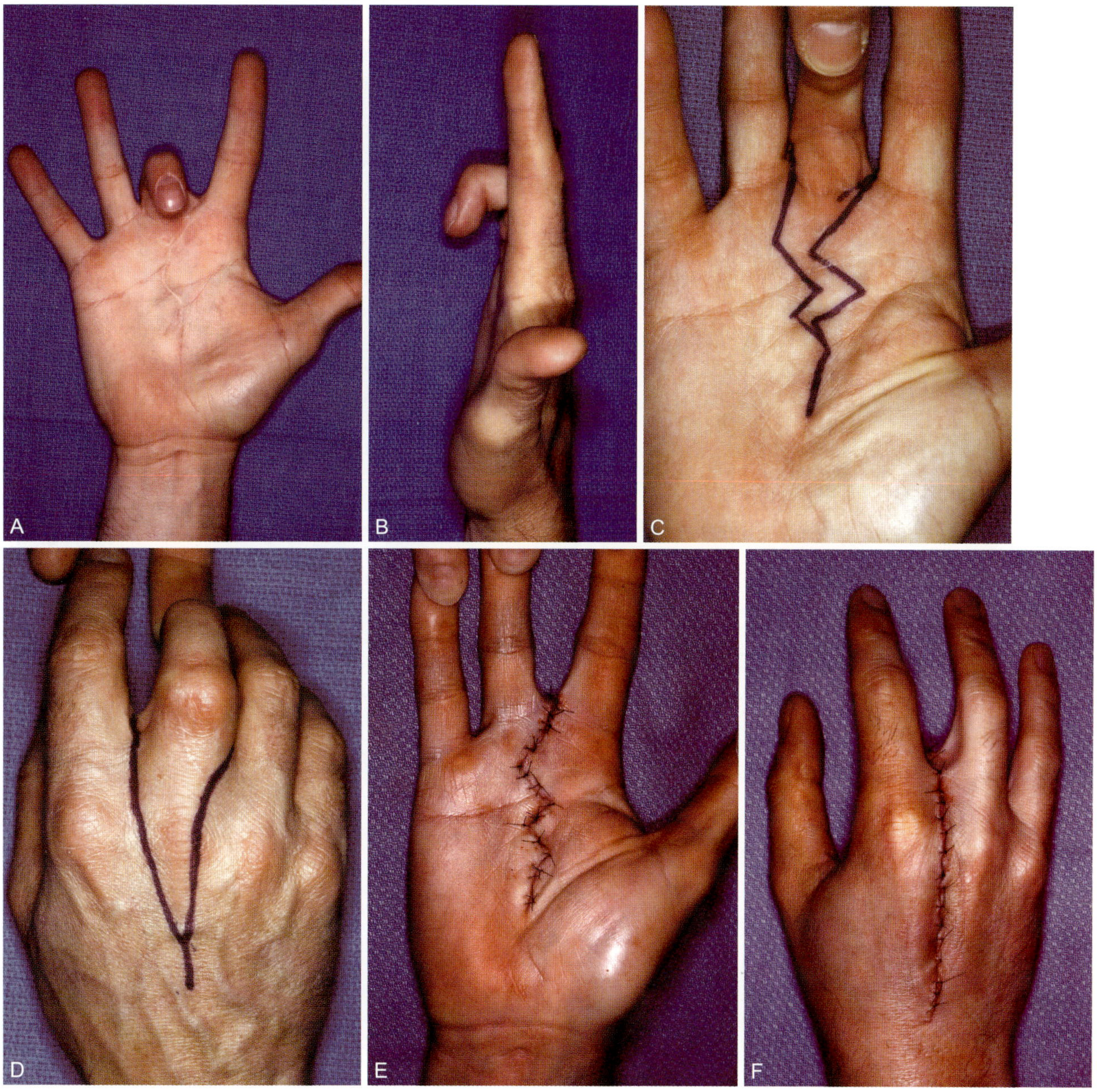

图 19-18　中指列截指术

A、B．手部枪弹伤后中指不可逆挛缩和僵硬的临床外观；C、D．中指列截指术预期的掌侧和背侧的切口；E、F．部分中指掌骨切断术后美化的外观

- 当示指列的掌骨移至第 3 掌骨基底时，示指长度应正好。因此，须尽量靠近基底部用摆锯横行切断第 3 掌骨，然后切除第 3 掌骨干和中指的骨间肌，注意不要损伤其他手指的骨间肌。
- 辨认中指神经血管束，分别结扎动、静脉，切断指神经。
- 屈曲腕关节，尽量向远侧牵拉指屈肌腱并切断。
- 接着牵开示指的伸肌腱，在基底部显露第 2 掌骨基底部，在与第 3 掌骨相同平面切断第 2 掌骨。
- 在第 2 掌骨的桡侧轻轻分离手内肌，使第 2 掌骨恰好能移至第 3 掌骨上，而肌肉无过度张力，然后将第 2 掌骨边缘修成斜面并磨平，使手的边缘过度自然。
- 从切除的第 3 掌骨上切除一段骨栓，穿入重建的两段掌骨髓腔。
- 经移位手指的掌指关节纵向插入克氏针，并自屈曲的腕背侧穿出，将掌骨内的克氏针拉向近侧直至其远端恰好在掌指关节近侧为止。

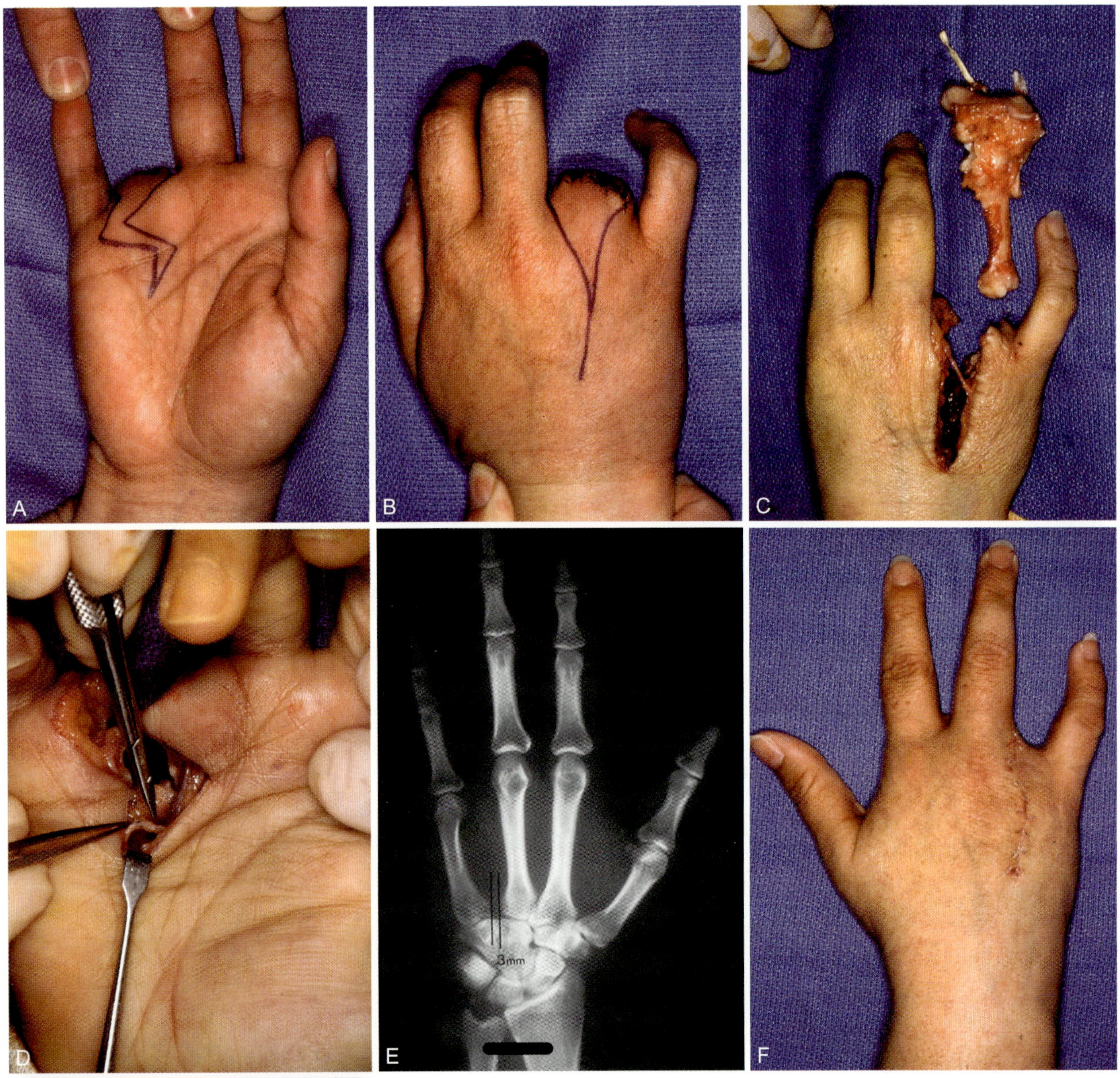

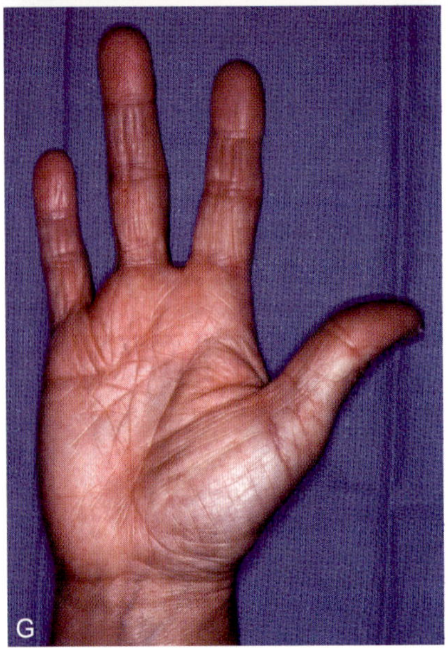

图 19-19　环指列截指术

A、B．环指撕脱伤后患者手部的掌侧和背侧观；C．环指腕掌关节的完全离断和屈肌腱和伸肌腱的近端切断；D．小指和中指的掌骨间韧带交叠缝合以免小指外展；E．手的 X 线片显示小指掌骨的放射是以钩骨面为基础的；F、G．环指列截指术后的临床外观

框 19-1 环指撕脱伤的分类

Ⅰ 血供充足，伴有或不伴骨骼损伤
Ⅱ 血供不充足（动脉和静脉），无骨骼损伤
Ⅲ 血供不充足（动脉和静脉），伴有骨折或关节损伤
　A．仅动脉血供不充足
　B．仅静脉血供不充足
Ⅳ 完全离断

（引自：Kay S, Werntz J, Wolff TW: Ring avulsion injuries: classifi cation and prognosis, *J Hand Surg Am* 14(2 Pt 1):204, 1989.）

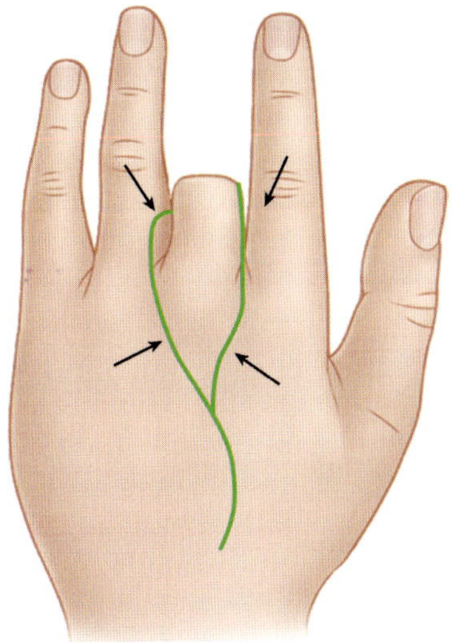

图 19-20 Peacock 示指列转位术

背侧切口如图，箭头所指的皮肤边缘上的对应点应闭合，掌侧切口与背侧相同（见正文）（见手术技术 19-11）

- 屈曲腕关节，剪断克氏针的近侧部分，断端埋入皮下。
- 然后屈曲所有手指，确保移位手指的旋转角度正确，经第 4 掌骨和移位掌骨的颈部横穿一根克氏针。也可采用小钢板和螺钉固定，这需要有精湛的技术，并且只有在确定旋转对线正确后才能应用。先用钢板将远端固定，然后完全屈曲掌指关节，再固定近侧段，这样可以减少旋转畸形的发生。
- 皮下放置橡皮引流条，缝合切口。
- 用柔软敷料加压包扎，无须其他外固定。

术后处理 术后 2 d 拔除引流条，8 ~ 10 d 拆除缝线及敷料。然后用掌侧薄石膏托将腕关节固定于中立位并固定转移的指列。然后应每天将石膏托去除进行手部清洗，并进行小关节锻炼。术后 5 周，待掌骨愈合后，在局部麻醉下拔除克氏针。

环指撕脱伤

环指戴的金属戒指被钉或钩钩住时，常会导致软组织在手指基底部的严重撕脱伤。暴力足以导致皮肤的分离，而且常常损害远端的血供。Kay 等提出的 Urbaniak 分类系统的改良对量化损伤和预后非常有益（框 19-1）。这种情况也可引发骨折和韧带损伤，但肌腱断裂一般最后发生。除非能够重建血供，否则常规挽救手术注定失败。即使在成功的显微血管修复下，僵直和感觉异常也是不可避免的。在妇女和儿童，首选的方法是将环指列截除然后闭合指蹼。重体力劳动者是单纯掌骨切断而非切除的一个指征。有报道比较了单纯掌骨切断和环指列切除，发现尽管单纯掌骨切断在美观和手掌功能上要差一些，但是保留了更强的力量。在掌骨基底部或腕掌关节截除环指，小指将会靠近而不需再做小指转位。如果有坏死和感染存在，可先做简单的手指截指，当需要时再选择指列截除。

三、小指截指

如果具备形成无痛残端的条件时应尽量保留小指长度。通常在其他手指均完全损坏时，小指尚存活，此时因为小指可与拇指完成捏物的动作而变得非常重要。当只截除小指且外观很重要或是断指平面在掌指关节时，应将第 5 掌骨骨干在中 1/3 处斜行切除，然后将小指展肌止点移至环指近节指骨，手术过程与前边描述过的示指截指时第 1 背侧骨间肌移位至中指的方法相似。这样可以使手尺侧缘平滑，并且这种治疗方式最常用作小指挛缩或小指痛时的选择性治疗手段。

第五节 拇指截指

当拇指部分离断时，与其他手指的单指断指不同，不能为闭合伤口而在更近的平面再截指。拇指不能短缩，因此应首选游离皮瓣、带蒂推进皮瓣、局部或远隔皮瓣闭合伤口。

当需要皮瓣移植时，应首选手背、示指背、中指背的带蒂皮瓣。以上皮瓣可以提供稳定的触摸垫，但不能恢复正常感觉。

不能用腹部皮瓣覆盖拇指掌面。腹部皮肤和脂肪因为缺少纤维间隔，受压时也会发生旋转和移动，

造成捏物不稳，即使很薄也是如此。另外，腹部皮肤在外观上也与手和手指皮肤相差甚远。当拇指重要区域的皮肤和指腹（包括所有神经组织）缺损时，适于采用神经血管岛状皮瓣移植（见第 68 章）。但缺损应该先用刃厚皮片覆盖，然后二期采用神经血管岛状皮瓣移植，或在可能时采用前述用于指端截指的局部神经血管岛状皮瓣或局部推进皮瓣（见手术技术 19-1）。

当拇指断指后，近节指骨尚保留一段有用的指骨时，除一期闭合伤口外，唯一必要的手术是采用“Z”字成形术加深拇指指蹼（见第 64 章）。如断指发生于掌指关节或其近端水平，再植不能完成时需进行拇指重建（见手术技术 19-15）。

拇指损伤的带蒂推进皮瓣

其他指尖损伤应用推进皮瓣时，只要皮瓣的掌侧切口向近侧不超过近侧指间关节，皮瓣即能存活。在拇指，静脉回流不依赖于掌侧皮瓣，因此这种方法更安全，而且可以获得更长的皮瓣（图 19-21）。

手术技术 19-12

- 止血带止血，选择适当的麻醉，在拇指两侧中线做纵行切口，自指尖至掌指关节（图 19-22A）。
- 游离皮瓣，包括双侧神经血管束，但不能损伤指屈肌腱鞘（图 19-22B）。
- 屈曲掌指关节和指间关节以利于皮瓣推进，将皮瓣间断缝合在缺损处（图 19-22C）。

术后处理 掌指关节和指间关节术后屈曲位固定 3 周，这种大皮瓣仅用于大的拇指指腹缺损。

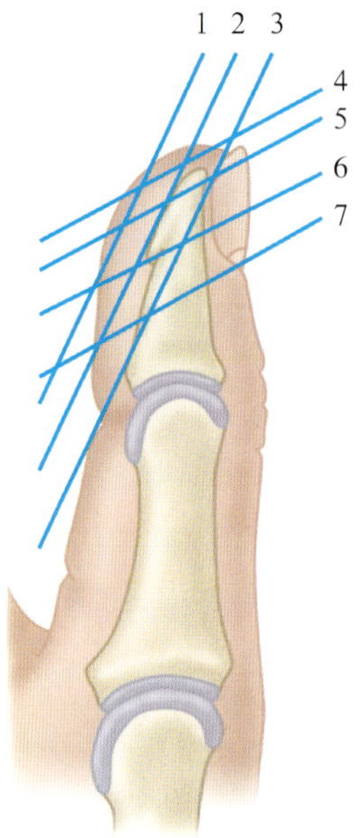

图 19-21 拇指指尖断指平面

不同断指平面可选用的方法：1. 断层皮片植皮；2. 邻指交叉皮瓣或推进皮瓣；3. 推进皮瓣、邻指交叉皮瓣或缩短拇指闭合创口；4. 断层皮片植皮；5. 将骨缩短并应用断层皮片植皮、推进皮瓣或邻指交叉皮瓣；6. 推进皮瓣或邻指交叉皮瓣；7. 推进皮瓣及残存甲床切除（见手术技术 19-12）

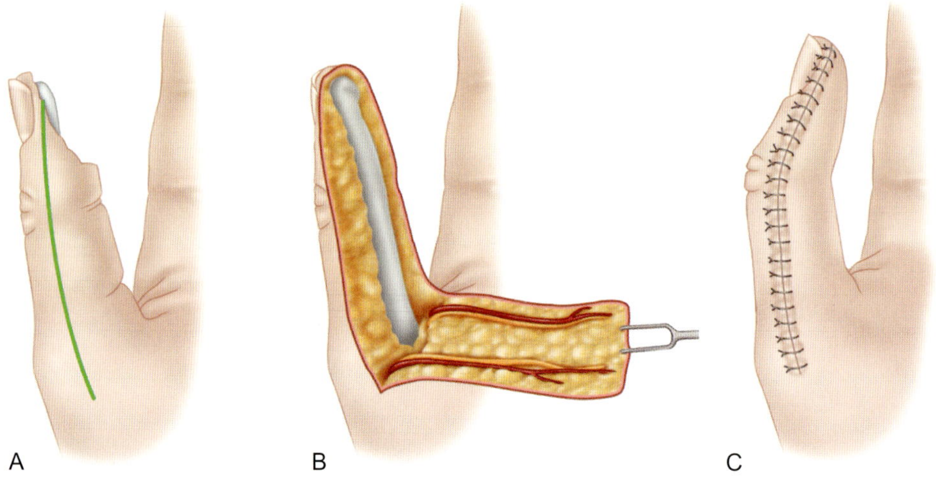

图 19-22 拇指损伤的推进岛状皮瓣

A. 拇指深度软组织缺损，指骨暴露，可使用带蒂推进皮瓣覆盖；B. 神经血管蒂的推进；C. 屈曲拇指远端关节，以便缝合皮瓣（见正文）（见手术技术 19-12）

第六节 多指截指

当所有手指均为不可再植的部分离断时，保存残指长度要比单指离断时更为重要。因为第 1 和第 5 掌骨指间存在着天然的铰链运动，所以小指残端与完整的拇指在完成抓握动作时起十分重要的作用。切断第 4 和第 5 掌骨之间的横韧带可以使这种铰链运动功能增加 50%。拇指和其余 4 指均行部分截指术时，相对延长手指并增加活动度可以改善功能。拇指的功能可以通过“Z”字成形术（见第 64 章）加深指蹼及同时进行第 1 和第 5 掌骨的截骨并将远段旋转使之相对（图 19-23）而得到改善，如有帮助，可同时将小指向拇指倾斜。当第 1 腕掌关节功能存在而第 1 掌骨非常短时，可以将第 2 掌骨移位至第 1 掌骨，使其增长，同时增宽和加深第 1 指蹼。

除拇指外其余 4 指全长离断时，如果完好的拇指不能轻易地触及第 5 掌骨头，可行第 5 掌骨指骨化。术中将第 4 掌骨切除，第 5 掌骨截骨、旋转并与手掌的其余部分分离。延长第 5 掌骨也可改进功能。拇指和其余 4 指均为全长离断，而离断平面横过掌骨颈时，选择性的掌骨指骨化可以改善手的功能。切除第 4 掌骨可以增加第 5 掌骨的活动度，通过第 5 掌骨的截骨并将远端向桡侧旋转和屈曲可进一步改善其功能。在基底部截断第 2 掌骨，但不要截断第 3 掌骨，这样可以保留拇内收肌的起点。除非能为拇指掌面提供感觉，否则不应该用骨成形重建的方法延长拇指。当离断平面横过掌骨干中部时，

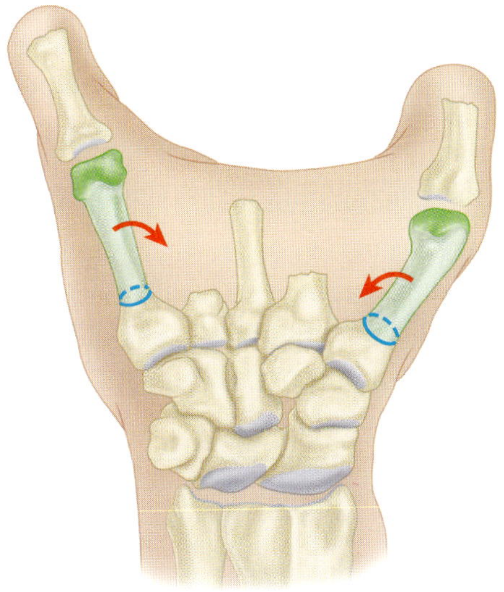

图 19-23 包括拇指的多指截指后，可以通过进行第 1 和第 5 掌骨的截骨并将远段旋转使之相对来提高功能（见正文）

抓握功能可能无法恢复，但屈曲腕关节的残端可以完成勾物动作，在残端安装人造平台可以使腕关节的掌面主动对掌，使上述运动更有用。

第 5 掌骨指骨化手术

手术技术 19-13

- 在第 4 掌骨的掌侧和背侧各做一纵行切口，并在远端汇合。
- 显露并切除第 4 掌骨头两侧的横韧带。
- 在近侧切断环指的指神经，结扎伴行血管。
- 在腕掌关节稍远测切断第 4 掌骨干，在同一切口内将第 5 掌骨在靠近基底部截骨。
- 将远端稍外展、屈曲并向拇指旋转，用克氏针固定。
- 用刃厚皮片覆盖第 3 和第 5 掌骨间的创面，在骨干近中 1/3 处形成指蹼。确保第 5 掌骨头处有良好的衬垫，如有可能在拇指的最大接触区要有正常的感觉。

第七节 截指残端痛

截指残端疼痛通常需要再次手术，尤其是创伤性离断的残端。造成疼痛的常见原因是在接近末端无衬垫区形成的神经瘤。在一个局限的显著压痛区出现一个小肿物，并且常位于指神经走行区，以此可以作出诊断。部分痛性神经瘤可以通过加垫和脱敏而得到治疗，但大多数需要手术切除。在瘢痕中分离出神经瘤并在近侧将神经切断。虽然神经瘤还可能重新形成，但因位于有足够衬垫的区域而不会发生疼痛。与近端切除指神经做比较，端对端缝合尺侧和桡侧指神经的方法并没有明显改善静息痛、寒冷耐受性和触痛。而且，这种端对端缝合所达到的触痛减轻也是以触觉敏感性丧失为代价的。

截指残端的疼痛也可由骨性突起压迫薄层皮肤或瘢痕引起。此时应切除薄层皮肤或瘢痕，缩短指骨，并用有足够衬垫的皮瓣覆盖。由于覆盖指腹和指甲连接处的皮肤太薄而引起截指残端痛，可以应用如拇指截指所采用的有限推进皮瓣治疗，但在手指，这种皮瓣的近端不能超过近侧指间关节。

此外，伸肌腱过度牵拉或屈肌腱粘连而致的屈曲挛缩可以导致手和前臂产生痉挛性疼痛的感觉，松解粘连的肌腱可以减轻疼痛。

第八节 截肢后的重建

一、手部截肢后的重建

两手的离断显然会造成非常严重的残疾。部分患者可以选用 Krukenberg 术。这种手术将前臂变成分叉状，使桡侧部分作用于尺侧部分。Swanson 将重建肢体的功能比作使用筷子的方法。在缝合伤口时适当地推移皮肤可以确保肢体两个末端具有正常的感觉。特别是对于双手均截除的盲人，此手术不仅提供握持功能，而且肢体的末端具有感觉。此外，这种手术方式对双手已截断但当地无法获得现代假肢的患者更有用。Swanson 认为，双侧先天性疾病截手的儿童，重建的肢体比机械性假肢更有用，对侧安装假肢后患者将优势手转至手术这一侧。在儿童，术后的假体外观并不会使患者非常悲观，如果愿意也不影响穿戴普通的假肢。

Krukenberg 重建

手术技术 19-14

(Krukenberg，Swanson)

- 在前臂掌侧面做一稍偏向桡侧的纵行切口（图 19-24A）。在背侧做一稍偏向尺侧的类似切口，同时，做“V”形皮瓣以形成位于两分叉支结合处的指蹼（图 19-24B）。
- 将前臂的肌肉分为两群（图 19-24C、D）：桡侧群包括桡侧腕屈肌和伸肌、指浅屈肌桡侧半、指总伸肌桡侧半、肱桡肌、掌长肌和旋前圆肌。尺侧群包括尺侧腕屈肌和伸肌、指浅屈肌尺侧半和指总伸肌尺侧半。如果残端过于臃肿或者切口难以闭合，必要时可以切除旋前方肌、指深屈肌、拇长屈肌、拇长展肌和拇短伸肌，注意不要损伤旋前圆肌。
- 然后沿尺骨附着点纵行全长切开骨间膜，不要损伤骨间血管和神经。
- 此时尺桡侧部分的尖端根据前臂的长度可以分开 6 ~ 12 cm。近端的活动发生在肱桡和近侧尺桡关节。尺桡骨远端应能接触到，如不能，则需要做桡骨或尺骨的截骨。此时桡骨的内收肌是旋前圆肌、旋后肌、桡侧腕屈肌、指浅屈肌桡侧半和掌长肌；桡骨的外展肌是肱桡肌、桡侧腕长伸肌、桡侧腕短伸肌、指总伸肌桡侧半和肱二头肌；尺骨的内收肌是尺侧腕屈肌、指浅屈肌尺侧半、肱肌和肘肌；尺骨的外展肌是尺侧腕伸肌、指总伸肌尺侧半和肱三头肌。
- 去除止血带，彻底止血，观察皮瓣的血供。
- 切除多余的脂肪，旋转皮肤包绕尺骨桡骨，以便缝合后的切口不在两骨的相对面上（图 19-24E、F）。
- 切除肢端所有的瘢痕皮肤，如闭合困难可进行骨缩短。儿童通常有足够的皮肤闭合创面，由于远侧骨骺生长仍未完成，所以不能进行骨缩短。
- 尽量保留皮赘状指。然后将分叉结合部位的皮瓣缝合在正确的位置上，移植所需的刃厚皮片。
- 创口放置小的橡皮引流条，将分叉末端分开 6 cm 或更大并加压包扎。

术后处理 肢体持续抬高 3 ~ 4 d。按正常时间拆线。术后 2 ~ 3 周开始进行内收和外展的康复训练。

二、多指截指后的重建

不同平面的多指断指，可以有多种不同的重建手术。达到软组织固定后可以选择骨延长术来延长手指。当残留手指可以转位的话，就需要进行拇指化手术。通过重建对掌手指的感觉来重建对掌运动需要一个更长的重建过程，这既是对手术医师的考验，也是对患者耐心的考验。

三、拇指重建

无论是先天性的还是外伤造成的拇指缺如，都会导致手部功能严重丧失，事实上拇指缺如造成的功能丧失占全手功能的 40%，因此拇指部分或全部缺如时应行重建手术。但在决定手术之前应考虑以下几个因素：拇指剩余部分的长度、剩余手的情况、职业要求、患者的年龄及医师的知识和经验。当对侧拇指正常时，一些医师对再造拇指有疑问，甚至在完全拇指缺如时也如此，那么至少此时再造不是必需的。然而，精心设计、熟练操作的手术确能改善手的功能，尤其是在年轻患者中。

通常，只有当断指平面位于掌指关节或更近水

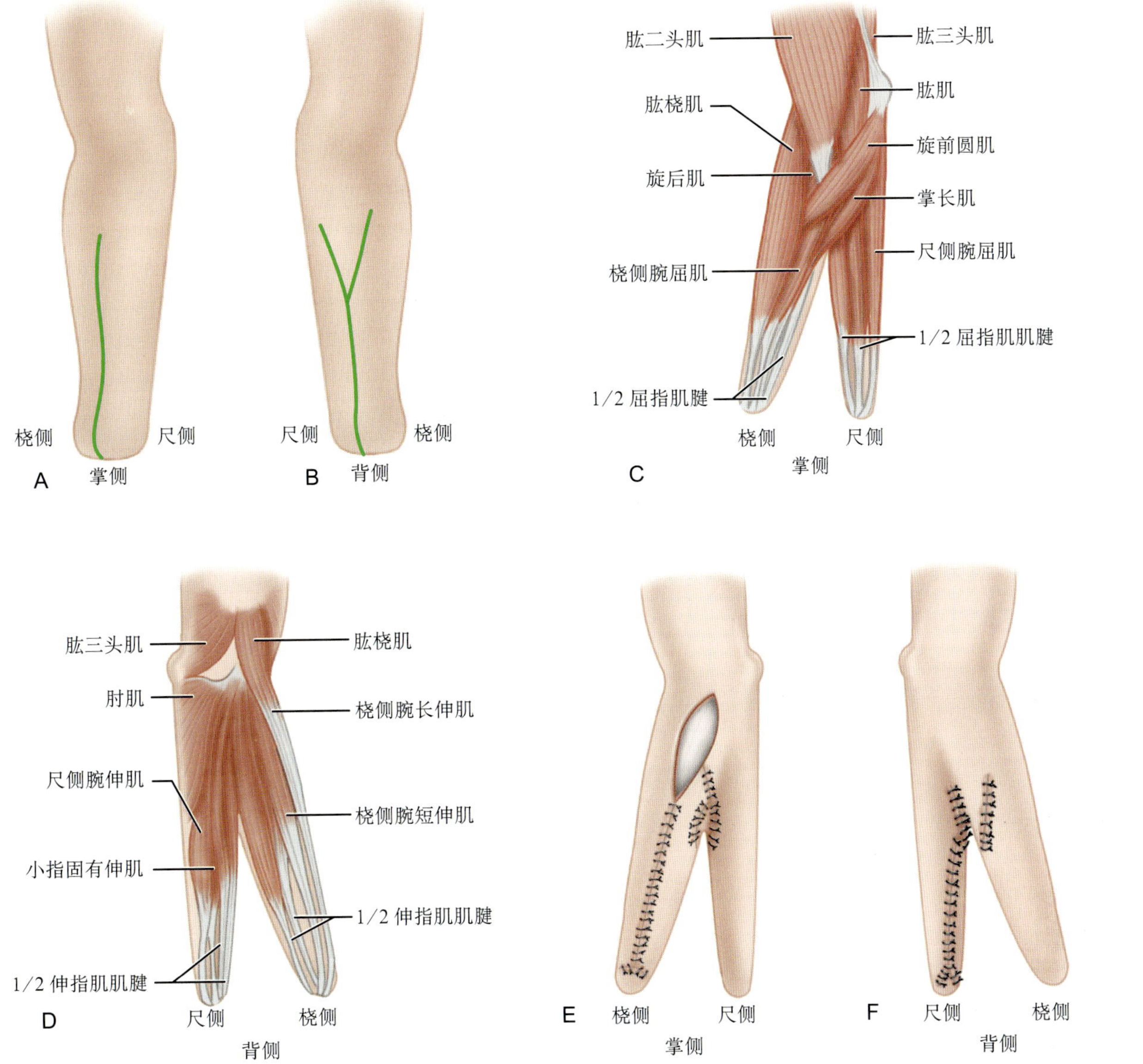

图 19-24 Krukenberg 手术

A. 前臂屈肌表面切口；B. 背侧切口（见正文）；C、D. 前臂肌肉分为两群（见正文）；E. 闭合前臂掌侧的切口，画线区域需要断层植皮；F. 闭合背侧切口（见正文）（见手术技术 19-14）

平时才行拇指再造手术。当掌指关节和近节指骨有效部分仍保留时，如果要做手术的话，也只有做“Z”字成形术以加深指蹼（见第 64 章）。当断指平面位于指间关节、远节指骨或拇指指腹时，适当的皮肤覆盖创面即可。除非捏持区域的感觉受到严重损害，才可能需要更精细的覆盖方法，如神经血管岛状皮瓣的移植（见第 68 章）。

再造的拇指需要满足 5 个方面的要求：①最重要的是感觉恢复，虽然不一定完全正常，但需要无痛，而且持物时应能辨别物品；②拇指应有足够的稳定性，这样在夹捏物品时压力不至于引起拇指关节的偏移或关节支撑的塌陷或皮肤垫的移动；③拇指应有足够的活动度，使手能够放平，拇指能对捏；④拇指应有足够的长度，使其余手指的指尖能与之接触，有时其余手指有截指或僵硬时，需要有比正常还要长的拇指来完成握持动作；⑤拇指应有可以接受的外观，否则患者可能一直将其隐藏而不使用。

有几种拇指再造的方法，要根据残端保留的长度和皮肤垫的感觉情况加以选择（图 19-25 和

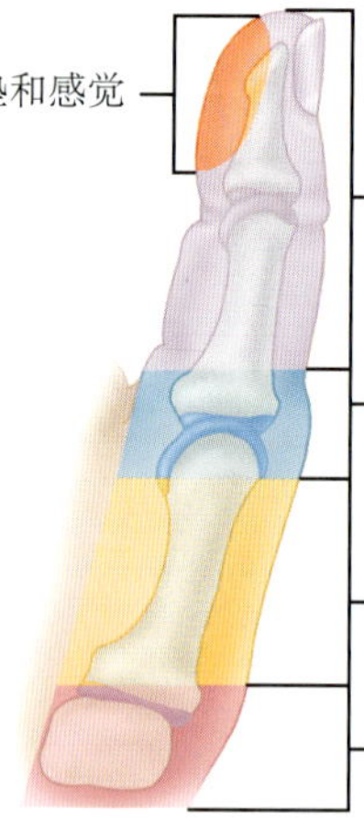

图 19-25 不同平面拇指重建方法的选择

基本要求是感觉、稳定性、活动性和长度

图 19-26）。应用短块植骨或牵引骨成形的方法可延长拇指；感觉功能可通过旋转皮瓣恢复，非对掌区域可采用 Gillies-Millard 的“三角帽”手术进行植皮；一种可能的方法是其他指（或趾）的拇指化，另一种可能有希望的方法是显微血管游离足趾移植再造拇指，但是此方法中神经的恢复不可能达到正常水平；植骨成形、带蒂神经血管皮管移植的再造方法现已很少推荐。

拇指化手术也是一种拇指重建的可行选择（见手术技术 19-17，19-18 和 19-19）。

掌骨延长术和局部皮瓣转移

当断指平面在掌指关节或第一掌骨基底部时，大鱼际肌可以稳定手指。这种情况有掌骨植骨延长和局部皮瓣转移的指征。另外，Gillies 和 Millard 描述的手术技术可以一次完成，这样手术和康复所需的时间短于某些重建手术。然而这种手术有移植骨的吸收、手指列的缩短及皮瓣挛缩后导致皮肤穿孔等缺点。该手术要求截指残端瘢痕非常小。

手术技术 19-15

（Gillies 和 Millard 改良）

- 围绕拇指基底部的背侧面、桡侧面和掌侧面做一弧形切口（图 19-27A）。
- 向远端做皮下游离，保持在主要浅静脉的浅面进行，以防止皮瓣淤血。继续游离直至完全掀起中空皮瓣，并使之从残端的末端滑脱开，皮瓣的血供来自拇指指蹼的示指基底部（必要时可按 Gillies 和 Millard 所描述的方法，将皮瓣的完全成形可延迟至二次手术进行）。

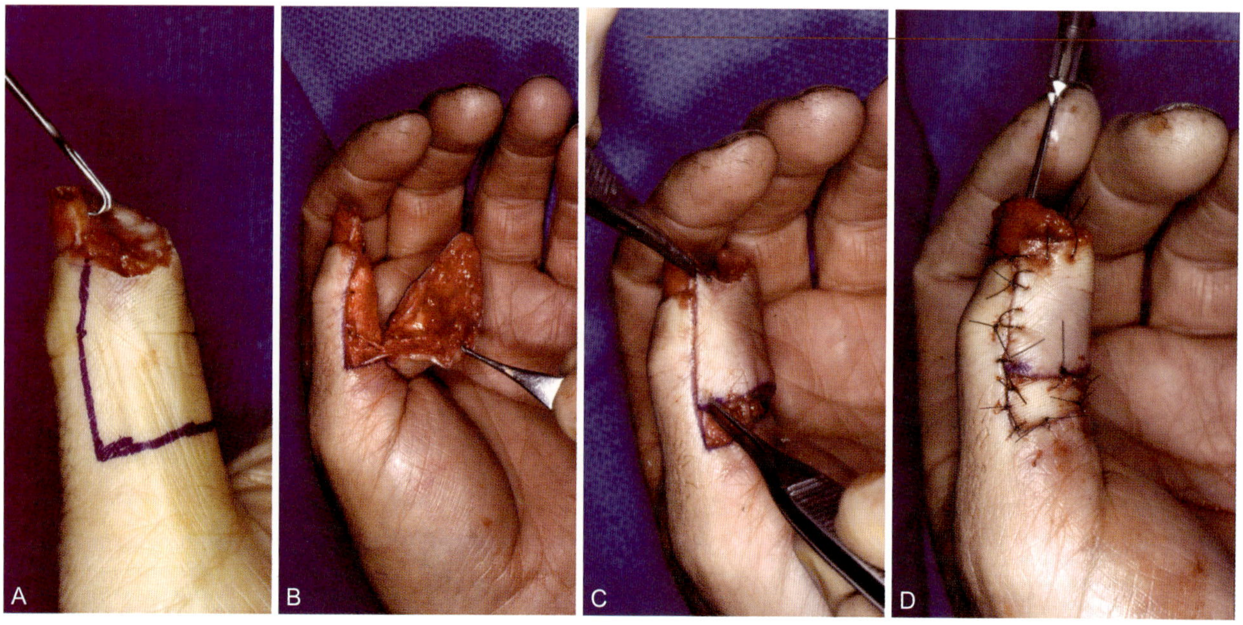

图 19-26 Moberg 推进皮瓣

A. 拇指指腹缺损和皮瓣轮廓；B. 双侧神经血管蒂皮瓣；C. 皮瓣推进 1.5cm；D. 皮瓣被缝合到相应位置，其基底部带有小鱼际游离全厚皮瓣

- 然后在掌骨远端移植取自髂骨或足趾趾骨的骨块，将骨块一端削细，然后插入掌骨末端。
- 用克氏针固定植骨块并在基底部放置髂骨条。确保骨块大小合适，皮瓣可以容易地覆盖在骨块上。
- 拇指基底部的裸区用刃厚皮片覆盖（图 19-27B）。

术后处理 再造的拇指用敷料包扎固定，手掌和前臂的掌面应用石膏托固定。植骨块与掌骨完全愈合后去除克氏针。可能需要行小的“Z”字成形术以松解由皮瓣推进所形成的掌侧和背侧指蹼。

骨成形再造术和神经血管岛状皮瓣转移

Verdan 推荐骨成形再造术尤其适用于第 1 腕掌关节未受损伤并且有功能时。保留的第 1 掌骨非常短时此手术非常有效。与 Gillies 和 Millard 手术一样，其他手指需要不受损害而且都可与重建的拇指完成对掌的功能。神经血管岛状皮瓣可以为再造的拇指提供感觉，但精细感觉往往很难再恢复（图 19-28）。

手术技术 19-16

（Verdan）

- 在腹部、胸肌下部或其他适当的区域切取仅包含中等量皮下脂肪的管状带蒂皮瓣。
- 切除第 1 掌骨远端的皮肤和皮下组织，将此区域修整成适于管状皮瓣移植的长椭圆形，面积尽可能大，这样皮瓣可以包含较多的血管和神经，而且将来不会发生收缩。
- 将髂骨块修整成正常拇指状，插入第 1 掌骨远端。骨块不与掌骨平行而是呈钝角向对掌方向稍倾斜。确保骨块不要过长。然后将管状皮瓣末端覆盖植骨块，并与拇指软组织床缝合。
- 固定手和皮瓣，但允许手指正常活动和肩肘关节的部分运动。
- 3 ～ 4 周后将皮瓣断蒂。
- 然后，缝合再造拇指末端的皮肤，或在拇指掌面采用取自适宜区域的神经血管岛状皮瓣覆盖，帮助闭合创口和改善手指的感觉和血供。

术后处理 应用敷料包扎，掌侧石膏托固定，再造拇指应固定 8 周，以防止或减轻植骨块的吸收。如果再造拇指时没有转移神经血管岛状皮瓣，以后必须转移。

拇指化手术

由于拇指化手术（用另外一个手指代替缺损的拇指）将牺牲其他手指，因此一些医师建议仅选择已经短缩或损伤的手指。这样再造的拇指不可能具有正常拇指的全部功能。事实上，即使成

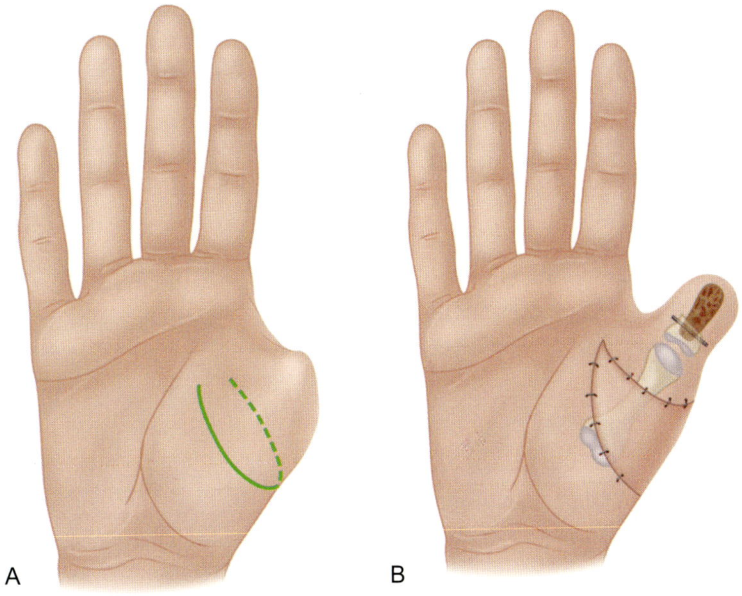

图 19-27 改良的 Gillies 和 Millard 拇指重建手术

A. 拇指基底部环绕背侧、桡侧和掌侧的弧形切口轮廓；B. 中空的皮瓣已被游离并抬起，髂骨块已固定（在近侧指骨基底），拇指基底部的创面用断层植皮覆盖（见手术技术 19-15）

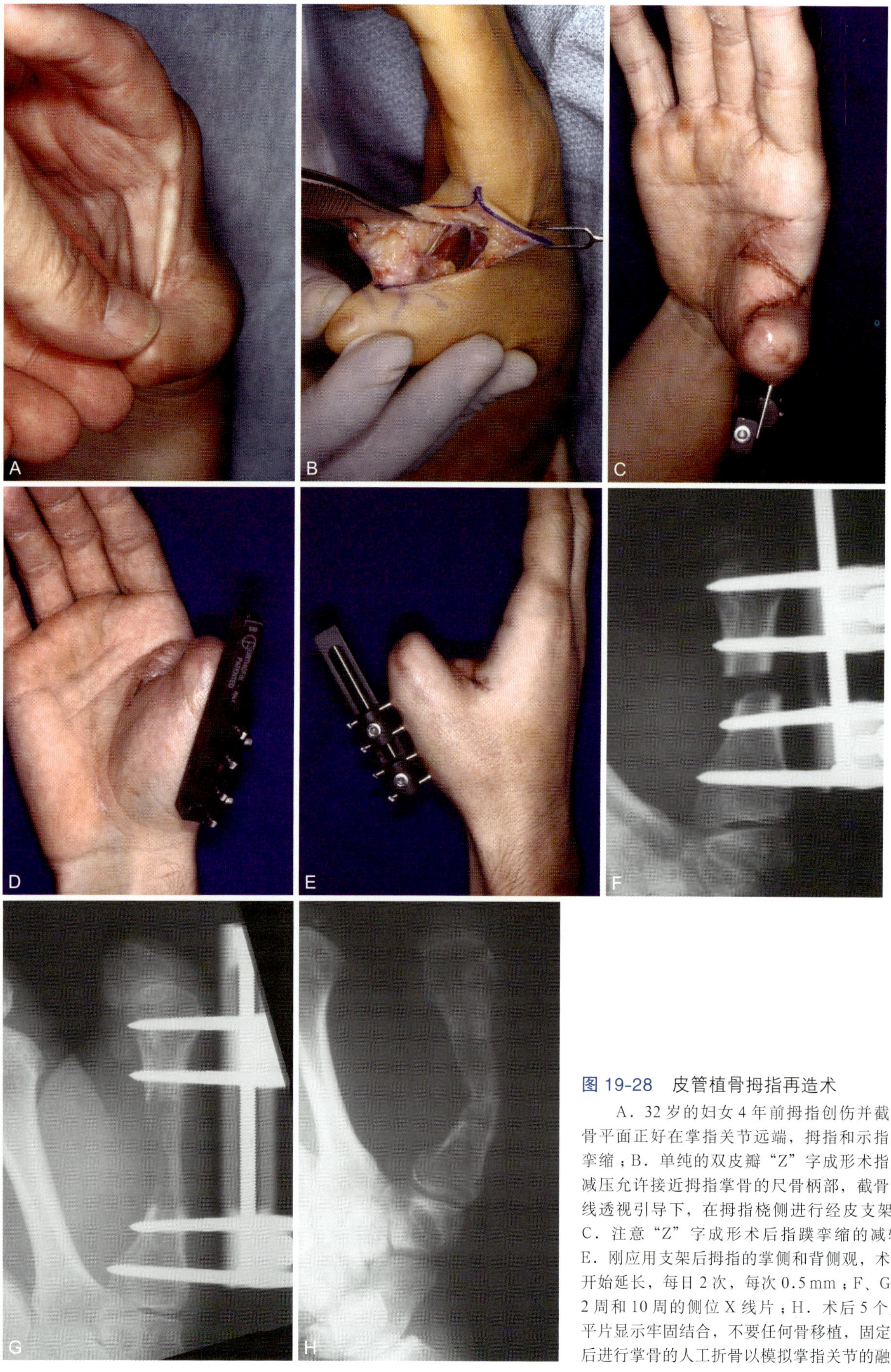

图 19-28 皮管植骨拇指再造术

A．32 岁的妇女 4 年前拇指创伤并截指，截骨平面正好在掌指关节远端，拇指和示指间指蹼挛缩；B．单纯的双皮瓣“Z”字成形术指蹼空间减压允许接近拇指掌骨的尺骨柄部，截骨前在 X 线透视引导下，在拇指桡侧进行经皮支架延长；C．注意“Z”字成形术后指蹼挛缩的减轻；D、E．刚应用支架后拇指的掌侧和背侧观，术后 1 周开始延长，每日 2 次，每次 0.5 mm；F、G．术后 2 周和 10 周的侧位 X 线片；H．术后 5 个月侧位平片显示牢固结合，不要任何骨移植，固定器去除后进行掌骨的人工折骨以模拟掌指关节的融合功地转移了一个正常的手指也不可能获得拇指的全部功能。但截指位于腕掌关节附近，尤其对于双侧拇指水平截指的患者，拇指化手术可能是有意义的。

若由有经验的手外科医师施行手术，拇指化手术还是值得的，尤其是在其他手指相对正常，浮拇和先天性拇指完全缺如的情况。创伤性断指会造成大量的瘢痕，在拇指化手术之前需要用带蒂皮瓣进行修整。9 ~ 12 个月是拇指化手术的年龄。但是，桡背侧后大脑皮质意识缺失比错过拇指化时机更重要。

Riordan 拇指化术

在 Riordan 手术中，同样切除示指的掌骨干以缩短示指。为模拟大多角骨的解剖，第 2 掌骨头置于掌骨基底的正常平面偏掌侧。掌指关节代替新拇指的腕掌关节。第 1 背侧骨间肌转变为拇短展肌，第 1 掌侧骨间肌转变为拇收肌。这种手术技术适用于发育不成熟的手伴先天性拇指（包括大多角骨）缺如的患者，但经过适当的改良也可用于其他手术。

手术技术 19-17

(Riordan)

- 在示指近节指骨水平做环绕示指的椭圆形切口（图 19-29A、B）。
- 背侧切口位于指骨中部，掌侧切口位于指骨根部。自此切口的桡侧掌面向近端偏向桡背侧延伸，至第 2 掌骨头的桡侧，然后弯向掌侧和尺侧，在手掌中部至第 3 掌骨基底的桡侧，最后再转向桡侧至手掌根部桡侧缘为止。
- 自示指的近节指骨上分离皮肤，将脂肪留在手指上，形成全厚皮瓣。
- 然后游离第 1 背侧骨间肌的止点，并将其起点自第 2 掌骨干的桡侧剥离。
- 再游离第 1 掌侧骨间肌的止点，并将其起点自掌骨干的尺侧剥离。操作中，注意保留肌肉的神经和血管。
- 经骨骺将第 2 掌骨头自骨干用刀切断，保留其所有的软组织附着。
- 再在基底部切断第 2 掌骨，保留完整的桡侧腕长伸肌和桡侧腕屈肌的止点，去除掌骨干。
- 将示指移向近侧和桡侧，把第 2 掌骨头重新固定于掌骨基底的掌侧，这样就类似于大多角骨（图 19-29C）。将其仔细旋转并调整角度，使新拇指位置合适。

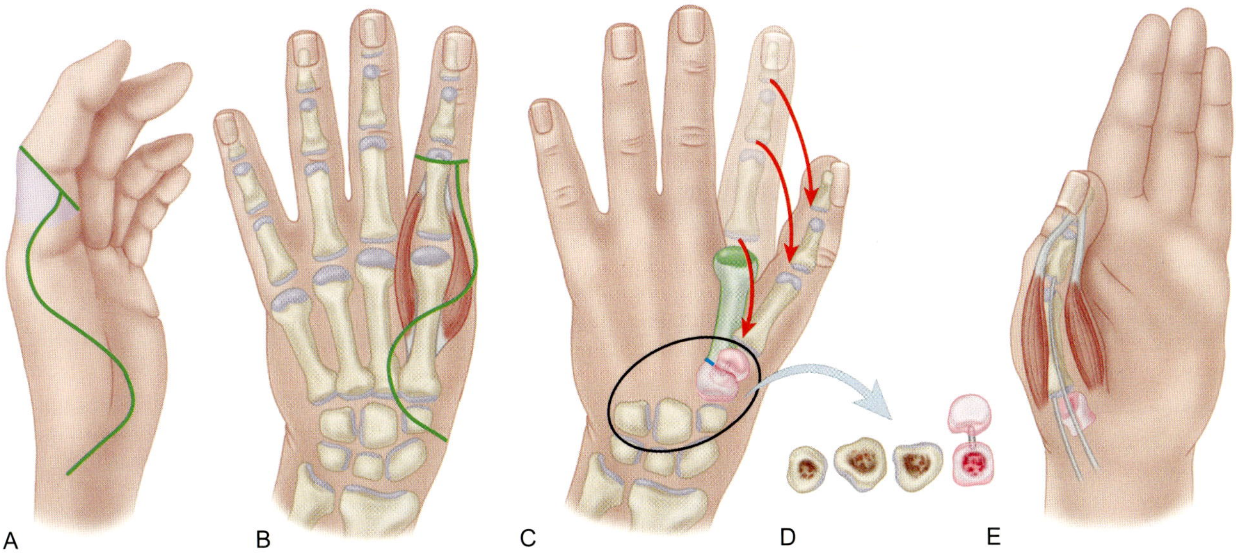

图 19-29 发育未成熟的手用于包括大多角骨在内的拇指先天性缺如的 Riordan 拇指化手术

A、B. 切口（见正文），将 A 中近节指骨点状区的皮肤掀起做成全厚皮瓣；C、D. 近端于掌骨基底，远端经骨骺，切除第 2 掌骨，示指向近端和桡侧移位后重新固定，第 2 掌骨头固定在第 2 掌骨基底的掌侧，似大多角骨（见正文）；E. 第 1 背侧骨间肌止点固定在新拇指的伸指结构的桡侧束，起点固定在手指基底的软组织上，第 1 掌侧骨间肌止点固定于其对侧侧束上，起点固定在软组织上（见手术技术 19-17）

- 在此位置上用钢丝固定（图 19-29D）。然后，将第 1 背侧骨间肌的止点固定于新拇指伸指装置的桡侧束上，起点固定于手指根部的软组织，该肌将起拇短展肌的作用（图 19-29E）。
- 同样，将第 1 掌侧骨间肌的止点固定于对侧侧束上，将起点固定于软组织上，该肌将起拇收肌的作用。
- 切除一段肌腱将示指固有伸肌缩短，该肌发挥拇短伸肌的功能。同样，切除一段肌腱以缩短指总伸肌。
- 将近端肌腱固定在近端指骨基底，该肌将起拇长展肌的作用。
- 适当修整皮瓣，掌侧皮瓣修整到缝合时能产生足够的张力可以维持新拇指的对掌位置。
- 缝合皮瓣，但应注意不要在新拇指的基底部做环形缝合。
- 用湿棉垫加压包扎并用石膏固定。

术后处理 3 周后去除石膏并开始活动。拇指使用适当的夹板固定。

Buck-Gramcko 拇指化术

Buck-Gramcko 报道了 100 例先天性拇指缺如或拇指显著发育不全儿童的示指拇指化手术。他强调了缩短拇指化手指长度的重要性，通过切除掌骨头外的全部第 2 掌骨来实现，第 2 掌骨头用于代替大多角骨。为得到更好的效果，术中将示指旋转 160° 与环指指腹相对。在缝合肌肉和皮肤时位置会有些改变，因此最终的旋转角度约为 120° 。另外，拇指化手指应向掌侧外展约 40° 。

手术技术 19-18

（Buck-Gramcko）

- 在手的掌面桡侧边缘做一纵向“S”形切口。
- 切口起自示指掌面的基底部，至腕部近端。在示指掌面的基底部做稍弯曲的横行切口，与第一个切口远端呈直角相交。如图 19-30A 所示，将此切口的两端在手背相连。在示指近节指背侧做第 3 个切口，起自近端指间关节，向近端延长至环绕示指基底部的切口（图 19-30B）。
- 经掌侧切口分离示指和中指之间的神经血管束，通过结扎至中指桡侧的动脉使神经血管束游离。
- 然后，仔细分离指总神经至其向两指分支的结合部，这样在旋转示指时神经不产生张力。
- 有时存在一环绕动脉的变异神经环，要仔细分开神经环，以避免在转移示指时动脉发生成角。当示指桡侧指动脉缺如时，用仅有 1 根动脉的血管蒂也能进行拇指化手术。在背侧，至少要保留 1 条主要静脉。
- 在手的背侧于掌指关节水平切断指总伸肌腱。
- 自近节指骨和指背腱膜侧束上剥离示指的骨间肌。
- 自第 2 掌骨将骨间肌的起点做骨膜下部分剥离，注意保留神经血管结构。
- 然后，按下面的方法进行第 2 掌骨的截骨和切除。如果示指的指骨长度正常，则切除掌骨头外的全部第 2 掌骨。如果指骨相对短，就必须保留掌骨基底以使新拇指具有合适的长度。
- 当除掌骨头以外的掌骨全部切除时，如图 19-30E 所示旋转掌骨头，并通过缝合将其与腕关节囊和腕骨相连。在儿童，可以用利针穿透腕骨固定。
- 将手指旋转 160° 以形成对掌（图 19-30F）。
- 骨性愈合并非必需，掌骨头的纤维性固定足以获得良好的功能。当掌骨基底保留时，用 1 ~ 2 枚克氏针将掌骨头固定于基底部，位置同前。在固定掌骨头时，使近节指骨相对于掌骨头处于过伸位以最大限度地保持关节的稳定。除非如此，否则新的“腕掌关节”可能发生过伸（图 19-30G）。
- 将游离的指总伸肌腱的近端缝在原近节指骨（现为第 1 掌骨）基底处，这样该肌就成为新的“拇长展肌”。
- 切除部分示指固有伸肌腱，将其适当缩短，然后进行端 - 端缝合。
- 将指背腱膜侧束穿过骨间肌的远侧段并向远侧绕回与其自身缝合形成一个环，如此将 2 个骨间肌的腱性止点缝合在指背腱膜侧束上。这样第 1 掌侧骨间肌成为拇收肌，第一背侧骨间肌成为拇短展肌（图 19-30H）。
- 修整皮瓣闭合创口，修整背侧皮瓣覆盖近节指骨表面的缺损，根据需要对其余皮瓣进行修整，缝合皮肤（图 19-30C、D）。

术后处理 患手固定 3 周后即可小心开始运动锻炼。

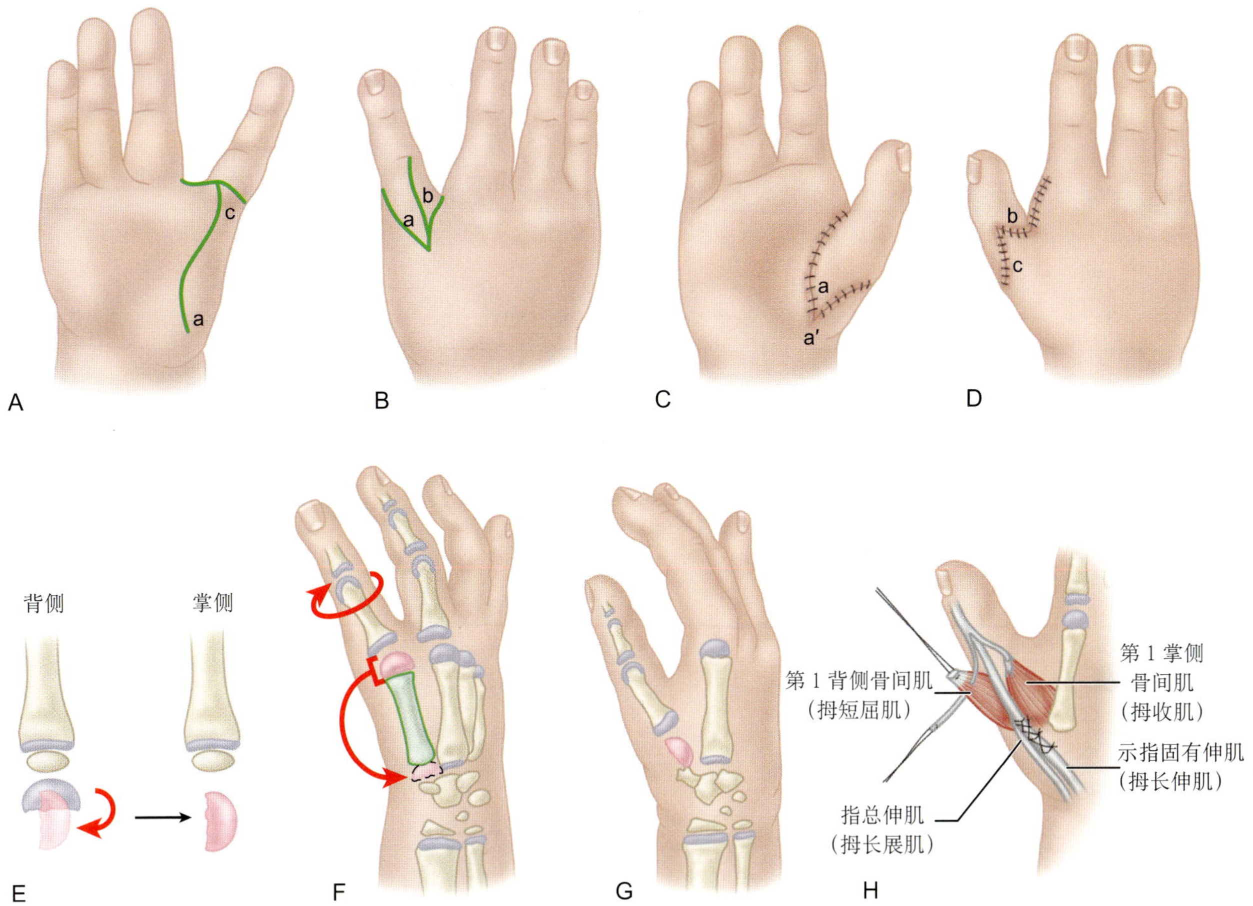

图 19-30 示指的拇指化手术

A、B．掌侧和背侧的皮肤切口；C、D．切口闭合后的外观；E．旋转掌骨头造成屈曲以防止术后过伸；F．示指沿长轴旋转 160° 使指腹达到对掌位；G．将掌骨头固定于掌骨基底或腕骨上，最后骨的位置是向掌侧外展 40° ；H．将肌腱重新固定提供对新拇指的控制，第 1 掌侧骨间肌（PI）代替拇收肌（AP）的功能，第 1 背侧骨间肌（DI）代替拇短展肌（APB）的功能，指总伸肌（EDC）代替拇长展肌（APL）的功能，示指固有伸肌（EIP）代替拇长伸肌（EPL）的功能（见手术技术 19-18）

Foucher 拇指化

尽管拇指化的手指具有良好的感觉、活动度、骨生长等，但抓力和挤力（未涉及侧分别为 55% 和 42%）的恢复推动了技术的改进。Foucher 技术可以矫正内收和外展力量的减弱，以及拇指化手指细长及裂隙样外观。

手术技术 19-19

- 在示指及手指对手术切口进行画线（图 19-31A）。图 19-31A 中 ab 线位于中央线侧面穿过近端指间关节。de 线位于示指中指蹼掌侧部分，ef 线位于掌侧蹼部切口延长线中外侧。f 线位于 a 线更远端。ghi 线位于掌侧腕横纹处纵向切口。从掌侧切开，这样可以允许背侧静脉再充盈并简化背侧的解剖。提起动、静脉并注意是否存在桡动脉的缺如或发育不良。保留手指动脉周围的脂肪从而保护其伴行的小静脉。从中指分离桡动脉并注意 Hartmann Boutonniere 畸形（动脉周围的神经套）。分离掌骨间韧带并切断蚓状肌。
- 从远端向近端解剖第 1 背侧骨间肌，以避免失神经支配。
- 背侧的解剖从近端指间关节开始，并保留静脉及感觉分支。暴露伸指装置。沿着近端指骨的方向纵向分离固有伸示指肌、示指总伸肌和指总伸肌腱，从而在近端指骨基底部形成两个分开的带。
- 从掌骨干穿过干骺端，将掌骨头分离，并用刮匙将其损毁以阻止拇指化手指的过度生长。从示指掌骨干解剖分离第 1 掌骨肌，并从掌骨坡基底部分段切除骨从而移除示指掌骨干。掌骨基底部留 1 cm 的骨组织，从而保留桡侧腕屈肌和桡侧伸腕长肌的止点。如果存在，毁坏掌骨基底部的假骨骺，像花瓣一样打开基底部，从而增加掌骨头的稳定性。旋转掌骨头到合适位置，屈曲位固定以组织新腕掌关节的过伸（图 19-31B），加用带线铆钉，也许可以使这种固定更加方便。

- 接着，通过肌腱转移来平衡拇指（图 19-31C）。为了增加内收力量，可以将常常出现发育不良的拇内收肌附着于示指总伸肌，并且将第 2 掌骨间肌附着于远端肌腱尺侧束。
- 通过移位示指伸指总肌腱（通过第 1 背侧骨间肌悬吊近桡侧纤维）和第 1 背侧骨间肌肉的远端肌腱到一半的桡骨远端肌腱并滑过近节指骨，从而达到外展和内旋。
- 缝合皮肤，维持背部皮片折叠成网状结构的一定张力。拇指桡侧“Z”字成形术可以阻止环形瘢痕形成（图 19-31D、E）。

术后处理 相对松弛的敷料放置在新的网状空间，滴入少量胶粘物维持新拇指和中指之间的接触。背部石膏固定，同时结合肘部弹性绷带固定，防止移位。新拇指术后 3 个月见图 19-31F ~ H。

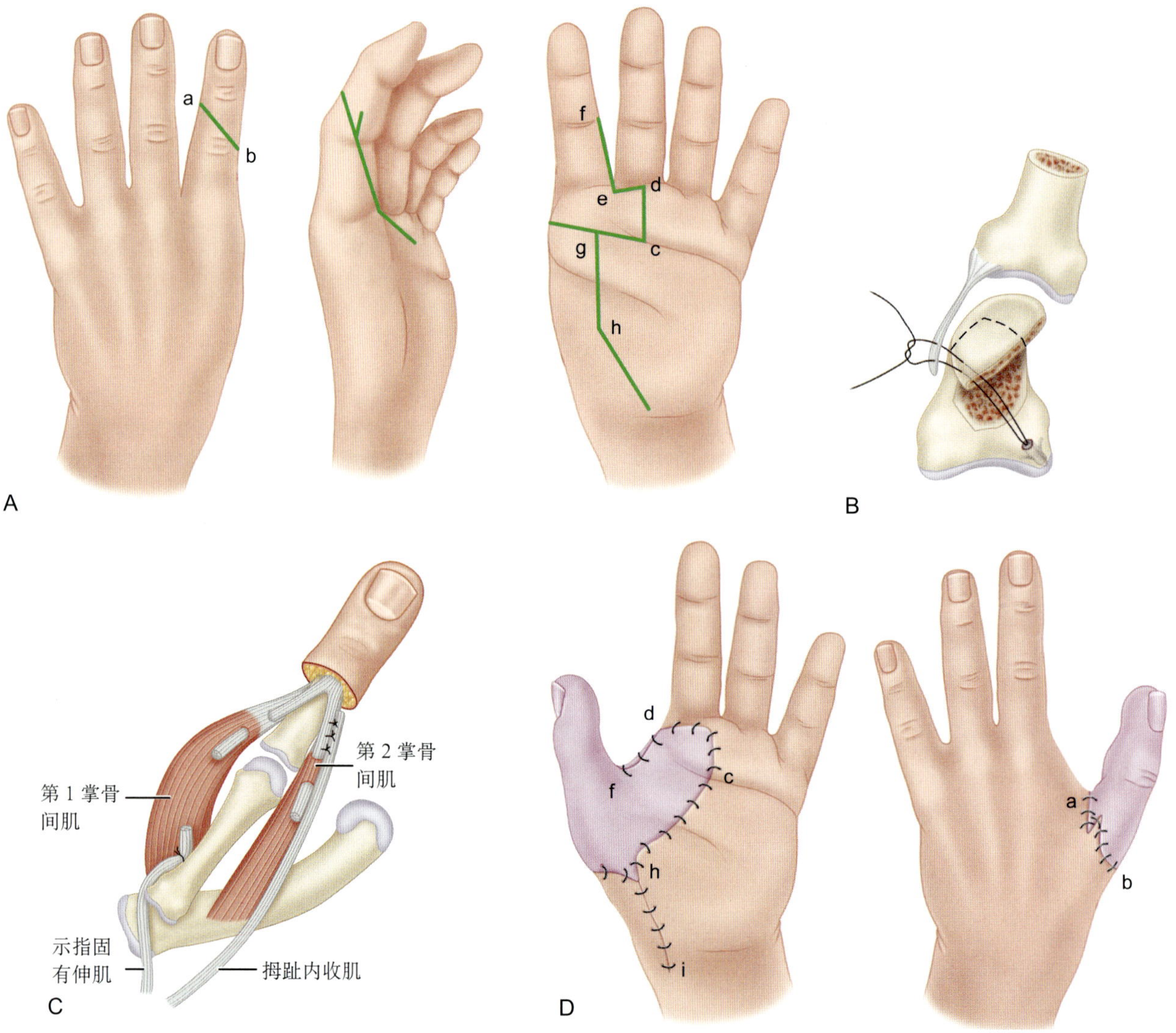

图 19-31 Foucher 示指拇指化

A. 推荐的皮肤切口提供背侧大皮瓣及远端基底部掌侧皮瓣，形成类似网状折叠。B. 掌骨头旋转屈曲，用骨锚固定在掌骨基底部。C. 通过肌腱转移平衡新的拇指：示指总伸肌、第 2 掌骨间肌、拇指内收肌提供内收功能；示指固有伸肌和第 1 掌骨间肌提供外展功能。D. 缝合的皮瓣在新拇指和中指间形成网状空间，“Z”字成形术阻止了环形瘢痕的形成

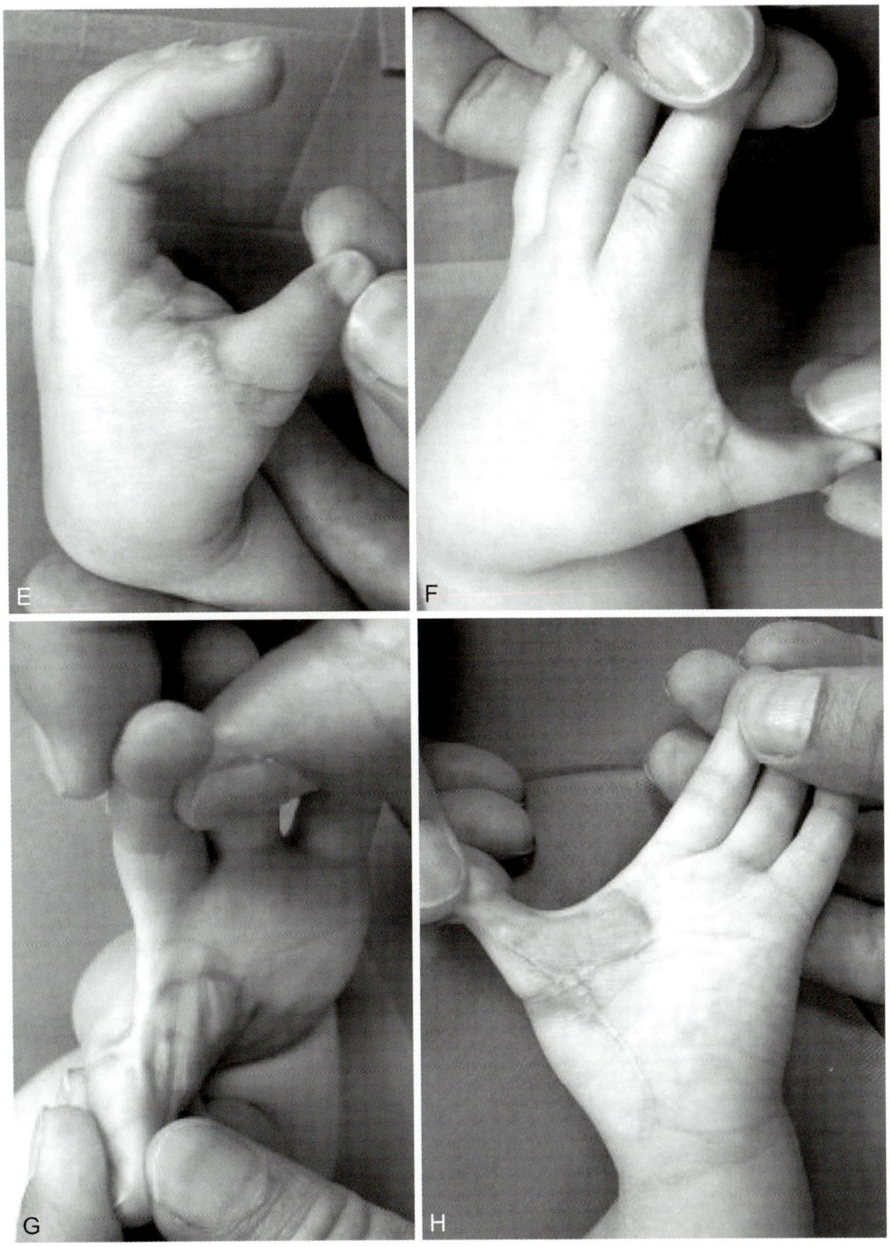

图 19-31（续）

E ~ H. 新拇指术后 3 个月观

(E 图引自：Foucher G, Medina J, Lorea P, et al G: Principalization of pollicisation of the index finger in congenital absence of the thumb, *Tech Hand Upper ExtrSurg* 9:96, 2005.)（见手术技术 19-19）

第七部分

感　染

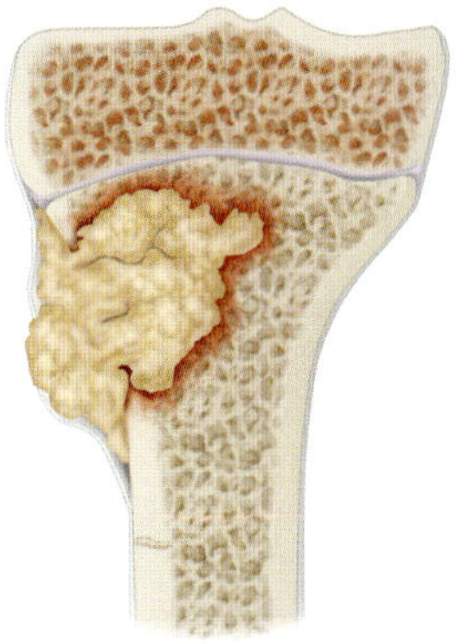

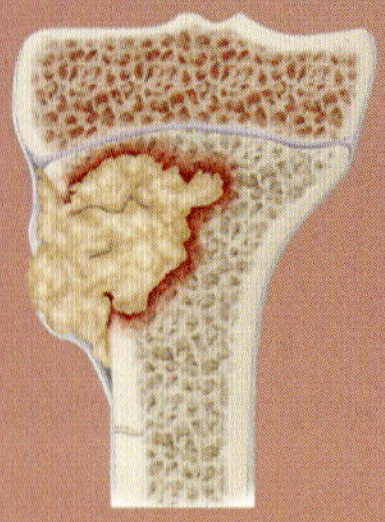

第 20 章
感染诊治的一般原则

著者：Kevin B. Cleveland
译者：禹宝庆　敖荣广　任汉儒　戴　闽
审校：李建民　阎　峻

第一节　病因学

对骨科医师来说，骨与关节感染仍然是个严峻的挑战。虽然用抗生素治疗大多数细菌感染均能获得很高的成功率，但由于骨骼的生理和解剖特殊性，骨关节感染的治疗未能获得同样的疗效。据联邦疾病控制和预防中心（CDC）统计，全美所有外科手术感染率为 2.8%。每年约有 30 万例手术部位发生感染。虽然菌血症很常见，估计仅在刷牙之后就有 25% 的人发生菌血症，但仅仅在骨骼上有细菌存在，无论是血行传播还是直接接种，都不足以造成骨髓炎，必须同时有其他致病因素才能发生感染。疾病、营养不良和免疫系统功能低下也可诱发骨与关节感染。同身体其他部位一样，骨与关节对感染也会产生炎症和免疫反应。因此，只有当病原微生物的数量多到足以突破宿主的自然防御屏障（炎症和免疫反应）并在局部形成感染灶后，才能发生骨髓炎。在感染发展和形成过程中，骨骼的局部因素也起着一定的作用。例如，儿童骨骼干骺端缺乏吞噬细胞，可能是这个部位容易发生急性血源性骨髓炎的一个原因。

骨脓肿的特殊性表现在它局限于一个坚固的结构中，很难向周围组织扩展。当感染发展时，脓液只能通过哈佛系统和佛克曼管（Volkmann cannals）扩散，将骨膜从骨表面掀起。骨膜下和髓腔内均充满脓液，两者共同作用可导致骨皮质坏死。即使应用抗生素治疗，坏死骨皮质（或称死骨）上的细菌仍能继续存活。由于这一区域缺血，抗生素和炎症细胞均无法到达，导致药物治疗骨髓炎失败。

由于骨感染具有这些特征，最好的治疗措施就是预防。对每位患者，骨科医师必须从患者自身因素和医源性因素两方面评估感染的危险性。患者自身因素包括营养状况、免疫状态和身体其他部位感染。医源性因素包括抗生素的预防性使用、皮肤和伤口的护理、手术环境、手术技术及对潜在感染危险的治疗，如开放性骨折的治疗。简而言之，预防感染要比治疗感染容易得多。

一、患者自身因素

（一）营养状况

患者的营养状况和免疫反应很重要。假如患者营养不良或免疫功能不全，不能对感染产生反应，任何治疗效果都会受到影响。营养不良对机体的体液和细胞免疫有负面影响，可损害中性粒细胞的趋化性，降低细菌清除率，抑制中性粒细胞的杀菌功能，抑制炎症细胞向病灶游走，抑制血浆补体成分。创伤性或感染性患者的基础代谢率由正常的 30% 上升到 55%。体温每升高 1°F（1°F=1.8℃ + 32），机体代谢率可增加 13%。在手术前可依据下列指标判断机体的营养状况：①人体测量（身高、体重、肱三头肌皮肤皱褶厚度和上臂周径）；②测定血浆蛋白或细胞类型（淋巴细胞）；③皮试特定抗原的抗体反应。他们建议，如果患者在择期手术前短期内体重减轻约 4.5 kg、血浆白蛋白水平低于 3.4 g/L 或淋巴细胞计数少于 1.5×10^9/L 就应接受营养支持治疗。以上指标从常规全血细胞计数和 SMA-24 获取。以血浆白蛋白和转铁蛋白作为指标，筛选需要营养支持患者的公式为：[（1.2× 血浆白蛋白）+（0.013× 转铁蛋白）]－6.43，如果所得指数为 0 或负值，表示患者营养不良，患脓毒症的危险很高。在营养支持治疗中，若胃肠道功能完好可使用肠道营养，若功能不全必须应用静脉高营养治疗。

（二）免疫状态

机体为了对抗感染，必须产生炎症反应（白细胞计数）和免疫应答（抗体）反应，先阻断感染的传播，然后消灭致病微生物。机体的主要防御机制包括：①中性粒细胞反应；②体液免疫；③细胞介导免疫；④网状内皮细胞。这些因素中任何一种出现数量不足或功能不全，均可使机体容易被特定的条件致病菌感染。免疫系统缺陷可以是获得性的或先天性的。机体免疫功能不全时，并不是对所有的条件致病菌都易感。机体免疫力的特定缺陷导致其对某种特定病原微生物的易感性。当中性粒细胞或体液和细胞介导的免疫功能异常时，在婴幼儿和老年人中容易受荚膜细菌感染，在二醋吗啡成瘾者可以导致假单胞菌属感染率升高，而在镰状红细胞性贫血患者中则易受沙门菌属和假单胞菌属感染。

糖尿病、酒精中毒、血液系统恶性疾病和接受细胞毒性药物治疗都是造成中性粒细胞异常的常见原因。当中性粒细胞计数低于 55×10^6/L 时，金黄色葡萄球菌、革兰氏阴性杆菌、曲霉菌和念珠菌是主要的致病菌。

免疫球蛋白和补体是两种血浆蛋白，在体液免疫中起关键作用。患者若有低丙种球蛋白血症或接受过脾切除术，荚膜细菌感染的危险性增加，如肺炎葡萄球菌、流感嗜血杆菌和奈瑟菌属。当补体途径中的成分有缺陷时，常见金黄色葡萄球菌和革兰氏阴性杆菌感染。有学者报道化脓性关节炎可由不常见的病原微生物引起，如肺炎支原体和尿道支原体。对于低丙种球蛋白血症患者，如有化脓性关节炎而培养为阴性时，要怀疑为上述病原体感染。

细胞免疫依赖于 T 细胞和巨噬细胞的相互作用。原发性细胞免疫缺陷极少见，但继发性的很常见。皮质激素治疗、营养不良、淋巴瘤、系统性红斑狼疮、老年患者免疫功能不全及自动免疫缺陷综合征等都能导致继发性细胞免疫缺陷综合征，使机体易受真菌和分枝杆菌、疱疹病毒和卡式肺囊虫的感染。

在宿主反应中，接种疫苗也起一定的作用。接种乙肝疫苗可降低乙肝病毒感染的危险；而为儿童接种 B 型嗜血流感疫苗，可使儿童避免由嗜血流感病毒引起的肌肉骨骼感染。

二、医源性因素

（一）皮肤准备

一旦当皮肤屏障被破坏，伤口将存在污染，而正确的皮肤准备能够减少皮肤上细菌引起的污染。在手术过程中，皮肤屏障同样能够减少皮肤的感染。尽管不能彻底消毒皮肤，但在手术前可使细菌数量显著减少。皮肤和毛发可用乙醇、碘酊、六氯酚或氯己定消毒，但毛囊和皮脂腺几乎不可能被完全消毒，而这些地方正常时就有细菌存留和繁殖。消毒液不能穿透体脂保护层，因此皮肤消毒对毛囊和皮脂腺的作用是有限的。而能够穿透体脂保护层的消毒液可被机体吸收，因此存在潜在的不良反应。例如，六氯酚有较好的穿透性，但同时也有神经毒性。

洗手是预防细菌感染的最重要手段。研究表明，刷手 2 min 和传统的 5 min 实际效果相当，但刷手的最佳持续时间仍无定论。Parienti 等人发现，在每天第一台手术时先用非消毒液洗手 1 min、然后再用乙醇溶液刷手所达到的预防术区感染的效果，与传统用消毒肥皂进行刷手的效果相当。表 20-1 总结了常用抗菌药物的有效性。

在手术前夜刮除术区的毛发可造成局部损伤，为细菌繁殖提供一个良好的环境。因此，除非是在手术室完成这一操作，否则不要这样做。

使用合适的外科手术防护服也可防止细菌在患者和医师之间传播。Edlich 等采用套口较为狭窄紧缩的手套可以大大提高手术衣和手套界面的安全性。美国 FDA 可接受的全新未使用的灭菌手套有 2.5% 的失效率。据统计，手术中手套破裂的发生率达 48%。手套破裂通常发生在手术进行了 40min 左右，并且 83% 的医师并不知道其手套已破裂。手套破裂的部位大多数发生在非利手的示指和拇指。戴双手套可以降低 87% 的暴露。此外，当带

表 20-1 手卫生中使用抗菌剂的抗菌活性[*]和特性总结

抗菌剂	革兰氏阳性菌	革兰氏阴性菌	有包膜病毒[*]	无包膜病毒	分枝杆菌	真菌	孢子
乙醇	+++	+++	+++	++	+++	+++	−
氯二甲酚	+++	+	+	±	+	+	−
氯己定	+++	++	++	+	+	+	−
六氯酚	+++	+	?	?	+	+	−
碘伏[†]	+++	+++	++	++	++	++	±[‡]
三氯生[‖]	+++	++	?	?	±	±[¶]	−
季铵化合物[§]	++	+	+	?	±	±	−
抗菌剂	常用浓度（%）	起效速度	残余活性	用途			
乙醇	60～70%	快	无	刷手			
氯二甲酚	0.5～4%	慢	有争议	洗手			
氯己定	0.5～4%	中等	有	刷手 / 洗手			
六氯酚	3%	慢	有	洗手，不推荐			
碘伏[†]	0.5～10%	中等	有争议	洗手			
三氯生[‖]	0.1～2%	中等	有	洗手；很少使用			
季铵化合物[§]		慢	无	刷手，洗手；很少使用，需加乙醇			

引自：Pittet D, Allegranzi B, Boyce J: On behalf of the WHO World Alliance for Patient Safety First Global Patient Safety Challenge Core Group of Experts, Infection Control and Hospital Epidemiology 30:611, 2009.

优 = +++，良 = ++，一般 = +，可变 = ±，差 = −

[*] 活性与浓度相关

[†] 抑菌剂

[‡] 碘伏作为抗菌剂的浓度不能杀孢子

[§] 高浓度可用于抑制细菌，抑制真菌，杀灭微生物

[‖] 通常为抑菌剂

[¶] 对假丝酵母菌有活性，但对丝状真菌活性较低

HR，刷手；HW，洗手

有血迹的针头穿破手套时，带双层手套可以通过外层手套的过滤擦除机制，将针头上沾染的血量减少95%。Tanner 和 Parkinson 的一项荟萃分析显示，戴双手套可减少皮肤的污染，并且采用带生物胶的指示手套可以使手套在破损后及时发现。但是，当两双手套均受累时，指示手套并不能让术者及早发现手套破损，若指示手套完整，而外层手套破裂，则 90% 能够被及时发现。在乳胶手套外层加盖一层布料手套可明显降低内层乳胶手套的破损概率；在两层乳胶之间加一层衬垫也可减少内层手套的破损。使用金属丝织手套似乎并不能减少手套破损的概率。当被几何立体结构如骨针或空心针撕扯时，双层手套也不能减少破裂的发生。外科手套至少应该每 2 小时更换 1 次。

（二）手术室环境

手术室空气中的细菌是伤口感染的另一个来源，通常为革兰氏阳性菌，几乎全部来源于手术室人员。手术室的每个人每分钟可向周围播散 5000～55 000 个微粒。普通的手术室中，每立方英尺（1 立方英尺 =0.028 立方米）空气中可含有 10～15 个细菌和多达 250 000 个微粒。使用空气层流系统后，手术室空气中的细菌至少可减少 80%，如果加用个体隔离系统，细菌数将会更少。虽然有报道称应用水平层流系统后，全膝关节成形术的感染率反而增高，他们认为是由于手术人员没有使用个体隔离系统，导致他们身上的细菌脱落沉降造成的，总体来讲，使用层流系统可以使刀口污染率减少 80%。研究显示足踢手术室门能增加手术室微粒的数量。限制手术室人员数量及手术室门使用次数可减少空气中微粒数量。紫外线照射也能减少空气传播细菌的数量，从而减少伤口的感染率。但是，应用紫外线照射病室并不被医院感染管理咨询委员会（HICPAC）或疾病控制中心所推荐，因为紫外

线照射会增加术者的风险。虽然在过去的 50 年中，我们所使用的外科手术衣几乎没有变化，有关刷手、口罩、带头罩、使用含碘伏的手术贴膜及很多标准的无菌技术的作用也缺少相应的临床证据研究，但我们认为还是应当遵循表 20-2 中列出的做法，以减少手术部位感染的风险。

（三）预防性使用抗生素

许多研究表明，预防性使用抗生素可有效降低骨科手术后的感染率。在感染的 24 h 内，感染的发生与细菌的数量有关。感染最初的 2 h，机体启动防御机制，减少细菌的总数。而随后的 4 h，残存的细菌数量相当恒定，繁殖的细菌数与机体防御系统杀灭的细菌数基本相当。因此，感染前 6 h 被称为开始治疗的“黄金期”，随后细菌数量以指数方式倍增。抗生素可使细菌的生长速度按几何级数方式降低，并延迟细菌的繁殖。所以，预防性使用抗生素可延长治疗的黄金期。

表 20-2 减少手术部位感染的方法

风险因素	概要
患者方面因素	
糖尿病	葡萄糖控制；糖化血红蛋白大于 7% 时，建议推迟非急诊的外科手术。不可停用 DMARs 和甲氨蝶呤
类风湿关节炎	通常不需要围术期类固醇（应激剂量类固醇）；综合考虑术前 3 ~ 5 个半衰期停用抗 TNF 后；伤口愈合且无感染时再重新使用抗 TNF 造成的风险与好处
肥胖（BMI ≥ 30kg/m^2）	在不造成术前体重骤减的前提下通过营养师帮助在距离手术还有相当长时间时进行减肥；适当调整围术期抗生素剂量；若极度肥胖，可考虑术前减肥手术
吸烟	术前 4 ~ 6 周时戒烟
载体审查	依据当地政策的 MRSA 和 MSSA 审查，莫匹罗星软膏可能 5 d，氯己定碘伏 5 d
口腔卫生	在手术前完成口腔卫生处理
术前因素	
患者需做的准备	手术当天洗澡，如果需要备皮请在手术当天用电动剃须刀，不要用皮肤保湿剂
抗生素	手术切皮前 1 h 和术后 24 h 以后（抗生素类型取决于当地规定）使用预防性抗生素；在止血带充气前至少 5 min 使用抗生素；如果需要使用水泥，要将其浸泡在抗生素中
非类固醇抗炎药	半衰期短的抗炎药（包括布洛芬）至少要在术前 48 h 停止，长半衰期的（萘普生）要提前 3 ~ 7 d 停止使用
围术期因素	
手术室	尽可能使用层流
	手术室门开到最小
个人	用抗菌剂洗手，用一次性刷子清理指甲，跳台手术前用乙醇或抗菌剂洗手
皮肤防护	双层手套，至少 2 h 一换，当更换皮肤贴膜时，更换外层手套
麻醉	先用乙醇预洗，然后用 2% 氯己定 － 乙醇洗涤溶液清洗
	维持正常体温
	维持正常血容量
	术前及术后 6 h 后提高氧气浓度应该有益
巾单	使用碘浸泡过的纱布比较好（患者无过敏现象），优化术前血红蛋白
输血	尽量避免在手术时输血，在可预期情况下，术前至少提前 48 h 备血
	抗纤维蛋白溶解药可以通过减少输血的需要间接减少 SSI
术后因素	
牙科手术	进行过关节更换手术的患者，在进行常规牙科手术时，不建议使用预防性抗生素

改编自：Johnson R, Jameson SS, Sanders RD, et al: Reducing surgical site infection in arthroplasty of the lower limb. A multi-disciplinary approach, Bone Joint Res 2:58, 2013.

DMARDs. 缓解病情的抗风湿类药物；MRSA. 耐甲氧西林金黄色葡萄球菌；MSSA. 甲氧西林敏感金黄色葡萄球菌；NSAIDS. 非类固醇抗炎药；SSI. 手术部位感染；TNF. 肿瘤坏死因子

预防性使用抗生素必须是安全、杀菌的，并能够有效杀灭造成骨科手术感染的最常见的病原微生物。由于患者皮肤上的细菌是骨科手术感染的主要来源，因此，预防性使用的抗生素必须能够直接杀灭皮肤最常见的病原微生物，尽管表皮葡萄球菌感染越来越多，但皮肤上最常见的病原菌仍是金黄色葡萄球菌。表皮葡萄球菌感染增多应引起重视，因为这种细菌具有耐药性，而且药敏试验结果经常是错误的。预防性抗生素的抗菌谱还必须覆盖大肠埃希菌属和变形杆菌属。在美国，第一代头孢菌素由于具有毒性小、价格低廉及能够杀灭骨科手术中大多数病原菌等优点而被广泛应用。头孢菌素比半合成青霉素能更有效地对抗表皮葡萄球菌。对于青霉素过敏患者可使用盐酸克林霉素。同时应避免常规预防性使用万古霉素。

预防性抗生素应当在手术开始前立即使用（最好在切皮前 30 min 内）。应给予最大剂量，并在术中每 4 小时或失血超过 1000 ~ 1500 ml 时重复给药 1 次。使用抗生素超过 24 h 不但没有多少作用，反而可能使不良反应发生率增加，如血栓性静脉炎、过敏反应、双重感染或药物性发热。即使引流管或导尿管尚未拔除，预防性使用抗生素时间也不宜超过 24 h；Namias 等发现 ICU 内的患者使用抗生素超过 4 d，可增加患菌血症和静脉内感染的可能性。有证据表明，使用 24h 抗生素的药效与使用 48~72 h 的抗生素效果相当。

在骨科手术中，尚未发现抗生素冲洗有肯定的灭菌作用。但是，一些研究显示，在普通外科手术中，抗生素冲洗能够减少伤口的菌落计数和感染率。如局部使用抗生素，必须是：①广谱的；②能够在正常组织内存留并且不会刺激局部组织；③全身吸收性和毒性均较低；④过敏反应少；⑤发生细菌耐药的可能性小；⑥能很容易地溶于生理性溶液中，从而可供局部使用。笔者经常用三联抗生素溶液（新霉素、多黏霉素及杆菌肽）冲洗伤口。

关于冲洗和清创在开放性骨折治疗中的重要性已有很详尽的论述。在骨科“清洁”伤口过程中，也应遵循清除失活组织、消灭无效腔、血肿清除及软组织覆盖的原则。

耐甲氧西林金黄色葡萄球菌 金黄色葡萄球菌进化成一种多重耐药的病原体（耐甲氧西林金黄色葡萄球菌，MRSA）已经成为全球重大健康问题。目前约有 57% 的金黄色葡萄球菌出现甲氧西林耐药，而对万古霉素耐药的现象也有报道。这可能成为今后抗感染时最令人担忧的问题。起初，MRSA 仅仅在医院和长期护理院出现，而现在 MRSA 在年轻健康的社区人群中越来越流行（表 20-3；高危人群），这可能造成致命的后果。侵袭性 MRSA 感染的病死率达到 20%

金黄色葡萄球菌在骨科住院患者中感染率是 3% 左右，但是，这些被感染的患者中，超过 50% 的患者出现甲氧西林耐药。MRSA 引起的骨髓炎在临床较少见，但其治疗非常棘手，而关于骨膜下脓肿和坏死性筋膜炎的报道也逐渐增加。全髋关节置换术后 MRSA 感染的发生率为 1% ~ 4%，感染可能发生在手术后 12 年时。Kim 等前瞻性研究了关于择期骨科手术前进行细菌筛查的可行性，他们发现，7019 名患者中 22.6% 为金黄色葡萄球菌携带者、4.4% 为 MRSA 携带者；MRSA 携带者相较于单纯金黄色葡萄球菌携带者有更高的术后手术部位感染发生率（0.97% vs 0.14%；P = 0.0162）；而甲氧西林敏感的金黄色葡萄球菌携带者较非携带者手术部位感染的发生率有增高的趋势，但统计学上无显著差异；筛查启动后，该机构的感染发生率从 0.45% 下降到 0.19%，但是此类筛查的成本效益还不确定。但随着 MRSA 的流行率逐渐增高，这些支出可能是合理的。

有约 3% 的 MRSA 感染的发病归咎于无症状的病菌寄居者。Schwarzkopf 等研究发现，相对于高风险的病例组，外科医师和住院医师有更高的

表 20-3 社区获得性耐甲氧西林金黄色葡萄球菌的高危人群及危险因素

高危人群	危险因素
接触体育的运动员	前一年使用抗生素
托儿所的小孩	拥挤的生活条件
无家可归的人	皮肤完整性受损
静脉吸毒者	污染的表面
男同性恋者	频繁的肌肤接触
新兵	共用物品
阿拉斯加本地人，土著美国人和太平洋岛民	清洁度不佳
囚犯	

（引自：Marcotte AL, Trzeciak MA: Community-acquired methicillin-resistant *Staphylococcus aureus*: an emerging pathogen in orthopaedics, *J Am Acad Orthop Surg* 16:98, 2008.）

MRSA 定植率；低年资住院医师和医疗机构患者的 MRSA 定植率无差异，这很可能和他们必须花大量时间直接接触患者有关。这些研究人员推荐通过手部卫生预防 MRSA。此外，他们推荐无 MRSA 定植的普通患者在进行全关节和脊柱手术前使用莫匹罗星，该结论需要进一步验证，而 Skramm 等证实，从手术人员中分离出的金黄色葡萄球菌与手术感染部位的菌株，其重合率达 85%。

由于社区获得性 MRSA 的流行，尽早明确感染病原体、获得药敏结果并开始抗生素治疗非常重要（表 22-3）。聚合酶链反应（PCR）可以在 24 h 内检测出葡萄球菌，而传统的细菌培养需要 3 d。对于侵袭性感染，推荐静脉使用万古霉素或达托霉素、庆大霉素和利奈唑酮。发生坏死性筋膜炎时，克林霉素、庆大霉素、利福平、复方磺胺甲噁唑和万古霉素被认为是有效的。在药敏确定前，抗感染用药应覆盖 CA-MRSA。对于深部骨膜下脓肿，强烈推荐进行灌洗和清创，以减少细菌负荷量，过量使用喹诺酮药物会使 MSSA 转化成 MRSA，所以应予以避免。同时还应进行感染咨询。总之，尽管缺少直接的循证医学证据研究，但表 20-2 所列出的方法仍然是目前控制手术部位感染最佳的方式。

第二节 诊 断

感染的诊断有时很容易，有时很困难。骨科关节受累的快慢及范围不同，症状和体征也不同。可有或无特征性表现，如发热、寒战、恶心、呕吐、不适、红肿和压痛。典型的三联征是发热、肿胀及压痛或疼痛。疼痛可能是最早的症状，而发热并不总出现。感染也可表现为缓慢进展，如逐渐出现背部疼痛或一侧肢体功能减退或丧失。但是，没有任何一项独立的指标能确定骨科感染是否存在。

一、实验室检查

在骨和关节感染的初步检查中，必须做全血细胞计数（包括细胞分类）、红细胞沉降率（ESR）和 C 反应蛋白检查。白细胞计数（WBC）不是诊断感染的可靠指标，感染时白细胞计数经常是正常的。急性感染时，白细胞分类显示中性粒细胞增高。当存在感染时，ESR 可升高，但 ESR 升高并不仅见于感染，骨折或其他疾病均能造成 ESR 升高。对于婴幼儿、镰状细胞病患者、服用皮质激素的患者以及症状出现时间不到 48 h 的患者，ESR 检查也是不可靠的。ESR 升高的峰值出现于感染后 3 ~ 5 d，在治疗开始后 3 周内恢复正常。C 反应蛋白由肝细胞合成，是对感染的一种反应，也是监测疗效的一种很好的手段。C 反应蛋白在感染后 6 h 内就开始升高，在感染后 2 d 达到高峰，在有效治疗开始后 1 周内恢复正常。其他的试验，如金黄色葡萄球菌表面抗原或抗体试验及尿液免疫荧光计数研究均有良好的应用前景，但目前临床上尚未证实这些试验的作用前景。抽取的关节液可送实验室检查，进行细胞计数和分类，以鉴别急性化脓性关节炎和其他关节炎。急性化脓性关节炎的关节液细胞计数一般超过 80 000/m^3，其中，中性粒细胞超过 75%（表 20-4）。Jung 等设计了一种可预测儿童化脓性关节炎发生概率的算法（表 20-5）。Singhal 等认为只有负重状态及 C 反应蛋白这两项指标才可鉴别急性化脓性关节炎和一过性滑膜炎（表 22-2）。同时，还应做革兰氏染色，约 1/3 的骨和关节穿刺液通过革兰氏染色能够辨别病原微生物的类型（革兰氏染色阳性或阴性）。在高度怀疑感染的组织可行术中冷冻检查，如每高倍镜视野发现的白细胞计数超过 10 个，可作为组织感染的指标；如低于 5 个，则基本可以排除感染。

二、影像学检查

X 线检查很有用，但 X 线片对骨与关节急性感染的诊断作用不如观察、判断疗效作用那么大。X 线片上可有软组织肿胀、关节间隙变窄或增宽以

表 20-4 关节液分析

疾 病	淋巴细胞	中性粒细胞（%）
正常	<200	<25
创伤	<5000	<25
中毒性滑膜炎	5000 ~ 15 000	<25
急性风湿热	10 000 ~ 15 000	50
青少年类风湿关节炎	15 000 ~ 80 000	75
化脓性关节炎	>80 000	>75

（引自：Morrissy RT: Septic arthritis. In Gustilo RB, Genninger RP, Tsukayama DT, editors: *Orthopaedic infection: diagnosis and treatment*, Philadelphia, 1989, WB Saunders.）

表 20-5 化脓性关节炎概率的计算法则

温度 (>37℃)	红细胞沉降率 (>20 mm/h)	C 反应蛋白 (> 1.0mg/dl)	白细胞计数 (11 000/ml)	关节腔距离的不同 (<2 mm)	化脓性关节炎的预测概率 (%)
Y	Y	Y	Y	Y	99.1
Y	Y	Y	Y	N	97.3
Y	Y	Y	N	Y	84.8
Y	Y	Y	N	N	65.5
Y	Y	N	Y	Y	90.9
Y	Y	N	Y	N	77.2
Y	Y	N	N	Y	34.5
Y	Y	N	N	N	15.2
Y	N	Y	Y	Y	85.9
Y	N	Y	Y	N	67.4
Y	N	Y	N	Y	24.3
Y	N	Y	N	N	9.9
Y	N	N	Y	Y	36.5
Y	N	N	Y	N	16.4
Y	N	N	N	Y	2.9
Y	N	N	N	N	1.0
N	Y	Y	Y	Y	90.1
N	Y	Y	Y	N	75.6
N	Y	Y	N	Y	32.5
N	Y	Y	N	N	14.1
N	Y	N	Y	Y	46.2
N	Y	N	Y	N	22.7
N	Y	N	N	Y	4.3
N	Y	N	N	N	1.5
N	N	Y	Y	Y	34.4
N	N	Y	Y	N	15.2
N	N	Y	N	Y	2.7
N	N	Y	N	N	0.9
N	N	N	Y	Y	4.7
N	N	N	Y	N	1.7
N	N	N	N	Y	0.3
N	N	N	N	N	0.1

（引自：Jung ST, Rowe SM, Moon ES, et al: Significance of laboratory and radiologic findings for differentiating between septic arthritis and transient synovitis of the hip, *J Pediatr Orthop* 23:368, 2003.）

及骨质破坏等表现（图 20-1）。但是，骨质破坏的表现要到感染 10 ～ 21 d 后才明显，骨基质必须丢失 30% ～ 50%，X 线片上才能显示出溶骨性破坏（图 20-2）。Wheat 发现，骨关节感染初期，只有不到 5% 的患者 X 线片出现异常；感染 1 周后，也只有不到 30% 的患者 X 线片表现异常；而当感染 3 ～ 4 周后，90% 的患者 X 线片会出现异常表现。因此，在检查骨与关节感染时，如果初期的 X 线片没有异常表现，必须利用软组织肿胀和正常脂肪线消失的其他影像学方法进行判断。

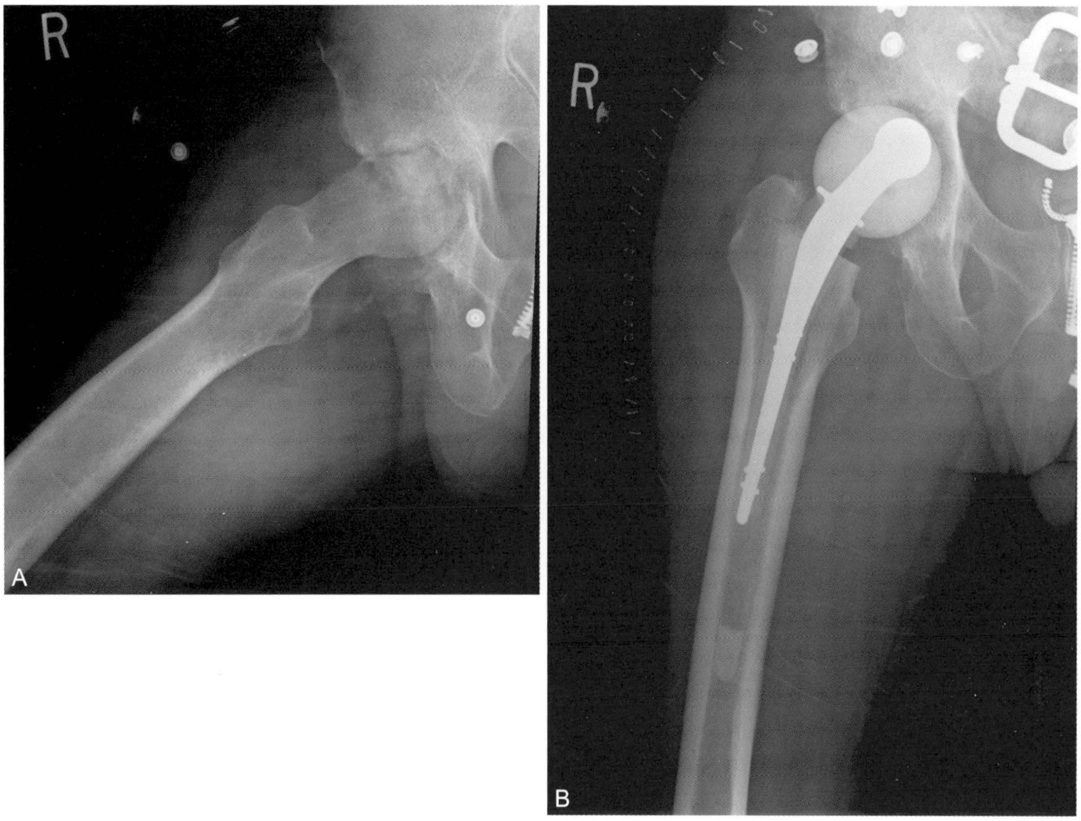

图 20-1 A. 急性骨和关节感染的影像学证据；B. 抗菌水泥间隔液体的治疗
（Andrew Crenshaw 惠赠）

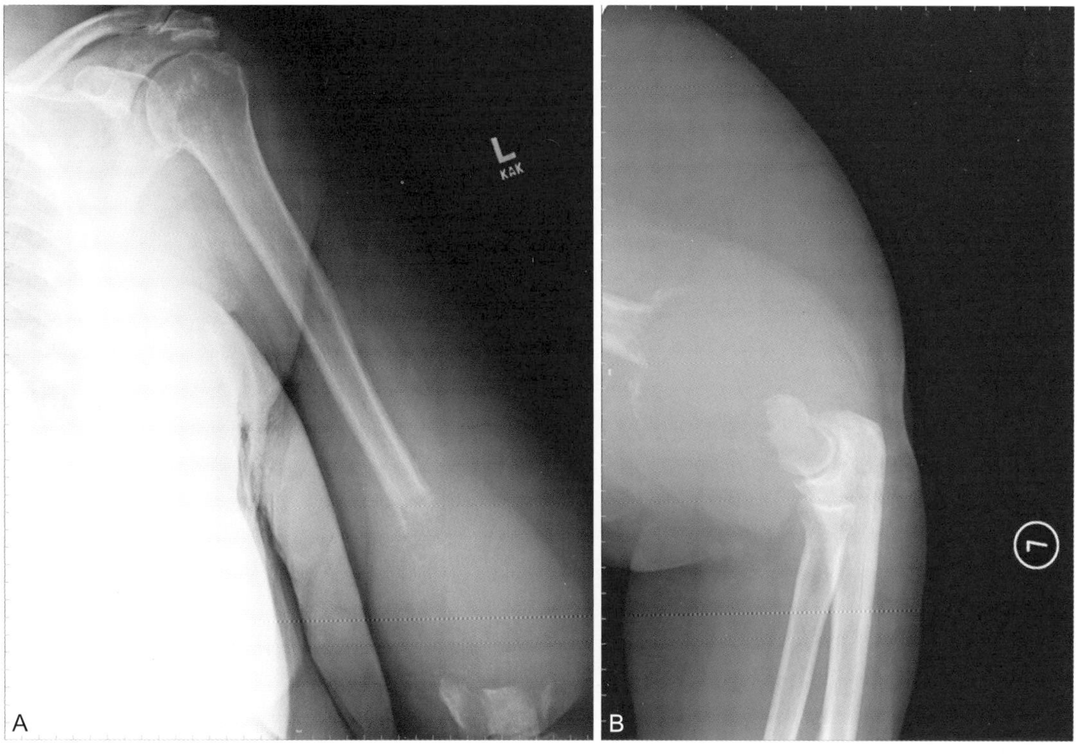

图 20-2 正位（A）和侧位（B）X 线片显示骨破坏

拍常规的断层片虽然已被更常规的影像学诊断方法所替代，但对判断死骨或软骨下骨板破坏仍很有用。关节造影有助于对可疑的化脓性关节炎进行正确的穿刺活检。造影过程中，应先抽出一些关节液，然后再注入造影剂，因为碘化造影剂具有杀菌作用，与关节液混合后会导致培养结果假阴性。计算机断层扫描（CT）有助于判断髓腔受累的范围，髓腔内的脂肪组织被脓液替代时，CT 上显示为高密度影。邻近的软组织脓肿也能很容易观察到（图 20-3）。CT 诊断急性骨髓炎的依据有骨内有气体、骨溶解、软组织包块、脓肿、异物。此外，注射造影剂后血管分布的增加也有助于诊断。在骨髓炎的愈合阶段，很容易发现髓腔因肉芽组织和新骨形成而变窄。CT 还可用于辨认慢性骨髓炎的死骨（图 20-4）。对于普通 X 线片显示不清的部位，如胸锁关节、骶髂关节和脊柱，CT 也有帮助。造影剂还有助显示坏死组织内的脓肿，脓肿区没有造影剂浓集，而周围充血组织造影剂浓集。

超声也能用于定位脓腔，探测关节积液或引导医师在获取骨或关节抽吸物时采取正确的下针部位。

放射性核素扫描是诊断骨髓炎的有效辅助手段。X 线片和 CT 片显示的是解剖结构，而核素扫描反映的则是生理结构。骨扫描并不直接检查是否有感染，而是反映出骨对感染产生的炎症改变或反应。对于体内有金属置入物的患者，尽管目前有金属减影软件可以改善该类患者的影像成像质量，但由于禁忌证或金属伪影的干扰，CT 和 MRI 检查的价值依然有限，而此时放射性核素扫描就可以起到很大的作用。有 3 种常用的核素，分别是 ^{99m} 锝磷酸盐、^{67} 镓枸橼酸盐和 ^{111} 铟标记的白细胞，其中最常用的是 ^{99m} 锝磷酸盐。在感染开始后 48 h 内，骨

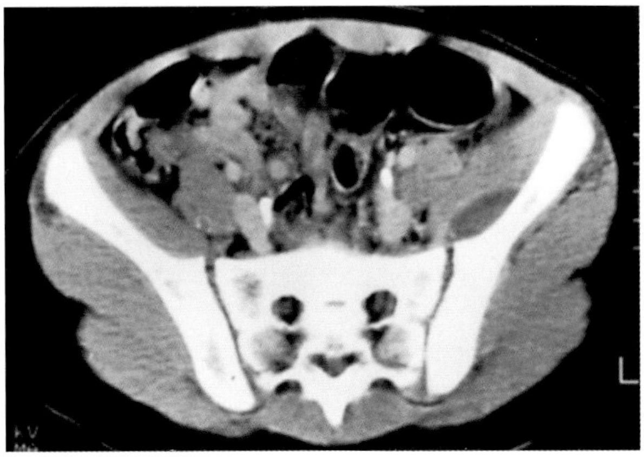

图 20-3 1 例儿童盆腔脓肿的 CT 扫描影像

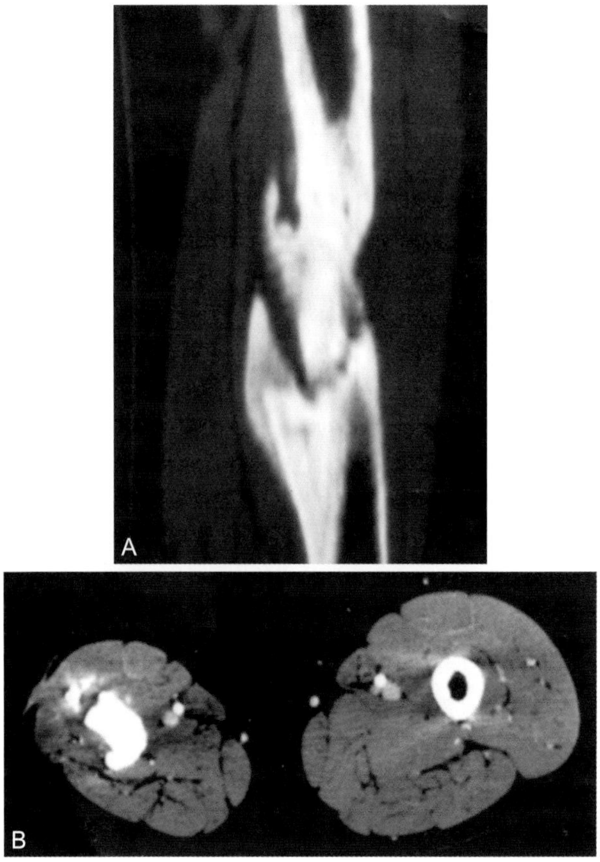

图 20-4 A、B. CT 扫描显示死骨

（Todd Williams 惠赠）

扫描就会出现改变。骨骼对这种化合物的吸收主要与成骨细胞活性有关，另外局部血流也有一定的作用。静脉注入核素后，核素 ^{99m} 锝迅速分布到细胞外基质中。骨对核素的摄取非常迅速，静脉注射后 1 h 之内，50% 以上的核素被转运入骨内。残余的核素经肾排入尿液内。

标准的 ^{99m} 锝磷酸盐核素骨扫描技术应拍 3 个时相的扫描片。虽然拍 3 个时相的扫描片并不能明显增加检查的敏感性，却能将诊断特异性由 74% 提高至 94%。三相骨扫描包括：①血流相；②即时或平衡相；③延迟相。血流相扫描片与放射性核素血管造影片相似，可以显示血流情况。平衡相或血流相扫描片显示的是相对的血流量及核素在细胞外间隙的分布。延迟相通常在静脉注射核素后 2 ～ 4 h 拍摄扫描片，此时，除了被成骨细胞吸收的以外，肾已将绝大多数核素排出。这一时相的影像反映了成骨细胞的活性，在许多疾病中都呈阳性，包括骨髓炎、肿瘤、退行性关节疾病、创伤及手术后改变。骨髓炎病灶在延迟相上常表现为核素吸收增多。如

果病变骨质在骨扫描片上表现为“热区”，其血管系统必须是完好的。如果病变区域的血供因骨膜下脓肿、骨坏死（死骨）、关节融合、血管痉挛或软组织肿胀而减少，在骨扫描片上表现为“冷区”。

核素 ^{99m} 锝磷酸盐三相骨闪烁性扫描技术的主要缺点是骨髓炎造成的核素吸收增加很难与退行性关节病变、创伤或手术造成的改变相鉴别。在三相影像中，每一相相对活跃程度的差异有助于鉴别其他原因引起的核素吸收增加。蜂窝织炎可造成血流相和平衡相的吸收活性增高，但在延迟相中表现为核素吸收下降或正常。骨髓炎可造成三相的核素吸收都增高（图 20-5）。如果表现为延迟相核素吸收增高，但血流相或平衡相不增加，则提示为退行性关节疾病（表 20-6）。核素扫描检查对于婴幼儿（年龄＜6 周）并不可靠。该年龄组骨与关节感染的核素骨扫描检查阴性率为 60%。

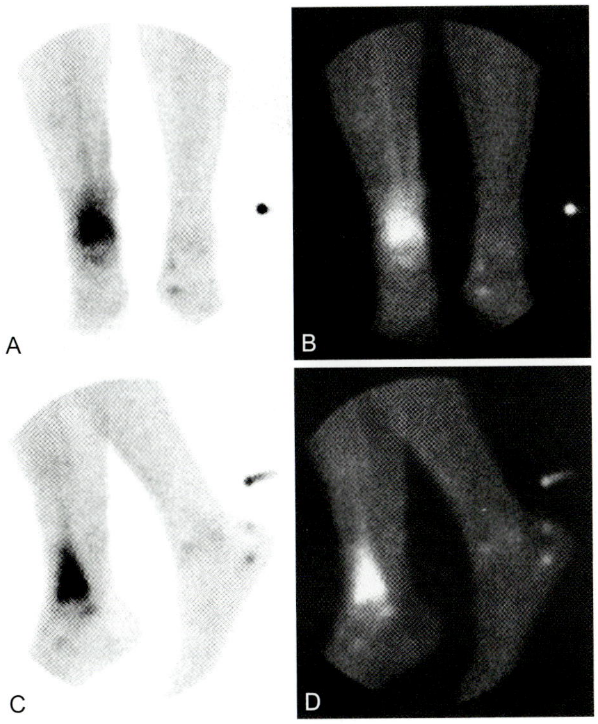

图 20-5　三相骨扫描显示骨髓炎
（Michael Fleming 惠赠）

表 20-6　三相骨扫描的核素吸收

	血流相	平衡相	延迟相
骨髓炎	↑	↑	↑
蜂窝织炎	↑	↑	↔
骨性关节炎	↔	↔	↑

^{67} 镓枸橼酸盐是应用最早的示踪剂，已被用于定位炎性病变和恶性组织，但对镓沉积的机制尚有争议，似乎与内皮细胞渗透性的增加或者通过镓转铁蛋白的转运而扩散有关。单独使用 ^{67} 镓枸橼酸盐扫描的特异性很差（82%），^{67} 镓枸橼酸盐如与 ^{99m} 锝扫描联合使用对诊断骨髓炎有很大帮助。在单纯反应性骨形成中（创伤后或手术后），^{99m} 锝磷酸盐扫描的核素密度要高于 ^{67} 镓枸橼酸盐扫描，但在感染病灶中，^{67} 镓枸橼酸盐扫描或者显示核素吸收高于 ^{99m} 锝磷酸盐扫描，或者显示为不同的活性空间结构。^{67} 镓枸橼酸盐扫描影像的缺点在于注射核素后清除缓慢，因此，拍摄影像会相应地延迟，四肢骨骼要在注射核素后 24 h 拍摄，而躯干骨骼则要在 72 h 后拍摄。当病变位于边缘时，^{67} 镓枸橼酸盐闪烁扫描术的特异性要比病变位于中央时差。^{67} 镓枸橼酸盐和 ^{99m} 锝磷酸盐联合扫描时，诊断骨髓炎的敏感性和特异性分别为 70% ~ 93%。

在鉴别骨髓炎和反应性骨形成时，建议使用 ^{111} 铟标记的白细胞。这种扫描与 ^{99m} 锝磷酸盐闪烁扫描相比，在骨髓炎的早期阶段呈阳性。白细胞扫描技术包括自体白细胞体外核素标记和再注射回体内两部分，细胞主要是多形核中性粒细胞（PMN），24 ~ 48 h 后摄像。抽取患者静脉血 50 ml，体外分离出白细胞，用 ^{111} 铟标记。将标记的白细胞重新注入患者体内，24 h 后摄像。当病灶的浓集高于周围正常骨质浓集时为阳性。据报道，^{111} 铟闪烁扫描对诊断急性骨髓炎大有帮助，但对其在慢性骨髓炎诊断方面的作用仍有不同意见，因为后者的病灶中主要是淋巴细胞，扫描为通常为阴性结果或“冷”影像。^{111} 铟扫描对鉴别疼痛性关节假体松动是感染性松动还是无菌性松动也不准确。Teller 等对鉴别人工关节感染性松动和无菌性松动不建议常规使用 ^{99m} 锝磷酸盐扫描和 ^{111} 铟标记扫描，因为花费太高，而敏感性和特异性相对较低，分别为 78% 和 64%。Prandini 等的 meta 分析表明，^{99m} 锝磷酸盐标记白细胞相对于 ^{111} 铟标记的白细胞有更高的敏感性（89%）和特异性（90.1%）。一些研究者推荐将 ^{99m} 锝磷酸盐标记白细胞的监测时间延长至 24 h 以提高阳性率。^{111} 铟标记的单克隆免疫球蛋白是 ^{111} 铟标记的白细胞的试验性替代物，试验显示它与 ^{111} 铟标记的白细胞同样有效，但不需要静脉抽血，而且避免了白细胞受到照射和恶性变的危险。Hakki 等对比了铟 ^{111} 铟标记的白细胞和 ^{99m} 锝磷酸盐的闪烁计数，单克隆抗体片段（LeukoScan、Granuloscint、NeutoSpect）的敏感性、特异性和诊断准确性更高。另外，这些研究者提出对于白细胞计数低的患者（如HIV感染患者）和慢性骨髓炎患者，LeukoScan是一个强有力的诊断工具。但是，一项荟萃分析研究表明在大多数患者中，这些指标不如体外标记白细胞法准确，进行反复检测存在增加过敏反应的风险。这些试剂在美国被限制使用，科学家仍在努力寻求更加完美的单克隆抗体。对于慢性骨髓炎，尤其是中轴骨的慢性骨髓炎，采用 ^{99m} 锝环丙沙星（感染）扫描和氟脱氧葡萄糖标记的正电子放射断层摄影技术可提高早期诊断率。FDG-PET的阳性预测值达到94%，是准确率（92%）最高的检测手段，尤其是对慢性感染者和经过抗生素治疗的慢性感染者，此外，同 ^{111} 铟骨扫描相比，FDG-PET的优势表现在只需一次注射，减少辐射风险，并且能在数小时内完成。然而，这也是最贵并且并非在所有医疗机构都能进行的检测手段。

MRI也被用于检查骨与关节感染。MRI是一个复杂的影像诊断方法，在身体上外加一个强磁场，使身体内的质子沿该磁场排列，撤除磁场后，记录质子恢复自然状态的活动。每种组织有自己的信号特点。MRI有两个参数，第一个是回声时间（TE），是开始施加射频脉冲至恢复回波天线之间的时间（类似于一个声纳坪）。第二个是重复时间（TR），是指连续施加的射频脉冲之间的时间（坪的频率）。如果TR和TE都很短，则为 T_1 加权像，在这种影像上，脂肪是高的明亮信号。如果TR和TE都很长，则为 T_2 加权像，在这种影像上，水是明亮信号。同时，也可获得脂肪抑制的信号，称作短T波反转恢复信号（STIR）。STIR对骨髓炎的阴性预测率很高，几乎达到100%，但是它不能从周围组织中鉴别出液性区（如脓肿）。报道的影像异常反映的是髓腔组织水肿而导致的含水量增多。髓腔脂肪如果被水肿组织和细胞性渗出物所替代，在 T_1 加权像和STIR像上的信号要低于脂肪组织，在 T_2 和STIR像上的信号要高于脂肪组织。因此，骨髓炎典型的MRI表现为 T_1 加权像上髓腔的正常信号降低，T_2 加权像上髓腔信号正常或信号增高（图20-6）。Boutin等认为，MRI是判断软骨骨骺感染的最有效工具。Mazur等研究显示，相对于 ^{99m} 锝磷酸盐骨闪烁扫描，MRI发现骨髓炎的敏感性（97%）和特异性（92%）都要高得多。MRI发现病变（如溶骨性破坏）要比X线片早得多，因为它能够显示髓腔中的病变情况。MRI信号改变没有特异性，任何造成水肿或充血的疾病（如骨折、肿瘤和炎性反应）均能够产生与骨髓炎相似的信号改变。尽管MRI有助于详细了解髓腔受累和脊髓受压的情况，但对早期检查骨皮质病变的作用却很有限。

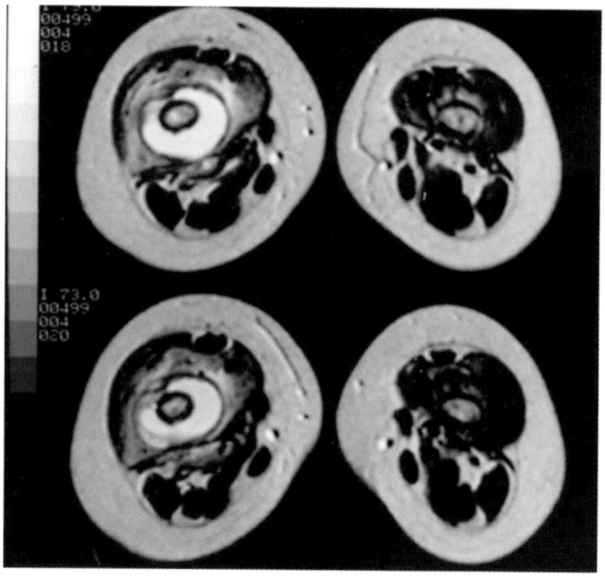

图20-6 脓肿的MRI表现（图片的左侧）
（Amber Turner惠赠）

在做MRI检查时，用Gadolinium造影剂有助于鉴别脓肿（脓肿为高信号，而脓肿内水分的信号不增强）和共同存在的蜂窝织炎。另外，造影剂可以增强窦道或死骨周围的肉芽组织，但不增强骨的窦道和死骨。Gadolinium造影剂对鉴别骨髓炎和骨髓水肿没有作用。此外，建议对0～18个月的患者使用gadolinium造影剂来提高对社区获得性葡萄球菌骨骼肌感染的检测水平。

总之，窦道、脓肿和骨膜下液性区内的死骨在MRI都为阳性，提示有骨髓炎。MRI可应用于下列患者：不能确诊、涉及骨盆或脊柱的感染及需要手术干预的患者。MRI对探查急性血行播散型骨髓炎非常重要。

总结：

1. 对于可疑的骨骼及感染患者，应行局部X线检查。

2. CT对于发现骨质异常（如死骨）是一种有效手段。

3. 超声对于诊断关节积液有重要意义，帮助定位穿刺进针位置，以确诊脓性关节炎。

4. 三相骨扫描能准确发现非孤立骨髓炎。当有置入物或有陈旧性骨创伤或 Charcot 关节存在时，三相骨扫描只能作为筛查手段。白细胞计数标记骨扫描有助于发现复杂骨髓炎，胶体扫描增加准确性，尤其是对于全关节感染和糖尿病足者，但对于神经性关节病患者的价值降低，而对于脊柱骨髓炎并无意义。^{99m}Tc-HMPAO 标记的白细胞计数检查有助于检测慢性复发性多病灶骨髓炎。

5.MRI 能显示周围软组织，对检查骨髓炎非常有用，^{67}镓增强 MRI 能提高脊柱脊髓炎的阳性率。

6.FDG-PET 有助于诊断脊柱感染和慢性脊髓炎，但并非所有医疗机构都能进行该项检查。

三、细菌培养

虽然血液检查、影像学和临床体征均支持感染诊断时，但还不能做出确切的细菌学诊断，而没有细菌学诊断就无法制订治疗方案和选择抗生素。实验室有责任分离、确定病原菌，并确定抗生素的敏感性。骨科医师应与检验科保持良好的沟通，以便使培养工作更容易，获得的信息更全面。为此，骨科医师应将患者的危险因素、抗生素治疗情况、取材部位、取材方法以及可能的病原菌告知检验科。

培养的时机和取材部位非常关键。大多数骨科感染部位较深，获得确切的培养标本有一定难度。尽管如此，也应尽可能在开始抗生素治疗前获得培养标本。不能依据浅表伤口和窦道样品的培养结果进行诊断，因为这样的结果不能可靠地反映深部的感染情况，并且其结果通常是混合感染。用窦道拭子培养得出的结果常常是错误的，除非主要菌种是凝固酶阳性的金黄色葡萄球菌，或者只培养出一种细菌。对于大多数细菌和真菌感染，最佳的培养标本是穿刺液（关节液或脓液）。伤口在清创后取的深部标本或刮取的标本也可用于培养。在某些特定的细菌和真菌感染中，从伤口边缘获取组织标本更好。需氧和厌氧培养常用拭子培养，但用穿刺液和活检组织块则更好。根据 Levine 和 Evans 的经验，术中将穿刺液放在血培养瓶内培养，其敏感性高于培养拭子和活检组织块。然而，其他的如 Wilson 和 Winn 看到利用血培养瓶或拭子也没有优势，只需要将穿刺液在无菌条件送到实验室。组织标本必须置于充满 CO_2 的小容器中，以减少与空气的接触。

在初始治疗节段有一定帮助作用的快速诊断手段仅仅是定性实验。革兰染色能够确定感染是革兰氏阴性菌还是革兰氏阳性菌。通过革兰染色也能进行细菌形态学检查和一些炎症的测定。如果革兰染色结果为阴性，但是存在大量的急性炎性细胞，应高度怀疑感染，吖啶橙染色后用荧光显微镜观察有助于发现革兰染色阴性细菌。

当怀疑有真菌感染时，采用 10% 氢氧化钾湿性载玻片预处理或 calcofluor 荧光素增白染色，有助于发现特征性的真菌形态。其他特殊的染色，如固酸染色、rhodamine-auramine 染色或荧光素标记的抗体染色都有助于快速诊断。特定细菌抗原的单克隆抗体研究对临床诊断已产生了巨大的影响，但不能检查关节液中的流感嗜血杆菌、脑膜炎双球菌和肺炎链球菌抗原，这些试验只能用于快速确认已经分离出来的细菌，不能检测临床标本中的细菌。

目前，已经有数种用于分离和辨别细菌的培养基。初始的标本必须进行需氧、兼性厌氧和严格厌氧细菌培养。培养这些细菌的培养基有血液琼脂培养基、适合流感嗜血杆菌和脑膜炎双球菌培养的巧克力琼脂培养基、适合营养要求较高细菌的富含营养的肉汤培养基。当怀疑为真菌或固酸染色阳性细菌感染时，要选用特殊的培养基，通常可在 24 ~ 48 h 确认细菌，但有一些细菌的分离需要数天或数周。

当病原菌被分离并确认后，就要判断其对抗生素的敏感性。可通过下列 3 条主要的途径来判断抗生素的敏感性或抗菌活性：①分离细菌的体外敏感性试验；②测定患者抵抗病菌的抑菌或杀菌血清浓度；③测定抗生素在患者血清中的实际浓度。

美国国家临床实验室标准委员会提出应该做的标准实验，并提出了可代表每类抗生素来进行体外抗菌敏感性试验的抗生素。体外抗生素敏感性试验要按下面的方法进行：①将拟测试的抗生素在肉汤培养基或固体培养基上进行系列稀释；②用一滤纸片将抗生素弥散入固体培养基；③通过滤纸片将抗生素洗脱入液体培养基。能够抑制从患者体内分离出细菌的最低抗生素浓度称为抗生素的最低抑菌浓度（MIC）。采用常规剂量和普通给药方式，如果患者血清抗生素浓度很容易就能达到 MIC 水平，说明病菌对这种抗生素敏感。在确定了 MIC 之后，可进行传代培养以确定最低杀菌浓度（MBC）。在这种抗生素浓度下，只有 0.1% 的接种细菌能存活下来。

在滤纸片弥散方法中，测定浸透抗生素的滤纸片周围细菌生长的抑制区，并与标准的细菌试验比较。根据细菌生长抑制区域的大小分为敏感、中度敏感或耐药 3 种结果。肉汤培养基抗生素滤纸片洗脱法也用于测试厌氧菌。将浸透抗生素的滤纸片置入厌氧菌培养液中，与细菌一道培养。细菌培养的结果可直接观察，结果分为无细菌生长（敏感）和有细菌生长（耐药）。

能够杀灭 99.9% 的标准接种细菌的患者血清最低稀释度称为抗生素的血清抗菌浓度(SBC)——测定抗生素抗菌效力的另一种方法。这一方法测定的是患者血清抵抗病原微生物的活性。这种方法需要在药物浓度达到峰值和谷底值时分别采取患者的血清。这种方法在治疗儿童化脓性关节炎和骨髓炎时广泛应用，用于试验最佳的抗生素口服剂量。测定时要将口服剂量调整到峰 SBC 为 1 ∶ 8 或 1 ∶ 16，谷 SBC 为 1 ∶ 2 或稍高。

另外，也可测定血清中实际的抗生素浓度。这种方法通常用于判断抗生素是否达到有效的浓度或指导抗生素的用量，以防止发生毒性并发症。

在骨科感染中可应用两种特殊的试验，即组织定量培养和体外抗生素的协同和拮抗敏感性试验。组织定量培养有助于监测有临床显著感染的烧伤患者。在骨科可应用于决定封闭伤口时机和指导抗生素治疗。在开放性伤口清创后，取 1 ml 组织标本制成匀浆，取 0.01 ml 未稀释的组织匀浆涂片进行革兰染色。要求在洁净的载玻片上进行涂抹，组织匀浆铺开的直径不要超过 15 mm。干燥后进行革兰染色，在显微镜下将载玻片上的组织斑放大 1000 倍观察。如果在组织斑的任何视野中发现 1 个细菌，结果就为阳性，提示存在感染。剩下的组织匀浆可在营养性培养液中进行系列稀释和定量培养。如果每克组织含有 10 个病原菌，则伤口闭合后发生感染的可能性就很大。对于微生物定量分析技术的准确率，有报道用革兰染色为 84%，而用细菌培养为 89%。当接受抗生素治疗之后仍有顽固性持续感染时，就需要进行体外抗生素协同和拮抗试验。这一试验测定两种不同的抗生素在体外总的作用。

通常在细菌培养结果出来前抗生素治疗已经开始了，此时需要根据最有可能的致病菌来选择抗生素，患者的年龄和流行病学因素不同，可能的致病菌也不一样。在化脓性关节炎中最常见的为金黄色葡萄球菌，而淋球菌常见于＜ 30 岁的青年人，B 型流感嗜血杆菌常见于＜ 2 岁的儿童。这 3 种细菌及各种链球菌是关节感染的主要病原菌。相反，关节置换术后感染主要由皮肤菌丛，如表皮葡萄球菌、其他凝集酶阴性的葡萄球菌和革兰染色阴性杆菌引起，后者为皮肤的暂时性菌种。痤疮丙酸杆菌是一种非芽孢产生性的厌氧革兰氏阳性杆菌，多发现于表皮、呼吸系统或消化系统，该细菌被认为是造成骨科严重感染的重要原因，尤其是在肩关节手术时。痤疮丙酸杆菌感染的临床症状不典型，无特异性的实验室检查，故诊断非常困难。Dodson 等指出这种杆菌需要超过 8 d 的培养才可诊断，且对广谱抗生素具有耐药性。

骨髓炎的致病菌也与年龄、流行病学因素以及骨髓炎是原发性或继发性有关。金黄色葡萄球菌是骨髓炎最常见的致病菌，而在镰状细胞性贫血或新生儿骨髓炎患者中，沙门菌引起的感染有所增加。手术后骨髓炎主要的致病菌是皮肤菌群和医院内菌群，感染统计学调查对判断致病菌大有帮助。

感染的分子诊断试验仍处于研究阶段，价格昂贵且不易应用。然而，测定细菌 16S rRNA DNA 序列的聚合酶链反应技术。该技术可以明确有无细菌感染，但并不能明确特定病原菌。Moojen 等增加了一个反向线杂交过程以确定一些常见的骨科病原菌。这些分子诊断试验的临床有效性在几个方面是显而易见的。他们可以用分子诊断试验来确定骨骼肌肉感染的特异致病菌，即使抗生素治疗已经开始，仍可以确定引起低度感染的微生物（低浓度的微生物），并且能快速识别需要培养时间长（如肺结核）的感染。

第三节 治 疗

骨科感染可能需要同时进行抗生素治疗和手术治疗。有时单独应用抗生素治疗即可，但要遵循一些原则，即必须确定病原菌及其抗生素的敏感性，要根据 MIC 和 SBC 结果正确选择抗生素，特别是要选用杀菌性抗生素。抗生素给药时应使其保持足够的浓度以杀灭细菌。

手术应与抗生素联用。手术在 1h 内就能完成，而抗生素治疗则需要数天或数周。手术治疗的目的在于加强机体的反应。清创可减少致病菌并去除坏死和缺血的骨质以及有害的病菌产物。细菌感染并不总是需要手术治疗，但当穿刺抽出脓液或在 X 线片上有骨髓炎改变，提示有脓肿、坏死组织和慢性炎症时，手术治疗非常关键。如果没有上述表现，可在取材培养标本之后进行试验性抗生素治疗。若患者在 36 ～ 48h 对抗生素治疗没有反应，预示着可能抗生素选择不当或已有脓肿形成。如果抗生素选择不当，可根据 48h 后的药敏结果选择正确的抗生素。如果已形成脓肿，则须手术治疗。

抗生素有数种给药途径。口服抗生素最常用；严重感染在口服给药无效时可能需要静脉给药；局部给药也有作用。早在 1970 年就开始局部使用含耐热抗生素（妥布霉素、万古霉素和庆大霉素）的骨水泥（PMMA）珠链。每个骨水泥珠周围 2 ～ 3 cm 的范围内抗生素浓度很高。如果是用妥布霉素和万古霉素，局部药物浓度在第 1 天最高，且药物释放能持续大约 1 周。这种局部药物释放系统可避免全身毒性；但是需要在 4 周内取出（一般是手术取出）。可降解胶原 - 庆大霉素海绵另一种局部药物释放系统，可以不用再手术取出，而且释放的抗生素浓度比 PMMA 珠链高，因此很有吸引力。但是，有学者指出，采用这种方法时抗生素在 4 d 内就完全释放了。乳酸聚合酶是制作局部抗生素缓释系统的另一个方法。这种缓释系统可以使喹啉（一种杀菌药，可杀灭慢性骨髓炎可能的致病菌）保持长达 60 d 的高浓度，高峰浓度在第 15 天。还有一种局部释放抗生素的方法是用自体髂骨与吡哌嗪青霉素或万古霉素混合。Rahaman 等列出了新型抗生素缓释载体的一般特征（表 20-7）。抗生素必须慎重选择。例如，PMMA 的使用需要热稳定性的抗生素，而喹诺酮类对于软骨细胞和骨折愈合有毒害作用，中等剂量（400 mg/L）的妥布霉素能降低细胞复制。总的来说，相对于其他氨基糖苷类抗生素、利福平和喹诺酮类，万古霉素即使是局部高

表 20-7 使用或研究中的载体材料特点及在骨外科治疗细菌性感染中的应用

载体材料	载体的降解与再吸收	抗生素释放过程
A. 临床应用载体材料		
已聚乙烯（甲基丙烯酸甲酯） 聚甲基丙烯酸甲酯骨水泥链珠	不可生物分解，在手术完成后需要移除	珠粒内部抗生素扩散；并不是释放所有的抗生素
明胶海绵	可生物分解	结合多种机制释放浸渍抗生素；快速释放抗生素；作为系统性抗生素治疗的辅助物时有效
链珠或颗粒状或球状硫酸钙	可生物降解 / 可再吸收	通过骨水泥或者浸渍抗生素的链珠或颗粒进行扩散；硫酸钙降解速度快，强度下降及抗生素释放
B. 研究与开发过程中的载体材料		
聚酯（PGA，PLA，PLGA）	可生物降解	通过侵蚀载体进行扩散；聚合物的属性会影响抗生素的释放
磷酸钙：多孔 HA 或颗粒状、冠状 beta-TCP	HA 慢速重吸收 Beta-TCP 的更快速率的重吸收	从浸渍过抗生素的颗粒或冠状结构表面去吸附
磷酸钙接合剂	重吸收速度慢	通过结合剂缓慢降解扩散抗生素
生物活性玻璃：微粒或多空冠状结构	玻璃物降解并转化为 HA	通过玻璃溶解释放离子或者通过玻璃物扩散
磷酸钙结合剂或者聚合物基质中的生物活性玻璃微粒构成的复合体	聚合物基质降解时，玻璃物降解并转化为 HA	通过可生物降解基质进行扩散或者基质的溶解释放抗生素

引自：Rahaman MN, Bal BS, Huang W: Review: emerging developments in the use of bioactive glasses for treating infected prosthetic joints, *Mater Sci Eng* C41:224, 2014.

Ha. 羟基磷灰石；PGA. 聚乙醇酸；PLA. 聚乳酸；PLGA. PLA 和 PGA 的共聚物；TCP. 磷酸三钙

浓度，对成骨细胞的毒性作用也很小，因此，如果存在骨再生问题时，需要避免使用前述对骨再生有毒害作用的药物。

一般来说，MSSA 感染可以使用纳夫西林/苯唑西林或头孢唑啉治疗。对于金氏杆菌感染(PCR 为最佳诊断技术)，建议使用 β-内酰胺类抗生素治疗。对于 MRSA 感染，推荐使用克林霉素和万古霉素治疗。短期的静脉滴注后进行口服抗生素治疗并注意避免使用外周静脉置入的中心静脉导管（PICC），这一抗生素使用方法被证明与长期静脉使用抗生素疗效相同。感染咨询能帮助合理使用抗生素，尤其是对于不断变异的微生物谱系。尽管有许多治疗骨髓炎的手术技术（见第 21 章），但预防仍是最好的方法，而遵循治疗感染的基本原则是获得成功的有力保障。

第四节 人体免疫缺陷病毒和乙型肝炎、丙型肝炎

人类免疫缺陷病毒（HIV）感染者或获得性免疫缺陷综合征（AIDS）患者的治疗涉及医学的每一个领域。骨科医师在急诊室、门诊或手术室中都可能遇到 HIV 阳性患者。由于这种可能性的不断增加，骨科医师必须知道此病的病因、累及肌肉-骨骼系统的相关疾病、传播的危险性及疾病预防方面的知识。

在 1981 年，有几位患者被最早诊断患有 AIDS，该组患者所患有的一组疾病在之前只在病因明确的免疫功能不全的患者才出现。在诊断 AIDS 之后，HIV 被分离出来，并证实为这组疾病的病因。现已分离两种 HIV 病毒：HIV-1 在美国最常见，HIV-2 据报道主要存在于欧洲人和非洲人中，在美国很少见。

AIDS 是由 HIV 感染引起，这是一种人类 RNA 反转录病毒，这组 RNA 病毒能产生反转录酶，以 RNA 为模板合成 DNA，并整合入宿主的染色体中。HIV 反转录病毒与 T 淋巴细胞表面的 CD4 受体的营养有关。病毒可造成这些 T 淋巴细胞的功能失调和破坏，最终导致免疫缺陷状态。感染初期可刺激 B 淋巴细胞，导致抑制淋巴细胞和 T 杀伤细胞数目开始增加，随之，数年后循环中的 CD4 细胞少于 $0.2\times10^9/L$ 时，会发生条件性致病菌感染，开始出现 AIDS 的临床表现。

机体免疫功能的这种渐进性破坏可导致机体易患各种感染、恶性肿瘤和神经精神异常。在美国，耶式肺囊虫肺炎和诸如 Kaposi 肉瘤等的恶性肿瘤是最常见的与 AIDS 相关的条件性疾病。

现已证实 HIV 感染可分为 4 个阶段，但不是所有感染 HIV 的患者都一定经历这 4 个阶段。这 4 个阶段是：① HIV 感染的急性初期；② HIV 感染的慢性无症状期；③ HIV 感染的症状期；④ HIV 感染的晚期，即出现与 HIV 有关的条件性疾病或称为 AIDS。HIV 感染急性初期的临床表现很像传染性单核细胞增多症，发生于病毒进入体内后的 2～6 周。临床表现包括咽炎、吞咽困难，淋巴结病、皮疹、发热、疲劳、肝脾大和白细胞数量减少。这一阶段是自限性的，大多数患者都不会就诊。在病毒感染后 3 个月，大多数患者的血清学试验为阳性。尽管有报道病毒感染 1 年后才出现血清阳性化，但实际上所有患者都是在 6 个月内出现血清的阳性转化。急性感染后，有 5 年甚至超过 15 年的时间里患者可无症状，这就是慢性感染阶段。在第 3 阶段(即出现与 AIDS 有关的症候群）中，感染 HIV 的患者开始出现症状，但尚未出现美国疾病控制和预防中心（CDC）定义的 AIDS 相关的条件性感染或绝对 CD4 细胞计数也尚未低于 $0.2\times10^9/L$。在最后阶段，由于细胞介导的免疫功能严重缺陷，出现了可能危及生命的条件性疾病。流行病学资料显示，HIV 可通过性交、肠道外和母-婴途径进行传播。现已从很多器官和组织中分离出 HIV，其中包括骨组织。目前认为血液、精液、阴道分泌物、骨质、乳汁和唾液均可能传播 HIV。采用现代供体筛选技术和 HIV 检查技术后，每输 1U 血感染上 HIV 的可能性为 1 ：2 000 000。尽管一次输血感染上病毒的危险性很小，但每一次输血都有潜在的致命危险，这就应引起医师的注意，减少异体输血。因输血而感染 HIV 的患者，其 AIDS 病情的发展比经其他途径感染要快。1985 年和 1988 年在美国发现 2 位捐献者和 4 位进行肌肉骨骼系统移植后感染 HIV 的病例有关联。1988 年以来，没有出现同种异体移植传播 HIV 的报道，但同种异体移植传播 HIV 的估计概率是 1 ：1 600 000(每 2 年发生 1～2 例)，这与检测方法和患者体内存在能被检测到病毒抗体之间的时间窗有关。HIV 和丙型肝炎核酸抗体的检测时间窗是 7d，而乙型肝炎是 8d。最近 1 例发生在 2002 年。尽管更好的筛查技术（包括病史采集、血清和核酸检测）已被应用，但检出率依然很

低。此外，化学消毒技术也能检查疾病通过同种异体移植传播的概率。目前，异体骨移植获得感染的风险仍低于医院围术期感染风险。术中异体骨培养的敏感性低，因此不推荐使用。但是，每位外科医师必须清楚自己使用的组织库的相关规范，并且确保是经 AATB（美国组织库协会）认可的组织库（表 20-8）。

一、诊断性试验

目前检查 HIV 感染的血清学方法需要患者产生病毒抗体，在患者感染病毒后到患者出现抗体之前一段时间内，无法进行血清学检查，这段时间称作“窗口期”。大多数患者（将近 99%）在初次感染病毒后的 6 个月内产生抗体，但也有血清抗体延迟形成（1 年后）的报道。这样，依赖一次阴性检查结果可能会得出错误的结论。

ELISA 方法目前已用于检测抗病毒抗体。由于这是一项血清学检查，用 ELISA 方法检测出 HIV 抗体只能提示感染过病毒。抗体在病毒感染后 1 ～ 3 个月内才能够升高到可检测出的水平。如果试验结果阳性，需要重复试验，若结果为阳性，就要进行确诊性试验，通常采用的是 Western 杂交。根据 CDC 的观点，如果实验室具备条件，血清标

表 20-8 同种异体移植物获取和存储过程

供体筛选	通过历史排除自身免疫性疾病
	摄入或接触有毒物质
	类风湿关节炎
	系统性红斑狼疮
	结节性多动脉炎
	结节病
	有临床意义的骨疾病
	对 HIV 抗体，血液测试必须阴性
	HIV-1 核酸检测
	乙型肝炎表面抗原
	乙型肝炎核心抗原的总抗体
	丙型肝炎病毒抗体
	丙型肝炎病毒核酸检测
	人类 T 淋巴细胞白血病病毒抗体
	梅毒
组织获取	冷冻尸体死亡 24 h 内
	未冷冻尸体死亡 15 h 内
	无菌技术
	组织培养的前处理
消毒：去除污染物	抗生素泡
二次灭菌：所有生命形式的破坏	乙基氧化物，其他化学消毒剂
	γ 线和电子束辐射
	专有的协议（即 Allowash、Bioclense、Clearant）
储存	新鲜同种异体移植物（24 d 内使用）
	新鲜冷冻（3 ～ 7 年）
	冷冻保存（10 年）
	冻干（室温 3 ～ 5 年）

（引自：Azar FM: Tissue processing: role of secondary sterilization techniques, *Clin Sports Med* 28:191, 2009.）

本采自于病毒感染3个月或以上的患者，ELISA检查的敏感性至少为99%。ELISA方法比较敏感，更容易造成假阳性而不是假阴性。对于感染HIV的患者，出现假阴性结果的原因是在检查期间机体尚未产生HIV抗体。

二、确诊性试验

Western杂交试验是最常见的确诊性检查方法，很少造成错误结果，但有时也会发生。据估计，在HIV感染率很低的人群中，应用ELISA和Western杂交方法检测的假阳性率为1 ∶ 350 000。除了以上方法，其他的确诊性检查方法有抗原检测、原位杂交、间接免疫荧光分析、放射免疫自显影分析（RIPA）和聚合酶链反应（PCR）。CD4淋巴细胞计数不是诊断性检查，但可用于判断免疫抑制的程度。

三、HIV感染患者的肌肉 - 骨骼系统综合征

HIV感染患者最常见的肌肉 - 骨骼系统综合征是药物中毒、反应性关节炎、感染性关节炎、肌炎、肌腱炎和滑囊炎。HIV感染患者在接受抗反转录病毒治疗（HARRT）后，所导致的骨量减少和骨质疏松症正在增多，对该类不良反应需要像治疗非HIV患者一样积极进行治疗。在评价HIV感染患者肌肉 - 骨骼系统问题时必须牢记以下原则：①非HIV感染患者能发生的所有肌肉 - 骨骼系统综合征都能发生于HIV感染患者；② HIV感染能改变肌肉 - 骨骼系统综合征的临床症状、严重程度和病程；③感染的早期诊断尤其重要，可以防止感染在免疫功能不全的状态下扩散（表20-9）。

反应性关节炎通常发生于足和踝关节。跟腱炎和胫骨前、后肌肌腱炎常见。静脉输注毒品者和血友病患者感染HIV后常见化脓性关节炎。在没有感染HIV的化脓性关节炎和滑囊炎患者中常见革兰染色阳性细菌，如金黄色葡萄球菌和肺炎链球菌，它们也是HIV感染患者化脓性关节炎和滑囊炎最常见的致病菌。在HIV感染患者中，虽然也有原发性骨髓炎的报道，但这些患者的骨髓炎通常是由化脓性关节炎直接扩散而导致的。HIV感染患者的免疫功能缺陷，故行全关节置换术发生感染的危险会增加。

肌肉疼痛或肌炎是HIV感染患者的常见症状，包括特发性多发性肌炎、继发于齐多夫定（AZT）毒性作用的多发性肌炎以及化脓性肌炎。特发性多发性肌炎和AZT多发性肌炎有相似的体征和症状。患者主诉肌肉无力，肌酸磷酸激酶（CPK）水平升高，肌肉活检显示肌肉纤维坏死伴有炎性反应。化脓性肌炎常由金黄色葡萄球菌引起，可表现为肌肉内单发或多发的脓肿。患者有发热、局限性肌肉疼痛、肿胀和红斑等症状。穿刺抽吸和全身应用抗生素治疗有效，偶尔需要进行手术切开和引流。

四、危险性和预防

迄今为止，骨科医师感染HIV的危险有多大尚不确定。然而，骨科医师发生血清转化没有确切的报道。根据CDC 2006年的报道，从2000年起，没有任何卫生保健工作者发生HIV血清转化。卫生

表20-9 HIV感染患者的肌肉 - 骨骼综合征

条　件	评　价
关节疼痛	原因包括全身性细菌感染，炎性反应和药物毒性
反应性关节炎（Reiter综合征）	在HIV疾病中可能更严重
银屑病性关节炎	最常见的致病菌是金黄色葡萄球菌和肺炎链球菌
骨髓炎	在HIV患者中是由于化脓性关节炎扩散引起的
肌炎	
化脓性肌炎	局部疼痛和压痛
特发性肌炎	局部疼痛和压痛
齐多夫定中毒性肌炎	齐多夫定停止后，通常可缓解

（引自：Lane N: HIV disease and arthritis: diagnostic and therapeutic dilemmas. In Cohen PT, Sande MA, Volberding PA, editors: *The AIDS knowledge base*, Boston, 1994, Little, Brown.）

保健人员继续应用普遍预防措施、继续保持低风险是很重要的。疾病传播的潜在危险仍然存在。在估计一名骨科医师因术中被刺伤而感染 HIV 的危险性时，必须计算 3 个方面的数据：①被刺伤的次数；② HIV 阳性患者占手术患者的比例；③每次被 HIV 阳性患者用过的针头所刺伤可能感染 HIV 的危险程度。

在 2013 年末，世界卫生组织（WHO）估计全球被 HIV 感染的人数约为 3500 万例，已有约 3900 万例死于 HIV 相关的疾病。另外，在 2013 年内，有 210 万例感染 HIV。在 2008 年年底，女性占全世界 HIV 感染成年人的 50%。据估计，美国人口中 0.4% 为 HIV 阳性，并且近 21% 的患者并不知道他们已感染 HIV。如果不做前瞻性研究，就很难准确估计每个医师所诊治的患者中 HIV 的流行率。然而据报道，一些创伤中心的 HIV 感染发病率更高，包括地区和局部差异，可高达 10%。根据 CDC 的统计，1986 年美国不是因 HIV 而住院的患者中，HIV 感染的流行率为 1%。另外，据 CDC 报道，在 1993 年只有 30% 的 HIV 感染患者在治疗时被发现已感染 HIV。到 2006 年，美国报道了 57 例明确因职业而感染 HIV 的医务工作者（护士和医疗技术人员占绝大多数），另有约 140 例可能是因职业因素而感染了 HIV。其中绝大多数（48 例）是因为被针头扎破皮肤 1 次而感染的。

Lemaire 和 Masson 指出，在 6% ~ 50% 的手术中，医务工作者至少会与患者的血液直接接触 1 次；在 1.3% ~ 15.4% 的手术中，医务工作者会受 1 次锐性伤。手术经验增加，危险性会减少；手术时间延长，危险性会增加。Fitch 等发现职业性感染 HIV 的最危险因素是被骨科钢针和空心针扎在肠外的器官上。没有发现被实心针扎伤或接触患者开放伤口血液而感染 HIV 的例子。其他可能感染 HIV 的部位包括黏膜和单独暴露的皮肤。患者体内病毒越多，被注入的血液越多，被扎得越深，感染 HIV 的危险性越大。根据美国骨科医师协会的数据，骨科执业医师每年平均被扎伤的比例为 2.8%，平均被扎伤 10 次。1998 年，CDC 估计 HIV 阳性患者的比率为 1.0% ~ 5.6%，因地区和医疗类型不同而有所差别。医师每次被针扎伤可能感染 HIV 的危险程度约为 0.3%。根据上述数据推算，骨科医师每年感染 HIV 的危险率为 0.025% ~ 0.5%，累积危险率（执业超过 40 年）为 0.6%。已感染 HIV 的骨科医师传染给未感染 HIV 患者的危险性尚无报道。

目前缺乏有效的预防手段，也无预防疫苗，防止被 HIV 感染的主要方法就是防止病毒的传播。那些经常会被扎伤、割伤及皮肤有裂伤而又接触已污染的体液和组织的医护人员，存在感染 HIV 的危险。由于有人曾通过伤口被感染 HIV，因此必须强调遵守控制感染程序的重要性，尤其是在手术室中。

在骨科手术过程中，经常会接触患者的血液或含有大量或微量血液的其他体液（3.7%）。不但要避免被骨碎片和骨的锐利边缘划伤，也要防止被针刺伤或被割伤。在 6 项相关研究显示，一次皮肤黏膜暴露所带来的血清转阳的感染风险大约是 0.09%。美国骨科医师协会（AAOS）建议在手术中应遵守几项基本原则（框 20-1）。这些预防措施包括穿手术衣以避免直接接触血液；采用非接触技术进行手术和缝合；不要直接传递锐利的器械（建立一个免触区）；正确脱手术外罩以及手术人员术后进行清洗。在 AAOS 出版的名为《防止血源性病原体传播》（2012 版）一书中还有进一步的阐述。

框 20-1 实施操作与检查过程中的安全建议

手部清洁

- 在与病患接触前后如果没有用抗菌皂清洗，应当用乙醇进行清洗
- 手套不能代替洗手这一步骤
- 在任何有可能接触血或者体液的过程中都要佩戴手套，在接触针或者尖锐仪器时需要戴手套（当针管第一次碰触手套时，一半的血量会被阻挡）。建议戴双层手套
- 在换药或者取出螺钉过程中应当佩戴手套、防护眼罩（不仅仅是处方眼镜）、口罩、隔离衣以及鞋套

手术服

- 应当穿戴合适的脚套或者手术脚套，从而避免皮肤暴露于手术区域以外
- 整个手术过程中都需要穿手术服
- 手术过程中要戴双层手套，每隔 2 小时更换一次外层手套
- 接触锋利仪器或者可能接触骨头碎片时要戴加厚手套

- 手术过程中要戴头罩和面罩
- 护目镜优于眼镜，但面罩提供最大程度的保护

尖锐仪器应对方法

- 手术区域需要时刻注意尖锐仪器
- 不可徒手传递尖锐仪器，要用托盘，在传递过程中要口头指示一下
- 在放回尖锐仪器时要口头指示一下

医师监督

- 带实习生的医师在任务分配时要考虑到个人经验
- 手术之前，医师要告诉医疗团队存在高风险的步骤
- 医师要不时地提醒团队谨慎

缝合

- 应尽量使用无接触缝合技术
- 缝合线不应与医师手中的缝针绑在一起
- 技术上允许时建议使用钝一点的缝针
- 两位医师不可同时缝合一处伤口

特别注意

- 所有缝合针的两端应当用塑料盖或其他合适的装置封存
- 穿过软组织或骨头的针头应当截断
- 电动工具在使用前后应当进行检查，确保妥善保存
- 使用电动工具时，穿戴合适的手术服避免接触血或者含血的气溶胶，以及防止骨头碎片接触到眼睛

术后

- 注意不要对手术区域以外造成污染
- 使用敷料之前更换外层手套
- 沾染污物的吊帘应被丢弃到生物危害类容器中
- 处理未受到严重污染的手术仪器时要用干净的无菌手套，完毕后将手套丢弃并洗手
- 沾染的衣物在移除时要避免与血接触
- 手术过程中被污染的材料要用生物危害类袋子或者容器盛装并丢弃
- 仪器以及其他可重复使用设备应消毒杀菌

（引自：American Academy of Orthopaedic Surgeons Information Statement on Preventing the Transmission of Bloodborne Pathogens, www.aaos.org. Accessed January 2015.）

用药物预防职业性感染 HIV 的作用尚有争议。避免职业性血清传播 HIV 最有效的方法是时刻注意预防。建议戴保护性眼镜，因为血液溅到眼中的概率为 3% ~ 5%。使用标准镜片可能提供足够的眼睛防护，因为只有不到 5% 的感染会发生在眼睛受保护的边缘部位。戴双层手套可以使接触血液的危险概率从 29% 降至 13%；但是，每 2 小时应更换手套 1 次，处置创伤患者时应每小时更换手套 1 次。指示手套可以用于提醒术者术中手套破损。如果有骨折片或使用锯，则应戴 Kevlar 手套。

如果医务人员被血液所污染，应对血源进行一个快速的 HIV 测试。如果 HIV 测试结果阴性，不需要使用药物预防；如果为阳性，则需要使用药物预防。快速 HIV 测试的假阳性率低，因此，所有的阳性结果应遵循酶免疫法和免疫印迹法检测的标准，但这个实验也不能确定感染＜ 3 个月的 HIV 阳性患者。被 HIV 感染的血液所污染的医务人员，应使用预防性药物。被污染后使用的预防性药物是齐多夫定(Zidovudine)和拉米夫定(Lamivudine)，它们是反转录酶的链中止剂，可以使经血液途径传染的概率降低 79%。如果再加上一种蛋白酶抑制药印地那韦（IDV)，则能进一步降低病毒的反转录活性。这些药物应在被污染后 2h 开始使用，一般建议 1 个疗程至少使用 4 周。2013 年，CDC 更新了《美国公共卫生服务指南》关于乙型肝炎、丙型肝炎、HIV 病毒职业暴露人员的有关内容，并推荐了预防药物，具体见表 20-10 和表 20-11。大多数常用的预防用药在美国 HIV/AIDS 临床咨询中心都可以找到（http://www.ucsf.edu/hivcntr)。有问题也可咨询全国临床医师暴露后预防热线（PEPline）HIV-4911（888)。绝大多数情况下，被 HIV 血源污染都不会导致血清转阳感染。自 1999 年以来，并没有因职业暴露而感染 HIV 的医务工作者被确诊，截至 2010 年，美国仅报道了 57 例确诊和 147 例疑似因职业暴露而感染 HIV 的医务工作者。再次提醒，接触 HIV 患者仅有 0.3% 的血清转换概率，简单地说，如不进行治疗，1000 次接触 HIV 患者仅有 3 次机会导致 HIV 的血清转阳。因此，在使用这些预防药物前一定要考虑药物的毒性。如果需要，建议咨询后使用。

血液中含有的另一种病原微生物是肝炎病毒。每年约有 1 万名医务人员因职业性污染而感染乙型肝炎病毒（HBV)。医务人员因职业暴露于乙型肝炎病毒感染患者而感染可占该病传播比例的 30%。推荐医务人员接种乙型肝炎病毒（HBV）疫苗，这样能降低乙型肝炎病毒感染的风险。医务人员接种疫苗后需要检测体内有无抗体出现，大多数情况

表 20-10 艾滋病暴露后预防方案

艾滋病暴露后预防优先方案

雷特格韦（Isentress；RAL）400 毫克 PO，每天 2 次

外加 特鲁瓦达 1PO 每天 1 次

替诺福韦 DF（Viread；TDF）300 毫克 + 恩曲他滨（Emtriva；FTC）200 毫克

其他方案

（包括左栏中的一种或一对药物与右栏中一对核苷 / 核苷酸反转录酶抑制药组合；不熟悉这些药物或者药物方案的开处方者应当咨询熟悉这些药物及其毒性的医师 *）。

雷特洛韦（Isentress；RAL）	替诺福韦 (Viread；TDF) +
地瑞纳韦（Prezista；DRV）+ 利托纳韦 (Norvir；RTV)	恩曲他滨 (Emtriva；FTC)；替代也可用
依曲韦林（Intelence；ETR）	替诺福韦 (Viread；TDF) + 拉米夫定 (Epivir；3TC)
利匹韦林（Edurant；RPV）	
阿扎那韦（Reyataz；ATV）+ 利托那韦 (Norvir；RTV)	齐多夫定 (Retrovir；ZDV；AZT) + 拉米夫定 (Epivir；3TC) available as Combivir
洛匹那韦 / 利托那韦（Kaletra；LPV/RTV）	
	齐多夫定 (Retrovir；ZDV；AZT) + 恩曲他滨 (Emtriva；FTC)

下列其他方案是完全固定剂量的，不需要其他抗反转录病毒药物

（由埃替格韦，考比泰特，替诺福韦，恩曲他滨四合一组成）

仅在专业咨询建议下应用于艾滋病暴露后预防方案的抗反转录病毒药物

阿巴卡韦 (Ziagen；ABC)

依法韦仑 (Sustiva；EFV)

恩夫韦地 (Fuzeon；T20)

福沙那韦 (Lexiva；FOSAPV)

马拉韦罗 (Selzentry；MVC)

沙奎那韦 (Invirase；SQV)

司他夫定 (Zerit；d4T)

不建议在艾滋病暴露后预防方案中使用的抗反转录病毒药物

地达诺新 (Videx EC；ddI)

奈非那韦 (Viracept；NFV)

替拉那韦 (Aptivus；TPV)

在艾滋病暴露后预防中禁止使用的抗反转录病毒药物

奈韦拉平 (Viramune；NVP)

引自：Kuhar DT, Henderson DK, Struble KA, et al: Updated US public health service guidelines for the management of occupational-exposures to human immunodefi ciency virus and recommendations for postexposure prophylaxis, Infect Contr Hosp Epidemiol 34: 875, 2013.

* 替换方案按照优先顺序排列，基于患者和临床情况也存在其他方案

DF，替诺福韦酯；PO，per.os

表 20-11 乙型、丙型肝炎病毒职业暴露后推荐治疗方案

感染病毒	感染源患者病情	暴露者情况	方案
乙型肝炎病毒	乙型肝炎表面抗原阳性	未接种疫苗	单剂量乙型肝炎免疫球蛋白，暴露后 24 h 内注射，剂量按照每千克 IM 0.06ml 配制；然后注射乙型肝炎疫苗
		注射过疫苗，但没充分的抗体反应*	暴露后 24 h 内按照 0.06ml/kg IM 单剂量乙型肝炎免疫球蛋白；然后注射乙型肝炎疫苗加强剂
		注射过疫苗，无抗体反应*	暴露后 24 h 内按照 0.06ml/kg IM 单剂量乙型肝炎免疫球蛋白；然后注射乙型肝炎疫苗或者暴露后 24 h 内按照 0.06ml/kg IM 双剂量乙型肝炎免疫球蛋白（应用于两次注射疫苗没有反应的个体）
		注射过疫苗且抗体反应正常+	无
丙型肝炎疫苗	携带可检测丙型肝炎病毒 RNA 的抗丙型肝炎病毒阳性	丙型肝炎血清反应阴性*	无应对方案

引自；Bader MS,McKinsey DS:Postexposure prophylaxis for common infectious disease, *Am Fam Physician* 88:25, 2013

* 血清乙型肝炎表面抗原抗体水平 <10 MU/ml

\+ 乙型肝炎表面抗原抗体的血清水平≥ 10MU/ml

IM. 肌内注射

会出现抗体反应，如果无抗体出现，则需要重新接种疫苗。对于少数的持续无抗体出现的医务工作者需要重点注意。感染丙型肝炎病毒（HCV）的风险也在增加，接触丙型肝炎病毒后没有 PEP 推荐，但有效的治疗可以降低出现慢性 HCV 感染的风险。应时刻注意预防以减少血液传染这些病原微生物的危险。其血清转换率见表 20-12。

表 20-12 暴露后的血清转化风险

人类免疫缺陷病毒	0.3%
丙型肝炎病毒	1.8%
乙型肝炎病毒	30%

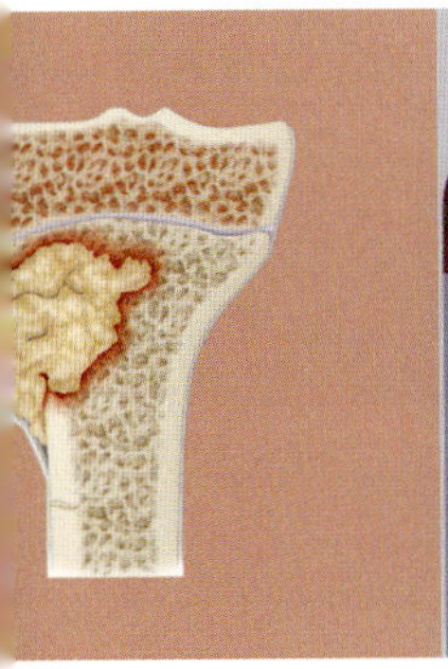

第21章 骨髓炎

著者：Gregory D. Dabov
译者：余　斌　林庆荣　戴　闽
审校：李建民　马小远

骨髓炎一直都是骨科医师所面临的最大的难题和挑战之一。由于现代治疗技术的发展，如抗生素的应用和积极的手术治疗，如今病死率和致残率已经很低了。骨髓炎治疗成功的关键是早期诊断、选择合适的手术和抗生素进行治疗。通常骨髓炎需要综合疗法，治疗小组应包括骨科医师、感染科医师，对有软组织缺损的复杂病例还应包括整形医师。骨髓炎是由感染性微生物引起的骨的炎症。骨髓炎可以仅局限于骨的某一部位，也可以累及骨的数个区域，如骨髓、骨皮质、骨膜甚至周围软组织。感染一般由单一病原微生物引起，但多种病菌感染也时有发生，尤其是在糖尿病足时。

第一节　分　类

骨髓炎可以根据不同的标准加以分类，如感染的病程、机制及宿主对感染的反应类型。根据病程，骨髓炎可分为急性、亚急性或慢性 3 型，但是划分这 3 型的时间界限有些武断。根据感染机制，骨髓炎可分为外源性和血源性两类。外源性骨髓炎是由开放性骨折、手术（医源性）或邻近组织感染蔓延引起的；而血源性骨髓炎则来自菌血症。另外，骨髓炎还可依据宿主对感染的反应分为化脓性或非化脓性两类。Cierny 和 Mader 根据宿主反应和解剖标准提出一套慢性骨髓炎的分类方法，这种分类方法在慢性骨髓炎的章节做进一步的阐述。笔者倾向于使用依据病程的分类法（急性、亚急性和慢性）和依据病理机制的分类法（外源性或血源性）。

第二节　急性血源性骨髓炎

急性血源性骨髓炎是最常见的骨感染类型，在儿童中常见。急性血源性骨髓炎在最近几十年内的发生率急剧减少。这种下降的趋势可能和生活水平及卫生保健水平提高有关。急性血源性骨髓炎各个年龄段均以男性多见，主要由菌血症引起，儿童期菌血症非常常见。引起菌血症的原因有很多。细菌在骨骼上种植常需要伴有其他因素，如局部创伤、慢性疾病、营养不良或免疫功能不全。但是许多患者常找不到确切的病因。

儿童骨髓炎常发生在生长迅速的长骨干骺端。细菌种植导致炎性反应，这种炎症反应可导致骨的局部缺血坏死，并形成脓肿。随着脓肿的增大，髓腔内压力也随之增高，这样也导致骨缺血，使脓液经骨皮质渗入骨膜下间隙，形成骨膜下脓肿（图 21-1）。如果不予治疗，最终可导致大量的死骨形成，转为慢性骨髓炎。急性血源性骨髓炎的儿童发病年龄呈双峰形，经常发生于 2 岁以内及 8 ～ 12 岁的儿童。50% 的儿童骨髓炎患者年龄＜ 5 岁。由于儿童年龄不同，骨的血供情况和结构也不同，因此儿童罹患骨髓炎会出现下述年龄特点。

年龄＜ 2 岁的婴儿，有血管穿过长骨的骺板，

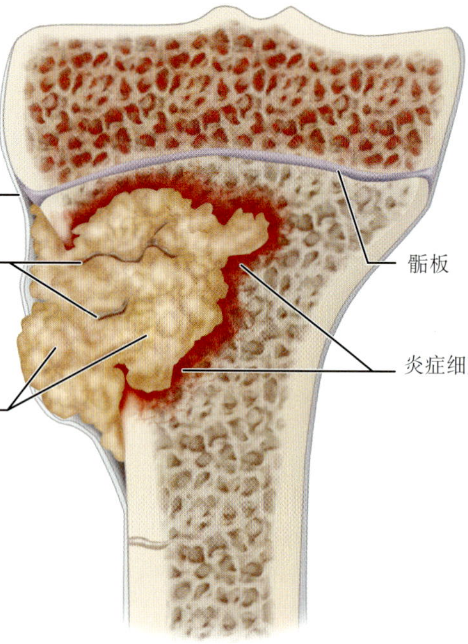

图 21-1 血行播散的病理生理机制

当压力增加时，渗出物或脓肿沿 Volkmann 管扩散到骨膜下和骨骺

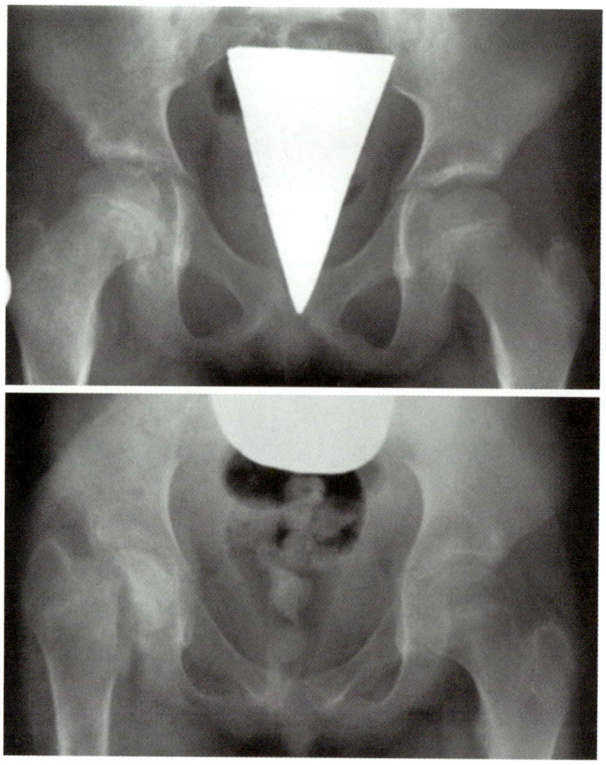

图 21-2 感染的骨皮质破坏后引起病理性骨折

使得感染可播散入骨骺端，婴儿如果因感染损坏了骨骺或干骺端。就很容易发生肢体短缩或成角畸形。除此以外，长骨骺板犹如天然的屏障，可防止干骺端脓肿直接扩展入骨骺。干骺端吞噬细胞的数量比骺板或骨干相对要少，这就使得这一区域更容易发生感染。脓肿会穿破干骺端菲薄的骨皮质，形成骨膜下脓肿。除了最严重的病例，骨干一般极少受累，亦不会有广泛的死骨形成。

2 岁以上的儿童长骨骺板能够有效阻止干骺端脓肿的播散。由于干骺端的骨皮质已发育得较厚，因此骨干受累的危险性会增加。如果感染扩散入骨干，将危及内骨膜对骨的血供。如果同时合并有骨膜下脓肿，外骨膜血供也将被破坏。此时如治疗不恰当，常会导致广泛的死骨形成和慢性骨髓炎的发生。

随着骨骺的闭合，急性血源性骨髓炎的发生明显减少。成年人血源性细菌骨种植常见于已有损害的宿主。虽然感染可发生于任何部位和骨的任何部位，但一般都是椎体患病。这些患者的脓肿播散缓慢，并且极少形成大块死骨。然而，局部骨皮质的破坏能导致病理性骨折（图 21-2）。

感染是否侵入邻近的关节同样受患者年龄的影响。年龄＜2 岁的婴儿，通常穿通血管经过长骨骺板供应干骺端和骨骺，感染可通过这些血管播散入骨骺，最终累及关节。年龄小的患者髋关节受累最常见。肱骨近端、桡骨颈和腓骨下端的骨骺同样都位于关节腔内，因此这些区域的感染均能造成化脓性关节炎。2 岁以下婴儿严重感染者可以发生骨骺分离（图 21-3）。而在年长的儿童中，这些穿通血管已不再存在，因此化脓性关节炎很少见。在骨骺闭合后，感染可由干骺端直接侵入骨骺并累及关节。因此，这种由急性血源性骨髓炎造成的化脓性关节炎仅见于婴儿和成人。

金黄色葡萄球菌是绝大多数年长儿童和成人骨髓炎的致病菌。目前，革兰氏阴性细菌导致的成人椎体感染病例在逐渐增多。在静脉毒品成瘾者中，假单胞菌属是骨髓炎最主要的致病菌。在长期接受静脉内治疗和胃肠外营养的慢性病患者中，真菌骨髓炎的发生越来越多。此外，沙门菌骨髓炎一直与 SS 或 SC 血红蛋白病伴发。这类感染好发于骨干而不是干骺端（图 21-4）。

在幼儿急性血源性骨髓炎中，金黄色葡萄球菌仍然是常见的致病菌，但 B 型链球菌属和革兰阴性大肠埃希菌也很常见。在医院的新生儿重症监护病

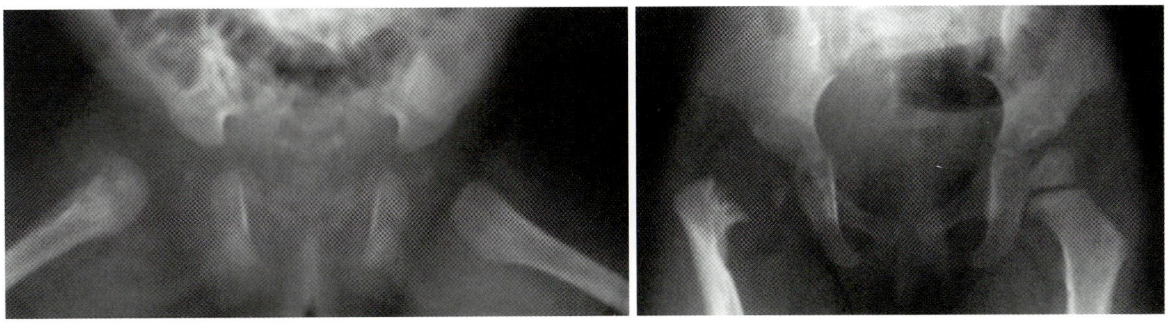

图 21-3　在婴儿因感染而导致的骨骺分离

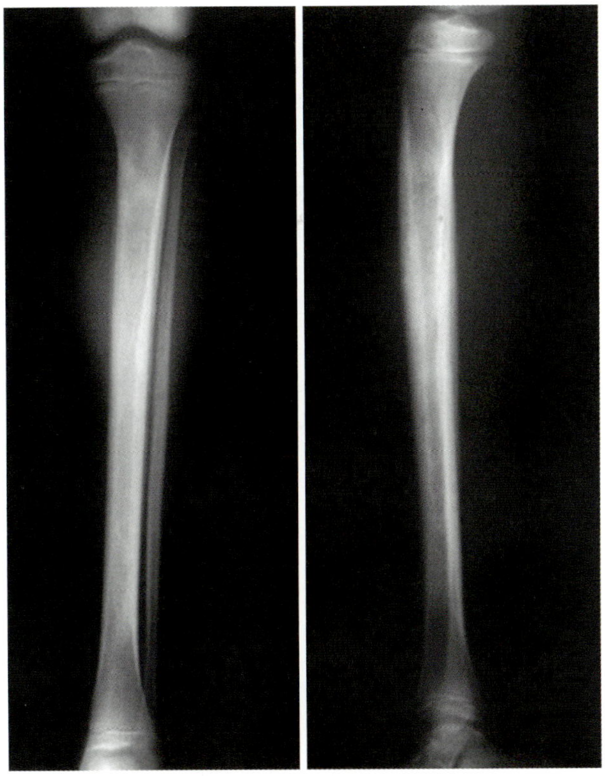

图 21-4　镰状细胞性贫血患者的胫骨骨髓炎

房内，早产儿发生的骨科感染通常都是由金黄色葡萄球菌或革兰氏阴性菌引起，并且这些患儿中 40% 以上为多发性感染。2 ~ 4 周的健康婴儿发生的感染通常由 B 型链球菌属引起。6 个月至 4 岁的儿童发生的感染则常由流感嗜血杆菌引起。现在，由于婴儿常规接受流感疫苗注射，这种感染的发生率已大大降低。最近，耐甲氧西林金黄色葡萄球菌（MRSA）和社区获得性 MRSA 和金格杆菌感染的儿童数量急剧上升，这与并发症的增加有关。金格杆菌是一种生长缓慢的需氧型 G 杆菌，目前是导致骨髓炎的常见原因，尤其在年龄≤ 4 岁的儿童中多见，这种病原菌很难分离，通常需要分子生物学手段（如聚合酶链反应）进行鉴定，必要时同时需要做 MRI 和血清学检查，当感染发生时，白细胞计数、CRP、ESR 及中性粒细胞计数均会升高，而且心率和呼吸频率也会加快，体温也会升高。Dietrich 利用多元回归分析发现，如果体温、CRP 及嗜中性粒细胞的计数升高则提示为 MRSA 骨髓炎，其准确性高到 87%。

Labbé 等对 450 例儿童进行观察研究，发现了一个有趣的现象：太平洋区域的儿童发生急性血源性骨髓炎的概率是欧洲儿童的 2 ~ 5 倍，而且 53% 的太平洋区域患儿需要切开引流，而欧洲患儿仅有 20% 需要手术治疗，这一现象表明骨髓炎的发生受遗传易感性的影响，而且他还发现这种急性感染多发生于骨膜而非干骺端。

一、诊断

面对一个急性血源性骨髓炎患者，应仔细询问病史，并详细查体（框 21-1）。急性血源性骨髓炎的症状和体征差异很大。婴儿、老年人或免疫缺陷患者临床表现会很轻。早期可有或无发热及其他不

框 21-1　急性血源性骨髓炎的检查内容

- 病史和查体
- 实验室检查：白细胞计数，红细胞沉降率，C 反应蛋白
- X 线片
- ^{99m}锝磷酸盐骨扫描 ±MRI
- 怀疑有脓肿时穿刺活检

适，高达 40% 的患儿早期未出现发热反应。但疼痛和长骨干骺端的局部压痛是常见的症状和体征。肿胀可以很明显，有的儿童发生筋膜间室综合征。

白细胞（WBC）计数通常是正常的，而红细胞沉降率（ESR）和 C 反应蛋白（CRP）常升高。CRP 用于测定急性感染阶段的反应，因为 CRP 比 ESR 更早恢复正常，所以 CRP 对监测急性骨髓炎的治疗过程更有用。Copley 等设计了一个评分系统来评估疾病的严重程度，包括刚入院、入院 48h 和 96h 的 CRP，抗生素治疗后发热的天数，入院后的呼吸频率及是否合并有其他疾病（图 21-5）。重点观察患者首次入院 4 ~ 5 d 的临床体征和实验室检测指标。

X 线片一般表现为阴性，但也可显示软组织肿胀。虽然软组织肿胀可能会在感染后 1 ~ 3 d 出现，但是如骨质局部破坏或骨膜反应，可能在感染后 10 ~ 12 d 才能被显示出来（图 21-6）。在 X 线片上，骨髓炎可能会被误诊为化脓性关节炎、尤因肉瘤、骨肉瘤、幼年型关节炎、镰状细胞危象、戈谢病和应力性骨折。MRI 可以显示骨髓和周围软组织早期的炎症反应变化，有助于发现骨内或骨膜下的脓肿。在 MRI 的 T_1 加权像上，骨髓炎表现为低信号，而在 T_1 加权短时反转恢复序列图相上，表现为高骨髓信号（见第 2 章）。虽然 MRI 诊断骨髓炎的敏感性很高（98% 左右），但其特异性较低（75% 左右）。一项研究发现，近 60% 的非复杂性化脓性关节积液因为表现为异常骨髓信号而被诊断为骨髓炎。尽管 MRI 有助于早期诊断骨髓炎，在疾病进展过程中，不需要多次行 MRI 检查，但是当 CRP 居高不下及初次治疗失败时，可以考虑行 MRI 复查。

在 90% ~ 95% 的患者中，^{99m}锝核素骨扫描能在发病后 24 ~ 48 h 确定诊断（图 21-7）。^{99m}锝骨扫描阴性可有效排除骨髓炎的诊断。^{67}镓扫描和 ^{111}铟标记的白细胞扫描与 ^{99m}锝核素骨扫描合用能帮助诊断。超声检查有助于鉴别急性血源性骨髓炎

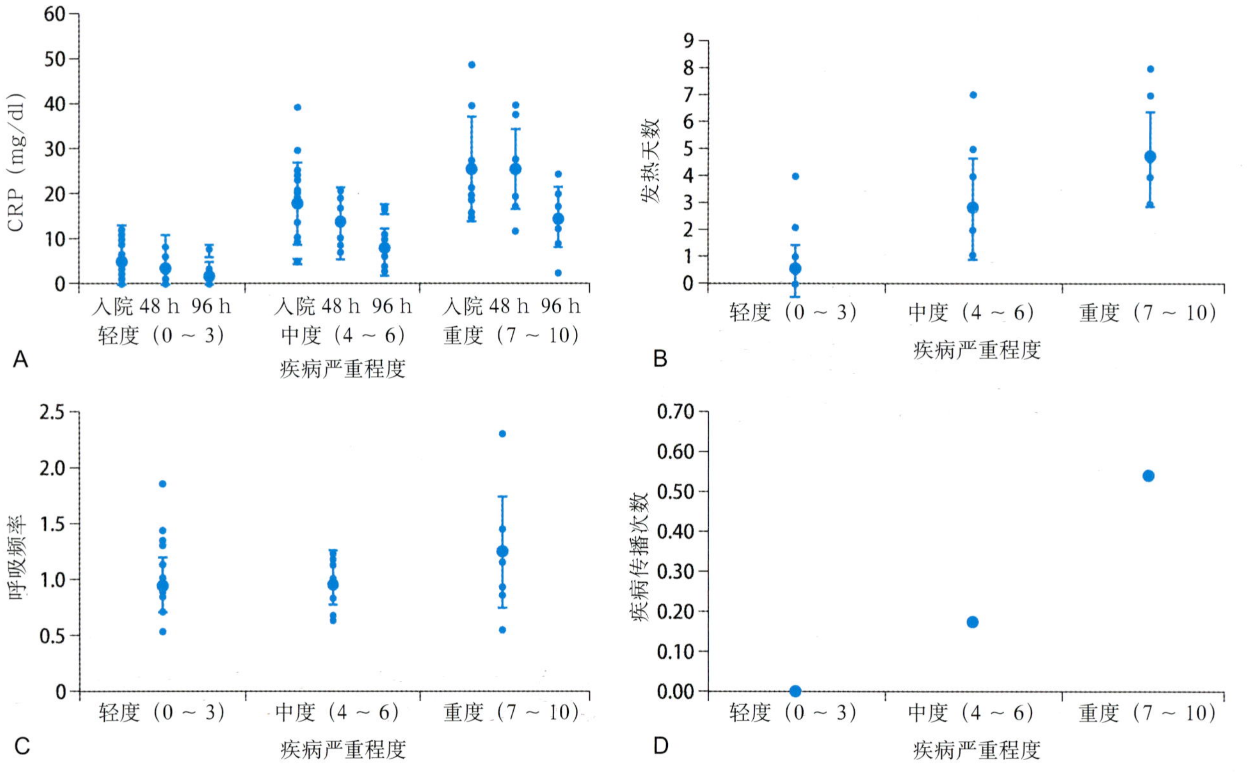

图 21-5 根据 Copley 评分系统绘制的散点图分别表示感染的严重程度：轻度（0 ~ 3）、中度（4 ~ 6）、重度（7 ~ 10）。CRP 值（A）、发热天数（B）和呼吸频率（C）的均数和标准差均有记录。同时图标也可以反映疾病传播的次数（D）。根据 Copley 等的研究发现，轻度患者未有复发，而中重度患者分别有 15 例和 7 例复发

（引自：Copley LAB, Barton T, Garcia C, et al: A proposed scoring system for assessment of severity of illness in pediatric acute hematogenous osteomyelitis using objective clinical and laboratory findings, *Pediatr Inf Dis J* 33:35, 2014.）

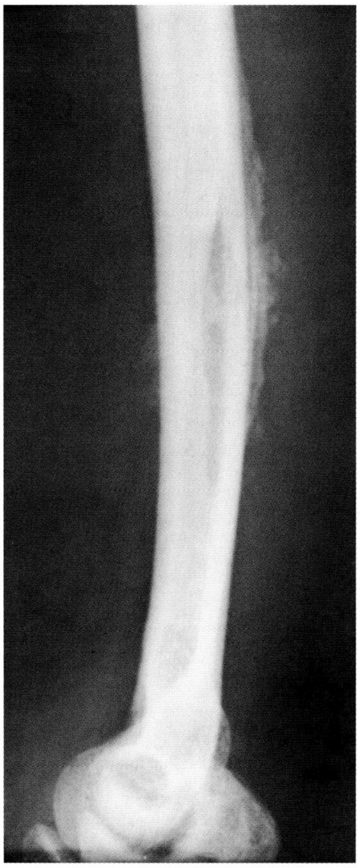

图 21-6　X 线片显示骨破坏

和蜂窝织炎、软组织脓肿、急性化脓性关节炎及儿童恶性骨肿瘤，但是这项检查对检查操作者的依赖性很高，其中的准确性只有 60% 左右。Labbé 等发现入院当天时行超声检查骨髓炎阳性率为 64%，而在入院第 2 天行超声检查，则阳性率高达 84%。现阶段被研究的其他检查手段包括放射性核素标记抗生素扫描、FDG-PET 及 SPECT。

约 50% 的患者血培养能培养出病原菌。骨穿刺活检常能获得准确的细菌学诊断，用 16 号或 18 号针头在肿胀和压痛最明显处穿刺，这种部位通常是长骨的干骺端。穿刺针穿入后首先抽吸骨膜下间隙，如果未抽出液体或脓性物质，将穿刺针穿过骨皮质，抽取骨髓组织。如果怀疑患者有髋部或脊柱骨髓炎，应在 CT 或超声下进行穿刺活检，并将穿刺标本送实验室进行革兰染色、培养和药敏试验。这对骨内和骨膜下脓肿有重要意义。

二、治疗

如在急性血源性骨髓炎发病早期就给予正确的治疗，则能显著降低发病率。手术和抗生素治疗是

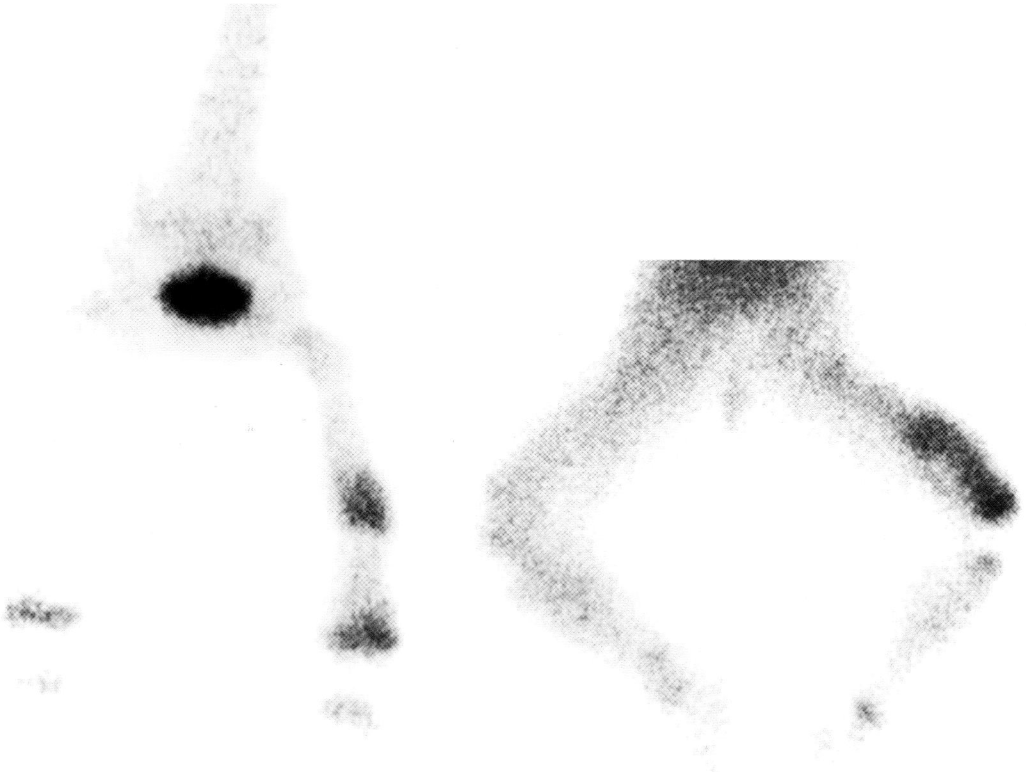

图 21-7　骨扫描显示骨髓炎区域核素吸收增加

互补的，有一些患者单独使用抗生素治疗就能治愈，但另一些患者若不采用手术治疗，应用抗生素的时间再长也只能失败。应用抗生素治疗时应选择杀菌活性最高、毒性最小、最便宜的抗生素。

现已清楚，脓肿形成后需要手术切开引流，单纯感染如果没有脓肿，可单用抗生素治疗。Nade于1983年提出的骨髓炎治疗5项原则至今仍然适用：①在脓肿形成前，应用适当的抗生素是有效的；②抗生素不能消灭无血供组织和脓液中的病菌，只有通过手术才能将其去除；③如果手术清创有效，应使用抗生素以防止脓肿再次形成，只有这种情况下一期缝合切口才是安全的；④手术时不能进一步损害已经缺血的骨质和软组织；⑤手术后必须继续使用抗生素治疗。

如果怀疑一个患者患有急性血源性骨髓炎，就必须按诊断部分的内容对其进行检查。首先应给患者一般性的支持治疗，包括静脉输液、适当给予镇痛药及将患肢置于舒适的体位上。一般需要拍系列X线片。如果MRI和超声未发现有需要手术切开引流的脓肿，则应开始经验性使用静脉抗生素疗法，同时要密切监测患者。开始抗生素治疗后，应每2～3天检查1次CRP。如果24～48 h患者对抗生素治疗没有反应，应必须寻找是否有潜隐性的脓肿，并且要考虑进行手术切开引流。急性血源性骨髓炎有两条主要的手术适应证：①有脓肿形成需要切开引流；②患者接受适当的静脉抗生素治疗后病情无改善。一项纳入813例金黄色葡萄球菌感染的急性骨髓炎患儿的研究结果表明，44%需要手术治疗，复发率为7%，使用抗生素治疗的时间平均为44 d。

手术的目的在于引流所有脓腔及去除所有的失活或坏死组织。如发现婴幼儿患者有骨膜下脓肿，则应在骨皮质上钻几个与髓腔相通的小孔。如果发现髓腔内有脓液，则要在骨质上开窗，将脓液引流，然后放置引流条，将皮肤松弛地缝合，患肢制动。必须保护患肢数周，防止发生病理性骨折。术后应继续给予静脉抗生素治疗。关于抗生素治疗的时间尚有争议。目前的倾向是短期给予静脉输注抗生素，然后改为口服抗生素，并检测血清抗生素浓度。应根据患者的个体差异并参考感染科的会诊意见来决定抗生素的治疗方案。

急性骨髓炎的引流术

此处介绍胫骨急性骨髓炎切开引流的手术方法。其他长骨的手术方法和手术原则与之相似。各解剖区域的手术入路在第1章中已做介绍。

手术技术 21-1

- 手术时应尽量使用止血带。在止血带充气前将患肢抬高数分钟，在感染状态下不要用弹性胶带给患肢止血。
- 在胫骨患处前内侧做5.0～7.5 cm的切口。
- 纵行切开骨膜，此时骨膜可能因骨膜下脓肿而从骨质上剥离，如果发生这种情况，压力很高的脓液将会溢出。
- 如果未发现脓肿，可轻轻地将切口两侧的骨膜分别剥离1.5 cm，应尽可能地少剥离骨膜，剥离的骨膜越多，受累的骨质血供破坏得就越严重。
- 无论骨膜下脓肿存在与否，都须钻数个直径4 mm经皮质进入髓腔的小孔。如果有脓液流出，则在该处骨皮质上钻一系列小孔，将钻孔围成1.3 cm×2.5 cm的骨窗，用骨凿轻轻去除这一小块骨皮质。
- 排出髓腔内所有脓液，并轻轻地去除所有的坏死组织。
- 用至少3 L的生理盐水行脉冲冲洗，冲洗液中可加入抗生素。
- 留置引流管，松弛地关闭皮肤切口。如果皮肤张力过高，可不缝合创口皮肤。

术后处理 用长腿石膏后托将患肢制动，足位于中立位，踝关节屈曲90°，膝关节屈曲20°。当伤口愈合后，去除石膏托，开始用拐杖进行保护性负重。根据药敏试验的结果使用抗生素，一般静脉使用抗生素6周。骨科和感染科至少随访1年。

第三节　亚急性血源性骨髓炎

与急性骨髓炎相比，亚急性血源性骨髓炎起病较隐匿，症状不严重，诊断比较困难。亚急性骨髓炎较常见，据报道在原发性骨感染患者中，有1/3的患者为亚急性骨髓炎。目前尚未明确的诊疗指南中，所有的意见都是基于专家的建议或病例报道得出。

由于亚急性骨髓炎一般没有疼痛，所以诊断常被延误2周以上。患者全身症状和体征都较轻，体温正常或轻度升高。多数患者一般都只有轻、中度的疼痛。一般白细胞计数正常，只有50%的患者出现红细胞沉降率加快，血培养也常为阴性。即使进行正确的骨穿刺或骨活检，培养的阳性率也只有60%。X线片和骨扫描一般为阳性（图21-8）。

一般认为，亚急性骨髓炎病程中疼痛症状轻是机体抵抗力增强、细菌毒力下降或在症状出现前已给予抗生素的结果。据推测，如果病原菌毒力较弱，宿主抵抗力较强，可使炎症长期存在于骨内而没有明显的症状或体征。在这种情况下，诊断主要依靠可疑的临床表现和X线影像表现来确定。

Gledhill提出一种亚急性骨髓炎的X线分类方法，并由Roberts等加以改良（表21-1，图21-9）。有时鉴别亚急性骨髓炎与原发性骨肿瘤很困难。目前尚未见MRI诊断亚急性骨髓炎的大样本系列报道。亚急性骨髓炎的病例通过MRI进行鉴别诊

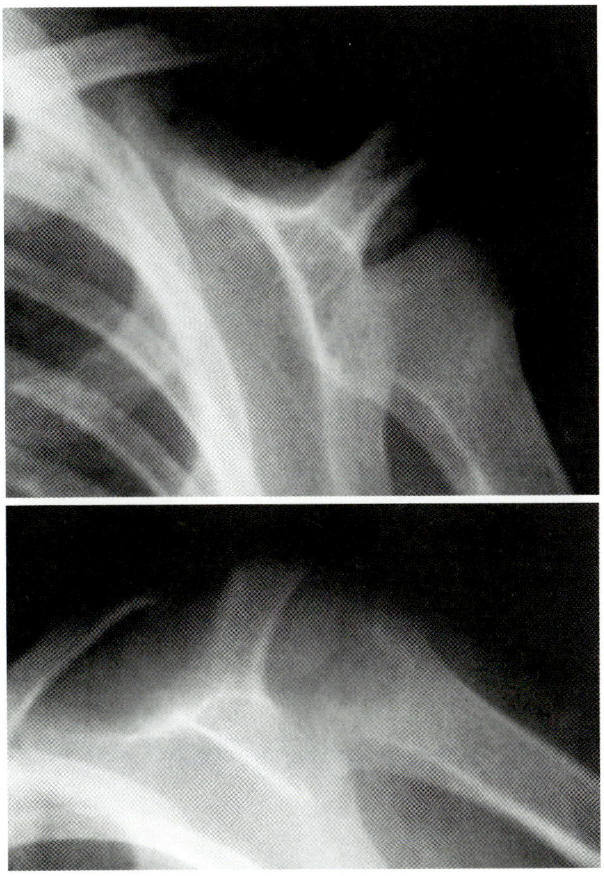

图 21-8　肱骨近端的亚急性骨髓炎

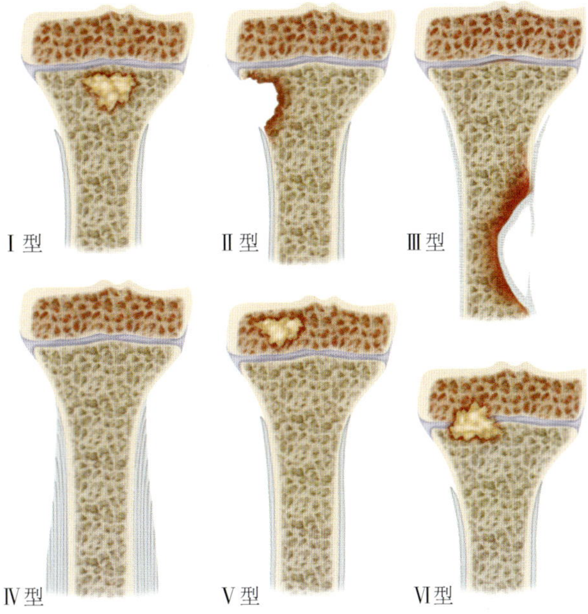

图 21-9　亚急性骨髓炎的分型

Ⅰ型：病变位于干骺端中心部；Ⅱ型：干骺端病灶为偏心性，伴有皮质侵蚀；Ⅲ型：骨干皮质病变；Ⅳ型：骨干病变，伴有骨膜成骨反应，但没有明确的骨性病变；Ⅴ型：原发性亚急性骨骺骨髓炎；Ⅵ型：亚急性骨髓炎，病变穿过骺板，同时累及骨骺和干骺端

表 21-1　亚急性骨髓炎

类型	Gledhill 分类法	Robert 等的分类法	鉴别诊断
Ⅰ型	孤立的局部透光区，周围有反应性新骨形成	Ia 型穿孔样透光区 Ib 型穿孔样透光区并有硬化缘	朗格汉斯细胞增生症 Brodie 脓肿
Ⅱ型	干骺端透光区，有皮质侵蚀		嗜酸性肉芽肿，骨肉瘤
Ⅲ型	骨干皮质肥大，无洋葱皮样增生	局部皮质和骨膜反应	骨样骨瘤
Ⅳ型	骨膜下新骨形成，呈洋葱皮样	洋葱皮样骨膜反应	尤因肉瘤
Ⅴ型		干骺端中央透光区	成软骨细胞瘤
Ⅵ型		椎体破坏	结核、骨肉瘤

（引自：Willis RB, Rozencwaig R: Pediatric osteomyelitis masquerading as skeletal neoplasia, *Orthop Clin North Am* 27:625, 1996.）

断并指导制订手术计划。亚急性骨髓炎的诊断常常必须依赖于切开活检和细菌培养。活检不是总能见到脓性物质，但经常能发现肉芽组织。在亚急性骨髓炎中，金黄色葡萄球菌和表皮葡萄球菌是主要的病原菌。

对于所有的侵袭性病变，都推荐行活检术和刮除术，然后再给予适当的抗生素治疗（对所有需要培养的组织进行活检，培养所有活检的组织）。对于骨骺或干骺端单发脓肿不必进行活检，因为这种病变是很典型的亚急性骨髓炎，应静脉输注抗生素48 h，然后口服抗生素6周。

累及干骺端的亚急性骨髓炎转为罕见，通常会产生轻微的症状，不会引起全身反应，一项纳入14名儿童的研究发现，多数患儿的CRP和白细胞计数正常，仅有8名患儿的ESR > 20 mm。8名金格杆菌及1名MRSA的儿童中血液测试为阴性，需要聚合酶链反应作为鉴定。对于此类感染仅用抗生素治疗即可。

Brodie 脓肿

Brodie脓肿是亚急性骨髓炎的一种局部形式，经常发生于成人的下肢长骨。在骨骺闭合前，干骺端最常受累。在成人，干骺端、骨骺区均受累。患者的主诉为长期间歇性疼痛，伴有病变区域的局部压痛。在X线片上，Brodie脓肿一般表现为溶骨性病变，周围有一圈硬化缘（图21-10）。Brodie脓肿的X线表现变化很大。MRI检查有助于诊断Brodie脓肿，因为X线检查易将Brodie脓肿误诊为肿瘤。

一般认为，Brodie脓肿是由毒力较弱的病原菌引起。50%的病例细菌培养发现有金黄色葡萄球菌，20%的病例细菌培养为阴性。遇到这种情形时，必须进行切开活检和刮除以明确诊断。术后留置引流，松弛地关闭切口。

第四节 慢性骨髓炎

慢性骨髓炎很难彻底根治。患者全身症状虽已消失，但骨内仍有一处或多处有脓性物、感染性肉芽组织或死骨的病灶（图21-11）。在许多年内，可间断出现感染的急性发作，休息和抗生素治疗常常有效。慢性骨髓炎仍然是世界范围内骨髓肌肉疾病的主要病因。慢性骨髓炎的标志是病变软组织内包裹着感染性死骨。骨的感染灶周围由硬化和相对缺血的骨质所包绕，外面覆盖着增厚的骨膜和瘢痕化的肌肉和皮下组织。由于病变周围包裹着这种缺血的瘢痕组织，全身应用抗生素很难奏效。

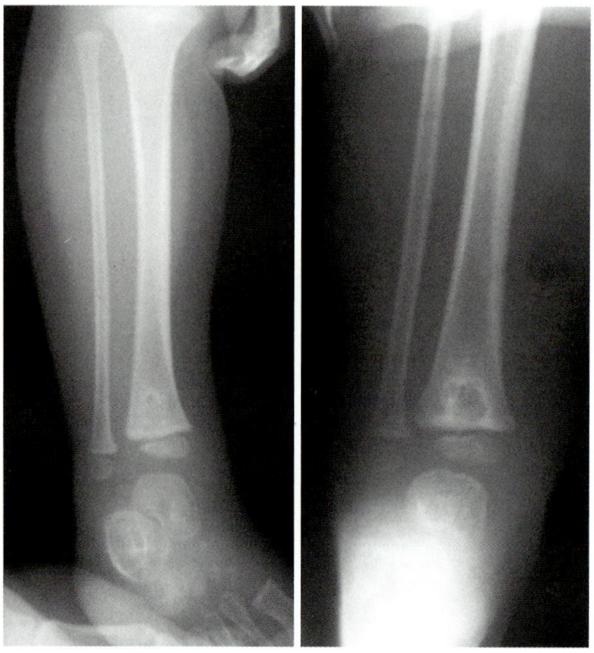

图21-10 发生于3岁儿童右侧胫骨远侧骨骺端的Brodie脓肿

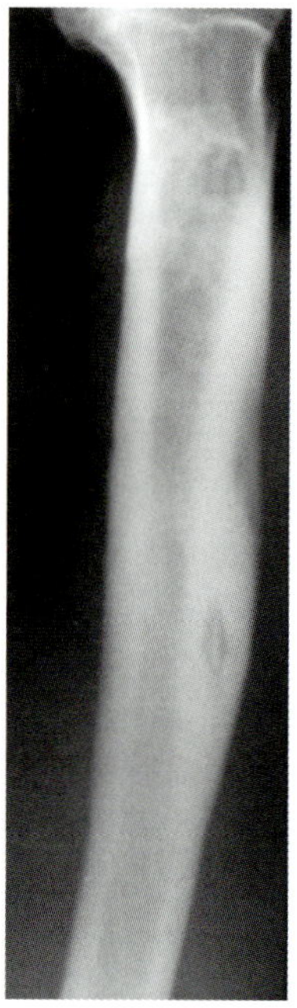

图21-11 胫骨慢性骨髓炎的死骨

在慢性骨髓炎中，继发感染很常见，窦道的培养结果通常与骨活检结果不同。窦道培养及软组织和骨切开活检培养可能培养出多种病原菌。此外，慢性骨髓炎患者伴发DVT的风险较高，一项纳入24 000名患者的研究发现，慢性骨髓炎患者发生DVT的风险是正常人群的2倍，目前的治疗方法主要是口服阿司匹林（Lin等，2014）。

慢性骨髓炎的根治一般需要彻底的外科手术清创和无效腔处理联合有效的抗生素治疗。手术并不总是最佳的选择，尤其是对于一些长期受累的患者，就像是一名尚可步行的，合并多发疾病、免疫缺陷的股骨骨髓炎患者。应充分考虑到疾病带给患者的长时间免疫系统削弱和多种内科问题。对于这种患者在难以耐受广泛手术彻底消灭病灶时，应考虑其他相对保守的治疗方案。局部手术清创联合抗生素治疗并辅助营养支持治疗可以减轻患者的痛苦和限制窦道的分泌。治疗方法的选择必须根据患者的具体情况进行个体化评估。

慢性骨髓炎有发生恶变的风险，但是发生率较低。临床中需要警惕窦道形成、疼痛加剧、伤口有恶臭的患者。必要时须行病理活检，目前常见的恶变是发生鳞状细胞癌，对于这类病变，主要采取局部切除、截肢并联合放化疗的方法。

一、分类

Cierny和Mader根据生理和解剖标准建立了一套慢性骨髓炎的分类方法，用于划分感染的不同临床阶段。根据患者反应的生理性指标可将慢性骨髓炎分为3型。A型：患者对感染和手术治疗有正常的反应；B型：患者身体受到损害，伤口愈合能力下降；C型：患者治疗后的情况可能比未治时更差。

依据解剖性指标可将慢性骨髓炎分为4型。Ⅰ型：髓腔内病变，其特征为骨内膜病变；Ⅱ型：浅表性骨髓炎，病变局限于骨质表面，继发于表面覆盖的缺损；Ⅲ型：局限性感染，病变为稳定和界限清晰的全厚骨皮质死骨和空腔，彻底清除病灶不会引起不稳定；Ⅳ型：弥漫性骨髓炎，在治疗前或治疗后都出现机械性不稳定，并需要复杂重建（表21-2，图21-12）。

解剖和生理指标结合在一起可将骨髓炎分为12个临床阶段。例如，A型患者有Ⅱ型病变就将其定为骨髓炎ⅡA阶段。这种分类方法对治疗方案的选择很有帮助：是采用简单方法还是复杂方法、根治性方法还是姑息性方法、截肢还是保肢手术等。

最近，Jones研究小组提出了儿童血源性骨髓炎的分类方法，该分类法的依据是影像学表现：A型，Brodie脓肿；B型，死骨包膜（分为4个亚型：B1型，局部皮质死骨；B2型，带有结构性包膜的死骨；B3型，带有坏死包膜的死骨；B4型，不带结构性包膜的死骨）。生长板损伤需要区别近端（P）和远端（D）。在发展中国家，慢性骨髓炎更为常见，并无CT及MRI可用，因而分类方法的依据是X线片，但CT和MRI能提供更多X线片不能获得的信息，如坏死范围和死骨的存在。

表21-2 慢性骨髓炎的Cierny和Mader分期方法

解剖类型		
Ⅰ型	髓腔内骨髓炎	骨内膜病变
Ⅱ型	浅表性骨髓炎	继发于软组织缺损的骨皮质表面感染
Ⅲ型	局限性骨髓炎	有骨皮质死骨，切除后不影响稳定性
Ⅳ型	弥漫性骨髓炎	有Ⅰ型、Ⅱ型和Ⅲ型的特点，而且清创前后有机械不稳
生理分类		
A型患者	正常	免疫功能正常，局部血供良好
B型患者	功能受损	有局部（L）或全身（S）因素损害患者的免疫功能或愈合能力
C型患者	抑制	有轻度残疾、有其他疾病和（或）治疗后结果较差

（引自：Cierny G III, Mader JT: Adult chronic osteomyelitis: an overview. In D'Ambrosia RD, Marier RL, editors: *Orthopaedic infections*, Thorofare, NJ, 1989, Slack.）

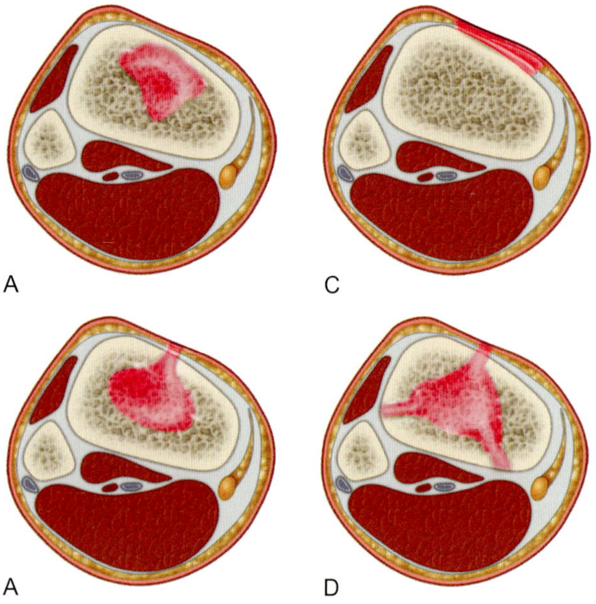

图 21-12 成人骨髓炎的解剖学分类

A. Ⅰ型，髓腔内骨髓炎，骨内膜病变；B. Ⅱ型，浅表性骨髓炎，局限于骨表面；C. Ⅲ型，局限性骨髓炎，骨皮质全层受累；D. Ⅳ型，弥漫型骨髓炎，整个骨环境受累 [引自：Parsons B, Strauss E: Surgical management of chronic osteomyelitis, *Am J Surg* 188(Suppl): 57S, 2004.]

二、诊断

慢性骨髓炎应综合临床表现、实验室检查和影像学检查进行诊断。诊断的金标准是通过活检取死骨行组织学和微生物学检查。

查体时应注意皮肤和软组织是否完整，确定压痛点的定位，检查骨的稳定性，判断肢体神经和血管情况。实验室检查一般没有特异性，不能确定感染的严重程度。绝大多数患者 ESR 和 CRP 升高，但白细胞计数升高的患者仅占 35%。

可以用多种影像学手段检查慢性骨髓炎患者，但没有一种方法能够明确地肯定或者排除慢性骨髓炎。影像学检查的目的是帮助确诊和术前准备。从 X 线片上可获得确诊慢性骨髓炎的有用信息，因此在病变一开始就应该做这项检查。如果有骨皮质破坏和骨膜反应则强烈提示有骨髓炎。如果有窦道形成，则应做窦道造影，对制订手术方案很有帮助（图 21-13）。

由于急性骨髓炎 X 线片一般没有异常表现，因此，相比较于慢性骨髓炎核素骨扫描对诊断急性骨髓炎很有用。骨内血流增加的区域或成骨活性增加的区域在 ^{99m}锝骨扫描上表现为吸收增加，但缺乏特异性。该检查虽然有假阴性的报道，但是也有很大的阴性排除作用。^{67}镓扫描在白细胞或细菌聚集区表现为吸收增加。因此，如果在术后用 ^{67}镓扫描正常则可以排除骨髓炎。另外，在术后用 ^{67}镓扫描随诊也很有用。^{111}铟标记白细胞扫描比 ^{99m}锝扫描和 ^{67}镓扫描更为敏感，在鉴别慢性骨髓炎和糖尿病足方面非常有用。

CT 可以清晰显示骨皮质，也可以很好地观察周围软组织，对检查死骨尤其有用。MRI 检查软组织比 CT 好，可以清晰地显示骨和软组织病变的水肿边缘区域，从而相对准确地评估病情的严重程度。

慢性骨髓炎在 MRI 片上可显示为界限清晰的高信号区（环形征）。窦道和蜂窝织炎在 T_2 加权像上也显示为高信号区。MRI 的缺点包括：价格昂贵、金属内置入物周围区域不能检查、骨皮质显示不清。

如前所述，诊断骨髓炎的“金标准”是活检之后做细菌培养和药敏试验。活检不但能确诊，还有助于选择敏感的抗生素。葡萄球菌是最典型的致病

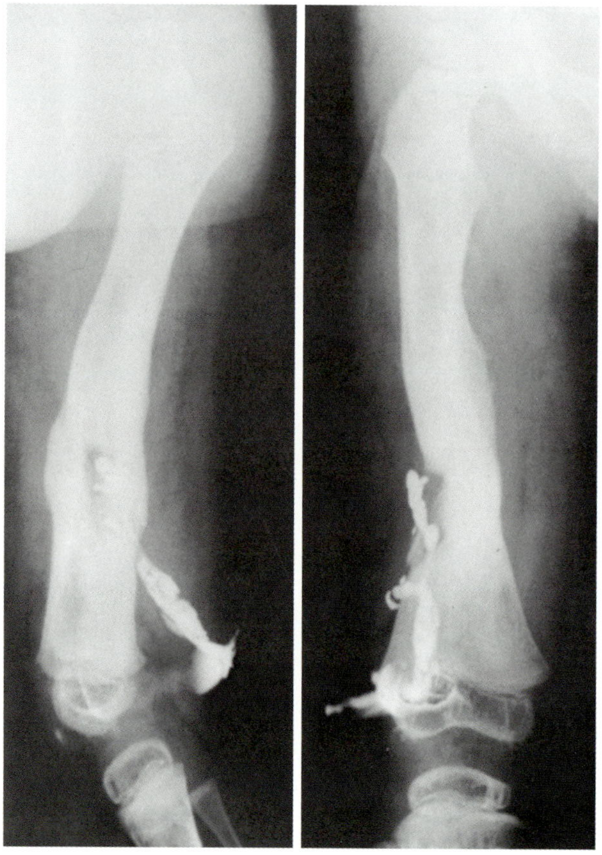

图 21-13 窦道造影后拍摄两个 X 线片，有助于确定慢性骨髓炎的感染

菌，尤其常见于外伤后的感染。厌氧菌和革兰氏阴性菌一般少见。骨与软组织活检的结果可能不同，软组织和骨标本应送微生物学研究。

三、治疗

慢性骨髓炎的治疗需要多层面的手段，除了抗生素抑制、外科手术清创和重建外，还应考虑到患者的伴随疾病，并进行恰当处理，如优化糖尿病患者的血糖、戒烟和肝肾功能不全的治疗。慢性骨髓炎如不手术一般难以治愈。抗生素很少能彻底治疗各种原因引起的感染。细菌可以附着在内置入物的表面和骨基质中，有些细菌可藏匿于细胞内，还有些细菌可形成黏液保护膜，避免吞噬细胞和抗生素的攻击。

慢性骨髓炎的手术治疗包括死骨切除术、感染和瘢痕化的骨质及软组织切除术。对于软组织和无效腔的处理，在彻底清创后，通常使用环型外固定器。手术的目的在于建立一个有活力的、血液循环良好的环境，以此来消灭感染。要达到这个目的常常需要彻底清创。应用类似于肿瘤广泛切除的方式彻底清创是成功治疗的基础。必要时需要进行扩大清创，Fasco 等提出采用细菌免疫疗法治疗慢性骨髓炎，154 例患者使用该疗法进行治疗，对于无临床症状的骨髓炎患者的有效率达 62%，而对于有临床症状的患者则无效。

Aytac 等采用清创 + 灌洗 + 临时固定的方法治疗，治疗急性、亚急性及慢性骨髓炎至骨折愈合，成功率高达 89%，未见复发。

扩大清创步骤较多，还会造成很大的无效腔及需要复杂的骨和软组织重建骨的不稳定，以抗生素有机玻璃珠为代表的填充物被应用于填充无效腔。清创后可以将含有抗生素的 PMMA 骨水泥进行填充，Bar-on 等报道在清创扩髓后，将含有庆大霉素的骨水泥链珠置入病灶，可以达到控制感染、减小损伤的目的。清创不彻底可能是造成慢性骨髓炎复发率较高的原因之一。

完全彻底的清创可以防止感染复发。彻底清创经常会遗留一个大的无效腔，需要进行处理，以防止感染复发和因大块骨缺失而造成不稳定。需要适当的骨和软组织缺损重建，并且要明确感染的病原菌，给予适当的抗生素治疗。只有通过 X 线片、窦道造影、CT 和 MRI 检查仔细地辨认死骨和脓肿并且精心计划之后，才能着手进行重建手术。在重建过程中，要与从事感染控制工作的医师合作。实施重建手术时，需要精于组织覆盖手术医师的帮助。这类手术包括：皮肤移植、肌肉和肌皮瓣移植，有时还需要应用游离皮瓣移植技术（图 21-14）。尽

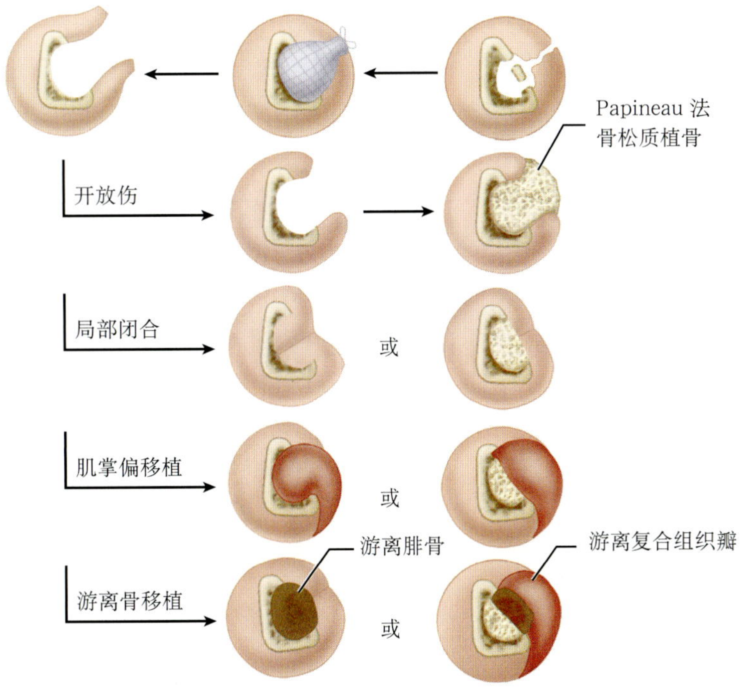

图 21-14 用活组织或骨松质移植进行无效腔生物性填塞的 4 种基本方法

管清创和肢体重建较为复杂，但是与截肢和长期抗生素治疗相比有着良好的临床效果。

VAC 可以有效清除细菌，促进创面肉芽组织的生长，降低皮瓣转移的风险。

对于术后用多长时间的抗生素至今仍有争议。传统方法是慢性骨髓炎清创后经静脉给予抗生素 6 周。但无证据证明长期使用抗生素的必要性。氟喹诺酮类抗生素口服和静脉给药在体内达到的血清浓度相同。在药敏试验结果的基础上，应尽可能选用口服抗生素。笔者的经验是在感染科医师的指导下，根据药敏试验结果，静脉使用（万古霉素）抗生素 6 周，临床和检验科医师随诊。

慢性骨髓炎的死骨切除术和刮除术

慢性骨髓炎的死骨切除术和刮除术的手术时间较长，术中出血量较大，往往会超出经验较少的外科医师的预料。因此，术前必须做好充分的准备。术前 24 h 可由窦道注入亚甲蓝液，以便术中定位和切除（图 21-13）。

手术技术 21-2

- 显露骨感染区域，彻底切除窦道。
- 切开变硬的骨膜，分别向两侧剥离 1.3 ~ 2.5 cm。
- 在适当位置的骨皮质上钻几个小孔，连成窗形，用骨刀去除开窗的骨块。
- 然后清除所有的死骨、脓性物质和瘢痕坏死组织（图 21-15A、B）。如果硬化骨封闭了两端的髓腔，形成一个无效腔，则要在两端打通髓腔，使血管能够长入无效腔中。使用高速磨钻有助于掌握健康和缺血组织的分界。 术中清除缺血坏死的区域直至点状出血，并送病变组织送病理及细菌学检测。
- 在清除了所有的可疑组织后，仔细切除边缘的骨突出，避免留下空腔和无效腔。如果腔隙不能被周围的软组织填满，则需要做局部的肌肉组织瓣或游离组织瓣转移，或使用含有抗生素的 PMMA 珠链填充，以消灭无效腔。
- 如果存在骨不连或骨性不稳定，则必须采取稳定措施，可使用 Ilizarov 外支架固定。
- 如有可能，松弛地关闭皮肤切口，并留置引流管，但要确保皮肤张力不能太大。假如不能直接缝合切口，就让伤口保持松弛开放状态或放置抗生素珠链，准备进行伤口延期缝合或留待二期植皮。
- 在术前、术中和术后必须应用适当的抗生素。

术后处理 患肢用夹板固定至伤口愈合，此后仍需要予以保护，防止发生病理性骨折。抗生素通常要持续应用较长时间，而且应由感染科医师监测患者情况。

（一）缺损处理

必须充填骨和软组织的缺损，以避免感染持续存在和功能丧失的可能性。现已有许多技术被用于处理这种缺损。尽管这些方法需要细致的操作，但实践证明只要正确使用，就能获得成功。目前常用的消灭无效腔的方法包括：①骨移植并一期

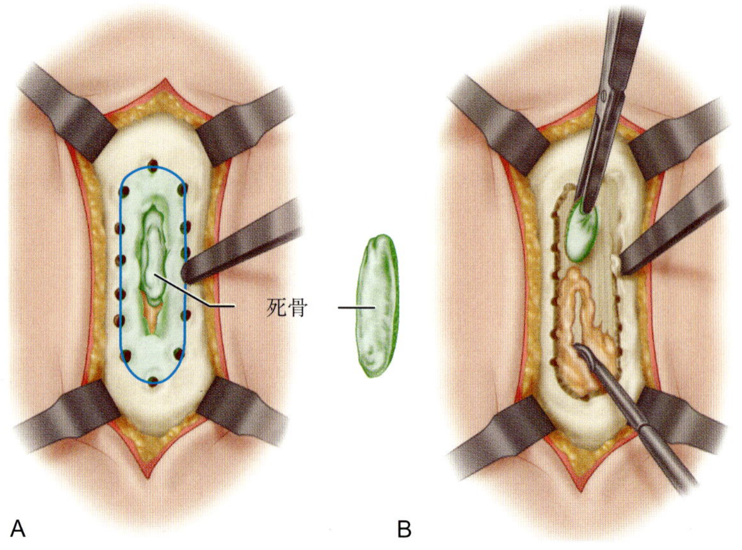

图 21-15 死骨切除和刮除

A：显露感染骨，清除死骨；B：清除所有感染组织（见手术技术 21-2）

或二期关闭切口；②在组织重建前应用抗生素骨水泥（PMMA）珠链作为暂时充填物；③皮肤移植和局部肌瓣转移伴或不伴骨移植；④显微吻合血管的肌肉移植，肌瓣、骨瓣和骨皮瓣的移植及骨转移；⑤骨重建技术（Ilizarov 技术）。

开放植骨术

Papineau 等介绍了一种开放植骨技术，用于治疗慢性骨髓炎。这一过程依赖于骨移植物床上能迅速血管化的健康肉芽组织的形成，并且能充分引流。当游离皮瓣或软组织转移的选择因为解剖位置而受限或患者因吸烟而不宜接受手术时，这种技术是有用的。Archdeacon 和 Messerschmitt 描述了一种改良的使用真空辅助闭合（VAC）的 Papineau 技术。VAC 在急性创伤中被广泛使用，并有利于减轻水肿和促进软组织无效腔的闭合。VAC 也能刺激肉芽组织的形成。

开放植骨术分为 3 个阶段：①清创和稳定；②自体骨松质移植；③关闭皮肤切口。根据药敏试验结果选定的抗生素应在最后一步外科手术后继续使用。

手术技术 21-3

（Papineau 等，Archdeacon 和 Messerschmitt）

第一阶段：清创和稳定

- 彻底清除所有死骨和骨坏死部分，直到健康、有活力的软组织和骨显露，彻底冲洗清创区域。
- 如果需要，通过外固定器和髓内钉稳定骨。
- 使用 VAC。
- 每 48 ~ 96 小时再次清创和冲洗，并更换 VAC，直到健康、有活力的组织床出现。

第二阶段：植骨

- 从髂嵴和胫骨近端取骨松质。
- 将移植骨移植在骨缺损处，填充于皮下水平。
- 用 Adaptic（Smith-Nephew）和 VAC 海绵包扎。
- 每 72 ~ 96 小时更换 VAC，直至伤口被健康的肉芽组织覆盖。
- 在术后第 3 ~ 5 天，第 1 次更换敷料，将所有粘在敷料上的任何移植物重新植入创面。然后，每天更换敷料直至移植骨稳定。
- 如有指征可用局部带蒂肌瓣移植以促进移植骨块的血供，使皮肤和皮下组织敞开。
- 对于直接位于皮下的骨骼如胫骨，当肉芽组织未能完全覆盖移植骨而创口皮肤趋向覆盖肉芽组织时，应切除创口边缘。

第三阶段：闭合伤口

- 使用皮肤移植或让伤口自行上皮化。

（二）聚甲基丙烯酸甲酯抗生素珠链技术

在治疗慢性骨髓炎中，使用聚甲基丙烯酸甲酯（PMMA）抗生素珠链技术是比较常见的，并获得了大量临床研究的支持。这一治疗方法的原理是在局部持续释放超过最小抑菌浓度的抗生素。药代动力学研究显示，局部所能达到的抗生素浓度比全身应用抗生素所能达到的浓度高 200 倍。因此，这一方法具有局部抗生素浓度很高而血浆浓度和全身毒性较低的优点。术后伤口内的血肿和渗出液是抗生素扩散的载体，抗生素可从 PMMA 珠链内释放入其中。只有一期将伤口闭合才能获得局部抗生素的高浓度，如果伤口不能一期闭合，则可使用防水敷料包扎伤口（珠链囊技术）。在置入珠链前，必须将所有的感染和坏死组织彻底清创，并去除所有的异物。尽量不要使用负压吸引，因为负压吸引可使局部抗生素浓度下降。

氨基糖苷类抗生素是最常用的 PMMA 珠链复合抗生素。青霉素类、头孢类和克林霉素能很好地从 PMMA 珠链释放出来；万古霉素释放效果则较差。有些抗生素，如氟奎宁、四环素和多黏菌素 B 在骨水泥固化热的作用下会发生崩解，一般不用于 PMMA 珠链。多孔高黏度骨水泥比孔相对少的骨水泥释放抗生素的效果更好。目前，已有包装好的庆大霉素骨水泥进行商业出售（每包 40 g，含 500 mg 抗生素），笔者一般在 40 g 包装中加入单分子前每包加用 2 ~ 4 g 的万古霉素，加或不加 1 g 的妥布霉素。根据笔者经验，通常每 40g 骨水泥中加 2 ~ 4 g 万古霉素，加或不加 1.2 g 妥布霉素。

短期、长期或永久性置入 PMMA 珠链都是可行的。短期置入是指在 10 d 内将珠链取出，长期置入是指珠链可在体内留置达 80 d。取出 PMMA 珠链的理由是多方面的：采用珠链技术，局部抗生素杀菌浓度只能保持 2 ~ 4 周，一旦抗生素释放完毕，PMMA 珠链就变成了异物，能形成多糖蛋白复合物的细菌就会在上面繁殖。PMMA 还能破坏各种免疫吞噬细胞，从而抑制局部的免疫反应。有趣的是，Beenken 等通过动物实验发现 PMMA 中加入木糖醇微粒，可以提高达托霉素的溶解率。

下面将介绍的抗生素球囊技术在预防开放性骨折感染方面获得了令人鼓舞的效果。这种方法也可用于治疗慢性骨髓炎，如果初次清创后软组织覆盖不全，可用此法。抗生素球囊必须经常更换，反复清创，直至可以进行软组织覆盖手术为止。

抗生素珠链

手术技术 21-4

（Henry，Ostermann 和 Seligson）

- 按照前面介绍的方法，彻底清除坏死组织。用脉冲的方式冲洗伤口，一般用含杆菌肽的生理盐水，共冲洗 9 L。
- 将高黏度骨水泥粉与抗生素粉剂混合，放入碗内，准备制作 PMMA 抗生素珠链每包 40 g 单体中加入 2 ~ 4 g 抗生素。然后加入骨水泥溶液，搅拌，直至骨水泥可以操作。
- 将骨水泥团成小球，将小球黏在 18 号或 20 号钢丝上，制成珠链。等骨水泥固化后，记录骨水泥球的个数，以便在取出时不会遗漏。
- 将抗生素骨水泥珠链放入缺损内，填充无效腔。用尼龙线间断缝合所有伤口。
- 将伤口边缘的皮肤擦干，用安息香酊涂抹伤口周缘的皮肤。
- 再用多孔黏性聚乙烯切口膜（OpSite）覆盖伤口，再在上面盖一块大的 OpSite 或 Ioban 膜，以防止发生渗漏。

术后处理　患肢应适当制动。每隔 72 h 左右应更换抗生素球囊，重复清创、冲洗，直至可以进行伤口的软组织覆盖手术。

抗生素髓内钉

当长骨碎片不稳定时，外固定是一种有效的稳定方法。然而，近年来，有描述称抗生素涂层 PMMA 髓内钉用于这种情况。最近有研究显示使用铰刀 - 灌洗 - 冲洗系统，结合含抗生素的骨水泥髓内钉可以安全有效地治疗骨髓炎。笔者发现这种方法对于特定患者是一项有用的技术。Kim 等建议在制备抗生素骨水泥髓内钉时，可以加入适量的矿物油，在置入前可以先行冷却。

手术技术 21-5

- 在彻底清除所有坏死和无活力的软组织和骨后，用钻孔技术准备好髓腔，插入髓内钉，并将清髓物质送实验室培养。
- 用导管冲洗髓腔或冲洗钻孔器（图 21-16）。
- 使水泥杆成型，用 T-95 胸管将水泥杆切割成所需长度。用水泥混合所需的抗生素并加单体，总量为 60 ml。
- 将抗生素水泥混合物注射入胸管，为了防止水泥从管的另一端溢出，助手用其拇指压闭管端开口。
- 在水泥成型之前，将 Ender 钉插入胸管，助手的拇指仍压闭管端，将胸管出口近端的 Ender 钉作为手柄。
- 一旦聚合反应完成，切除塑料管并用常规髓内钉固定技术插入钉（见第 54 章）。
- 应用一个膝盖弯曲的长腿支具固定。

术后处理　患者使用支具 6 ~ 8 周不负重，这段时间完成临床和实验室的评价（如红细胞沉降率、C 反应蛋白）。之后拔除水泥钉，替换为常规固定的髓内钉。髓内钉插入处钻孔并送实验室培养。

（三）可降解的抗生素缓释系统

可降解的抗生素缓释系统的显著优点是不用二次手术取出置入物，并且具有良好的生物相容性和抗生素释放功能。当不存在骨不稳定且软组织覆盖良好时，而且，这些结构中缓释系统含有的骨传导和骨诱导成分可以被新骨形成所利用。多种缓释载体材料在动物研究中得到应用，目前美国还没有批准任何一种可降解抗生素缓释系统，但在欧洲已有包装好的市售产品。目前，已有多种人工制成的可吸收性生物材料（硫酸钙和磷酸钙）能够和抗生素混合。尽管没有成品被允许使用，但是外科医师可以在术中将抗生素（一般是万古霉素和妥布霉素）和这些硫酸钙、磷酸钙混合，制成可吸收珠链或填充物。这些珠链还可混合多种骨诱导成分，对骨缺损区域移植骨材料起到骨传导和诱导成骨的作用，而且这种材料一般在术后8周左右被吸收。Gauland等对354例患者进行纳入研究发现，清创后病灶置入含抗生素的硫酸钙（$CaSO_4$），86%的患者不需要额外静脉使用抗生素就能达到愈合。近年来，也有报道使用生物玻璃S53P4进行体内/外试验，发现其具有可负载抗生素、渗出少、不良反应小的优点。

抗生素释放系统的可降解物质可分为3大类：蛋白、骨移植材料及替代品、合成聚合物。蛋白类中有多种来源于生物组织的物质，包括胶原蛋白、明胶、凝血酶、自体血凝块、所有可用于携带抗生素的支架。对胶原蛋白的研究最为广泛，经抗生素浸润的胶原对治疗骨髓炎的疗效仍存在争议。在骨移植替代物中，硫酸钙因其免疫反应低、可吸收能力及结构特性一直被使用。有研究对生物可吸收的骨替代物（BBS，含抗生素的医用$CaSO_4$）和含抗生素的PMMA骨水泥进行比较，发现两者均可达到清除感染的目的。但是BBS不需要二次手术取出。笔者发现有些患者使用含钙的载体后，会出现和感染一样的窦道，并有分泌物流出，但却无疼痛、红肿、发热、局部蜂窝织炎、白细胞计数升高等典型炎症的表现。这种现象使医师和患者一直很困惑。Ferguson等使用含妥布霉素的$CaSO_4$治疗193例不同部位感染的骨髓炎患者，发现其有效，除了伤口有渗出外，并未出现感染复发。据调查，最新被用于治疗骨髓炎的可降解材料是合成多聚物。这些材料最大的优势在于它们可以在指定时间有效和准确地释放出指定数量的药物。聚乳酸和聚（D，L）-丙交酯共乙交酯置入物已经使用了一段时间，目前正在就作为可生物降解的抗生素载体的使用进行调查。但这些材料已被报道能引起炎症和异物反应，这些反应被认为是由它们的酸性降解产物引起的。载体不产生酸性降解产物，如聚碳酸酯（PTMC）处在实验室研究的早期阶段。可生物降解的单甲基PLGA共聚物是未来的研究方向。

Kluin等指出，理想的可生物降解的抗生素载体需要具备以下特点：良好的相容性，可控降解能够释放抗生素，在降解时不会生成其他有害的副产品。

（四）闭合负压吸引引流术

据报道，修正对密闭的抗生素进出冲洗抽吸系统的Lautenbach方法有85%的成功率（图21-17）。这种技术的优点是，它允许基于手术活检培养结果的局部抗生素的应用发生变化，也有助于逐渐减少软组织无效腔的大小。缺点包括输送导管的频繁闭塞。为解决这一问题已降低了保持导管专利的链激酶频繁剂量的使用。其他缺点是需要延长住院时间及二次污染的风险。笔者对这种治疗方法没有经验。Hung等使用持续抗生素冲洗引流技术治疗376例胫骨骨髓炎患儿，术后优良率分别为77%和21%，仅有< 1%的患儿效果不佳。

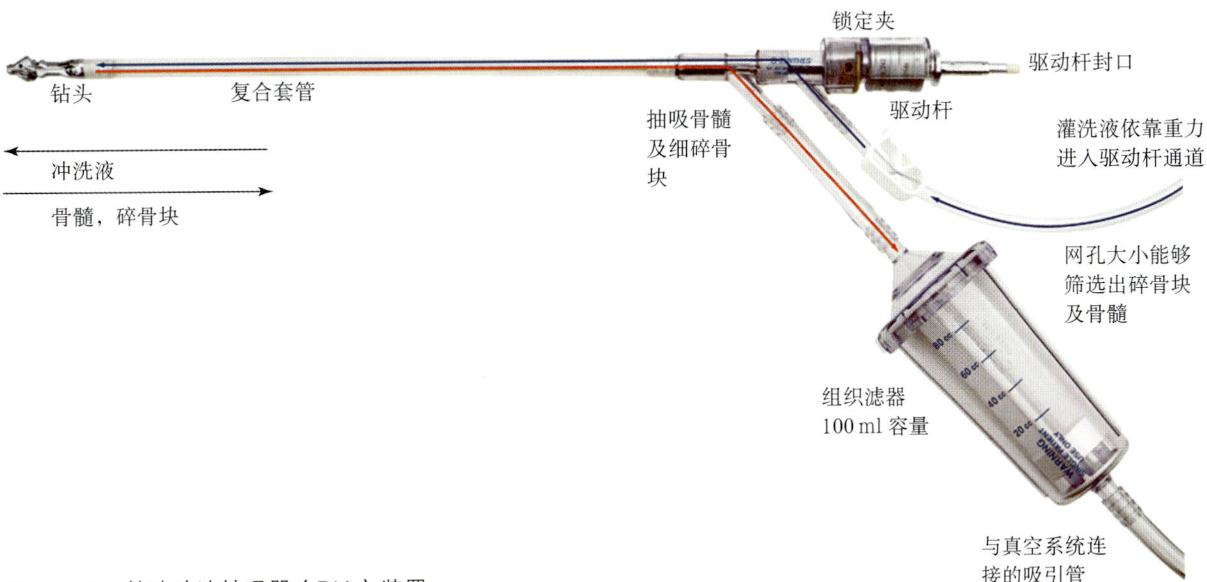

图21-16 钻孔冲洗抽吸器（RIA）装置
（Synthes, Paoli, PA. 惠赠）（见手术技术21-5）

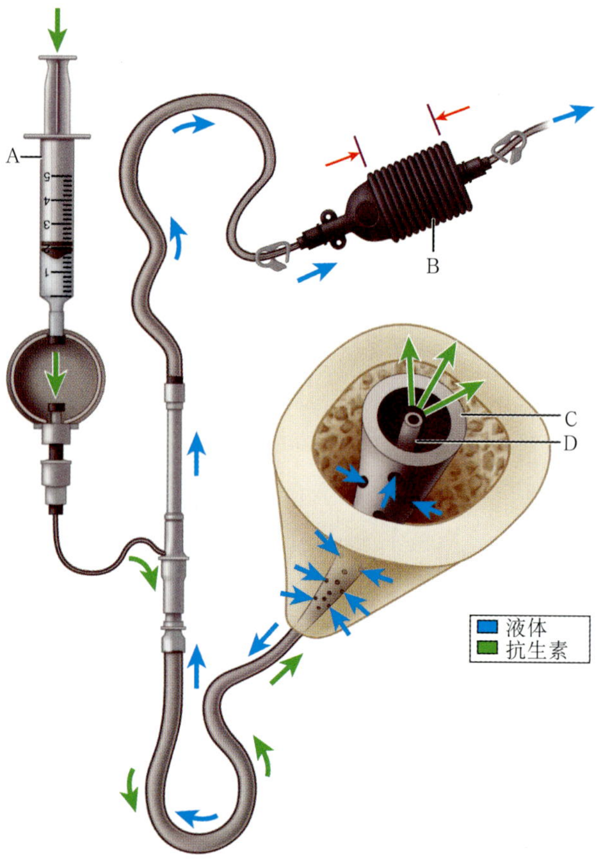

图 21-17 Lautenbach 引流系统

A. 注射器，每 4 小时注射 1 次；B. 抽吸包，从骨的外层管子抽吸液体；C、D. 抗生素从内层管子进入骨

（引自：Caesar BC, Morgan-Jones RL, Warren RE, et al: Closed double-lumen suction irrigation in the management of chronic diaphyseal osteomyelitis: long-term follow-up, *J Bone Joint Surg* 91B:1243, 2009.）

最新的一种伤口闭合技术是负压伤口治疗（NPWT）或 VAC，它由一个产生真空的泵组成，可以在封闭伤口内产生负压环境；敷料用于包扎和封闭伤口；引流管用于从伤口区域清除液体；容器用于收集从伤口引流出的废物质。已发表的大多数关于 NPWT 的研究涉及 VAC 系统的使用（Kinetic Concepts, Inc, San Antonio, TX）；然而其他许多厂家的 NPWT 也可使用。有学者已报道了 NPWT 治疗复杂伤口的效果，他们提示了 NPWT 减轻水肿、增加血流量、增加肉芽组织和增大伤口细菌清除可能性的益处。虽然这些研究都强调 NPWT 可预防复杂创面的骨髓炎，但却没有更多关于应用 NPWT 治疗骨髓炎的信息。2011 年在一项对 68 名骨髓炎患者的研究中，研究者比较了 NPWT（35 名患者）和常规治疗（33 名患者），发现应用 NPWT 的患者感染复发者显著减少，组织或肌皮瓣转移的需要减少，创面细菌清除增多。据报道，使用 NPWT 的最严重并发症是广泛性出血，这通常发生于患者在家中或护理之家使用这种装置。NPWT 不应替代外科手术清创，直到所有坏死、无活力组织被清除干净且开始使用合适抗生素治疗后方能应用。目前，还需要进行更多关于压力强度参数、治疗时间、治疗区间、应用模式及产生最有效和性价比高的治疗的研究。

（五）软组织转移

应用软组织转移充填广泛清创术后遗留无效腔的方法有多种，包括从局部带血管蒂肌瓣转移到显微外科吻合血管的游离组织瓣移植。带血管的肌肉组织转移能增加血供，从而改善局部的生物环境，这种血供对于机体的防御功能、抗生素的转运及骨和软组织的愈合有重要的作用。文献报道，应用组织覆盖技术的成功率为 66% ~ 100%。

在大多数情况下，通常用局部肌瓣治疗胫骨慢性骨髓炎。腓肠肌常被用于胫骨近 1/3 的缺损，比目鱼肌则被用于胫骨中 1/3 的缺损，而胫骨远侧 1/3 的缺损需要用显微血管吻合的游离肌瓣填塞。

许多研究者都报道应用显微血管吻合游离肌瓣移植取得了很高的成功率。用于显微血管吻合移植的组织可包括肌瓣移植外加植皮、肌皮瓣、骨组织或骨 - 皮肤组织瓣。组织移植之前，感染灶要彻底清创，这样才能使组织瓣有一个健康的受区，有助于确保手术的成功。

在应用显微血管吻合游离肌瓣移植时，如果还有骨段缺损，可在游离皮瓣移植 6 周后行自体骨松质植骨。胫骨骨段缺损可用游离腓骨移植来治疗。如果慢性骨髓炎造成胫骨和腓骨的骨段同时缺损，且应用游离腓骨移植疗效不佳，建议截肢或采用 Ilizarov 重建技术。

（六）Ilizarov 技术

Ilizarov 牵张成骨技术有助于治疗慢性骨髓炎和感染性长骨踝关节骨折不愈合。采用这一技术可以将感染的骨彻底切除。一般在感染区近端或远端的正常骨质上进行骨皮质截骨术，并将正常骨质转移至缺损处直至骨愈合。根除感染后可以植骨并用髓内钉代替外固定架稳定固定患肢。这一方法的缺点就是达到固定连接的时间太长，并且并发症的发生率较高。尽管有这些问题，对于需要广泛切除骨质并通过重建获得稳定的患者，Ilizarov技术还是有用的（见第29章）。环固定髓内杆牵张成骨的使用已被用于高达13 cm的节段性缺损的治疗。

（七）辅助疗法

高压氧治疗被用于治疗慢性骨髓炎，其确切疗效尚待证实。高压氧治疗仅被用作传统治疗方法的辅助性手段。生长因子，如骨形态发生蛋白（BMPs）和富血小板血浆（PRP）因其加速或提高成骨能力被建议作为骨髓炎的辅助治疗。但是在感染彻底根除之前，不考虑使用该类产品。一些关于物理能量形式［脉冲电磁领域（PEMF）和超声］的研究认为，它们可以直接影响生物膜的形成及与抗生素发生协同作用增强其活性。

四、Garré 硬化性骨髓炎

硬化性骨髓炎是慢性骨髓炎的一种，表现为骨质增厚和膨胀，但没有脓肿和死骨（图21-18）。

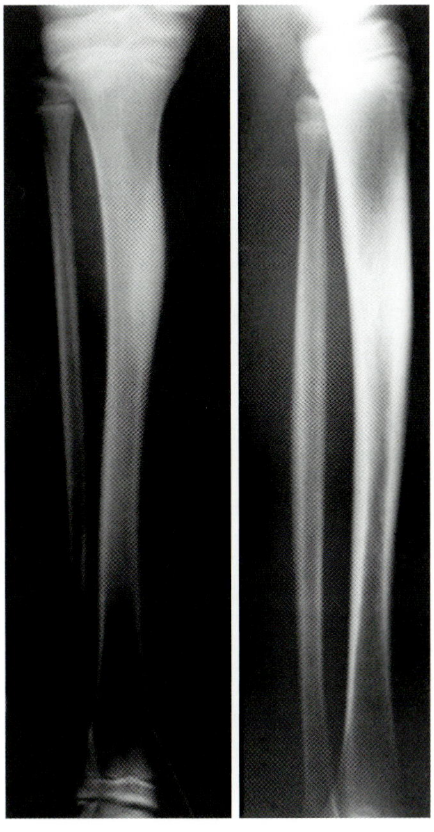

图21-18 组织活检证实为胫骨硬化性骨髓炎

本病常发生于儿童和青年人。病因未明，但一般认为与低毒细菌感染有关，可能是厌氧菌感染，但需要和骨样骨瘤、Paget等相鉴别。

患者常主诉有中等程度的间歇性疼痛，持续时间较长。病灶处可出现肿胀和压痛。X线片显示骨质膨胀，并有弥漫性硬化。红细胞沉降率通常轻度升高。活检仅表现为慢性、低毒、非特异性骨髓炎，细菌培养通常为阴性。本病发生后数年，可在远隔部位出现继发性病变。目前尚没有肯定有效的治疗方法，建议进行硬化骨的开窗和抗生素治疗。Schwartz等采用带血管的游离腓骨移植技术成功治疗1例硬化型肱骨骨髓炎患者。

第五节 骨髓炎残余期

骨髓炎残余期的特点是感染的症状和体征包括窦道流脓完全消失。骨质硬化、骨质的血供和强度已正常。在骨髓炎的这一阶段，病变骨与正常骨的关系就如同瘢痕组织与正常结缔组织的关系一样。邻近的软组织均出现瘢痕化，如果曾有窦道存在，皮肤常与骨质粘连在一起。如果骨骼位于皮下，这种情况则更为常见。这种组织受伤常导致皮肤破溃，并能引起感染复发。有时难以分清骨髓炎是处于残余期还是处于慢性缓解期。骨髓炎残余期的治疗包括矫正下肢不等长、成角畸形及关节畸形。有时必须松解挛缩的瘢痕，并用肌皮瓣替代粘连的瘢痕组织。

第六节 慢性复发性多灶性骨髓炎

慢性复发性多灶性骨髓炎（chronic recurrent multifocal osteomyelitis，CRMO）的特点是起病隐匿，在骨质感染区有轻至中度的疼痛和炎症体征，很容易复发。症状时好时坏，迁延数月或数年。CRMO的原因尚不清楚，但越来越多的证据表明是遗传因素。有学者认为，CRMO和Garré综合征本质相同。由于该种疾病鉴别困难，其发病率可能会更高。

本病在儿童最常见，10岁为发病高峰。CRMO常累及长骨干骺端，尤其是胫骨、股骨和锁骨。扁平椎在这些患者中很常见。一项包括102名儿童和青少年CRMO的研究确定脊柱受累，包括脊柱畸形、脊柱侧弯和脊柱后凸畸形，占26%。

另一种伴发的疾病是掌－跖脓疱病，此病临床表现为足底和手掌部出现脓疱疹。实验室检查通常显示白细胞计数正常或轻度升高，红细胞沉降率和 C 反应蛋白水平升高，骨和血细菌培养阴性。在 X 线片上，骨损害通常是双侧对称性的，主要表现为溶骨性改变，同时也存在不同程度的硬化改变。全身 ^{99m}锝骨扫描通常显示双侧对称性吸收增加。MRI 检查有助于排除化脓性病变，全身 MRI 检查有助于发现早期的水肿反应。穿刺活检的目的是要排除其他疾病。如果诊断有疑问，则需要进行确诊性活检。以下内容已被提议作为 CRMO 的诊断标准：2 个或 2 个以上类似骨髓炎的骨病变部位，影像学和骨扫描结果与骨髓炎一致，6 个月或 6 个月以上的慢性和复发症状，正规治疗 1 个月以上无效，缺乏其他可识别的原因。

本病目前尚无有效的治疗手段，如果细菌培养的结果是阴性的，则不适合应用抗生素治疗。非甾体类消炎药有助于缓解疼痛。有报道用 γ 干扰素治疗可使本病缓解，但还没有确切的证据表明这些患者病情的缓解是由药物造成的。对于难治性 CRMO，特别是伴有脊柱受累的，应用双膦酸盐类药物（帕米膦酸二钠）和肿瘤坏死因子－α 治疗成功的案例已被报道。症状缓解数月后又复发是本病的特征，复发时间一般间隔 2 年。本病有自限性，长期预后良好。然而，一项研究发现，近 60% 诊断为 CRMO 的儿童在诊断后 6 个月至 15 年出现活动性疾病和疼痛。

第七节 厌氧菌骨髓炎

厌氧菌已成为骨髓炎的一个重要原因。在 182 例接受手术治疗的骨髓炎患者中，有 40 例在手术中取材做细菌培养后发现了厌氧菌。要证实有这些细菌的存在，就必须在临床取材后立即进行培养，要用新鲜的培养基，并在无氧条件下培养，而且，在将集落从无氧环境中移出后要立即进行传代培养。

软组织的厌氧菌感染通常发生于已损伤的缺血组织。这些被感染的组织经常散发出恶臭，并有气体产生，沿皮下组织和筋膜还可形成广泛的潜行性组织坏死。厌氧菌感染经常发生于糖尿病坏疽患者。治疗的方法是手术引流和切除坏死组织，并根据细菌培养和药敏试验结果给予适当的抗生素治疗。

第八节 特殊部位的骨髓炎

一、跟骨

和其他跗骨骨髓炎一样，跟骨骨髓炎的骨皮质坏死也不是非常广泛。由于骨膜与骨质紧密相连，因此骨膜通常被脓液侵蚀穿孔，而不是被脓性分泌物掀起。因此，跟骨骨髓炎形成的包壳极小。研究发现，金黄色葡萄球菌是导致跟骨骨髓炎最常见的致病菌，而铜绿假单胞菌是伴有足部神经病变最常见的致病菌。美国麻醉协会评分＜ 2 分、年龄＜ 65 岁，不伴有神经病变或糖尿病的患者，由创伤导致的骨髓炎一般预后均良好，清创后，联合口服和静脉使用抗生素治疗能够改善临床效果。

劈开足跟入路

用跟骨内侧和外侧切口切开引流局部脓肿效果满意；而经足跟跖面的 Gaenslen 切口适用于切除慢性骨髓炎的病变骨组织。术后瘢痕一般不痛，瘢痕深陷，切口两侧的组织向内翻卷形成厚垫（图 21-19）。

手术技术 21-6

（Gaenslen）

- 患者俯卧，患踝垫高。
- 在足跟正中做一纵行切口，起于第 5 跖骨基底水平，向后延长 2.5 ～ 4.0 cm，劈开跟腱止点。
- 在小趾展肌和趾短屈肌之间切开跖腱膜。
- 于切口远侧端将足底外侧动脉和神经牵向内侧。
- 显露跖方肌，将其与跖长韧带一起纵行切开。
- 用一宽骨刀将跟骨由后向前劈开，牵开两半跟骨，显露骨质内部（图 21-20）。用力牵开可显露距下关节。
- 去除所有死骨和明显的感染组织，但要尽可能不损伤骨皮质。
- 留置引流管，松弛地关闭切口。

术后处理 术后用短腿管型石膏固定，维持患足中立位，踝关节屈曲 90°。跟骨部位石膏开窗，以便更换敷料。

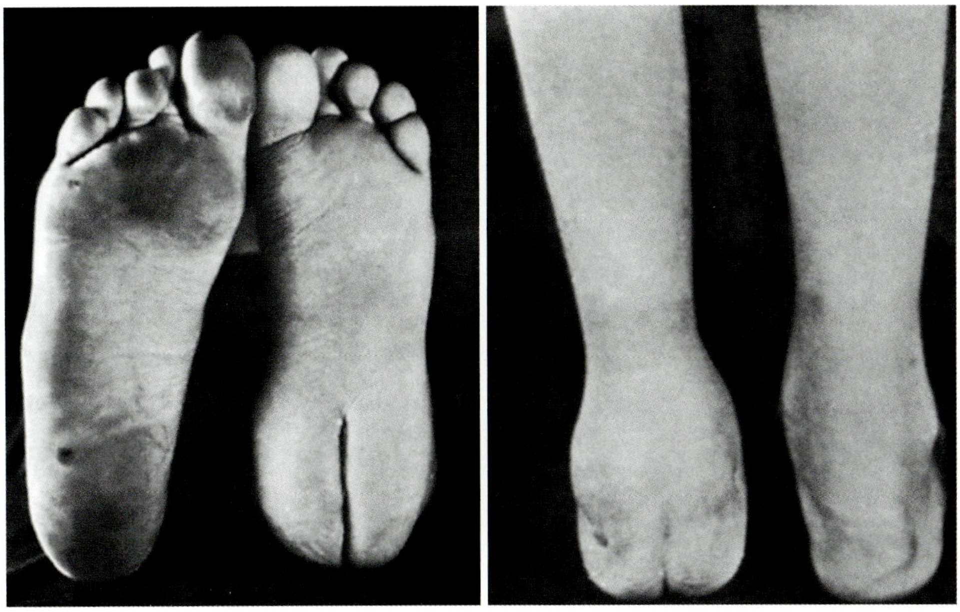

图 21-19 Gaenslen 劈开足跟切口完全愈合后，切口瘢痕回缩，避免了足跟在负重时疼痛

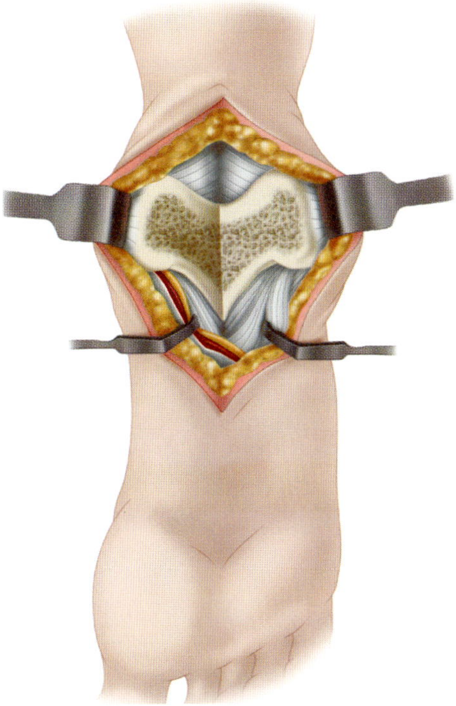

图 21-20 Gaenslen 劈开足跟切口

注意切口远端与足底动脉和神经的关系（见手术技术 21-6）

二、股骨远侧 1/3

股骨远侧 1/3 的慢性骨髓炎很难治疗。因为股骨此段后方的骨膜很容易被骨膜下脓肿掀起，使这部分骨质失去大部分血供，窦道常经久不愈。而随后形成大块瘢痕组织，又影响了骨血供的重建。并且，此处的瘢痕组织与大血管和神经靠得很近，很难进行手术。

手术技术 21-7

- 在大腿远侧 1/3 做一外侧纵行切口，从膝关节线近侧 5 cm 上开始，向近端延伸 10 cm。
- 切开髂胫束，向前牵开股外侧肌，显露股骨。
- 在切口的远侧要避免打开膝关节。应将手术区限制在股骨外侧和后外侧面，否则会切开髌上囊，使膝关节被污染。
- 在股骨后外侧面骨皮质上钻出骨窗的外形，用骨刀去除窗内的骨块。
- 在干骺端的近侧进入髓腔，骨窗的位置要保证脓液向后方引流。
- 仅清除坏死和感染组织。
- 留置橡皮片引流条，引流条要从另一独立的切口引出，并保证后外侧方向能直接引流，松弛地关闭切口。

术后处理 患肢以夹板固定，维持膝关节伸展位，直至伤口愈合，在活动时要保护患肢，防止发生病理性骨折。

三、骨盆

骨盆骨髓炎通常由外伤、手术（如髋关节内植物）或软组织感染引起。Ramaesh 等发现伴有神经损伤的患者，其骨盆骨髓炎的发病率较高，而 MRI 是诊断该类疾病最敏感的方法，细菌培养和骨组织活检可以进一步确诊并排除恶性病变，临床上可使用广谱抗生素进行治疗。

（一）髂骨

急性期髂骨骨髓炎常侵犯整个髂骨，在内、外侧骨皮质表面都形成大的骨膜下脓肿。早期的症状类似急性阑尾炎或髋关节化脓性关节炎。在切开引流之前，要进行全身治疗（特别是静脉输注抗生素，必要时给予输血）。术中要备足血。在伴有肠道病变的骨盆骨髓炎中，常有厌氧菌感染。

髂骨的慢性骨髓炎经常为全骨受累，感染广泛扩散，以至于不可能去除所有的死骨并引流所有的脓肿。由于大部分髂骨翼可被切除而不造成显著的功能障碍，因此选用切除术比其他保守性处理更受欢迎（参见手术技术 21-12）。

引流术

手术技术 21-8

- 沿着髂嵴的中 1/3 做切口，根据需要可向两侧延长。
- 从髂骨翼内、外侧骨板的骨膜下剥离肌肉，此时脓液常在压力下向外流出。但在很多情况下，肌肉已经被骨膜下脓肿从骨质上剥离。
- 小心避免进入髋关节。
- 将每个脓肿都切开引流，将引流条由另外独立的切口引出，利用地心引力达到通畅引流。
- 松弛地关闭切口。

术后处理 由于髋关节屈肌受到激惹常引起髋关节屈曲挛缩，因此要应用 Buck 牵引。患者要经常转至患侧卧位，以促进引流。

（二）坐骨和耻骨

坐骨和耻骨的骨髓炎中，脓肿常发生于闭孔内、外肌的深面或坐骨直肠窝内。切口放置在距会阴较远的位置，以减少伤口污染的可能性，并允许更大范围地牵开股薄肌和内收肌。必要时可切开闭孔膜，探查骨质的深面。在长期卧床和截瘫的患者中常见坐骨结节骨髓炎，这些患者常发生压疮并继发感染、坏死和骨髓炎。有效的治疗必须清除所有的坏死组织和感染骨质，并经常需要进行软组织的移植以闭合组织缺损。对于耻骨联合处的骨髓炎，当非根治性治疗无效时，可切除耻骨联合。

四、脊柱

脊柱的骨髓炎在第 42 章讨论。

第九节 骨髓炎的切除术

在许多病例中，如果要治愈慢性骨髓炎，就必须彻底切除感染的骨段，即使这是一段重要的长骨。过去不主张广泛切除被慢性血源性骨髓炎感染的长骨，理由有 3 个：①骨膜可能无法再生出完整的骨干（图 21-21）；②残留骨的质量不适于骨的重建；③如果进行骨的重建，潜伏的感染可能复发。然而随着更新的骨和软组织移位技术的出现，现已能进行骨质广泛切除和重建而不会造成明显的功能障碍，尽管重建所需的时间可能较长。

所有被慢性骨髓炎累及的不重要骨骼，如跖骨、跗骨、部分跟骨、腓骨、髂骨、肋骨、锁骨和肩胛骨均可被切除，并且切除后仍能保留令人满意的功能。

跖骨切除术

手术技术 21-9

- 第 1 跖骨应尽量保留。
- 从远排跗骨至相对足趾的近节趾骨中部做一背侧纵行切口。
- 向深部切开骨膜，但不要打开腱鞘。
- 沿骨干切开骨膜，将骨膜彻底剥离下来。
- 切除全部骨干，但在儿童患者应尽可能保留骨骺。

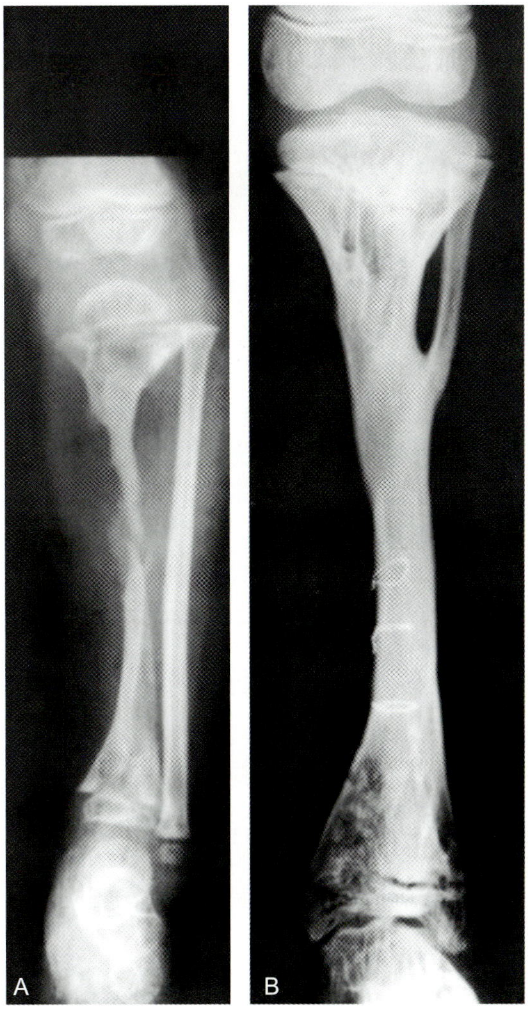

图 21-21 A. 4 岁儿童，胫骨急性骨髓炎，在形成足够的包壳以维持骨骼完整性之前，手术去除大量死骨，形成巨大缺损；B. 腓骨移植桥接骨缺损

- 留置引流，松弛地关闭切口。

术后处理 用石膏后托固定，直至伤口愈合。然后开始保护性负重练习。

跗骨切除术

慢性骨髓炎通常可累及一块以上的跗骨。如果必须切除受累的跗骨，可经背外侧或背内侧的纵行切口切除。假如准备切除跟骨，建议使用 Gaenslen 入路（见手术技术 21-6）。

跟骨部分切除术

一项纳入 350 例跟骨骨髓炎患者的研究发现，如果双足均受累，且范围较大，则行胫骨截肢的概率较高。部分跟骨切除术在治疗足跟部溃疡和跟骨骨髓炎时，可以有效保留患肢。

手术技术 21-10（图 21-22）

- 根据溃疡大小和形状选择切口。如果没有溃疡，可采用Gaenslen入路（见手术技术21-6）。Fisher和Armstrong等描述了一种“飓风切口”的技术，有助于手术中显露患肢的足跟部（图21-23）。
- 向深部解剖至跟骨，注意保护健康的跟垫。
- 在准备切除跟骨的区域显露跟腱，游离切断跟腱，使其向近端回缩。
- 在距下和跟骰关节边缘后方 1cm 处做一切口。
- 切除足够的骨质以便能游离和吻合附近的健康软组织。
- 留置负压引流管，关闭切口。如果无法一期关闭切口，可使伤口二期关闭。
- 术后用管型石膏固定，维持踝关节跖屈 30°，以减少伤口的张力。

术后处理 伤口愈合后，让患者戴上定制的坚固的踝足支具。

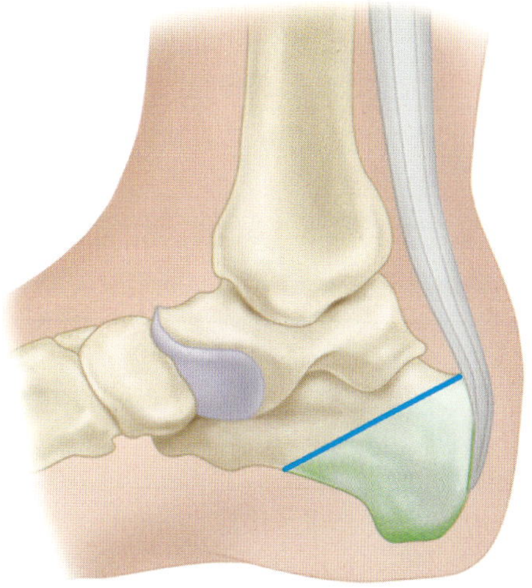

图 21-22 跟骨部分切除
（见手术技术 21-10）

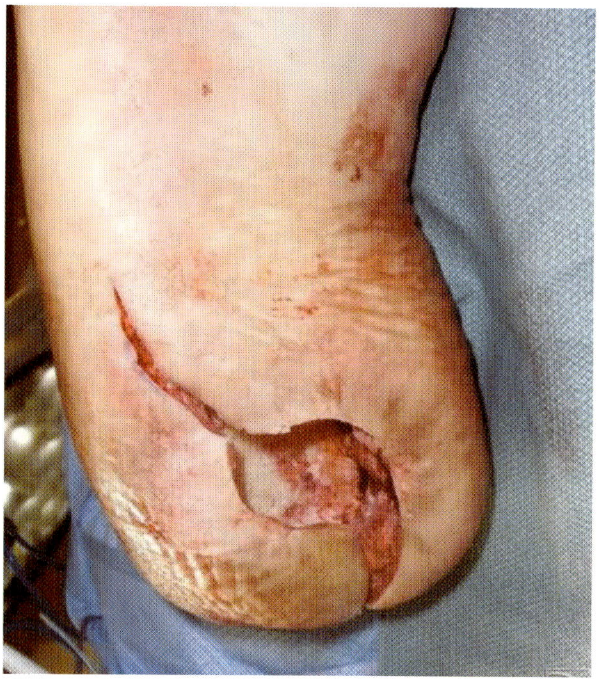

图 21-23 飓风切口

（引自：Fisher TK, Armstrong DG: Partial calcanectomy in high-risk patients with diabetes: use and utility of a "hurricane" incisional approach, ePlasty 10:e17, 2010.）

腓骨切除术

如果需要，可将腓骨全部切除，但腓骨的远端 1/4 有助于稳定踝关节，要尽可能地予以保留。如果切除腓骨近端，则必须将膝关节的外侧副韧带和股二头肌肌腱牢固地固定在胫骨上。

手术技术 21-11

- 在腓骨的病变部位做一纵行切口。
- 经比目鱼肌和腓骨肌间隙显露腓骨。
- 在切口近端显露并保护腓总神经。
- 沿骨干切开骨膜，环形剥离将要被切除的骨干的骨膜。
- 切除有病变的腓骨干，留置引流管，松弛地关闭切口。

术后处理 用长腿石膏后托固定，维持患足中立位，踝关节屈曲 90°，膝关节屈曲 20°，直至伤口愈合。然后开始保护性负重练习。

髂骨翼切除术

如果髂骨慢性骨髓炎有流脓且经久不愈，可切除大部分髂骨翼（图 21-24）。

手术技术 21-12

（Badgley）

- 从髂后上棘到髂前上棘沿髂嵴做一切口，平行缝匠肌向远侧延伸至大腿，长 7.5 ~ 10 cm（图 21-25A）。
- 在髂嵴远侧 1.3 cm 处切开筋膜，沿髂嵴切开骨膜。
- 骨膜下剥离臂肌和阔筋膜张肌至髋臼缘。
- 分开阔筋膜张肌和缝匠肌间隙，牵开阔筋膜张肌显露髂骨前部。
- 儿童患者的软骨性髂嵴很容易与附着于其上的腹肌一道被剥离下来。
- 骨膜下剥离腹肌、背阔肌、腰方肌和竖脊肌的止点。
- 沿髂骨的内板向远侧剥离肌肉，直至弓状线（图 21-25B）。
- 如果需要，可将髂骨全部切除，向远侧至髂前下棘，向后至骶髂关节。
- 伤口内留置引流条，引流条经单独的切口引出，利用地心引力使引流通畅。
- 松弛地关闭切口。

术后处理 患者伤口愈合，身体条件允许，就可开始保护性活动。

第十节 骨髓炎的截肢治疗

截肢术不常被用于治疗骨髓炎。但是，对于某些患者，如果反复手术及长期抗生素治疗也不能消灭感染，截肢可能会更好。据报道，慢性骨髓炎恶变的比例为 0.2% ~ 1.6%，绝大多数是发生于窦道的鳞状细胞癌，但也有网织细胞肉瘤、纤维肉瘤和其他恶性肿瘤的报道。对于这些患者，截肢术是最可靠的治疗手段。动脉功能不全、主要神经麻痹或关节的挛缩和僵硬造成肢体功能丧失也是截肢术的适应证。

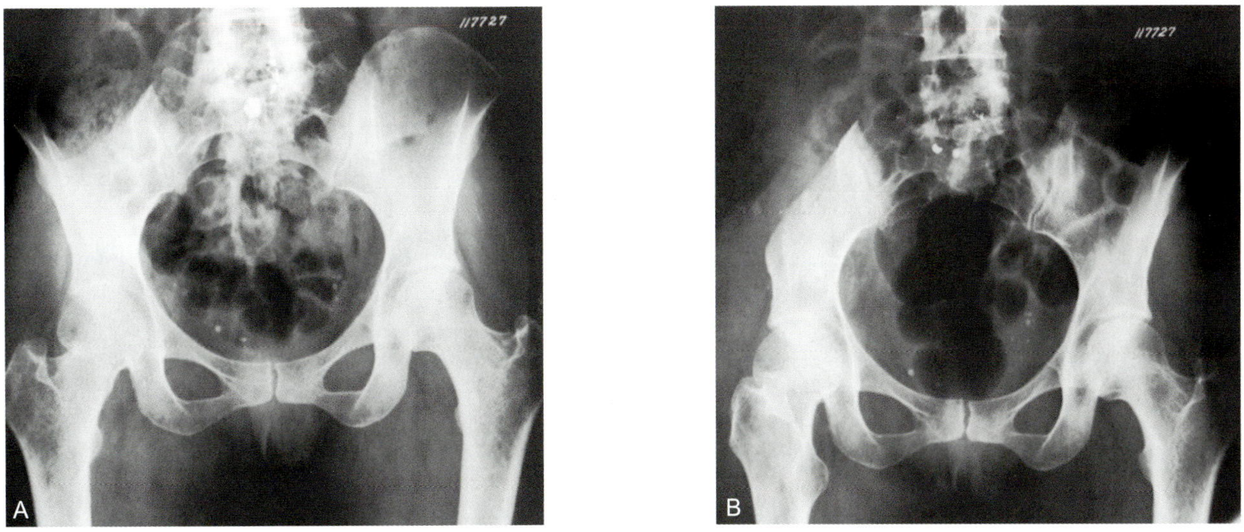

图 21-24　A. 自右侧髂嵴取骨用于腰椎融合，进行骨移植后，供区出现骨髓炎并伴有滑动性腹疝；B. 切除病变的髂嵴，修补腹疝后髂骨的 X 线片表现

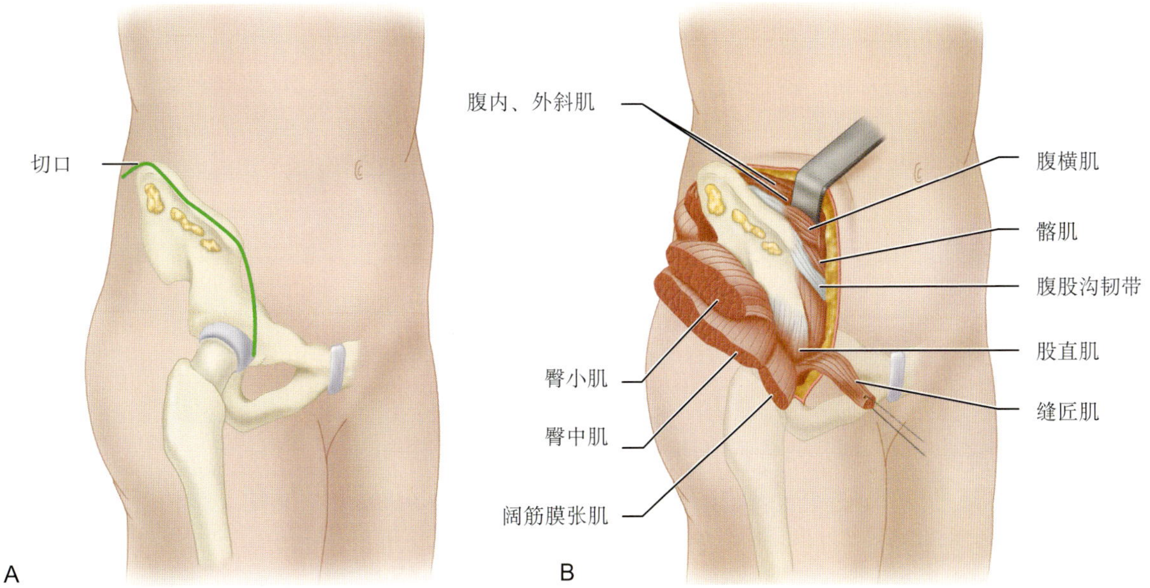

图 21-25　A，B. 骨膜下显露切除的髂骨翼。可从髂骨上将腹股沟韧带反折，以便切除耻骨上支和骶髂关节之间的骨骼（见手术技术 21-12）

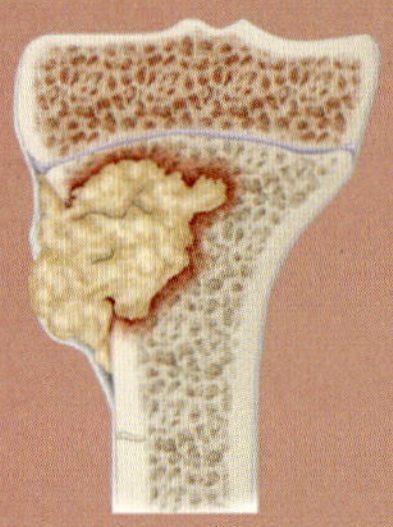

第22章 感染性关节炎

著者：Anthony A. Mascioli, Ashley L. Park
译者：余　斌　林庆荣　戴　闽
审校：李建民　邵显昊

急性化脓性关节炎是由细菌侵入关节引起的，可以通过血源播散、创伤或手术直接接种、邻近的骨髓炎或蜂窝织炎蔓延而发病。尽管对急性化脓性关节炎的病理生理和治疗已有深入的研究，但本病的发病率和病死率仍很高，尤其是老年人和幼儿患者。感染菌株的类型及患者的个人免疫系统功能将决定该患者是否会罹患化脓性关节炎，或仅是发生较轻微的感染。即便应用现代的治疗手段和抗生素，本病仍可导致严重的并发症。导致化脓性关节炎晚期并发症最常见的原因是诊断和治疗不及时。

Mathews 等写过一篇系统回顾，在文章中指出：促发关节感染的危险因素主要包括类风湿关节炎、骨关节炎、人工关节、较低的社会经济地位、滥用静脉内药物、酒精中毒、糖尿病、既往关节内皮质类固醇注射及皮肤溃疡等。

第一节　临床资料

急性化脓性关节炎可发生于任何年龄，但儿童和老年人最多，尤其是关节病变由创伤或其他病变导致异常的情况下，如血友病、骨性关节炎或类风湿关节炎。任何原因和疾病如肿瘤、糖尿病、酒精中毒、肝硬化和尿毒症等导致的免疫功能损伤都会增加患化脓性关节炎的危险，而且有上述易患因素时常会感染特定的微生物（表 22-1）；因此，应详细询问病史，并进行全面的查体。

化脓性关节炎最常发生于成人。但是，最严重的感染后遗症常发生于儿童，特别是髋关节感染并且治疗被延误时。诸如骨骺破坏，关节囊内压力增高及感染性渗出物造成的骨缺血性坏死，这些与年龄有关的解剖学改变均是造成儿童患者出现严重并发症的原因。Alderson 等利用幼禽进行研究，证实确实存在穿过骺板的血管，使骨骺和骺板软骨直接相通，成为细菌从干骺端的骨髓炎病灶侵入骨骺并最终进入关节的通道。

下肢负重关节的化脓性关节炎最常见（61% ~ 79%），其他所有关节都可发病，多关节也可同时发病。在治疗开始前，必须进行细致的全身检查，确定是单关节感染还是多关节感染。很多疾病可以导致单个关节的炎症（框 22-1）。关节感染应尽早考虑，否则一旦漏诊或误诊，会很快发生不可逆的关节损害，甚至死亡。

新生儿急性化脓性关节炎的炎症反应不明显，发热、肿胀、红斑和疼痛等症状会很轻，也可能没有上述症状，因此，有时诊断会依据可能只包括以下表现：其他部位有感染（如脐带插管）、易激惹、生长速度减慢、肢体姿势不对称或者不愿意被抱着（被拥抱时有不悦感）。

临床检查可以区分一过性滑膜炎和化脓性关节炎，如果 CRP ＞ 20 mg/L，且患儿无法负重行走时，74% 的情况考虑为化脓性关节炎；而无任何临床指标，发生化脓性关节炎的概率＜ 1%（表 22-2）。

表 22-1 临床常见关节感染的致病菌

临床因素	致病菌
患者年龄	
新生儿	金黄色葡萄球菌
<2 岁	流感嗜血杆菌、金黄色葡萄球菌
>2 岁	金黄色葡萄球菌
青年（健康、性生活活跃）	淋球菌
成人、老年人	金黄色葡萄球菌（50%）、链球菌、革兰氏阴性杆菌
结构异常	
穿刺或注射	金黄色葡萄球菌
创伤	革兰氏阴性杆菌、厌氧菌、金黄色葡萄球菌
假体置入	
早期感染	表皮葡萄球菌
晚期感染	革兰氏阳性球菌、厌氧菌
内科疾病	
注射药物	
类风湿关节炎	不典型革兰氏阴性杆菌（如假单胞菌属）
系统性红斑狼疮	金黄色葡萄球菌
镰状细胞贫血	沙门菌属
血友病	金黄色葡萄球菌（50%）、链球菌、革兰氏阴性杆菌
免疫功能低下	金黄色葡萄球菌、分枝杆菌属、真菌

（引自：Stimmler MM：Infectious arthritis：tailoring initial treatment to clinical findings. *Postgrad Med* 99:127, 1996.）

框 22-1 诊断单关节感染时应考虑的致病因素

- 感染
- 结晶诱导性关节炎（痛风、二氢焦磷酸钙沉积性疾病）
- 创伤
- 关节积血（血友病、镰状细胞贫血）
- 骨髓炎
- 关节周围症状（滑囊炎、肌腱炎）
- 腘窝囊肿破裂
- 深静脉血栓
- 色素沉着绒毛结节性滑膜炎
- 力线异常
- 异物

（引自：Stimmler MM. Infectious arthritis: tailoring initial treatment to clinical findings, *Postgrad Med* 99:127, 1996.）

表 22-2 两种变量模型的概率计算结果

C 反应蛋白	负重	概率
是	是	0.74
是	否	0.15
否	是	0.06
否	否	0.01

（引自：Singhal R, Perry DC, Khan FN, et al: The use of CRP within a clinical prediction algorithm for the differentiation of septic arthritis and transient synovitis in children, *J Bone Joint Surg Br* 93:1156, 2011.）

第二节 影像学检查

许多影像学技术可以有助于发现关节感染，并为诊断提供帮助，但都不能确诊。在感染的前几天，影像学检查一般正常；但是早期可发现局部软组织肿胀、脂肪垫移位、关节间隙由于积液而增宽。随着感染的继续加重，由于关节软骨的破坏，关节间隙逐渐出现狭窄。X 线检查过去常用于观察治疗效果和判断疾病治疗的阶段，如广泛的关节破坏、骨髓炎、骨性关节炎、关节融合、骨质丢失等。

相比 X 线检查，超声检查主要用于观测关节积液（即便较少）的深度。由于血凝块形成的低回声区是化脓性关节炎的典型表现，超声检查可用于指导关节穿刺和排脓，并可监测关节内部结构、关节囊、骨表面和邻近软组织情况。超声检查的优点是无创、价格便宜、使用方便，但必须依赖于操作者的经验。

CT、MRI 和骨扫描也能获得化脓性关节炎的诊断依据，但这些检查并非必不可少。CT 比 X 线片更加灵敏，有时可用于早期感染的诊断：它能显示软组织肿胀、关节渗出、脓肿形成，并能指导关节穿刺、监测疗效、帮助选择手术入路。MRI 也可发现感染，并确定感染程度，有时 MRI 可协助诊断难以取材的关节感染。MRI 比 CT 有更高的分辨率，且比骨扫描更能清楚地显示关节的细微解剖结构变化，在区分骨和软组织感染及显示关节渗出方面可以有很大的帮助。而且，患者免受辐射。MRI 的缺点是价格昂贵、有金属置入物的患者不能使用、在显示硬化的骨皮质和结构方面不如 CT。和其他影像技术一样，MRI 是非特异性的，并且不能区分感染性和非感染性关节炎症。

放射性核素骨扫描能早期发现感染的区域。^{99m}锝磷酸盐扫描能显示在成骨活跃和血供丰富组织中放射性核素吸收增加，但在化脓性关节炎的早期仍可能表现为正常。其他放射性药物包括镓柠檬酸盐、^{111}铟氯化物，镓和铟扫描在对感染病灶的特异性和敏感性方面都比 ^{99m}锝磷酸盐好，但它们仍然不能较好地显示骨和关节的细微区别，它们都很难区分感染究竟来自骨、关节还是软组织。^{111}铟标记的白细胞可积聚于急性感染的区域，在化脓性关节炎等患者中有接近 60% 的阳性率，但仍存在假阳性的骨性关节炎患者。

第三节 发病机制

关节的血源播散感染先出现全身性的菌血症，细菌随后经血管侵及滑膜 - 软骨结合区，然后经滑膜和滑液播散到关节内。为什么关节会被侵犯而其他更容易受侵犯的器官却不被累及？这一点尚不清楚；但是在链球菌（导致血源性化脓性关节炎最常见的非淋菌性感染）上发现的胶原受体可能起一定的作用。并且，滑膜的毛细血管缺乏有限制作用的基底膜，因而血管内的细菌可以通过毛细血管上皮细胞之间的间隙进入滑膜组织的血管外间隙。另外，滑膜的成纤维细胞能抑制对细菌的吞噬作用。

滑膜被感染后，很快便充血，并被多形核白细胞浸润，随后几天内，充血和细胞浸润迅速加重。组织学上，开始由急性炎症转为慢性炎症，单核白细胞和淋巴细胞开始增加，到 3 周时，这两种细胞成为主要的炎症细胞。

关节软骨破坏是基底物质降解的结果，一般在感染后 4 ~ 6d 发生。Perry 认为，基底物质的破坏大约发生于细菌侵入关节 2d 后，其过程由急性炎性反应相关酶的活化、细菌产酶及产毒素以及迟发免疫反应过程中 T 淋巴细胞的刺激所导致。由于 T 淋巴细胞增多和基底物质降解，胶原暴露于胶原酶，关节软骨的力学性能也发生改变，使其耐磨性下降，约 4 周关节软骨完全破坏。此时可发生关节脱位、半脱位和骨髓炎。

第四节 微生物学

年龄是决定感染何种细菌的一个重要因素。在所有年龄组人群中，金黄色葡萄球菌感染最为常见，其次为 A 群链球菌和肠杆菌。随着疫苗的发展，流感嗜血杆菌成为了婴儿及儿童患病的主要病原体，而据文献表明，金黄色葡萄球菌（包括 MRSA）仍为引起新生儿化脓性关节炎最常见的病原菌。静脉插管和静脉高营养也会传播这种细菌。

金黄色葡萄球菌是一种在固体培养基关节液中培养难以痊愈的细菌，其所导致的化脓性关节炎要比以往更为常见。

性生活较多的健康成人中，由淋球菌引起的化脓性关节炎约占 75%，而感染淋球菌的患者中，只有不到 3% 的患者会发生化脓性关节炎。这种感染与其他类型感染性关节炎的表现略有不同。感染经常表现为多关节性，并可伴有丘疹。关节组织培养常为阴性，但咽部和尿道培养可为阳性。一种 DNA 放大技术——聚合酶链反应（PCR）可以帮助确定组织、血液和体液是否被感染，也可帮助确定培养阴性的关节滑液中是否有淋球菌。淋球菌性关节炎在应用适当的抗生素治疗之后常能取得满意的效果，通常不需引流。

有报道，社区获得性小儿感染耐甲氧西林金黄色葡萄球菌的数量增加，这些疾病包括骨髓炎和化脓性关节炎。儿科急性化脓性关节炎和血源性骨髓炎的病原体 26% 可能是社区获得性耐甲氧西林金黄色葡萄球菌（methicillin resistant *S.aureus*，MRSA），这种社区获得性 MRSA 感染的患者经过适当的治疗后血培养仍有可能是阳性，并需要采用多种外科治疗手段。

在年长的成人，非淋菌性化脓性关节炎中约 50% 是由金黄色葡萄球菌引起的，另外 50% 由链球菌和革兰氏染色阴性细菌引起。由金黄色葡萄球菌引起的多关节化脓性关节炎患者如果还患有类风湿关节炎、血友病或免疫抑制，病情会非常严重，据报道，病死率可高达 56%。对于类风湿关节炎患者，如出现急性化脓性关节炎的特征性表现，如关节被动活动疼痛、肿胀和红斑，也可能很难解释。有系统性红斑狼疮的成人受沙门菌感染的可能性增加，有静脉注射毒品史的人对革兰阴性菌易感，包括假单胞菌属。

第五节　治　疗

对于急性化脓性关节炎治疗的原则主要包括：①关节充分引流及对感染组织的切除；②给予抗生素以减轻感染的全身败血症症状；③关节必须置于一个稳定的位置并制动。及时排出和准确地分析脓性关节液对于保存关节软骨和控制感染均至关重要。

如果怀疑关节有感染，应该在使用抗生素之前用大号的穿刺针行关节穿刺抽液。穿刺前必须仔细消毒皮肤，抽出的液体必须即刻送检革兰氏染色、培养、细胞计数和晶体分析。测定红细胞沉降率或 C 反应蛋白的水平对监测治疗情况可有帮助。CRP > 10.5mg/dl 时，提示存在感染的可能。典型情况下，关节液白细胞计数超过 50 000/mm^3 即提示有感染性关节炎；关节液白细胞计数在 28 000/mm^3 或以下者也可能患病，尤其是免疫功能受损者。除白细胞计数外，如果多核细胞的比例超过 90% 也提示存在感染。

目前在化脓性关节炎的患者细菌培养中，阴性率已经上升到 75%，而且很多情况下，经验性地使用抗生素也会影响检查结果，因此笔者提倡，无论检查结果怎么样，对儿童，不论是否找到致病菌，均应积极进行治疗。

经验性使用抗生素应根据患者的年龄和危险因素而定（表 22-3）。这种经验性治疗应持续至获得细菌培养和药敏试验得到可靠结果时为止，此时开始进行相应的治疗（表 22-4）。如果没有分离出病原菌，应继续经验性的治疗。总的来说，治疗持续的时间应由医师决定，主要依据病原菌类型、患者的情况以及治疗效果而定。由 B 型流感嗜血杆菌、淋球菌或链球菌所致的感染如果行正确的抗菌治疗，一般很快就见效，治疗时间可以相对较短（2 周以内）。由葡萄球菌和革兰氏阴性细菌引起的感染一般见效较慢，常需要治疗 4 ~ 6 周。如果是髋关节或肩关节感染，或者患者有免疫缺陷，或者治疗效果较差，则需要治疗更长时间。总而言之，若最终经治疗后，实验室检查出来的结果仍无好转，那么就可以考虑邀请感染科会诊。

尽管对感染性关节炎早期引流的优点基本没有疑问，但对手术开放引流、关节镜引流和多点穿刺引流的优点仍有争议。上述 3 种方法都有治疗结果极佳的报道。临床上关节镜引流和关节切开术的对比没有结论性的结果。除淋球菌性关节炎（用抗生素治疗常有效）外，其他类型的关节炎均须引流。

笔者认为，如果诊断较早，而且感染关节比较表浅，如肘关节或踝关节，应进行关节穿刺抽吸，必要时应反复进行穿刺。应给予合适的抗生素，关节应该用夹板固定于功能位，密切观察关节疼痛和肿胀的减轻、皮温的下降及关节活动度增加的情况。由毒力较低的病原菌引起的感染通常立即会对治疗产生反应。如果治疗效果不明显，并且经反复穿刺显示在 24 ~ 48 h 内关节液白细胞计数没有下降，则必须切开引流。如果脓性物质位于位置较深的关节，如肩关节或髋关节，应切开引流。在许多情况下，关节镜引流是手术引流的一个良好的替代方法，特别是膝关节、肘关节、肩关节或踝关节感染。

感染消退后就可开始恢复关节正常功能的治疗，包括早期应用功能性夹板以防止患肢畸形，患

表 22-3 经验性抗菌治疗

病原体	经验性抗菌治疗
有 MRSA 风险*的革兰氏阳性球菌或 β 内酰胺类药物过敏	万古霉素 15 mg/kg IV q12h
革兰氏阳性球菌集群，无 MRSA 风险的	萘夫西林或苯唑西林 2 g IV q4h
革兰氏阳性球菌，无 MRSA 风险的	头孢唑林 2 g IV q8h
革兰氏阳性链球菌（推测为链球菌属）	青霉素 G 12 ~ 18 MU/d 或氨苄西林 2 g IV q4h
革兰氏阴性球菌（推测为奈瑟球菌属）	头孢曲松 1 ~ 2 g IV/IM q12 ~ 24h 或头孢噻肟 2 g IV q8h
革兰氏阴性杆菌	头孢他啶 2 g IV q8h 或头孢吡肟 2 g IV q8h
革兰氏染色阴性病菌，先前健康，无 MRSA 风险的	头孢唑林 2 g IV q8h
革兰氏染色阴性病菌，与健康情况相关或有其他 MRSA 风险的	万古霉素 15 mg/kg IV q12h 加头孢他啶 2 g IV q8h，头孢吡肟 2 g IV q8h 或哌拉西林 / 三唑巴坦 4.5 g IV q6h
被人、犬、猫咬伤	氨苄西林舒巴坦 1.5 ~ 3 g IV q4h

*抗甲氧西林金黄色葡萄球菌危险因素：近期接受医院或者社区治疗，血液透析，糖尿病，静脉注射毒品，近期抗生素治疗，近期监禁，近期皮肤或软组织感染患者或密切接触者。后天免疫性群体 MRSA 经常发生在没有先前存在危险因素的情况下。IV. 静脉注射；IM. 肌内注射

（引自：Nuermberger E: Septic arthritis community acquired. In Bartlett JG, Auwaerter PG, Pham PA (editors). John Hopkins ABX guide to diagnosis and treatment of infectious diseases, 3rd ed. Burlington: Jones and Bartlett; 2012.）

表 22-4 已明确病原体的抗菌治疗

病原体	抗菌治疗
金黄色葡萄球菌（甲氧西林敏感）	萘夫西林或苯唑西林 2 g IV q4h × 3 周 头孢唑林 2 g IV q8h × 3 周
金黄色葡萄球菌（甲氧西林耐药的或 I 型青霉素过敏的）	万古霉素 15 mg/kg IV q12h × 3 周
对青霉素敏感的肺炎链球菌（MIC<4 mg/L）	青霉素 G 12 ~ 18 MU IV qd 分次给药或氨苄西林 2 g IV q4h × 2 周
肺炎链球菌（青霉素耐药）	头孢曲松 1 ~ 2 g IV q12h 或头孢噻肟 2 g IV q8h 如果敏感，或万古霉素 15 mg/kg IV q12h × 2 周
革兰氏阴性肠杆菌	头孢曲松 1 ~ 2 g IV q12h 或头孢噻肟 2 g IV q8h × 3 周

表 22-4（续）

病原体	抗菌治疗
革兰氏阴性杆菌（铜绿假单胞菌）	头孢他啶 2 g IV q8h 或头孢吡肟 2 g IV q8h，加庆大霉素或妥布霉素 5 mg/kg IV q24h × 3 周
革兰氏阴性杆菌	环丙沙星 400 mg IV q8 ~ 12h 或 750 mg PO q12h 或左氧氟沙星 750 mg IV 或 750 mg PO qd × 3 周
多重病菌感染	氨苄西林 / 舒巴坦 1.5 ~ 3 g IV q4h × 3 周 克林霉素 600 mg IV q6 ~ 8 h × 3 周，加环丙沙星 400 mg IV 或 750 mg PO q12h 或左氧氟沙星 750 mg IV 或 750 mg PO qd × 3 周
革兰氏阳性病原和 I 型青霉素过敏反应	万古霉素 15 mg/kg IV q12h × 3 周

MIC. 最小抑菌浓度；IV. 静脉注射；IM. 肌内注射；PO. 口服；qd. 每日 1 次

（引自：Nuermberger E: Septic arthritis community acquired. In Bartlett JG, Auwaerter PG, Pham PA (editors). John Hopkins ABX guide to diagnosis and treatment of infectious diseases, 3rd ed. Burlington: Jones and Bartlett; 2012.）

肢肌肉进行等长收缩以增加肌力和进行主动的关节活动范围锻炼。感染性关节炎患者开始治疗后经常遗留不同程度的畸形，给予牵引、动力夹板、系列管型石膏和被动活动锻炼均有所帮助。在治疗后期，感染已完全消退，但受累的关节常遗留畸形或活动受限，治疗应针对畸形的矫正和关节功能的恢复。然而，在这一阶段要进行任何必要的治疗时，必须考虑到感染有复发的可能。

第六节　跗骨间关节感染

原发性跗骨间关节化脓性关节炎少见。跗骨间关节感染如未能控制，需要行广泛的手术引流。

跗骨间关节感染外科引流

手术技术 22-1

- 做一个内侧或外侧纵切口，长 5 ~ 7.5 cm。
- 向深部切至关节囊，将关节囊广泛切开。
- 采集适当的组织材料用于进行革兰氏染色和培养，用大量的生理盐水冲净脓液。
- 留置引流，松弛地关闭切口。

术后处理　术后应用石膏夹板后托，患足固定于中立位，踝关节屈曲 90°。石膏夹板托要戴到伤口愈合为止，然后逐渐开始负重。

第七节　踝关节感染

一、穿刺抽吸

踝关节周围肿胀常导致脓肿波动，以致定位困难。为避免损伤重要结构，进针点应位于外踝尖端近侧 2.5 cm、前方 1.3 cm 处，紧贴第三腓骨肌肌腱的外侧（图 22-1）。

二、引流

踝关节可通过下列入路中的任何一种进行引流：前外侧、前内侧、后外侧和后内侧（图 1-32，图 1-34 和图 1-35）。相较于其他手术入路，后外侧入路更加安全有效。

前外侧引流

手术技术 22-2

- 在外踝前方 1.3 ~ 2.5 cm 处，于前切表面做一长 5 ~ 7.5 cm 的切口。
- 经伸肌肌腱和第 3 腓骨肌肌腱腱鞘外侧的筋膜继续向深部解剖。
- 纵行切开关节囊。

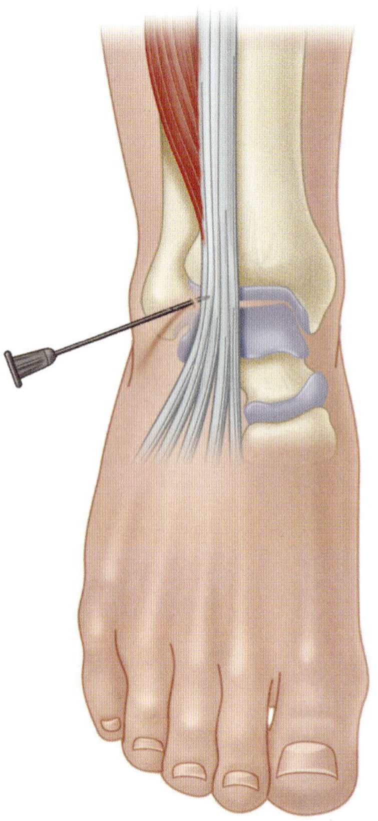

图 22-1　踝关节穿刺（前外侧观）

后外侧引流

手术技术 22-3

- 将患足背屈，这样能消除关节前间隙并扩大后间隙，使脓液排出更彻底。
- 切口始于外踝尖端近侧 5 cm 处，正好位于跟腱的外侧，向远侧延长切口至跟骨，沿其上缘弧形切开 2.5 cm。
- 将腓肠神经和小隐静脉牵向外侧。将关节囊后部表面的厚层脂肪组织向远侧推压，抵于距下关节上，以保护该关节。
- 向外侧牵开腓骨肌肌腱，在有光泽的、索条状的胫腓后韧带的近侧切开关节。
- 注意要在直视下切开后侧关节囊。这一入路对距下关节的引流也很适用。

前内侧引流

手术技术 22-4

- 在踝关节的前部，平行于胫前肌肌腱的内侧缘，做一 7.5 cm 长的切口。
- 直接解剖达关节囊内。
- 不要损伤腱鞘。

后内侧引流

手术方法 22-5

- 在跟腱内侧与其平行，做一长 7.5 ~ 10 cm 的切口。
- 向内侧牵开足踇长屈肌肌腱和神经血管束。
- 继续向深部解剖至关节囊。切开关节囊。假如解剖一直限制于足踇长屈肌肌腱的外侧，那么就可避开位于内踝后方的神经、血管和肌腱。

术后处理　在应用上述任何一种入路切开关节囊后，必须留置引流，松弛缝合伤口。术后应用石膏后托维持患足于中立位，踝关节屈曲 90° 。石膏托要固定至伤口愈合，然后开始逐渐负重和主动的关节活动范围锻炼。

三、踝关节镜

踝关节镜可以治疗早期化脓性关节炎，滑膜切除术结合灌洗引流可以取得与开放入路相同的治疗效果（有关踝关节镜的具体内容见第 50 章）。

第八节　膝关节感染

大关节的细菌性关节炎发病率为每年 2 例 /10 万人口。膝关节最常见。

一、穿刺抽吸

由于膝关节较表浅，因此能容易地进行穿刺抽吸。进针点位于外侧，与髌骨上极在同一水平。将针穿过外侧支持带进入关节（图 22-2）。

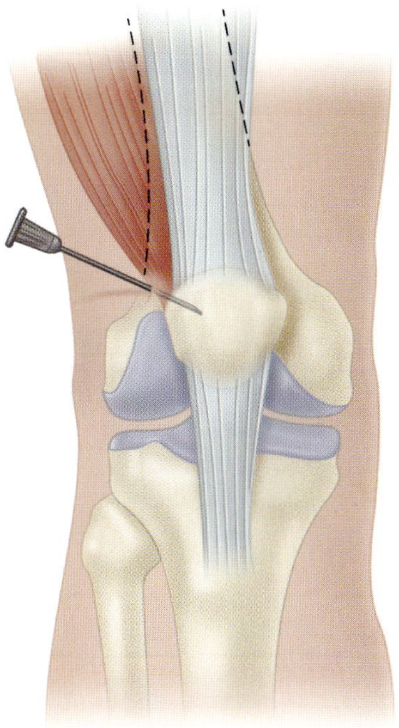

图 22-2 膝关节穿刺，前后位观

二、引流

对于急性化脓性感染，前内侧的关节切开术或关节镜下引流及抗生素治疗通常已足够。对一些更难处理的患者，可以采用下列的手术入路。如果膝关节的后侧间室增大，并确诊有腘窝脓肿，最宜采用平行的前侧、后外侧和后内侧联合切口（Henderson）通常是最好的。只要有可能就应避免后侧引流，因为感染可沿筋膜面向大腿和小腿扩散。然而，当波动感提示在关节的后侧间隙已形成脓肿，而且不能经 Henderson 切口有效地引流时，则必须行后侧引流。要牢记关节的后侧间隙可由正中间隙分为内侧和外侧间隙。这些间隙的脓液可通过 Klein 或 Kelikian 入路有效地引流，引流方法将在下面介绍。膝关节感染不应当采用后正中切口，否则腘窝的血管、神经将暴露于脓液中并受到引流物的压迫，同时还可能产生经过关节的挛缩性瘢痕。

关节镜引流

目前，关节镜引流可能是更受欢迎的治疗膝关节急性化脓性关节炎的手段。最近的许多研究均报道应用这一技术取得了良好的疗效，这一方法综合了穿刺术和关节切开术的优点，又避免了它们的缺点。利用关节镜可清除关节内的脓性物质并对关节进行冲洗，镜下可见关节软骨并可清除关节内的小腔隙和粘连。如果需要，可行滑膜部分切除术。可通过关节镜入口将引流管插入关节进行引流，或者进行持续的负压吸引。与关节切开术相比，关节镜技术的优点还在于它可使膝关节的关节活动范围锻炼和康复锻炼提前。

膝关节镜下引流

手术技术 22-6

- 患膝常规消毒铺单，患者行全身麻醉或局部麻醉，在髌上囊插入一个大口径的进液套管（图 22-3A）。
- 经过标准的前外侧入口插入关节镜（见第 48 章），用生理盐水或乳酸林格液冲洗关节，首先 Neosporin G.U.（商品名，辉瑞公司）溶液（硫酸新霉素和硫酸多黏菌素 B 溶液），直至流出关节的冲洗液清亮。
- 然后观察关节，寻找所有可见的纤维碎片或小腔隙，并注意观察软骨的情况。
- 必要时通过其他入口清创或冲洗关节腔。
- 直视下清创和检查后，继续进行关节腔冲洗。
- 当拔出关节镜之后，可通过套管往关节腔内插入一个小引流管（图 22-3B），引流管放好后拔出套管（图 22-3C）。
- 用夹板固定膝关节于功能位。

术后处理 术后立即开始积极的功能锻炼，先进行直腿抬高和股四头肌收缩锻炼。患者感觉舒适后就可开始患膝主动的活动范围锻炼，通常是在前内侧关节切开术和关节镜引流术后 24 h 开始。如果留置引流，在术后 24 ~ 48 h 拔除。除去功能锻炼的时间外，要用功能性夹板制动 1 周。

前侧引流

手术技术 22-7

- 在髌骨两侧前方做一长 7.5 ~ 10 cm、相互平行的切口，切口的内侧和外侧必须尽可能离开髌韧带。
- 切开关节囊和滑膜组织，仔细清除脓性物质，分离所有的小腔隙和粘连。用大量生理盐水冲洗。
- 留置引流，保留滑膜组织敞开，松松地缝合关节

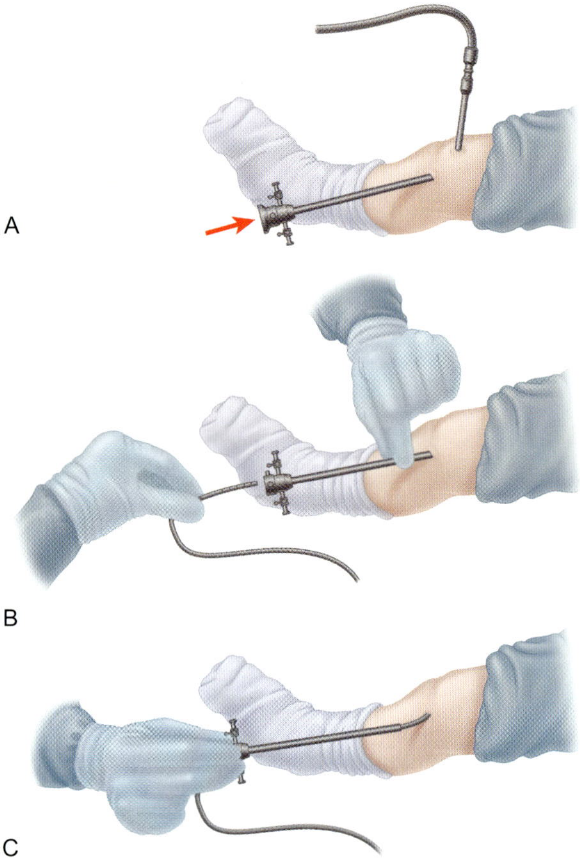

图 22-3 化脓性膝关节炎的关节镜冲洗

A．髌上囊插入一导管，用作出液管，并通过关节镜套管进行关节腔冲洗；B．通过关节镜套管插入小型负压吸引管；C．当引流管放置合适位置后，拔出关节镜套管（见手术技术 22-6）

囊和皮肤，用可吸收缝线缝合关节囊。

- 如果应用该入路进行引流，患者应在大部分时间内保持俯卧位，以利引流充分，或者必须早期进行膝关节活动范围的主动锻炼或持续被动活动。

后外侧并后内侧引流

手术技术 22-8

（Henderson）

- 保持膝关节屈曲，在膝关节的后外侧做一长 7.5 cm 的切口，恰好处于腓骨头和股二头肌肌腱的前方。该入路避开了腓总神经，该神经与股二头肌肌腱的后内侧缘平行，绕过腓骨颈。向深部切开髂胫束到达关节囊。
- 切开关节囊进入膝关节的后部间隙的外侧部分（图 1-57）。
- 在松弛的半膜肌、半腱肌、缝匠肌和股薄肌的肌腱前侧做一个与后外侧切口类似的后内侧切口（图 1-58）。
- 切开关节囊进入膝关节后部间隙的内侧。纵行的关节囊切口恰在胫侧副韧带的后方。

通过 Klein 切口进入关节的后内侧部是利用了半膜肌肌腱与腓肠肌内侧头之间的滑囊常与膝关节相通的事实。因此，切开这些滑囊通常能直接进入关节腔。

后内侧引流

手术技术 22-9

（Klein）

- 将膝关节轻度屈曲，做一长 10 cm 的纵行切口，切口中央位于膝关节间隙表面，正处于半膜肌肌腱的外侧。
- 切开浅筋膜，显露内侧腘绳肌肌腱。
- 辨认腓肠肌和半膜肌间的间隙，沿腓肠肌向近端寻至其在股骨内髁的止点。
- 沿此间隙中显露并切开关节囊。

后内侧并后外侧引流

手术技术 22-10

（Kelikian）

- 做一长 7.5 ~ 10 cm 的后侧纵行切口，切口中央跨越关节和半膜肌肌腱。
- 在此肌腱与腓肠肌内侧头的间隙中解剖。
- 切断半膜肌，将其近端缝于深筋膜上（图 22-4A）。
- 在关节囊上做一个宽敞的窗口，切除内侧半月板的后角。
- 如果后部关节间隙由中央间隔分开，那么仅通过后内侧切口进行彻底的引流是不可能的，如果仅需要对外侧间室进行引流时，在股二头肌表面做

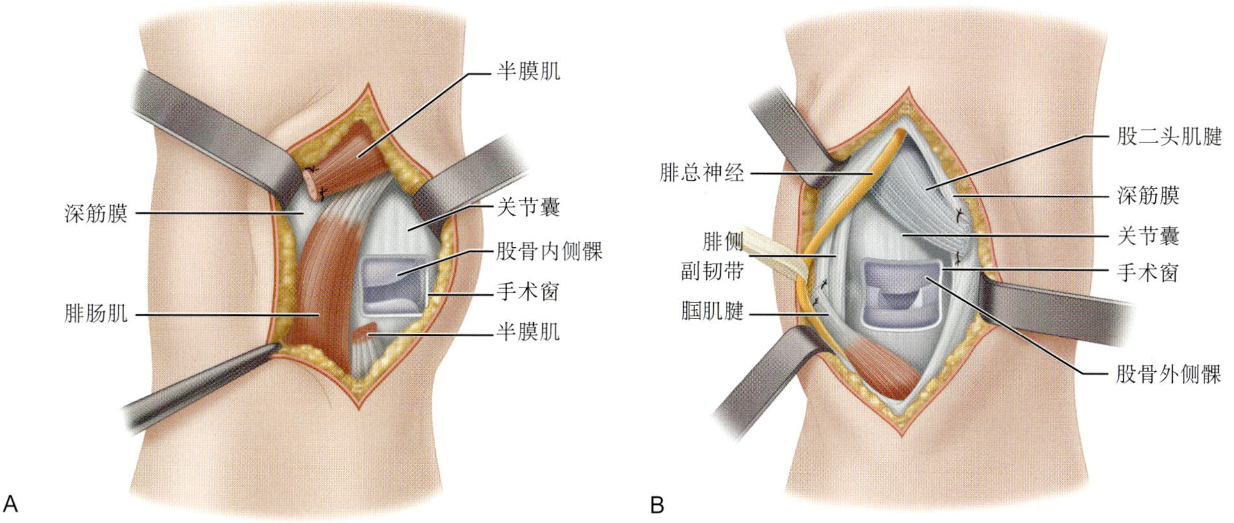

图 22-4 A. Kelikian 入路引流膝关节后侧间隙的内侧半。半膜肌已切断，其近端已被缝于深筋膜上。关节囊开窗，并将内侧半月板的后角切除。B. Kelikian 入路引流膝关节后侧间隙的外侧半。切口位于股二头肌肌腱的内侧以保护腓总神经。在股二头肌肌腱的附着部将其切断，并将腘肌肌腱从其起点处游离，把游离的肌腱末端缝于深筋膜上。关节囊开窗，楔形切除外侧半月板的边缘（见手术技术 22-10）

一个长 7.5 ~ 10 cm 的纵行切口。

- 切开此肌腱前方和外侧的深筋膜，从腓骨头上将此肌腱游离。同时，将腘肌肌腱从股骨外髁的附着部游离。
- 将两条肌腱的游离端均缝于深筋膜上（图 22-4B）。
- 在关节囊上开窗，楔形切除外侧半月板的边缘。
- Kelikian 建议不要留置引流，但必须进行骨牵引，以分开关节面。

第九节 髋关节感染

发生于儿童的髋关节急性化脓性感染要比成年人严重，而且在儿童患者中，更常发生严重的并发症。在许多患者中，感染首先开始于干骺端或骨骺，然后播散入关节。由于股骨头特殊的血液供应，髋关节的化脓性感染使股骨头发生缺血性坏死的危险性大大增加。骨骺分离作为儿童髋关节化脓性关节炎的一项并发症，也被进行了相关诸报道。如果髋关节感染发生于婴儿，并且未得到诊断，就可能造成病理性脱位，因此，婴儿或儿童的髋关节感染在切开引流后髋关节应维持于外展位，以减少发生病理性脱位的危险。双侧髋关节的化脓性关节炎要比其他关节常见，偶尔还可伴发脊柱感染。

一、穿刺抽吸

无论是外侧、前侧或内侧入路均可用于髋关节的穿刺抽吸。用 X 线透视可使进针更加准确。如果不能抽出液体，就要进行关节造影以确定穿刺针的位置。在许多情况下，尽管后来切开引流证实确有脓性物质存在，但是在穿刺时也可能抽不出脓性物质，在这种情况下，如果采用其他方法不能控制局部或全身症状，就要行髋关节探查。

外侧穿刺抽吸

手术技术 22-11

- 进针点恰位于大转子的前下方，穿刺针与大腿表面呈 45° 进针（图 22-5）。
- 根据患者体形的大小，将穿刺针贴近骨质，向近端内侧进针 5 ~ 10 cm，进入关节。

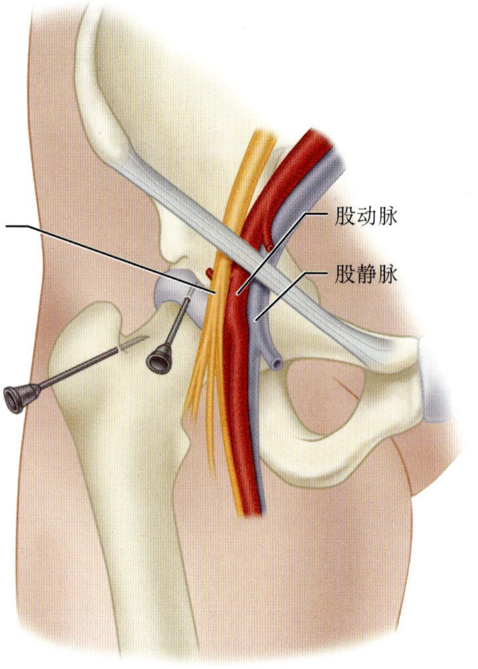

图 22-5　髋关节穿刺的两个入路（见手术技术 22-11）

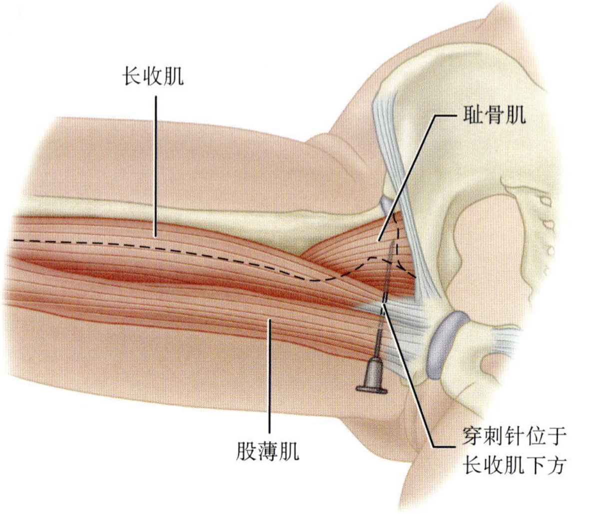

图 22-6　髋关节穿刺抽吸的内侧入路（见手术技术 22-13 和手术技术 22-17）

前方穿刺抽吸

手术技术 22-12

- 在腹股沟韧带处触及股动脉的搏动（图 22-5）。
- 穿刺针在此点的外侧 2.5 cm 及远端 2.5 cm 处，与皮肤表面呈 45° 刺入。
- 向近端内侧进针 5 ~ 7.5 cm，即进入关节腔。

内侧穿刺抽吸

手术技术 22-13

- 将患腿屈曲外展，对于化脓性关节炎患者来说，这通常是一个更舒适的体位。
- 由长收肌肌腱的下方穿入穿刺针，利用 X 线透视辅助穿刺，进针平面在可摸到搏动的股动脉的下方，直至触及股骨头或股骨颈（图 22-6）。
- 开始抽吸关节液。

二、引流

髋关节的引流可通过后方、内侧、外侧或前方入路来完成。前方入路适用于较小的儿童，其理由如下：①可避免损伤股骨头主要的血液供应；②可减少术后发生关节脱位的可能；③对于较小的儿童，此手术入路特征性的标志更加清晰。对于成年患者，后侧入路更利于引流，并为大多数骨科医师所熟悉。

后侧引流

手术技术 22-14

（Ober）

- 沿股骨颈的方向做一斜切口，从大转子延伸至髂后上棘（图 1-86）。
- 顺肌纤维方向劈开臀大肌，结扎遇到的臀下血管分支。
- 在切口的内侧角辨认并保护坐骨神经。
- 于大转子的附着部切断髋关节的外旋肌群。 此时保护股四头肌至关重要，因为其内含有为股骨头供血的脉管系统。
- 切开关节囊，切开时要靠近其骨盆的附着部以保护股骨头的血供。
- 彻底清除脓性物质，然后用大量生理盐水冲洗关节。
- 放置引流，保持关节囊开放，并松弛地关闭皮肤切口。

前侧引流

手术技术 22-15

- 自髂前上棘下方 1 cm 开始做一垂直切口。
- 在切口内侧显露缝匠肌，在外侧显露阔筋膜张肌和股外侧肌。钝性分离这些肌肉。
- 然后辨明股直肌的外侧缘，将其牵向内侧（图 22-7），显露出关节囊。
- 切开关节囊，清除脓性物质，用生理盐水冲洗关节。
- 留置引流，保留关节囊开放，松弛关闭皮肤切口。
- 如果需要更大范围的显露，将切口延长至髂嵴，并在骨膜下剥离阔筋膜张肌和臀肌的起点。
- 如有可能，应在近侧保护股外侧皮神经，在远侧保护旋股外侧动脉的分支。

外侧引流

手术技术 22-16

- 与大转子前缘平行做一长 7.5 ~ 12.5 cm 的纵行切口。
- 切开阔筋膜张肌，显露股外侧肌。
- 剥离股外侧肌前部，将外展肌群牵向近侧，以显露髋关节前部关节囊。
- 切开关节囊，清除脓液，用生理盐水冲洗关节。
- 留置引流，松弛地关闭切口。

内侧引流

手术技术 22-17

（Ludloff）

- 在大腿近端的内侧做一长 7.5 ~ 10 cm 的纵行切口，显露股薄肌和长收肌的近端 1/4（图 22-6）。
- 向后钝性分离至长收肌和耻骨肌并进入脓腔，脓腔常在髂腰肌后方与髋关节相通。
- 清除脓液并用生理盐水冲洗伤口。
- 留置引流，松弛地关闭切口。

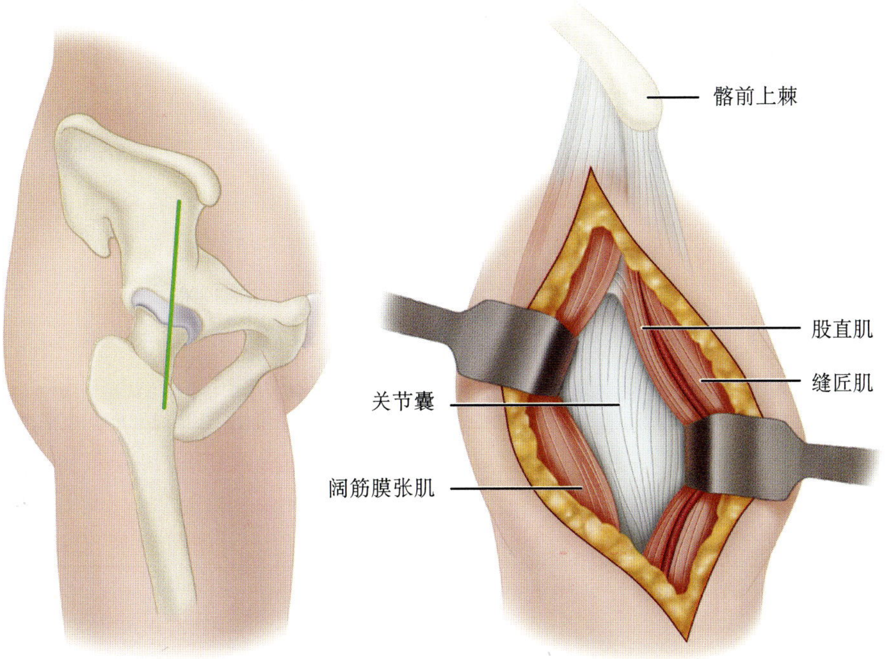

图 22-7 化脓性髋关节炎引流的前侧入路（详见正文）（见手术技术 22-15）

术后处理 通常婴儿术后最好用双侧髋人字形石膏将患肢固定于中度外展位。管型石膏上要适当开窗，便于伤口的观察和护理。大龄儿童和成年人应在 Buck 牵引下卧床，直至伤口愈合并能控制患肢（比如患者能抵抗地心引力将患肢抬离床面）。然后允许扶腋杖保护性负重，并开始主动的运动范围训练。

关节镜引流

应用关节镜引流来治疗急性髋关节化脓性关节炎也可见报道。据少量研究显示应用此项技术可以取得满意的临床效果。对此笔者没有经验，在笔者所在医疗机构急性化脓性髋关节炎倾向于开放手术引流。

三、髋关节急性化脓性关节炎的并发症

（一）病理性脱位

病理性脱位主要发生于儿童，成人罕见。如果在未发生严重软组织挛缩之前发现关节脱位，那么很容易在引流时完成关节复位，并能获得令人满意的功能（图 22-8）。但是，如果股骨头已遭到感染的破坏，应在股骨远端进行骨牵引，直至股骨头回到髋臼水平。然后通过外展和轻柔旋转将股骨头复位。在未将股骨向远侧牵开前不应尝试手法复位，否则可能造成股骨头或股骨颈骨折。复位后应将髋关节以髋人字形管型石膏制动，直至髋关节稳定或者形成纤维或骨性关节强直为止。在髋关节复位成功后，股骨头将被固定在一个人字形的石膏里面，直至其稳定或出现纤维性或骨性关节强直。

（二）骨髓炎

当感染局限于关节内时，迅速引流和适当的抗生素治疗可阻止股骨近端发生骨髓炎。但是，假如在小于 12 岁的儿童患者中，因骨髓炎产生股骨头死骨时，股骨头可能被完全吸收（图 22-9）或者在血供恢复以后由新骨替代。在大龄的儿童和成人中，股骨头始终是一块感染性死骨，需要切除。任何已介绍的髋关节引流入路均可应用，但前方入路对关节的显露较好。在儿童中，髂骨骨髓炎可与髋关节急性化脓性关节炎伴发，或者关节感染可继发于骨感染。这两种情况均需要同时行髋关节和髂骨的引流。在成人中，髂骨骨髓炎是较少见的并发症，但是股骨头血液循环的破坏可能造成股骨颈骨折和股骨头死骨形成。

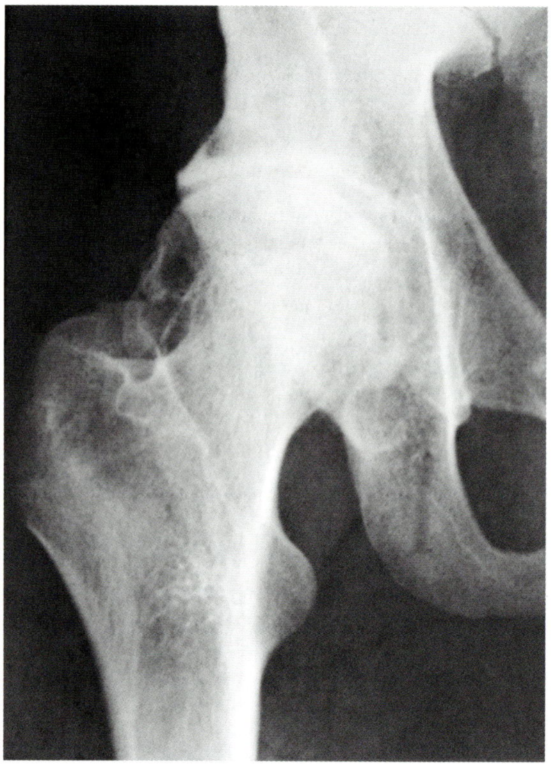

图 22-8 髋关节病理性脱位治疗后 21 年。关节间隙轻度狭窄，髋臼和股骨头轻度匹配不良，尽管很少有这样令人满意的治疗结果，但通常要比图 22-9 中显示的情况更满意

（三）盆腔脓肿

髋关节急性化脓性关节炎所继发的盆腔脓肿，常因髂淋巴结的化脓性感染引起，经髂腰肌鞘膜播散，并与关节相通。脓肿位于腹膜外，易于在重力作用下沿髂腰肌到达腹股沟韧带下方，最终流至大腿内侧。当脓肿较大时，脓液可沿髂腰肌流向近端，并到达后部髂嵴处。磁共振影像有助于定位和判断腰大肌真正的受累范围。这种脓肿可在 CT 引导下进行穿刺引流。

Freiberg 和 Perlman 建议按下列方法进行盆腔脓肿的引流。当脓肿流至大腿内侧时，可采用 Ludloff 切口（图 1-89）。于长收肌、短收肌之间钝性解剖，可在耻骨肌前方或后方发现脓肿。当脓肿在耻骨肌前方突向皮下时，应直接在脓肿表面切开，但注意避免损伤股血管和神经。不建议在腹股

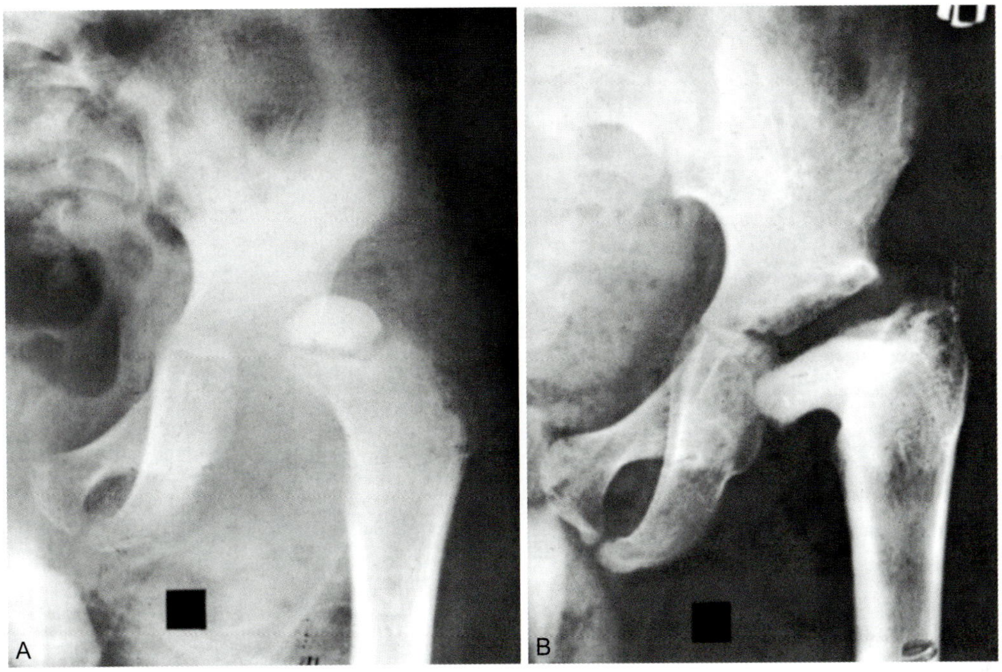

图 22-9 髋关节病理性脱位

A．骨骺死骨形成早期，表现为密度明显增加；B．16个月后，骨骺及部分股骨颈吸收

沟韧带上方进行引流，因为这样可导致粪瘘且不能彻底清除脓肿。如果脓肿位于后部髂嵴的近端，采用与髂嵴平行且正好位于脓腔近侧的切口。从髂嵴上切断腹肌，钝性分开脓腔。任何伴有盆腔脓肿的髋关节化脓性关节炎均通过 Ober 后侧入路进行引流（图 1-88）。

（四）持续性感染

髋关节周围的迁延性感染很难治疗，但很少发生。通常形成广泛的瘢痕并形成窦道。窦道经常堵塞，造成脓肿复发。除非采用积极的手术治疗，否则将发生慢性脓毒感染及其后遗症。Girdlestone 介绍了一种髋关节慢性化脓性感染的根治性手术。这种手术几乎可将髋关节周围的感染灶完全清除。除了清除所有的感染性骨组织外，还要切除一大块肌肉以确保引流通畅，这种手术可导致几乎无功能的假关节形成或关节强直，还可造成患肢的显著短缩。因此，这种手术是最后的选择。术前要进行窦道造影，同时开始适当的抗生素治疗，手术备血应充足。

髋关节切除术

手术技术 22-18

(Girdlestone)

- 在髂前上棘的后侧和远侧 2.5 cm 处开始做一横切口，向外侧延长使其中心位于大转子近端约 2.5 cm 处（图 22-10A）。
- 牵开皮缘，显露覆盖着臀中肌和部分臀大肌的筋膜。
- 与被牵开的切口皮缘平齐做两处深切口。在近端切开处，切开臀肌直至髋臼近侧的髂骨。在远侧切开处，显露大转子的外侧部分。
- 用一骨刀由外下向内上斜向股骨颈基底的上部，切除大转子及已被切开的大块臀肌并将它们移开。
- 切开关节囊，显露股骨头、股骨颈和髋臼缘（图 22-10B）。
- 如果股骨头没有坏死或髋关节已强直，则不要切除股骨头。否则切断股骨颈和髋臼缘，去除股骨头、股骨颈。
- 从髋臼和髂骨上刮除所有坏死和感染的骨组织。

要确保所有骨盆内脓肿均已被充分引流，并只留下有血液供应的粗糙的松质骨（图 22-10C）。

- 将部分皮瓣推移至健康肌肉表面，用于关闭切口。
- 如果发现脓肿由小转子扩展到内收肌区域，则在大腿近端内侧另做一切口，切除足够的耻骨肌、长收肌和短收肌，以便通畅引流。
- 留置 2 ～ 3 根引流条，并用凡士林油纱疏松填满伤口腔隙。

术后处理 患侧髋关节以管型石膏制动，维持屈曲 20° ～ 30°。根据 Girdlestone 的观点，防止股骨向近侧移位特别重要，否则手术（局部碟形手术）达不到目的，髋臼引流也会被堵塞。

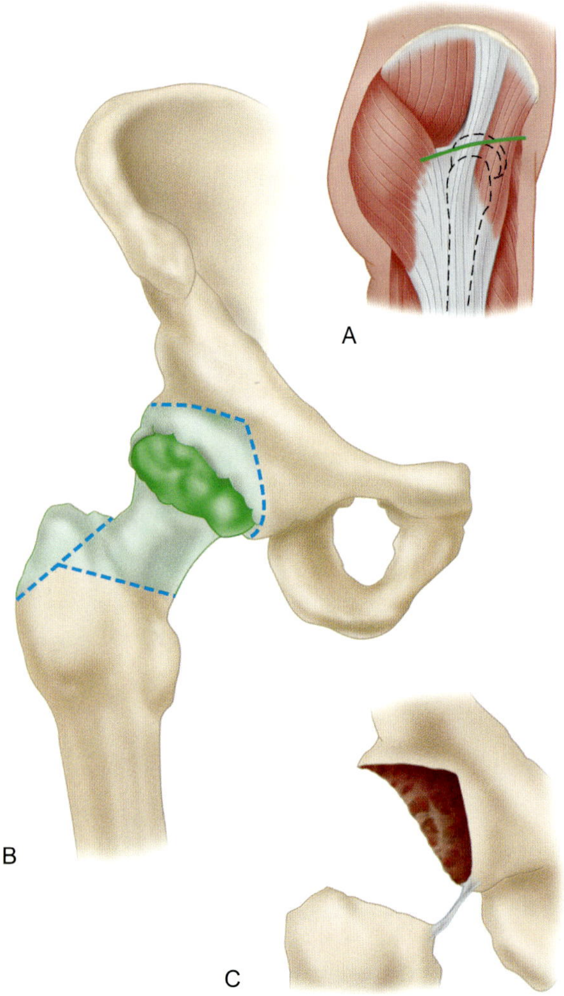

图 22-10 Girdlestone 髋关节切除术治疗慢性或迁延性深部感染

A. 切口线；B. 阴影部分表示切除的骨质；C. 手术完成后（见手术技术 22-18）

Klein 等介绍了一种用于截瘫患者髋关节慢性化脓性感染的治疗技术。它包括 3 个独立的措施以控制感染：① Girdlestone 手术；②将股外侧肌转移填入切除股骨头、股骨颈和髋臼壁后遗留的腔隙中；③应用外固定以防止股骨干的无限制活动，这种活动可能损伤转移的肌肉。外固定器以一个后部的骨盆 - 股骨架跨过髋关节。

第十节 骶髂关节感染

骶髂关节急性化脓性关节炎不常见，但也不罕见。患者有臀部疼痛，并经常有下腰部、大腿和腹部的疼痛。骨盆挤压试验、Patrick 试验和 Gaenslen 试验均能激发患侧骶髂关节的疼痛。X 线片通常没有阳性发现。^{99m}Tc 和 ^{67}Ga 放射性核素骨扫描通常也只显示局部活性增强，而 CT 是最敏感的诊断技术。MRI 也可有所帮助。Miskew、Block 和 Witt 报道了一种关节穿刺抽吸技术，应用于 8 例患者中，有 7 例成功地获得了诊断标本。在骶髂关节的中线上，用一根 18 号腰椎穿刺针与横截面呈 45°，与矢状面呈 30° 穿入。穿刺针维持这个角度向外侧和远侧进入，在 X 线透视的引导下，穿至距骶髂关节最低缘 0.5 cm 处。大多数患者对合适的抗生素治疗反应良好。已形成脓肿的患者需要切开引流。邻近的骶骨或髂骨骨髓炎是常见的并发症。

第十一节 脊柱感染

脊柱感染在第 42 章中讨论。

第十二节 胸锁关节及肩锁关节感染

通常只有发生其他关节急性化脓性关节炎时，胸锁关节及肩锁关节才被累及，也可发生于二醋吗啡（海洛因）成瘾者，此时其病原菌主要是金黄色葡萄球菌，20 世纪 80 年代静脉注射吸毒者假单胞菌属感染率显著下降。健康人群中单发的病例也曾有报道，但是，由于这些关节都位于皮下，因此，穿刺抽吸和手术引流均可完成。如果并发骨髓炎，有时必须切除部分锁骨。

第十三节 肩关节感染

化脓性肩关节炎很少发生于年轻人及各年龄段的健康人。儿童肩关节急性化脓性关节炎通常是肱骨近侧干骺端骨髓炎的一个并发症；在成人中，本病常并发于衰竭性疾病，治疗效果一般较差。无论何时，只要怀疑存在感染，就必须进行穿刺抽吸，如果有明显的脓肿，就应早期进行手术引流。CT 或 MRI 能帮助明确是否有脓肿形成。

一、穿刺抽吸

可通过前侧、后侧或外侧入路进行肩关节穿刺。由于在肩关节前侧通常可触及脓肿波动区，并可更容易地辨明骨性标志（图 22-11），因此，大多数情况下在此进行穿刺。穿刺点位于喙突与肩峰前外侧缘的中点处。穿刺针直接向后穿过关节囊，进入关节抽吸。

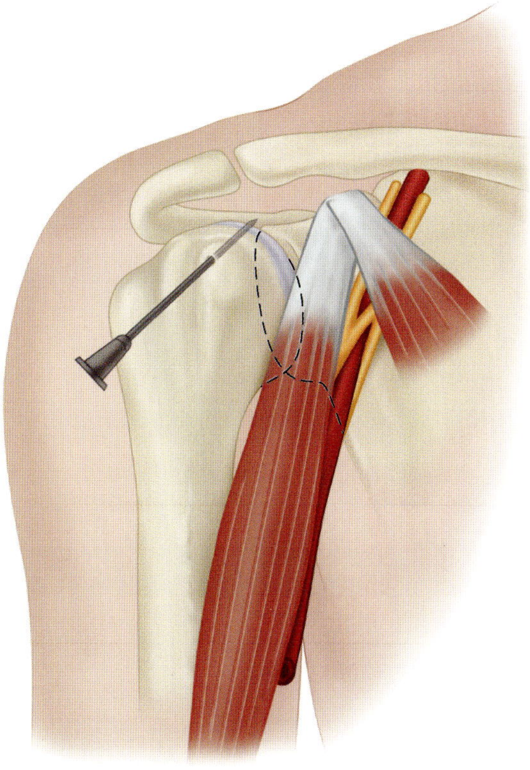

图 22-11 肩关节穿刺抽吸

二、引流

肩关节可通过前侧或后侧切口进行引流，但前侧切口更常用。在一项对成人肩关节化脓性感染治疗的回顾性研究中，Leslie 等发现关节切开术的疗效要优于反复穿刺抽吸。

前侧引流

手术技术 22-19

- 从肩峰的前缘开始，做一个前方纵切口，切口延伸 5 ～ 7.5 cm 至跨越肱骨头的中心。
- 从肩峰顺肌纤维方向劈开三角肌 5 cm，切断肩胛下肌肌腱，直视下打开关节囊。
- 同时切开肱二头肌长头肌腱腱鞘。清除脓液并用大量生理盐水冲洗关节。
- 对儿童患者，要在肱骨近侧干骺端钻孔进行脓肿减压，但注意勿损伤骨骺。
- 留置引流，松弛地关闭切口。

后侧引流

手术技术 22-20

- 切口始于肩胛冈的基底部，沿三角肌纤维走行方向，向远侧和外侧延伸 7.5 cm。
- 劈开三角肌纤维，显露肩关节的外旋肌群，在肱骨大结节内侧、冈下肌和小圆肌之间向内分离。
- 切开关节囊，清除脓性物质。
- 用大量生理盐水冲洗关节，留置引流，松弛地关闭切口。

术后处理 患侧肩关节以夹板固定于外展 45° 位，直至伤口愈合。然后开始主动及辅助性主动关节活动度训练。

关节镜引流

采取关节镜引流治疗急性化脓性肩关节炎的报道日益增多。通过关节镜，冲洗可以在直视下进行，确保彻底清除脓性组织。关节镜引流应当在化脓性关节炎的早期进行使用，尤其是在 Gächter 感染分期的Ⅰ、Ⅱ期起始前两周（表 22-5）。可以彻底清理小的脓腔及黏性物，并且可以行滑膜切除术。如果需要，可通过关节镜入口进行引流（见第 52 章采用标准前侧或后侧入口的关节镜技术）。采用关节镜引流比开放手术能允许更早期的主动活动。

第十四节　肘关节感染

一、穿刺抽吸

屈曲肘关节，在肘关节的后部，恰于尺骨鹰嘴的外侧插入穿刺针（图 22-12），将穿刺针穿过皮肤和关节囊，进入关节抽吸。

二、引流

肘关节最好采用内侧或外侧切口引流，或同时采用内、外侧切口引流。

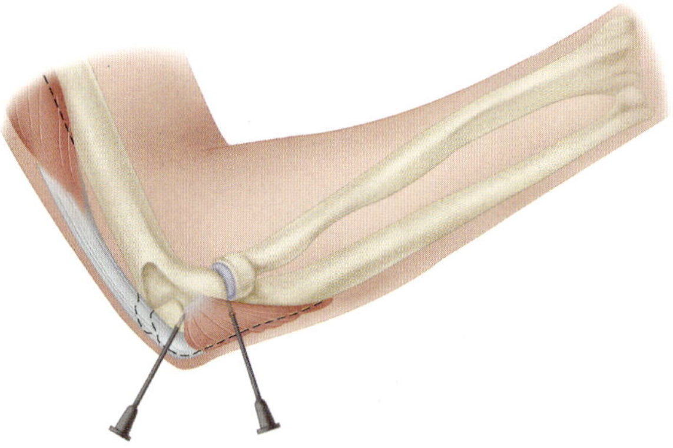

图 22-12　肘关节穿刺抽吸

内侧引流

手术技术 22-21

- 做一跨越肱骨内上髁的切口，向近侧延伸 5 cm，向远侧延伸 2.5 cm。
- 在肱三头肌后方和肱肌前方于两者之间的间隙内进入，避免损伤尺神经。
- 向外侧及远侧剥离骨膜，直至关节囊显露。
- 切开关节囊，清除脓肿。
- 用生理盐水冲洗关节，留置引流，松弛地关闭切口。

外侧引流

手术技术 22-22

- 做一跨越肱骨外上髁的切口，向近侧延伸 5 cm，向远侧延伸 2.5 cm。
- 从前方的桡侧腕长伸肌和后方的肱三头肌之间分离，显露关节囊。靠近骨面解剖，避免损伤桡神经。
- 切开关节囊清除脓液。然后用生理盐水冲洗关节。
- 留置引流条，松弛地关闭切口。
- 肘关节后部间隙也可通过这一切口引流，但需要沿肱骨向后方解剖，从肱骨外侧面上游离肱三头肌的附着部。

后侧引流

手术技术 22-23

- 在尺骨鹰嘴的两侧分别做平行的纵行切口，各向近侧延伸 7.5 cm（图 22-13）。
- 向深部经过肱三头肌腱膜的内、外侧进入关节的

表 22-5　Gächter 感染分期

Ⅰ期	关节液变浑浊，滑膜发红，可有出血点及瘀斑，无放射学变化
Ⅱ期	严重炎症，纤维型沉积，脓液形成，无放射学变化
Ⅲ期	滑膜增厚，分隔（间隙）形成，无放射学变化
Ⅳ期	脓液侵袭、腐蚀软骨，放射学可发现软骨下骨坏死，可出现骨侵蚀及囊肿

（引自：Gächter A：Der Gelenkinfektion.*Inform Arzt* 6:35,1985）

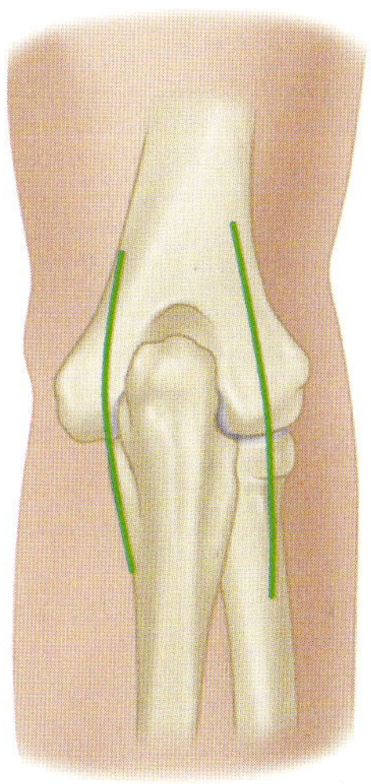

图 22-13 采用肱三头肌腱膜内、外侧切口进行肘关节后部引流（见手术技术 22-23）

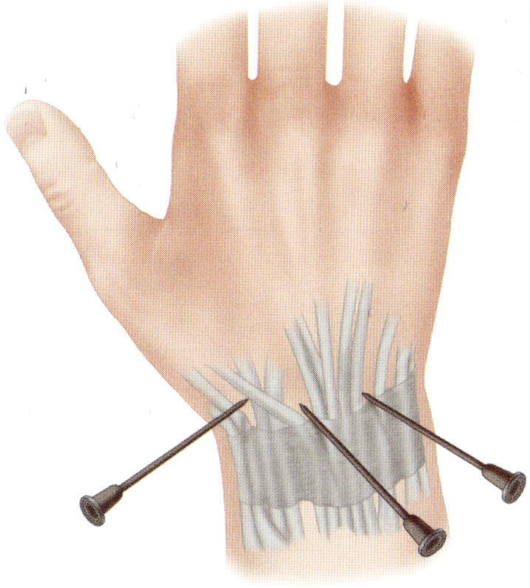

图 22-14 腕关节的穿刺抽吸

后部间隙。避免在尺神经经过肱骨内上髁后部处损伤该神经。

术后处理 患侧肘关节以石膏夹板固定于屈曲 90°位，前臂维持旋转中立位，直至伤口愈合。然后开始主动的关节活动范围训练。

肘关节镜

肘关节镜下行骨膜切除术和灌洗引流，可以安全有效地治疗有免疫活性的化脓性关节炎患者，且术后效果良好。

第十五节 腕关节感染

腕关节的化脓性关节炎比其他关节少见，一般发生于穿刺伤之后。常没有明显的症状，容易漏诊。应早期切开引流，以免发生关节强直、关节周围骨髓炎或化脓性屈肌腱鞘炎等并发症。

一、穿刺抽吸

腕关节的穿刺抽吸在腕背侧进行。腕背侧有许多穿刺点均可选用。最常用的穿刺点位于桡腕关节水平，第 1、2 伸肌间室之间，非常靠近拇长伸肌与桡侧腕长伸肌的交叉处。其他的穿刺点位于第 3、4 或第 4、5 伸肌间室之间（图 22-14）。

二、引流

腕关节可通过内侧、外侧或后侧入路进行引流，要避免切开腱鞘。

外侧引流

手术技术 22-24

- 在掌侧的拇长展肌和拇短伸肌肌腱与背侧的拇长伸肌肌腱之间做一长 5 cm 的切口。
- 向深部切开进入解剖学鼻烟窝，注意避免损伤桡动脉。
- 切开桡侧副韧带和滑膜组织，清除脓液。
- 冲洗关节，留置引流，松弛地关闭切口。

内侧引流

手术技术 22-25

- 在尺侧腕屈肌、尺侧腕伸肌肌腱之间，做一长 5 cm 跨越尺骨头的切口。避免损伤尺神经的腕背侧分支。
- 显露尺侧副韧带和滑膜组织并切开至尺骨茎突。不要剥离三角纤维软骨。

背侧引流

手术技术 22-26

- 在拇长伸肌和示指固有伸肌肌腱之间，或是尺侧腕伸肌和小指固有伸肌肌腱之间，做一长 5cm 的背侧纵切口。
- 切开腕背支持带，进入关节（图 1-142）。

术后处理 患侧腕关节用石膏夹板固定于功能位，直至伤口愈合，然后开始主动的关节活动范围训练。

第十六节 化脓性关节炎遗留畸形的手术矫正

一、踝关节

当踝关节因软组织挛缩而固定于马蹄足位时，可通过 Quengel 管型石膏或连续楔形（切开）的管型石膏进行治疗，或通过手术进行矫形。例如，附加或不附加后部关节囊切开术跟腱延长术都可有效地恢复足部跖行位置。当马蹄内翻足是由骨性强直引起时，则适合采用经关节的楔形截骨术。

截骨矫形术

手术技术 22-27

- 经前外侧入路显露踝关节（图 1-32）。用骨刀从关节处截除一基底朝前的楔形骨块。
- 如果需要，可在延长跟腱前施行后部关切囊切开术以避免切除过多的骨质，造成过度短缩。
- 将患足背屈至中立位，检查截骨面在此位置是否准确对合。
- 应用与踝关节融合术中一样的外固定架固定。

术后处理 与踝关节加压融合术的术后处理一样（见第 11 章。）

二、膝关节

膝关节的软组织性屈曲挛缩可用 Quengel 或连续楔形切开的管型石膏进行矫形，也可能需要行第 45 章中介绍的软组织手术。对于骨性或坚硬的纤维性关节强直，或者严重的软组织挛缩，除用于矫正复杂畸形的环形外固定器或其他外固定加压器械（见第 58 章）之外，还可考虑应用下列手术技术。膝关节的屈曲畸形可通过股骨髁上截骨，造成相反方向的代偿性畸形而间接矫正。当膝关节屈曲畸形不严重，而关节又不适合进行手法矫正或软组织松解时，可考虑采用这一手术。在儿童中，截骨处应位于远离骨骺的近端。

股骨髁上横行截骨术

手术技术 22-28

- 做一长 2.5cm 的外侧纵行切口，恰好位于股骨外侧髁的近端。切开阔筋膜及股外侧肌，显露股骨。
- 插入一把骨刀，横行截骨。
- 在股骨的后外侧将其截断 2/3。
- 用手法将残留的骨质折成青枝骨折以矫正畸形（图 22-15）。
- 如果屈曲挛缩 $> 45^{\circ}$，在截骨前必须延长腘绳肌肌腱。

术后处理 在患肢恢复对线后，可用带骨盆带的长腿管型石膏固定。术后 2 周时，可更换石膏以便进行必要的远期畸形矫正。在术后 8 ~ 12 周，去除第二次的管型石膏，应用长腿支具固定膝关节于中立位，维持正确的位置。假如在手术前膝关节具有功能性的活动范围，可免去支具固定。应尽早开始主动活动和股四头肌锻炼，直至恢复膝关节术前的活动范围。

膝关节的屈曲强直可用 Thompson 介绍的“V”形截骨术进行矫正。

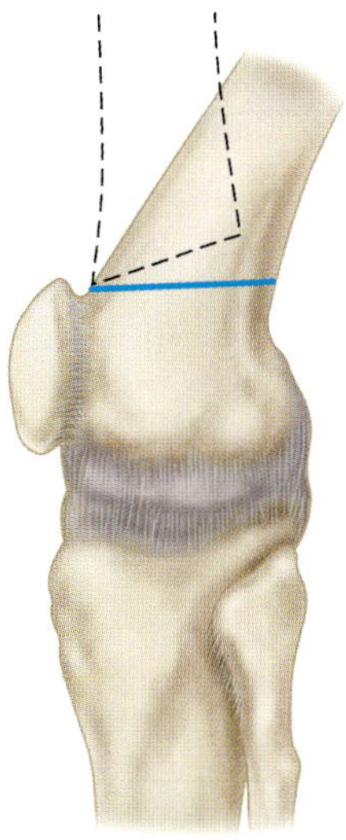

图 22-15　股骨髁上横行截骨术治疗膝关节屈曲强直

虚线显示矫形后的股骨位置，形成基底朝向后侧的楔形间隙。实际上，可以产生足够的嵌插，使缺损闭合（见手术技术 22-28）

术后处理　同横行截骨术。当膝关节屈曲挛缩 >60° 时，若采用横行截骨，在矫形后，骨断端间对合接触的骨质非常有限。此时更适合采用楔形截骨术，特别是对于成年患者。

股骨“V”形截骨术

手术技术 22-29

（Thompson）

- “V”形截断股骨前部骨皮质，斜行截断内侧和外侧骨皮质，并横行截断后侧骨皮质（图 22-16）。
- 在远侧断端截出一个凹面，将近侧尖端插入其中。
- 如果需要，可切除部分近侧骨段的骨质，以减轻神经血管的张力。

股骨髁上楔形截骨术

手术技术 22-30

- 做一长 7.5 cm 的外侧纵行切口，始于股骨外侧髁的近端。
- 切开阔筋膜和股外侧肌，将后者牵向前方。
- 从股骨的干骺端前后表面截去一块楔形骨块。楔形顶角的角度必须接近屈曲挛缩角的一半（图 22-17）。
- 在畸形矫正后，截骨间隙可被消除，但可能在股骨后侧形成小的间隙。
- 手术中，在获得满意的矫形后，应用加压融合器或其他外固定加压器械（见第 8 章）可将骨折更好地制动，并促进骨折断端的愈合。这种技术对于膝关节牢固强直的患者尤为适用。

术后处理　同膝关节加压融合术（见第 8 章）。

当膝关节残余的功能性屈曲活动度比屈曲挛缩角度大时，适宜行股骨截骨术。截骨位置应尽量靠近关节。通过这一手术可使膝关节完全伸直，但术后关节的屈曲活动范围可能减小。

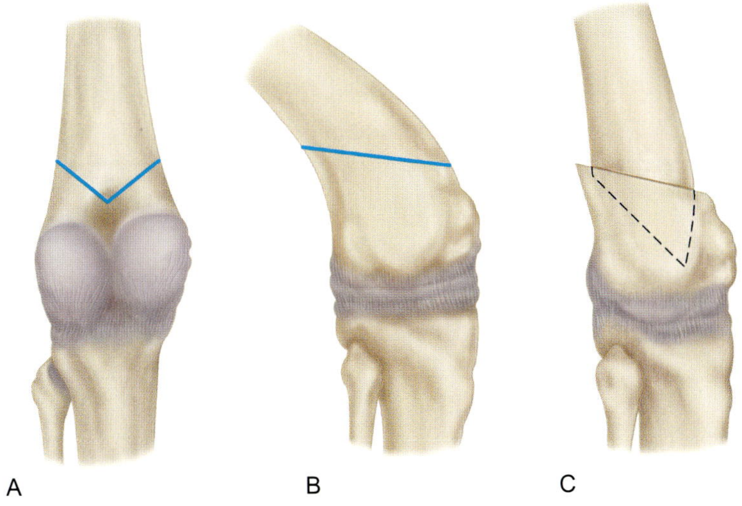

图 22-16　Thompson 嵌插式“V”形截骨术（见手术技术 22-29）

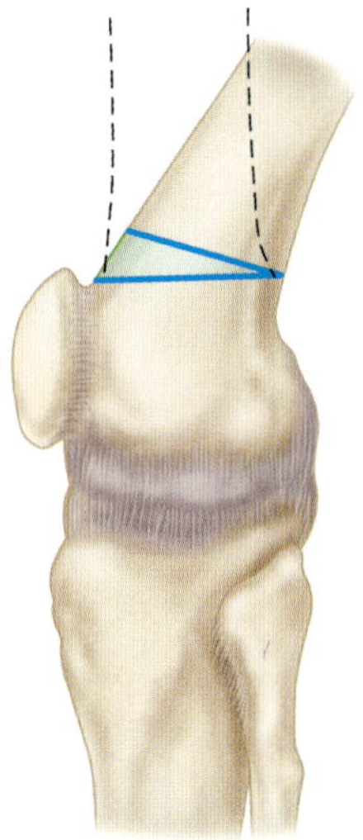

图 22-17 基底朝前的楔形截骨术

蓝色区域表示截除的骨质。虚线显示截骨术后股骨的位置，骨断端的粗糙面完全对合（见手术技术 22-30）

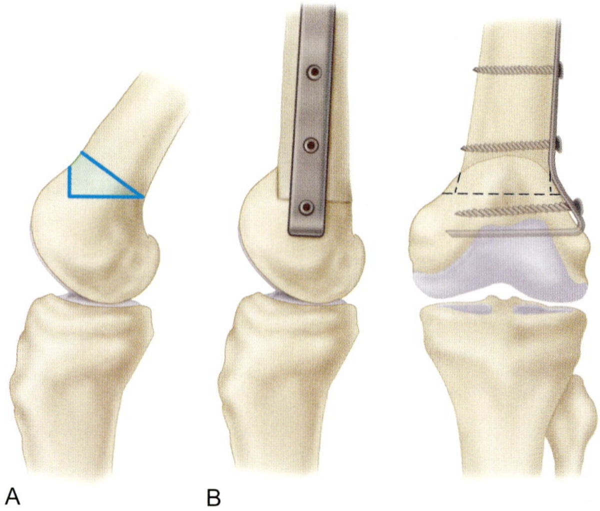

图 22-18 改良的 Osgood 股骨髁上有控制的旋转截骨术

A．阴影部分表示截除的骨质；B．截骨术后，用 Blount 接骨板维持矫形位置（见手术技术 22-31）

股骨髁上有控制的旋转截骨术

手术技术 22-31

- 做一长 10 cm 的外侧切口。骨膜下显露股骨外侧和前侧的髁上区域。
- 用一摆锯截除一小块四边形骨块。横行切断近侧骨断端，并将远侧骨断端截出一个角度（图 22-18A），然后将股骨髁向前旋转。
- 将 Blount 接骨板折弯，折弯角稍大于 90°，将接骨板的横刃横行插入股骨远端部分，用螺钉将钢板固定于股骨干上。只要外形合适并能提供坚强的固定，其他类型的接骨板也可使用（图 22-18B、C）。

术后处理 如果内固定可靠，患肢可用膝关节伸直位夹板固定，直至伤口愈合。否则，就要应用长腿管型石膏维持膝关节于伸展位 4 周。

关节内截骨术

有时关节内的骨性强直造成膝关节的严重屈曲，以至于根本不能负重。如果患者因为年龄或职业的原因而不能采用关节成形术，则适宜行关节内截骨以矫正屈曲挛缩。对于儿童，手术时必须保护骨骺（图 22-19）。如膝关节强直于极度的屈曲位，通过手术彻底矫形是不可取的。假如去除大量的骨质来达到完全的矫形，将会造成过度短缩。如果去除的骨质不够，关节在强力下达到伸直位，很可能发生血管或神经并发症。因此，手术时只能部分地矫正严重的畸形，而膝关节后侧发生挛缩的结构只能通过保守治疗逐渐延伸。

关节内截骨术

手术技术 22-32

- 做一髌骨旁内侧切口。
- 将髌骨从股骨上游离，并从骨膜下剥离股骨前和胫骨前的软组织。
- 对于中度畸形，可做一个与股骨髁外形平行的截骨（图 22-20）。
- 如果畸形很严重，则在前部截除一个楔形骨块（图 22-21）。
- 对于严重屈曲挛缩的儿童患者，不损伤骨骺是不可能完全矫正畸形的，因此，可切除骨质进行部分矫形，2 周后再进行后侧关节囊切开术和腘绳肌延长术。
- 如果术中可将畸形完全矫正，则用加压融合器或其他类型的外固定加压器械将关节固定。

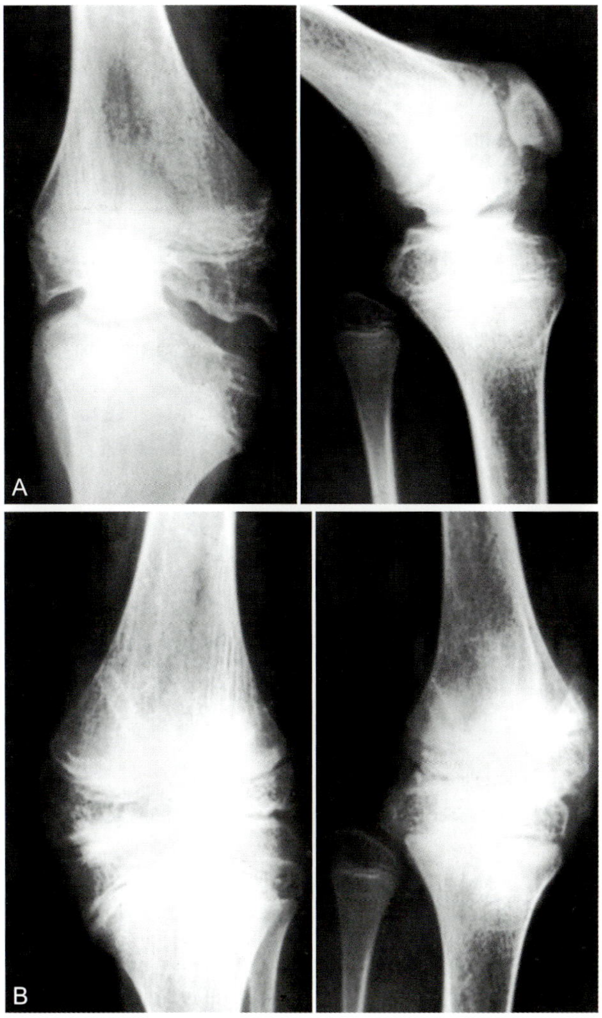

图 22-19 A. 膝关节化脓性关节炎后强直、畸形；B. 关节内截骨及关节融合术后，手术未损伤骨骺

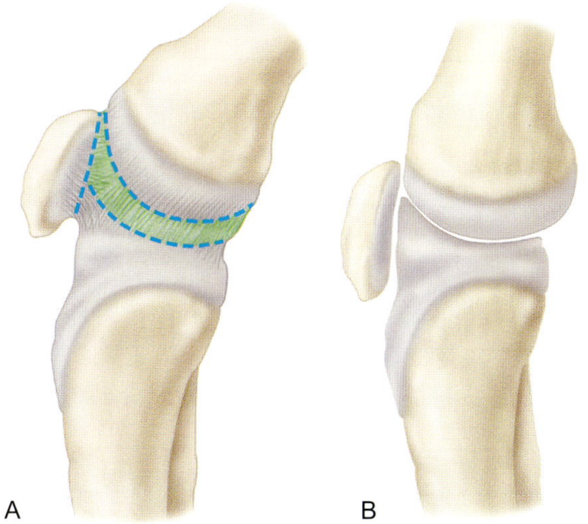

图 22-20 膝关节屈曲强直的关节内截骨矫形术

A. 虚线显示截骨位置，与关节面的大体形状一致；B. 矫形术后（见手术技术 22-32）

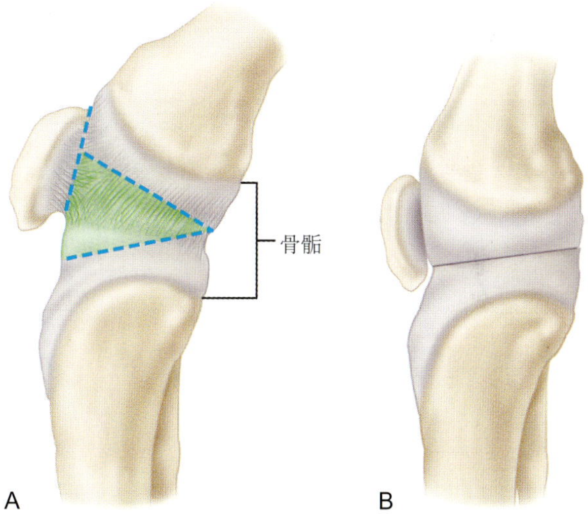

图 22-21 膝关节屈曲强直的关节内楔形截骨矫形术

A. 虚线显示截骨位置，楔形骨块被截除；B. 矫形术后（见手术技术 22-32）

术后处理 如果畸形在手术后得以矫正，可将外固定架固定附加在长腿管型石膏上。如果畸形只能部分矫正，则用石膏夹板维持膝关节于最佳伸展位，直至急性炎性反应消退。然后，应用连续楔形开口的管型石膏直至达到完全矫形。

三、髋关节

髋关节急性化脓性关节炎的治疗目标是获得正常的关节功能，并且不遗留畸形和功能障碍。但是，即使给予最好的治疗也很难达到这一目标。Choi 等发现与婴儿髋关节急性化脓性关节炎预后不良有关的因素有：①感染发生于出生后 22 周以内；②早产儿；③症状持续时间超过 4 d。而最重要的因素是诊断延误。

髋关节急性化脓性关节炎的功能障碍可由下列任何一种原因引起：①关节疼痛，可由关节面不匹配或病理性脱位引起。②关节僵硬，由部分或完全性关节强直引起，根据是否伴有显著的挛缩，可造成中度或重度功能障碍。③畸形，包括异常成角（如髋内翻）或患肢短缩。在儿童中，即使自发性骨性强直的位置较理想，屈曲和内收畸形仍较为常见。④关节不稳，可由股骨近端的骨质破坏或病理性脱位引起。

重建手术通常必须在感染消退后数月，有时甚至是数年之后再进行。其理由是：①可降低旧感染灶复发的危险性。②在儿童中，必须准确地判断股骨干近端和股骨头的情况，因为早期的X线片可能显示股骨近端遭到破坏，以及股骨头骨骺的分离和缺血坏死；而在后期的X线片中却显示满意的重建情况。③特别在儿童中，由于坏死骨重新获得血供且脓腔均被填满，随着时间的延长，骨质的强度和总的质量进一步提高，因此，可增加重建手术成功的可能性。一般认为，既不能在生长期间不治疗髋关节不稳，也不能让固定性畸形存在多年。但是，有些学者认为髋关节感染后的重建手术可能不能获得与非手术治疗相当的疗效。

（一）关节成形术

对于有髋关节强直的年轻患者来说，间置性（interposition）或杯状关节成形术仍然有用。只有对于老年患者才考虑行全髋关节成形术。施行这些手术时必须与有经验的从事感染性疾病控制工作的医师配合，并在术前应用适当的抗生素治疗。

（二）稳定髋关节的手术

在急性化脓性关节炎之后，可通过下列方法稳定髋关节：①关节融合术；②骨盆截骨术；③股骨近端截骨术；④联合应用大转子关节成形术（Colonna）和股骨近端截骨术；⑤ Harmon或L'Episcopo重建术。虽然上述截骨术及成形术多数已经被淘汰，在这里笔者仍然给予完整介绍，因为这些手术在一些罕见的灾难性的情况下可能仍然有用。

关节融合术（见第5章）能为患者提供一个稳定和无痛的髋关节，但有中等程度的不便。对于成人或大龄儿童更有用。

骨盆截骨术如髋臼成形术或Salter手术或Chiari手术，对儿童患者可能有用。当股骨头和股骨颈被吸收后可为股骨近端提供支撑点，跛行可以减轻，也保留了关节活动度，但可能遗留有疼痛。这些手术对成人的帮助较小。

如果髋臼中残留的股骨颈足够大，施行Schanz手术或股骨近端截骨术可能有用。除非是当某一部分股骨与髋臼形成关节时，否则这种手术通常不被采用。此手术通常能够减轻跛行，并通过将远侧股骨段外展来增加患肢的功能性长度。

大转子关节成形术可以用于治疗化脓性关节炎遗留的髋关节不稳定，手术是分期进行的。先将大转子置入髋臼中，并将髋关节的外展肌群转移至股骨远侧；大约1个月后，行股骨近端截骨术，在一些患者中可联合应用髋臼成形术。此手术适用于<10岁的儿童患者。

在L'Episcopo或Harmon重建术中，做成一个新股骨颈与髋臼形成关节（图22-22）。这些手术对于股骨头和股骨颈已吸收的年幼儿童非常有用。

髋关节重建术后感染

手术技术 22-33

(Harmon)

- 通过一个前方髂股切口显露髋臼和股骨近端（图1-93）。
- 剥离股骨近端前部的骨膜，但不要破坏肌肉在大粗隆上的附着部。
- 维持患肢于旋转中立位，在股骨近端前后方向上钻4～6个小孔（图22-22A）。以小孔为引导，纵行凿开股骨近端，将内侧骨块向内撬起，造成青枝骨折。
- 从对侧肢体取胫骨皮质骨块，将骨块置入骨劈开处，以维持内侧骨块向内的成角（图22-22B）。
- 去除髋臼上的瘢痕组织，注意勿损伤其软骨面。
- 接着通过手法复位，将股骨近端的内侧骨块纳入关节（图22-22C）。

术后处理 术后应用管型石膏固定，患侧固定范围从乳头线到患侧足趾，健侧下肢固定到膝关节上方，将患侧膝关节维持于旋转中立位及轻度外展位。制动3个月，然后开始扶腋杖逐渐负重。

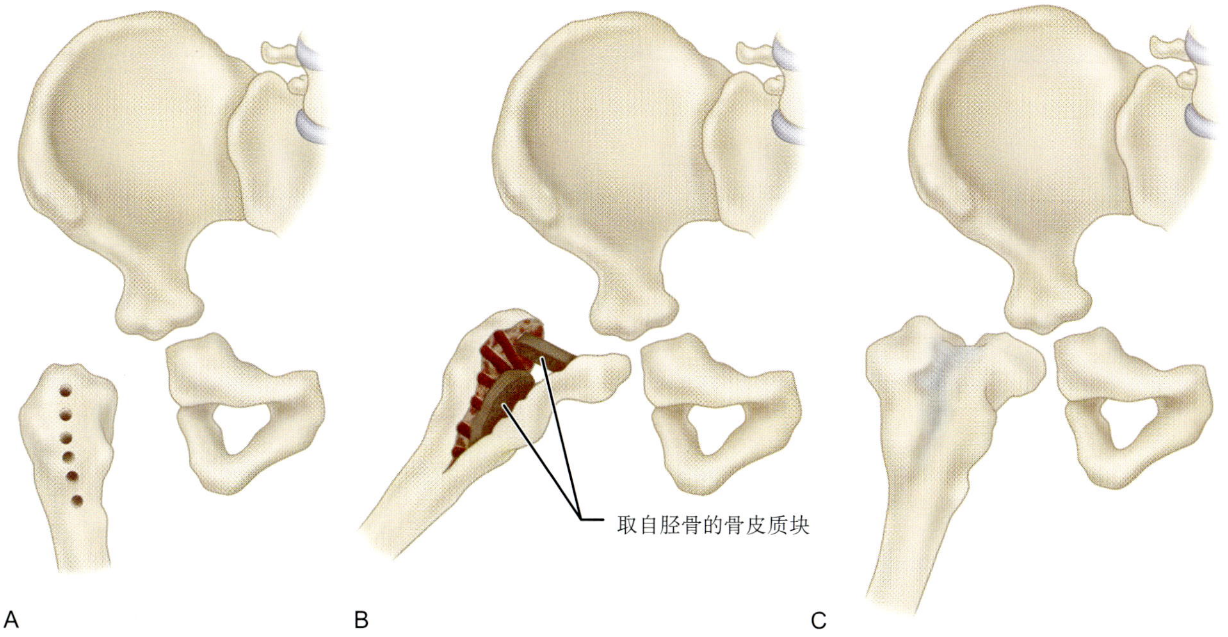

图 22-22 Harmon 重建术用于治疗因急性感染性关节炎而导致股骨头和颈缺失的儿童患者。在骨组织的生长和负重期内，又出现了新生的股骨颈和粗隆（见手术技术 22-33）

（三）矫正畸形的手术

在感染消退后应尽快矫正畸形。屈曲和内收挛缩通过转移髂嵴植骨来治疗（见第 34 章），在必要时可行内收肌肌腱切断术（见第 33 章）。髋关节的屈曲、内收强直可应用下面介绍的粗隆间截骨术进行治疗，将患侧髋关节固定于旋转中立位，屈曲 0°、外展 20° ~ 30° 的位置（在儿童中）。由于在儿童发育成熟前畸形可复发，因此，必须说明有关事项，即今后可能需要进行第二次截骨术。对于成人，患肢的最佳位置是屈曲 25° 和外展中立位。

3 种粗隆间截骨术中的任何一种均能单独应用也可与其他手术如内收肌肌腱切断术联合应用。3 种截骨术分别为横行张开楔形截骨术、横行闭合楔形截骨术及 Brackett 球 - 臼截骨术（图 22-23）。这些都是应用了多年的基本手术，已有许多技术方面的改进（图 22-24）。手术很简单，还能延长患肢。但是骨组织接触较少，在成人中常出现延迟愈合，并且在截骨早期不稳定。

髋关节横向开放楔形截骨术

手术技术 22-34

- 通过外侧纵行切口显露股骨近端的外侧部。
- 在小粗隆的稍近端水平垂直的股骨干内插入钻头，通过 X 线片调整钻头的位置。
- 在骨孔的水平用骨凿切断股骨（图 22-23A）。
- 将患肢置于矫正后的位置，插入坚硬的内固定器，如在粗隆间骨折中所使用的器械（见第 55 章）。

术后处理 用一个半（1.5）髋人字形石膏固定 8 ~ 12 周。然后开始关节活动范围的锻炼和力量练习，并开始扶腋杖进行保护性负重。

横行闭合楔形截骨术 能提供良好的骨质对合，并且是稳定的；但是该手术会使患肢短缩。

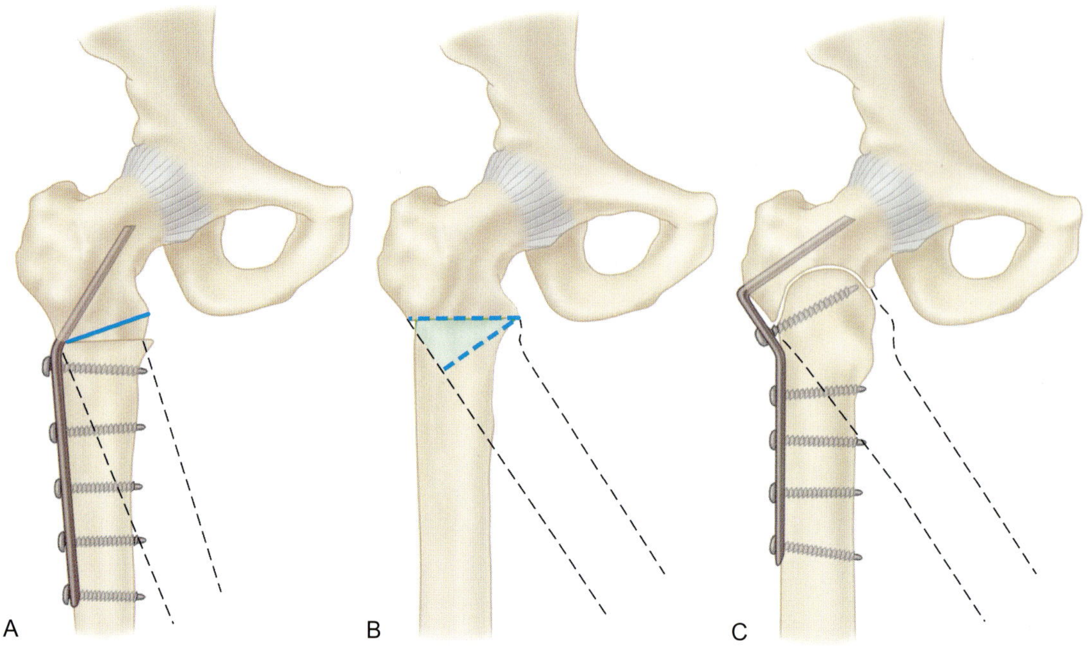

图 22-23 股骨粗隆截骨术

A. Gant 张开楔形截骨术，用接骨板固定；B. Whitman 闭合楔形截骨术；C.Brackett 球－臼截骨术，用 Blount 接骨板固定（见手术技术 22-34 至手术技术 22-36）

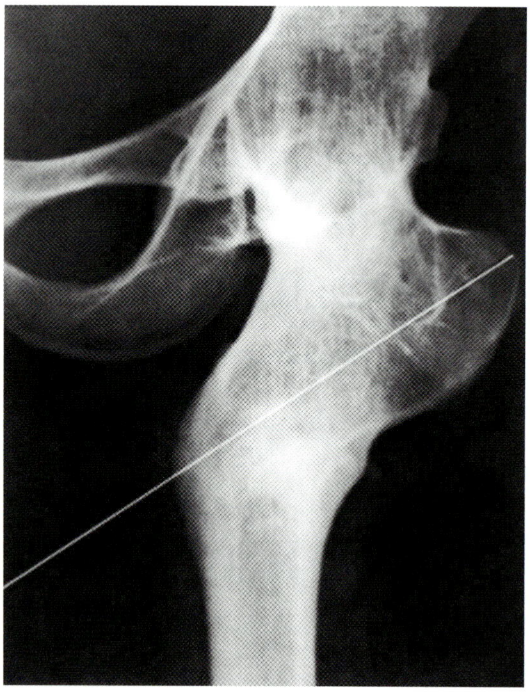

图 22-24 髋关节强直并内收畸形，采用截骨术后关节获得满意的负重。直线表示术前股骨内收畸形的轴线

髋关节横形闭合楔形截骨术

手术技术 22-35

- 通过一个纵行切口显露股骨近端的外侧部。
- 用骨刀凿出一个底连向外侧、顶端位于小粗隆上缘的楔形骨块。
- 楔形的大小根据畸形的程度决定（术前按 X 线片描出纸样对于决定截骨的角度和楔形的位置大有帮助）（图 22-23B）。
- 去除楔形骨块，将远侧骨段外展。
- 随着骨质缺失处的闭合，患肢的畸形将被矫正。
- 插入坚硬的内固定装置，如在粗隆间骨折中所使用的器械（见第 55 章）。

术后处理 在手术反应消退后就可开始扶腋杖进行保护性负重，直至达到骨性愈合。

Brackett **截骨术**　能够获得稳定且又不造成患肢短缩；但是手术解剖范围较大，并且很难对严重的、两个平面的畸形进行准确、稳定的截骨。

Brackett 髋关节截骨术

手术技术 22-36

(Brackett)

- 通过一个始于髂前上棘，向远侧延伸的 12.5 cm 长的直切口或 Watson-Jones 外侧切口（见第 1 章），显露粗隆间区的前面、股骨颈的基底部和股骨干的近端。
- 向外侧牵开阔筋膜张肌，向内侧牵开缝匠肌和股直肌。
- 用一把窄骨刀或摆锯，做一凸面朝向内上方的截骨（图 22-23C）。截骨开始于大转子的外侧，并延伸至小转子与股骨颈的连接处。
- 完成截骨后，将远侧骨段外展。当远侧骨断端在近侧骨断端的凹面内旋转时，畸形也随之矫正。
- 当内收畸形很轻微时，截骨的外侧缘与内侧缘在同一水平；但当畸形严重时，截骨的外侧缘应比内侧缘更靠向近端。
- 当存在严重的屈曲畸形时，前后截骨面的方向必须做出调整，以便为近侧骨段前缘提供一个细长的顶。
- 在骨段准确对线后，装上坚硬的内固定装置，如在粗隆间骨折中所使用的固定器械（见第 5 章）。

术后处理　在手术反应消退后就可开始扶腋杖进行保护性负重，直至骨性愈合。

（四）均衡下肢长度的手术

只有当所有的患肢重建手术完成后（见第 29 章），才能进行纠正下肢不等长的手术。

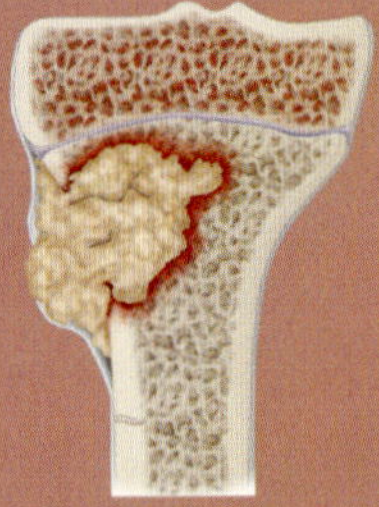

第 23 章 结核及其他少见的感染

著者：Andrew H. Crenshaw Jr.
译者：余　斌　林庆荣　戴　闽
审校：李建民　李　卡

第一节　结　核

结核主要因吸入或吞入结核分枝杆菌或牛型结核菌而患病。接触后，感染可能会被机体清除，也可能导致初次感染或潜伏感染，可在以后被重新激活。之后会通过淋巴播散、血行播散或直接蔓延到其他组织和器官。单纯骨结核和粟粒性结核的临床表现不同。粟粒性结核病程进展较快，其全身症状包括发热、寒战、咳嗽，同时会伴有胸膜疼痛、体重减轻和乏力。患者可表现为急性症状或慢性症状。

目前估计，结核感染率高达全球总人口的 1/3。最近几年，尽管全球范围内的结核发病率呈下降趋势，但它仍然是最常见的死亡原因之一。根据 2013 年世界卫生组织统计，约有 110 万人死于结核感染，目前新增病例速度最快的是东南亚地区，而感染和病死率最高的是撒哈拉以南的非洲地区。

一、北美发病情况

据疾病控制和预防中心（CDC）数据显示，2014 年美国约有 9421 例新感染的结核病患者。自 1992 年以来，该病在美国的发病率降低了 67%。2013 年，美国有 544 人死于结核病，比 2012 年降低 8%。

结核高危人群包括获得性免疫缺陷综合征（AIDS）或其他免疫缺陷患者、慢性肾衰竭患者、药物滥用者、无家可归者或被监禁者、来自发展中国家的移民。在美国，新发结核病例中约 2/3 为外来移民；移民入境后的前 5 年是发病的高峰期。人口密度也是一个危险因素，新发病例中 75% 的患者居住在人口超过 50 万的大城市。

二、肌肉骨骼发病情况

结核一般感染肺部，但可感染全身任何器官。结核患者中，骨结核占 10% ～ 35%（据 2013 年美国报道约 11% 有肺外结核）。2013 年报道所有美国人中约有 2% 伴有结核。骨结核患者中 50% 同时有肺结核，30% ～ 50% 的骨结核发生于脊柱，最好发的部位是下胸椎。通常很难确定骨外结核是原发的。一般来说，四肢的骨关节结核好发于负重部位，最常见的是髋和膝，然后是足、肘和手，其他部位的骨和关节均可受累。可见合并窦道的软组织脓肿、腱鞘炎。

脊柱是骨结核最常见的发病部位（30% ～ 50%），尤其是在老年人群；但是在发展中国家，儿童和青少年发病也很常见。有些患者能发现肺或泌尿系有原发结核病灶，也有些患者找不到原发灶。淋巴和血行播散的结核一般发生在胸腰段，很少播散至颈椎和骶骨。脊柱结核的活动性病变破坏特定的椎体节段：通常是相邻的两个椎体和椎体之间的椎间盘。一些研究者推测，病变破坏的这种特点的原因是：该部位动、静脉血供丰富，而结核杆菌需要高的氧分压。约 80% 的患者为椎间盘周围病变，侵及椎体前部，然后经韧带下间隙（前纵韧带）发展到相邻的椎体。少数患者病变发生在椎体中央，这种病变可类似肿瘤或者引起明显的脊柱畸形，有时很难诊断。患者可能会有髓内肉芽肿、蛛网膜炎、椎体节段性塌陷形成的前方楔形变、驼背（Pott 病）等。单纯的脊柱后部结核很少见。有时会形成椎旁脓肿并形成皮肤窦道，侵及同一平面的腹腔脏器。椎旁脓肿最远可到达腘窝。患者会有疼痛、无力，到晚期会出现截瘫。

四肢关节结核主要累及下肢大的负重关节。病变侵犯关节软骨，最后形成的肉芽肿组织会使软骨剥脱。软骨下骨的骨小梁受侵犯会影响关节的负重功能，进而明显加快关节面的退变。病理检查会发现病变中心区有坏死组织和多核巨细胞。

其他较少受累的关节包括踝关节、足和上肢关节。患者可能有跛行，关节会出现皮温增高、肿胀及活动范围减小。关节结核会严重影响关节功能，即使经过积极正确的治疗，病变也会在某一孤立的部位复发。周围小关节的结核有时会与其他风湿性疾病相混淆（如痛风和类风湿关节炎）。假体周围关节感染也可发生于无结核病史患者的髋、膝和腕关节成形术后，一般在感染 4 个月后才能确诊。

三、实验室检查

患者可能有色素正常性或细胞正常性贫血、全血细胞减少症或血小板减少症。白细胞计数一般正常，红细胞沉降率可升高或正常。患者可能有抗利尿激素（ADH）异常综合征。结核菌素试验一般有诊断作用；但是假阴性率可高达 20% ~ 30%。免疫功能低下患者的皮试结果一般都不可信。从组织或脓液中查到结核抗酸杆菌是确诊的标志。从受累椎间盘取骨组织做培养，阳性率可达 60% ~ 80%。肺部有病变患者的痰和胃内容物培养阳性率超过 50%。目前，大样本队列研究表明，基于 T 细胞的检测化验有助于筛选肺外结核，总体上与肺结核的检测结果相似，但是需要辅助骨组织活检和细菌培养检查，否则敏感性和特异性均较低。

对于肺部有病变的患者，经支气管活检的阳性率可达 70% ~ 86%。呼吸道分泌物的主要成分是白细胞或多形核白细胞，而且 pH 稍偏酸。分子分型可用于判断感染形式和对药物的敏感性。

四、影像学表现

患病关节的 X 线片有助于指导治疗。当一个关节受累时，滑膜常侵犯关节下骨。关节边缘的侵蚀性病变在 X 线片上一般总是表现为溶骨性病变，可类似于感染、非感染性关节病或恶性肿瘤。关节周围骨量减少时可类似于少年型关节炎。发展到关节融合虽很少见，但会出现。脊柱病变的典型表现前面已经介绍。椎体前缘病变比椎体中心病变常见得多，椎间隙相对变窄。晚期会导致受累节段塌陷，出现椎体前部楔形变和驼背，这是 Pott 病的典型表现。

其他的影像学检查包括骨扫描或镓扫描，可检查出 88% ~ 96% 的骨结核病变。这种扫描敏感性很高，但对结核不特异。MRI 和 CT 扫描也可提供病变的具体情况，还能早期发现结核病灶，有助于显示软组织肿块。MRI 和 CT 可帮助软组织脓肿的定位，MRI 对结核不具有特异性，与骨髓炎、骨肿瘤、骨坏死及神经源性关节病较难区分，如果考虑为结核，则需要进一步行骨组织或周围软组织活检以确诊。椎旁脓肿内的钙化（用 CT 观察最佳）提示存在骨破坏，这是椎体结核的典型表现。CT 或超声引导下穿刺活检可获得适合的组织或液体进行其他分析。也有学者应用关节造影或其他的影像学检查肌腱腱鞘，但用得很少。

五、辅助性非手术治疗

治疗骨结核的主要目的包括控制感染、限制畸形、保持关节活动能力和减轻不适。由多学科医师一起治疗，请感染疾病专家和疼痛控制专家参与是最理想的。治疗小组还应包括护士、理疗师、职业咨询师和矫形师。所幸的是，约 90% 的患者经药物治疗、适当休息并在指导下恢复活动后能够治愈。关节病变严重或者有进展性疼痛的患者，用辅助性夹板（被动的、动力性、功能性的）或石膏固定会有作用。偶尔关节破坏严重，病情持续进展，最后发展到关节融合的地步（如肘关节），此时重要的是将肢体放在功能位上（如肘关节屈曲 70° ~ 90°），以便将来获得最大限度的功能。

在感染疾病专家精心指导下进行药物治疗会获

得较好的效果。根据患者的年龄、病变播散情况和伴发情况（如AIDS、慢性肾衰竭等）决定使用的药物和用药时间。有些药物会与免疫缺陷患者，尤其是HIV感染患者所用的药物相互作用，这种情况下必须调整药量和用药方案。可以多种药物联合应用一线用药，包括异烟肼、利福平、乙胺丁醇、吡嗪酰胺。如果发生耐药，则需要用氟喹诺酮类药物和阿米卡星、卡那霉素或卷曲霉素注射治疗（表23-1），治疗时间为20～30个月，新药的研发也有进一步发展，如Bedaquiline（2012年经FDA批准上市）、Delamanid和PA-824等靶向治疗肺结核的药物，而Linezolid和Sutezolid适用于广泛耐药的结核菌感染，但是以上药物的安全性和有效性还有待进一步检验，目前推荐的治疗时间是12～18个月，因为骨与纤维组织药物浓度底。有研究表明，加用利福平可以缩短疗程（6～9个月），而且效果与不加用利福平的长疗程治疗效果相当。

由于结核的治疗方案经常调整，因此应向疾病控制中心咨询，并接受指导。虽然已有原发和继发多药耐药的报道，尤其是美国以外的国家，但绝大多数都是个案报道。总的来说，多药耐药患者只占一小部分（< 3%）。

治疗不应仅限于患者本人，对患者的家属及结核菌素试验呈阳性的患者家属及密切接触者也应考虑进行药物治疗。这一点对于年龄不到50～55岁的人更重要。老年人可能无法耐受一些典型的预防药物。预防性药物治疗的时间为3～12个月，根据结核菌素皮试改变的情况而定。

患者有时需要应用镇痛药。一些严重的病例应该接受疼痛控制专家的治疗。虽然也有报道全身应用皮质类固醇可以减轻严重患者的症状，但用激素会掩盖关节感染，而关节内注射皮质类固醇会加快关节的破坏。

六、手术治疗

治疗骨和关节结核的手术包括：①关节切开术，包括活检术、滑膜切除术和关节侵蚀病灶的刮除植骨术；②关节外骨病灶的刮除植骨术；③关节切除术；④骨切除术；⑤软组织脓肿切开引流术或切除术；⑥关节融合术；⑦截肢术。曾有关节镜治疗关节结核的报道，但研究较少。最成功的关节镜清创术发生在膝部。

大多数权威学者认为，应在结核手术之前开始有效的抗生素治疗。有报道如果手术之前没有进行充分的药物治疗，会导致结核的粟粒样播散。

（一）足

足部的骨结核（图23-1）会使许多骨骼受侵犯，若诊断被延误，关节受累的可能性将大大增加。

表23-1 结核病治疗的基本方案（CDC）

首选方案	备选方案	备选方案
强化期		
每日服用INH，RIF，PZA和EMB*共56次（8周）	每日服用INH，RIF，PZA和EMB*共14次（2周），然后改为每周2次，共12次（6周）	每周3次服用INH，RIF，PZA和EMB*共24次（8周）
继续期		
每日服用INH和RIF共126次(18周)或每周2次服用INH和RIF共36次（18周）	每周2次服用INH和RIF共36次（18周）	每周3次服用INH和RIF共54次（18 周）

EMB．乙胺丁醇；INH．异烟肼；PZA．吡嗪酰胺；RIF．利福平

*如果药物敏感性研究显示对一线药物敏感，可以停用EMB。

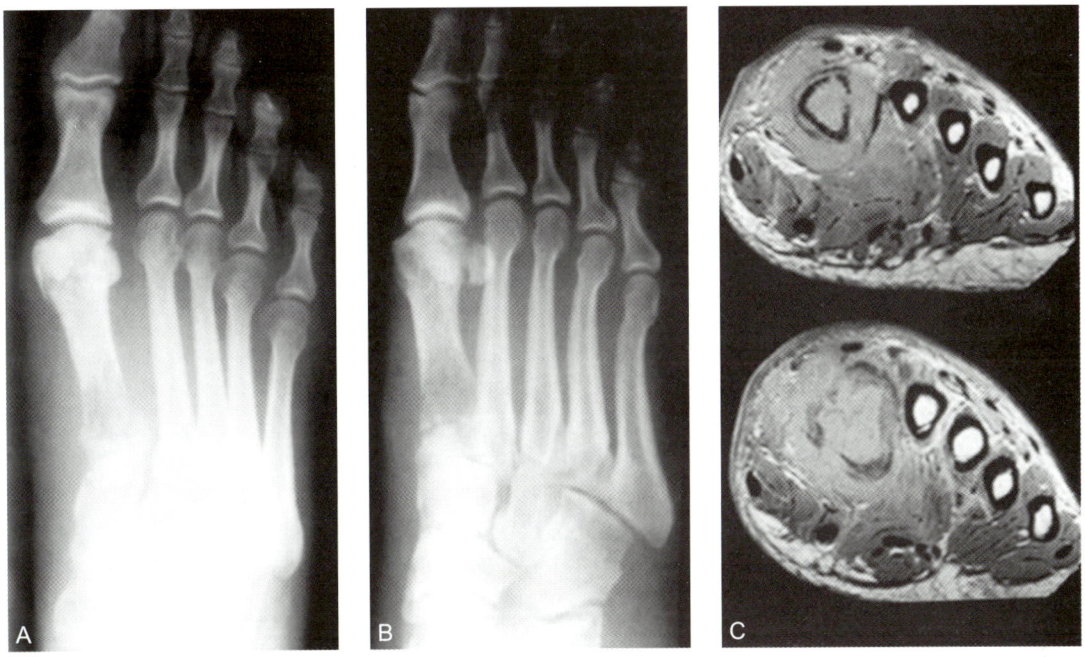

图 23-1 A、B. 第 1 跖骨基底结核前后位（A）和侧位（B）X 线片，内侧和外侧皮质均被侵蚀；C. MRI 显示第 1 跖骨基底被环形破坏，软组织广泛受累

（引自：Lonner JH, Sheskier SC: Tuberculosis of the foot as the initial manifestation of acquired immune deficiency syndrome: a report of two case, *Foot Ankle Int* 16:167, 1995.）

手术适应证包括关节旁病灶和关节破坏。呈囊性变的骨的手术效果比呈类风湿样表现的关节好。足部结核通常是跟骨或距骨的孤立病变。如果多个骨骼受累，特别是成人，截肢术是首选治疗方法。病灶刮除术适用于足部孤立的病变，即使已有窦道形成。

病灶刮除术

手术技术 23-1

- 直接在病灶区做切口，如果有窦道或脓肿则直接经窦道或脓肿切开。
- 去除所有的坏死组织和瘢痕组织，但不要去除未被病变累及的骨松质。
- 用自体骨松质充填清创后留下的空腔，关闭切口（图 23-2）。
- 如果存在继发性感染，则不植骨，留置引流条后，松弛地关闭切口。

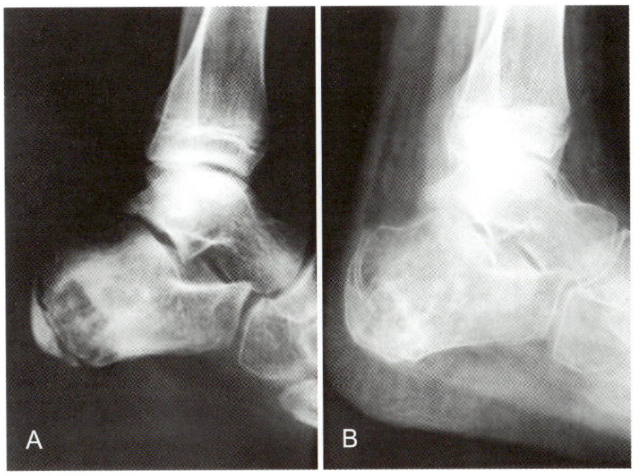

图 23-2 跟骨结核病灶刮除术前（A）和术后 6 个月（B）的 X 线片。术中行骨松质颗粒骨植骨，一期缝合切口，未放引流条，疗效为优

术后处理 用短腿管型石膏制动，在适当位置开窗，以便伤口换药。制动3～4个月，在此期的后半段可开始负重。

如果结核病变累及距下关节或中跗关节，应行三关节融合术（见第34章）。如果距下关节和踝关节同时受累，可行这些关节的后路融合术（见第11章）。

骨切除术 当病变比较广泛，尤其合并有窦道或继发性感染时，应行骨切除术或截肢术。趾骨或跖骨受累最好用骨切除术治疗。切除跗骨之后，要从足的对侧切除适量的骨质，以维持正常的对线。

切除跖骨后，可截除相应的足趾，以使相邻的跖骨排列更好，并使患足外观和功能更佳。应尽可能避免切除第1跖骨。

跖骨切除术

手术技术 23-2

- 若合并继发性感染，在病灶区做纵行切口，切口起于远排跗骨，止于近节趾骨中部。
- 显露骨质，但不要损伤伸肌腱。
- 切除骨质，保留骨膜，留置引流条，松弛地关闭切口。

术后处理 使用短腿管型石膏固定，伤口愈合后，开始保护性负重活动。

受累的通常不只一块楔骨，因此须行跗骨前骨切除术。为了患足获得满意的对线，还必须切除部分骰骨。

楔骨切除术

手术技术 23-3

- 做一长5 cm的外侧纵行切口，显露骰骨和第5跖骨间的关节。
- 在内侧做一个同样的切口，显露第1楔骨和第1跖骨基底部。
- 骨膜下剥离显露第2和第3楔骨。
- 用骨刀切除骰骨的前半部分和3个楔骨。
- 切除舟骨前部的关节面和所有5个跖骨基底部关节面。
- 将去除了软骨面的跖骨与舟状骨和骰骨对合。
- 关闭切口。

术后处理 使用短腿管型石膏固定，伤口愈合后，开始保护性负重活动。

舟状骨切除术

手术技术 23-4

- 经前外侧入路显露中跗关节。
- 另做一内侧切口显露舟状骨。
- 骨膜下锐性解剖，切除舟状骨。注意避免损伤位于足背的足背动脉和腓深神经分支。
- 暴露跟骰关节，去除跟骨远侧端的关节软骨和软骨下骨以及骰骨的近侧1/3。
- 去除距骨头和楔骨近侧关节面的关节软骨。
- 将露出的骨质粗糙面对合，消灭骨面间的腔隙。骨骼的位置可用带螺纹的钢针交叉固定。
- 在切除舟状骨之后，必须行中跗骨间关节融合术，将患足固定于满意的位置。

术后处理 用短腿管型石膏固定。伤口愈合后开始保护性的负重活动。

骰骨切除术

手术技术 23-5

- 经前外侧入路显露骰骨，骨膜下锐性解剖，并切除之。
- 从楔骨、第5跖骨近侧面和跟骨远侧面上切除关节面和邻近的骨质。
- 切除舟状骨，并去除距骨头的关节面和浅层骨质。
- 将露出的骨质粗糙面对合，骨骼的位置用带螺纹的钢针交叉固定。

术后处理 同舟状骨切除术。

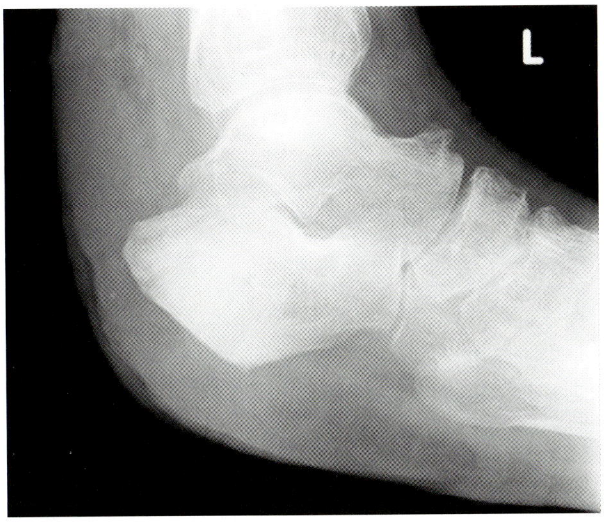

图 23-3 部分跟骨切除术

（引自：Walsh TP, Yates BJ: Calcanectomy: avoiding major amputation in the presence of calcaneal osteomyelitis—a case series, *Foot* 23:130, 2013）.

跟骨切除术后可造成相当程度的功能丧失，但仍优于截肢术。尽管有关跟骨部分切除的报道较少，但与全跟骨切除术相比，跟骨骨髓炎行部分除术（图 23-3）可以减少残疾，具有更好的外观和功能。

跟骨切除术

手术技术 23-6

- 采用 Kocher 切口（见手术技术 1-17），切口始于外踝近侧 10 cm，沿跟腱的外侧缘达跟骨的上面，继续向下延伸至外踝，止于跟骰关节远侧 2.5 cm。
- 切断跟腓韧带，将腓骨肌腱移向上方和前方。
- 切开跟骰关节的关节囊，切断韧带在跟骨上的止点。
- 将骨膜剥离器或撑开器插入距下关节，切断距跟骨间韧带。
- 将距下关节脱位，骨膜下锐性解剖，游离内侧、前侧和后侧的软组织，切断跟腱止点。
- 取出跟骨。避免损伤跟骨内侧的胫神经和血管。
- 将跟腱缝于距骨的下表面和足部的短肌上。

术后处理 用长腿管型石膏制动，膝关节屈曲 30°，踝关节保持中度马蹄位。术后 3 周更换为短腿管型石膏，患足维持于轻度马蹄位。术后 8 周开始保护性负重，管型石膏制动持续 4 个月。以后需要使用垫高足跟的矫形鞋。

Hutson 等建议在行胫跟关节融合术前采用前内侧入路切除距骨，然后置入含抗生素的载体来治疗感染。

距骨切除术

手术技术 23-7

- 采用 Kocher 入路（见手术技术 1-17）或前外侧入路（见手术技术 1-18）显露距骨。
- 切开距舟关节背外侧和下方的关节囊。
- 切断踝关节腓侧副韧带的腓骨止点。
- 将踝关节脱位，使患足向内移。
- 夹住距骨颈部，轻轻地牵引。骨膜下锐性解剖，由前向后切断所有后、下方的软组织和韧带附着部，去除距骨。如距骨坏死，必须分块取出。
- 骨膜下分离，游离两踝和跟骨前部两侧的软组织。
- 将跟骨向后移位，使跟骨前部置于两踝之间，将跟骨关节面与胫骨的关节面对合。
- 关闭切口，使患足维持于马蹄位（图 23-4）。

术后处理 用长腿管型石膏制动，膝关节屈曲 30°，踝关节位于中度马蹄位。在足、踝部背侧的管型石膏上开窗并用软敷料覆盖。术后 2 ~ 3 周更换为短腿管型石膏，患足维持于马蹄位。术后 8 周开始保护性负重。管型制动要持续 4 个月。随后可穿舒适的、足跟垫高的矫形鞋。

（二）踝关节

如果踝关节的病变仅局限于滑膜，采用制动和药物治疗就足够了。如果病变累及关节，则可将脓肿引流，或将局部的病变骨质刮除。然而，踝关节结核最好采用关节融合术治疗（图 23-5）。详见第 11 章。

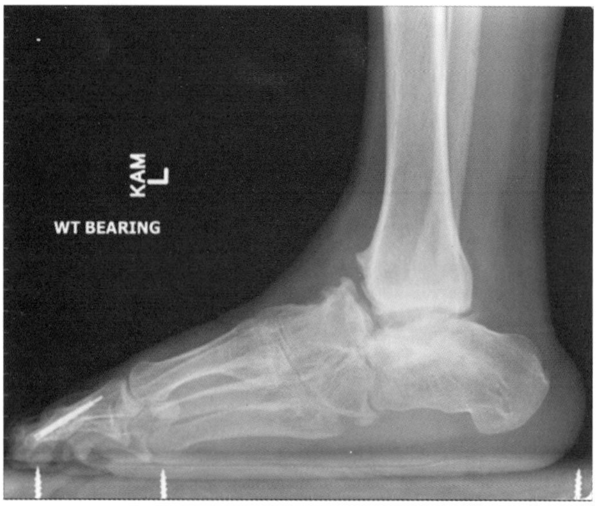

图 23-4 将感染的距骨切除后

（三）膝关节

确定病变范围对治疗膝关节结核来说是最重要的，有时患者的病情可能相对较轻，仅表现为关节周围软组织感染（表现为结核性滑囊炎）、化脓性腘窝囊性变或者是脓肿形成。膝关节 X 线片的表现有助于医师确定治疗方案。如果膝关节 X 线片表现相对正常，或者只有较轻的局限性骨髓炎改变，用多药联合治疗会有效。这些患者常能耐受早期进行关节活动度和活动能力练习。如果单用药物治疗无效，应行滑膜切除术（在关节镜检查的同时进行）、死骨切除术或同时施行两种手术，或者需要刮除骨性病灶。一旦关节严重退变，且 X 线片表现改变明显，则预后较差，应行更积极的开放手术，较严重病例的制动时间应稍长一些。如果关节面退变严重，可能必须行关节融合术（图 23-6）。也有报道称采用关节置换术和药物治疗的方法获得了有限的成功，但有一定的风险，包括病变静止一段时间再复发的可能。Zeng 等采用全膝关节置换术成功治疗 9 例结核性关节炎，对于炎症指标较高者，先行 3 个月抗结核药物治疗，二期行 TKA；对于检查指标正常者，则可以一期行 TKA，术后继续行 12 个月的抗结核药物治疗，平均随访 4 年未见复发。

局限于髌骨的病变在 X 线片上表现为溶骨性改变，并伴有死骨，死骨呈片状改变。这种局限性病变应用多药联合治疗会有效。如果结核耐药，行髌骨切除术也可获得较好的功能。关节外的脓肿或

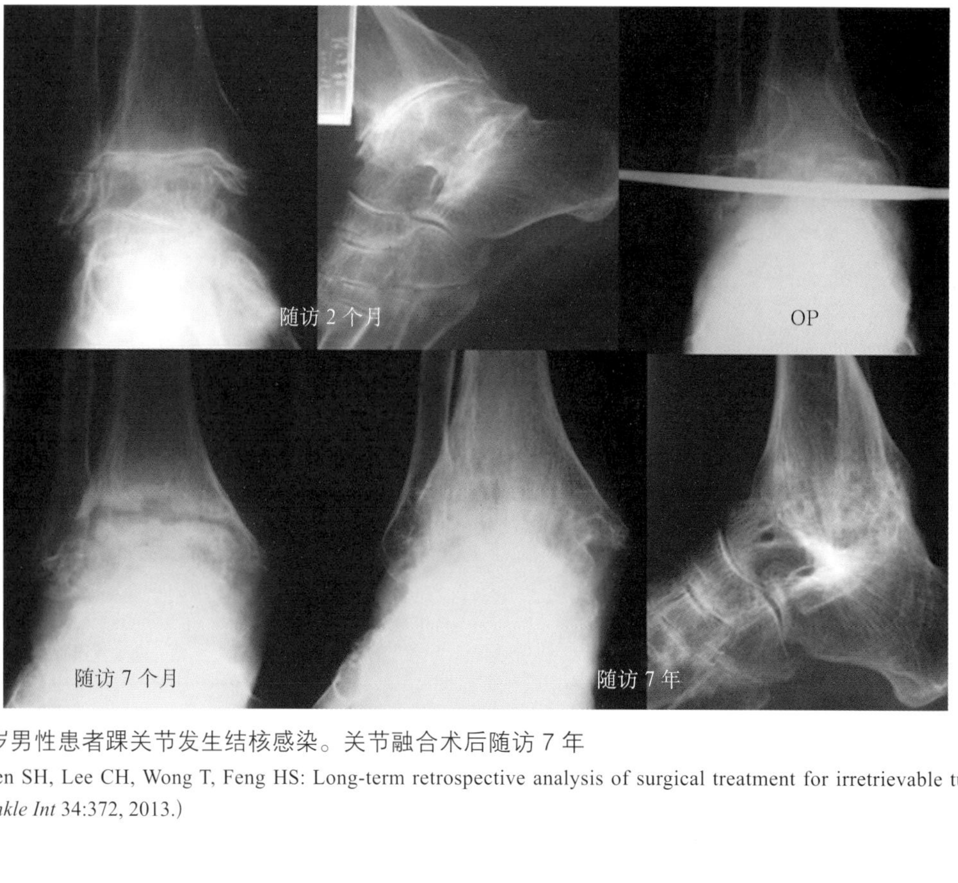

图 23-5 22 岁男性患者踝关节发生结核感染。关节融合术后随访 7 年

（引自：Chen SH, Lee CH, Wong T, Feng HS: Long-term retrospective analysis of surgical treatment for irretrievable tuberculosis of the ankle, *Foot Ankle Int* 34:372, 2013.）

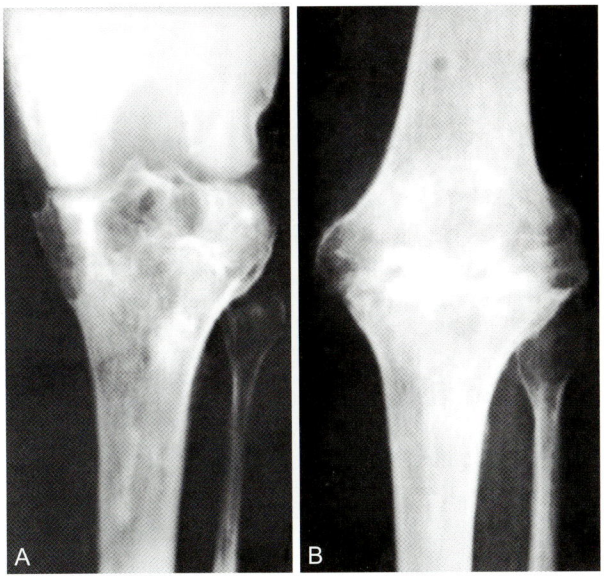

图 23-6 膝关节结核术前（A）和关节融合术后 3 个半月（B）的 X 线片

病变（滑囊炎或囊肿）需要切除和引流。如果病变累及股骨远端或胫骨近端，需要刮除相邻的骨质。除非病变十分严重，一般均可早期开始主动活动。

Nag 等曾报道在免疫功能正常的患者自体移植物重建前交叉韧带后的结核感染。虽然仍然是一个罕见的并发症，但它应被视为结核病高发范围。

（四）髋关节

如果髋关节结核能够早期诊断，并且病变局限于滑膜组织，则通过休息和药物治疗就可获得满意的效果。这种情形常见于儿童。另外，许多髋关节结核患者（50%）的 X 线片表现正常，药物治疗常常有效。这些患者一般能耐受早期活动。

如果病变侵及关节软骨和骨，但病变范围不广泛，采用部分滑膜切除术和病灶刮除术通常能获得成功（图 23-7），但髋关节萎缩的患者（< 10%）和髋关节脱位的患者预后稍差。如果关节软骨和周围骨质广泛受累，则应采用关节融合术。有不到 1.8% 的骨结核患者病变会累及大粗隆。也有患者会形成粗隆周围脓肿和腰大肌脓肿，需要行关节周围脓肿引流术、诊断性活检术或关节外死骨切除术。越来越多报道采用含链霉素的骨水泥珠链来治疗结核性滑囊炎和骨髓炎。

部分滑膜切除术和病灶刮除术

手术技术 23-8

（Wilkinson）

- 通过前外侧入路显露髋关节（见手术技术 1-62）。
- 刮除股骨颈、股骨头或髋臼的病变。
- 切除增厚的关节囊，施行滑膜切除术，但不要为了清除所有的结核组织而将髋关节脱位。

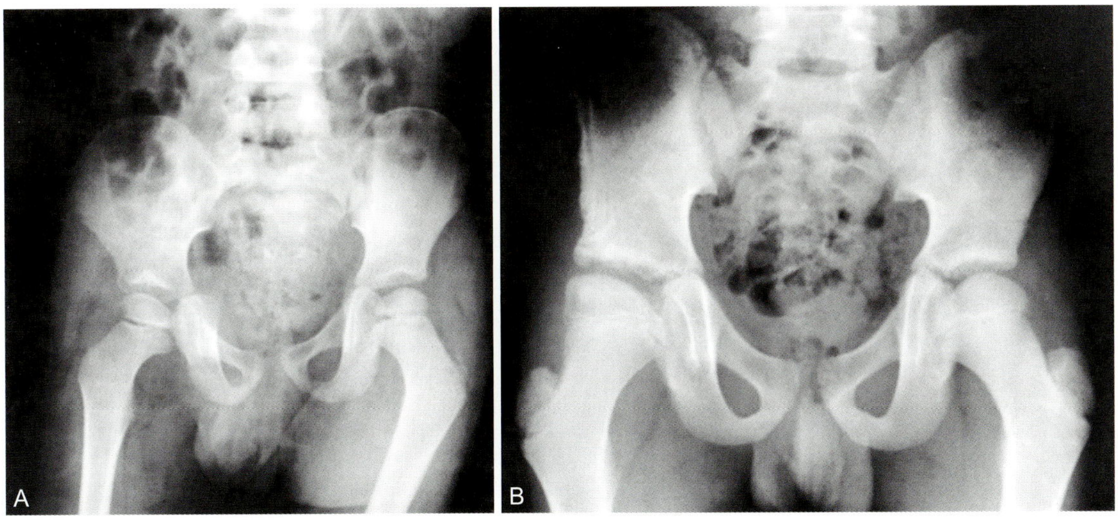

图 23-7 滑膜切除术、开窗病灶刮除抗菌治疗前（A）和 7 年后（B）的 X 线表现。疾病临床治愈，患者无跛行，残留轻度活动受限，可见股骨头及髋臼异常

- 分层缝合切口，不放置引流条。

术后处理 使用 Buck 牵引，直至髋关节刺激症状消失。然后开始主动的活动度练习。在数月内不允许进行无保护的负重行走，直至 X 线片显示受累的骨完全愈合为止。

如结核病灶位于髋臼上方的髂骨，且没有播散入关节，可采用局部病灶刮除术治疗，不需要行关节切开术。

髋臼上方病变

手术技术 23-9

- 采用前外侧入路（见手术技术 1-62）。在关节囊外解剖，如果必要，可在 X 线透视下寻找结核病灶。
- 病灶刮除后，如果没有继发感染，用自体骨松质充填留下的空腔。
- 分层关闭切口。

术后处理 同滑膜切除术和病灶刮除术（见手术技术 23-8）。

如果结核病灶局限于股骨颈，可进行手术切开引流，以防止结核播散入关节。

股骨颈病变

手术技术 23-10

- 采用外侧纵行切口，显露股骨粗隆下区。
- 在股骨颈外侧凿出一个骨皮质窗，X 线透视下确定病灶部位。
- 用刮匙刮除病灶，避免进入髋关节，如果需要，可用自体骨松质充填空腔。
- 分层关闭切口。

术后处理 同髋关节病灶刮除术（见手术技术 23-8）。

结核常累及粗隆滑囊及滑囊下的骨质，此时适合行滑囊切除术。

粗隆区病变

手术技术 23-11

(Ahern)

- 经外侧纵切口显露粗隆滑囊和大粗隆。
- 切除病变的滑囊，刮除大粗隆上的病变。
- 分层关闭切口。

术后处理 当患者身体状况允许时可开始保护性负重练习，6 ~ 12 周逐渐恢复关节的完全活动。

1．**关节融合术** 进展期髋关节结核累及关节软骨和骨质时，最好采用关节融合术治疗。手术技术见第 5 章。

2．**脓肿引流术** 结核脓肿通常需要引流。关节腔内有脓肿形成时，X 线片常显示关节囊扩大。如关节囊破裂，可在内收肌区域、髂前上棘下方 5.0 ~ 7.5 cm 的大腿前部、大粗隆表面或臀部出现脓肿。此时，可在脓肿上方直接切开引流，排空脓腔。一期闭合切口一般能很快愈合。

成人的结核病变广泛累及股骨头、股骨颈和髋臼，并且继发感染时，应行髋关节切除术（图 23-8）。

髋关节切除术

手术技术 23-12

- 采用外侧或后外侧入路显露髋关节（见手术技术 1-63 和手术技术 1-68）。
- 切除关节囊、股骨头、股骨颈和髋臼周围病变的骨质。
- 将大粗隆置于髋臼内，留置粗引流条，松弛地关闭切口。

术后处理 用双侧髋人字形石膏将患侧髋关节固定于外展 45° 位。制动约 3 个月。如果残留关节不稳，则可行近端股骨截骨术或关节融合术。

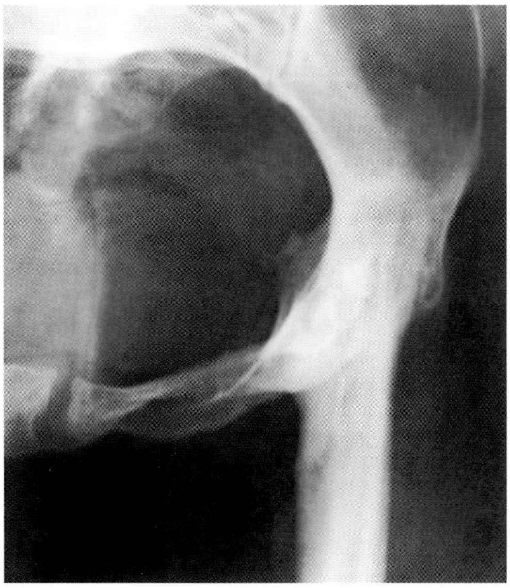

图 23-8　髋关节结核合并化脓性感染后，采用髋关节切除术治疗，关节获得骨性融合

（五）骶髂关节

骶髂关节结核的症状包括臀部疼痛、患肢负重困难、神经根症状和下腰部疼痛。X 线片和骨扫描表现通常不正常。经皮髂骨穿刺活检可确诊。如骶髂关节结核能够早期诊断，采用药物治疗和休息通常能够治愈。当病变比较广泛时，可行部分滑膜切除术和病灶刮除术或关节融合术（见第 5 章）。

（六）耻骨

耻骨结核可累及耻骨联合（图 23-9）。行药物治疗和病灶刮除术通常能够很快愈合。

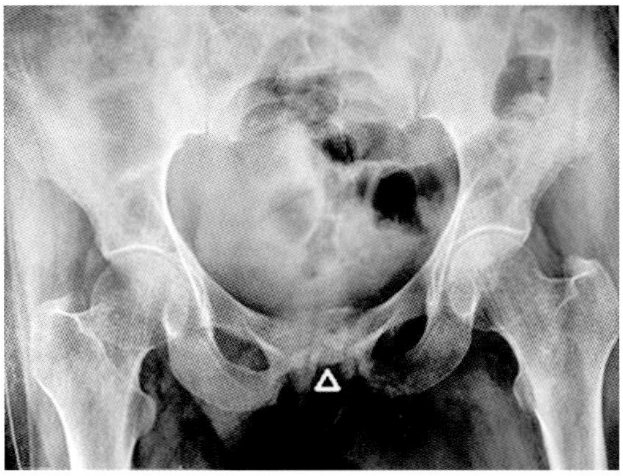

图 23-9　49 岁女性患者耻骨支发生结核感染，耻骨联合增宽

（引自：Lai H, Jain K, Kannan S: Tuberculosis of the pubic symphysis: four unusual cases and literature review, *Clin Orthop Relat Res* 471:3372, 2013.）

（七）锁骨

锁骨结核常一端受累。建议采用药物治疗，同时行病灶刮除术或受累端锁骨切除术。

（八）肩关节

肩关节结核可累及肩关节周围所有的骨骼，包括肩胛骨、肱骨、关节盂和锁骨。关节周围软组织或滑囊也会受累。Khan 等观察关节镜修复肩袖损伤的结核病患者，尽管感染得到控制，但术后功能恢复较差。如果肩关节结核早期获得诊断，且病变局限于滑膜，最好采用药物和关节制动治疗。关节外的脓肿应引流。更广泛的病变需要采用部分滑膜切除术和病灶刮除术治疗。肩关节结核很少需要行关节融合术。

（九）肘关节

虽然肘关节结核比上肢其他关节结核多见，但也只占骨结核的 5%。尺骨近端（鹰嘴）是典型的发病部位（图 23-10），可以导致进行性关节退变和严重的肘关节屈曲挛缩。这种患者最重要的是把肘关节置于功能位。肘关节结核采用关节制动和药

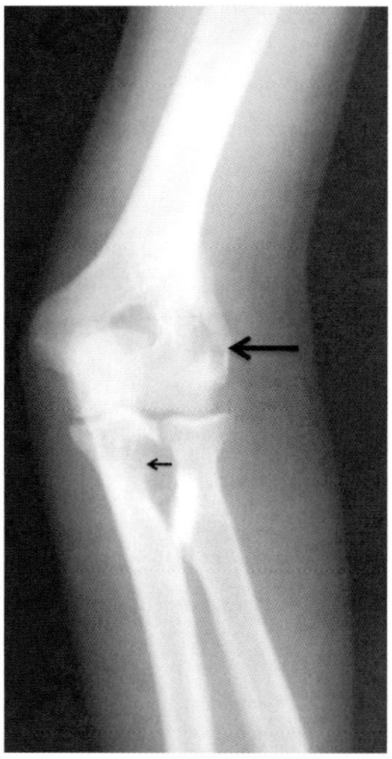

图 23-10　X 线片显示肱骨外髁发生溶解性病变（长箭头），尺骨干近端桡侧面发生溶解（短箭头）

（引自：Prakash M, Gupta P, Dhillon MS, et al:Magnetic resonance imaging fi ndings in tubercular arthritis of the elbow, *Clinical Imaging* 40:114, 2016.）

物治疗疗效常很满意。有时需要行鹰嘴的脓肿穿刺抽吸或病灶切开引流，偶尔也需要行部分滑膜切除术和刮除术、关节融合术或肘关节切除术。

成年患者如病变广泛，非手术治疗失败，应行肘关节切除术，这样通常能比关节融合术保留更多的关节功能。

肘关节切除术

手术技术 23-13

- 做肘关节后外侧纵行切口，始于关节近侧 10 cm，止于远侧 5 cm。
- 平行于腱膜的外侧缘切开肱三头肌，直至肱骨。
- 打开肘关节后侧的关节囊，切开深部结构至桡骨头远侧约 2.5 cm 处。
- 骨膜下显露肱骨远端，在靠近肱骨髁处截骨，尽可能多地保留干骺端。
- 在桡骨头远侧切断尺骨和桡骨，不要切除过多，以免造成“连枷”肘。
- 切除所有滑膜和病变组织，关闭切口。

术后处理 用长臂管型石膏固定，肘关节屈曲 90°。术后 3 ~ 4 周去除管型石膏，改用悬吊绷带。随后开始力量练习和主动的活动度练习。通过肌肉锻炼和活动，常可使肘关节重新获得功能，但很不稳定。

关节融合术 肘关节结核有时需要行关节融合术。手术技术见第 13 章。

（十）腕关节和手

骨结核患者的病变可累及腕关节，造成屈肌和伸肌的腱鞘炎，还可继发腕管综合征。如病变仅局限于滑膜，则采用滑膜切除术和药物治疗可以治愈。如果有中等程度的软骨和骨病变，则应采用滑膜切除术和病灶刮除术。如果病变广泛，则需要采用关节融合术和关节切除术，后者一般很少使用。

如果腕关节广泛破坏、无法行关节融合术时，则应行腕关节切除术治疗。

腕关节切除术

手术技术 23-14

- 做一长 7.5 cm 的腕背侧纵行正中切口。
- 在示指固有伸肌腱和拇长伸肌腱之间向深部分离，显露腕关节背侧关节囊。
- 切开关节囊，显露桡骨远端和掌骨。
- 切除腕骨，去除尺骨、桡骨远端关节面，直至正常骨组织。
- 常规关闭切口。

术后处理 用长臂管型石膏固定，肘关节屈曲 90°，保持前臂旋转中立位和腕关节背屈 25° 位。尽早开始手指和肩关节的主动活动。术后 3 个月去除管型，换用支具，并间断去除支具，以便腕关节主动活动。如果可能，术后 6 个月去除支具。

七、长骨结核

长骨干骺端和骨干结核相当少见，诊断通常要依靠组织活检和培养（图 23-11），常伴有活动性肺结核。病变可以局限于一处，通常是靠近关节处或弥散分布于多处。病灶在 X 线片上可表现为一个孤立的不规则空腔，偶尔表现为骨干的梭形扩大。多骨可同时受累。

外科治疗与慢性化脓性骨髓炎相似，有效的治疗方案应包括药物治疗、脓肿引流术和死骨切除术。除非合并继发性感染，结核性骨髓炎的伤口都可一期闭合。

截 肢

当结核病变广泛时，非根治性治疗不能治愈，尤其是成年患者的下肢结核病变广泛时，可进行截肢。若出现广泛的淀粉样病变则更应截肢。截肢部位必须在感染关节的近侧。在儿童，如果结核性骨髓炎导致了明显的下肢短缩，截肢术也是正确的选择。

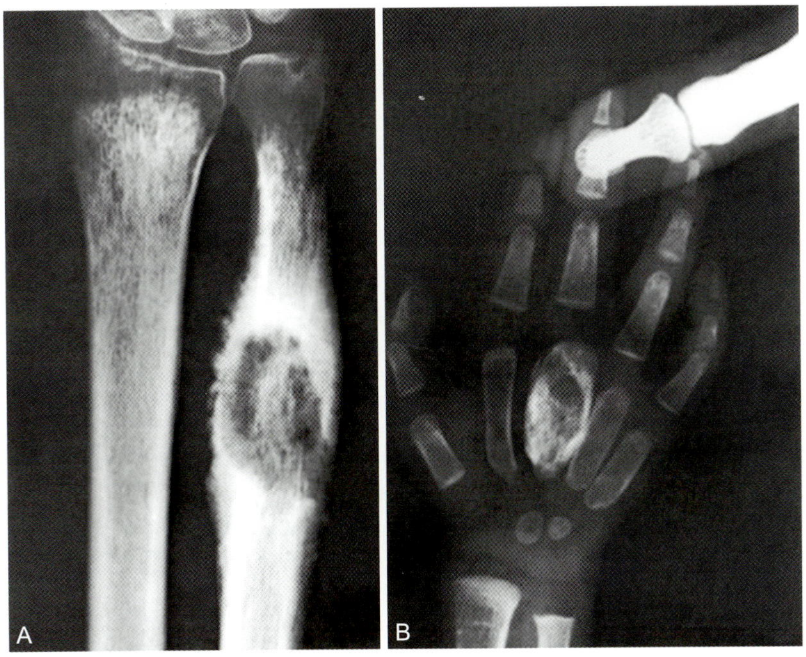

图 23-11 长骨结核

A．尺骨不典型结核，经活检确诊；B．典型的“骨气鼓”。本例患者的骨骼有多发的空腔。初诊为梅毒，Wassermann 试验阳性。抗梅毒治疗后病情没有改善。组织活检为典型结核。随后出现结核性中耳炎，在第 1 次就诊 2 年后患者死亡

第二节 其他少见的感染

一、非结核分枝杆菌感染

自 1985 年以来，由非结核分枝杆菌（NTM）引起的肌肉 - 骨骼感染明显增多，这一点与结核杆菌感染类似。最近一项来自纽约长老会的研究发现，NTM 的来源为医疗旅游（去国外进行医疗健康服务，尤其多见于整形科医师）。据多发病例的文献报道，至少有 15 种非结核分枝杆菌可引起骨关节感染和腱鞘滑膜感染。最常见的病原菌有鸟分枝杆菌复合体（MAC）、海分枝杆菌和堪萨斯分枝杆菌。Yeh 等通过对 29 000 余名类风湿关节炎患者及正常人群的对比，发现伴有类风湿关节炎者易感 NTM 的感染率是正常人的 4 倍。

肌肉骨骼系统非结核分枝杆菌感染的临床、X 线片和组织病理表现很难与结核相鉴别，因此，在初期治疗中，抗生素的抗菌谱必须包括结核杆菌。不同非结核杆菌其药物敏感性不同，因此，确认感染病原体种类对采取合适化疗方案至关重要。一些非结核分枝杆菌有自己特殊的最佳培养条件，如海分枝杆菌在 30 ～ 33℃培养条件下生长最好。MAC 对标准药物的耐药性逐渐增大，一些非标准的治疗药物也已得到开发，如利福布汀和甲红霉素已开始用于治疗 MAC（MAC 对标准药物常有抵抗）。肌肉骨骼系统结核的手术原则及手术方法也适合于 NTM 引起的肌肉骨骼系统感染。

二、布鲁菌病

布鲁菌病是一种人畜共患的疾病，最常见于由革兰氏阴性球杆菌引起，通常发现于山羊。几乎所有感染都是由直接或间接接触动物导致。主要传播方式是饮用未经巴氏消毒的牛奶和奶制品。本病最常见于地中海盆地、阿拉伯半岛、印度次大陆、墨西哥和中美洲及南美洲。美国加利福尼亚州圣迭戈地区有最常感染的患者人群，自 1979 年以来大约 30 例被确诊。畜牧者、兽医、肉类加工处理者和实验室工作人员受感染的危险性较大。

布鲁菌病最常见的表现为发热，伴有骨关节受累。感染的最初症状通常出现在感染后 2 ～ 4 周。世界各地的文献报道表明，中轴骨骼是最有可能受累的骨关节部位，通常发生骶髂关节炎、脊椎炎或椎间盘炎，20% ～ 50% 的感染患者有受累。土耳其的一项前瞻性研究中，251 例是确定感染布鲁菌 4 年的患者，其中 71 例有骶髂关节炎（28%），他们都有腰痛和 Patrick 试验阳性。所有这些患者都有骶髂关节炎及骨扫描阳性。26 例患者有椎间盘炎伴背部疼痛。所有这些患者都有椎体和椎体间软

骨层增强的骨扫描阳性及脊髓 MRI 阳性。腰椎病变明显高于胸或颈部的，颈椎病变最低。MRI 检查结果包括：矢状位 T_1 加权像上的椎体低信号影，矢状位 T_2 加权像上的椎体高信号影以及钆类造影剂增强后矢状位 T_1 加权像上的椎体和椎间盘高信号影。在研究中 8 例患者有椎旁脓肿或硬膜外脓肿。在极少数情况下，非轴对称骨会受累，如胫骨、肱骨、跟骨。

布鲁菌病的诊断方法是血清与布鲁菌凝集效价比＞1 ∶ 160，血培养阳性。对于骨关节受累的患者，建议进行骨扫描。如果有轴性症状，脊髓 MRI 也是合适的。区分结核性椎间盘炎与布鲁菌病很重要，因为他们可以出现相似的 MRI 影像和类似的患者状况，应明确区分以给予正确的抗生素治疗。

建议骨关节受累患者进行为期 6 个月的三联药物治疗：强力霉素、利福平、链霉素。此方案有助于防止布鲁菌病复发（约 11% 的骨关节感染患者会发生）。

三、伤寒热

伤寒热是由伤寒沙门菌引起的，伤寒沙门菌是一种革兰氏染色阴性厌氧菌，在发达国家很少见。该病由粪、口传播。因此，患者都是因食用了被污染的食物或饮用了被污染的水而患病。

伤寒热的症状包括发热、腹痛伴腹泻、脱水、体重减轻、头痛、疲劳，偶尔会有意识不清。多个系统可同时受累，如心肺系统受累、肝脾和胃肠道受累。约 30% 的伤寒热患者有关节痛和肌肉痛。有些患者会患感染性骶髂关节炎和多部位骨髓炎。胸腰椎结合部病变比较常见，椎间盘也同时受累。也可发生上肢和下肢孤立骨的骨髓炎，但很少见。可伴有骨髓抑制和坏死。软组织如大粗隆滑囊也可受累。

如能从患者多发病变中的任何一处（如血液、粪便或肠道样本及骨髓）分离出伤寒沙门菌即可确诊；抗体凝集试验也有助于诊断。传统治疗方法是抗体结合氯霉素治疗，现在仍有应用；目前第三代头孢菌素也有同样的效果。其他药物还有氨苄西林和增效磺胺。耐药的患者对第三代头孢菌素会更敏感。Lynch 等对 2016 年隔离的患者进行检验发现，272 例（13%）患者对氨苄青霉素、氯霉素和复方新诺明产生耐药性，耐药的伤寒沙门菌感染常发生于去印度旅游的人群，而对喹诺酮类药物敏感性低的菌株所引起的感染其所占比例也有所上升。

四、梅毒

根据 2000—2001 年 CDC 的统计，一期和二期梅毒的感染率为 2.1/10 万人，发生率逐年上升，2014 年已经上升至 6.3/10 万人，相较 2013 年和 2010 年分别增长了 15% 和 40%。

梅毒是由梅毒螺旋体引起的，可经胎盘、性接触或血液制品传染。在本病的任何阶段和患者的任何年龄均可使骨骨骼患病。先天性梅素患者可出现颞骨和上腭骨骨膜炎、胫骨上半段皮质增厚（如军刀状胫骨）。也有血管侵犯到骨骼的报道（如胸骨或椎体）。骨病变，如手、足、前臂、锁骨或胫骨早期常没有症状，但骨扫描可显示出异常。病变晚期可出现慢性关节疼痛，而且由于神经疾病或血管侵犯可出现“夏科”关节（图 23-12）。

在暗视野显微镜下发现样本液体中的病原菌即

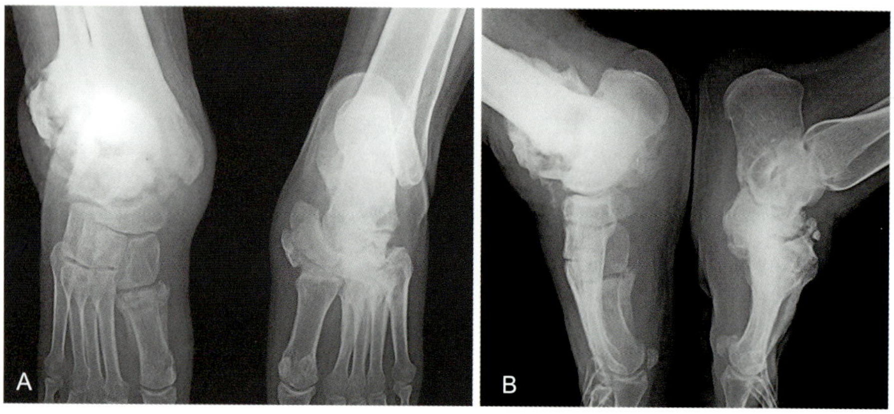

图 23-12 48 岁老年男性踝关节发生梅毒神经性病变。就诊前踝关节无痛性肿胀 3 年

（引自：Samia M, Ezzahara AF, Kahdija B, et al: Bilateral neuro-arthropathy of the ankle as a sequel of undiagnosed tabes dorsalis, *Joint Bone Spine* 80:664, 2013.）

可确诊。抗体分析，如 VDRL、RPR 或 MHATP 也是诊断一部分。病变不同时期的治疗不同，主要是用苄星青霉素治疗。一般不需要手术治疗。

五、厌氧菌感染

厌氧菌感染见第 21 章。

六、病毒性骨炎和关节炎

目前，骨病毒感染性疾病仍然是一个多元化的疾病。病毒株如水痘病毒、风疹病毒和牛痘病毒已从滑膜关节中分离出来。天花性骨髓炎主要表现为在天花被治好之前可出现关节肿胀和溶骨性破坏。副黏病毒抗原已在骨 Paget 病的患者体内检测出，但还未被证明有直接关系。

七、放线菌病

放线菌病是一种慢性肉芽肿病，其特点是有窦道形成。最常见的致病菌是伊氏放线菌。放线菌是一种丝状的革兰氏阳性厌氧菌，不是真菌。这种细菌营养要求很高，极难培养。通常根据发现硫黄颗粒或分叉的菌丝体进行诊断。在影像引导下行感染区穿刺活检有助于获得正确的样本。

放线菌骨髓炎通常发生于颈面区，尤其是下颌骨。这种骨病变一般继发于软组织的直接播散。脊柱受累可出现硬化性改变，但很少出现椎体塌陷。脊柱放线菌病可类似于结核，但很少累及椎间盘。脓肿向皮肤方向破溃，也可形成椎旁脓肿，有报道肋骨的病变会经窦道通至皮肤。骨盆感染可能与放置宫内避孕器有关。

在影像引导下穿刺活检感染组织，如发现病原菌可确诊。主要用青霉素治疗，也可用四环素、红霉素和氯霉素治疗。

八、莱姆病

在美国，莱姆病是最常见的蜱传播疾病。莱姆病主要的传播媒介是硬蜱属的蜱所携带的博氏疏螺旋体。蜱寄主的白足鼠、白尾鹿在新英格兰、亚特兰大中部，还有大西洋周围被发现。因此，在这些地区大多数病例主要发生于 4 ~ 11 月份。2014 年，超过 30 000 例确诊和疑似感染者上报 CDC，而有将近 30 万人未上报，约有 240 万例标本送去检验是否为莱姆病，检测费用高达 5 亿美元。两个易感年龄组：5 ~ 14 岁儿童和 55 ~ 70 岁成人。休闲活动，如远足、钓鱼、打猎、园艺，以及境外就业的地方的人感染风险较高。有趣的是，只有 50% ~ 70% 的患者还记得被蜱叮咬。

大多数莱姆病患者在蜱叮咬的 1 个月内出现具有特征性的靶心皮疹（游走性红斑，图 23-13），虽然高达 20% 的患者可能不会出现此类相关的皮疹。皮疹通常伴随着病毒样症状，如发热、寒战、乏力、头痛。关节痛一般伴随着病毒样症状和特征靶心皮疹，通常是牵涉大、小关节和潜在的颈部和背部的多关节痛。

60% 的患者最初没有经过适当治疗会出现进展性间歇性关节炎，而出现无前驱期的多关节疼痛，也不能除外，此为患者进展性间歇性关节炎的症状。尽管患者会表现出严重的皮温增高以及肿胀，且伴有渗出，但患者通常只注意到轻微疼痛。膝关节最常受累，其次是踝关节和腕关节。炎性关节炎的发作可持续 2 周至 1 个月，发作控制后，患者通常无任何关节症状。可能因为不同的关节具有不同的发作期，间歇性关节炎经常被描述为“游走性关节炎”。

约 10% 没有经过适当治疗的间歇性关节炎患者可出现慢性关节炎。有同种抗原 HLA-DR4 的患者患慢性关节炎的风险增加。慢性关节炎少累及 1 ~ 3 个关节，单或双侧膝关节也常受累。这种情况下，髋关节最有可能是下一个受累的关节。不像

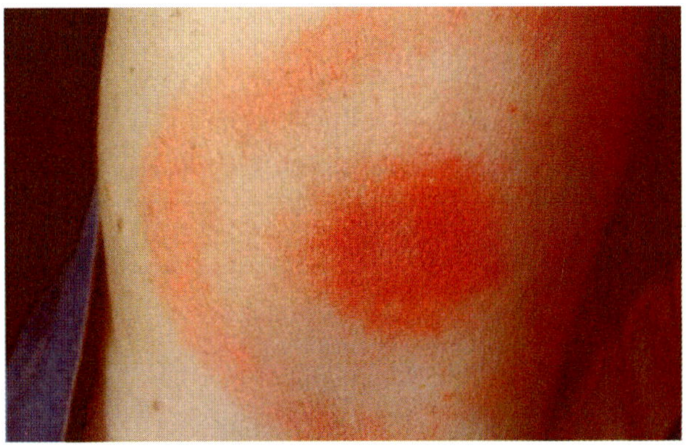

图 23-13 莱姆病患者皮肤显示牛眼样皮疹

（引自：the CDC, www.cdc.gov/lyme/signs_symptoms/rashes.html.）

急性莱姆关节炎的患者，慢性关节炎患者通常有持续性关节肿胀和至少 1 年的疼痛。

早期散布的莱姆病患者也可能出现神经系统和心脏的症状和体征。15% 的患者发生神经方面的问题，其中包括脑膜炎、贝尔麻痹、神经根病变。8% 的患者发生心脏并发症，如动、静脉阻塞。

疾病控制和预防中心建议采用酶联免疫吸附试验(ELISA)。Western 免疫印迹测试为诊断方法(图 23-14)。如果至少在蜱接触 4 周后进行，Western 免疫印迹试验可诊断大多数莱姆病患者。滑膜液分析通常有非特异性的白细胞计数轻度升高（通常低于 50 000/mm^3)。采用聚合酶链反应（PCR）可在滑液中发现莱姆病螺旋体的基因组 DNA。应用抗生素治疗成功的莱姆关节炎可使记录的阳性 PCR 结果转为阴性。目前有多种检验方法用于鉴定是否患有莱姆病，但 FDA 警告，这些检验手段很容易导致误诊，FDA 建议采用伯氏疏螺旋抗体来协助诊断莱姆病。

治疗莱姆病相关的关节炎的第一线抗生素为强力霉素，口服，30 ~ 60 d 为 1 个疗程。第二线抗生素为阿莫西林，口服，30 ~ 60 d 为 1 个疗程。约 90% 的患者对任意一种抗生素有效。如果患者口服抗生素 30 ~ 60 d 无疗效，那么建议静脉注射头孢曲松，30 d 为 1 个疗程。然而约 5% 的莱姆关节炎患者患有抗生素难治性疾病。

九、真菌感染

真菌性骨髓炎通常发展缓慢，因而诊断和治疗可能被延误。确诊只能依靠特殊的染色和培养，因此在确诊前要保持高度的怀疑态度。在针对这些不明显的感染制订治疗方案时，一定要与专门从事感染控制的医师配合。

十、球孢子菌病

球孢子菌病在亚利桑那、新墨西哥、西得克萨斯和加利福尼亚圣华金山谷地区流行，在墨西哥和南美一些地区也有发病。长期居住在这些地区的人，感染率高达 80%。本病主要通过吸入粗球孢子菌传染，大部分感染无症状。虽然病变一般局限于肺，但也可广泛播散至肾、肝、脾和心包膜。可出现过敏性关节炎，是自限性的，一般持续 2 ~ 4 周。

肺外或播散性感染很罕见，只有 < 5% 的患者发病。免疫系统缺陷感染 HIV 者或服用肿瘤坏死因子 -α 抑制药英夫利昔单抗者、菲律宾或非裔美国人和孕妇是在肺外感染的高危人群。

20% ~ 50% 的肺外球孢子菌感染被指出有骨组织受累。中轴骨骼通常比附肢骨骼更易受影响，

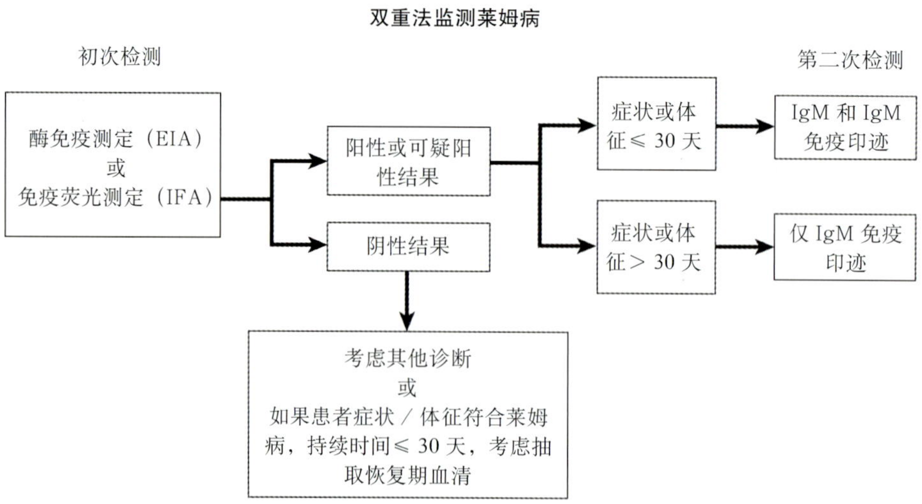

图 23-14 CDC 推荐的双重法检测莱姆病
（引自：CDC, www.cdc.gov/lyme/diagnosistesting/ labtest/twostep/index.html）

脊柱是受累骨中最容易受影响的部位。感染可扩散到邻近的软组织，造成椎旁脓肿。感染也可发生在头骨和肋骨。关节感染常发生在下肢，特别是膝关节。跖骨或掌骨也可受累。局灶性腱鞘炎或单纯腱鞘炎可能发生。Ho 等人对 20 例球孢子菌感染的患儿进行治疗发现，所有患儿均表现出骨关节疼痛，仅有 3 例患儿出现肺部症状，无一例出现皮肤症状，感染最常累及的部位为足部（28%）、膝关节、脊柱、前臂、小腿及其他部位。

长期骨骼球孢子菌病可依靠影像学评估协助诊断。通常情况下，慢性感染会显示出单个或多个骨质疏松和不明边界的溶解穿孔的病变。虫蛀样外观可出现在小骨头。一些研究指出，骨骼球孢子菌病的诊断对骨扫描的敏感性 100%。确诊依赖于骨培养标本的病理组织学检查，通常表现为肉芽肿性炎症和小球。

该病药物治疗是首选，但往往是不够的。伊曲康唑已被证明优于氟康唑治疗骨骼球孢子菌病。其他新型三唑类抗真菌药物现已有售，但骨骼球孢子菌病随机研究尚未公布。静脉注射两性霉素 B 曾用于治疗，但有许多并发症，因此，除非必要，不应被使用。因为这些抗生素的最有效的治疗持续时间是未知的。抗生素难治性感染可能需要其他的手术治疗。这可能包括清创、去除感染的骨或滑膜。复发也是很常见的。

十一、芽生菌病

在北美，芽生菌病极少见。常发生于免疫功能缺陷患者。感染通常发生在吸入皮炎芽生菌的孢子之后，这是一种滋生于土壤中的二态真菌。骨感染是原发性芽生菌病中第三常见的发病形式。尽管有 10% 的患者出现骨感染的症状，但肺和皮肤损伤处是感染的最常见部位。这种感染发生于北美，播及阿巴拉契亚地区和俄亥俄、密西西比、密苏里和圣·劳伦斯河流域。骨感染是由肺血行播散或皮肤感染灶直接播散而来，骨的相关表现与其他芽生菌病无特异性，症状与其他类型的骨髓炎类似。一些无症状的部位可能有明显的骨皮质侵蚀病变。感染后出现的第 1 个症状可能是皮肤窦道或脓肿。长骨的感染常局限于干骺端，可侵入邻近的关节。椎体的病变与结核相似。在显微镜下检查关节或骨组织穿刺标本，发现基底粗大的特征性真菌芽胞就可确诊，但这需要 1 ～ 5 周的时间。两性霉素 B 是首选的抗生素，酮康唑或伊曲康唑也有效。

十二、组织胞浆菌病

在美国，组织胞浆菌病是由荚膜组织胞浆菌引起的。当吸入带有这种病菌的颗粒后，通常可引起微弱的肺部感染。本病常为自限性，但在免疫缺陷患者中可转变成侵袭性、播散性疾病。虽然肺部感染最常见，但骨和软组织也可受累，通常表现为自限性过敏性关节炎。Care 和 Lacey 描述了一种反复发作的腕关节组织胞浆病，患者并没有免疫缺陷病，也没有肺部病变（图 23-15）。由于这些患者在初始发病的临床复发之间会相隔很长的一般时间，故 Care 和 Lacey 提出组织胞浆菌可长期潜伏在骨髓内，最长可达 10 年。他们建议，清创并切除大体可见的病变组织后，应长期予以抗生素治疗。

骨或关节的轻度播散性组织胞浆菌病用抗真菌药物治疗有效，如酮康唑或伊曲康唑。对于多数耐药的病例，尤其是免疫缺陷患者，建议用两性霉素 B 治疗。

十三、隐球菌病

隐球菌病是由新型隐球菌引起的罕见的真菌感染，在免疫缺陷患者中逐渐增多。免疫功能正常者常发生在无症状的肺部病变。免疫缺陷患者的隐球菌病可发生全身播散，肺部可明显受累。血行播散可形成转移病灶，最常见的部位是中枢神经系统，孤立的骨转移破坏也有报道，约为 10%。这些病变可类似于原发性骨肿瘤，也可类似于其他真菌感染病变。脊柱、长骨和扁平骨都可受累。根据活检结果进行诊断，也可查抗原滴度。骨的病灶可采用灶刮除术治疗。如果神经系统未被累及，用酮康唑治疗有效。严重的病例则必须使用两性霉素 B 治疗。

十四、孢子丝菌病

孢子丝菌病通常是由皮肤划伤或擦伤后被二态性真孢子丝菌污染引起的，在许多环境中都有这种真菌，一般很少会被其感染。病变表现为皮肤化脓性肉芽肿，伴有皮肤溃烂表现，也可通过淋巴、血行播散或直接播散至邻近的其他结构。本病可侵犯

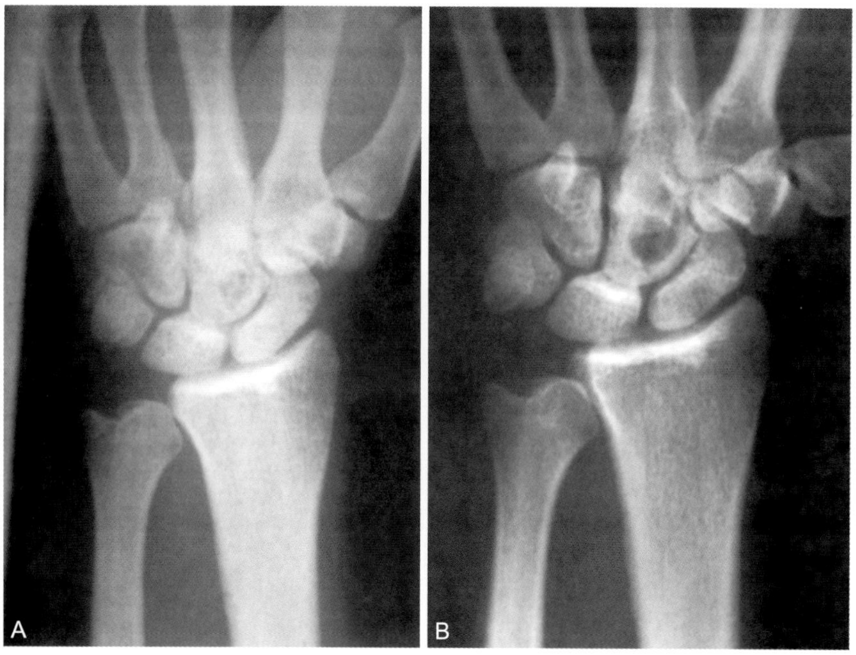

图 23-15 腕部组织胞浆菌病，患者没有免疫缺陷，也没有肺部病变

A．首次发病时的腕部 X 线片，显示头状骨有囊性病变，周围硬化；B．头状骨的囊性变复发并进展后的表现

(引自：Care SB, Lacey SH: Recurrent histoplasmosis of the wrist: a case report, *J Hand Surg* 23: 1112, 1998.)

关节、骨骼和关节周围软组织。关节间隙可出现狭窄，最后会出现软骨下骨碎裂。血清学试验和真菌培养对诊断有帮助，但都不敏感。

治疗应采用病灶清创术和两性霉素 B 治疗；其他药物如酮康唑、伊曲康唑和氟康唑。可口服碘化钾治疗皮肤病变，偶尔也可用于治疗骨病变。

十五、棘球蚴病

棘球蚴病也称为单房棘球蚴病或人棘球蚴病，是由细粒棘球绦虫的幼虫引起的。这种寄生虫在美国牛羊放牧区（亚利桑那、犹他、新墨西哥、怀俄明）常见，在南美、欧洲和澳大利亚等国家和地区也有报道。犬科动物（家犬、狐狸、郊狼）是最终宿主，羊是中间宿主。全身各器官均可被感染（如肾、肠道、中枢神经系统和骨骼），肝是最常见的发病部位。骨骼病变患者＜1%，表现为囊性或溶骨性病变，位于骨小梁内，可扩展到皮质下区域。骨骼最常见的发病部位是脊柱、骨盆和颅骨。长骨也可发病。进展性的病变有时类似于骨肿瘤，表现为逐渐扩散的囊性病变。在一些少见的病例，病变可累及脊髓。抗原或抗体滴度测定有助于确诊。影像学检查（如 CT、超声）可显示出囊性病灶，也可指导治疗。

棘球蚴病性骨骼感染的最佳治疗方法是切除患骨或截肢。Erol 等人治疗 10 例棘球蚴病患者，其中 8 例累及肌肉，2 例累及骨组织，经并行化疗（阿苯达唑）和广泛切除治疗。Steinmetz 等人对 721 例棘球蚴病患者进行治疗发现，仅有 16% 的患者可以行完全切除治疗。也有学者试验过刮除局部病灶，在病灶内滴注高渗盐水、1% 甲醛溶液或 0.5% 硝酸银的治疗方法。怀疑棘球蚴病的病例，禁忌行诊断性活检或穿刺抽吸。手术时应详细计划和仔细操作，避免包囊内容物溢出后污染周围组织，否则有可能造成疾病的扩散。如果包囊内容物溢出，局部使用溴棕三甲铵（西曲溴铵）、2% 甲醛或 1% 碘剂可降低病变播散的危险。也可用阿苯达唑或甲苯咪唑治疗，但治疗方案不同。

第八部分

肿　瘤

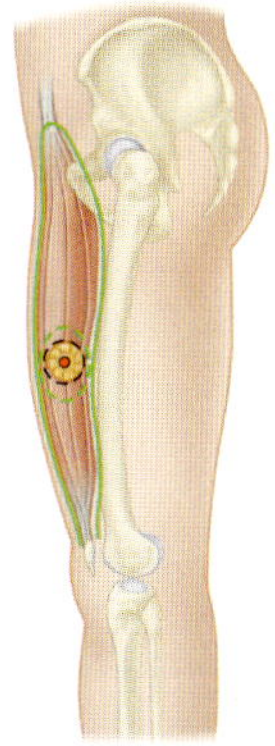

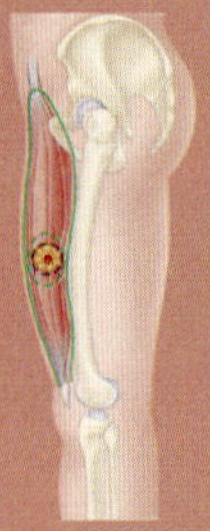

第 24 章 肿瘤的诊治原则

著者：Patrick C. Toy, Robert K. Heck, Jr.
译者：韩　纲　毕文志
审校：郭　卫　李大森　唐　顺　曲华毅

骨骼肌肉肿瘤的治疗需要由骨科医师、放射科医师、病理科医师、放疗科医师及肿瘤内科医师共同协作完成。同时还经常需要其他外科专家，如血管外科医师、胸外科医师或整形外科医师。作为骨科医师必须十分精通肿瘤外科的原则，并且放射科医师和病理科医师的专长应是骨与软组织肿瘤。肿瘤内科医师进行辅助治疗，并且当患者出现肿瘤转移时，应成为主要的力量。

第一节　诊断评估

一、骨骼肌肉肿瘤的一般检查步骤

对骨骼肌肉肿瘤患者，充分地询问病史及详细的体格检查是确诊的首要且十分重要的一步。患者可能在看其他疾病时因疼痛、肿块或 X 线片异常发现就诊于骨肿瘤科医师。骨肿瘤患者常主诉疼痛，疼痛开始时与活动有关，但恶性骨肿瘤患者经常主诉进行性的静息痛和夜间痛。良性骨肿瘤患者如肿瘤足够大，破坏骨质也可出现与活动有关的疼痛。其他良性病变也可在发病早期出现夜间痛，最典型的是骨样骨瘤。相反，软组织肿瘤患者很少主诉疼痛，更多主诉是发现肿块；但神经鞘瘤患者例外（首先主诉疼痛及神经症状）。

虽然一些肿瘤表现出性别倾向（如巨细胞瘤好发于女性），但诊断意义不大。同样种族对于诊断帮助也不大，但尤因肉瘤极少发生在非洲后裔。家族史偶尔有诊断意义，如多发性遗传性外生骨疣（常染色体显性遗传）和神经纤维瘤病（常染色体显性遗传）。年龄可能是病史提供的最重要的信息，因为大多数良性或恶性骨与软组织肿瘤常发生在特殊的年龄段。

（一）体格检查

体格检查应包括患者的一般情况检查及仔细的专科检查。肿物应记录其长度、位置、形状、硬度、活动度、压痛、局部温度及随体位变化情况。同时应记录周围的肌萎缩，这可能是神经源性或血供性障碍造成的。牛奶咖啡斑或皮肤血管瘤也可提供诊断线索。还应检查可能出现淋巴结转移的位置。尽管淋巴结转移很少出现在多数肉瘤，但经常出现在横纹肌肉瘤、上皮样肉瘤及滑膜肉瘤。

（二）放射学检查

所有可疑的骨与软组织肿瘤最初均应进行 X 线检查。与其他任何检查相比，常规 X 线检查对于诊断骨肿瘤可提供更有用的信息。通常结合患者的年龄及 X 线片足以做出特殊诊断。X 线片诊断首先要注意病变部位，因为许多骨肿瘤有特定的发病部位（框 24-1 ～框 24-4）。骨骼发育成熟的患者在骨骺的病变有可能是巨细胞瘤，然而同样情况下对于骨骼未发育成熟的患者就要考虑软骨母细胞

框 24-1 骨骺部位病变的鉴别诊断

- 软骨母细胞瘤（年龄 10 ~ 25 岁）
- 巨细胞瘤（年龄 20 ~ 40 岁）
- 透明细胞软骨肉瘤（少见）

框 24-2 骨干肿瘤的鉴别诊断

- 尤因肉瘤（年龄 5 ~ 25 岁）
- 淋巴瘤（成人）
- 骨纤维异常增殖症（年龄 5 ~ 30 岁）
- 造釉细胞瘤（在胫骨发病时需考虑）
- 组织细胞增多症（年龄 5 ~ 30 岁）

框 24-3 脊柱肿瘤的鉴别诊断

年龄＞ 40 岁
- 转移瘤
- 多发性骨髓瘤
- 血管瘤
- 脊索瘤（骶骨）

年龄＜ 30 岁
- 椎体
  - 组织细胞增多症
  - 血管瘤
- 后柱
  - 骨样骨瘤
  - 骨母细胞瘤
  - 动脉瘤样骨囊肿

框 24-4 多发性病变的鉴别诊断

- 组织细胞增多症
- 内生软骨瘤
- 骨软骨瘤
- 骨纤维异常增殖症
- 多发性骨髓瘤
- 转移瘤
- 血管瘤
- 感染
- 甲状旁腺功能亢进症

瘤。骨干部位病变的鉴别诊断包括尤因肉瘤、骨髓炎、骨样骨瘤、组织细胞增多症、淋巴瘤、纤维异样增殖症及造釉细胞瘤（特别在胫骨发病）。成年人的多数椎体病变是转移瘤、骨髓瘤或血管瘤。在骶骨，脊索瘤和巨细胞瘤是鉴别诊断的首选。年轻患者的椎体病变，最可能的诊断是组织细胞增多症，如病变位于椎体后柱，鉴别诊断包括动脉瘤样骨囊肿、骨母细胞瘤、骨样骨瘤。即使不能做出明确诊断，通过仔细阅读 X 线片，对于病变的侵袭性及良恶性还是能够确定的。不活跃的病变通常边界清晰，有反应骨形成的边缘。侵袭性病变由于受累及的正常骨反应较肿瘤生长慢，通常与周围骨组织之间没有边界清楚的移行区。骨皮质膨胀性改变可见于侵袭性良性病变，但明显的骨皮质破坏通常提示恶性肿瘤。因肿瘤破坏骨皮质，骨膜反应性新生骨可出现 Codman 三角、洋葱皮样或日光放射现象。这通常是恶性的表现，但也可存在于感染或组织细胞增多症。通常骨肿瘤以特征性基质代替了正常的骨小梁，点状、环形钙化是软骨性骨肿瘤的特点，如内生软骨瘤或软骨肉瘤；受累骨基质的骨化伴骨破坏是典型的骨肉瘤放射学特点；纤维异常增殖症的胶原基质中不规则的骨小梁在 X 线片中呈典型的毛玻璃样。尽管 X 线片对于软组织肿瘤没有诊断价值，但依然应对全部患者进行检查，因为可获取一些有用的信息，如骨化性肌炎、血管瘤中的静脉石、滑膜肉瘤中的钙化或脂肪瘤的脂肪密度影。

（三）其他的影像学检查

CT 对诊断骨化、钙化及骨皮质的完整性最有帮助，是确定骨样骨瘤瘤巢位置的最好检查，可检查动脉瘤样骨囊肿周边反应骨的薄弱边缘，检查可疑软骨肿瘤的钙化、可疑软骨肉瘤的骨内皮质破坏。同时外科手术计划的实施有赖于矢状位和冠状位 CT 的重建。肺 CT 也是检查肺转移最有效的手段。有些情况是禁止做磁共振成像检查的，如带有心脏起搏器的患者，此时软组织肿瘤的增强 CT 有益于鉴别囊性和富血供病变。

^{99m}锝骨扫描用于检测病变的活动性，确定是否存在多发的病变或骨转移。在多发性骨髓瘤及一些肾细胞癌患者，骨扫描常常是假阴性。然而除此之外，多数其他恶性骨肿瘤锝骨扫描显示核素摄取增加。骨扫描正常是令人心安的，但异常并非恶性肿瘤，因为良性活动性骨病变也显示核素吸收增加。

正电子发射断层摄影术（PET）可记录全身生物学活跃分子的正电子发射的放射性核素分布，它可无创性进行三维可视化检查，并且量化体内的生理及生化过程。尽管 PET 在研究骨与软组织肿瘤方面仍需探讨，但在肿瘤分期、计划活检、评估化疗效果并指导后期治疗方面还是有价值的。氟 18（^{18}F）-氟脱氧葡萄糖标记的正电子发射 CT（FDG-PET）作为肉瘤检查、分期及处理方面的工具正起到越来越重要的作用。FDG 是葡萄糖的类似物，能按照糖酵解率的不同分布在不同的恶性肿瘤细胞内。当它与其他的影像学检查（如 CT 和 MRI）相结合时，可用于术后检查残存的活肿瘤细胞。早期的应用结果是鼓舞人心的，但出版的研究数量有限。

MRI 已经代替 CT，用于检查确定骨与软组织肿瘤的大小、范围及解剖关系。它是最精确的技术，用于明确骨内外疾病的界限及神经、血管的解剖关系。MRI 可对具有独特表现的肿瘤做出特异性诊断，诸如脂肪瘤、血管瘤、血肿或色素沉着性绒毛结节性滑膜炎。然而对于多数肿瘤，MRI 的表现没有特异性。同样 MRI 并非有助于鉴别良恶性病变。然而一般而言，深达筋膜或最大直径＞5cm 的软组织肿瘤均应高度考虑肉瘤的可能性。在我们研究所通过专业的骨与软组织肿瘤的放射线科医师与非专业的放射线科医师比较发现，对于 MRI 的诊断存在本质性差异。仅 50% 的非专业放射科医师报告出最可能的诊断，并且这其中仅 60% 正确。一般而言，深达筋膜或最大直径＞5cm 的软组织肿瘤均应高度考虑肉瘤的可能性。

超声在鉴别囊肿与实体瘤是有用的检查，但在其他方面却不能提供信息。以前用于确定肿瘤与血管关系的血管造影术，已被 MRI 代替。然而血管造影术仍然有用，用于排除非肿瘤性疾病，如假性动脉瘤或动静脉畸形及血供丰富病变的术前栓塞，如肾细胞癌和动脉瘤样骨囊肿。镓扫描对于定位非肺源性转移瘤是最敏感的，但在多数医疗中心并非是骨与软组织肿瘤的常规检查。

（四）实验室检查

通过血、尿化验很少能确诊，仅在特殊情况下有用。基础代谢可指导评估患者的全身健康状态。当患者血清白蛋白低于 35g/L 或总淋巴细胞计数低于 1500/ml 时，伤口愈合及感染的风险显著增加。全血细胞计数有助于排除感染及白血病。在感染、转移癌及“蓝染小细胞”肿瘤，如尤因肉瘤、淋巴瘤及组织细胞增多症时，红细胞沉降率通常升高。如考虑鉴别多发性骨髓瘤，应检查血清蛋白电泳。同样，如怀疑前列腺癌，应检查前列腺特异性抗原。转移癌、多发性骨髓瘤及甲状旁腺功能亢进症可出现高钙血症。代谢性骨病、转移性疾病、骨肉瘤、尤因肉瘤或淋巴瘤的碱性磷酸酶可升高。肾肿瘤血尿素氮及肌酐可升高，并且此时化验尿可显示血尿。甲状旁腺功能亢进症的棕色瘤有时可能看起来像巨细胞瘤，但化验血钙及甲状旁腺激素水平升高。最后需要与 Paget 病相鉴别，Paget 病血清碱性磷酸酶及尿吡啶交联（urinary pyridinium cross-links）升高。

骨与软组织肿瘤在活检前应彻底评估。病变的鉴别诊断、范围及手术切除的可行性均能决定活检的方式、活检切口的部位及获取组织的病理学处理。完整的思维建立有助于缩小鉴别诊断范围并带来更准确的病理诊断。组织的术后改变可干扰一些检查，诸如 MRI 或骨扫描。对可疑恶性的骨与软组织肿瘤应对受累肢体进行 X 线片检查，同时进行胸部 X 线片检查，以排除可能的转移。病变部位的 MRI 能显示骨与软组织病变的范围及与其他解剖结构的关系。检查其他骨骼受累情况，应行骨扫描检查；胸部 CT 用于除外转移。当然还有其他一些检查用于补充上述最基本的检查项目。

二、未知来源的转移瘤

如年龄＞40 岁的患者新发现疼痛性骨病变，尽管患者既往否认癌症病史，但最有可能的诊断应考虑多发性骨髓瘤及转移癌。前列腺癌及乳腺癌是两种最常见的骨转移原发瘤。然而，如患者原发瘤来源不清楚，最有可能来源于肺癌及肾细胞癌。Rougraff 等对于未知来源的可疑转移瘤进行了恰当评价。首先应注意任何既往的，甚至很久以前的恶性肿瘤病史。然后再进行体格检查，不仅包括病变肢体，而且还应包括甲状腺、肺、腹部、男性前列腺及女性乳腺。实验室检查应包括全血细胞计数、红细胞沉降率、电解质、肝酶类、碱性磷酸酶、血清蛋白电泳，如有可能进行前列腺特异性抗原检查。同时应做患肢骨和胸部 X 线检查，以及全身骨扫描以确定其他骨骼受累情况，还应检查胸部、腹部及骨盆 CT（图 24-1）。乳房 X 线片检查并不作为最初的常规检查，因为在未知原发瘤中乳腺癌是少见的转移瘤。使用这简单的检查手段，学者们能确诊 85% 患者未知来源骨转移的原发瘤。他们指出在检查完成前为什么不做活检的 6 个原因：①病变可能是需要活检的骨原发肉瘤，活检技术需要考虑到将来的保肢手术问题；②另外可发现更安全易取的病变；③如考虑可能是肾细胞癌，外科医师可能考虑术前栓塞，以避免手术过多出血；④如实验室检查能确诊为多发性骨髓瘤，可避免不必要的活检；⑤如辅助以适当的影像学检查，病理诊断可能更加准确；⑥病理学家和外科医师如依据术前检查再分析术中冷冻切片，可更易确诊转移瘤。同样，术前设计好即将发生的病理性骨折手术方案是十分重要的。

三、肿瘤分期

Enneking 和其他学者已明确表示对良性及恶性骨与软组织肿瘤分期的要求，这有助于做出治疗方案、判断预后并可进行有临床意义的各种治疗方法的筛选。良性及恶性骨与软组织肿瘤的分期依据

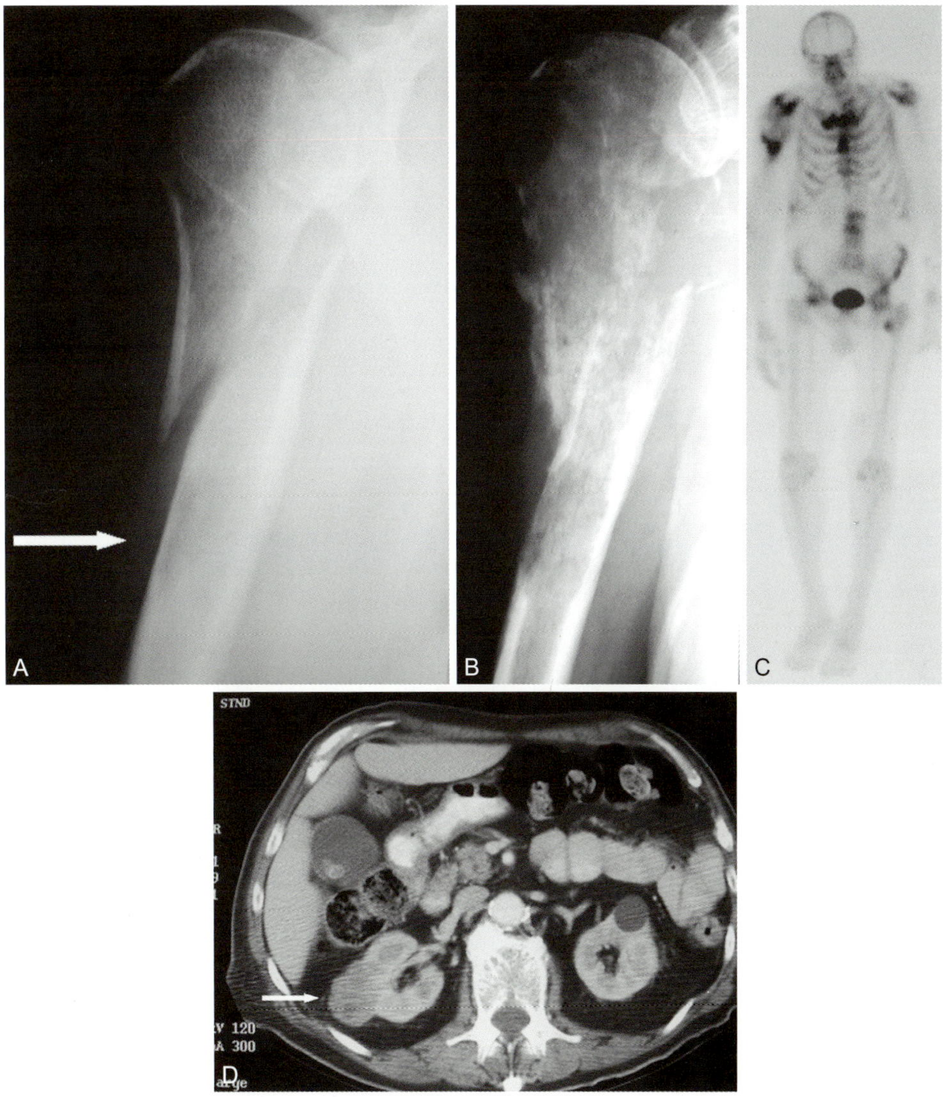

图 24-1　无恶性肿瘤病史 81 岁男性患者在极轻微的外伤后出现肱骨骨折

A．病变（箭头所示）最初在另外的医院并未确诊，并且患者接受了非手术治疗；B．外伤后 10 周 X 线片检查显示恶性变有所进展，患者就诊于矫形肿瘤中心，考虑最可能的诊断为多发性骨髓瘤或转移癌；C．骨扫描显示多发病变。D．腹部 CT 显示病变在右肾，证实为原发灶（箭头所示）

Enneking 分期方法（表 24-1）。良性肿瘤的分期指定用阿拉伯数字表示，恶性肿瘤用罗马数字。

良性肿瘤分期如下：1 期，潜伏性；2 期，活跃性；3 期，侵袭性。1 期病变是囊内的，通常无症状的，并经常偶发的。X 线片特点为肿瘤边界清晰、有较厚的反应骨边缘，没有骨皮质破坏或膨胀。这些病变并不需要治疗，因为这并不能减弱骨强度并通常可自愈。例如，因不相关外伤而进行的 X 线片检查偶然发现的小的无症状的非骨化性纤维瘤（图 24-2）。2 期病变也是囊内的，但生长活跃，并可产生症状或导致病理性骨折。X 线片显示病变边界清晰，但骨皮质可膨胀及变薄，一般反应骨的边缘较薄。治疗通常包括扩大刮除术（图 24-3）。3 期病变是囊外的，临床及 X 线片表现出明显的侵袭性。通常穿破反应骨或骨皮质（图 24-4）。MRI 可显示软组织肿块，5% 的患者可出现转移（如骨巨细胞瘤）。

表 24-1 骨骼肌肉系统良、恶性肿瘤的 Enneking 分期系统

良 性			
1. 潜在的	生物学不活跃，边界清晰，常偶然发现（如非骨化性纤维瘤）		
2. 活动性	有临床症状，有限的骨破坏，可存在病理性骨折（如动脉瘤样骨囊肿）		
3. 侵袭性	侵袭性，有骨破坏或软组织浸润，可突破生理屏障（如骨巨细胞瘤）		
恶 性			
分期	分 级	部 位	转 移
Ⅰ A	低度恶性	间室内	无
Ⅰ B	低度恶性	间室外	无
Ⅱ A	高度恶性	间室内	无
Ⅱ B	高度恶性	间室外	无
Ⅲ	任何分级	任何部位	局部或远处转移

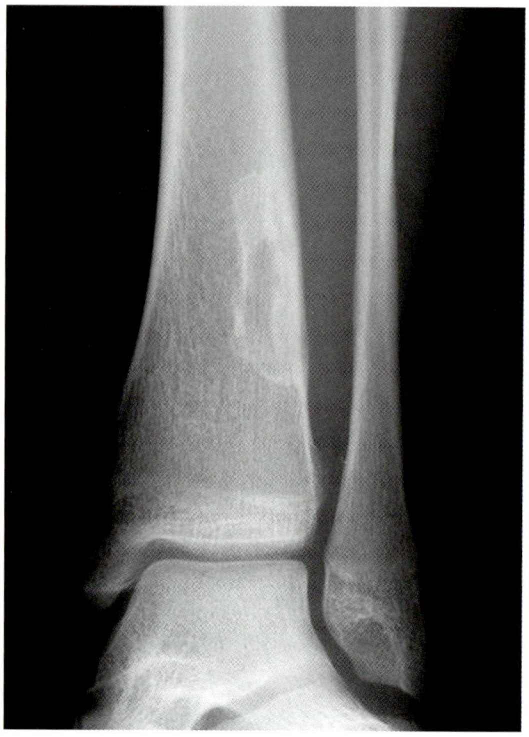

图 24-2 1 期良性病变：胫骨远端非骨化性纤维瘤

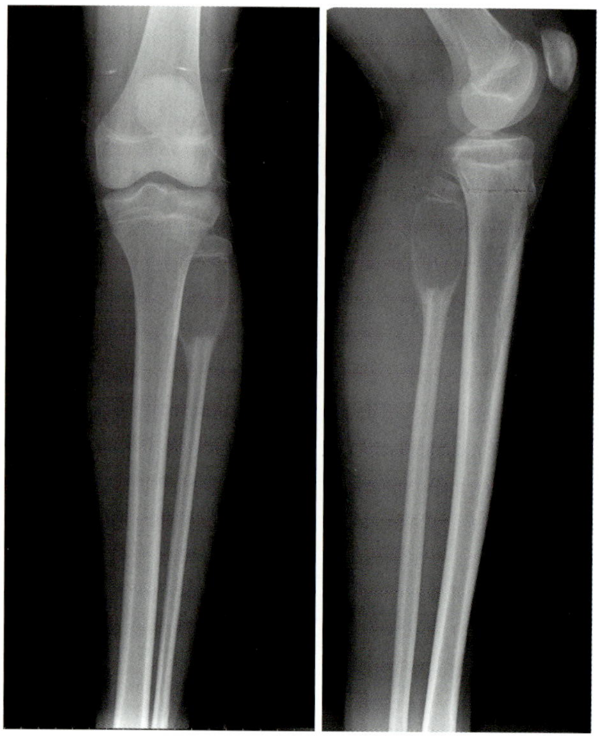

图 24-3 2 期良性病变：腓骨近端动脉瘤样骨囊肿

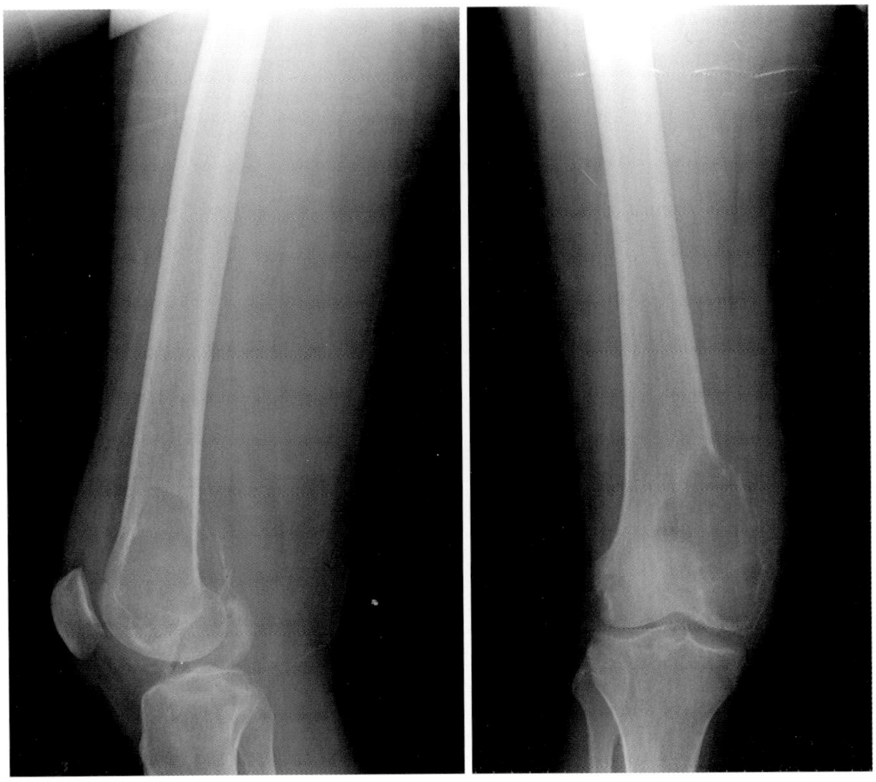

图 24-4 3 期良性病变：股骨远端骨巨细胞瘤

治疗包括扩大刮除术，边缘甚至广泛切除，局部复发较常见。有时重建手术较困难。另外，对于骨肿瘤的具体分期一些学者可能存在一定分歧。

骨与软组织肉瘤也按 Enneking 的外科分期系统分级。设计该系统将最有意义的预后因素与进展性分期相结合，有助于指导外科及辅助治疗。此系统依据是肿瘤的组织学分级、局部范围及转移与否。病理分级恶性程度低的病变定为Ⅰ级，病变分化良好、没有有丝分裂，仅显示中等的细胞异型性，转移的风险低（< 25%）。病理分级恶性程度高的病变定为Ⅱ级，病变低分化、有丝分裂率高、细胞与基质的比率较高。Ⅰ级与Ⅱ级病变按照局部生长的程度可进一步细分，Ⅰ A 期、Ⅱ A 期病变是指在界限清楚的解剖间室内（图 24-5）。解剖间室是肿瘤生长的天然解剖屏障，如骨皮质、关节软骨、筋膜或关节囊。Ⅰ B 和Ⅱ B 期病变超出所在的解剖间室（图 24-6）。Ⅲ期指无论原发肿瘤的大小或分级发生转移的任何病变。淋巴结转移或远处转移没有区别，因为两者同样预后不良。

另外，许多骨肿瘤科医师按照美国癌症联合委员会体系（AJCC）对骨与软组织恶性肿瘤进行分期，AJCC 对软组织肉瘤的分期体系（表 24-2）依据预后变量，包括肿瘤分级（高、低分化）、大小（肿瘤最大径≤ 5 cm 或> 5 cm）、深度（表浅或深达筋膜）及存在的转移。Ⅰ期肿瘤分化好，无论肿瘤的大小或深度；Ⅱ期肿瘤低分化，肿瘤可较小且在任何深度或较大而表浅；Ⅲ期肿瘤低分化，较大而深在；Ⅳ期肿瘤无论分化、大小或深度如何，只要出现转移（包括局部淋巴结转移）。

对于骨肉瘤的 AJCC 分期系统（表 24-3）主要依据肿瘤分级、大小及转移的存在及位置。Ⅰ期肿瘤级别低，Ⅱ期肿瘤级别高，均依据肿瘤大小细分为亚型。Ⅰ A 和Ⅱ A 期肿瘤最大长度≤ 8 cm；Ⅰ B 和Ⅱ B 期肿瘤最大长度> 8 cm。Ⅲ期肿瘤有“跳跃性转移”，即在同一骨内病变不连续。Ⅳ A 期指出现肺转移，而Ⅳ B 期指肺以外的转移。Ⅳ期细分为亚型的意义在于对骨肉瘤和尤因肉瘤的肺以外的转移预后较单纯肺转移更差。

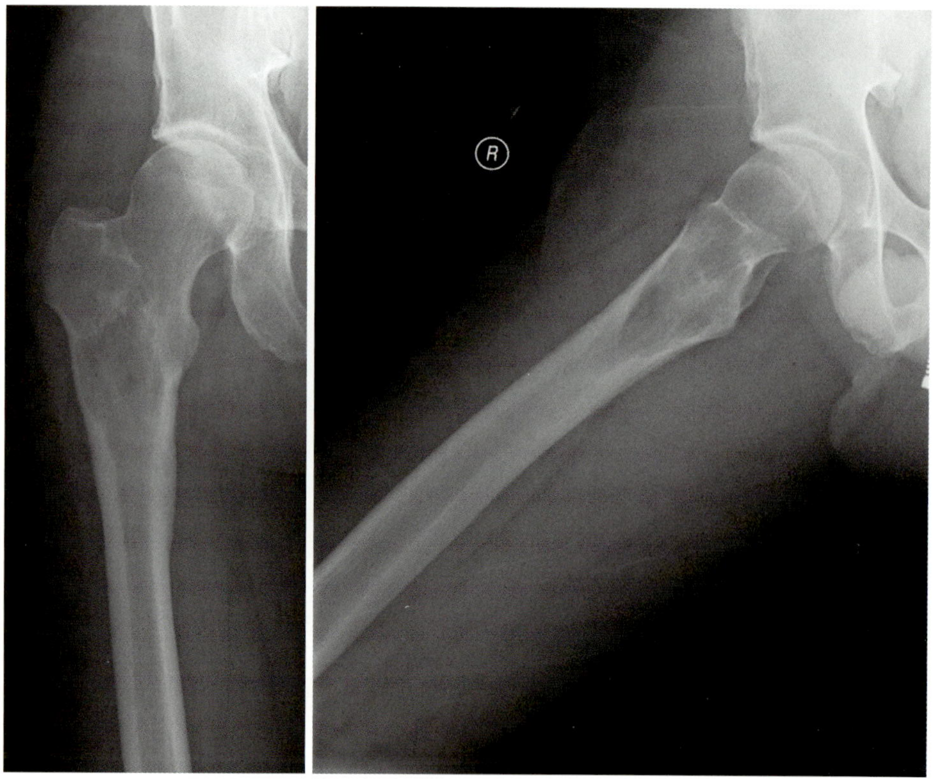

图 24-5 ⅠA 期恶性病变：股骨近端软骨肉瘤

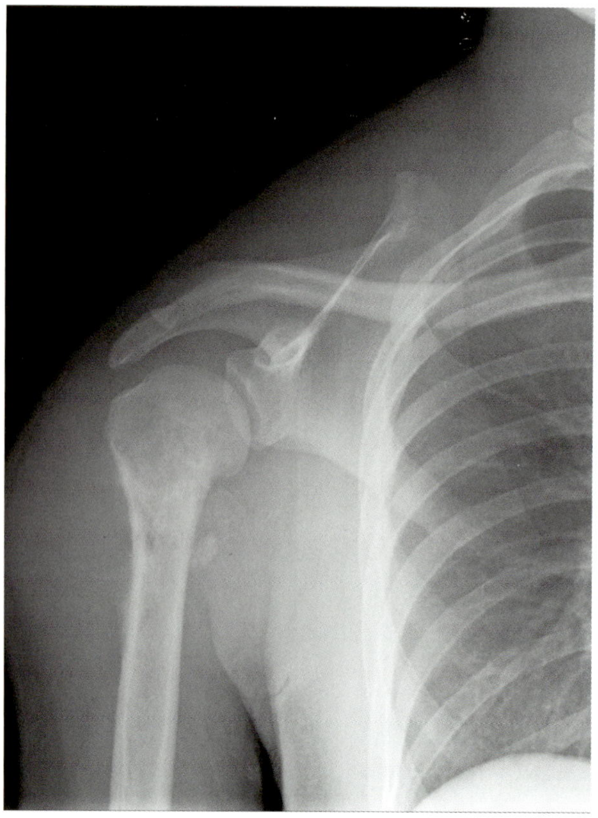

图 24-6 ⅡB 期恶性病变：肱骨近端骨肉瘤

四、活检

1982 年，Mankin 等报道骨与软组织肉瘤活检造成 18.2% 的误诊，10.3% 的活检标本不具备代表性或由技术差造成，17.3% 伤口出现并发症。正是由于这些并发症，18.2% 的病例必须修改最佳治疗方案，包括 4.5% 病例不必要的截肢。当然，如活检由所在咨询医疗机构的外科医师完成，而不是由骨与软组织肿瘤学会的成员实施，那么并发症的发生率要高达 3 ~ 5 倍。现对有关活检的技术方面给出一系列建议：对于可疑的原发性骨与软组织恶性肿瘤患者，在活检前应就诊专科医疗机构，以便进行确定性治疗。10 年后此研究又进行了重复，但结果实质上并无变化。

活检应像确定的程序一样仔细地进行设计，同时只有在临床、实验室和放射线检查完成后才能进行。如前所述，在活检前完成评估有助于设计活检切口的位置；有助于提供更丰富的信息，得出更准确的病理诊断；避免影像研究上的伪影误导。如评估结果建议对于原发性恶性肿瘤需要鉴别诊断，那么在活检前患者应就诊于骨与软组织肿瘤专家。

表 24-2 美国癌症联合会对软组织肉瘤的分期系统

分期	分 级	大小	深度	转 移
Ⅰ	低度恶性	任何大小	任何深度	无
Ⅱ	高度恶性	5 cm	任何深度	无
	高度恶性	>5 cm	浅表	无
Ⅲ	高度恶性	>5 cm	深面	无
Ⅳ	任何分级	任何大小	任何深度	局部或远处转移

表 24-3 美国癌症联合会对骨肉瘤的分期系统

分期	分 级	大小	转 移
Ⅰ A	低度恶性	≤ 8 cm	无
Ⅱ B	低度恶性	>8 cm	无
Ⅱ A	高度恶性	≤ 8 cm	无
Ⅱ B	高度恶性	>8 cm	无
Ⅲ	任何分级	任何大小	跳跃性转移
Ⅳ A	任何分级	任何大小	肺转移
Ⅳ B	任何分级	任何大小	肺以外转移

无论穿刺针活检或切开活检，均应考虑到活检通道都是被肿瘤细胞污染的。由于活检通道需要与肿瘤一起整块地切除，确定活检手术路径是十分重要的。活检手术的外科医师应熟悉保肢手术和标准及非标准的截肢皮瓣的手术切口。如需要使用止血带，充气前肢体应抬高，但不应加压驱血，以防肿瘤细胞挤压后流入体循环。细心操作尽可能减少组织污染。由于横切口十分困难或不可能和肿瘤标本切除，应避免使用（图 24-7）。深部切口应通过单一肌肉间室，而不要污染肌肉间平面。应避开主要的神经和血管。如有可能，骨病变的软组织浸润在活检时应同时取样，因为此处位于肿瘤边缘，包含最活跃的肿瘤，有助于诊断。如需要在骨内钻孔，应为圆形或卵圆形，以减少应力集中并预防而后的骨折，一旦发生骨折将妨碍保肢手术的进行（图 24-8）。骨孔应用骨水泥填塞，以减少血肿形成。由于过量的骨水泥可导致肿瘤在骨内扩散，仅需要最小量的骨水泥填塞骨孔。然而应注意取活检时应不仅仅包括肿瘤周围的假包膜。术中送检冷冻切片，以确保获取诊断。如使用了止血带，在闭合切口前应先放气并仔细止血，因为血肿会被肿瘤细胞污染。如放置引流，引流管出口应与切口一致，以便引流通道较易与肿瘤整块切除。切口应诸层闭合紧密，缝合针距不应过宽。

活检可用细针抽吸、空芯穿刺针活检或切开活检完成（表 24-4）。多数骨与软组织肿瘤通过较好的穿刺活检可确诊。细针抽吸在确诊肿瘤为恶性的准确率达 90%，然而确诊肿瘤类型是很低的；主要取材是细胞，而不是组织。这种技术最好应用在诊断基本明确，如转移或感染和检查淋巴结等情况。由于取材样本有限，需要有经验的病理科医师来确诊。空芯穿刺针穿刺活检较细针抽吸活检采用更粗的针，可取到组织并能保留组织结构。取到的有限组织可能不充分，但可准确地分级或指导随后治疗的进一步研究。很少的文献报道门诊空芯穿刺针穿刺活检全部确诊准确率在 84% ~ 98%。最近一项研究对 252 例门诊空芯穿刺针活检骨与软组织恶性肿瘤的准确率达到 97%，穿刺活检对于特殊的组织病理诊断及分级准确率为 81%。

切开活检是骨与软组织肿瘤活检的“金标准”，但与穿刺针活检相比并发症较多（如出血、感染、组织污染）。然而很少会引起抽样误差，并可提供最多的组织用于其他诊断研究，如细胞遗传学和流式细胞学。如果预计术前化学治疗，可于冷冻活检确诊后在活检的相同部位放置中央静脉导管。活检后即可进行明确的治疗，但术中冷冻切片的确诊需要临床及放射线诊断证实后方可进行。对于诊断万一遇到偏差或可疑，在明确诊断前均应暂缓最终的治疗。如临床和放射线诊断怀疑巨细胞瘤，在术中冷冻切片证实后，即可立刻开始最终的刮除术。同样对于即将发生的骨折，如怀疑是转移癌造成的，一旦得到术中冷冻切片证实，即可立即进行预防性固定。相反，如术中冷冻病理报告显示任何不典型细胞，但不能确定是肉瘤，最终的手术治疗均应延迟进行，直到最后的病理诊断完成。

很少见的情况是用最初的切除术（如切除活检）代替活检术。< 3 cm 的较小皮下肿块不可能是恶

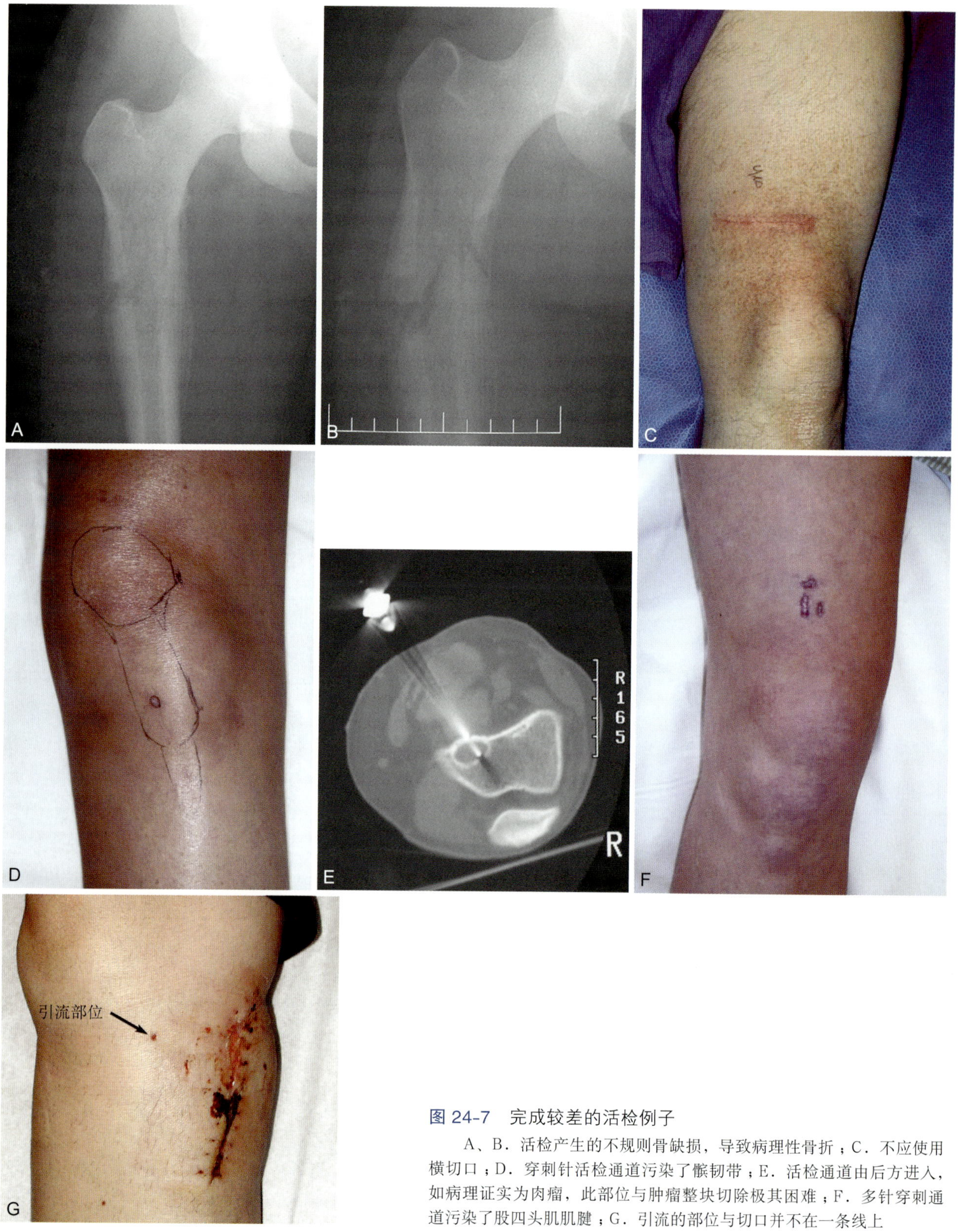

图 24-7 完成较差的活检例子

A、B. 活检产生的不规则骨缺损，导致病理性骨折；C. 不应使用横切口；D. 穿刺针活检通道污染了髌韧带；E. 活检通道由后方进入，如病理证实为肉瘤，此部位与肿瘤整块切除极其困难；F. 多针穿刺通道污染了股四头肌肌腱；G. 引流的部位与切口并不在一条线上

表 24-4 活检类型

活检类型	获取的组织	优　点	缺　点
细针抽吸	细胞	费用少；较少出现并发症 更适用肥胖患者或肿瘤毗邻神经、血管	标本量少 需要病理专家会诊
活检穿刺针	取材较小的组织	费用少 较细针抽吸获取更多组织标本	较细针抽吸活检并发症多 *
切开活检	获取肿物或病变充足的标本	充足的组织标本（金标准）	并发症增多 * 可能影响后期手术
切除活检	将病变完全切除	切除全部病变 适合较小的病变或骨	并发症增多 *

* 并发症包括感染、出血或血肿、病理性骨折、肿瘤污染或种植

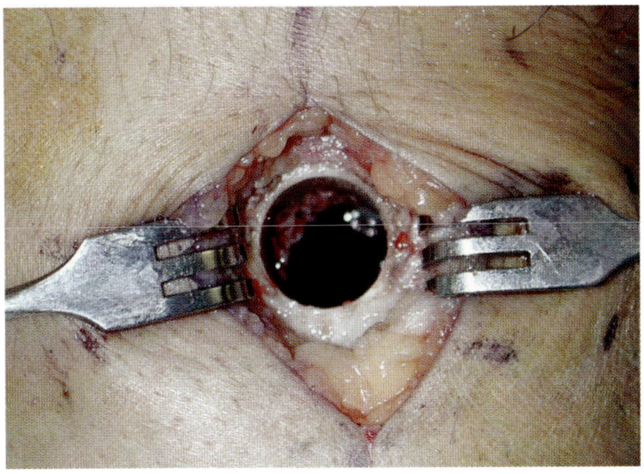

图 24-8　如活检必须要钻骨洞，骨缺损应为圆形，以使应力集中最小化，否则能导致病理性骨折

性的，可首次边缘切除。很少情况下病变转变为恶性，瘤床可再次广泛切除而没有不良的影响。除非 MRI 显示诊断为良性病变，诸如脂肪瘤、较大的软组织肿物或病变深达筋膜均不应首次即行手术切除。一些骨的良性病变，诸如骨样骨瘤和骨软骨瘤，具有特征性放射线表现并且如有手术指征可不用活检首次切除。首次切除的最后相对手术指征是可牺牲骨的疼痛性病变，如腓骨近端或尺骨远端。如此部位的病变局限在骨皮质内并出现症状，且不管良性或恶性组织诊断均应切除的，可不用活检直接切除（图 24-9）。

第二节　辅助治疗

骨骼肌肉系统的原发性恶性肿瘤患者的治疗目的是解除病患，转移癌患者的治疗目的是减少疼痛和保留功能。肿瘤的最佳治疗经常需要联合放射治疗、化学治疗及手术。

一、放射治疗

放射线通过诱导细胞内形成自由基，随后引起 DNA 损伤，而后导致细胞死亡。细胞对于放射线的敏感性依赖许多因素，包括：①细胞在细胞周期内的分期（有丝分裂活跃的细胞是最敏感的）；②组织氧合（局部缺氧提供保护作用，因为氧自由基不能在含氧量低的组织内形成）；③细胞修复 DNA 损伤的能力或对于这种损害无法修复导致细胞凋亡（程序性细胞死亡）。

放射治疗的剂量以戈瑞（Gy）为单位：1Gy 等于每千克吸收 1 焦耳（J）的能量，1 拉德（rad）等于 1 厘戈瑞（cGy）。放射治疗的目的是对肿瘤细胞给予最大可能剂量的放射线，但对正常组织毒性最小。这是通过使用线性加速器释放高剂量放射线到靶组织，同时保持侧野缘清晰，以限制对非靶组织的照射。治疗的优势是通过剂量分级实现的。在单纯 200 cGy 治疗后，细胞周期中最敏感期的全部细胞均被杀死。在特定细胞间期给予不同的放疗剂量，让其他周期的细胞进入最敏感期。而且随着肿瘤细胞的不断死亡，以前肿瘤含氧量低的部位可能变得再次氧合，因而可能变得对放射治疗更敏感。

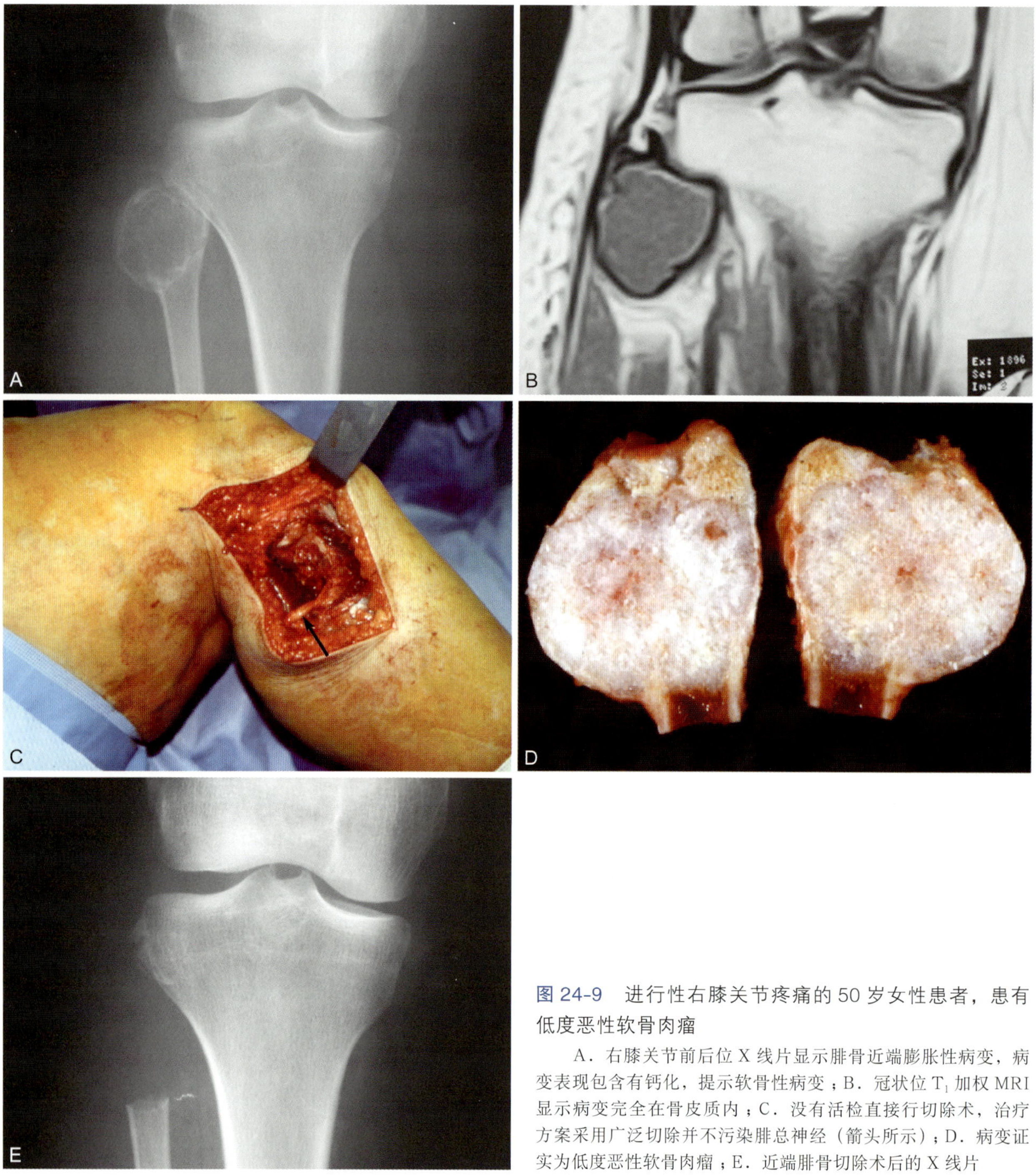

图 24-9 进行性右膝关节疼痛的 50 岁女性患者，患有低度恶性软骨肉瘤

A．右膝关节前后位 X 线片显示腓骨近端膨胀性病变，病变表现包含有钙化，提示软骨性病变；B．冠状位 T_1 加权 MRI 显示病变完全在骨皮质内；C．没有活检直接行切除术，治疗方案采用广泛切除并不污染腓总神经（箭头所示）；D．病变证实为低度恶性软骨肉瘤；E．近端腓骨切除术后的 X 线片

放射治疗间期提供正常细胞修复损伤的时间。多数放射治疗方案剂量为 150 ～ 200 cGy/d，一直到达至靶剂量。剂量范围由治疗骨髓瘤的 30 ～ 40 Gy 到软组织肉瘤的 60 Gy。

多数原发性骨恶性肿瘤是相对抗放射性的。但骨髓细胞肿瘤除外，包括多发性骨髓瘤、淋巴瘤及尤因肉瘤，均对放射治疗十分敏感。骨转移癌除肾细胞癌以外，通常也对放射治疗敏感。对于多数其他骨肿瘤，放射治疗有局限，因为手术可达到更好的局部控制。随着脊柱外科的进展，对于先前频繁依赖放射治疗而不能手术的脊柱肿瘤，已大为减少。放射治疗可减少恶性软组织肿瘤由于边缘切除而导致的局部复发率，否则只有选择更多的残肢切除或截肢。放射治疗同样也用于术前软组织肉瘤的治疗，以期达到减少肿瘤体积，使手术更易切除的目的。

放射治疗具有显著的急性并发症及长期并发症，最常见的急性并发症是皮肤刺激。开始的红斑可能以后变为脱皮，尤其是对于同时应用细胞毒性药物的患者。其他常见的急性不良反应包括胃肠不适、尿频、疲劳、食欲缺乏及极度水肿。晚期不良反应包括慢性水肿、纤维化、骨坏死及病理性骨折。有文献报道，放射治疗后引起的组织恶变（如放射性肉瘤）在儿童及青少年肿瘤的幸存者中呈增加的趋势。这些继发性肉瘤发病的潜伏期平均约为 10 年，并且经常预后不良。放射治疗诱导的病理性骨折也变得更常见，并且可能是极难处理的。Lin 等报道，对于大腿的软组织肉瘤，如治疗包括放射治疗及剥离骨膜的广泛切除术，治疗后 5 年病理性骨折的发生率为 29%。女性患者这种危险增加到 47%，同时接受化学治疗的女性患者为 66%。儿童患儿的放射治疗有诸多不良后遗症，如脊柱侧弯、脊柱后凸、胸壁畸形、髂骨发育不良及肢体不等长，这是由于放射治疗诱导的骨骼生长停止造成的。放射治疗很少用于良性肿瘤（可能除外无法手术控制的广泛的色素沉着性绒毛结节性滑膜炎或较大的脊柱巨细胞瘤）。

除常规外线束放射治疗外，放射治疗也能短距离治疗（Greek，brachys，意思为“靠近的”）。通过这种方法，切除手术时在肿瘤床置入空心导管（图 24-10），并由皮肤穿出。此技术允许高剂量放射治疗到靶组织。辐射强度在放射治疗野边缘迅速下降，保护了正常组织。我们目前使用此技术更频繁，效果良好。

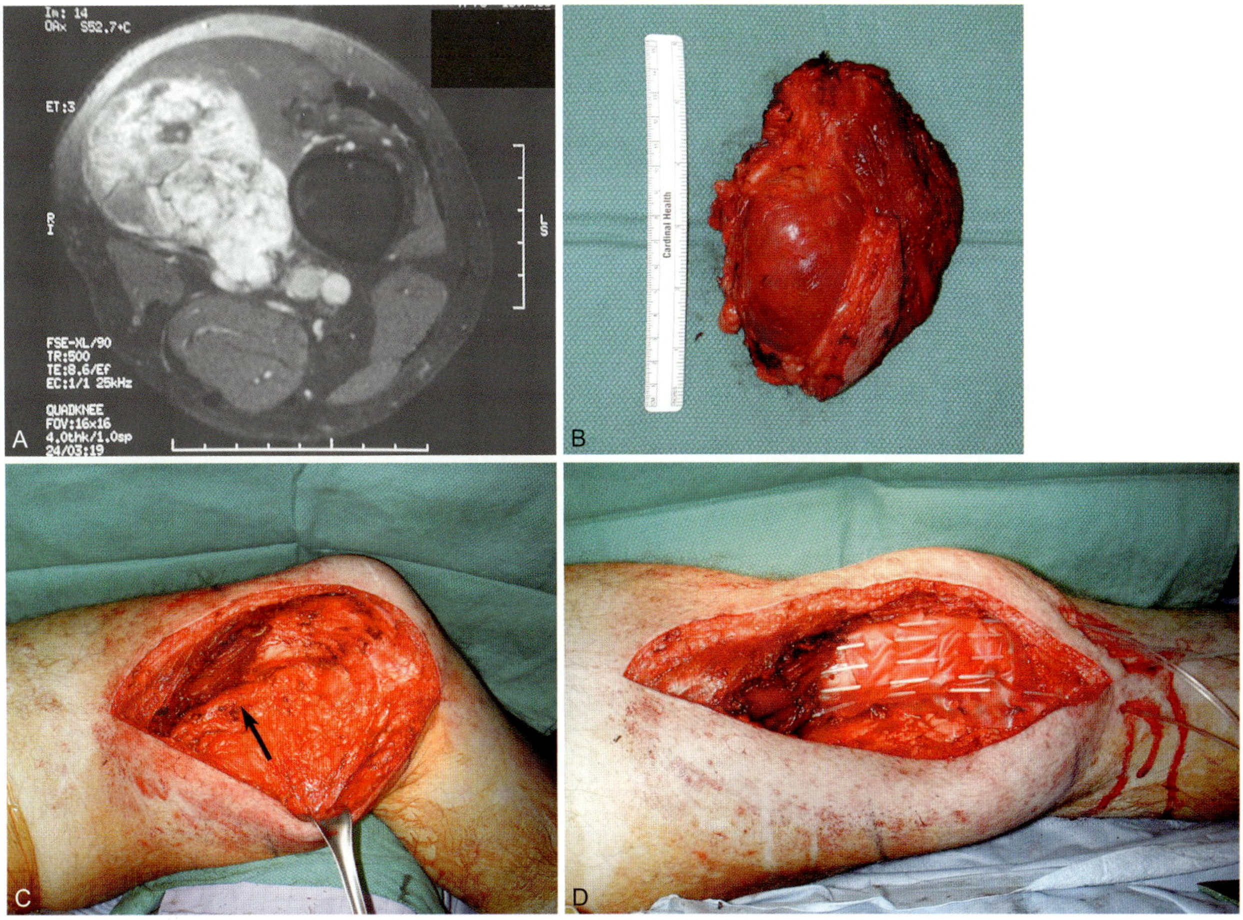

图 24-10　85 岁男性患者患有软组织肉瘤

A．MRI 显示肿瘤邻近股骨远端及股骨血管。B．切除的标本。C．肿瘤切除后的空腔，显露的远端股骨及股骨血管（箭头所示）。D．表面包裹羟基乳酸聚合物 910 网编织而成的近距离放射治疗导管，有助于保持适当的间距。导管沿血管和骨骼走行放置（边缘是闭合的），通过单独的穿刺口引出。在导管表面闭合伤口

二、化学治疗

在骨肉瘤常规使用化学治疗之前，通常对确诊患者即刻施行广泛或根治性截肢术。这种方法通常治疗局部疾病很充分，但即使就诊时转移并不明显，80% 的患者最终也死于转移性疾病。据此得出就诊时 80% 表面上局限的骨肉瘤患者，实际上有不能检测到的转移或微小转移。随着现代化疗方案的应用，目前骨肉瘤的 5 年生存率约为 70%。尤因肉瘤的治疗效果与此相似。同样化疗在治疗其他高度恶性骨肿瘤方面，如恶性纤维组织细胞瘤及儿童高度恶性软组织恶性肿瘤，如横纹肌肉瘤，也有明确的作用。成人软组织恶性肿瘤的化疗作用不太明确，多数研究表明化疗效果正在适度改进。总之，化疗对软骨病变及多数其他低度恶性肿瘤无效。

辅助化疗指术后化疗，以治疗假定的微小转移。新辅助化疗指在原发性肿瘤外科切除之前进行。没有研究证明哪种化疗时间更具生存优势；然而多数学者引用诸多理论上的优点，阐述新辅助化疗优于辅助化疗。术前化疗时常引起原发瘤的退变，使保肢手术更易成功完成。Malawer 等在一项研究中指出，最初认定 12 例病变中的 9 例是不能手术切除的，但经化疗诱导肿瘤退变后，可进行保肢手术治疗。新辅助化疗后进行外科切除术，而后进行治疗效果的组织学评价。这是成功的长期疗效最有价值的预后指标之一（如肿瘤坏死率）。另外，对于化疗效果差的患者，组织学评估可导致化疗方案进一步调整。理论上术前化疗可减少手术时肿瘤细胞的扩散，并且新辅助化疗通常可立即开始，在尽可能的早期有效治疗微小转移并且避免因延误手术时间而可能引起的肿瘤进展。同时提供了充足的时间适当地设计手术，包括可能制造特制人工关节。也给予患者及其家属时间，去充分考虑选择保肢还是截肢手术。然而有显示新辅助化疗可能显著增加围术期并发症的危险，特别是引起伤口延迟愈合及感染。其他学者并未发现确实如此，目前多数骨肿瘤科医师喜好术前化疗，化疗药物结束后 3 ~ 4 周进行最终手术治疗。如切口愈合良好，化疗在术后 2 周重新开始。

虽然假定多数恶性肿瘤来源于单一细胞，但实际上肿瘤由异源群体细胞组成。这是肿瘤细胞快速更新及基因不稳定的结果，因此，在相同肿瘤内的各种细胞发展为不同的抗药机制。为拮抗肿瘤细胞抗药的多样性，多数化疗方案包括联合使用细胞毒性药物。表 24-5 列出了治疗骨与软组织肉瘤最常见的药物及最常见剂量限制内的不良反应。此领域正迅速变化，但确定的总原则已制定。当肿瘤被发现时体积较小，药物治疗最有效。多药联合较单药治疗更有效。药物剂量、给药顺序及时间似乎是达到最大效应最重要的因素。所有化疗药物对正常组织均是有毒性的，应由熟练掌握药物使用的医师在可控的输液装置内给药。

第三节　外科手术的原则

一、截肢或保肢

随着诊断性成像、化疗、放疗和切除及重建外科技术的发展，对于多数骨与软组织肉瘤患者现在采用保肢手术已是合理的选择。软组织肉瘤术前放疗及骨肉瘤的新辅助化疗特别有助于外科医师成功切除过去注定不能切除的肿瘤。在少见的情况下，神经、血管结构的包裹、移位的病理性骨折或继发于低质量完成的活检并发症妨碍了保肢的可能性。然而更常见的是，必须依据患者个人及家属的期望及愿望在保肢与截肢之间做出选择。Simon 描述了每当打算保肢而不是截肢时必须要考虑的 4 项内容如下：①生存是否会被这种治疗选择影响？②短期及长期的发病率比较如何？③保留的肢体功能与假肢的功能比较如何？④有何心理社会方面的后果？

许多研究表明骨肉瘤患者治疗方法的选择对生存有影响。随着综合治疗（包括外科手术及化疗）的开展，多数文献报道骨肉瘤患者的长期生存率由约 20% 提高到约 70%。对于股骨远端骨肉瘤，在广泛切除及保肢术后局部复发率为 5% ~ 10%，这相当于经大腿截肢后的局部复发率。尽管髋关节离断术的局部复发率极低，但尚无研究表明它具有生存优势。尽管局部复发与预后极端不良有关，但尚无研究证明假如在都达到广泛外科手术边缘切除的前提下，哪种外科技术（如保肢、经大腿截肢、髋关节离断术）在生存上更具有优势。 从这些资料可假定局部复发的患者尽管进行了广泛切除，可能代表侵袭性较强或对化疗耐受的这部分患者，无论何种外科术式，预后均会较差。对于全部患者的生存率而言，外科手术最重要的技术是达到广泛切除，

表 24-5 骨与软组织肿瘤的常用化疗药物

药　物	不良反应
烷化剂	
芥子类	
环磷酰胺	骨髓移植（白细胞减少），出血性膀胱炎，脱发，恶心、呕吐
异环磷酰胺	出血性膀胱炎，骨髓移植，恶心、呕吐，肾毒性，神经毒性
铂化合物	
顺铂	恶心、呕吐，肾毒性（累及性和不可逆性），耳毒性（累及性和不可逆性），周围神经病变（可逆）
卡铂	骨髓抑制，恶心、呕吐，脱发，肝毒性，肾毒性
抗代谢药	
甲氨蝶呤	骨髓抑制，黏膜炎，肾毒性，肝毒性，肺炎，神经毒性
拓扑异构酶活性药物	
抗肿瘤抗生素	
多柔比星	骨髓抑制（中性粒细胞），恶心、呕吐，黏膜炎，脱发，严重软组织坏死（外渗），急、慢性心脏毒性
放线菌素 D	骨髓抑制（血小板和中性粒细胞）
	恶心、呕吐
	腹泻
	组织坏死（外渗）
	骨髓抑制
表鬼臼毒素	
依托泊苷（VP-16）	黏膜炎，恶心、呕吐
抗微血管药物	
长春花生物碱类	
长春新碱	周围神经病变（不可逆的），组织坏死（外渗），癫痫发作，脱发

而不去考虑是行截肢术还是局部切除术。

恶性肿瘤的截肢术可能技术上要求较多，经常需要非标准的皮瓣闭合切口或骨移植以保留残肢更多的功能。并发症包括感染、伤口裂开、慢性痛肢、幻肢痛及需要再次手术的残端骨刺形成。然而保肢手术与截肢术相比有较高的围术期及长期的并发症。保肢手术需要更加广泛的外科手术，具有较高的感染、伤口裂开、皮瓣坏死、失血及深静脉血栓等风险。保肢手术的长期并发症依据重建类型而改变，包括假体周围骨折、假体松动或脱位，移植物与宿主交界处不愈合，异体骨骨折、下肢不等长及晚期感染。保肢患者术后更有可能需要多种手术以治疗并发症。在最初的成功保肢手术后，1/3 的长期存活患者依据肿瘤的部位及重建类型，最终可能需要截肢。

关于患肢的功能，肿瘤的位置是最重要的问题。上肢病变保肢切除术中，尽管同时切除一个或两个重要神经，但通常较截肢及随后的假肢装配具有更好的功能。同样，近端股骨或骨盆病变的切除及局部重建术通常较髋关节离断术或半骨盆切除术具有更好的功能。然而，在踝及足周围的大的肉瘤经常需要截肢治疗及随后装配假肢，膝关节周围的肉瘤治疗必须个体化。

多数膝关节周围的骨肉瘤患者行广泛切除、膝关节假体置换或经大腿截肢术。通常更少做的手术包括骨关节异体骨重建、异体骨关节融合术及旋转成形术。在对骨肉瘤患者的研究中，Otis、Lane 和 Kroll 的研究表明，与经大腿截肢术相比，行肿瘤切除、膝关节假体置换的患者具有较快的自控性步行速度，并且相对于氧耗量具有更有效的步态。许多经大腿截肢者需要＞50%最大需氧量才能按自由步行速度行走。在＞50%最大需氧量的情况下，缺氧机制要满足维持肌肉的代谢，因而极大减少了耐力。此时许多患者因多柔比星诱导的心肌病而导致心功能减弱，使问题更加复杂。

Harris等比较了膝关节周围肿瘤的截肢术、关节融合术及关节成形术术后的长期功能。表明截肢患者在陡峭、粗糙或光滑的表面步行困难，但行走活跃且不用担心损伤患肢。关节融合术患者可进行最吃力的体力劳动及娱乐活动，但坐下有困难，尤其是在汽车后座、剧场或运动竞技场内。关节成形术患者通常更多过着静坐式生活，并且更加需要保护患肢，但日常生活活动没有困难。他们对患肢是很自然的。

在四肢肉瘤切除术后长期存活的患者中，保肢的可能性与重建的类型及肿瘤的位置有关。成功的关节融合术长期来看较活动的关节重建更耐用。关于假体或异体骨假体复合型重建，肿瘤的位置是最重要的问题，通常近端重建较远端重建更耐久（全部患者的生存预后相反，远端肉瘤较近端肉瘤预后好）。股骨近端重建通常较股骨远端重建更耐久，股骨远端重建通常较胫骨近端重建更耐久。

没有研究表明长期的肉瘤存活者在选择截肢与保肢手术时，对心理的影响或生活质量有显著差异。保肢还是截肢手术的选择包括的不仅仅是病变是否可行广泛切除的问题。患者往往最终依据长期的生活目的及生活方式的选择而做出最后的判定。

二、手术边界

当描述肿瘤外科的手术操作时，外科边界必须适当地明确。如果编者不描述手术边界，截肢术和切除术的术语就毫无意义。这在文献中评估外科手术及术后疗效时，意义尤其重要。在骨肿瘤学，外科边界用4种术语描述：囊内、边缘、广泛及根治。截肢术及保肢的切除术可与这4种边界的任何一种有关，每种手术外科边界必须明确地确定（图24-11和图24-12）。

囊内边界是指外科切除平面在肿瘤内，此种手术类型经常被描述为“分块切除”，因为会遗留肉眼可见的残余肿瘤。此术式适合于有可能损伤重要

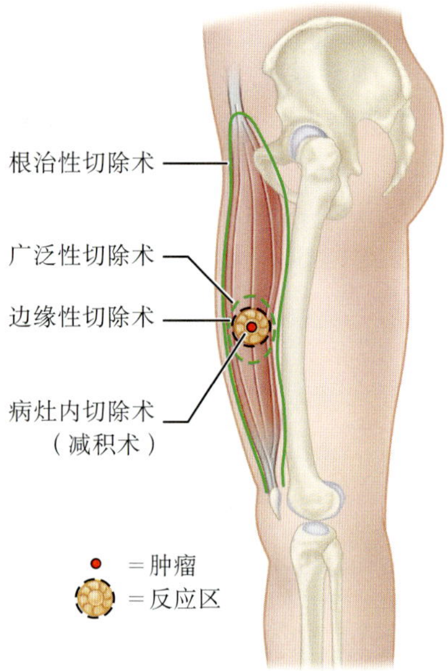

图24-11 局部术式的Enneking分类

（引自：Enneking WF: *Musculoskeletal tumor surgerg*, vol 1, New york, 1983.Chnrchill Livingstone.）

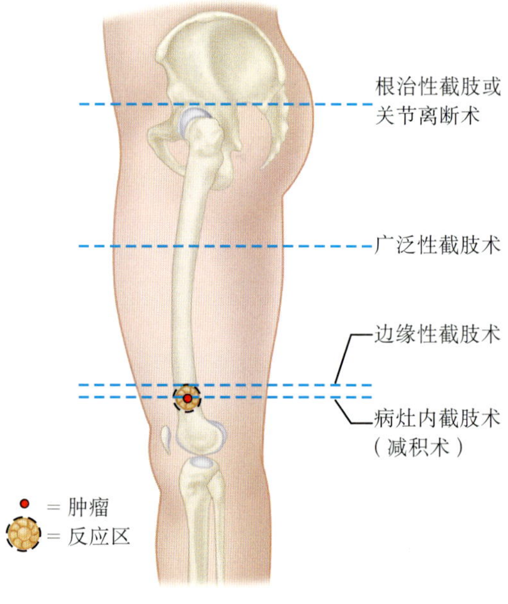

图24-12 截肢的Enneking分类

（引自：Enneking WF: *Musculoskeletal tumor surgerg*, vol 1, New york, 1983, Churchill Livingstone.）

解剖结构的有症状的良性肿瘤，也适合于转移瘤的姑息性手术。

当骨与软组织肿瘤生长时，它们压迫周围的组织并逐渐被包裹起来，周围的反应组织被称为“假包膜”。当手术切除的最内侧平面通过了假包膜，

边缘切除的范围就达到了。边缘切除的手术类型足以治疗多数良性病变及一些低度恶性肿瘤。然而在高度恶性肿瘤，假包膜经常包含肿瘤的微小病灶或“卫星”病灶。边缘切除通常残留微小病灶，如果残留的肿瘤细胞对辅助化疗或放疗不敏感，就可导致局部复发。尽管增加了局部复发的危险，与截肢术相比边缘切除可能更可取。随着术前放疗及新辅助化疗的进展，在有选择余地的情况下，边缘切除还是可以接受的选择。

当切除平面在正常组织内,就实现了广泛切除。虽然没有特殊的明确距离概念，但全部肿瘤需要在正常组织包裹下完整切除。手术边界的质量较数量（厚度）更重要，如筋膜的边界提供了较好的防止肿瘤扩散的屏障，要优于相同或更厚的皮下组织。如果切除平面在任何点接触到假包膜，手术边界就只能定义为边缘切除，而不是广泛切除。尽管有时不可能达到，但多数高度恶性肿瘤的手术目的就是广泛切除。

当包括肿瘤的全部间室均整块切除时，就达到了根治性手术的边缘。对于深部软组织肿瘤，切除范围包括切除任何受累肌肉的全部间室（或多个间室）。对于骨肿瘤，切除范围包括切除整个骨组织及任何受累肌肉的间室。根治性手术以前是多数高度恶性肿瘤的治疗选择，然而随着影像学研究的进展，根治性手术现在很少做，因为行广泛切除能达到同样的肿瘤学结果。

从肿瘤学观点看，因为切除术与截肢术可用这 4 种边界切除方法的任何一种进一步细分，所以共有 8 个不同的外科术式。截肢术通常能达到广泛切除（如远端股骨骨肉瘤的高位经大腿截肢术）或根治性切除（如股骨病变的髋关节离断术），但并不总是这种情况。半骨盆切除术治疗较大的骨盆内肿瘤可能仅达到边缘切除，应称为边缘性截肢。罕见情况下，姑息性手术或不恰当的截肢平面遗留了肉眼可见的残余肿瘤，这种手术应称为囊内截肢术。同样，尽管骨肿瘤的根治性切除很少见，但骨与软组织肿瘤的保肢切除术可用任何一种边界切除术类型加以分类。

三、刮除术

许多良性骨肿瘤用刮除术治疗是足够的。与切除术相比，刮除术的局部复发率较高；然而刮除术通常功能较好。尽管这种术式技术上并不困难，外科医师应严格坚持许多原则以避免局部复发率过高，人们难以接受，特别是侵袭性较强的良性肿瘤。

刮除术首先在病变部位做一大的骨皮质窗，骨窗必须至少与病灶同样大。如骨窗较病灶小，外科医师不可避免地在附近皮质的下面遗漏残留的肿瘤组织。肿瘤瘤体用大刮匙刮除，接着用动力磨钻在骨腔的各方向研磨扩大到正常骨组织（骨肿瘤的刮除术必须使用动力磨钻）。最后充分冲洗骨腔及切口，以去除全部骨碎屑及肿瘤细胞。此为单纯刮除术的最低要求。

扩大刮除术包括使用辅助性治疗，诸如液氮、苯酚、聚甲基丙烯酸甲酯或热烧灼术（图 24-13）以扩大杀伤肿瘤细胞。多数学者报道使用辅助性治疗极大地降低了侵袭性肿瘤的复发率。骨巨细胞瘤扩大刮除术后的复发率现约为 10%。尽管在随机比对临床试验中没有得到证明，但与常规使用辅助性治疗之前既往报道的对照组 25% ~ 50% 的复发率相比，似乎有很大进步。

虽然每种辅助治疗都有它的支持者，但没有研究证明谁是最好的，因为每种治疗都有优缺点。液氮冷冻外科治疗在扩大杀伤肿瘤方面是有效的。研究表明它优于苯酚及甲基丙烯酸酯治疗，在实验动物的骨腔隙及尸体骨模型周围形成一层 ≤ 14 mm 的坏死骨边缘。液氮通常用“直接灌注”技术，可能由此引起较大的并发症，包括病理性骨折及神经损伤。相反苯酚有相对弱的骨穿透力（< 1 mm），尽管它相对容易使用，但有报道当它不慎损伤到周围正常组织时，就会出现严重的并发症。辅助治疗也可使用热烧灼术，如使用氩光凝结器。研究表明氩光凝结治疗骨松质坏死的深度约为 4 mm。笔者对使用氩光凝结治疗有丰富的经验，并且没有发生由此导致的直接并发症。最后，尽管在文献中报道不一，聚甲基丙烯酸甲酯骨水泥可能通过它的聚合热或单体的直接毒性起辅助治疗作用。它容易使用并可作为填充剂与其他辅助性药物合用。

最后必须考虑的问题包括在刮除术后填充遗留的骨洞，可有如下选择自体骨移植、异体骨移植、脱钙骨基质、人工骨移植替代物和骨水泥。自体骨移植提供最快和最可靠的愈合率，因为具有骨源性、骨诱导性和骨传导性，但在取骨部位可导致额外的并发症，并且在骨量上不足以填充较大骨洞。取自体骨时必须使用另外单独的手术器械，以防供骨区

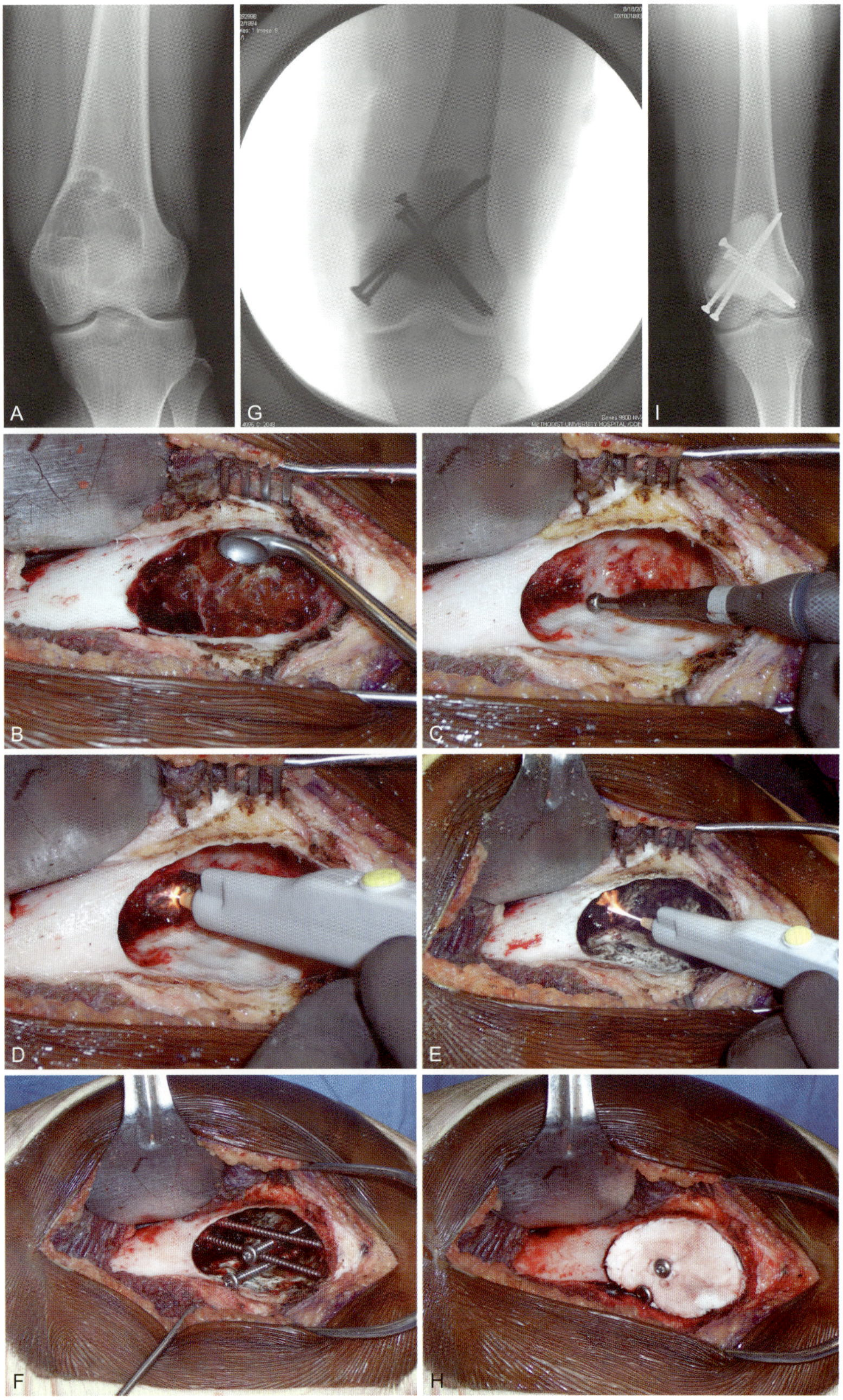

图 24-13 刮除术

A．股骨远端骨巨细胞瘤；B．病理确诊后，手术开窗的范围要大于肿瘤，以便充分显露；C．先用大刮匙刮除大部分肿瘤，再用高速磨钻在肿瘤腔隙的各个方向扩大；D、E．肿瘤腔隙用氩气刀电凝治疗；F．放置螺钉增加重建的强度；G．X 线片透视确定螺钉的位置；H．用骨水泥填充空腔；I．术后 X 线片污染。尽管异体骨仅仅具有骨传导性，异体骨松质具有可靠的骨掺合性，但它可较容易地大量获取，并无进一步的手术并发症。尽管理论上异体骨具有传播疾病的风险，但并无使用冷干异体骨松质传染肝炎及获得性免疫缺陷综合征艾滋病的报道。我们具有良性骨肿瘤刮除术后使用脱钙骨基质的经验，这种材料具有骨传导性，但与异体骨松质相比，脱钙骨基质也具有骨诱导性。人工骨移植替代物（如硫酸钙、磷酸钙）具有骨传导性，容易使用，并且容易获得。它们可单独使用或与自体骨、骨髓抽吸物或脱钙骨基质结合使用，早期有文献报道关于它们填充大块骨缺损的有效性。最后，骨水泥可用作填充剂，除它作为辅助性治疗使用外，还具有提供即刻稳定性的优点，便于早期恢复，病理性骨折的风险较低。骨水泥的其他优点就是可检测到局部复发，尽管肿瘤刮除术后的骨腔用骨移植物或骨移植替代物填充后难以辨认肿瘤复发，复发的肿瘤在邻近骨水泥处形成扩大的透光区很容易辨认。骨水泥的一项潜在缺点（尽管未经证明）是可导致继发于软骨下骨生物力学改变的早期关节退行性改变。在填塞骨水泥前，在软骨下骨添加一层移植骨有助于减少上述生物力学的改变。后来一些学者建议在后期常规取出骨水泥，用骨移植物替代。

笔者现在在刮除术后使用氩光电凝作为辅助治疗。对于最多的良性病变，骨缺损用硫酸钙或磷酸钙骨移植替代物。对于较多的侵袭性良性病变，如骨巨细胞瘤，我们通常使用骨水泥填充骨缺损。如果骨缺损需要额外的结构支撑，应考虑辅助内固定。我们并不是常规为了理论上降低退行性关节病的风险而在晚期取出骨水泥。

四、切除与重建

目前大多数骨与软组织恶性肿瘤治疗需要局部切除与重建。侵袭性良性肿瘤也可用这种方式治疗。恶性肿瘤切除的目的是如有可能达到广泛的外科手术边缘。如由于解剖结构的限制不可能做到，尽管治疗的选择需要依据患者及家属个人的决定，但结合辅助或新辅助治疗（如软组织肉瘤的放射治疗）行边缘切除可能比截肢术更好。对大多数良性肿瘤，边缘切除通常是足够的。特殊的切除技巧在本章稍后进一步讨论。

尽管异体骨关节融合术在一些情况下有作用，但大多数重建包括保留活动关节，可用 3 个一般选项：骨关节异体重建、假体重建及异体骨假体复合重建（另外选择是旋转成形术，在本章稍后讨论）。一般而言，肿瘤重建较标准全关节成形术的并发症发病率高，因为手术操作更广泛、软组织缺损更大，以及联合放化疗的折中效果。另外，这些重建经常为活动极端旺盛的年轻患者而做。一些并发症如伤口坏死、感染，均可能发生在各种类型的重建术，其他并发症因重建方法而异。虽然每种方法都有学者支持采纳，但笔者最广泛地使用了假体重建技术，保留了对于特殊适应证的其他方法。

骨关节异体移植具有许多吸引人的优点，包括能够置换韧带、肌腱及关节内结构。许多学者报道使用这种重建方法成功的案例，然而其他学者报道手术并发症较高，包括在移植骨与宿主骨连接部位的骨不连、疲劳骨折、感染、关节塌陷、脱位、退行性关节病、韧带和肌腱附着处断裂。骨关节异体移植在未成年患者可作为一种暂时的措施，以保留邻近的骨骺，而此时可选择的手术方案还包括截肢术或切除全部骨骺。胫骨近端异体骨关节移植可用于未发育成熟的患者，以保留股骨远端骨骺直至骨骼发育成熟。当后期必要时，可改行关节假体重建。

异体骨复合型假体可对一些患者提供长期的手术解决方案，可避免退行性关节病及关节坍陷等并发症，但仍保留着直接与软组织结构相连的能力，如髌韧带或髋外展肌。然而这可导致疲劳骨折、感染及异体骨与宿主骨连接处的骨不连。尽管许多外科医师使用这种术式作为他们初次重建术的方法，但我们建议异体骨假体复合体的主要手术适应证是当宿主骨截骨长度过长时，保证假体髓针充分置入骨髓腔内。笔者仍然使用肿瘤假体和异体骨与保留的宿主骨固定重建技术（图 24-14）。

假体重建也可使一些患者具有长期的功能，同时也可导致一些并发症。它具有可预知的即刻稳定性的优点，保证术后早期快速全负重行走康复。大多数假体是组配的，可随未成年患者生长延长肢体长度。现代假体材料的改进极大地延长了其使用寿命，但如患者疾病治愈，将面临长期并发症的困扰。聚乙烯磨损对关节表面仍是一限制因素，但多数假体内衬很容易替换。关节旋转铰链可发生疲劳断裂，但很容易更换。而假体髓针与体部相连的基底部疲劳断裂问题较严重，此时取出残留的假体髓针可能是极其困难的。

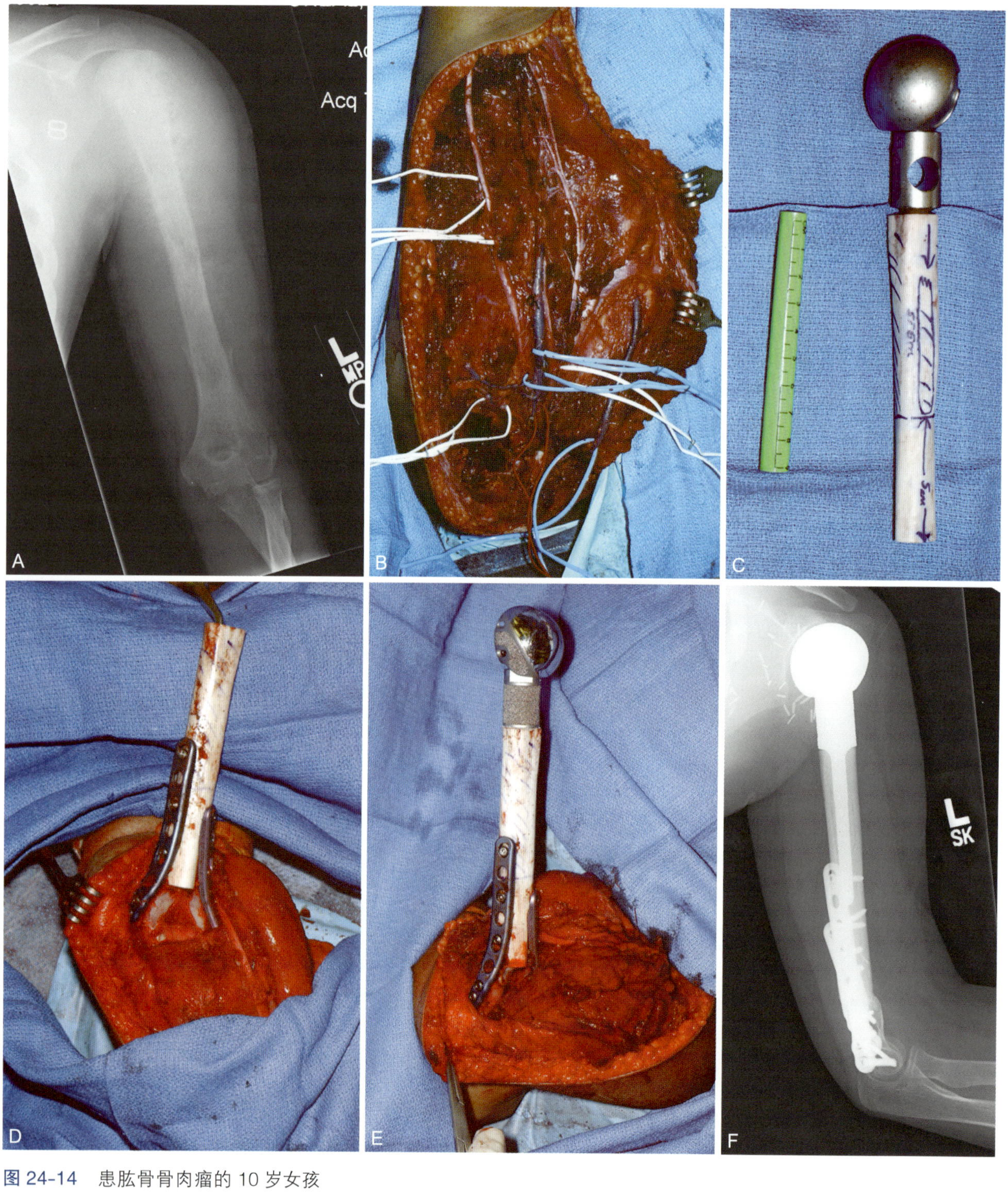

图 24-14 患肱骨骨肉瘤的 10 岁女孩

A．左肱骨前后位 X 线片显示肿瘤蔓延至远端骨骺；B．术中肿瘤扩大切除后的外像；C．准备肱骨异体骨移植容纳肿瘤假体柄；D．固定异体骨保留肱骨远端内、外侧板；E．假体插入异体骨内用骨水泥固定；F．术后 X 线片组配式骨与关节假体通过组配固定安装，通常是最安全的。假体髓针用骨水泥固定，假体外露区域具有多孔涂层，以达到促进晚期髓外骨皮质桥形成（图 24-15）。

用骨水泥固定可提供即刻稳定性，有助于早期康复。髓外骨皮质桥的目的是充当钱袋绳的作用，保护骨水泥 - 骨界面，以远离由关节表面产生的磨损微粒碎屑，并且提供额外的结构支撑，保护假体体部与髓针根部的连接。此部位因应力集中，易于发生疲劳断裂。尽管并没有明确这样做的益处，但许多学者主张假体外露部位的骨移植有助于骨皮质外骨桥形成。

五、儿童患者的注意事项

对于儿童患者，必须考虑到将来肢体长度不等。对于骨骼发育将近成熟的患者，在最初手术时重建的肢体就要延长 1 cm。也要在患者适当的年龄时行对侧肢体的骨骺融合，以维持肢体等长（或将使不等长最小化）。然而对于年轻患者，也应考虑其他选择。尽管以往认为骨肉瘤的非常年轻患者，行截肢和旋转成形术是唯一合理的治疗，但目前更支持使用可延长假体。

笔者对于使用 Repiphysis 可延长假体（Wright 医疗技术，美国田纳西州阿灵顿）已获得大量经验（图 24-16）。此假体置入的手术技术与其他假体相似（图 24-17），同样术后病程、康复、功能及并发症也是相似的。然而此设计的独特之处在于它使用的能量储存在压缩弹簧内，考虑到将来随着儿童生长相应延长假体。当下肢不等长发展时，儿童应按计划延长（图 24-18）。手术时患者在轻度镇静下通过 X 线透视完成，假体锁定机制通过 X 线透视辨认，电磁感应线圈放置在患者腿部该标记水平的上方。电磁感应线圈需要 20 s 加热来激活假体内的电极，融化掉一小部分聚乙烯后，使受控弹簧延长。腿的长度通过 X 线片透视检查进行再次确认，此步骤如有必要重复 1 ~ 2 次。每次按计划延长期间，笔者能延长 0.5 ~ 1.5 cm。如需要手术侧的患肢延长，可按计划 4 周延长 1 次。延长后，患者通常不需要辅助支具能马上行走。尽管这种假体并不耐用，还经常出现力学问题，但并发症通常相对容易解决，而且可保证骨骼未发育成熟的骨恶性肿瘤患者在生长结束时保持肢体长度相等。

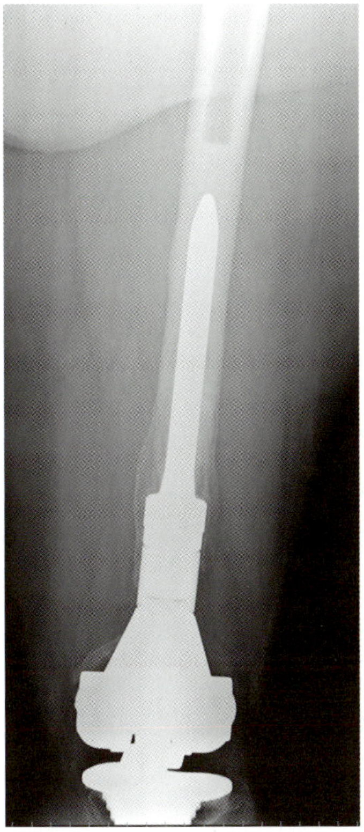

图 24-15　在髓外自体骨与假体的界面形成骨皮质桥

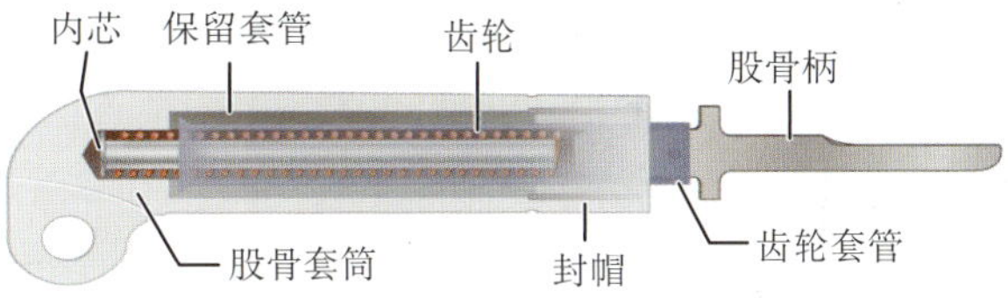

图 24-16　Repiphysis 非侵袭性可延长假体
（Courtesy of Wright Medical Technology,Arlington, TN）

第四节　外科手术技术

一、上肢

与下肢相比，即使上肢最好的假肢也不能提供可与之相比的功能。在大多数情况下现代影像学及外科技术为保肢手术提供了条件，肱骨近端切除经常需要切断腋神经，肱骨干切除经常需要切断桡神经。尽管切断了上肢三大神经，但保肢手术通常较假肢具有更好的功能。如正中神经或尺神经必须切断，而此时尚存有功能的可转位的肌肉，那么保肢手术仍然是值得的。截肢的适应证之一是广泛的神经血管包裹，相对适应证可能是有移位的病理性骨折。

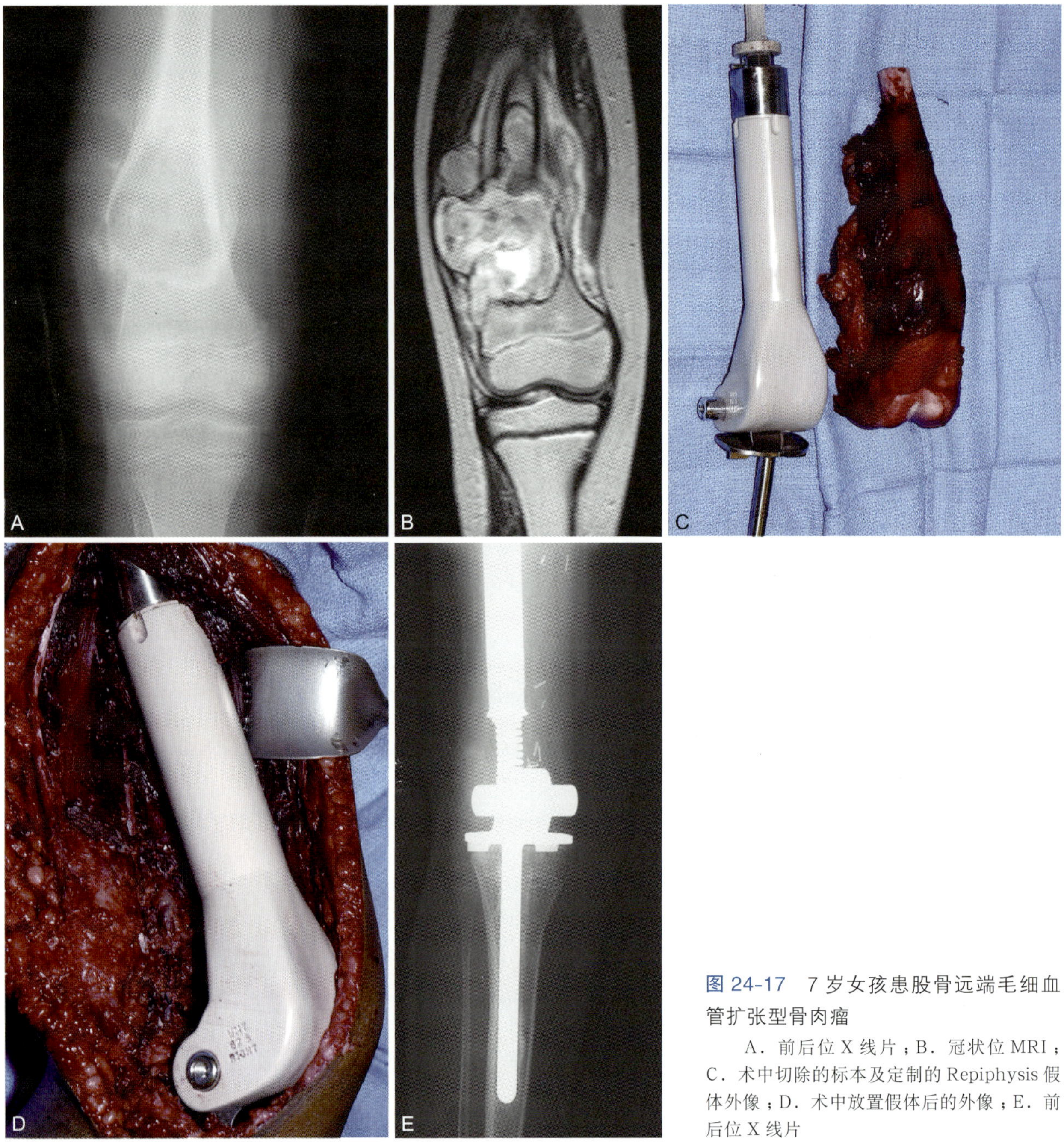

图 24-17 7 岁女孩患股骨远端毛细血管扩张型骨肉瘤

A．前后位 X 线片；B．冠状位 MRI；C．术中切除的标本及定制的 Repiphysis 假体外像；D．术中放置假体后的外像；E．前后位 X 线片

（一）肩胛带切除术

肩胛骨肿瘤经常并发蔓延进入到肩关节内，需要关节外连同肩胛骨整块切除肱骨头。同样，肱二头肌肌腱提供肱骨近端肿瘤延伸到关节的通道，并且经常需要关节外肩胛骨部分切除术。为制订各种肩胛带切除的外科手术标准术语，提出有意义的结果对比，Malawer 等指出以前的概念没有充分描述外科手术边界、肿瘤与解剖间室的关系、肩关节的状态、外科手术的大小或外展肌结构的状态。

此提议的系统单独依据切除部位的结构而定，反映出切除术的类型及其与肩关节的关系，表明了外科手术大小的递增。另外，也表明了外展肌结构状态。手术分为 6 种类型：Ⅰ型，肱骨近端关节内切除术；Ⅱ型，肩胛骨部分切除术；Ⅲ型，关节内肩胛骨全切术；Ⅳ型，关节外肩胛骨全切除术及肱骨头切除术；Ⅴ型，关节外肱骨头切除术；Ⅵ型，关节外肱骨及肩胛骨全切术。每种类型按照外展肌

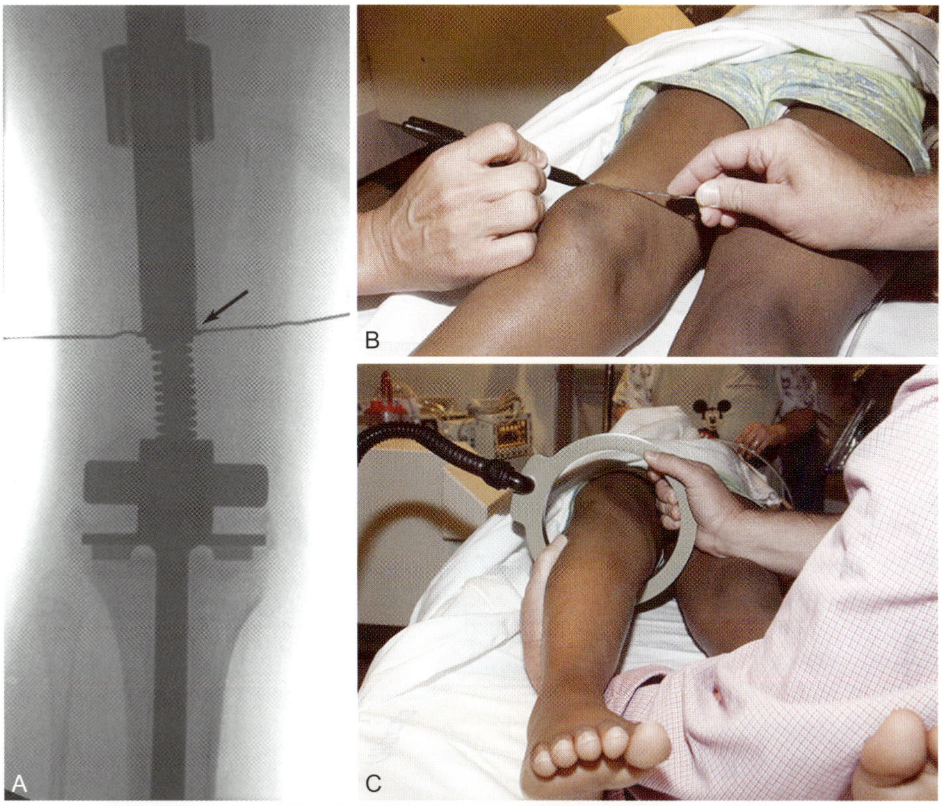

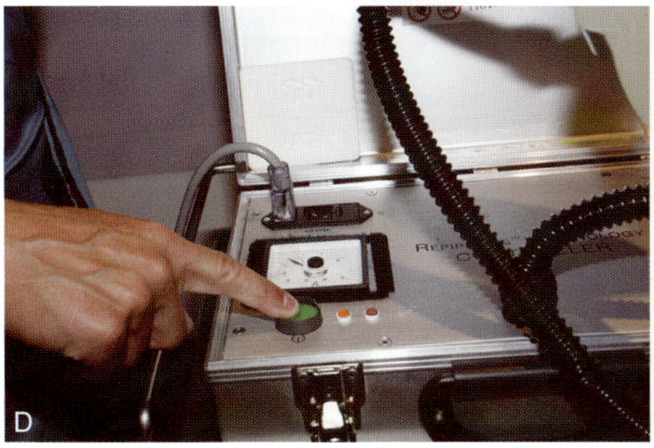

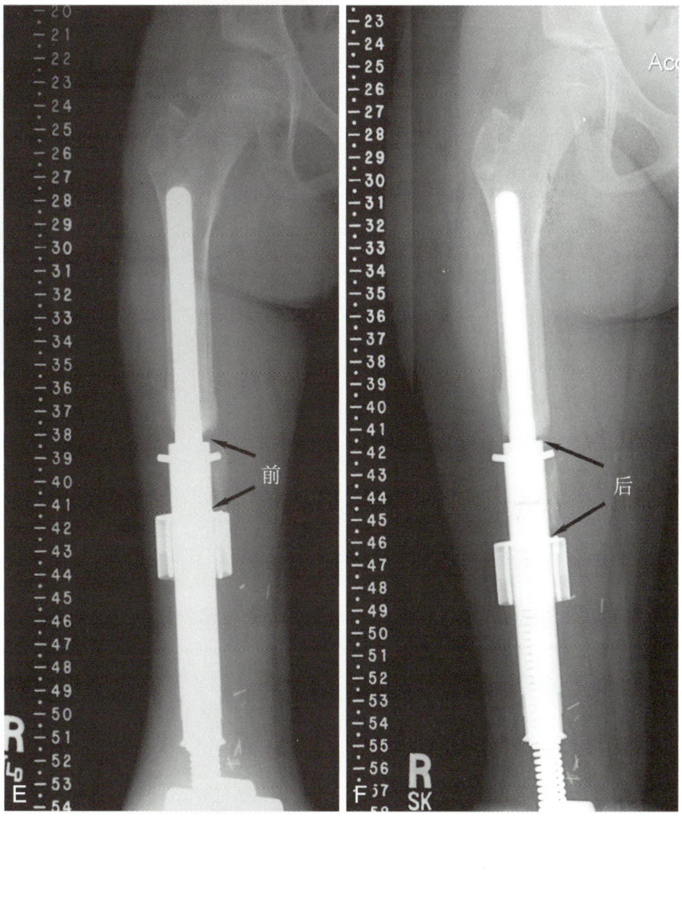

图 24-18　Repiphysis 延长术

A．定位锁定机构（箭头所示）；B．在患者的腿部此部位标记；C．在锁定机构水平环绕患者的腿部放置电磁感应圈；D．激活假体装置；E、F．延长前和延长后的 X 线片结构的状态分为各亚型：①完整切除；②部分或全部切除（图 24-19）。

肩胛带切除术

Tikhoff-Linberg 术式指上肢带骨切除术，包括肩胛骨全切术、锁骨部分或全部切除术及肱骨近端切除术。此术式适用于治疗肩关节周围的恶性肿瘤，切除范围包括周围正常组织的足够边界，并清除神经血管结构。

手术技术 24-1

（Marcove、Lewis 和 Huvos）

- 患者取松散的侧卧位，以显露肩关节的前后部分。消毒全部肢体，颈部上到耳郭，及前、后中线，后到髂嵴。
- 从锁骨内侧头沿锁骨内 2/3 向外侧做切口，过喙突时向下方弯曲，并在沿上臂内侧下行（图 24-20A）。从切口的中央，沿肩胛骨内侧做后方纵行延长到肩胛骨下角。在锁骨下方及喙突内侧切断三角肌和胸大小肌（图 24-20B）。分离和牵拉胸小肌和联合腱在喙突的止点，可较容易显露神经血管束。在切断此结构时，用戴手套的手指或器械保护下方的深部结构。
- 结扎头静脉并显露腋窝血管及臂丛，确定神经、血管没有被肿瘤包裹。轻柔地向内侧牵拉神经血管束有助于找到旋肱前、后血管，然后结扎。向内侧牵拉腋血管加以保护。如有必要，可切断桡神经和肌皮神经。
- 将肱二头肌、肱三头肌、大圆肌和背阔肌与肿瘤分开（图 24-20C）。
- 在锁骨中部凿断。

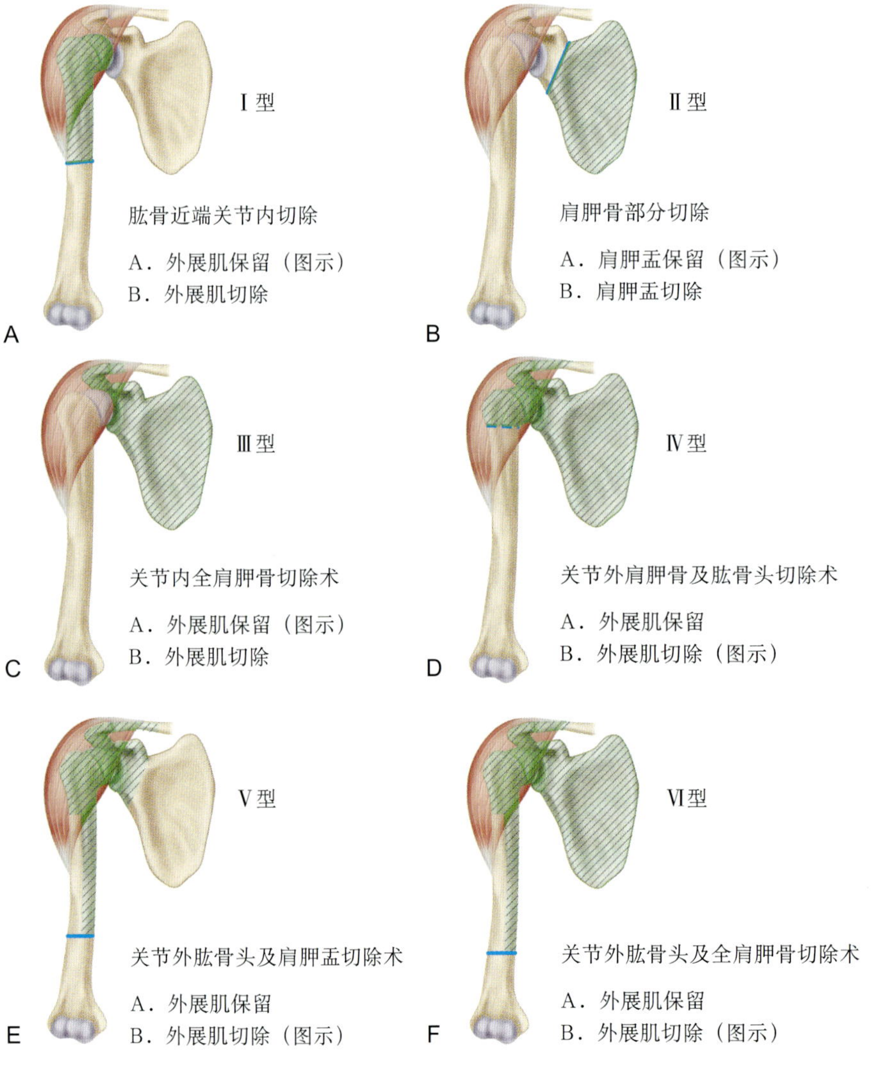

图 24-19　肩胛带切除的外科分级

A．Ⅰ型，肱骨近端关节内切除；B．Ⅱ型，肩胛骨部分切除；C．Ⅲ型，关节内肩胛骨全切除术；D．Ⅳ型，关节外肩胛骨及肱骨头切除术；E．Ⅴ型，关节外肱骨及关节盂切除术；F．Ⅵ型，关节外肱骨头及全肩胛骨切除术

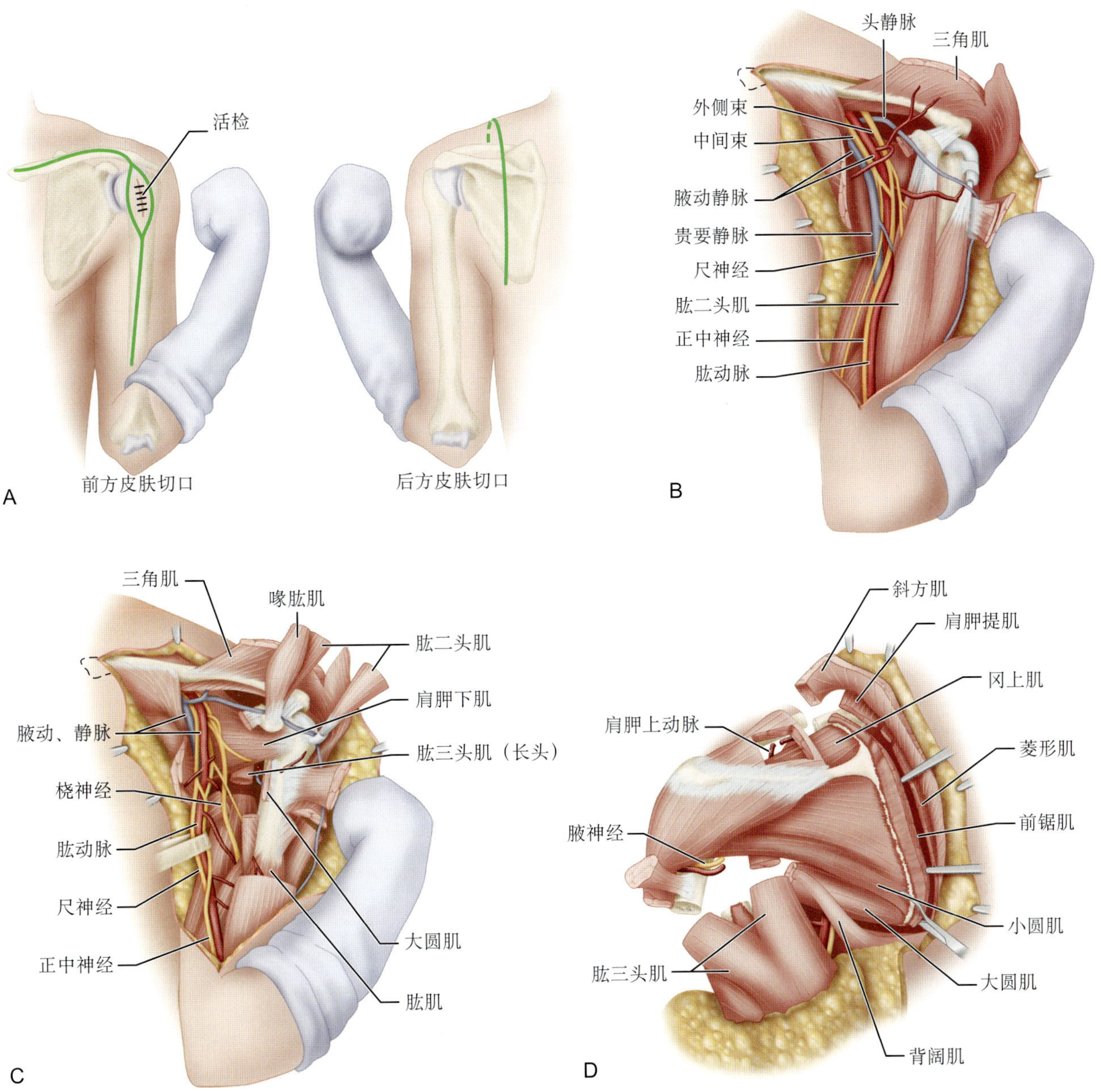

图 24-20 Marcove、Lewis 和 Huvos 上肢带骨切除术

A．皮肤切口；B ~ D．切除术的外科解剖（见正文）

（引自：Marcove RC, Lewis MM, Huvos AG: En bloc upper huneral interscapulot-horacic resection: the Tikhoff-Linberg procedure, *Clin Orthop Relat Res* 124:219,1977.）（见手术技术 24-1）

- 沿上面描述的切口向后方延长，保持皮瓣尽可能的厚并显露肩胛骨的内、外侧缘。切断背阔肌、斜方肌、菱形肌及肩胛提肌后活动肩胛骨下角及脊柱缘（图 24-20D）。
- 小心保护肩胛骨病变广泛切除的软组织外科边界。如病变在肱骨近端，可在肩胛骨喙突水平截骨，切除肩胛骨体部。
- 在上臂提起外侧皮瓣，将三角肌与肿瘤标本一起切除。
- 通过切断肩胛舌骨肌和前锯肌，并切断、结扎肩胛上、肩胛下和颈横血管后，完成游离肩胛骨。
- 根据术前影像在肱骨截骨处切断肱二头肌和肱三头肌。在此水平截断肱骨，并切除手术标本。通过术中活检和冷冻切片确认手术边界已切除彻底。

- 将肱二头肌及肱三头肌缝合到斜方肌、胸大肌和背阔肌上。
- 向残存的肱骨内插入肱骨假体，将肱骨假体上端与第 2 肋或残留的锁骨相连。
- 闭合伤口，留置引流并用肩关节固定装置固定。

（二）锁骨切除术

由于锁骨位于皮下，因而锁骨病变通常容易早期发现。锁骨两末端均可切除，甚至整个锁骨也可切除而并无功能缺失。切除锁骨内、外侧头的手术方法将在第 61 章中讨论。

（三）肩胛骨切除术

由于肩胛骨患良性或恶性肿瘤及感染，肩胛骨的任何部分，由一小部分到全部均可切除。肩胛下肌经常提供一个很好的屏障，在晚期前保护肩胛骨肿瘤以防侵及胸壁。如肿瘤扩展到胸壁或累及腋窝神经血管束，手术将不能仅行肩胛骨切除术。在肩胛骨体部或脊柱缘切除后，肩关节仍然很稳定并且是有功能的，因为肩峰、肩关节盂和喙突并无妨碍，并且肱骨几乎保持在正常位置（图 24-21 ~ 图 24-23）。然而切除关节盂需要修复残存的软组织，为肱骨近端提供稳定因素。在这种情况下，很少能预测肱骨近端的稳定和功能。

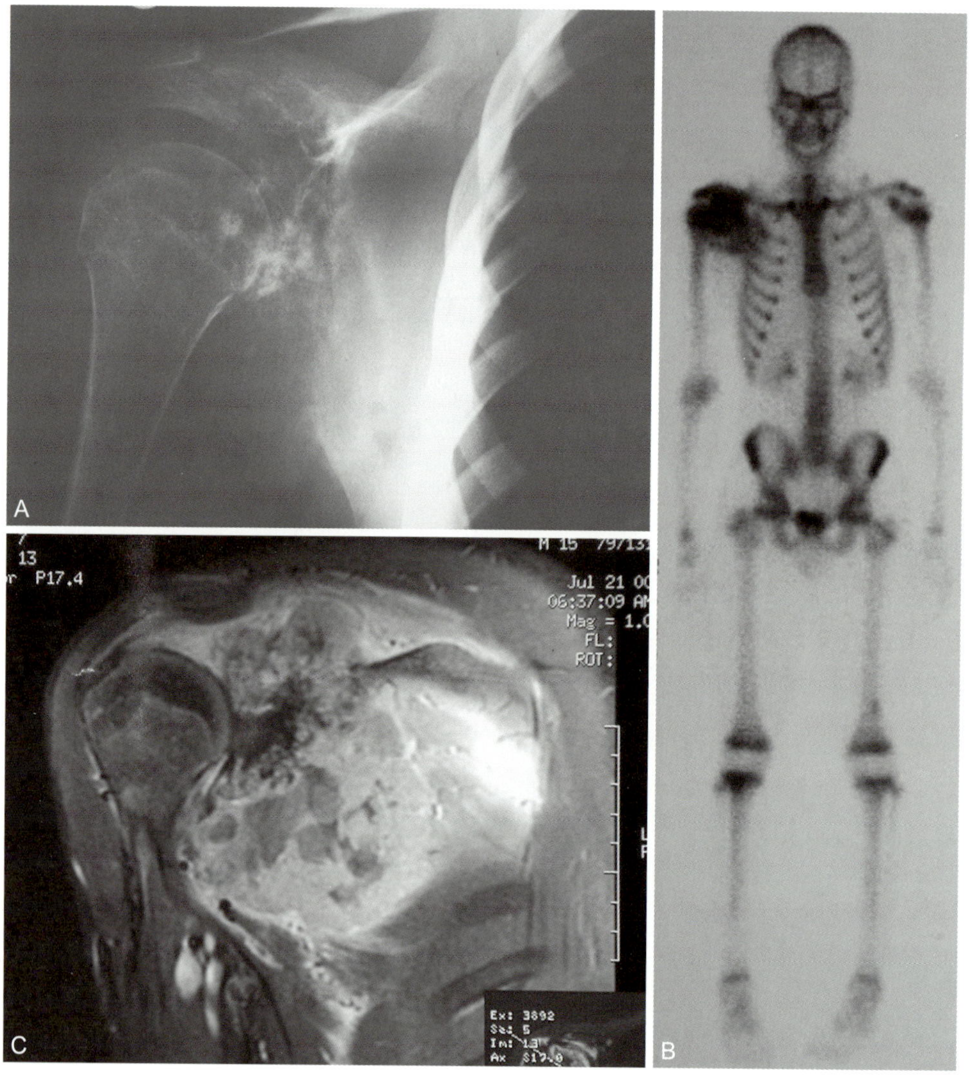

图 24-21 15 岁男性右肩胛骨骨肉瘤的肩胛骨切除术

A．前后位 X 线片；B．骨扫描；C．MRI

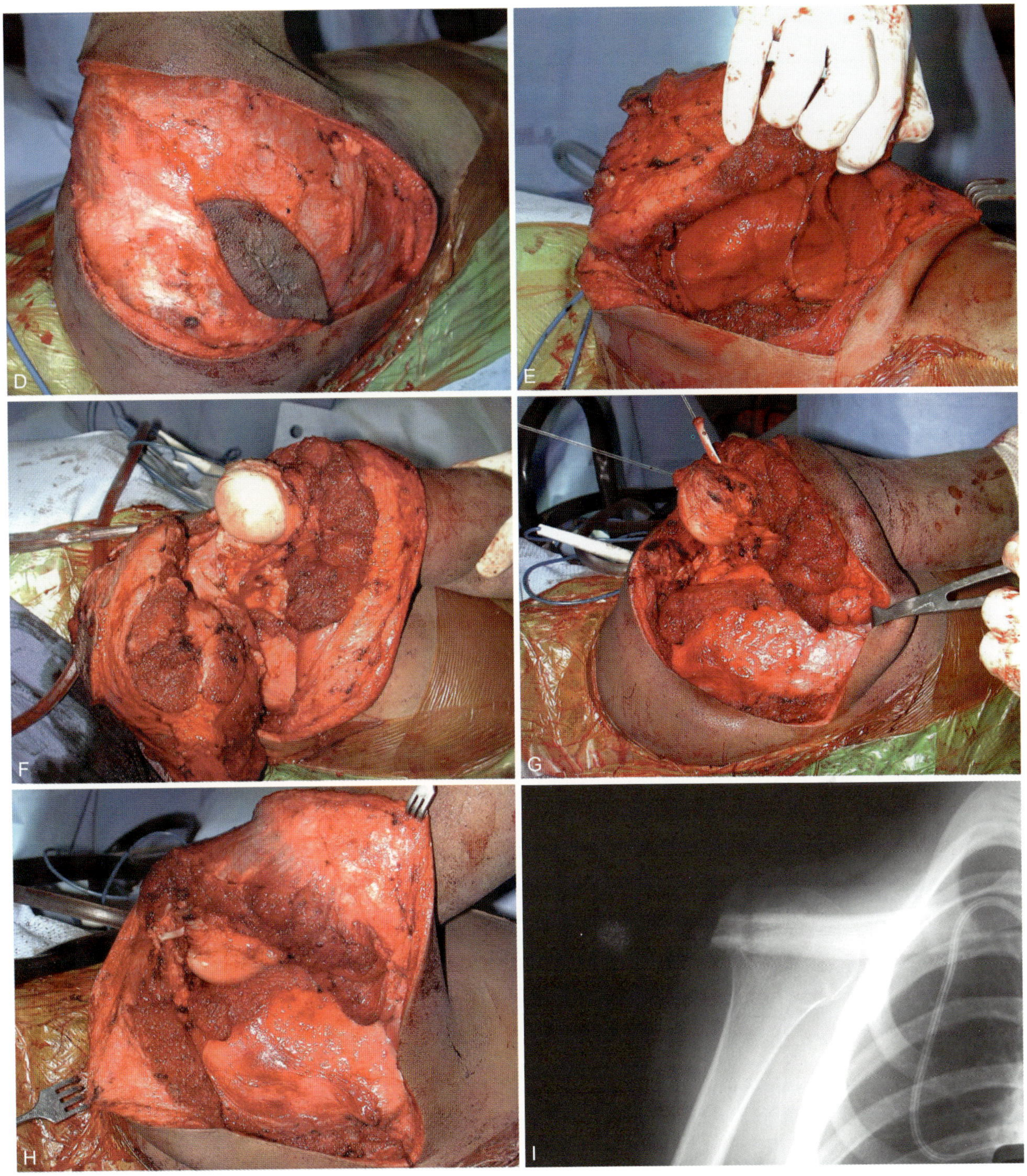

图 24-21（续）

D．翻起内侧和外侧皮瓣；E．在肩胛骨处离断三角肌、斜方肌、菱形肌和肩胛提肌；F．切除肩胛骨；G．缝线穿过肱二头肌长头腱和联合肌腱；H．通过锁骨钻孔缝合固定肌腱，三角肌缝合到斜方肌上；I．术后 X 线片

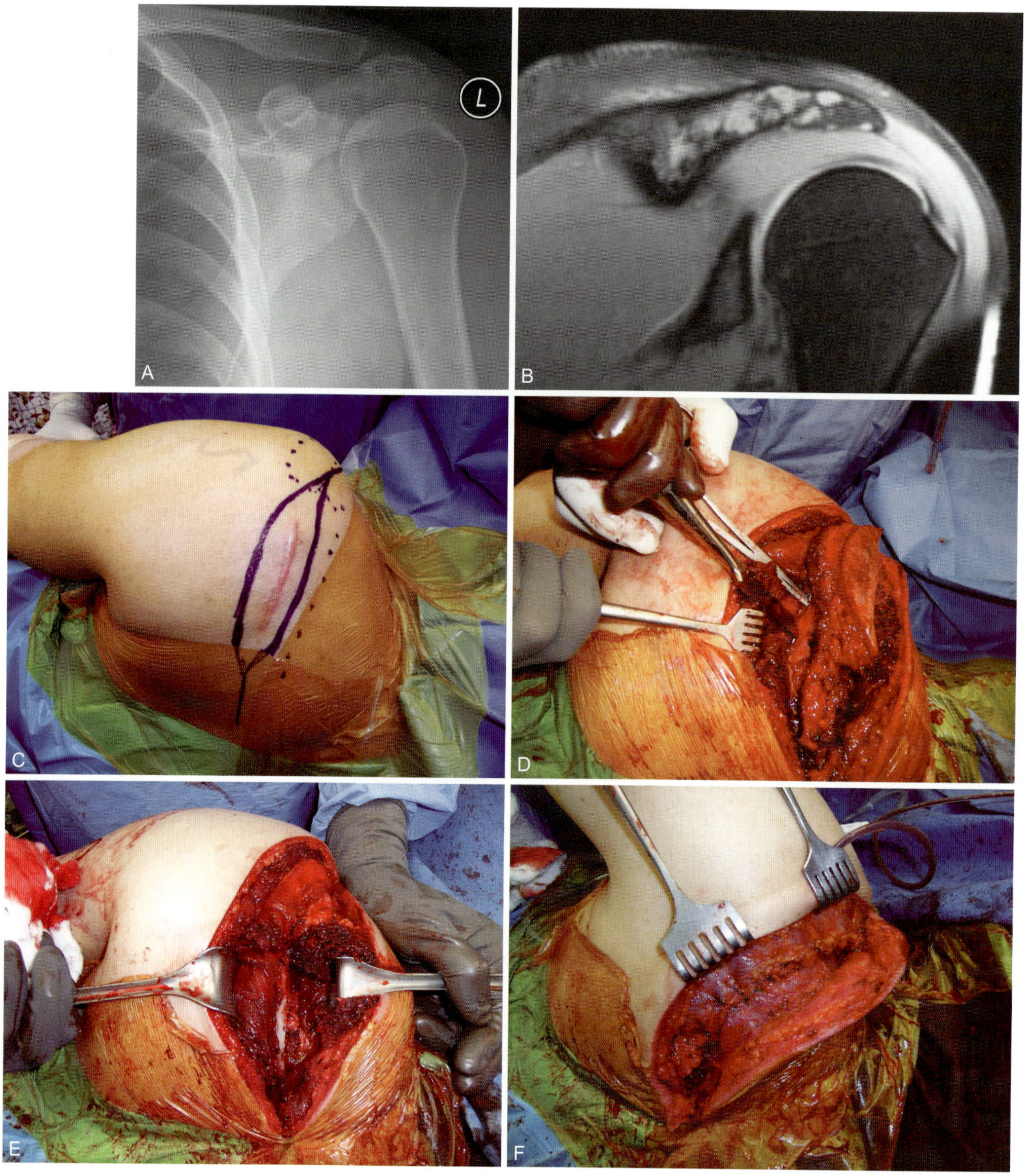

图 24-22 肩胛冈及肩峰的软骨肉瘤

A．前后位 X 线片；B．MRI 显示肿瘤的范围；C．活检通道周围的切口；D．在肩胛冈基底部的截骨术；E．肩胛冈及肩峰已切除；F．三角肌修复到斜方肌上

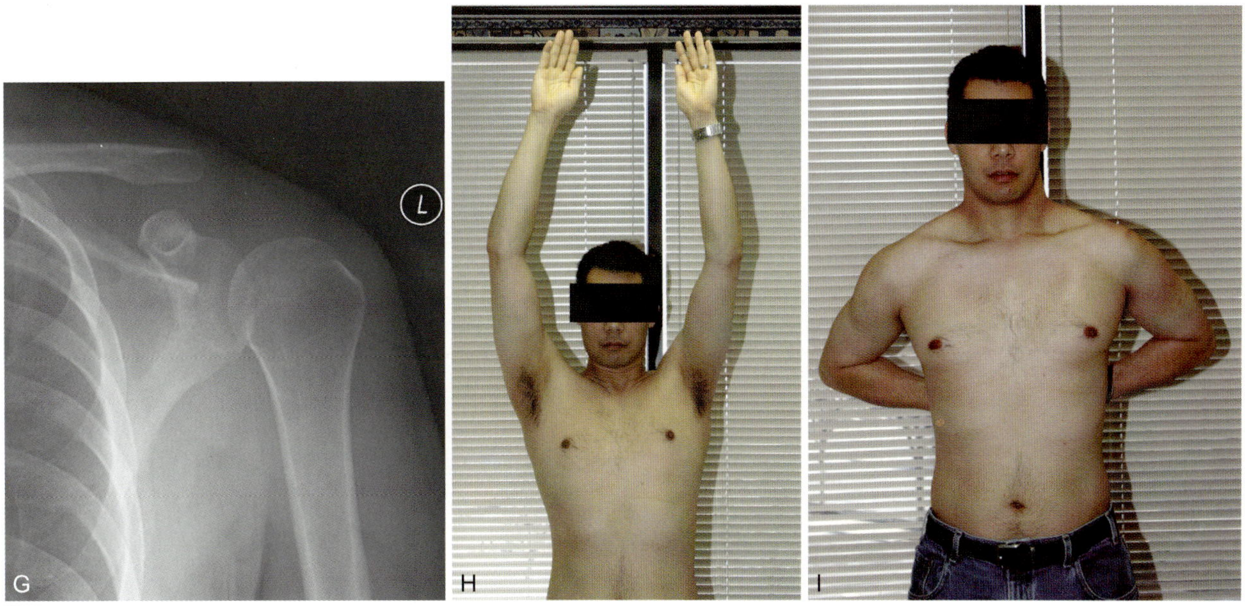

图 24-22（续）

G. 前后位 X 线片；H、I. 临床照片显示肩关节功能良好

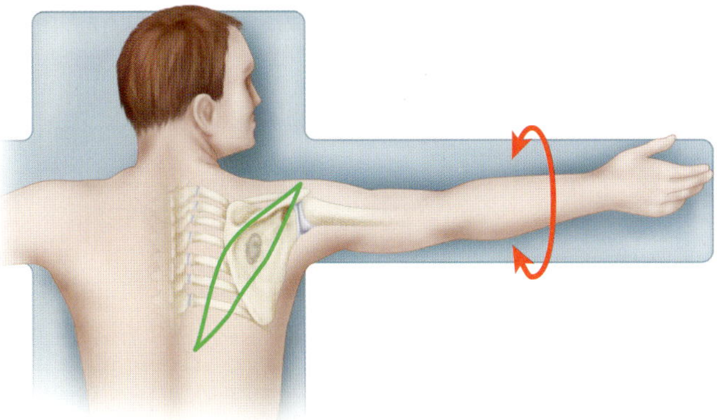

A

图 24-23　肿瘤的肩胛骨切除术

A. 患者的体位及手术切口，肿瘤位于肩胛骨的中央（黑斑处）。上臂应完全消毒，以便术中自如地活动，使切割肌肉的附着点更加容易。B. 在翻起皮瓣后，显露肩胛骨的肌肉。如图在肩胛冈处切断斜方肌。绿色虚线显示切开三角肌的部位。C. 斜方肌和三角肌已拉起，向远端牵拉背阔肌。箭头所示助手正牵拉肩胛骨尖。此手法易于切断附着在肩胛骨脊柱缘的肌肉

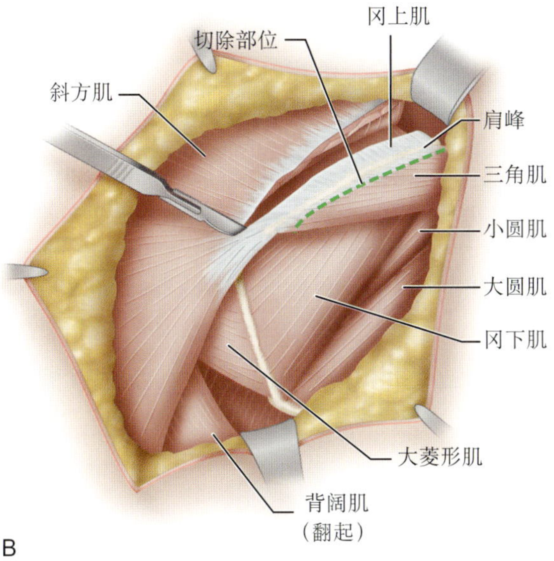

B

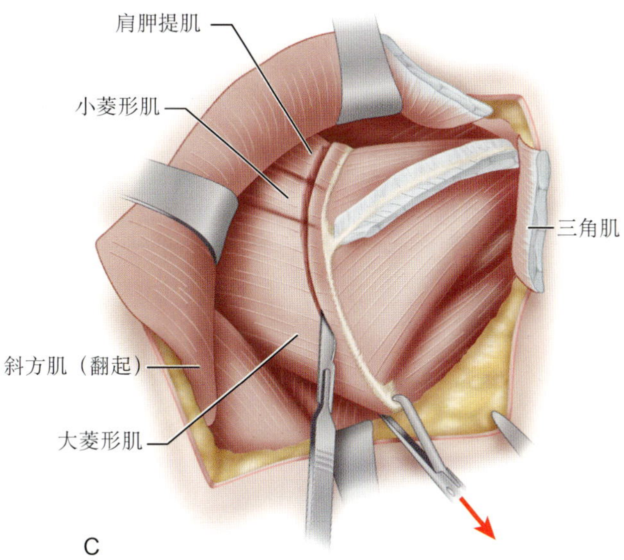

C

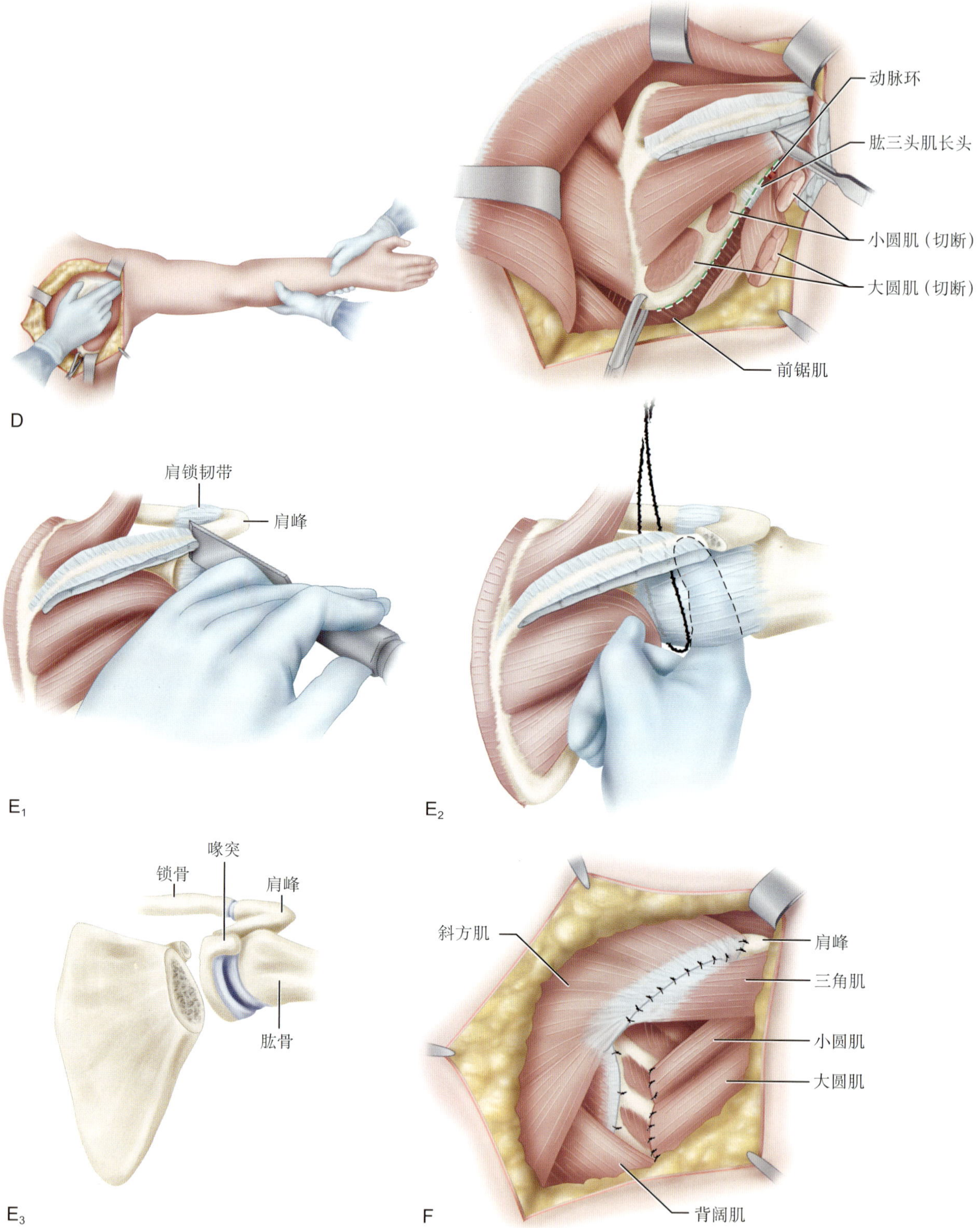

图 24-23（续）

D. 插图，触诊腋窝内容物，需要从术野牵拉。主要图解显示向内下方牵拉肩胛骨尖及显示的切断的肌肉。绿虚线，显示切断冈上肌、冈下肌及前锯肌的方向线。E_1、E_2. 在肩峰基底用骨刀截断肩胛冈，在术者手指的引导下切断肩胛下肌后，线锯通过肩胛颈，切断肩胛颈（E_2）；E_3. 肩胛骨切断后，肩关节保持完整。F. 缝合肌肉闭合切口，三角肌和斜方肌彼此缝合，并缝到肩峰上。大圆肌、小圆肌缝到胸壁上

（引自：Das Gupta TK: Scapulectomy: indications and technique, *surgery* 67:601,1970.）（见手术技术 24-2）

肩胛骨切术

手术技术 24-2

(Das Gupta)

- 患者取俯卧位，手臂放置在扶手架上，90° 外展。包裹手臂可自如活动，以便助手在术中需要时活动手臂（图 24-23A）。
- 环绕肿瘤做椭圆形皮肤切口，由上外侧自肩峰尖延伸到内下侧椎旁区（图 24-23A）。
- 在筋膜表面提起内侧及外侧皮瓣，切断斜方肌在肩胛冈的附着点，向内上方牵拉肌肉，显露冈上肌（图 24-23B）。
- 切断三角肌到肩峰的附着点，切断背阔肌到肩胛骨下角的附着点，并向下方牵拉肌肉。
- 用巾钳牵引肩胛骨下角，切断与肩胛骨脊柱缘附着的肌肉和在肩胛骨上角的肩胛提肌（图 24-23C）。
- 旋转肩胛骨并外展手臂，从手术野牵拉腋窝内容物（图 24-23D）。
- 切断大圆肌、小圆肌和肱三头肌长头，而后切断冈上肌及冈下肌肌腱及前锯肌的附着点。
- 显露肩关节，并用骨刀凿断靠近肩峰的肩胛冈（图 24-23E）。
- 切断肩胛下肌并围绕肩胛颈穿过 Gigli 锯，避开肩关节，切断肩胛颈以去除肿瘤标本。
- 止血并将斜方肌与三角肌缝合（图 24-23F），缝合大圆肌和小圆肌到胸壁上，插入吸引引流管并闭合切口。应用肩关节固定装置。

术后处理 在 48 h 后去除肩关节固定装置，应用简单的吊带。症状一允许就开始进行肩关节的活动和辅助锻炼。

肱骨近端切除术

应通过三角肌前 1/3 进行肱骨近端病变的活检，注意不要污染三角肌胸大肌间隙。此间隙的污染将潜在地使肿瘤细胞向较远距离扩散，并使彻底的切除更加困难。通常此部位肉瘤的治疗是通过切除肱骨近端及相邻的软组织能达到满意的外科手术边界。笔者也使用这种技术治疗肱骨近端的侵袭性良性肿瘤及转移癌。切除后可选择的重建方法包括连枷肩、被动占位器、关节成形术（假体或异体骨）和关节融合术。根据文献报道异体骨关节融合术对于想追求较大运动量的年轻患者是最稳定的重建技术；然而我们对于这种术式没有经验，而更多采用人工关节置换术，尽管主动功能不尽如人意。

手术技术 24-3

- 患者仰卧于手术床上，肩胛骨下方垫一衬垫，抬高肩关节。
- 从肩锁关节沿三角肌胸大肌间沟及肱二头肌外侧缘做切口，到上臂的适当位置。在三角肌前 1/3 围绕活检通道做椭圆形切口（图 24-24）。
- 术前必须考虑肿瘤骨外扩散，因为这部分必须扩大切除。
- 切断胸大肌在肱骨近端的止点，留下软组织边，神经血管结构可以很好地显露。
- 在神经血管结构与肱骨近端之间剥离，然后围绕肱骨近端周围，在肿瘤表面保留一层正常肌组织，分离出肿瘤。联合腱可以保留，并作为识别神经血管束的标志，神经血管束位于内侧。肌皮神经在联合腱结构内，小心不要损伤。
- 向内侧牵拉胸肌显露肩胛下肌，切断附着在肱骨结节和肱骨近端的肌肉，如有可能保留桡神经和腋神经。
- 环形切开关节囊，由结节间沟处拉起肱二头肌肌腱，然后按照术前影像（如磁共振成像）决定的截骨平面切断肱骨。
- 在截骨完成后，很容易切断与标本残留的软组织。用持骨钳夹住近端肱骨瘤段的远端，切断全部相连的软组织，取出肿瘤瘤段标本。

连枷肩的重建

- 留置引流后闭合切口，应用肩关节固定装置固定。2 ~ 5 d 后使用臂悬带，鼓励主动运动。

用被动占位器重建

- 如果能保留足够的软组织以提供足够的稳定性，被动占位器仍具有较好的外观，并且较连枷肩具有稍好的功能。可使用异体骨移植、自体腓骨移植或假体置入。

用关节融合术重建

- 假如肩胸肌肉功能满意，切除肱骨近端后可使上

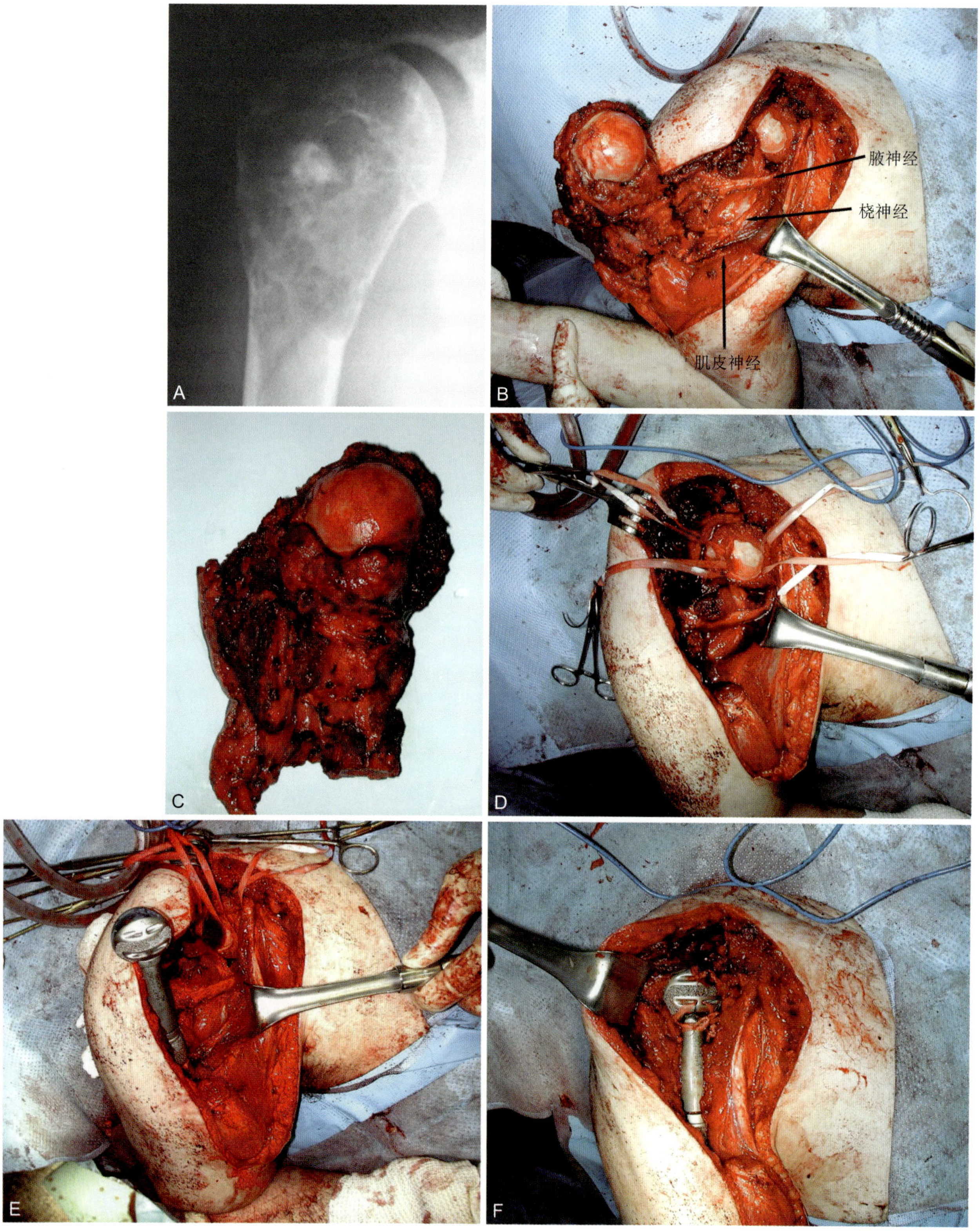

图 24-24 47 岁男性患右侧肱骨近端软骨肉瘤

A. 前后位 X 线片；B. 在肿瘤广泛切除术中的照片；C. 切除的肿瘤标本；D. 通过肩胛盂唇的 Mersilene 纱条；E. 用骨水泥将假体固定到肱骨远段；F. 用 Mersilene 纱条保护的肱骨头（见手术技术 24-3）

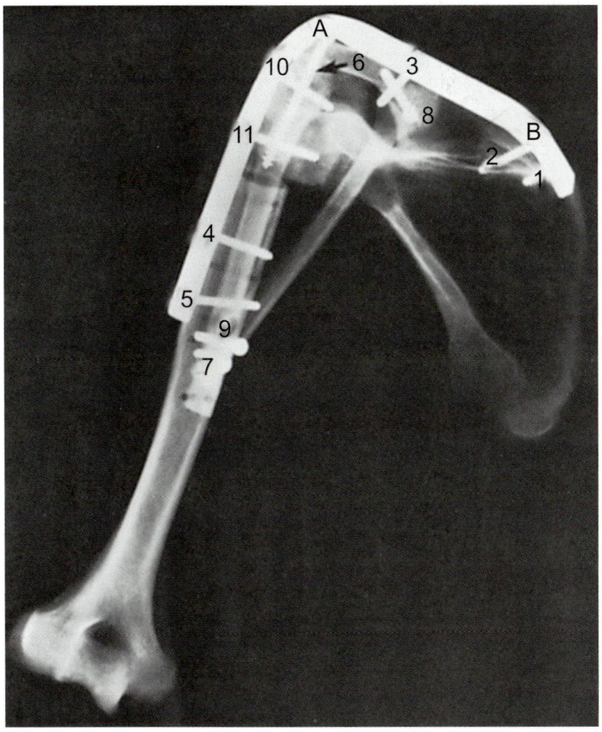

图 24-25 Enneking 设计的肱骨近端切除术后关节融合术

移植骨来自腓骨和髂骨嵴，弯曲股骨钢板，使之与肩胛骨外缘呈 50°。大弯点（A 点）与肩峰尖一致，小弯点（B 点）与肩胛冈基底部一致。弯曲钢板与肩胛骨缘呈 15° ~ 20°，与肩胛冈贴附，其远端稍扭曲，与肩胛冈远侧对齐。使用骨皮质螺钉固定钢板于肩胛冈（1、2、3）和骨干上（4、5）。最早移植的腓骨干用长松质骨螺钉固定到肩峰（6）上，然后用骨皮质螺钉固定到肱骨干（7）上。第二次移植的腓骨干与肱骨干呈 15°，用骨皮质螺钉固定到肩胛骨上（8）和肱骨上（9）。移植的全厚髂骨通过钢板用螺钉固定到肩胛盂上（10、11）

（引自：Enneking WF: *Musculoskeletal tumor surgery*, vol 1, New York, 1983, Churchill Livingstone.）（见手术技术 24-3）

臂稳定，并具备主动外展功能最确定的方法是肩关节融合术。建议行异体骨移植、带血管或不带血管的自体骨移植或两者联合使用。通常对于骨愈合有必要延长外部支撑固定时间，Enneking 描述这种方法为关节融合术（图 24-25）。

用关节成形术重建

- 如肿瘤切除后仍能保留肩袖及三角肌，用关节成形术重建还是可行的。有学者主张骨关节异体移植，或使用异体骨复合型假体或肿瘤假体。

肱骨近端切除术

手术技术 24-4

（Gebhardt 等）

- 在三角肌、胸大肌间沟做手术切口，同时切除全部既往活检通道。
- 切断胸大肌附着点，向内侧牵拉喙肱肌及肱二头肌短头。
- 骨膜外分离三角肌，显露肱骨近端。
- 分开肱二头肌长头，切断背阔肌和大圆肌的附着点，保护桡神经。
- 用缝线标记肩袖和肩关节囊，并将它们分开。牵拉肱二头肌，分开肱肌，在病变下方保证扩大切除范围下切断肱骨。
- 切除手术标本，病理检查证实边界切除彻底。
- 按照测量的骨缺损大小切取适当大小的骨关节异体骨。
- 修复好肩袖及关节囊，用异体骨支撑保持肩关节外展 40° ~ 60°。
- 使用加压钢板进行骨固定，缝合大圆肌、背阔肌和胸大肌的附着点。
- 缝合三角肌的起点和止点，闭合伤口，用肱骨外展夹板固定肩关节。

肱骨干中段切除术

肱骨骨干肿瘤可用中段切除术，保留患者自己的肩部及肘部。用异体骨、自体骨（带血管或不带血管）重建，或中段假体置换（图 24-26）。

手术技术 24-5

（Lewis）

- 使用 Henry 延长切口入路显露肱骨（见第 1 章）。
- 切开胸大肌并向外侧牵拉肱二头肌长头，向内侧牵拉肱二头肌短头及喙肱肌。
- 辨认出神经血管束，向内侧游离。辨认出并保护肌皮神经、腋神经和桡神经。
- 由肱骨上切断背阔肌、大圆肌、喙肱肌及肱三头肌，在适当水平做肱骨近端截骨。由切口向前方抬起肱骨，切断残留的软组织，做远端截骨。由切口去除肿瘤标本。用骨移植或假体重建骨骼，留置负压吸引引流管并闭合切口。

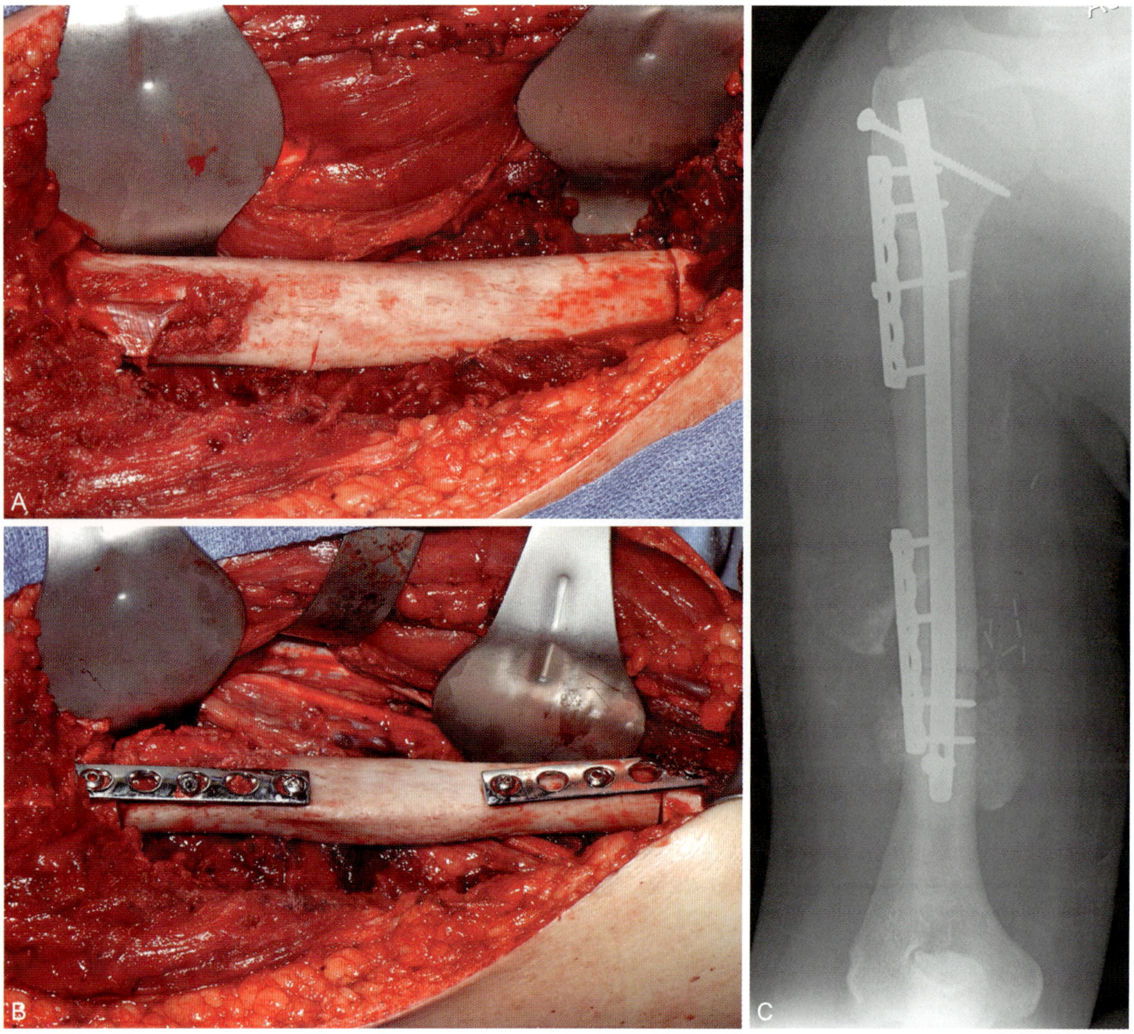

图 24-26 19 岁男性 Ewing 瘤患者行肱骨中段异体骨移植术

A．切取与骨缺损一致的异体骨，并用髓内钉固定；B．用加压钢板固定近侧及远侧结合部；C．术后 X 线片（见手术技术 24-5）

术后处理 应用肩关节固定装置并穿戴数天，而后改为臂悬带，开始进行轻柔主动锻炼。

肱骨远段切除术

肘关节周围的骨肉瘤较少采用保肢手术。转移癌、多发性骨髓瘤或侵袭性良性肿瘤，如软骨母细胞瘤或巨细胞瘤患者可能用这种手术治疗最好（图 24-27）。重建方法包括连枷肘、骨关节异体骨移植、假体置入成形术及关节融合术。

手术技术 24-6

- 使用 Henry 延长切口入路，显露肱骨（见第 1 章）。
- 辨认并游离桡神经、正中神经及肱血管（也可选择在游离并保护好尺神经后，通过后方入路显露远段肱骨）。
- 在肱骨适当水平截骨。
- 使用持骨钳并由切口向前方牵拉肱骨。
- 通过锐性剥离，切断全部骨膜外相连组织，取出肿瘤标本。
- 重建肘部并留置负压吸引引流管后闭合切口。

术后处理 应用大量 Jones 型敷料包扎，保持肘关节 90°，前臂旋转中立位，上肢用吊腕带悬垂。

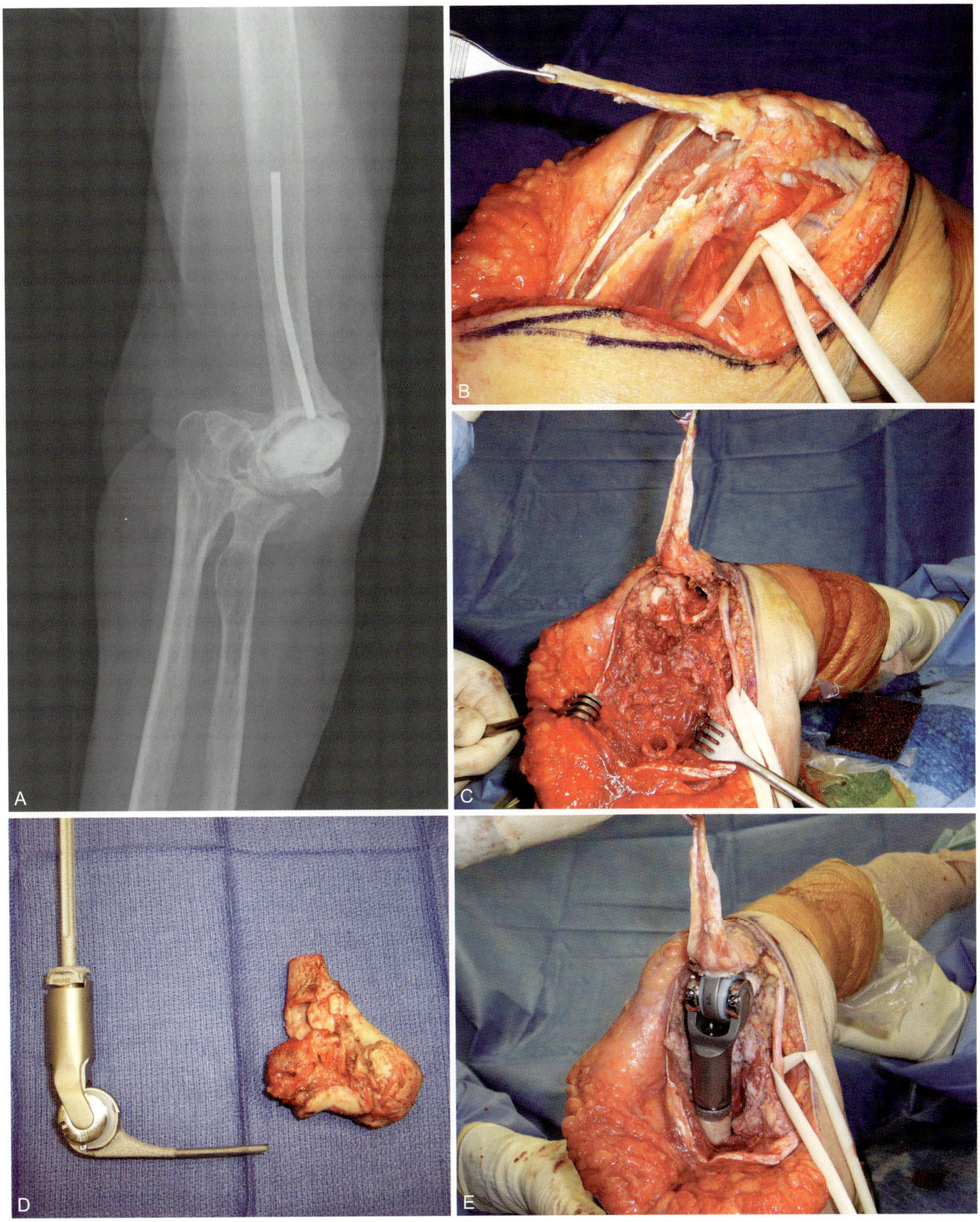

图 24-27 59 岁女性，源自肾细胞癌的孤立性转移，最初在外院行放射、刮除术及骨水泥填塞术治疗肱骨远端病理性骨折

A．前后位 X 线片显示治疗失败；B．肱三头肌腱的舌形瓣向远端翻起；C．切除肱骨远段，准备好尺骨容纳假体；D．切除的肱骨远段及假体；E．用骨水泥将假体固定到肱骨及尺骨内

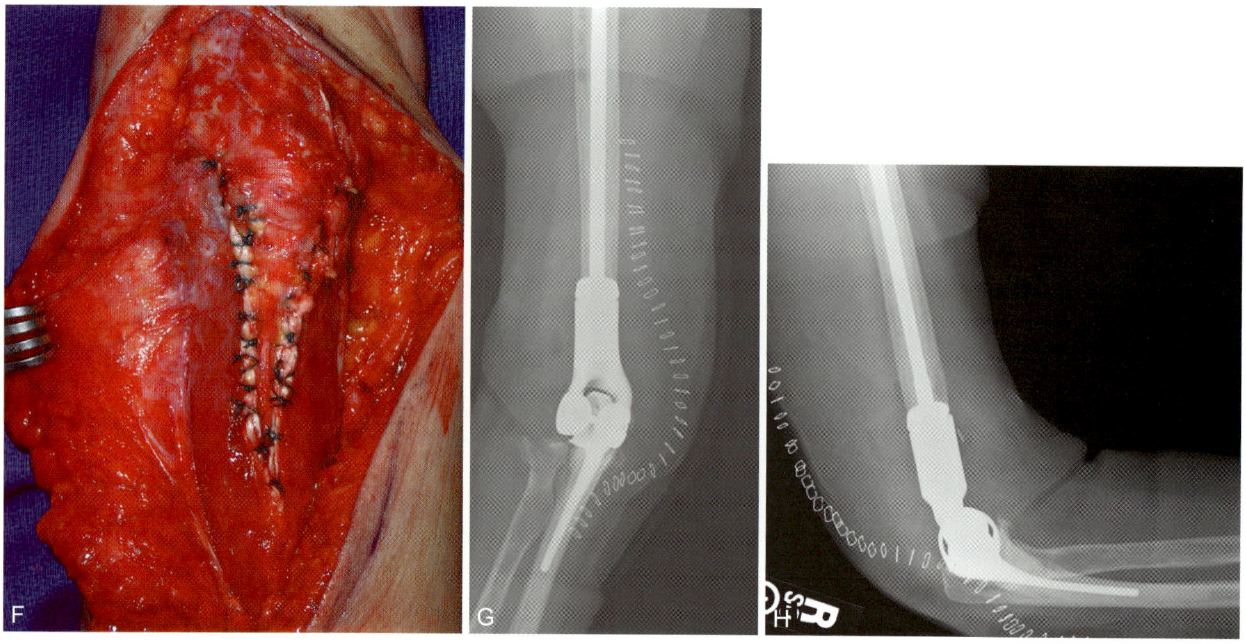

图 24-27（续）
F．修复肱三头肌；G、H．术后前后位及侧位 X 线片

近端桡骨切除术

大部分近端桡骨可切除后无须重建（图 24-28）。

手术技术 24-7

- 可使用背侧（Thompson）或前侧（Henry）入路（见第 1 章）。
- 辨认并保护桡血管及桡神经深支。
- 在适当水平切断桡骨，用持骨钳由切口提起桡骨，通过锐性剥离切断骨膜外的肌肉，取出肿瘤标本。
- 留置负压吸引引流管后闭合切口，保持肘关节屈曲 90°，前臂旋转中立位，使用石膏后托固定。约 2 周开始进行主动锻炼。

近端尺骨切除术

手术技术 24-8

- 做纵向后方入路，显露近端尺骨，切开肱三头肌结构，在尺骨适当水平截骨。
- 用持骨钳从切口提起尺骨，骨膜外锐性分开残留的软组织。
- 另外，可选大小匹配的大段同种异体骨软骨重建（图 24-29），异体骨应附着三头肌肌腱和内外侧韧带，便于与自体结构很好地匹配修复重建。
- 留置负压吸引引流管后闭合切口，保持肘关节屈曲 90°，前臂旋转中立位，应用后夹板固定。4～6 周开始进行主动锻炼。

远端桡骨切除术

远端桡骨切除术对于治疗巨细胞瘤患者特别有用。可通过关节成形术或使用异体或自体骨进行关节融合术来完成重建。对于希望保留腕关节活动功能并能进行轻微活动的患者，笔者采用切除后近端自体腓骨移植重建关节成形术；对于希望放弃腕关节活动，换以更稳定的重建方法的患者，笔者采用关节融合术（图 24-30）。

手术技术 24-9

- 使用背侧入路显露桡骨（见第 1 章）。
- 切开伸肌支持带，在第 3 和第 4 伸肌间室间分离。拉开伸肌肌腱，充分显露桡骨远端。
- 按照术前影像在确定的截骨平面，在肿瘤近端用电锯锯断桡骨。

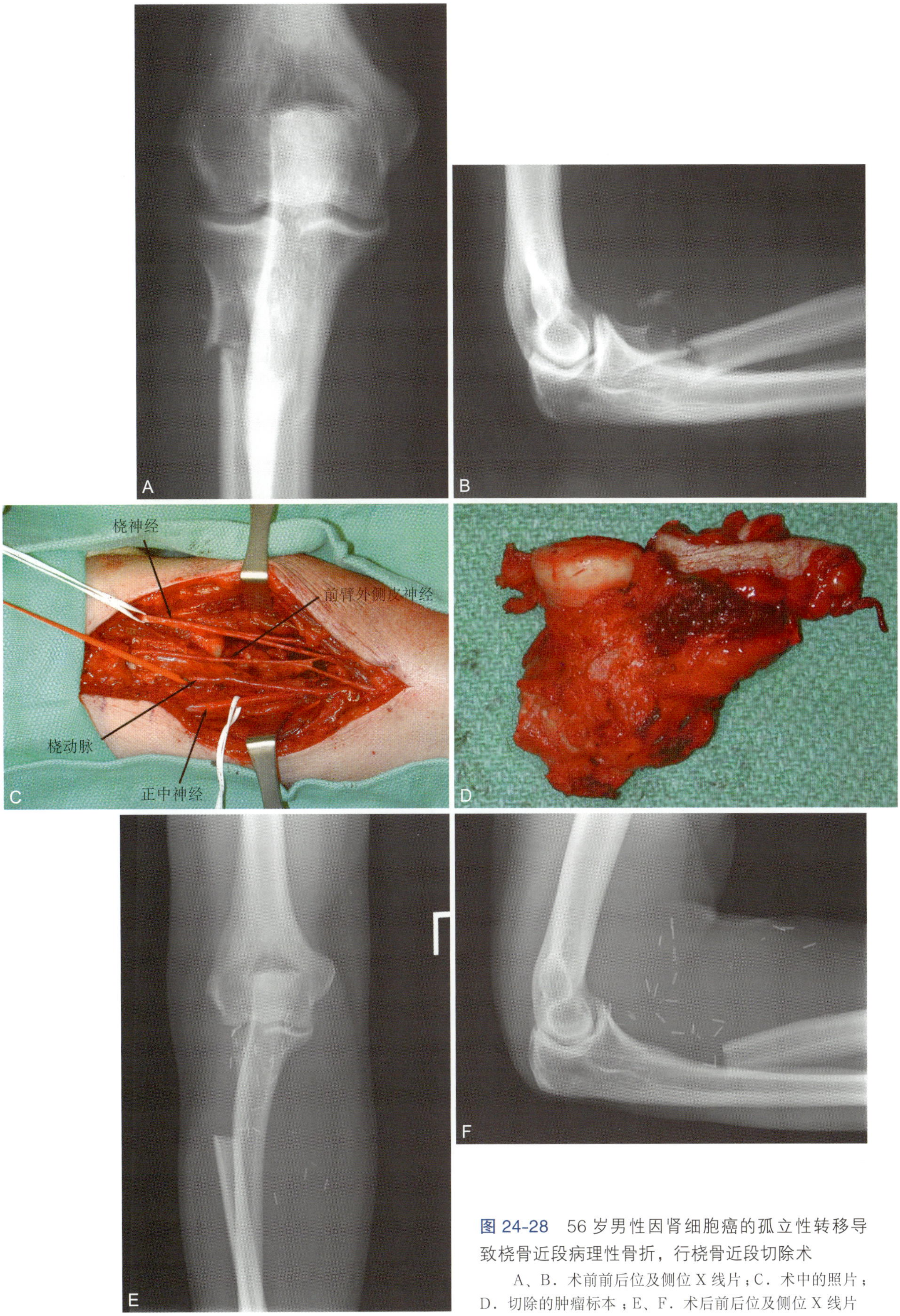

图 24-28 56 岁男性因肾细胞癌的孤立性转移导致桡骨近段病理性骨折，行桡骨近段切除术

A、B．术前前后位及侧位 X 线片；C．术中的照片；D．切除的肿瘤标本；E、F．术后前后位及侧位 X 线片

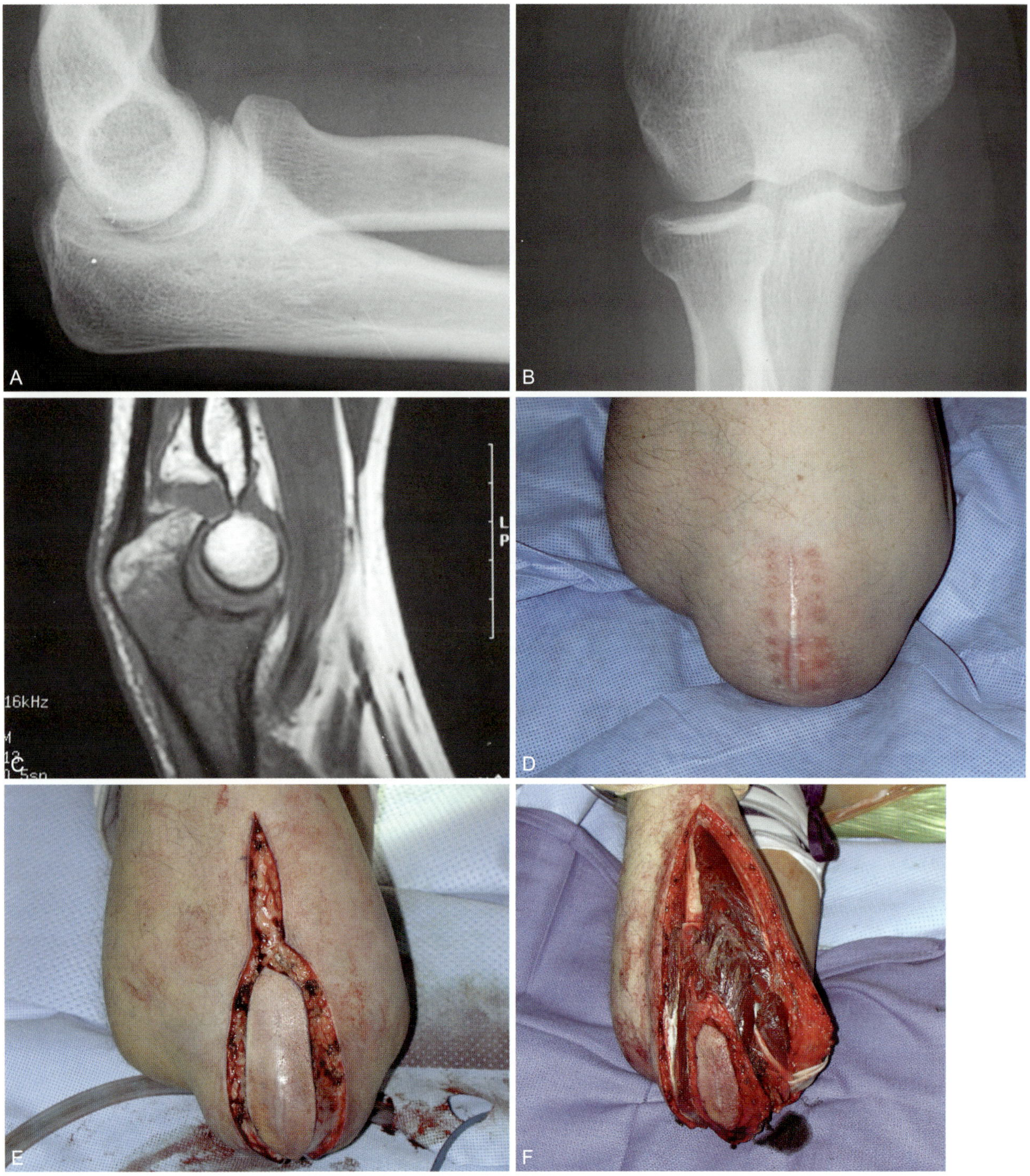

图 24-29 20 岁男性患鹰嘴骨肉瘤，患者主诉在股骨骨肉瘤切除术后 3 年出现右肘部疼痛

A、B．右肘部的侧位及前后位 X 线片显示正常；C．MRI 清晰显示鹰嘴病变，切开活检报告骨肉瘤；D．活检的瘢痕；E．做切口，显示尺骨近段的皮下边界，保证活检通道完整切除；F．确保尺骨远端广泛截骨

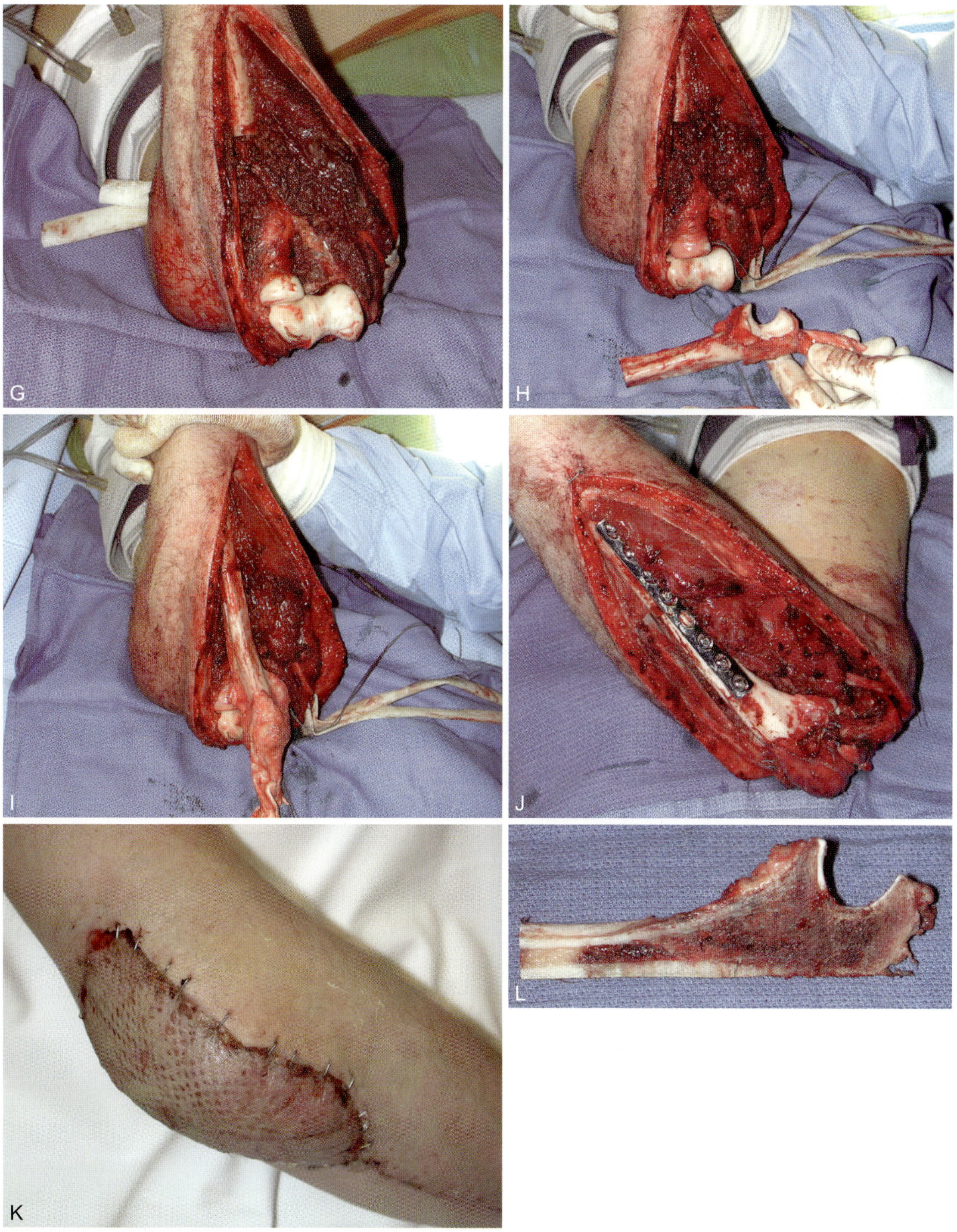

图 24-29（续）

G. 从术野取出肿瘤标本；H、I. 截取带有肱三头肌肌腱的尺骨近段异体骨，并放置在骨缺损处；J. 将异体骨与尺骨远段用 3.5 mm 动力加压钢板进行固定，修复肱三头肌肌腱和肘关节囊；K. 用游离的股薄肌皮瓣和中厚皮片植皮覆盖伤口；L. 去除软组织后切除肿瘤标本的外观（见手术技术 24-8）

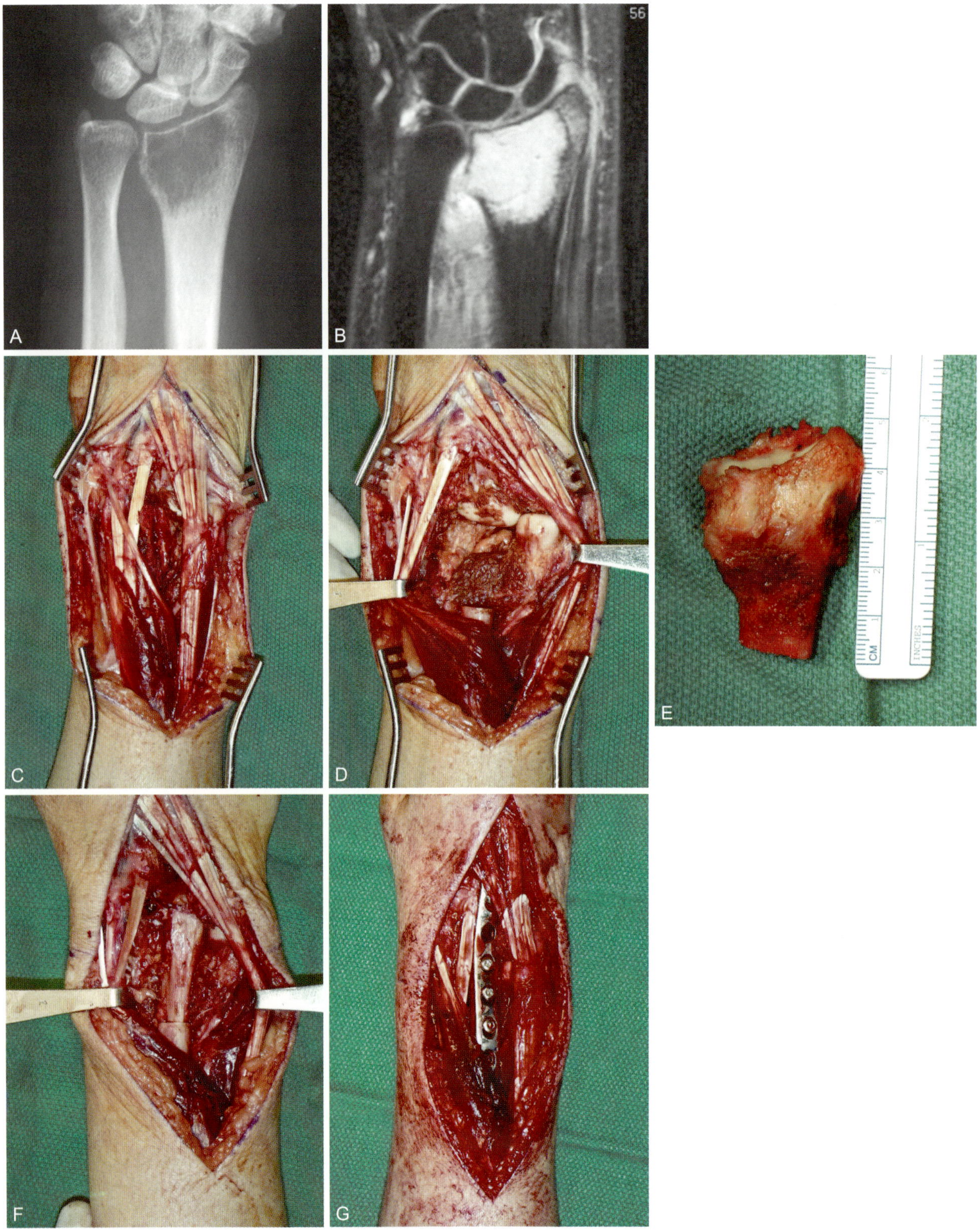

图 24-30 A. 前后位 X 线片；B. MRI 显示肿瘤的范围及软组织肿块；C. 背侧入路显示的桡骨远段；D. 肿瘤已切除；E. 切除的肿瘤标本；F. 移植自体近段腓骨与骨缺损相一致；G. 用塑形后的 3.5 mm 钢板从桡骨干到掌骨近侧 1/3 进行腕关节融合（见手术技术 24-9）

- 用持骨钳抓住远端桡骨的近端，由切口轻柔地向前拉出桡骨。锐性骨膜外剥离，取出瘤段骨。
- 更换手术衣及手套，应用单独的手术器械切取适当长度的同侧近端腓骨（与切除的桡骨长度相等）。
- 植入自体腓骨以便腓骨头替代桡骨远端，腓骨在头部前内侧的关节软骨与舟骨形成关节。
- 用钢板螺丝将移植的腓骨与桡骨进行固定，在移植腓骨的远端用 1 ~ 2 枚克氏针固定到腕骨上以求稳定。

自体腓骨近端移植或桡骨远端异体骨移植

- 作为一种术式选择，使用大小匹配的远端异体桡骨替代切除的瘤段。
- 用咬骨钳或刮匙去除腕骨近端（如舟骨和月骨）和异体桡骨远端关节面的软骨。如需要两关节面的吻合，可用电动磨钻修整。保证异体骨的近端与残留桡骨骨皮质达到最大范围的接触。
- 用 3.5 mm 的钢板在腕背侧保持腕部轻微背伸位固定，钢板从桡骨干向远侧延伸，覆盖位于第 3 掌骨中央。在异体骨与自体骨连接处可通过钢板加压固定（图 24-30）。

术后处理 用夹板固定上肢（由肘上到近端掌横纹），肘关节屈曲 90°，前臂旋转中立位，腕关节 20° 背伸。6 周后去除夹板及固定线，开始进行柔和的主动锻炼。

（四）远段尺骨切除术

笔者应用远端尺骨切除术治疗骨细胞瘤，不做骨移植（图 24-31）。手术与 Darrach 术式相似（见第 58 章），但骨膜需要与肿瘤一并切除。

（五）手部肿瘤切除术

手部肿瘤的切除术在第 77 章讨论。

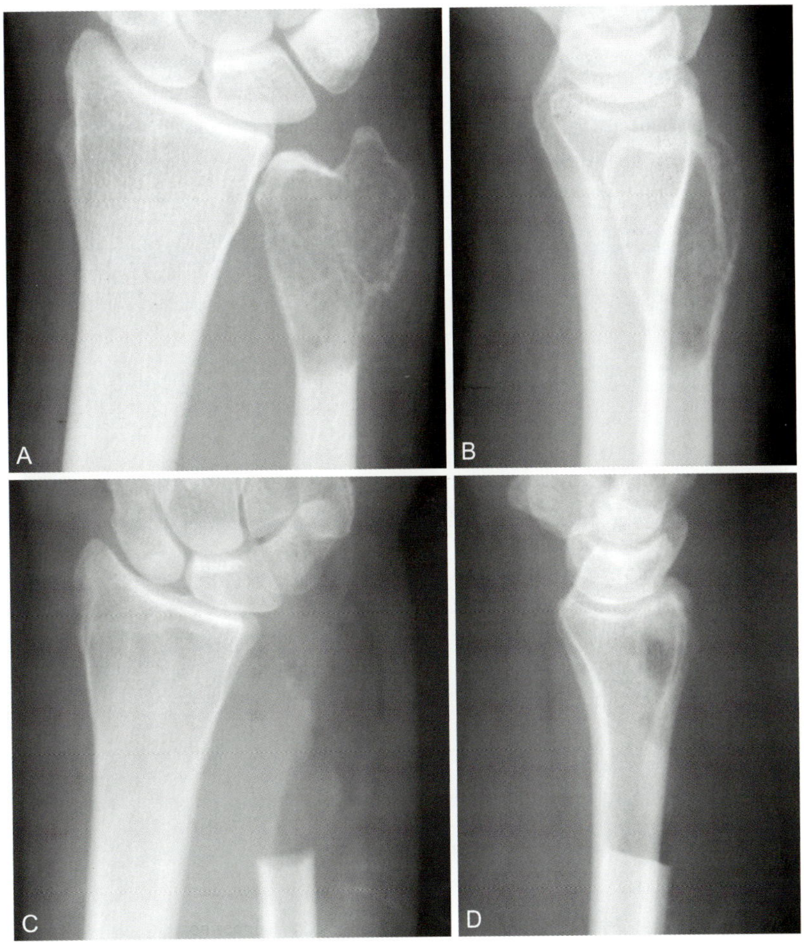

图 24-31 尺骨远段切除术

A、B．尺骨远段骨巨细胞瘤的前后位及侧位 X 线片；C、D．术后 X 线片

二、骨盆

骨盆的局部切除术与截肢术一样，均可获得同样的外科手术边界。两者相比，截肢术具有并发症更少、恢复更快速、预后更可预测及局部复发率较低等优点。如髂内或髂外血管被包裹了，就具备了截肢的指征。局部切除术在技术上较截肢术更困难，但如能保留肢体，即使坐骨神经或股神经已被切断，功能通常会比截肢术后更好。术前的手术设计十分重要，影像学检查用于确定肿瘤的骨内及骨外浸润情况，以及与神经血管束及骨盆内脏器的各自关系。笔者已开始对有选择的病例进行计算机辅助的外科手术（图 24-32）。骨盆的切除术分为Ⅰ型髂骨区、Ⅱ型髋臼周围、Ⅲ型闭孔区及Ⅳ型骶骨区（图 24-33）。切除术多用分区加罗马数字联合来描述，例如，包括髋臼及髂骨翼的切除术描述为Ⅰ、Ⅱ型骨盆切除术，如股骨头与肿瘤标本同时切除，则添加字母 H 作为后缀。

所有骨盆切除均可通过全部或部分标准的切口完成（图 24-34）。此切口起自髂前上棘，平行腹股沟韧带内侧到耻骨结节。后方切口沿髂骨缘向后弯曲到髂后上棘。显露前方的股血管、后方的髋臼、股骨近端。坐骨可通过“T”形延长口显露，起自髂前上棘并向远端及后方的股骨大结节，即可显露闭孔和坐骨结节。

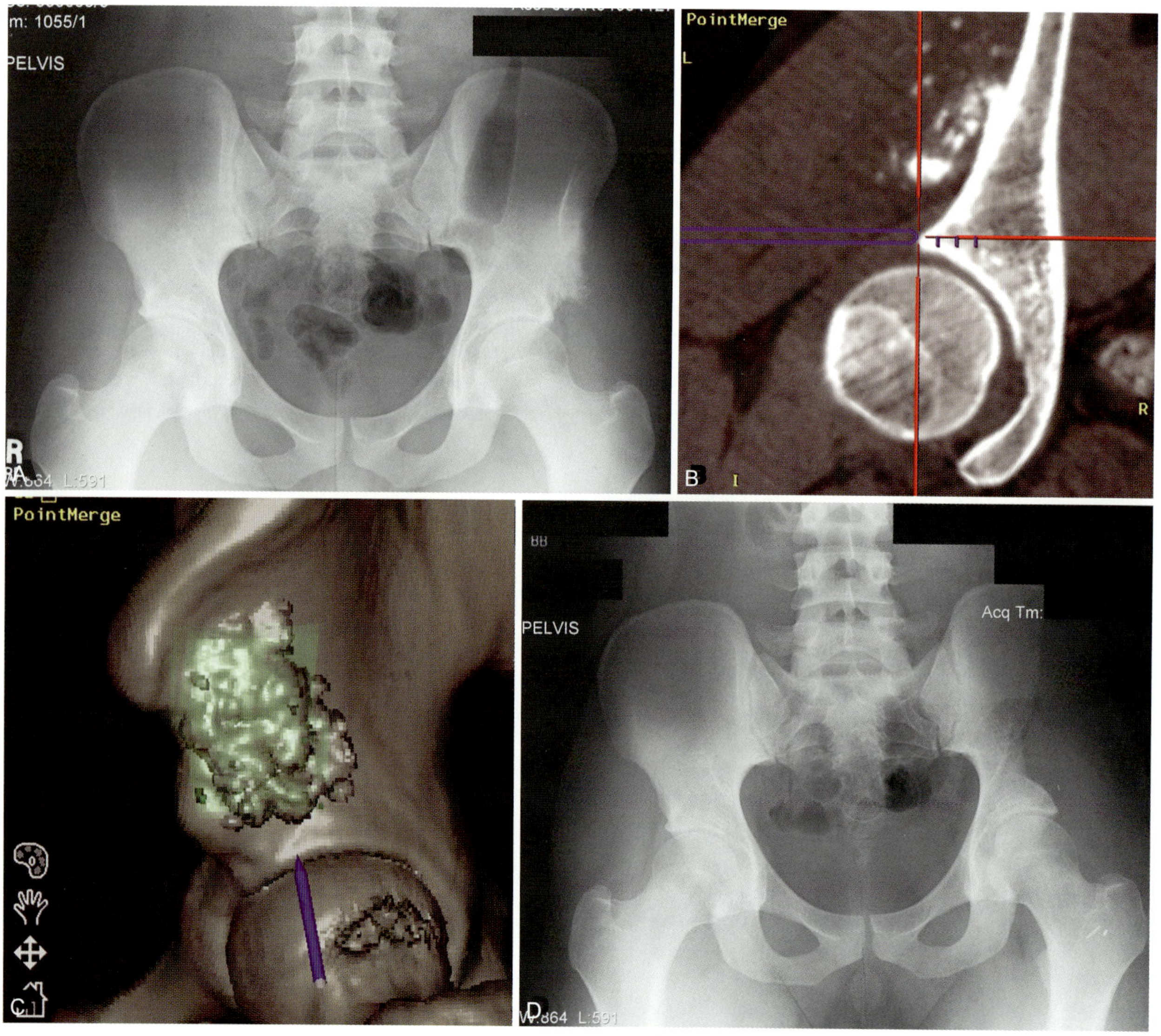

图 24-32　计算机辅助外科手术给 1 例 22 岁左髂骨骨肉瘤的男性患者治疗

A．前后位 X 线片；B、C．考虑到切除肿瘤同时保留髋关节，进行术中计算机辅助导引；D．术后前后位 X 线片

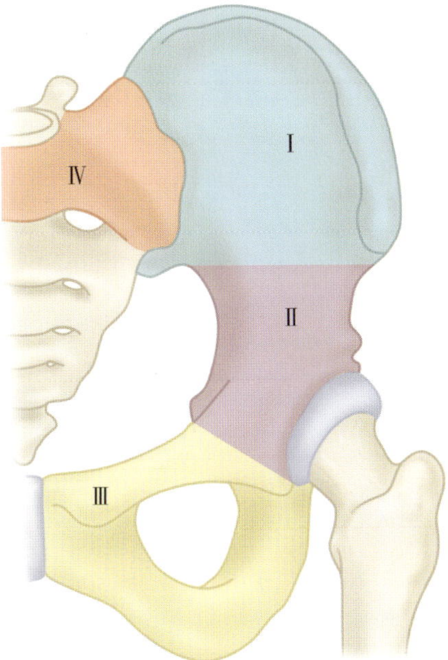

图 24-33　骨盆切除术的类型

Ⅰ型，髂骨；Ⅱ型，髋臼周围；Ⅲ型，闭孔区；Ⅳ型，骶骨区

Ⅰ型切除术并不需要重建，可产生 1 ~ 2cm 腿长度的偏差；但这通常并不是问题。或者使用大块异体骨移植以桥接髋臼与骶骨之间的间隙，防止肢体长度偏差的发展（图 24-35）。Ⅱ型切除术可用髂股或坐骨股骨关节融合术，或使用异体骨复合型假体，或使用马鞍形假体重建（图 24-36）。Ⅲ型切除术不需要重建，因为耻骨并不负重，另外，骨盆靠后方完整的骶髂关节维持稳定。

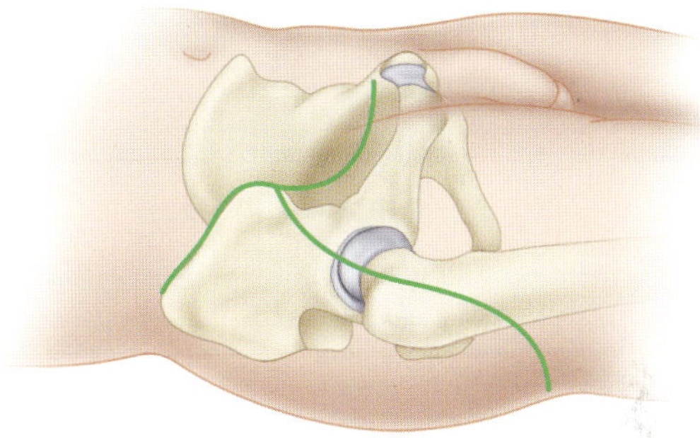

图 24-34　骨盆切除术的常用切口

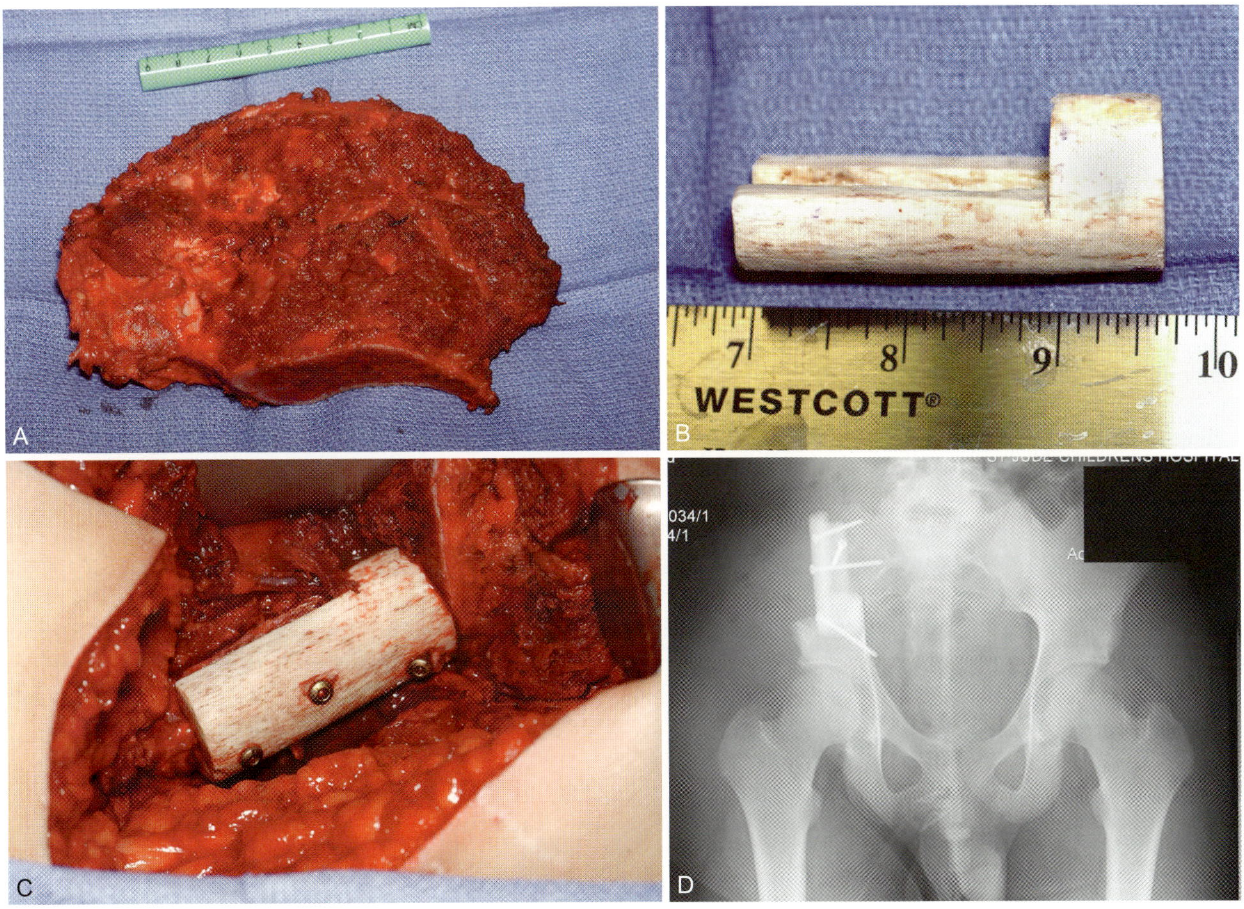

图 24-35　对 1 例 16 岁患 Ewing 瘤的男孩异体股骨移植行Ⅰ型骨盆切除术

A．切除的髂骨；B．移植异体股骨，与髋臼和骶骨之间骨缺损相符；C．使用多枚螺钉使异体骨固定牢靠；D．术后 X 线片

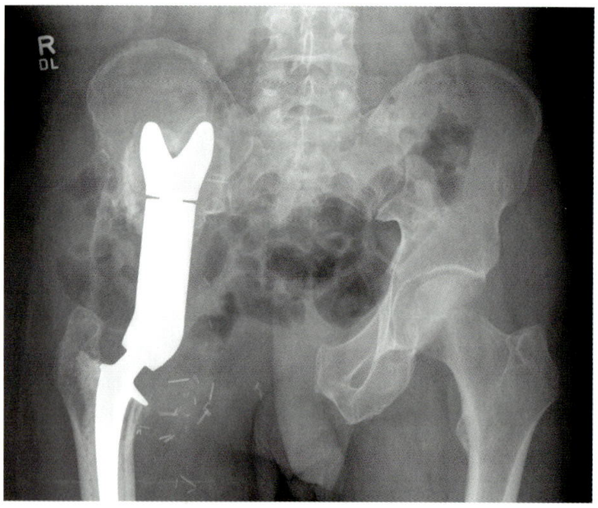

图 24-36 Ⅱ型骨盆切除术用马鞍形假体重建

耻骨和坐骨切除术

耻骨、坐骨部分或全部切除术可用于肿瘤或感染（图 24-37 和图 24-38）。此手术入路是改良的 Milch 切口。

手术技术 24-10

（Radley、Liebig 和 Brown）

- 患者取截石位，臀部垫高。
- 触及坐骨结节、耻骨下缘及相连的耻骨支。切口起于腹股沟韧带中点以远 0.6 cm，向内侧走行并与之平行，切开皮肤及皮下组织（图 24-37A）。在阴茎或阴阜基底部的外侧，向远端弯曲切口，行于阴囊或大阴唇阴部的外侧，沿坐骨下支到坐骨结节。

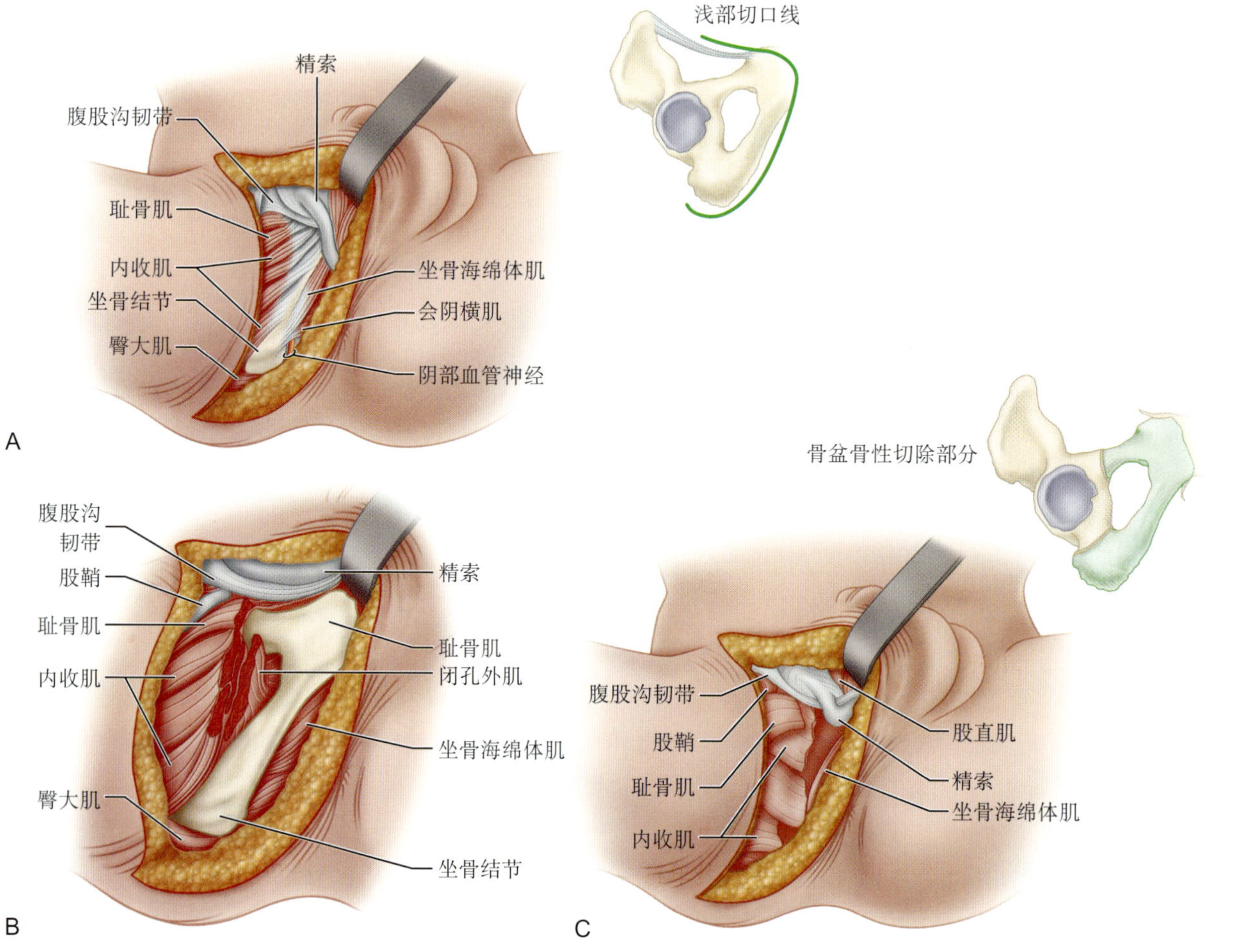

图 24-37 Radley 等设计的耻骨上、下支和耻骨体及坐骨下支、坐骨结节切除术，插图为手术切口

A．浅表入路；B．深部显露，图示通过此入路可切除的骨盆骨的范围；C．耻骨和坐骨切除后的外观（见文内闭合方法）

（引自：Radley TJ, Liebig CA, Brown JR. Resection of the body of the pubic bone, the superior and inferior pubic rami, the inferior ischial ramus, and the ischial tuberosity: a surgical approach, *J Bone Joint Surg* 36A:855,1954.）（见手术技术 24-10）

- 由耻骨和坐骨骨膜下切断内收肌和闭孔外肌，显露部分耻骨体、耻骨下支的外缘、坐骨下支和坐骨结节。
- 为更彻底地显露耻骨和坐骨，牵拉或沿皮肤切口切开臀大肌的下缘。从坐骨结节的外侧切断腘绳肌和股方肌；从坐骨结节内侧面骶结节韧带止点处切断该韧带。
- 保护阴部血管和神经，该神经血管束来源于骨盆，穿过坐骨大孔，经坐骨棘和骶结节韧带进入坐骨小孔，前行至闭孔内肌筋膜内的 Alcock 管内。为避免损伤 Alcock 管及其内容物，在骨膜下剥离坐骨海绵体肌和闭孔内肌。
- 从坐骨下部内侧缘和耻骨支骨膜下游离深部及浅表的横向会阴肌、阴茎海绵体脚、尿道膜部括约肌。
- 从耻骨联合下缘切断泌尿生殖膈，注意避免损伤尿道及阴茎深部的背侧静脉、背侧动脉和神经。
- 从耻骨切断腹直肌和锥状肌。
- 切断腹股沟韧带在耻骨的止点，在耻骨上缘的耻骨肌线的耻骨肌起点处切断该肌（图 24-37B）。
- 拉开耻骨肌，注意避免损伤位于肌肉外侧的股鞘及其内容物。
- 骨膜下剥离闭孔内外肌，如有可能保护所遇到的闭孔动、静脉和闭孔神经。
- 用双动咬骨钳或骨剪从上方截断耻骨，在下方用骨凿或线锯切断坐骨支（图 24-37C）。
- 如一期缝合切口则缝合深筋膜，否则不缝合深筋膜，让肌肉自行回缩。

髋臼切除术

保肢的髋臼切除术适用于通过广泛切除中部或前部半骨盆能达到满意治疗效果的病变。术前需要仔细分期，所有活检通道必须与肿瘤整块切除。

手术技术 24-11

- 患者侧卧位，用束缚带固定在手术台上，便于手术台可向两侧倾斜。将患肢及骨盆从足趾到胸部消毒、铺单。
- 切口起自髂嵴后部，向前通过髂前上棘至耻骨联合，再做一垂直的“T”形切口，通过大粗隆向下延长到大腿近侧。从腹股沟韧带中部切开，向上牵拉腹膜。
- 游离并向内侧牵开股动、静脉和股神经，股神经在髂腰肌鞘内，可能仍然完整。
- 切断髂肌和耻骨肌。
- 显露从耻骨联合至髂前上棘的髋骨，将其内、外侧骨面显露清楚，向后直至坐骨切迹。通过坐骨切迹可能会用到肾蒂夹，以通过 Gigli 锯。肾蒂夹必须与骨紧密接触，其优点是在肾蒂夹内部可避免损伤 Gigli 锯下方的坐骨神经或其他神经、血管。沿坐骨切迹至髂前上棘下方的连线用 Gigli 锯锯断。
- 截骨完成后，活动瘤段骨有助于确定需要切断的残留软组织附着点，切断骶结节韧带和骶棘韧带，离断周围肌腱。
- 在前方，切断耻骨或耻骨联合，将切除的骨块向不同方向旋转，以便切断相连的软组织。
- 将梨状肌从股骨大粗隆离断，将股骨颈在基底部截断，取出所切除的部分骨盆、股骨头和股骨颈。
- 用钢丝圈将股骨近端固定于髂骨残端。将腹股沟韧带缝合到髂腰肌肌腱上，防止发生疝气。
- 放置负压吸引引流管后闭合切口。

术后处理 戴髋关节外展架开始扶双拐进行保护性活动。

髋骨切除术（内半骨盆切除术）

许多外科医师已描述了骨盆切除的各种方法，包括 Karakousis 和 Vezeridis 及 Eilber 等、Steel、Enneking 和 Dunham、Braund 和 Pigott，以及其他学者。在此讨论 Karakousis 和 Vezeridis 的手术技巧（图 24-39 和图 24-40），此术式适用于术后愿意配合做必要的剧烈康复锻炼，并且骨盆切除术能保证获得满意切除范围的患者。

手术技术 24-12

（Karakousis 和 Vezeridis）

- 患者取侧卧位，以便前后旋转。将患侧骨盆垫高 45°。切口自髂后上棘沿髂嵴和腹股沟韧带至耻骨联合，通过股骨大粗隆后侧再做一垂直切口，向下到大腿上方。
- 从髂骨翼剥离腹部肌肉，将腹膜向内侧牵拉，显露髂外血管。
- 在髂前上棘附近切断腹股沟韧带，分离结扎腹壁下血管（图 24-39A）。

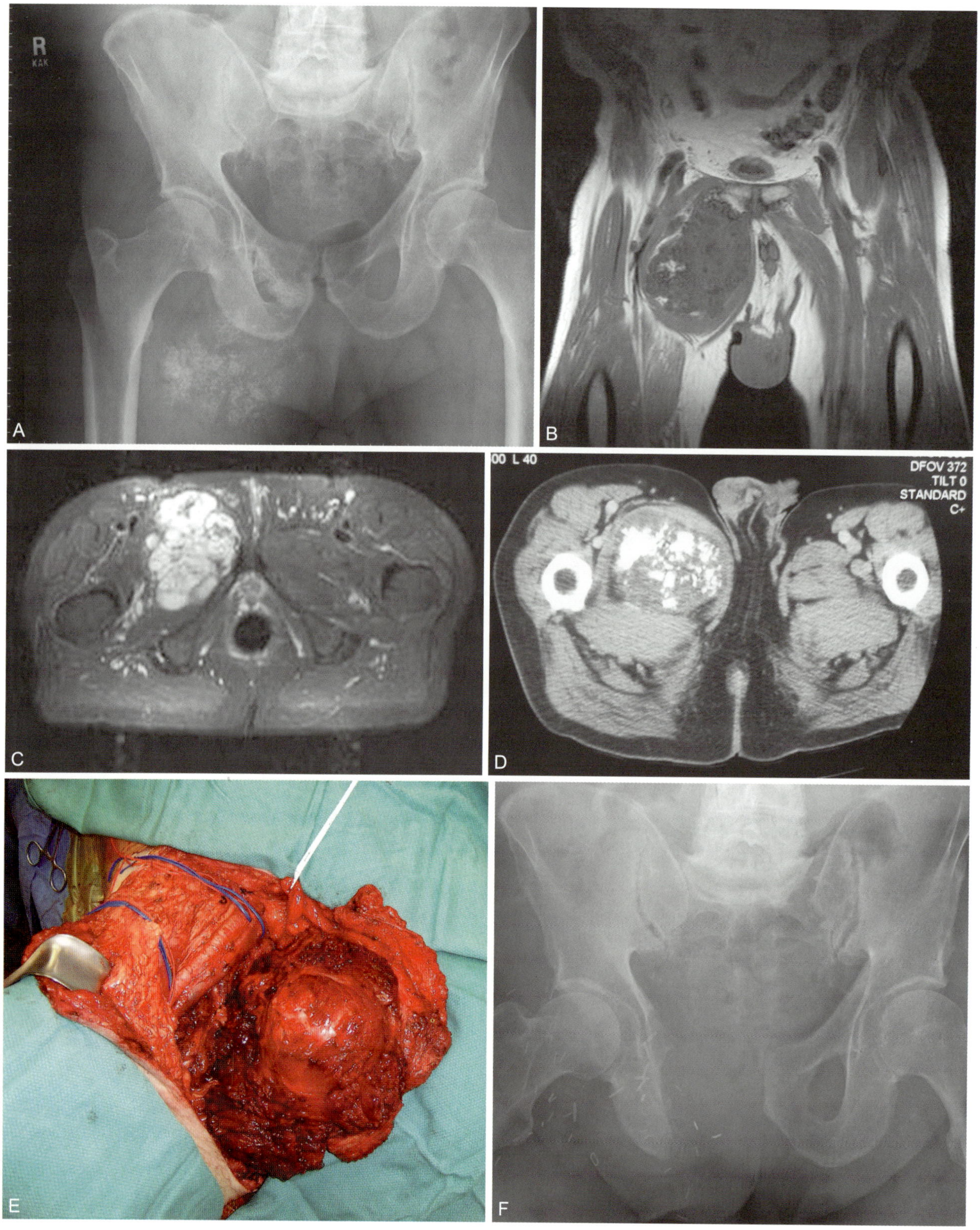

图 24-38 79 岁男性患软骨肉瘤，行耻骨上下支切除术

A．前后位 X 线片；B ~ D．MRI（B、C）及 CT（D）显示病变范围；E．广泛切除术图像，股骨血管和神经已与肿瘤分开；F．术后 X 线片

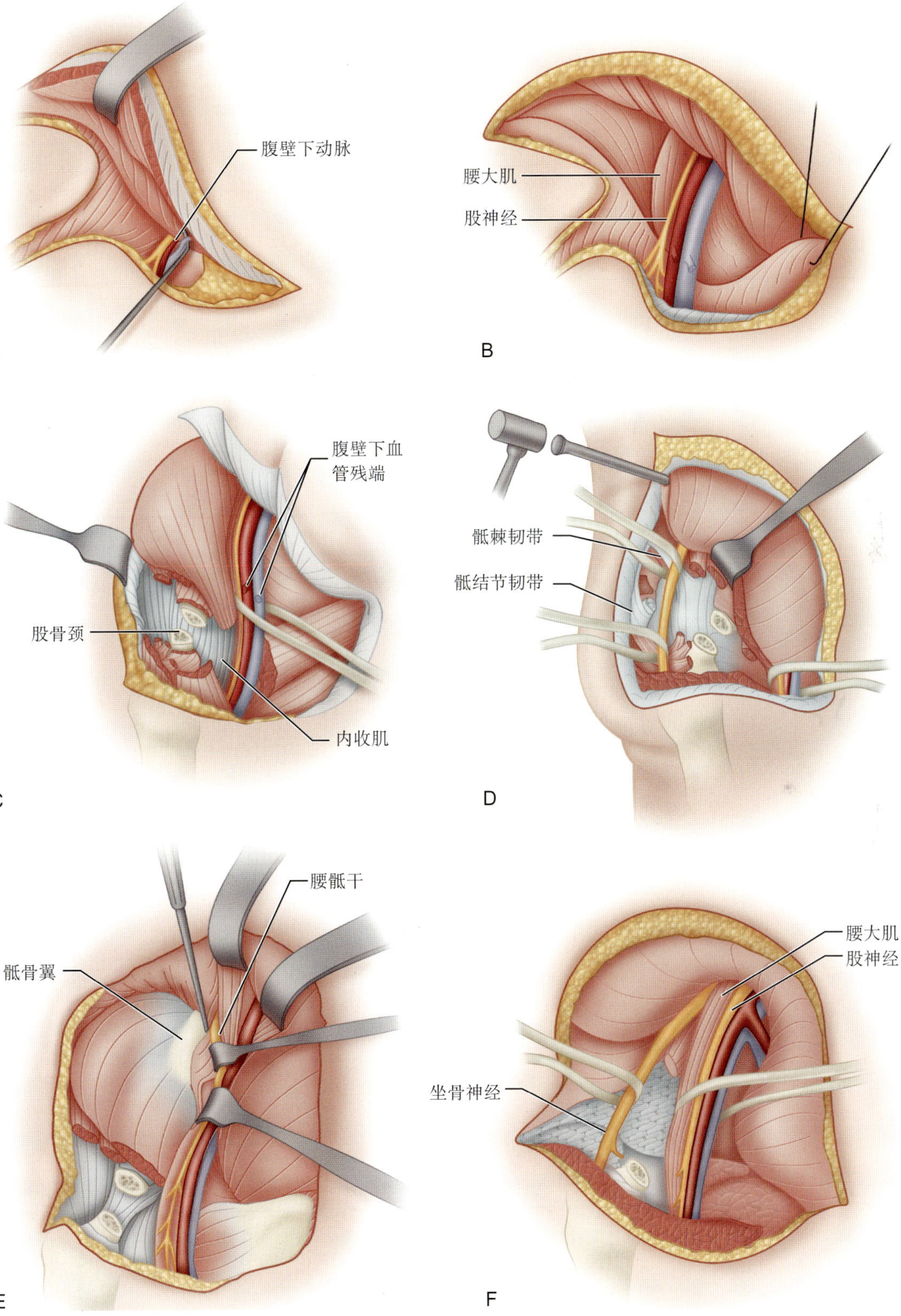

图 24-39 Karakousis 和 Vezeridis 设计的髋骨切除术

A．通过腹膜后间隙进入，结扎并切断腹壁下血管；B．腹直肌从耻骨嵴切断，用线锯锯开耻骨联合；C．髂股血管束、股神经及腰肌用纱布带保护好，从起点切断内收肌，锯断股骨颈；D．用纱条牵开坐骨神经，从后方显露骶髂关节，用骨刀分开；E．当肿瘤邻近或累及骶髂关节时，应牵开腰骶干，通过骶骨翼截骨；F．半骨盆切除后，图示用纱条牵开髂股血管束、股神经、腰肌及坐骨神经

（引自：Karakousis CP: Internal hemipelvectomy, *Surg Gynecol Obstet* 158:279,1984.）（见手术技术 24-12）

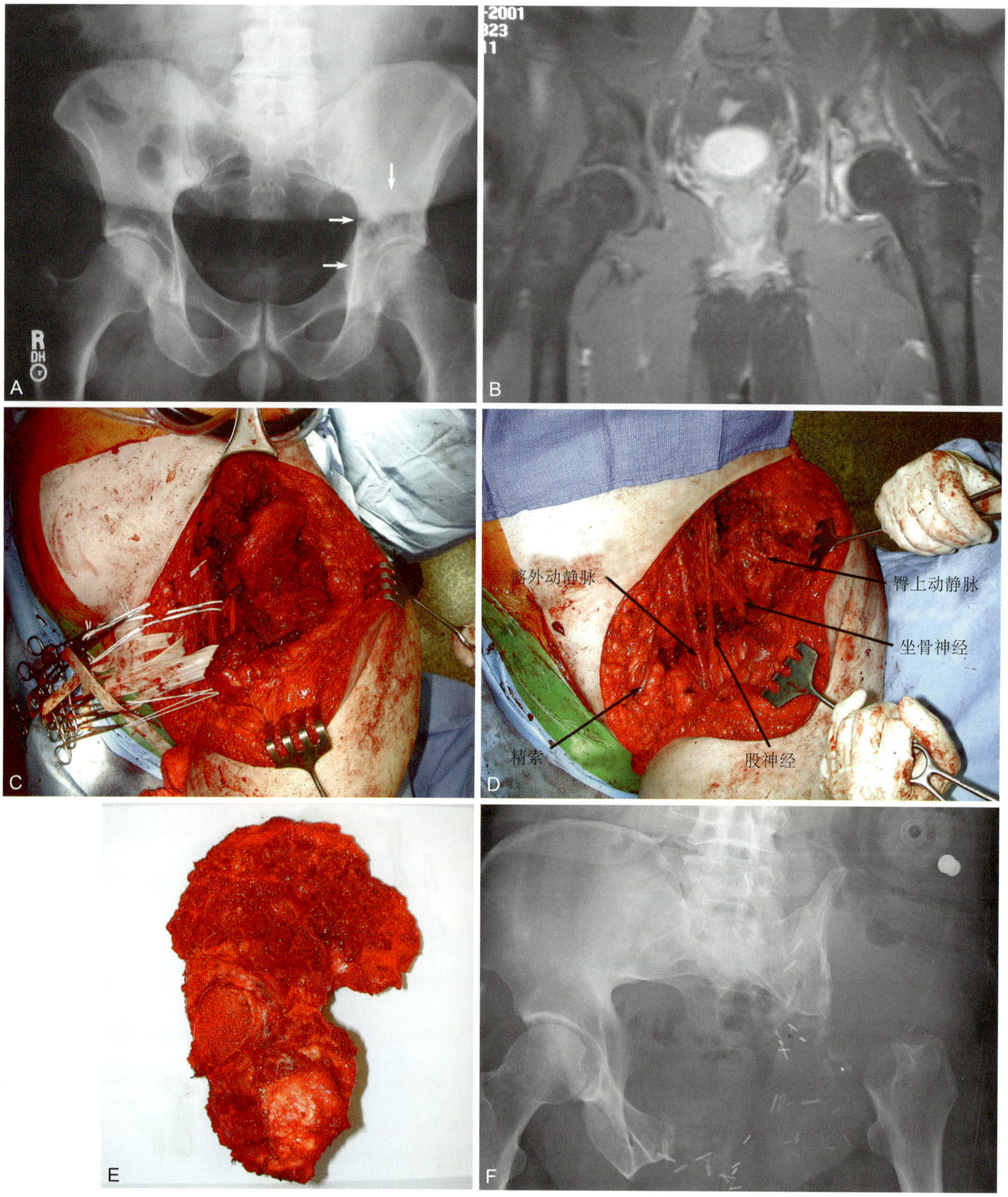

图 24-40 内半骨盆切除术

A．前后位 X 线片，箭头指向溶骨性病变；B．MRI 显示 57 岁男性患骨肉瘤；C．使用扩大手术入路，分离出髂外血管、股神经和精索；D．半骨盆已切除，保护好全部主要的神经血管结构；E．切除的手术标本；F．术后前后位 X 线片（见手术技术 24-12）

- 在耻骨结节处剥离腹股沟韧带，从耻骨嵴剥离腹直肌。清除耻骨联合处的软组织，用线锯锯开耻骨联合（图 24-39B）。术中应在耻骨联合后方放置有韧性的拉钩，以保护好膀胱。
- 显露髂总血管和股神经。
- 如髂腰肌未被肿瘤侵及，应予以保留。并且，在腰肌及髂血管周围用纱条进行保护（图 24-39C）。
- 在骶髂关节水平切断髂肌，从耻骨上切断内收肌，切断闭孔神经和血管。
- 切断缝匠肌、阔筋膜张肌、股直肌的起点。从髂骨剥离臀中肌和臀小肌的起点，仅留少许组织袖。
- 切开髋关节囊，用电锯截断股骨颈。
- 在大粗隆下后侧切开臀大肌，显露坐骨神经。在大粗隆处切断外旋肌群，显露骶髂关节，用骨刀将之分开（图 24-39D）。如肿瘤已侵及此关节，则向内侧牵拉腰骶神经干，凿断骶骨（图 24-39E）。
- 切断肛提肌、骶棘韧带和骶结节韧带。
- 从坐骨结节处切断腘绳肌起点。
- 向外侧牵拉半骨盆，切断与坐骨支相连的大收肌，将肿瘤标本取出（图 24-39F）。
- 根据具体情况可对本术式进行修改，可保留未受肿瘤侵及的部分髋骨。
- 用附近切开的肌肉覆盖显露的股骨颈，逐层闭合切口。

术后处理 患者术后放置髋关节外展支具，进行非负重行走锻炼 6 周。然后去除支具，患者如能忍受可进行负重行走锻炼。数月后，通常在单根手杖辅助下能够行走。

骶髂关节切除术

采用后方和前方联合入路能切除骶髂关节，外科小组包括普通外科医师、神经外科医师及矫形外科医师。

手术技术 24-13

- 患者取侧卧位，患侧在上，躯干至患肢膝下消毒、铺单。
- 做一“L”形切口，切口垂直沿腰椎棘突下行，其末端做横行切口，沿髂嵴至下腹部。
- 沿病变侧骨膜下剥离骶棘肌，然后在其骶髂起点处切断。
- 确认 L_4、L_5 和 S_1 神经根，将其分离至骶髂关节区域外侧。
- 在髂骨外板骨膜下剥离臀部肌肉，然后从髂骨内板上剥离前腹壁肌肉和髂肌。
- 腹膜后钝性剥离，将输尿管和大血管推向前方。
- 用线锯和骨刀截断髂骨和骶骨，小心保护 L_4、L_5 和 S_1 神经根，取出肿瘤及与之相连的骶骨和髂骨。
- 插入负压吸引引流管，缝合骶棘肌、髂肌、腹壁肌肉及臀部肌肉。

术后处理 助行器保护下非负重行走 6 周，然后接下来的数周逐渐增加可忍受的负重。

骶骨切除术

骶骨肿瘤，如巨细胞瘤或脊索瘤，最好采用前、后方（骶腹）联合切口显露切除。手术小组由普通外科医师、神经外科医师和矫形外科医师组成，手术将更加容易、安全。术前建议进行肠道准备。

Stener 和 Gunterberg 描述了近全骶骨切除术。手术需要前后联合切口显露。如需要切除直肠，手术先从前方开始，再进行后方，最后在前方结束；如能保留直肠，手术应从前方开始，在后方结束。前方显露时，患者应取截石位；后方显露时，患者则应取俯卧位。

手术技术 24-14

（Stener 和 Gunterberg）

- 先缝合肛门（保留直肠时为暂时缝合）。经下腹部行一半环形切口，在耻骨上 1 cm 处切断两侧的腹直肌，沿腹直肌鞘的外侧缘切断两侧腹壁的其余肌肉。推开腹膜，显露髂总血管。继续向两侧腹膜下游离，直到两侧在直肠下会合，显露骶骨岬。
- 如需要切除直肠，则从中线切开腹膜，分离并结扎直肠上血管。
- 在直肠和乙状结肠交界处切断肠管，用套叠法缝合两断端。
- 切断并结扎直肠中血管，切开下腹膜反折部。
- 从上方尽可能向远端游离直肠，绕肛门做一倒“U”形切口，从肛管和直肠下方向前游离，在两侧尽可能向近端游离。
- 切断并结扎髂内动、静脉及骶外和骶正中血管，

如在 S_1 神经根水平上方切除，髂腰血管也要分离并结扎。
- 从骶骨近端向远侧剥离骨膜至截骨水平。
- 确认交感干，在 S_1 神经根前方切断。在外侧确认腰骶干，以便截骨时予以保护。如要保留 S_1 神经根，应在其位于 S_1 前孔的出口处将其显露。
- 在适当的水平截断骶骨前方的皮质，在两侧骶髂关节外侧进行截骨。
- 闭合前侧切口（如需切除直肠，则暂时关闭），将患者改为俯卧位。
- 做一垂直的椭圆形切口，包括全部活检部位、肿瘤可能穿出的骶孔上皮肤和皮下组织。如直肠已经切除，切口应与原先的肛周倒“U”形切口相连。在预计切除的皮肤上，于其近侧做一正中切口，以能充分显露 L_5 椎体后部。
- 向两侧牵拉皮瓣，远离骶骨切断臀大肌。
- 梨状肌于其肌肉肌腱交界处切断，结扎并切断臀上、臀下血管。
- 保护臀上神经。
- 在坐骨结节处切断骶结节韧带，通过截断坐骨棘，切断骶棘韧带及尾骨肌。
- 如保留直肠，松解肛管和尾骨之间的束带。如切除直肠，则切断双侧肛提肌。
- 在腰骶水平横向切断骶棘肌。
- 如保留 S_1 神经根，在 L_5 ~ S_1 水平行椎板部分切除术；如 S_1 神经根不能保留，行 L_5 椎板完全切除术，并切断腰骶部的黄韧带。
- 在适当水平结扎并切断硬膜囊。
- 如保留 S_1 神经根，在 S_1 和 S_2 之间做骶骨截骨，S_1 神经根管下半部分要与肿瘤标本一起切除。触摸骶骨前方前侧入路留下的骶骨皮质的截骨线，以引导后方截骨。也可将一探针从后方插入 S_1 椎孔内引导截骨。
- 残余的骶神经在其会聚成坐骨神经处切断，取出肿瘤。
- 如需要切断 S_1 神经根，在 S_1 神经根管上方行 S_1 截骨。于 L_5 横突水平在髂嵴做一深切口，有利于从后方触摸骶骨翼前上表面和骶髂关节。
- 与此平面后下 1 cm 处做平行于该平面的截骨术，触摸先前骶、髂骨前方皮质的截骨线可指导截骨。
- 切断骶神经，取出肿瘤标本。
- 留置引流管后闭合后方切口。
- 如直肠已切除，将患者改为仰卧位，打开前方切口。关闭盆腔内的腹膜，做乙状结肠造口术。可用乙状结肠的肠系膜修补小骨盆内的腹膜缺损。
- 闭合腹部切口。

骶骨切除术

手术技术 24-15

（Localio、Francis 和 Rossano）

- 通过左旁正中切口显露腹腔。
- 在左侧腰沟（lumbar gutter）处切开腹膜，拉开结肠，找到左输尿管，显露陷凹腹膜，在 L_5 ~ S_1 连接处水平向前推开直肠、乙状结肠。
- 在肛提肌平面的远端显露肿瘤上界，确定肿瘤侧方范围。
- 结扎骶正中血管和骶外侧静脉，将结肠放回原位，关闭腹部切口。
- 将患者改为俯卧位，在 S_4 椎体水平于臀部做一横切口。下方皮瓣分离至尾骨以下，上方皮瓣至 L_5 水平。
- 切断直肠尾骨韧带，向前翻转直肠，进入先前已打开的骶前间隙。
- 确定肿瘤下界，然后进行骶骨切除，切断侧方的骶骨韧带。于先前通过腹部显露所确定的截骨平面上用骨刀截断骶髂关节。横断骶骨，从术野中取出。不必试图保留横断水平以下的骶神经。
- 留置负压吸引引流管后，闭合后方切口。

Localio 等后来指出，患者可采用侧卧位，由两组手术人员同时做前后路骶骨显露，这样可能是可行的，具有减少术中出血、患者不必更换体位的优点。

通过后路的肿瘤切除术

手术技术 24-16

（Maccarty 等）

- 患者取俯卧位，用肾托（kidney elevator）垫高臀部（Kraske 体位）。
- 在骶骨和尾骨上做后正中纵行切口。
- 切除尾骨，将直肠与骶骨前方的肿瘤包块仔细游离开。

- 切断臀大肌、梨状肌、尾骨肌、骶结节和骶棘韧带。
- 切断两侧的骶 S_4、S_5 神经根，找到并保护阴部神经。从前后方劈开第 3 骶孔，这样可切除远侧的 3 节骶骨而不损伤阴部神经或此神经两个分支中的任何一支（S_2 和 S_3 神经）。
- 在 S_2 和 S_3 之间切断骶骨弓和骶骨体，切断终丝，取出骶骨远侧部分和肿瘤。
- 当肿瘤及切除的范围达到近节骶骨、腰椎管或进入骶髂关节和髂骨时，可遗留神经功能障碍。
- 直肠壁如有穿孔需要修补。如患者的硬膜囊较正常向远端延伸更长，手术可能会造成尾侧硬膜囊损伤，也应进行修复。
- 残留较大的无效腔需要引流；尽可能缝合好臀部肌肉，闭合皮下组织及皮肤。

椎骨切除术

脊柱肿瘤的外科治疗将在第 42 章讨论。

三、下肢

股骨近端切除术

许多股骨近端肿瘤的切除术都能获得足够的外科切除边界，重建术通常较髋关节离断术具有更好的功能。截肢的适应证包括复发的肿瘤、有移位的病理性骨折或活检导致的一些并发症。股骨近端活检术应钻一弧形孔来取材，位置在外展肌附着点和股外侧肌起点之间的外侧（图 24-41），这样减少了组织的污染，并降低了病理性骨折的风险。尽管有些学者主张用骨关节异体移植、异体骨复合型假体或异体骨关节融合术重建，但笔者常规使用假体重建术。假体重建可提供术后即刻稳定性，且康复较快。如有可能，笔者使用双极杯假体以提高稳定性（图 24-42）。如维持外展肌和股外侧肌筋膜的连续性，外展肌力学的一些功能能够被保留。如手术边界允许做转子截骨，截骨的骨瓣与这筋膜相连，向近端或远端可与假体附着在一起。如不可做此截骨，连续的筋膜袖可与假体缝合在一起，这么做很容易使外展肌重新附着并获得功能（图 24-43）。

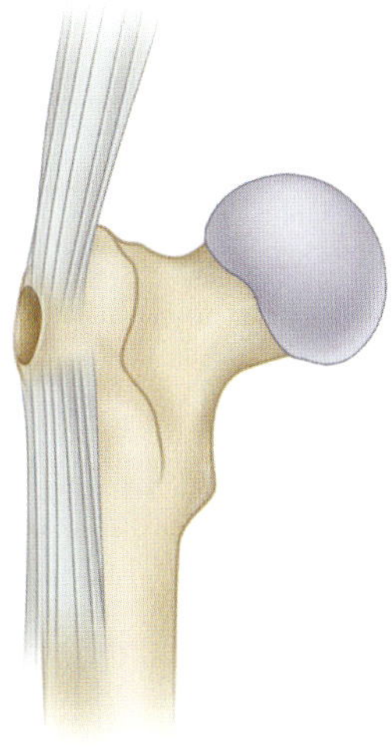

图 24-41　股骨近端活检位置

手术技术 24-17

（Lewis 和 Chekofsky）

- 患者取侧卧位。
- 做髋关节后外侧切口。
- 在臀大肌近端 20% 和远端 80% 的交界处分开，距股骨粗线上的止点 2 cm 处切断其在股骨部分的止点。同时，距股骨 2 cm 处将外旋肌群和大收肌近侧部分切断。
- 找到并保护坐骨神经。
- 将臀中肌和臀小肌在邻近大转子的附着点处切断，将股直肌的反折头切断。如可能保留外展肌与股外侧肌筋膜的连续性。
- 切开髋关节囊。
- 在预定股骨的截骨平面截骨，切开股外侧肌，用电锯锯断股骨。用 Bennett 牵开器保护周围的软组织。将髋关节脱位，切断髂腰肌肌腱，取出肿瘤标本。
- 用组配式股骨近段假体重建髋关节，将臀中肌和臀小肌肌腱的残端缝于假体转子区的孔洞上，重建外展结构。如手术不慎切断外展肌附着点，要将其与髂胫束缝合。这需要从髂骨进行近端肌肉松解，或者对肌肉做多个松解切口进行延长。外展肌群应置于股骨中轴线上。
- 插入负压吸引引流管。

术后处理　用外展支具保护重建的外展肌结构 6 周，允许即刻扶双拐下床活动，以后视情况用对侧手扶手杖行走。

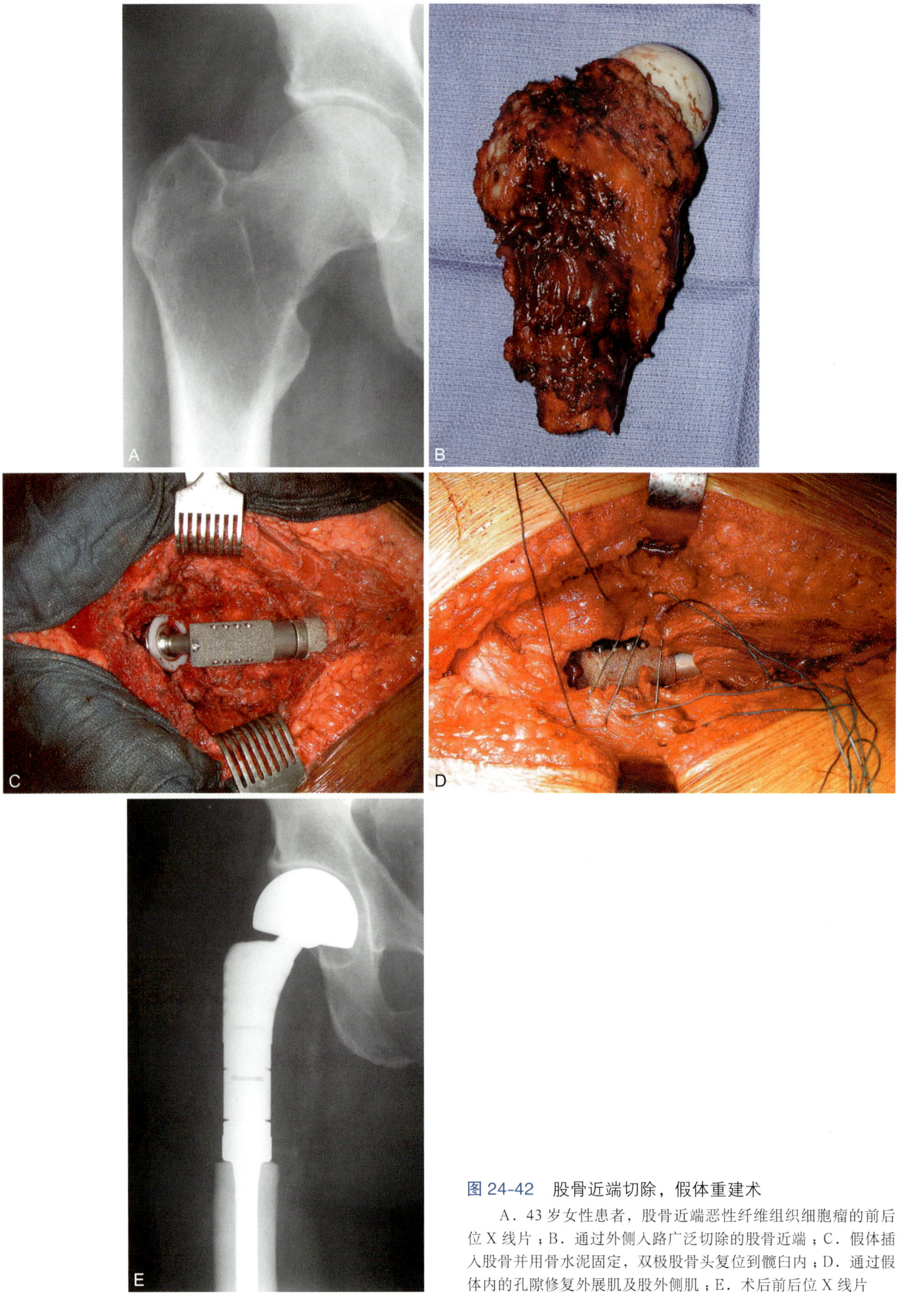

图 24-42 股骨近端切除，假体重建术

A．43 岁女性患者，股骨近端恶性纤维组织细胞瘤的前后位 X 线片；B．通过外侧入路广泛切除的股骨近端；C．假体插入股骨并用骨水泥固定，双极股骨头复位到髋臼内；D．通过假体内的孔隙修复外展肌及股外侧肌；E．术后前后位 X 线片

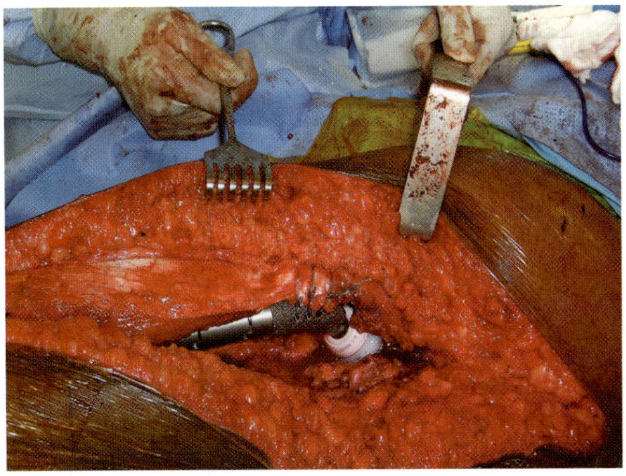

图 24-43 保持在外展肌群和股外侧肌之间筋膜的连续性，使得外展肌群较容易附着，可获得较好的功能

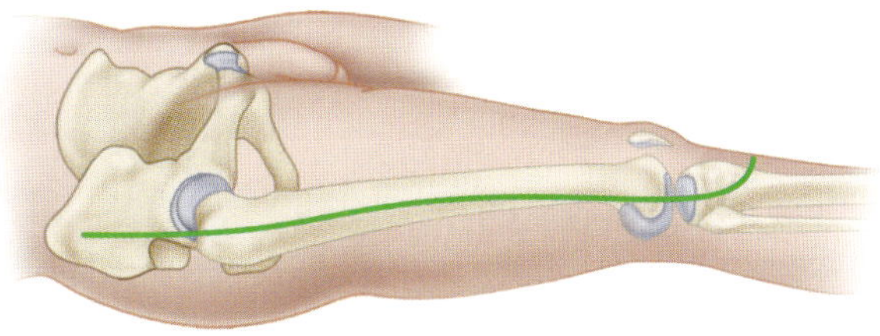

图 24-44 全股骨的外侧切口（见手术技术 24-18）

全股骨切除术

Lewis 描述了切除全部股骨和使用髋、膝关节置换成形术重建的手术方法。

手术技术 24-18

（Lewis）

- 做大腿外侧切口，始于大粗隆近端 10 cm，沿股骨外侧面向下，逐渐向前弯曲，恰止于胫骨结节远端（图 24-44）。
- 沿皮肤切口切开筋膜，屈曲膝关节，于股二头肌肌腱附近找到腓总神经。
- 从腓骨近端切断股二头肌。切断腓肠肌外侧头，找到腘动、静脉。切断其膝部分支，使腘血管远离股骨。沿血管束分离至内收肌管，并将内收肌管切开。解剖腓总神经至坐骨神经连接处。
- 切断臀大肌的股骨附着处，由股骨切断外旋肌群，找到坐骨神经的近端。
- 在大粗隆附近切断臀中肌和臀小肌，保持外展肌与股外侧肌筋膜的连续性。
- 结扎旋股内侧动、静脉的分支，从股骨切断内收肌。
- 于髌旁外侧切开关节囊进入膝关节腔。切断膝关节肌和连接于股骨侧的股中间肌，适当切开股四头肌的其他部分。
- 将髌骨向内侧脱位，切开髂胫束、外侧副韧带及外侧关节囊。
- 切断交叉韧带、腘肌、跖肌、内侧关节囊、内侧副韧带及腓肠肌内侧头。
- 提起远端股骨，由股骨远端到近端切断残留的肌肉附着处。
- 结扎穿支血管。
- 切断髂腰肌，切开髋关节囊，取出肿瘤标本。
- 置入特制全股骨假体，留置负压吸引引流管后闭合切口。根据软组织切除情况，可能需要腓肠肌瓣或带血管的游离肌皮瓣转位。
- 在近端缝合髂胫束到股外侧肌和臀部肌肉。

术后处理 髋关节外展支具保护 6 周，即刻开始进行保护性下床活动。只要切口情况看似稳定，就可开始膝关节活动度锻炼。

（一）股骨远端切除术

股骨远端是骨原发恶性肿瘤的最常见部位，此部位的肿瘤很少累及关节或神经血管结构。股骨远端病变的活检标本可通过前内侧或前外侧入路获取。应直接经股内侧肌或股外侧肌切开，小心不要翻起皮瓣，不要污染关节间隙，不要污染腘窝。活检手术要用止血带，闭合切口前要严格止血，以减少血肿形成的可能。如有可能，应活检取材病变的软组织成分。如必须在骨内钻孔，应为圆形以使应力集中最小化，减少病理性骨折的风险（图 24-41）。

重建方法包括关节融合术、骨关节异体移植术、异体骨假体重建术和人工假体重建术。尽管关节融合术对于想要从事重体力劳动的年轻患者是明智的选择，但笔者最常采用人工假体重建术（图 24-45）。如肿瘤累及膝关节，可考虑直接行经股骨截肢术或行关节外切除术。在儿童中术后出现下肢不等长是个棘手的问题，针对于此，笔者最常使用可延长假体。

股骨远端关节内切除术、人工关节重建术

手术技术 24-19

- 通过内侧或外侧切口切除远端股骨，主要依据活检的部位而定。做纵行切口。至活检瘢痕处，椭圆形切除，活检通道要与肿瘤标本整块切除。
- 如要做关节切除术，应提前检查膝关节以确认未受肿瘤污染（如关节意外受肿瘤侵及，应逐层闭合切口，延迟进行确定性治疗，直至与患者和家属讨论达成共识）。
- 翻起大的内侧及外侧皮瓣，皮瓣应尽可能厚，以保护供应的皮肤血供，向深部解剖到股直肌、股四头肌肌腱和髌骨。股中间肌作为股骨远端的一部分应与股骨远端一并完整切除。屈曲膝关节，以放松后方组织。
- 解剖腘血管，小心结扎肿瘤的供应血管分支。
- 游离并保护胫神经和腓总神经。
- 切开膝关节囊和韧带，以便更好地显露股骨远端周围的解剖结构。
- 在肿瘤表面留一层正常肌肉组织袖，将残留的肌肉在各自股骨的起点及止点处切断。
- 在股骨截骨前，在截骨部位的近端及股骨干的前方做标记，将会对重建术的股骨旋转力线有帮助。根据术前 MRI 检查确定髓腔最近的扩散范围，向近端做扩大切除截骨术。
- 从手术野取出肿瘤。

旋转铰链人工假体重建术

- 如股骨干的前部未做标记，在截骨前应用肿瘤瘤段做标记，有助于确定旋转方向（股骨粗线不应作为参考点，由于其旋转方向有变化）。
- 在由手术野取出切除的肿瘤标本前，测量其长度。在成人，此长度应与假体等长。对于骨骼发育未成熟的患者，假体应较切除的肿瘤标本长 1 cm，有助于补偿将来骨骼的生长长度。
- 使用力线导向器，使胫骨近端的截骨面垂直于胫骨干，使用提供的仪器准备胫骨近端截骨。
- 股骨扩髓，以尽可能地容纳最大直径的假体。假体柄最少长 12 cm（如残留的近端股骨小于此长度，应考虑使用在股骨头内有固定物的假体或使用异体骨复合型假体）。
- 放置试模并全活动度活动膝关节，在适当的力线方向上用骨水泥固定股骨和胫骨假体，但要特别避免任一假体的内旋，否则会引起髌骨运行轨迹失常。留置引流后闭合切口，闭合切口可能有必要使用局部或游离皮瓣。
- 大量敷料包扎切口，应用膝关节固定器。

术后处理 术后第 1 天即可在双拐及膝关节固定器的保护下下床活动，并进行关节活动度及力量的锻炼。引流量最小后才能拔除引流管。引流管拔除前应持续应用抗生素。待膝关节有足够力量后，下床活动时方可去除膝关节固定器。

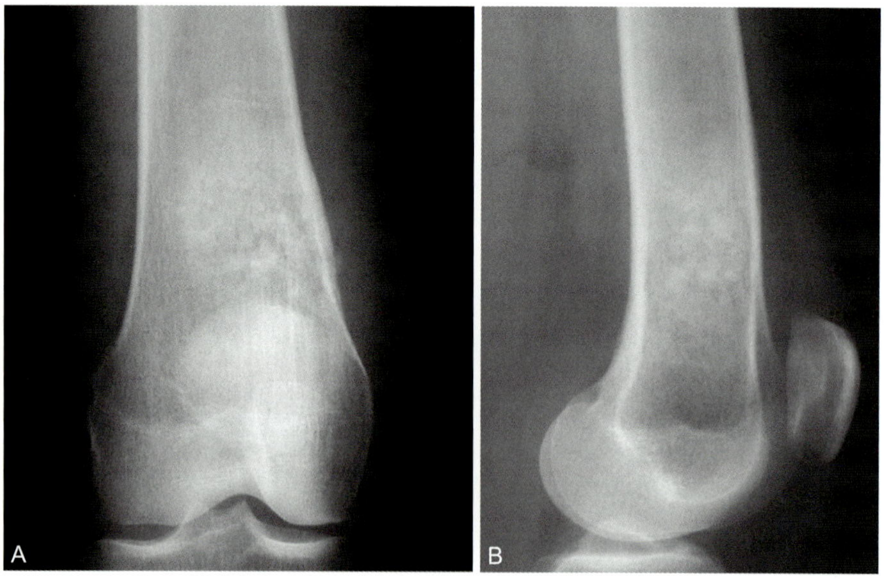

图 24-45 36 岁女性骨肉瘤患者，行股骨远端切除假体重建术 A、B. 前后位及侧位 X 线片显示股骨远端骨肉瘤

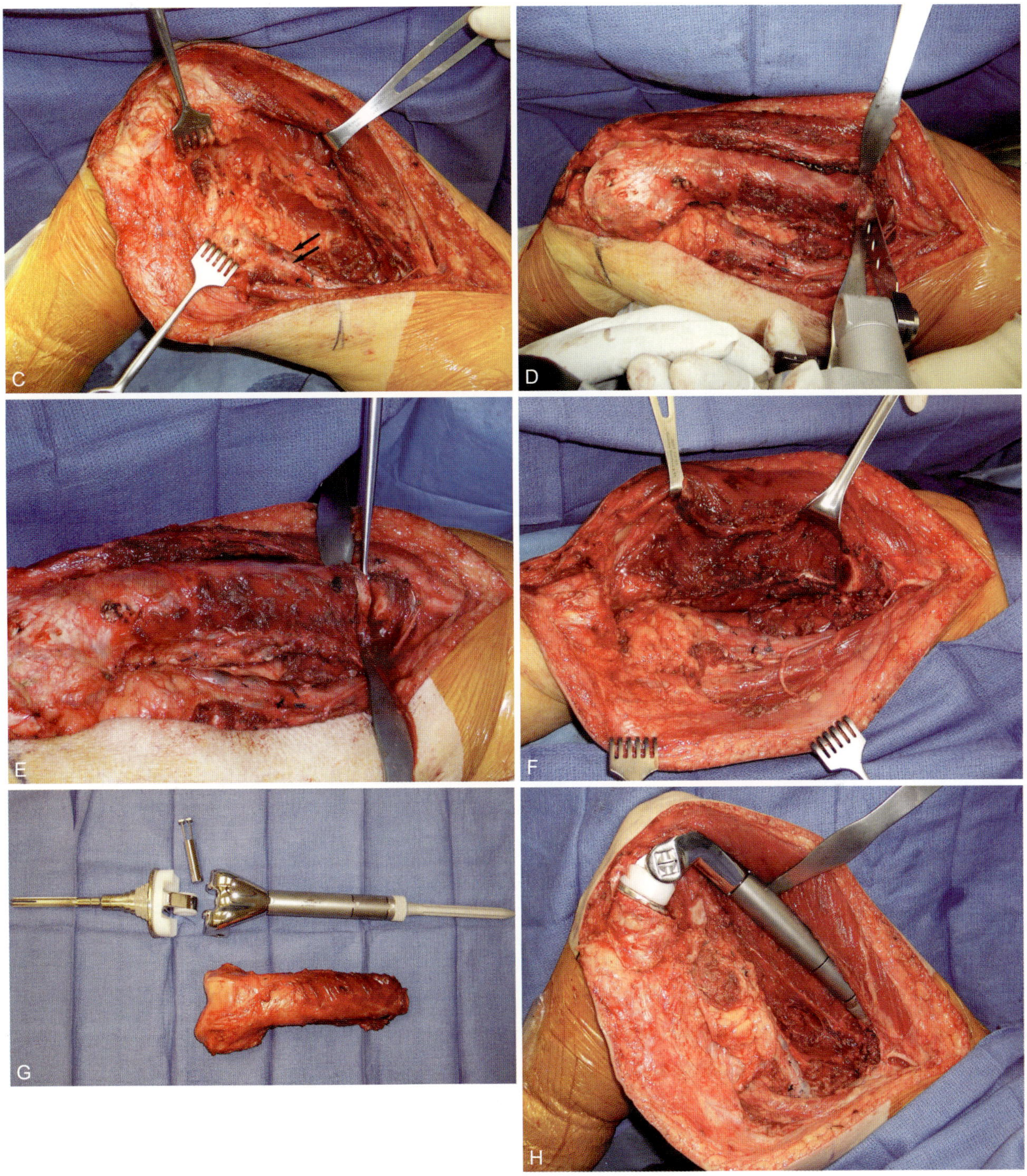

图 24-45（续）

C．股血管(箭头所示)和肿瘤之间的平面；D．用摆锯进行截骨；E．用刮匙获取截骨断端的标本，送检冷冻切片，以检查骨髓边界；F．股骨远端已切除；G．切除的肿瘤标本及假体；H．假体用骨水泥固定到股骨和胫骨

胫骨近端切除术

胫骨近端是原发恶性骨肿瘤的第二常见部位，就诊时此部位的肿瘤小于更近端部位的肿瘤，因此这些患者的总体生存率较后者高。传统上，骨骼未发育成熟患者的胫骨近端肿瘤多采用膝关节离断术，保留股骨远端骺板，以避免因对侧骨骼过度生长而出现并发症。骨骼发育成熟的患者采用较长的经大腿截肢术。截肢后总体功能良好，加之伸膝装置重建的潜在困难，对胫骨近端切除重建术的热情已减弱。但随着腓肠肌瓣在软组织覆盖及伸膝装置重建中的常规应用，外科医师正报道保肢术后满意的疗效。对于愿意在重建术后接受强制性活动限制的患者，具有主动伸直功能的可活动膝关节现在已是可实现的目标。但对于那些希望从事体育运动或重体力劳动的患者，最好还是考虑行关节融合术或截肢术。

胫骨近端肿瘤通常能获得广泛性切除，因为腘肌和小腿后方深部间室的肌肉通常保护着胫后动脉和胫神经。胫骨近端活检应沿胫骨内侧皮下的骨面进行，不要污染关节间隙、髌韧带或腘窝。保肢术的禁忌证包括腘血管受累、移位的病理性骨折、复发的肿瘤及活检产生的并发症（包括感染血肿、切口选择不当或关节污染）。相对禁忌证是较年轻患者，术后出现下肢长度不等长可能是主要的问题；然而随着现代可延长假体的应用，笔者已成功地进行了包括年幼患者在内的保肢手术。

手术技术 24-20（图 24-46）

(Malawer)

- 采用前内侧切口，近端起自股骨远侧 1/3，向远端延长到胫骨远端 1/3。离活检切口 2 cm 处切除活检部位。
- 在筋膜下分离内、外侧皮瓣，于内侧腘绳肌止点近侧 3 cm 处切断，剥离腓肠肌内侧头，劈开比目鱼肌，显露腘窝血管。
- 保护内侧腓肠动脉，它是腓肠肌内侧头的主要供应血管。向后牵开腘血管，在腘肌下缘找到并分开胫前血管。如肿瘤体积较大，可能需要分离并结扎腓血管。
- 如膝关节没有肿瘤，则在髌韧带止点近端 1 ~ 2 cm 处分开。如有可能，保持髌韧带和小腿近端前外筋膜间筋膜的连续性。

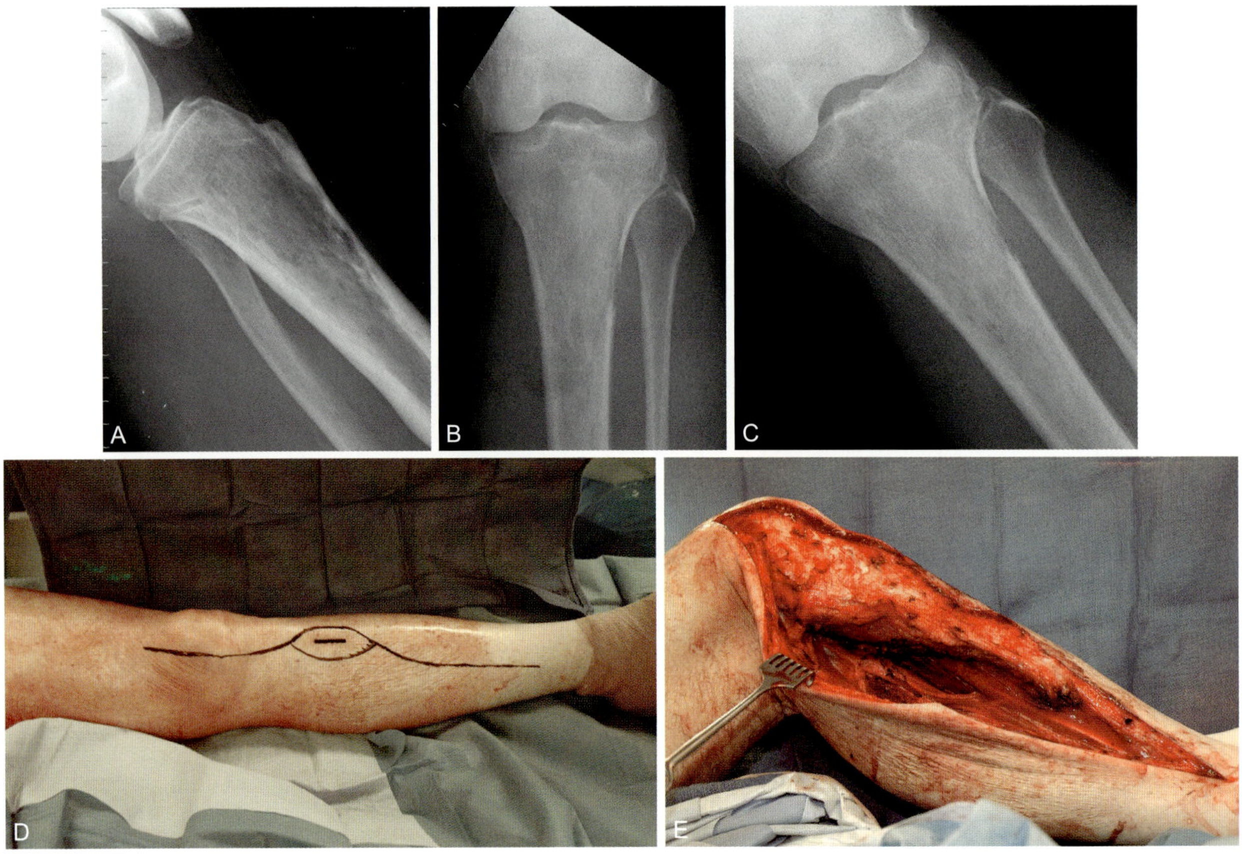

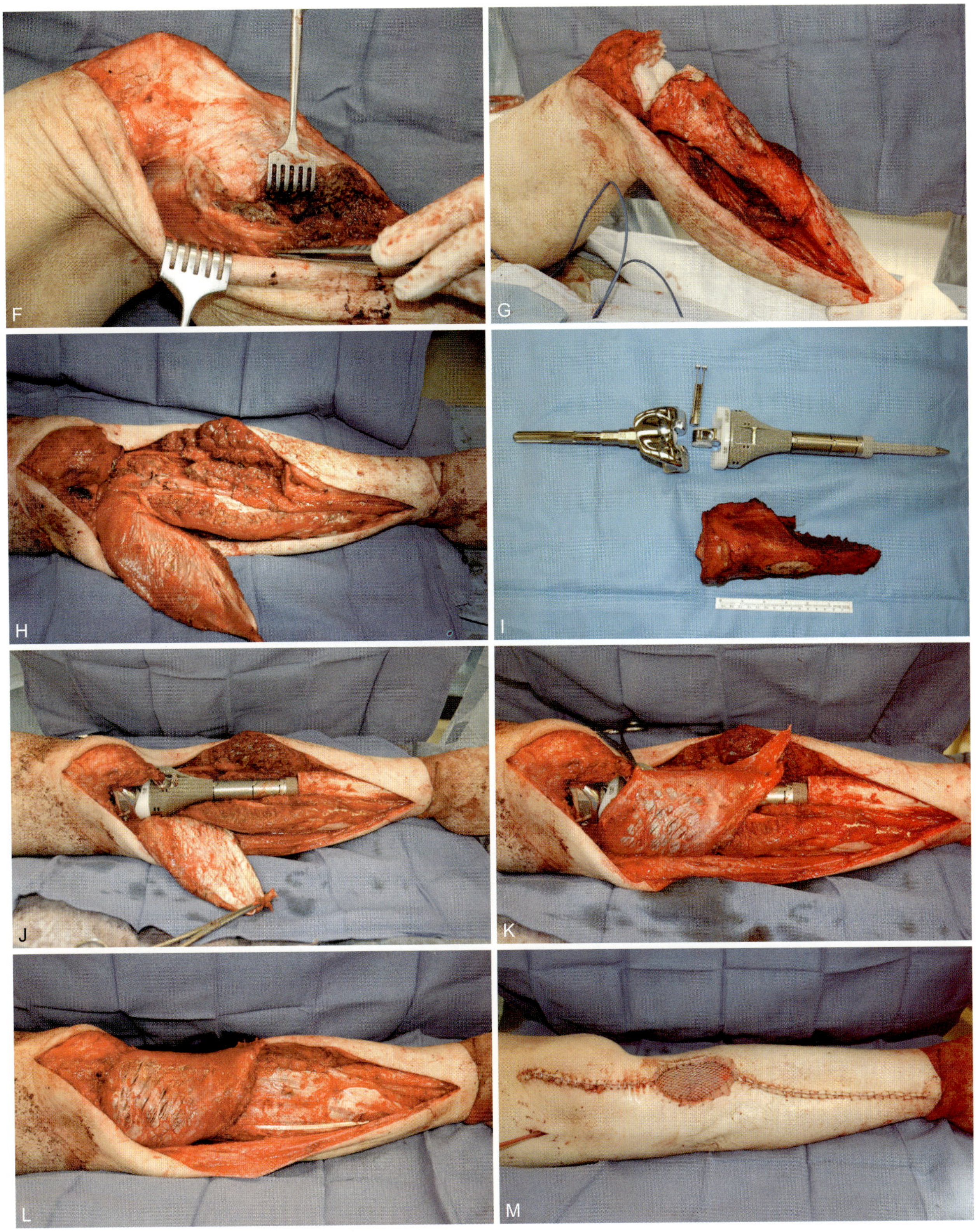

图 24-46　A ~ C．58 岁男性患胫骨近端恶性纤维组织细胞瘤 X 线片；D．切口包括切除活检通道；E．掀开内侧皮瓣，显露后方的血管结构；F．从外侧观，解剖腓总神经并与肿瘤分开；G．因关节并未受累，行关节内切除术；H．切除胫骨近端并行腓肠肌内侧头转位，以覆盖假体及重建伸膝装置；I．胫骨近端人工假体置换；J．髌韧带缝合到假体上；K．腓肠肌内侧头向前旋转，与外侧筋膜缝合；L．软组织覆盖良好后假体置换手术完成；M．需要植皮闭合切口

- 切断膝下血管后游离腘血管，然后在离膝关节囊胫骨止点 1 ~ 2 cm 处环形切开。
- 切断股骨的交叉韧带，在肿瘤标本上保留一部分胫前肌、腘肌和部分比目鱼肌。
- 找到并保护腓总神经，在股二头肌止点 2 cm 处将其切断，留下正常的软组织袖。如肿瘤的骨外部分扩散，截断腓骨，在胫腓关节处保留一层肌肉袖。如腓骨近端未受累，保留外侧副韧带及与腓骨头的附着部，以提供重建关节的稳定性。
- 在胫骨病变以远处按照术前影像截骨，分开肌间隔，取出肿瘤标本。
- 如需要关节外切除，除在膝关节囊上方进行股骨截骨外，手术方法与上述基本相同，冠状位劈开髌骨，从皮下脂肪垫处切断髌韧带。
- 用异体骨关节移植、关节融合术或假体置入术重建肢体。重建伸膝装置并将残留的髌韧带附着到异体骨或假体上，腓肠肌内侧头向前方转位并缝合到残留的前方肌肉及伸膝装置的软组织上。由于腓肠肌瓣体积较大，并且由于切除完活检通道后软组织覆盖少，经常需要皮肤移植。

术后处理 放置引流直至引流量最小，拔除引流管。拔除引流管且切口干燥后方可停用抗生素。术后第 1 天，即可进行保护性下床活动。常规保持膝关节在完全伸直位 6 周，以保证重建的膝关节伸膝装置良好愈合。然后进行膝关节活动度的锻炼。

（二）股骨远端或胫骨近端切除异体骨移植关节融合术

应用大段异体骨移植行关节融合术以替代切除部分，通常行髓内钉固定，同时在异体骨与自体骨接触处的近端及远端辅助钢板内固定。此技术可保证肢体稳定，但文献报道并发症发病率较高。

腓骨近端切除术

Malawer 介绍了一种腓骨近端肿瘤局部广泛切除的方法。

手术技术 24-21

(Malawer)

- 患者半仰卧位，从足趾到髋关节上方的整个下肢消毒、铺单，以便发现不适合行局部切除手术而需要改行膝上截肢术时，无须再铺单。在股骨中部以上用消毒橡皮止血带。
- 切口起自大腿后方、腘窝皱褶中线近端 8 cm，然后向前、向远侧逐渐弯曲，横跨腓骨到预计腓骨截骨处远侧 5 cm。根据活检的部位，可适当改变切口的走行，以便切除。
- 将基底在中线外侧的大皮瓣向后方牵开，内侧较小的皮瓣分离至胫骨嵴。
- 在股二头肌肌腱处显露并分离腓总神经。当需要切除前侧和外侧间室内的肌肉时，腓总神经向远侧分支可以切断。
- 在腓骨附近，分离腓肠肌外侧头及比目鱼肌，找到腘血管和其 3 个分支。必要时，也可将腓肠肌外侧头于股骨的近端起点处切断。
- 距腘肌下缘下方 2 ~ 3 cm 处找到并分离出胫前血管。牵开腘动脉，使其离开肿块的后方。
- 近端于肌肉起点、远端于肌肉肌腱结合处将前、外侧间室内的肌肉切除，然后分离骨间膜。
- 将外侧副韧带、股二头肌肌腱与其腓骨上的止点近侧 2.5 cm 处切断。
- 通过胫骨侧切除近端胫腓关节。在后方需要切断腘肌。
- 修复膝关节囊后侧可能出现的缺损，将外侧副韧带和股二头肌肌腱固定于胫骨外侧髁。
- 分离腓肠肌外侧头，后方至中线、远侧至其与比目鱼肌相结合的部位，将腓肠肌外侧头向前旋转，以便用其覆盖腘血管、胫后血管及裸露的胫骨骨面。应保护供应腓肠肌外侧头的外侧腓肠血管。
- 术后用负压引流 3 ~ 5 d。

术后处理 术后第 1 天如患者能忍耐即可开始进行负重行走锻炼。应用带有铰链的膝关节支具 6 周。如果腓总神经已切除，需要应用踝足矫形器。

胫骨骨干切除术

如果胫骨肿瘤切除后可保留膝和踝关节，可行大段异体骨或带血管的自体腓骨移植重建（图 24-47）。

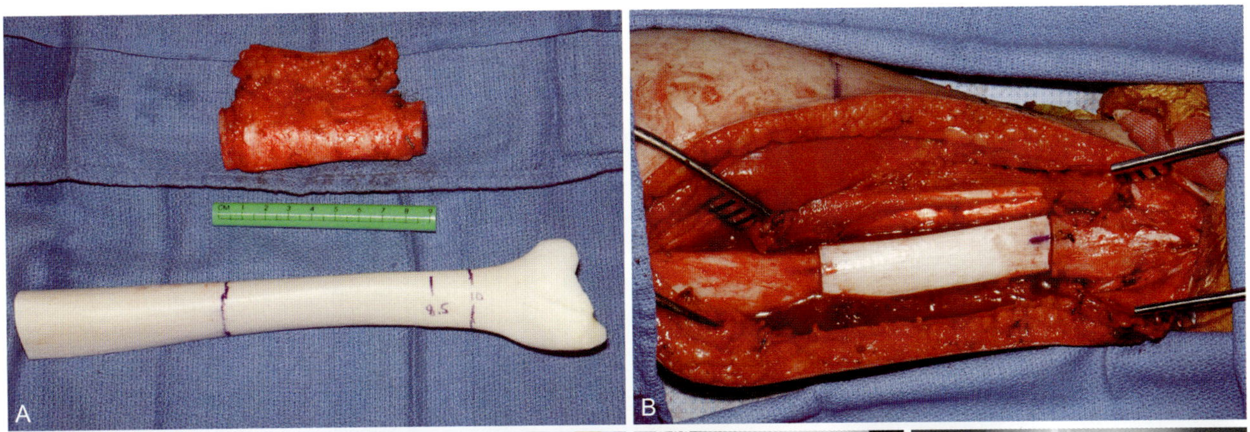
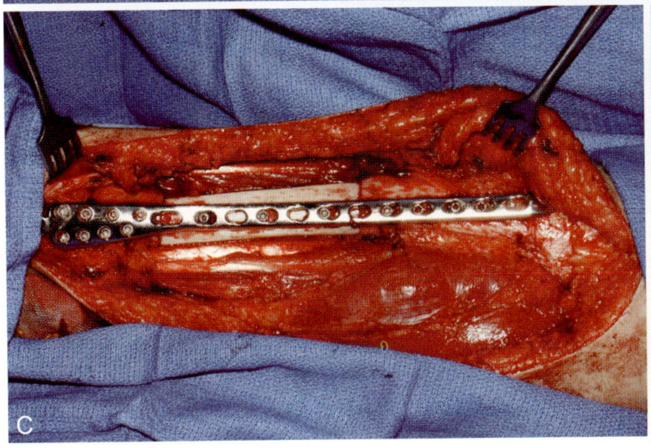
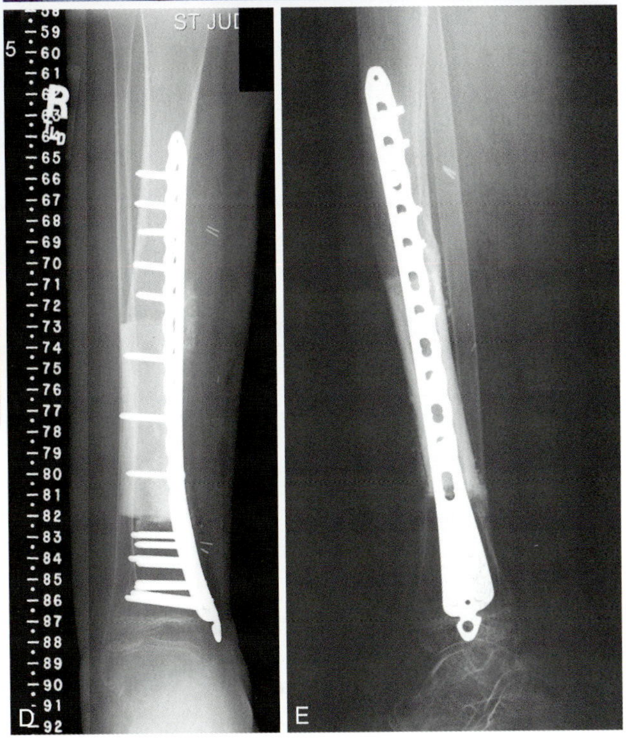

图 24-47 11 岁男孩患 Ewing 瘤，行异体胫骨干中间骨移植术

A. 选取与切除的肿瘤标本相匹配的异体骨；B、C. 异体骨置于骨缺损内，并用胫骨远端锁定钢板固定；D、E. 术后前后位及侧位 X 线片

腓骨远端 1/3 切除术

腓骨远端 1/3 切除后不需重建，踝关节一般不会出现明显的不稳和外翻畸形（图 24-48 和图 24-49）。

手术技术 24-22

- 患者仰卧位，大腿绑止血带。患侧臀部下垫一沙袋，这样可使手术时内旋患肢，帮助显露。
- 抬高患肢重力驱血后，根据需要切除骨的范围做外侧直切口。活检部位及通道需要包括在切除范围内，并在手术过程中一并切除。
- 掀开切口前后方皮瓣，显露与肿瘤相关的骨与软组织。
- 在切口的近端分辨出腓浅神经的感觉支，向前方追踪，如果没有被肿瘤侵犯，则予以保护。
- 将腓骨长、短肌腱向后方牵开，沿外踝周围进行解剖，保留一正常的软组织袖。
- 腓骨近端截骨根据术前影像（如 MRI）判断进行，将切断的腓骨近端向切口外牵拉。
- 向远端解剖，切除胫骨远端和外踝之间相连的残余软组织，切断踝关节韧带。
- 将切除的病变移出切口，松开止血带。彻底止血后关闭切口，常规使用负压引流。
- 应用后方短腿夹板。

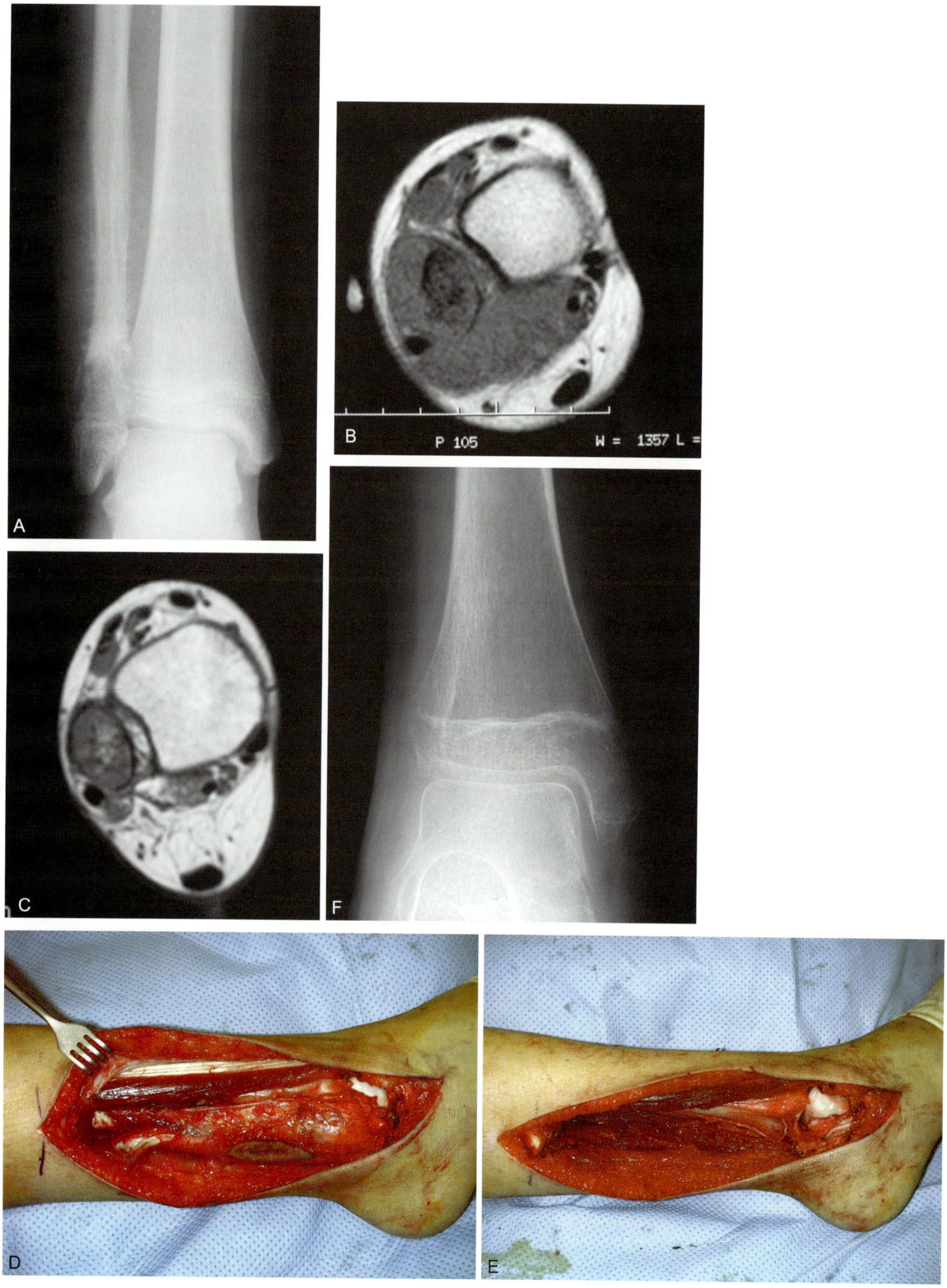

图 24-48 13 岁女孩患 Ewing 瘤，行腓骨远端切除术

A．前后位 X 线片显示腓骨远端肿瘤；B．最初的 MRI；C．新辅助化疗后的 MRI 显示肿瘤体积减小；D．广泛切除腓骨远端；E．已切除腓骨远端；F．术后 6 个月前后位 X 线片；患者没有疼痛，可用踝固定器行走

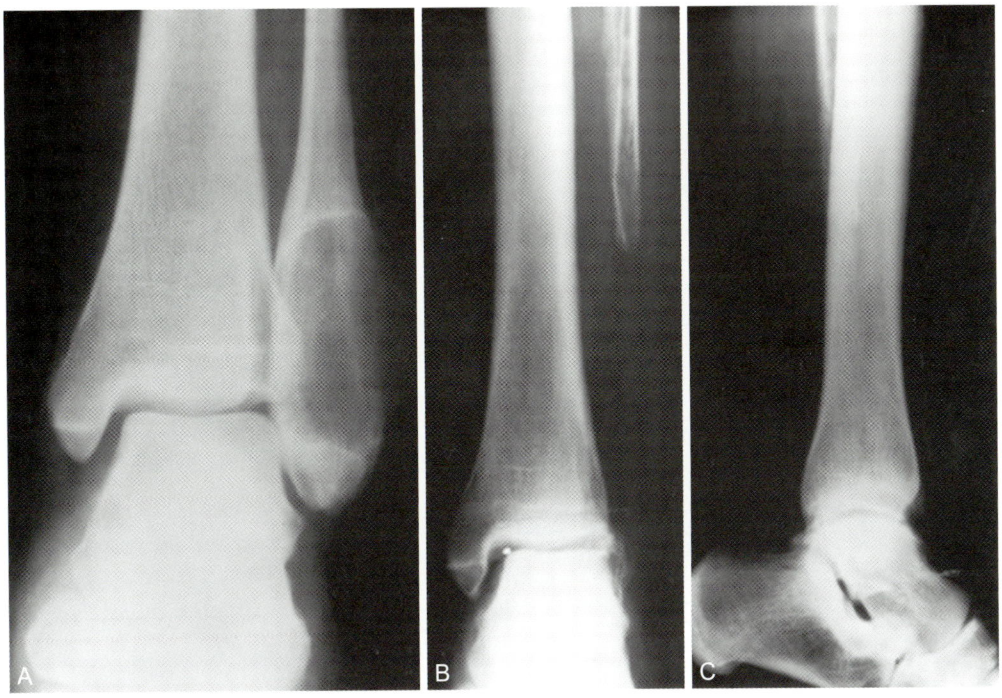

图 24-49 腓骨远端骨肉瘤患者行腓骨远端切除术后的长期随访结果（40 年）。无复发、畸形、关节不稳及转移发生

A．前后位 X 线片；B、C．39 年后前后位及侧位 X 线片

（三）踝关节切除融合术

根据笔者的经验，腓骨远段的肿瘤很少能够通过踝关节广泛切除融合术达到较好的治疗效果。由于膝下截肢安装假肢后可获得较为满意的功能效果，并且踝关节切除融合术有并发症及手术恢复时间较长等问题，因此应权衡两种手术的利弊。Lewis 建议采用前侧纵行切口。Enneking 则选择内外侧平行切口。胫骨远端切除后，可应用自体或异体骨移植关节融合术重建。

（四）距骨切除术

根据笔者的经验，距骨切除术极少应用。距骨广泛切除可采用延长的踝关节切口和后足前外侧切口完成（见第 1 章）。如果距骨的头、颈未受累，则 Blair 融合术可获得较好的重建（见第 11 章）。如需要整个切除距骨，则应行跟骨胫骨融合术。

四、旋转成形术

1975 年，Kristen、Knahr 和 Salzer 首先报道采用 Borggreve 旋转成形术治疗股骨远端骨肉瘤作为截肢手术的一种替代方法。以后这种手术逐渐得到改进，股骨各部位肿瘤及胫骨近端肿瘤均可采用旋转成形术治疗。

Winkelmann 将旋转成形术分为以下 5 型。

AⅠ型：适用于股骨远段肿瘤。切除股骨远端、膝关节和胫骨近端，小腿旋转 180°，胫骨与股骨残端对接（图 24-50）。

AⅡ型：适用于胫骨近端肿瘤。切除股骨最远端、膝关节和胫骨近端，小腿残端旋转 180°，胫骨远端和股骨远端对接（图 24-51）。

BⅠ型：适用于股骨近端肿瘤，但肿瘤尚未累及髋关节和臀部肌肉。切除股骨上段和髋关节，将下肢前后旋转 180°。将股骨远端和骨盆相对接，利用膝关节替代髋关节，踝关节替代膝关节（图 24-52）。

BⅡ型：适用于股骨近端肿瘤，且肿瘤已累及髋关节和周围软组织。将股骨上段、髋关节和下半骨盆切除，下肢前后旋转 180° 后，将股骨断端与髂骨残端相对接，利用膝关节作为铰链，髋关节、踝关节替代膝关节（图 24-53）。

BⅢ型：肿瘤位于股骨中段。切除整个股骨。利用人工假体将胫骨与骨盆相连（图 24-54）。

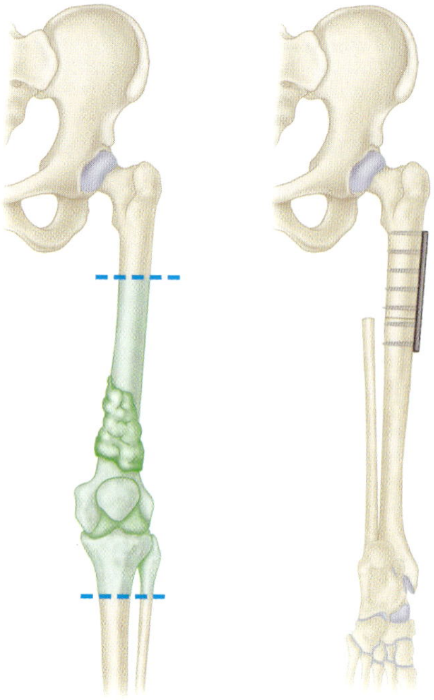

图 24-50 股骨远端肿瘤的 AⅠ型旋转成形术

（重绘引自：Winkelmann WW: Rotationplasty in the local treatment of osteosarcoma, *Semin Orthop* 3:40,1988.）

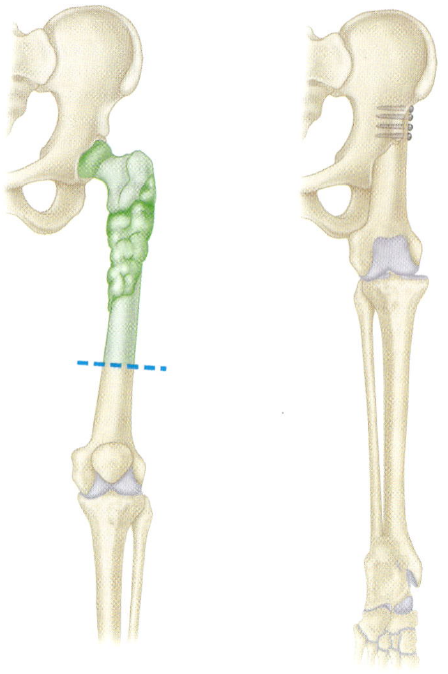

图 24-52 股骨近端肿瘤的 BⅠ型旋转成形术

（重绘引自：Winkelmann WW: Rotationplasty in the local treatment of osteosarcoma, *Semin Orthop* 3:40,1988.）

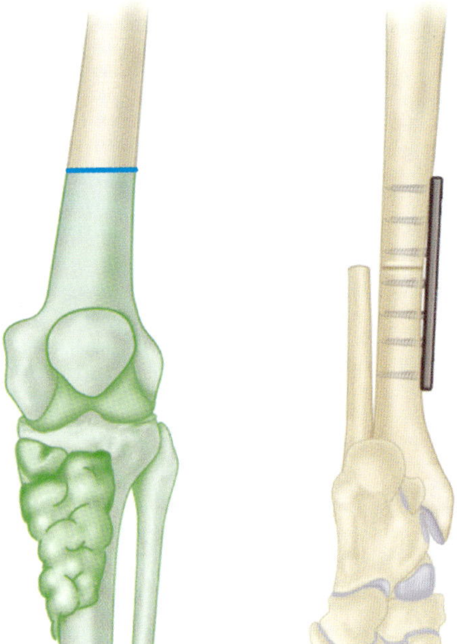

图 24-51 胫骨近端肿瘤的 AⅡ型旋转成形术

（重绘引自：Winkelmann WW: Rotationplasty in the local treatment of osteosarcoma, *Semin Orthop* 3:40,1988.）

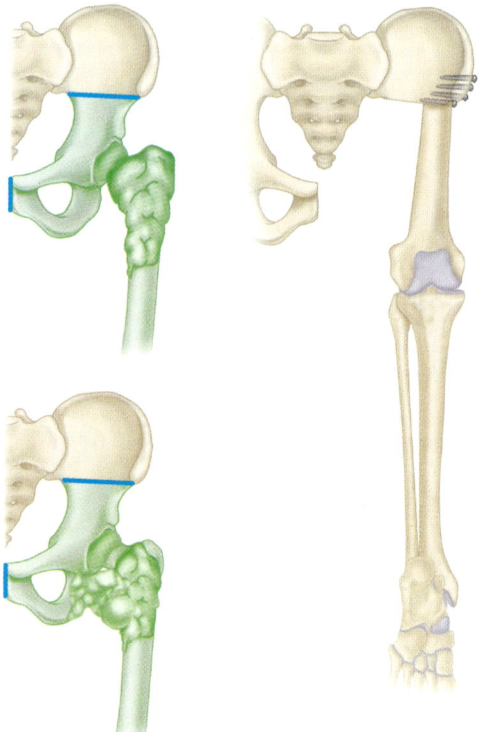

图 24-53 已侵及髋关节及邻近软组织的股骨近端肿瘤 BⅡ型旋转成形术

（重绘引自：Winkelmann WW: Rotationplasty in the local treatment of osteosarcoma, *Semin Orthop* 3:40,1988.）

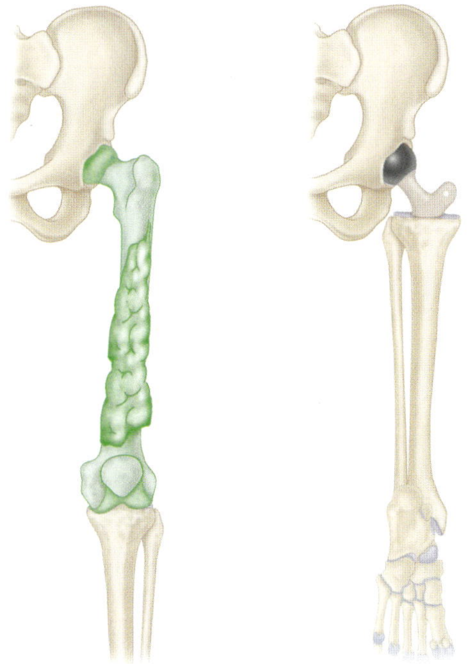

图 24-54 股骨中段肿瘤的 BⅢ型旋转成形术

（重绘引自：Winkelmann WW: Rotationplasty in the local treatment of osteosarcoma, *Semin Orthop* 3:40,1988.）

- 用加压钢板固定股骨和胫骨。在骨断端固定前，应充分考虑患肢的保留长度和踝关节的位置。由于股骨的生长速度快于外旋的胫骨远端，故踝关节（现代替膝关节功能）不应低于对侧正常膝关节水平 4 ~ 6 cm。利用 Green-Anderson 表可以更为准确地计算出预留长度和正常生长能力。在成年人，踝关节和膝关节应保持在同一水平。
- 如果必须切除大腿血管，应在 2 h 内完成血管修复，但要在骨的内固定完成后进行。如血管得以保留，则应将血管环形置于肌肉组织之间，避免打结。
- 将大腿的肌肉缝合于小腿筋膜上。
- 在缝合皮肤时，应考虑到大腿和小腿周径之间的差异，可将切口近端多余的皮肤切除。Gebhart 等建议修改皮肤切口，在大腿上做环形切口，而小腿上做一鱼口状切口，以使大腿和小腿的切口周径一致，减轻皮肤长度的不对称（图 24-55B）。

术后处理 最初可进行非负重行走。术后 6 周安装临时性假肢，允许进行渐进性负重锻炼。

股骨远端病变旋转成形术

手术技术 24-23

（Kotz 和 Salzer）

- 做大菱形切口，其长轴位于肢体前侧，切口侧方两点相交于下肢后侧（图 24-55A）。活检通道应包括在菱形皮肤区域内，并与肿瘤组织整块切除。菱形切口的长轴应比预计骨切除的长度长 5 ~ 10 cm。
- 沿切口切开筋膜组织。
- 找到并分离腓总神经、胫神经和坐骨神经。然后，在收肌管近端找到股动、静脉，将其向远端游离，结扎必要的分支。如果肿瘤已侵犯血管，应将该段切除，再进行重建。
- 显露股骨，在病变上缘近端 5 cm 或更多处横行截断。
- 显露紧靠膝关节囊止点远侧和胫前动脉近端的胫骨近端。在胫骨近端骺板的远侧截断胫骨。
- 从术野取出肿瘤，立即送病理组织学检查，保证达到合适的手术切除缘。
- 下肢向外侧旋转 180°，将胫神经和腓总神经放置于股骨内侧。

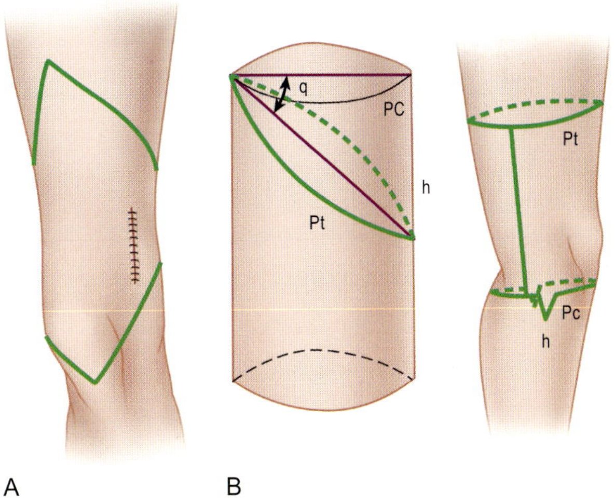

图 24-55 A. AⅠ型旋转成形术的菱形切口；B，或者在大腿做环形切口，小腿做鱼嘴样切口

（A. 重绘引自：Kotz R, Salzer M: Rotationplasty for childhood osteosarcoma of the distal part of the femur, *J Bone Joint Surg* 64A:959,1982; B. 重绘引自：Gebhart MJ, McCormack RR Jr, Healey JH, et al: Modification of the skin incision for the Van Nes limb rotationplasty, *Clin Orthop Relat Res* 216:179,1987.）（见手术技术 24-23）

股骨近端未累及髋关节病变的旋转成形术

手术技术 24-24（图 24-56A）

(Winkelmann)

- 近侧切口起自腹股沟内侧皮肤皱褶，向前侧延伸，在腹股沟韧带下两横指并与腹股沟韧带平行。弧形向上至髂前上棘远侧，再到大腿外侧。沿大腿外侧缘和臀横纹向内与切口起点相连（图 24-56B）。
- 从骨盆正位 X 线片上测量髂前上棘上缘到坐骨下缘的距离。在大腿内侧从关节线内侧向近侧测量，这表示远端皮肤切口的最大距离。远端皮肤切口为延长的椭圆形，其最远处在外侧关节线 6 ~ 8 cm 的大腿外侧。在股动、静脉走行上连接前侧切口，在坐骨神经走行上连接后侧切口。活检通道必须在切除的范围之内。
- 沿切口切开大腿筋膜，从起点切断缝匠肌。
- 在大隐静脉和股静脉接合处显露出股神经血管束。在腹股沟韧带的远侧切断股神经，在靠近股静脉结合处结扎大隐静脉。在内收肌管远侧游离血管束，必要时结扎所有的分支（图 24-56C）。如肿瘤已侵及血管，切除部分股动、静脉，再进行修复。
- 将阔筋膜张肌、股直肌和内收肌从起点切断。
- 切断闭孔神经，结扎闭孔动脉和闭孔静脉。
- 在起点附近切断闭孔外肌，并在腹股沟韧带深面切断髂腰肌。
- 在后侧，将臀大肌距离其股骨止点 3 cm 处切断，翻向近侧。
- 向远侧游离坐骨神经达到切除远侧。
- 尽可能保留臀中肌和臀小肌，然后靠近骨盆环形切开髋关节囊。
- 在远侧，制成股四头肌肌肉肌腱瓣，以便与臀大肌缝合。在远侧，切断腘绳肌肌腱，以便与髂腰肌缝合。
- 根据骨盆正位 X 线片，决定股骨远端保留的长度。在成人，股骨髁的下界应置于坐骨远侧边界稍上方（图 24-56D）。在儿童，股骨髁下界应放在坐骨远侧边界下 1 ~ 2 cm。保留合适的股骨干长度，并至少用 4 枚螺钉与髂骨外侧固定。
- 在切除病变和股骨近端后，近侧肢体只有神经血管束与远端相连，因此应小心支撑残留的远侧肢体。
- 骨膜下显露髂骨翼的外侧面。
- 肢体旋转 180°，使足背朝向后方。修整远侧股骨残端外侧骨皮质，使其与髂骨翼相贴附，保证小腿在冠状面处于中立位，且在膝关节完全伸直位时有 10° 外旋。
- 用至少 4 枚螺钉或骨栓将股骨干固定在髂骨翼上。
- 在膝关节屈曲 70° 位时缝合肌肉。在后侧，臀肌与股四头肌缝合。在前侧，腘绳肌肌腱与髂腰肌缝合。坐骨神经和股动、静脉环形置于皮下间隙，避免打结。切除大腿的多余皮肤。

股骨近端累及髋关节病变的旋转成形术

手术技术 24-25

(Winkelmann)

- 股骨近端切除的范围取决于肿瘤的大小和位置（图 24-56E）。必要时，切除髋部后侧的所有肌肉，并且从起点切断骶棘韧带和骶结节韧带，在骨盆内横行切断髂腰肌。
- 尽可能靠近侧截断髂骨，但至少保留 4 枚螺钉固定股骨的范围（图 24-56F、G）。
- 在前侧，必要时到耻骨联合做半骨盆切除。
- 如果切除臀肌，则股四头肌的远、中侧部分将作为髋关节（膝关节）伸肌，故须保护股神经和股血管。
- 根据髂腰肌切断的水平，决定保留膝关节屈肌肌腱的长度。

术后处理 单侧髋人字形石膏固定，石膏前侧半可拆卸，以便术后立即进行髋关节被动功能锻炼。同时术后也应立即进行踝关节主动功能锻炼，术后 3 周进行髋关节主动功能锻炼。

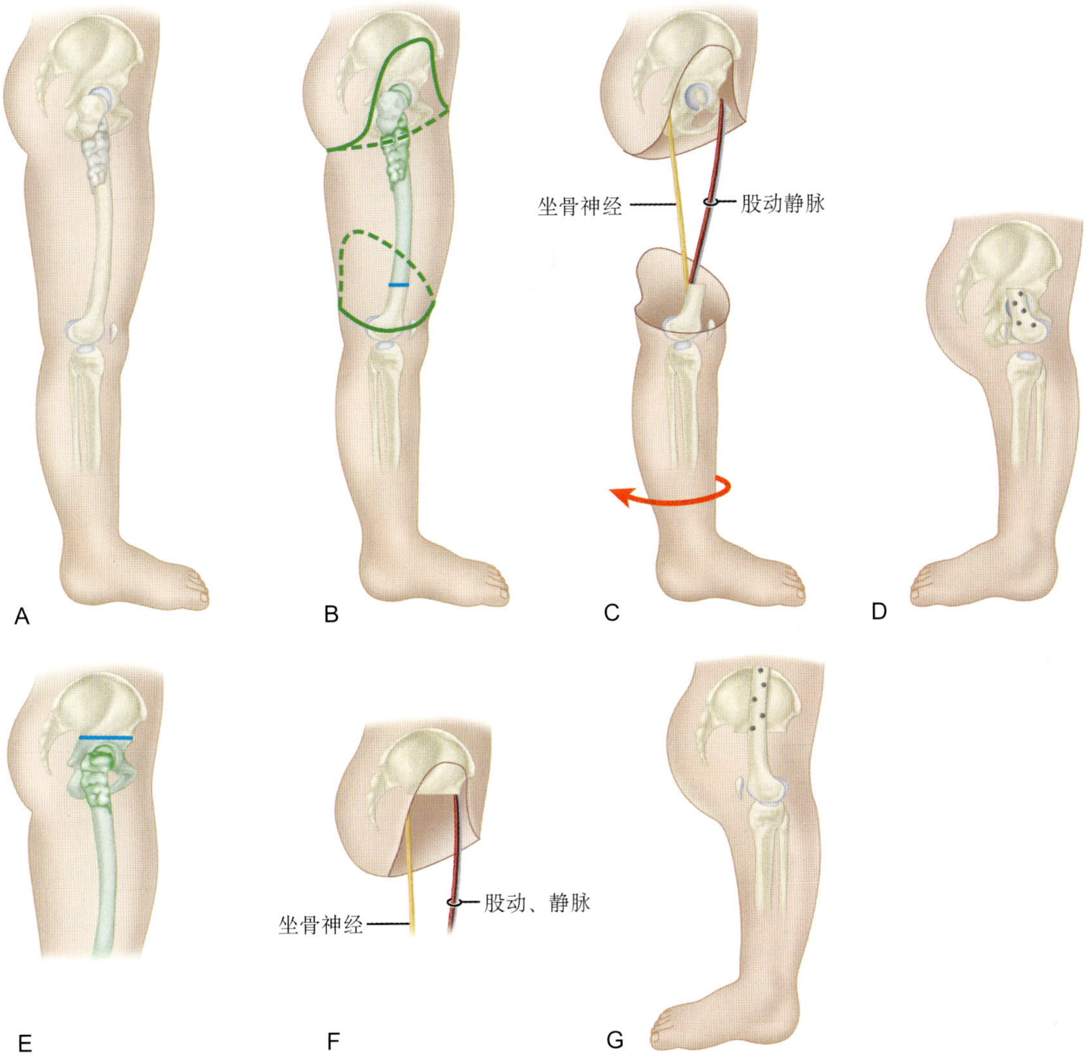

图 24-56 A ~ D. BⅠ型旋转成形术的手术方法（见正文）；E ~ G. BⅡ型旋转成形术的手术方法（见正文）

（重绘引自：Winkelmann WW: Hip rotationplasty for malignant tumors of the proximal part of the femur, *J Bone Joint Surg* 68A:362,1986.）（见手术技术 24-24 和手术技术 24-25）

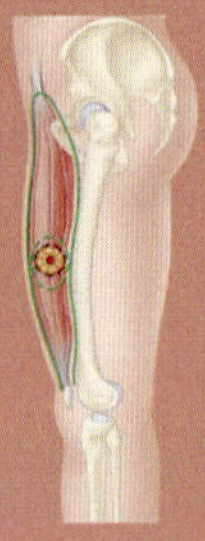

第 25 章 良性骨肿瘤和类肿瘤样的非肿瘤性病变

著者：Robert K. Heck Jr., Patrick C.Toy
译者：贾金鹏　毕文志　韩　纲
审校：郭　卫　李大森　唐　顺　曲华毅　戴　闽

本章讨论的骨病变通常既没有局部侵袭性也不转移。绝大多数患者没有症状或只有轻微的症状。通常只有出现并发症时才有症状，如病理性骨折。多数为偶然发现（表 25-1）。

第一节　成骨性肿瘤

一、骨样骨瘤

骨样骨瘤系良性肿瘤，常见于青年男性。好发年龄为 10 ～ 30 岁，偶有老年人发病的报道。可发生于所有骨骼，下肢好发，50% 发生于股骨或胫骨。肿瘤可长在骨皮质或骨松质内，也有多发病变的报道。尚无恶性变的报道。典型的症状为疼痛，夜间加重，口服阿司匹林或其他非甾体类抗炎药可缓解。病灶内环氧化酶和前列腺素表达水平升高，这种情况可以解释患者的疼痛症状及服用非甾类体抗炎药物可以缓解疼痛。当肿瘤邻近关节时，可出现关节肿胀、僵硬及挛缩。当肿瘤位于椎体时，可出现脊柱侧弯畸形。影像学检查通常具有诊断价值，很少需要进行活检来确定诊断。病变由一个小的（< 1.5 cm）中心性瘤巢和周围的硬化骨组成。X 线片检查对于确定诊断通常是足够的。CT 是识别瘤巢和确定诊断的最好方法。^{99m}锝骨扫描可显示病变区域核素摄取增加。MRI 一般显示有周围广泛的水肿。

显微镜下，病变由纤维血管组织和不成熟的骨小梁组成，周围被典型的成骨细胞包绕。这种表现和成骨细胞瘤相似，只是成骨细胞瘤相对较大。病变通常被硬化缘包围，没有核的异型。可以见到破骨细胞，偶见巨细胞。没有侵袭特征（图 25-1）。

骨样骨瘤有多种治疗方法可供选择，包括内科治疗、经皮射频消融术和切开手术治疗。如果患者的症状可以完全控制，并且患者愿意进行长期的内科治疗，则可以采用抗炎药物进行治疗。采用这种方法治疗的患者通常在 3 ～ 4 年内病变可以自愈。

病变位于骨盆或者四肢长骨的患者，多数可以采用经皮射频消融术进行治疗（图 25-2）。这种方法在 CT 引导下穿刺活检后，通过穿刺针套管的通道将射频头插入，使射频头增温至 90℃并保持 6 min。多位学者报道了采用这种治疗方法的良好效果。一般可在门诊进行治疗，患者通常可以立刻恢复完全活动。复发率低于 10%。但这种治疗方法不适用于脊柱和手足的短骨（由于脊髓的热损伤）及手足的较小病变（由于皮肤的热损伤）。

手术治疗应切除整个瘤巢。可以采用刮除术或者整块切除。后者的复发率较低，但是术后病理性骨折的风险增加，因此极少用于长骨。通常用的是磨除法。这种方法包括术中采用 X 线透视确定瘤巢并使用电动磨钻去除瘤巢边缘的硬化骨（极少的情况下需要采用术中 ^{99m}锝骨扫描来确定瘤巢）。用刮匙取出瘤巢组织送病理检查，再次用电动磨钻处

表 25-1 良性骨肿瘤和类肿瘤样病变

肿瘤	年龄	流行病学	部位	临床表现	影像学表现	病理学表现	治疗方法	备注
成骨性肿瘤								
骨样骨瘤	10~30 多岁	男、女发病率为 3 : 1	下肢长骨、脊柱后柱、骨干（干骺端）	疼痛，夜间痛 水杨酸类药物可缓解疼痛	位于皮质内的透光性瘤巢 < 1.5 cm，伴有边缘的明显硬化	疏松的纤维血管组织包绕骨小梁组成	非甾体类抗炎药治疗 磨钻磨除，射频消融术	病灶内环氧合酶与前列腺素水平高
骨岛	成人	男、女发病率为 1 : 1	骨盆、股骨 股骨远端 胫骨近端	通常无症状	骨松质区密度增高的小圆病变，周缘有放射状的骨针	成熟增粗的骨小梁，边缘渐变正常骨小梁	观察	全身脆性骨硬化症——多发性骨岛
软骨病变								
软骨瘤	成人	男、女发病率为 1 : 1	手、肱骨近端	通常无症状	点状钙化，呈分叶状 很少皮质破坏（手部除外）	良性表现的透明软骨	观察，如有症状刮除	Ollier 病——多发内生软骨瘤（常有恶性变） Maffucci 综合征——多发内生软骨瘤伴软组织血管瘤（常有恶性变）
骨软骨瘤	10~30 多岁	男性略多	长骨干骺端	肿块；可能有继发于软组织刺激引起的疼痛，骨折或滑囊炎	带蒂或无蒂的骨病变，与髓腔相通，上覆软骨帽	与骨骺相似，内有软骨内成骨	无症状的可以观察，有症状切除；软骨帽应彻底切除	极少数恶变为软骨肉瘤，多发性遗传性骨软骨瘤（MHE）为外显不完全的常染色体显性遗传，MHE——突变位点为 EXT_1 或 EXT_2

表 25-1（续表）

肿　瘤	年龄	流行病学	部　位	临床表现	影像学表现	病理学表现	治疗方法	备　注
纤维性病变								
非骨化性纤维瘤（NOF）	0～20 多岁	男、女发病率为 1 ∶ 1	长骨干骺端	无症状；除非发生病理性骨折，通常通过 X 线片偶然发现	位于长骨干骺端的地图状、偏心性病变，具有明显硬化边缘的分叶状病变	胶原基质内温和的席纹状分布的梭形细胞	观察，病变较大可以刮除，病理性骨折通常非手术治疗	Jaffe-Campanacci 综合征——多发的非骨化性纤维瘤，具有咖啡牛奶斑
骨皮质硬纤维瘤	10 岁以上	男性	股骨远侧干骺端后内侧骨皮质	通常无症状	侵犯股骨远端后内侧皮质，周缘硬化	伴有胶原间质的纤维组织，胶原基质内温和的席纹状分布的梭形细胞（与 NOF 相似）	观察	可能与大收肌牵拉有关
良性纤维组织细胞瘤	30～50 多岁	男、女发病率为 1 ∶ 1	骨盆、股骨（骨骺）	进行性疼痛	分叶状，中心性的放射性透光区，边缘硬化		刮除	
纤维结构不良	0～30 多岁	男、女发病率为 1 ∶ 1	股骨、胫骨	疼痛、畸形、皮肤色素沉着、内分泌异常	具有清晰硬化边缘的磨砂玻璃样病变	具有纤维基质的不规则编织状骨针	如有骨折风险，可以预防性固定；矫正畸形；重症患者可以用双膦酸盐类药物治疗	McCune-Albright 综合征——多发纤维结构不良，皮肤色素沉着，内分泌异常；Mazabraud 综合征——多发纤维结构不良，伴肌内黏液瘤

表 25-1（续表）

肿　瘤	年龄	流行病学	部　位	临床表现	影像学表现	病理学表现	治疗方法	备　注
骨纤维结构不良	几岁至 10 多岁	男、女发病率为 1 : 1	胫骨（骨干）	除发生病理性骨折，常无症状	位于胫骨皮质的多中心性透光性病变	不规则骨小梁伴有明显的成骨细胞，边缘疏松的纤维基质	观察，发生骨折通常采用非手术治疗，手术矫正畸形	
硬纤维瘤	10～30 多岁	男、女发病率为 2 : 1	任何部位	疼痛，病理性骨折	侵袭皮质的透光性病变，常有间隔，可有软组织包块	含丰富胶原，细胞含量少的纤维组织	彻底刮除和广泛切除	
囊性病变								
单房性骨囊肿	几岁至 10 多岁	男、女发病率为 2 : 1	肱骨近端、股骨近端	除发生病理性骨折，常无症状	中心性、单纯溶骨性病变，骨皮质均匀膨胀，骨皮质无破坏	囊内充满稻草黄色囊液，纤维血管薄囊壁	观察，抽液、药物注射（皮质类固醇、骨髓、骨移植材料），刮除	
动脉瘤样骨囊肿	几岁至 10 多岁	女性略多	肱骨近端、股骨远端、胫骨近端、脊柱（后部结构）	疼痛	偏心膨胀溶骨性病变，薄骨皮质骨壳，MRI 可见液平面	出血性多孔间隙，分隔内有成纤维细胞，组织细胞，也可充满含铁血黄素的巨噬细胞及巨细胞	彻底刮除，骨盆病变可以考虑术前栓塞	
脂肪性肿瘤								
脂肪瘤	成人	男、女发病率为 1 : 1	任何部位	任何症状	界限清楚的溶骨性病变，常有基质钙化，MRI 显示为正常脂肪信号	脂肪组织，中心区域可有坏死	观察	
血管源性肿瘤								
血管瘤	成人	男、女发病率为 1 : 2	椎体	无症状	增厚的垂直方向骨小梁（X 线呈“栅栏”状，CT 呈“圆点花布”状表现），MRI 在 T_1 和 T_2 加权像为高信号	血管增生	无	

表 25-1（续表）

肿 瘤	年龄	流行病学	部 位	临床表现	影像学表现	病理学表现	治疗方法	备 注
其他非肿瘤性病变								
Paget 病	40 ~ 80 岁	男性略多	椎体、骨盆、股骨近端	疼痛	早期为溶骨性表现，随后皮质增厚，骨小梁增粗，骨扫描为热点，MRI 为正常骨髓信号	编织骨，不规则的骨水泥线状表现，纤维血管基质	双膦酸盐类药物，非甾体类抗炎药，降钙素	类病毒样包涵体提示病毒可能是诱因 盎格鲁撒克逊人种多发，其他人种少见 骨转换异常
棕色瘤	成人	男、女发病率为 1 ∶ 1	任何部位	除非发生病理性骨折，骨病变通常无症状，高钙血症表现（恶心、乏力、头痛及全身骨痛）	广泛骨质疏松反应性成骨包绕的多发性溶骨性病变	巨细胞、破骨细胞活性增高，骨髓纤维化，高钙血症及低磷血症是诊断要点	内分泌科药物治疗，可能或者已经发生病理性骨折可以手术治疗	原发性甲状旁腺功能亢进通常由甲状旁腺腺瘤引起，继发性甲状旁腺功能亢进症常由慢性肾衰竭引起

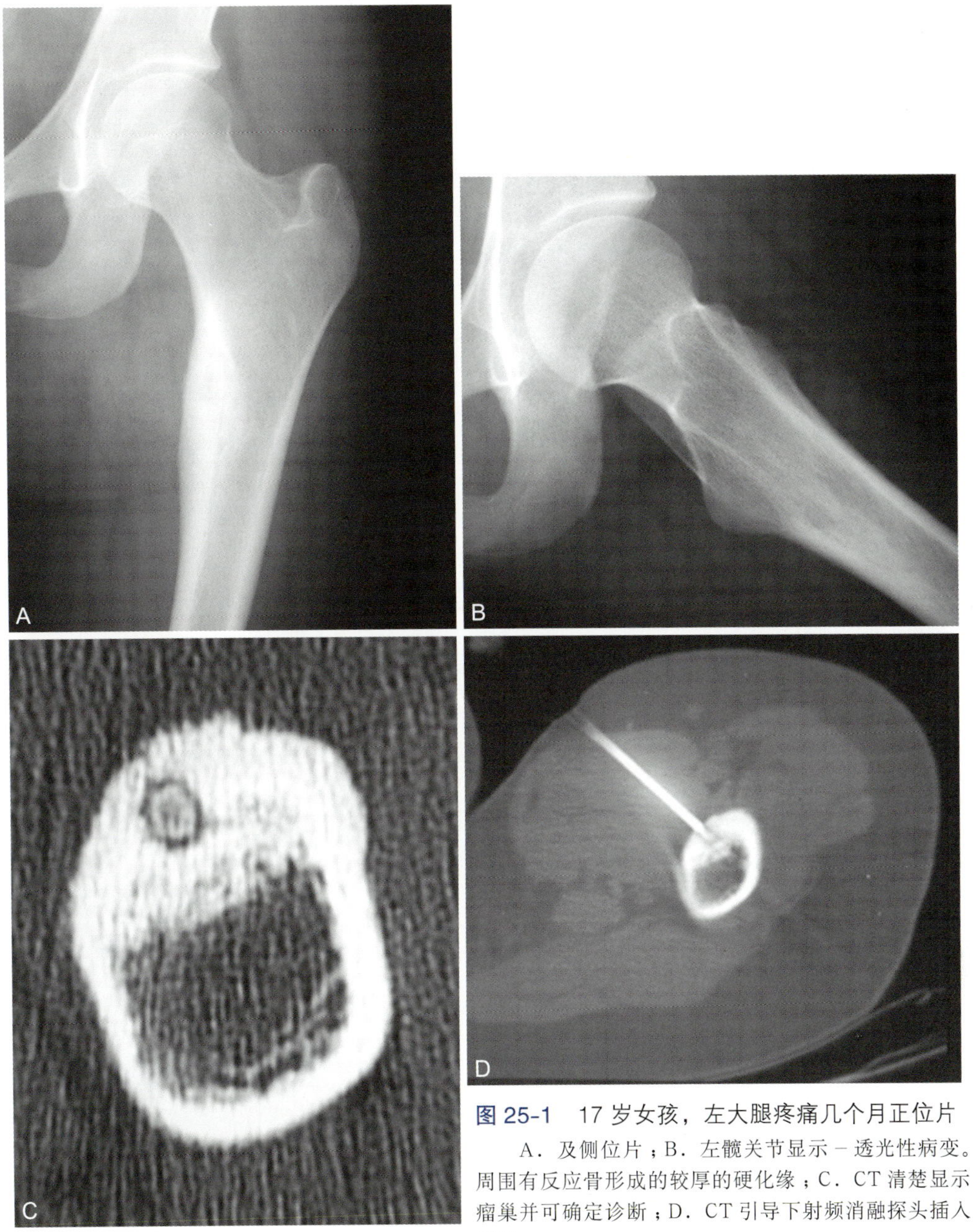

图 25-1 17 岁女孩，左大腿疼痛几个月正位片

A．及侧位片；B．左髋关节显示一透光性病变。周围有反应骨形成的较厚的硬化缘；C．CT 清楚显示瘤巢并可确定诊断；D．CT 引导下射频消融探头插入瘤巢

理瘤巢腔隙以确保整个瘤巢被切除。采用这种方法，仅有周围少量的反应骨被去除，最大程度减少了将来骨折的风险，复发率＜ 10%。

目前有一种无辐射的方法正在探索之中。磁共振介导下的超声共聚焦（MRgFus）消融术，能把超声聚焦于骨样骨瘤。当高强度超声聚焦于一点，能产生相当高的热量。MRI 能定位病变并监测温度。初步研究显示此技术是安全有效的。目前需要更大规模的研究证实现有结果。

二、骨岛

骨岛也称内生骨疣，是发生于骨松质的良性病变。通常没有症状，偶然发现。几乎所有骨骼均可受累，其中骨盆和股骨是最常见的部位。目前仍不清楚骨岛是一种发育异常还是新生物，但多数保持静止。其主要意义在于其他一些具有侵袭性的病变，有时需与骨岛患者进行鉴别诊断。脆弱性骨硬化症是种少见疾病，表现为多发骨骼内小骨岛形成，可以为常染色体显性遗传，或表现为散发病例。

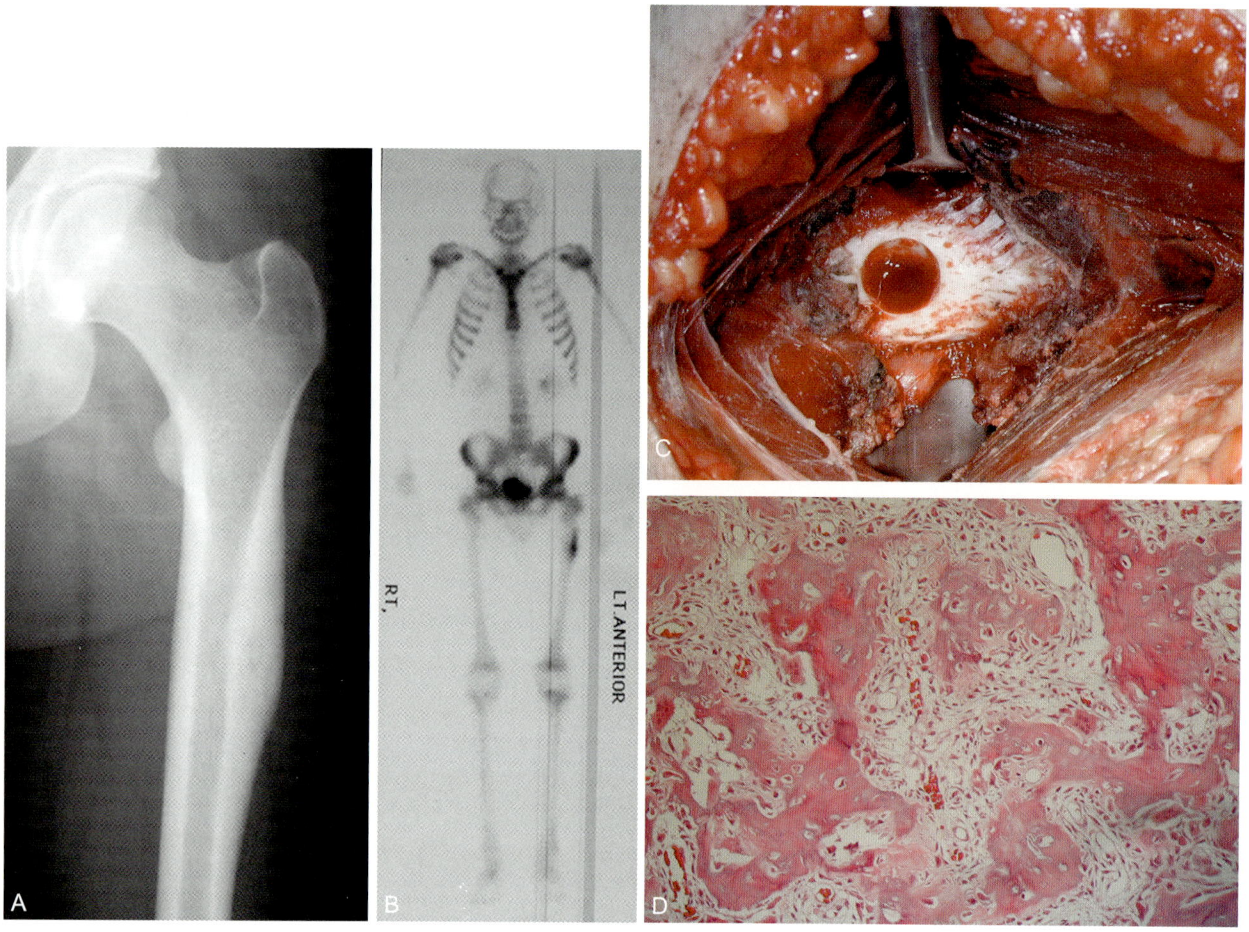

图 25-2 A. 16 岁男性患者，股骨外侧皮质骨样骨瘤；B. 骨扫描可见病变区域摄取增加；C. 磨钻打磨后术中图像；D. 骨样骨瘤典型的组织学表现

骨岛通常可以通过 X 线片诊断。典型表现为骨松质内有密度均匀增高的小圆形或椭圆形区域（图 25-3A）。骨岛边缘的放射状针样骨质与正常骨融合形成毛刷样边缘。没有骨性破坏和骨膜反应。骨扫描可有轻度摄入增加，但如果扫描结果为明显阳性，应考虑更具有侵袭性的病变。CT 扫描显示增厚的骨小梁与周围骨相融合。MRI 通常显示为边界清晰的病变，在 T_1 和 T_2 加权像为低信号（图 25-3B、C），周围无水肿。影像学特征无侵袭性。

显微镜下的表现与影像学特征相符合。骨岛由成熟增厚的骨小梁组成。在病变的边缘，病变的骨小梁和正常骨相融合。没有硬化的边缘。偶尔，编织骨占病变的一小部分。

多数骨岛患者可以摄系列 X 线片进行病情观察。只要病变没有症状且没有生长，就不需要进一步的干涉。如果出现疼痛或者病变生长，则应进行活检以排除更具侵袭性的病变，如硬化型骨肉瘤、成骨性转移瘤或者硬化型骨髓瘤。

第二节 软骨性肿瘤

一、软骨瘤

软骨瘤是透明软骨的良性病变，较为常见，可在任何年龄段发病。虽然可累及所有骨骼，但手的指骨是最常见的部位。软骨瘤是手足短骨中最常见的肿瘤。软骨瘤通常没有症状，常在进行其他与肿瘤无关的 X 线检查时偶然发现，也可在发生病理性骨折后发现。通常发生于髓腔内的软骨瘤称为内生软骨瘤。发生于骨膜下的软骨瘤则称为骨膜软骨瘤或皮质旁软骨瘤，一般极少见。

多发性内生软骨瘤病，也称 Ollier 病，是一种长管状骨、短管状骨及扁平骨同时出现的软骨性肿瘤的少见疾病。通常由正常软骨化的骨障碍所致。

肿瘤可发生于骨骺、干骺端和骨干，可有多处骨骼发病。肿瘤所致的畸形包括骨骺生长停止引起的短缩、干骺端增宽、长骨弓形弯曲等。手部短骨的多发病变可引起严重的残疾。若同时伴有肿瘤表面的软组织血管瘤，则称为 Maffucci 综合征。单个病变很像孤立的内生软骨瘤，但有明显的恶变倾向。约有25%的Ollier病患者到40岁时才被诊断为肉瘤。

软骨瘤在 X 线片上为良性肿瘤表现，伴有病变内的钙化(图 25-4A、B)。钙化不规则，为斑点状，细孔状或爆米花状。在手足的短骨中，可以出现骨破坏和周围骨皮质的膨胀。在更近端的部位（如骨盆、肱骨近端和股骨近端），更深的骨内膜侧的皮质侵犯（2/3 皮质厚度）常提示软骨肉瘤。内生软骨瘤不会出现软组织包块，如果出现则提示软骨肉瘤。皮质旁软骨瘤通常较小（< 3cm），边界清楚，位于骨表面碟形缺损内（图 25-5）。下方骨皮质硬化，病变的边缘和骨皮质交界处有厚蛋壳状骨皮质支撑。X 线片通常足以诊断软骨瘤。如果诊断有疑问，CT 是鉴别内骨膜破坏是否为软骨肉瘤造成的最好方法（图 25-4C）。

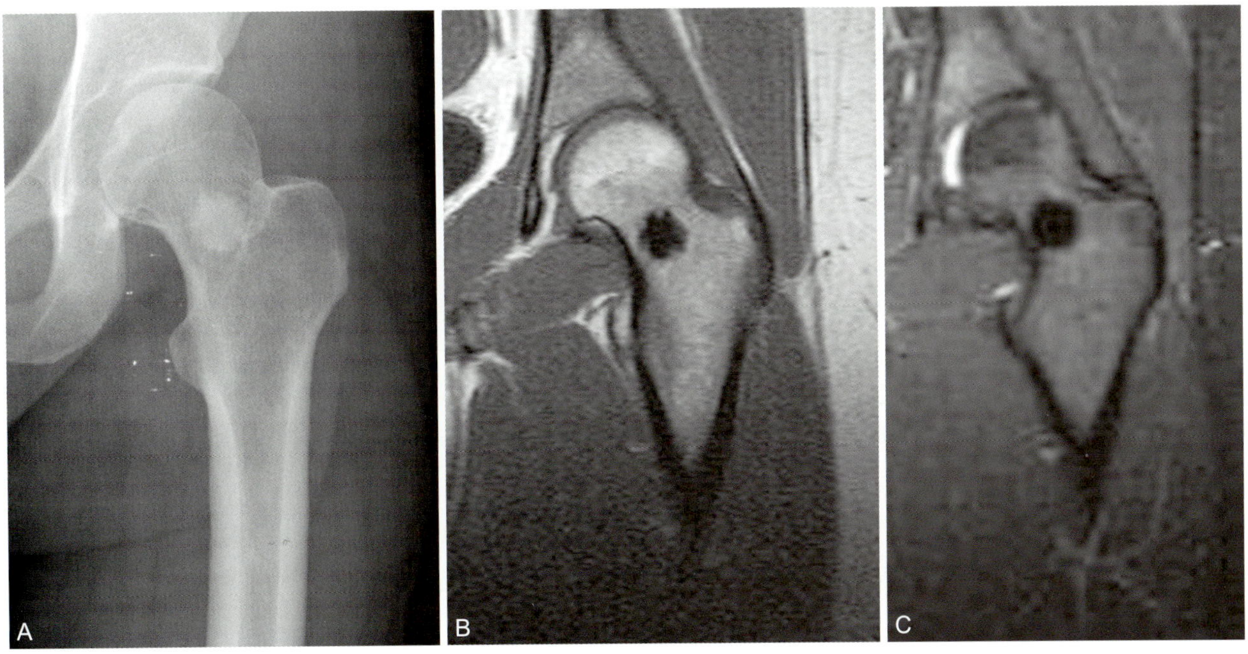

图 25-3 A. 30 岁女性，骨岛位于股骨颈；B、C. MRI 显示病变在 T_1 和 T_2 加权像上为低信号

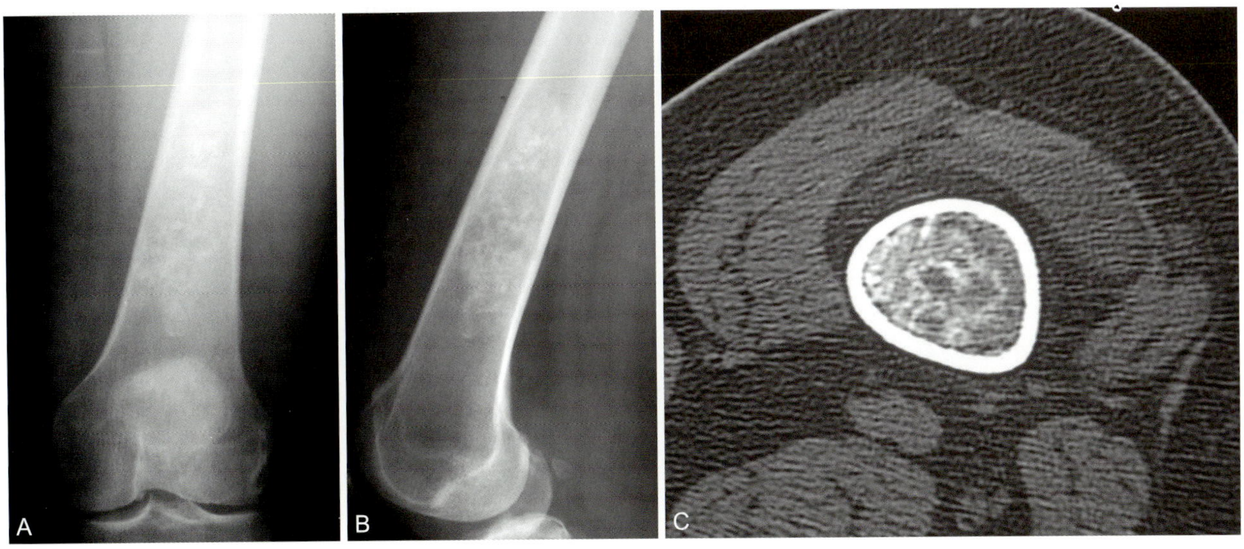

图 25-4 A、B. 55 岁女性，前后位和侧位 X 线片显示股骨远端钙化性病变，没有骨皮质的破坏，与内生软骨瘤相符；C. CT 是证实无骨皮质破坏的最好方法，诊断为内生软骨瘤

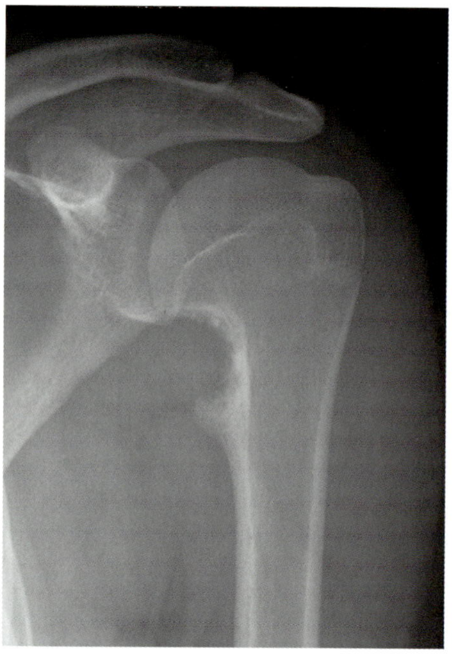

图 25-5 18 岁男性，前后位 X 线片显示左侧肱骨近端皮质旁软骨瘤

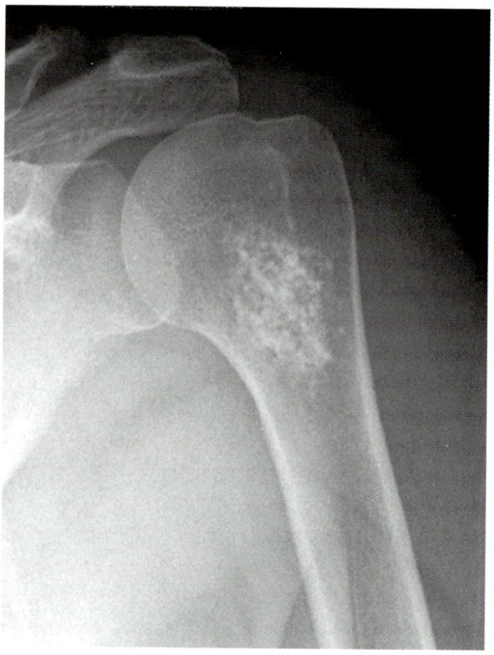

图 25-6 41 岁女性主诉进行性左肩上举过头活动时疼痛，左侧肩部前后位 X 线片显示肱骨近端内生软骨瘤。诊断其症状为肩袖损伤引起。患者经物理治疗后效果良好，病变在 X 线片保持稳定

软骨瘤镜下形态为成熟的透明软骨。肢体近端的内生软骨瘤较为柔和且细胞较少。肢体近端软骨瘤任何程度的细胞增多或者异型均应警惕软骨肉瘤。手部的内生软骨瘤、皮质旁软骨瘤和多发性内生软骨瘤的病灶，可以出现细胞增多及细胞轻度异型，但依然是良性病变。鉴别良、恶性软骨肿瘤是骨科病理最大的难题之一，需对所有取出的标本进行检查，即使如此，其诊断主要还是依靠临床和放射学特点，而不是病理组织学结果。

孤立性内生软骨瘤患者的治疗通常包括观察和进行系列的 X 线片检查。如果病变在 X 线片上保持稳定且没有症状，就不需要进行更多的干涉。但如果病变生长或出现症状，扩大刮除通常可以治愈。在对有症状的病变手术之前，应尽量排除其他引起患者疼痛的可能（如患者伴有肱骨近端内生软骨瘤的肩袖撕裂）（图 25-6）。孤立性内生软骨瘤复发率较低。多发性内生软骨瘤患者的治疗较为困难。虽然单个病变通常无须治疗，但有严重的畸形时可行截骨术矫正。这些患者需进行不定期的随访以防恶变。

二、骨软骨瘤

骨软骨瘤是最常见的良性骨肿瘤。可能是发育障碍而不是真正的肿瘤，可能起源于骨膜内的小软骨结节。病变由骨块组成，多呈蒂状，由生长的软骨帽逐渐发生软骨内化骨形成。与真正的肿瘤不同，病变的生长与患者的发育同步，当骨骼发育成熟后病变的生长也就停止了。大部分病变是在骨骼迅速生长阶段发现的。约 90% 的患者为单发。骨软骨瘤可发生于任何由软骨化骨而形成的骨骼，好发于靠近骺板的长管状骨干骺端（图 25-7）。最常见的发病部位是股骨远端、胫骨近端和肱骨近端，极少发生于关节内。Trevor（半侧肢体骨骺发育不全）表现为关节内的骨骺骨软骨瘤，当多关节受累通常为单侧发病（半侧肢体）。

大多数骨软骨瘤不引起症状，仅是偶然发现。一些患者由于肿瘤刺激周围组织而引起症状，一般极少发生骨折。有骨软骨瘤压迫下肢的大血管引起假性动脉瘤的报道。同样，肿瘤压迫神经可引起神经症状。查体时可触及肿块。

遗传性多发性外生骨疣是是有不同外显率的常染色体 - 显性遗传疾病，该病有两种突变形式，EXT1 及 ETXT2 基因突变。EXT1 位于染色体 8q24.11-q24.13 或 EXT2 位于染色体 11p11-12。本病在多个骨上的骨软骨瘤因骨骼发育异常引起。其显著特点是存在多个外生骨疣（图 25-8），同时

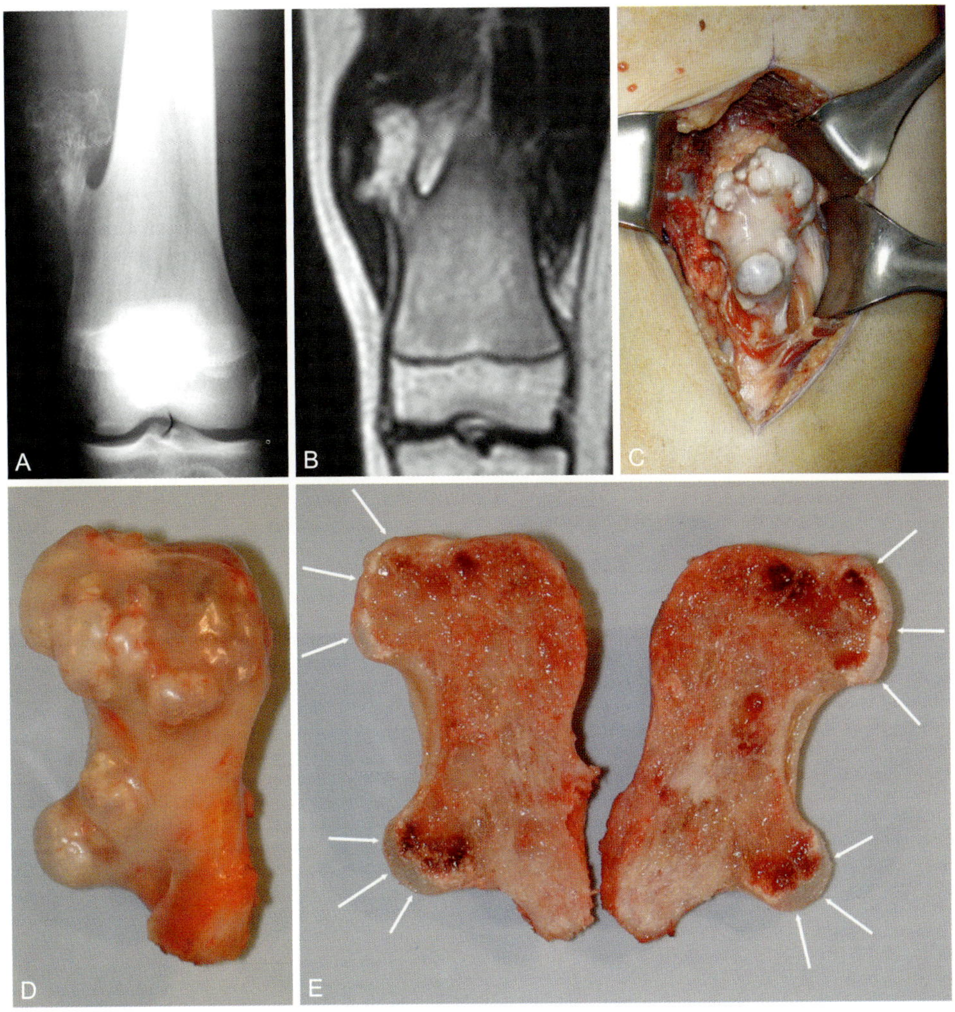

图 25-7 A、B. 15 岁女孩股骨远端骨软骨瘤的 X 线片和 MRI；C. 病变的术中照片；D. 标本照片；E. 标本的剖面照片，软骨帽仅 3 ~ 4mm 厚（箭头）

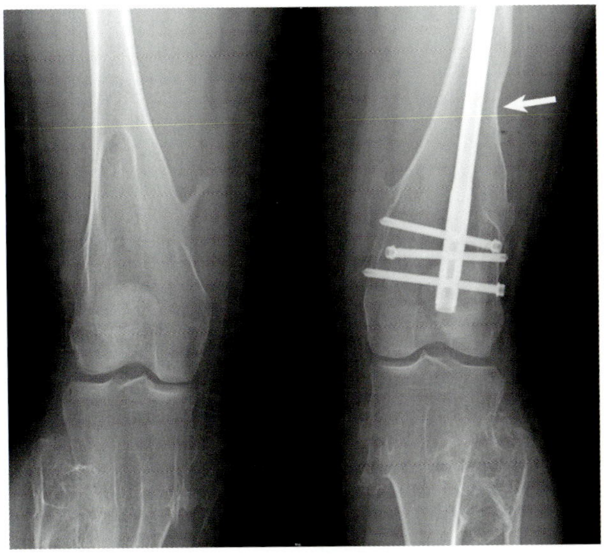

图 25-8 22 岁遗传性多发性外生骨疣女性患者的膝关节 箭头标记为切除一处病变术后股骨骨折的愈合情况。主要胫骨成角

可出现骨的发育异常，如骨管状结构异常，导致的干骺端宽钝，偶有桡骨呈弓形、尺骨短缩，造成手的尺偏畸形。本病发病率只有单发性骨软骨瘤的 5% ~ 10%，男性多见。发现年龄与单发性骨软骨瘤相同，但仔细检查有家族史的儿童，可以早期发现。

骨软骨瘤放射学和大体所见可分为带蒂和广基（无蒂）两种类型，但也有介于此两种类型之间者。带蒂的骨软骨瘤更为常见。带蒂骨软骨瘤常从起点背向骺板方向生长。病变突出的部分由骨皮质和骨松质组成，两者均与起源骨相连续。病变的表面有不规则的软骨帽，在 X 线片上不显影。偶尔可见软骨帽钙化现象。成人典型的软骨帽仅几毫米厚，而儿童的软骨帽可厚达 2cm。肿瘤表面常有滑囊，其中可出现骨软骨游离体。通常 X 线片即可诊断，有时需行 CT 或 MRI 检查确诊。

骨软骨瘤极少发生恶性变。大宗病例调查估计，单发性骨软骨瘤患者的恶变率约 1%，遗传性多发性外生骨疣患者的恶变率约 5%。但是，这些数字仅来源于病理学数据，存在固有偏倚，因为大量有症状的患者在转诊中心就做了手术。真正的恶变率可能远低于这些数据，因为真正的骨软骨瘤的患病率仍然未知（多数患者没有症状而从未就诊）。当成年患者骨软骨瘤快速生长，应怀疑恶变的可能。通常恶变的为低级别软骨肉瘤。恶变患者的软骨帽厚度通常超过 2 cm。恶性变最好进行 CT 或 MRI 检查。

骨软骨瘤的手术（整块切除）指征包括：①肿瘤较大而影响美观；②压迫周围组织引起症状；③影像学检查疑有恶变。极少数情况下，单靠 X 线片不能确诊时需进行活检。术后复发极为少见，可能由于没有完整切除软骨帽所致。遗传性多发性外生骨疣患者可能需要行截骨术矫形。

甲下外生骨疣是一种与骨软骨瘤相似的病变，一般发生在远节指（趾）骨，尤其是跗趾。常有明确的外伤史，当掀起趾甲引起疼痛时需手术切除。通过病史和病变的部位可与真正的骨软骨瘤相鉴别。

第三节 纤维性病变

一、非骨化性纤维瘤

非骨化性纤维瘤（也称干骺端纤维性缺损、纤维皮质缺损和纤维黄瘤），是常见的发育异常，约有 35% 的儿童会发生。通常为偶然发现。一般该病在 2 ~ 20 岁患者的长骨干骺部发生。虽然可累及任何骨骼，但是有约 40% 位于股骨远端，40% 位于胫骨，10% 位于腓骨。X 线片上，非骨化性纤维瘤表现为边界清楚的分叶状病变，位于干骺端，偏心性生长（图 25-9）。呈多房性，或者肿瘤内有骨嵴，边缘呈扇贝样硬化，皮质侵蚀。没有病理性骨折时没有骨膜反应。

组织学上，病变内充满梭形细胞，呈旋涡状或席纹状分布。病变中细胞丰富，主要为纤维母细胞增殖，几乎总是存在巨细胞和泡沫细胞。

非骨化性纤维瘤一般没有症状，可在成年后自行消失。多数病理性骨折可非手术治疗。当病变出现症状、增大或反复出现病理性骨折时需行手术治疗。病变超过骨直径的 50% 以上时理论上骨折的风险会增加，因此一些学者建议此时应进行手术治疗，但是此数值并非普遍接受的手术指征。一般刮除后极少复发（图 25-10）。

二、骨皮质硬纤维瘤

骨皮质硬纤维瘤是发生于股骨远侧干骺端后内侧的不规则病变，好发于 10 ~ 15 岁的男孩。可能是大收肌牵拉作用引起的反应。在下肢外旋 20° ~ 45° 的斜位 X 线片上病变显示最清楚。如有临床症状，常为软组织肿胀和疼痛。X 线片和 MRI 表现

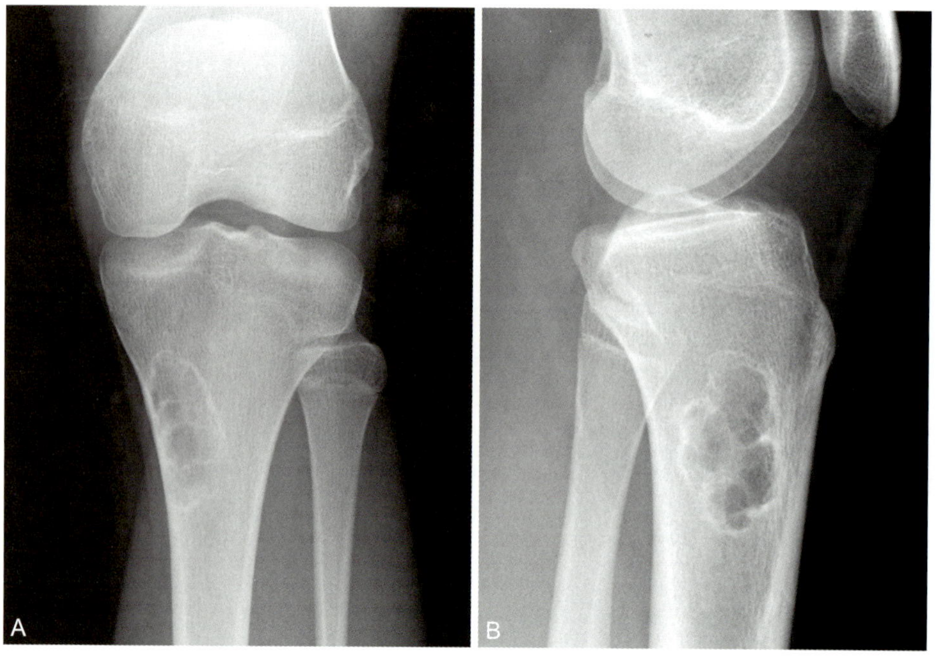

图 25-9 15 岁少年，胫骨近端非骨化性纤维瘤的前后位和侧位 X 线片

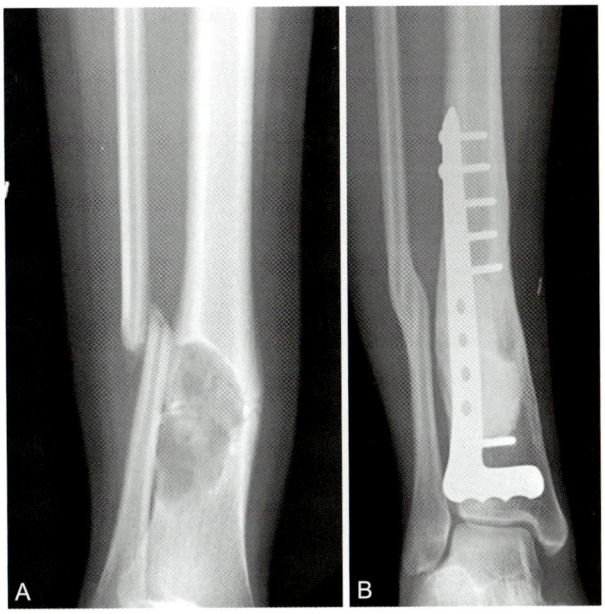

图 25-10　14 岁少年，轻微外伤后因胫骨远端非骨化性纤维瘤病理性骨折

A．胫骨远端外翻畸形；B．截骨、病变刮除，植骨（磷酸钙 / 硫酸钙骨移植替代物）后 2 年，患者无疼痛，功能正常

为伴有周缘硬化的骨皮质缺损（图 25-11）。一般不需活检和治疗，仅需观察。

三、良性纤维组织细胞瘤

良性纤维组织细胞瘤是一种少见的病变，由 Dahlin 于 1978 年首次报道。该病最常见于软组织，较少发生于骨。虽然其组织学表现与非骨化性纤维瘤相似，但它的生物学行为及 X 线片特征显示使其更具侵袭性（图 25-12）。非骨化性纤维瘤常为干骺端偏心性病变，而良性纤维组织细胞瘤则与之不同，可发生在长骨的骨干和骨骺或骨盆。与非骨化性纤维瘤相鉴别的另一特征为好发年龄较大，多为 30 ~ 40 岁。X 线片表现为界限清晰的溶骨性病变，呈膨胀性生长，有少量的骨膜反应。骨扫描常为轻度浓集。与非骨化性纤维瘤不同，本病被认为是真正的肿瘤。由于有局部复发倾向，建议彻底刮除或广泛切除。

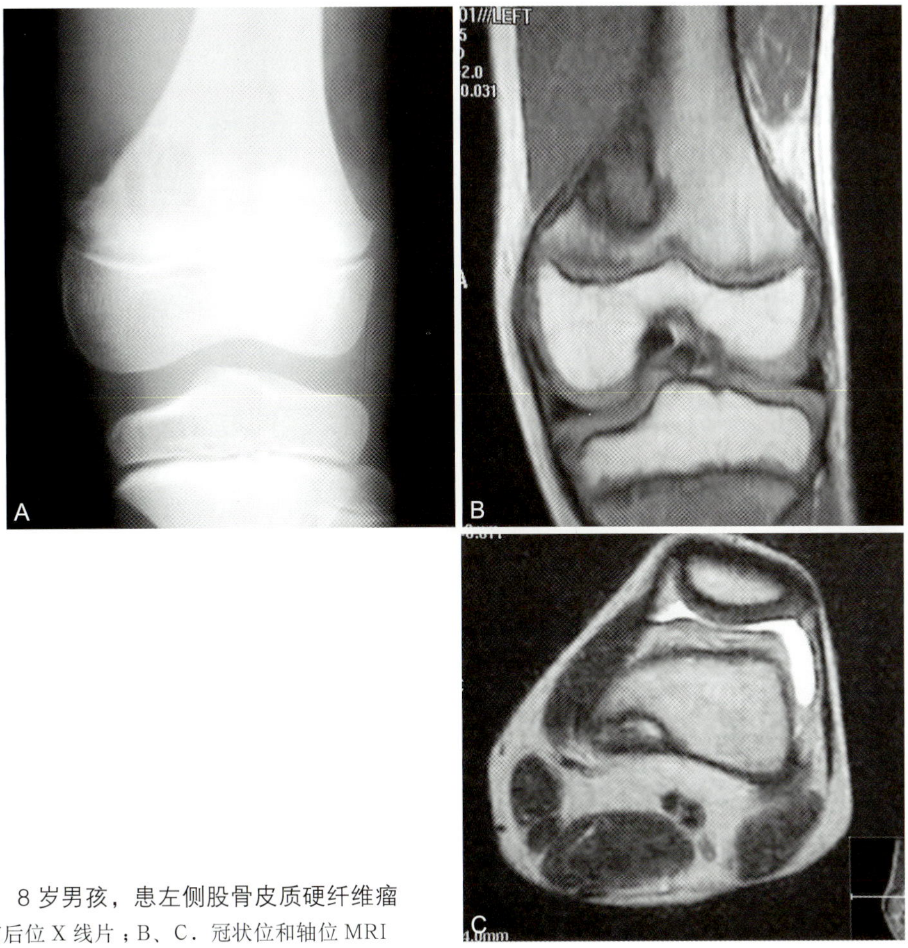

图 25-11　8 岁男孩，患左侧股骨皮质硬纤维瘤

A．前后位 X 线片；B、C．冠状位和轴位 MRI

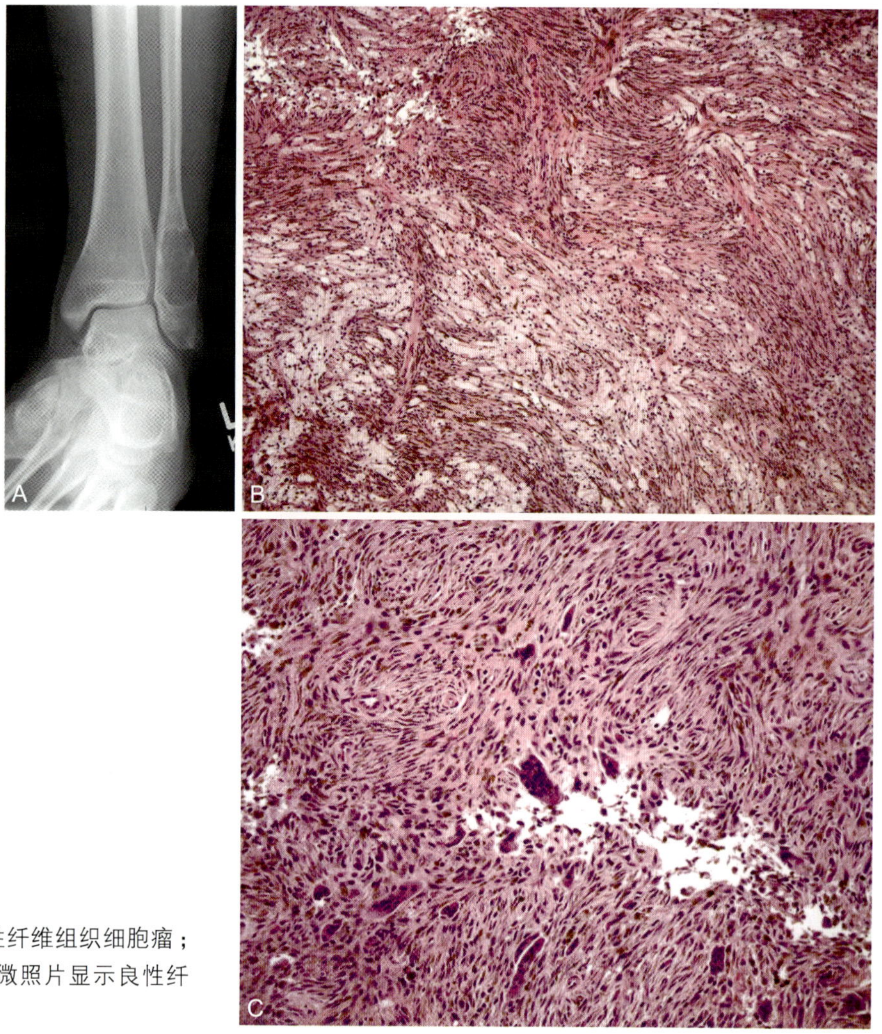

图 25-12 A. X 线片显示外踝良性纤维组织细胞瘤；B、C. 低倍（B）和高倍（C）显微照片显示良性纤维组织细胞瘤的典型组织学形态

四、纤维异样增殖症

纤维异样增殖症是骨形成中的发育异常，可单发或多发。其特点是正常的骨和骨髓组织被纤维组织和小片的编织骨所替代。本病可发生于骨骺、干骺端或骨干。可伴有其他异常，如性早熟、异常皮肤色素沉着、肌内黏液瘤和甲状腺疾病等。McCune-Albright 综合征是指多发骨的纤维异样增殖症、皮肤色素沉着和内分泌异常。Mazabraud 综合征为伴有肌内黏液瘤的多发骨纤维异样增殖症。不管是否进行过放射治疗，均有少量恶变的报道。

放射学表现具有特征性，为砂砾样透光区，呈磨砂玻璃样（图 25-13）。偶尔需进行活检以明确诊断。组织病理学表现为不规则的编织状骨针，伴有纤维间质。可以出现小片状的软骨化生和囊性变（图 25-14）。当有严重畸形、病理性骨折及明显疼痛时需手术治疗。如有可能，诊断明确的病理性骨折或即将发生的病理性骨折最好采用髓内固定的方法。畸形可通过截骨术加内固定的方法加以矫正。因为刮除植骨的复发率较高，应优先选择吸收较慢的骨皮质植骨而非松质骨和人工骨。研究显示，采用双膦酸盐类药物治疗对广泛病变的患者可能有效。

五、骨纤维结构不良

骨纤维结构不良（长骨的骨化性纤维瘤，也称为 Campanacci 病）少见，多发生于胫骨和腓骨。患者的初诊年龄绝大部分在 20 岁以内。最常发生在胫骨中 1/3，虽然本病好发于骨干，但也可侵及干骺端。表现为胫骨增粗，常向前外侧弓形弯曲。除发生病理性骨折外，一般无疼痛。影像学显示为偏心性骨皮质内骨溶解，伴有骨皮质膨胀（图 25-15）。

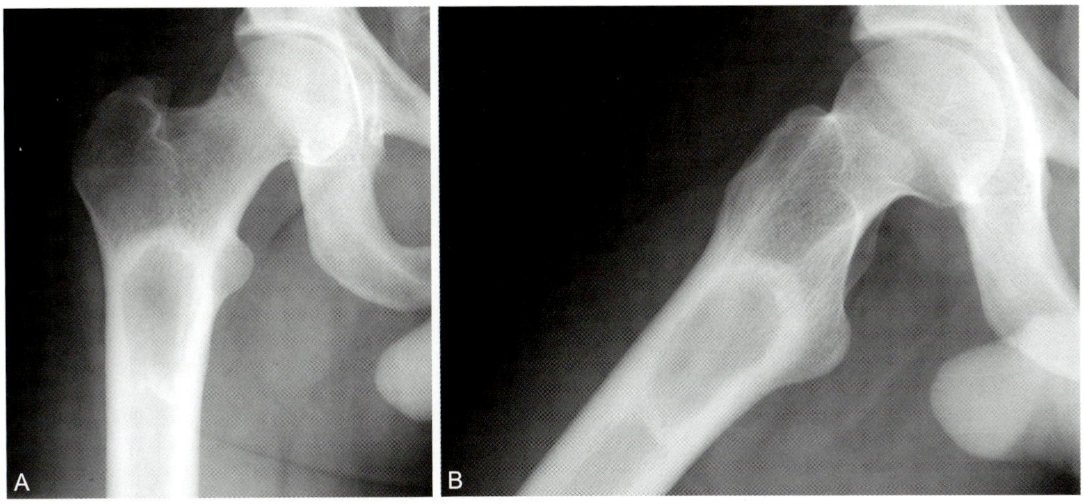

图 25-13 A、B. 22 岁男性，滑雪受伤后出现疼痛。右髋正位、侧位 X 线片显示右侧股骨近端纤维异样增殖症。受伤前无症状，非手术治疗后症状缓解，病变在 X 线片上表现稳定

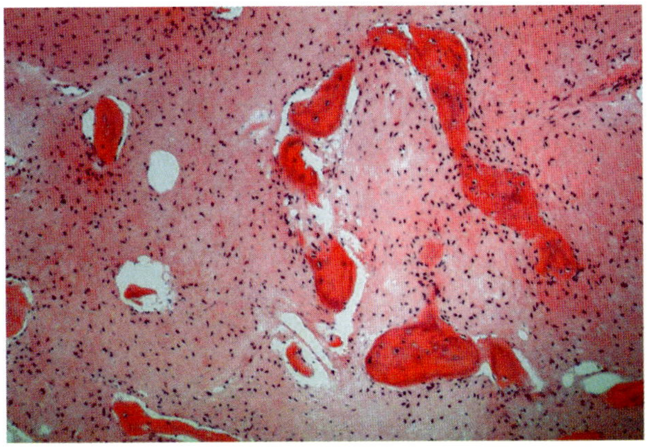

图 25-14 纤维异样增殖症的典型组织学形态

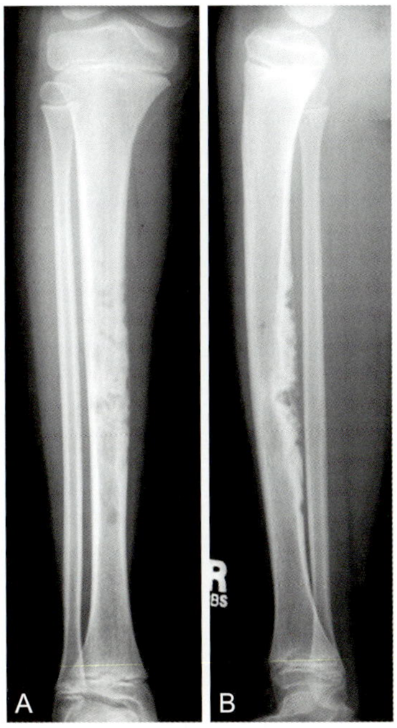

图 25-15 10 岁男孩，右侧胫骨骨纤维异样增殖症

组织学检查显示病变中央为带状的疏松纤维组织，周边有一圈活跃成骨细胞形成的骨小梁带。本病必须与造釉细胞瘤及单发性的纤维异样增殖症相鉴别。目前尚难预测其自然病程。有少量病变在儿童期可自行消退。本病多在儿童期进展，到青春期后则不再进展。儿童病灶刮除或边缘切除后复发率较高。相反，骨骼发育成熟的患者术后复发率较低。病理性骨折者可进行非手术治疗。手术治疗的目的在于预防和矫正畸形。

六、骨的韧带样纤维瘤

骨的韧带样纤维瘤较罕见，属局部侵袭性良性肿瘤。与更常见的软组织硬纤维瘤相似，可以认为其为软组织硬纤维瘤的骨内病变。据报道，可见于所有年龄段，但多见于 10 ～ 30 岁患者。最好发于长管状骨，而颅骨、下颌骨、骨盆和脊柱也有报道。疼痛是最主要的症状。

典型的 X 线片表现为边界清楚的溶骨性病变，伴有较窄的移行区，通常有较薄的反应骨边缘（图 25-16A、B）。可以出现骨皮质的破坏。病变有时出现骨间隔。骨的韧带样纤维瘤在 MRI 上与其他纤维性肿瘤类似，在 T1 和 T2 加权像上为低信

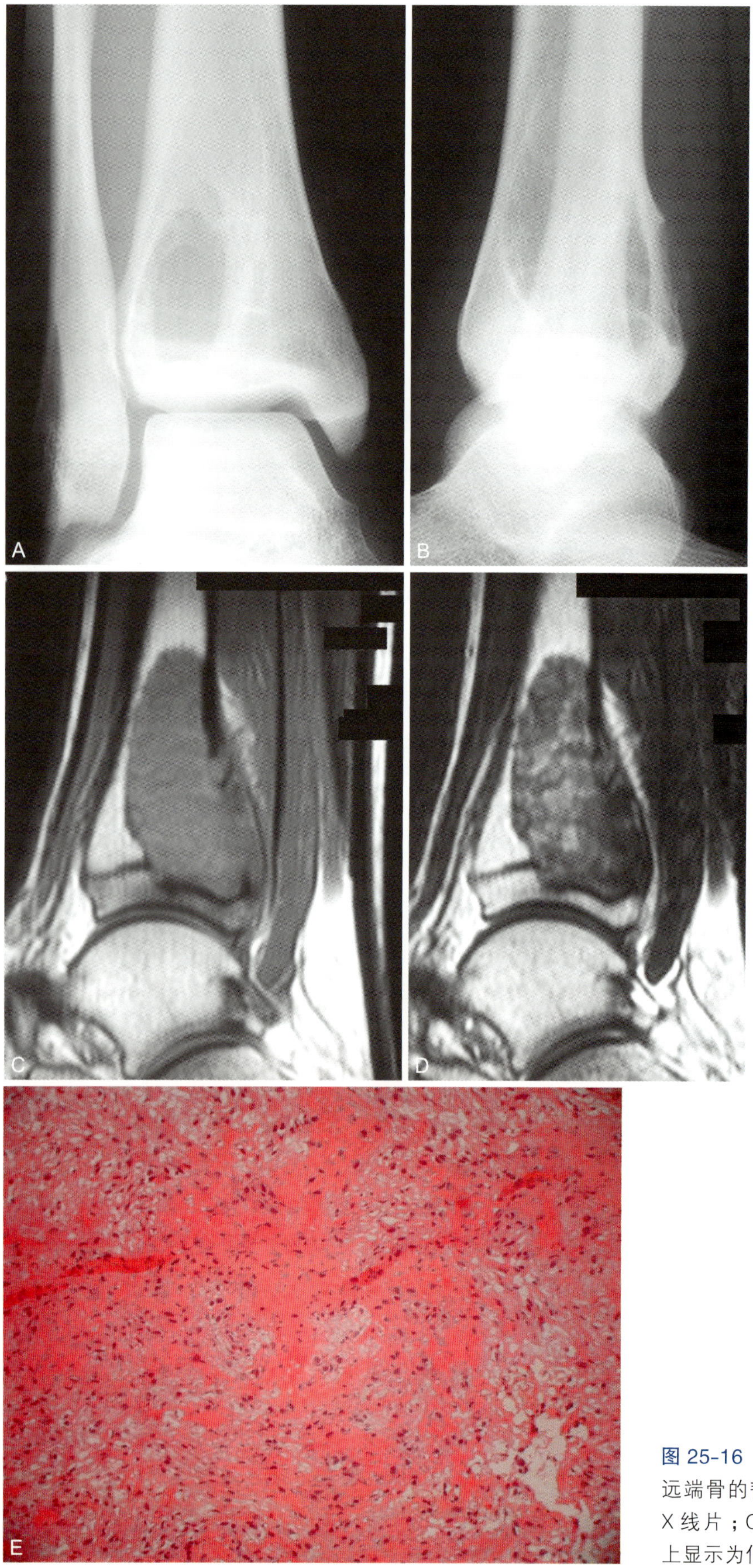

图 25-16 A、B. 19 岁男孩，右侧胫骨远端骨的韧带样纤维瘤的前后位和侧位 X 线片；C、D. MRI 在 T1 和 T2 加权像上显示为低信号；E. 组织学形态

号（图 25-16C、D）。大体所见，病变组织致密且坚硬，类似于软组织硬纤维瘤。显微镜下也与软组织硬纤维瘤相似，有少量成纤维细胞，胶原丰富，核分裂极少（图 25-16E）。

本病虽不转移，但简单刮除后局部复发常见。多数学者推荐广泛切除。扩大刮除术可更好地保留功能，对患者来说是一个合理的选择。辅助治疗对治疗软组织硬纤维瘤有效（如放射治疗、抗炎药、他莫昔芬和细胞毒素剂），能在骨的韧带样纤维瘤治疗中起到一定作用。但是支持这种方法的文献资料较少。

第四节　囊性病变

一、单房性骨囊肿

单房性骨囊肿是儿童常见的病变，更符合发育性或反应性病变，而并不是一种真正肿瘤。85% 发生于 20 岁以下，男、女之比为 2 ∶ 1。四肢所有骨骼均可发病，但绝大多数单房性骨囊肿发生在肱骨和股骨近端。成人发病以髂骨和跟骨常见。病变在骨骼生长发育期间活跃，在发育成熟后自行愈合。除非已发生病理性骨折或即将发生病理性骨折，一般无症状。2/3 的患者在出现骨折后就诊，骨折可刺激囊肿愈合。发生于扁平骨时常无症状，偶然被发现，极少骨折。

X 线片显示病变呈中心性的单纯溶骨性病变，边界清楚，通常可诊断为单房性骨囊肿。病变可膨胀生长，但不穿透皮质。病变内的骨皮质壁上明显的骨嵴使其呈多房性。除非出现骨折，无骨膜反应发生。偶尔（20%）有较薄的骨皮质骨折碎片掉入病变底部，证实其为中空的囊性病变。此“碎片陷落征”为单房性骨囊肿特征性的表现。在发育期儿童单房性囊肿始发于干骺端，接近骨骺。随着时间推移，病变逐渐靠近骨干。单房性骨囊肿的分类包括：位于骺板 1 cm 以内的囊肿为“活动性”囊肿，而更靠近骨干的为“静止性”囊肿。

该病发病机制仍不清楚，被广泛接受的理论为干骺端重塑时的局灶性缺陷阻断了组织间液的回流，导致压力增高，引起局灶性骨坏死并使组织间液聚积。

研究显示囊液中包括前列腺素、氧自由基、白介素、细胞因子和金属蛋白酶，这些成分均可引起骨吸收。除非骨折的出血流入，使单房性骨囊肿囊内充满清亮的黄色浆液。囊肿内壁有一层纤维膜，通常厚度＜ 1 mm。单房性骨囊肿的内膜由成纤维细胞而不是内皮细胞组成。这层内膜的深面是由纤维血管组织、不成熟骨的碎片、类似破骨细胞的巨细胞、间充质细胞和偶见的淋巴细胞组成的囊壁。

小的无症状的上肢病变可以定期摄 X 线片进行观察。较大的病变（有病理性骨折风险）、有症状的病变和下肢的病变通常采用刮除术（可采用或不采用骨移植和内固定）治疗，或者采用抽吸注射法（常用皮质类固醇、骨髓抽出物、脱钙骨基质或其他材料）。因骨折可以引起囊腔愈合，所以上肢的病理性骨折可以采用非手术治疗。股骨近端的单房性骨囊肿应采用刮除、骨移植和内固定联合治疗。弹性髓内钉可提供初始稳定已被用于股骨和肱骨，可以不必使用管型固定并减少将来病理性骨折的危险。

因为刮除植骨术后的复发率约为 50%，在 20 世纪 70 年代中期，皮质类固醇注射作为一种新的治疗方法被引入。皮质类固醇注射被认为是一种新的有效的治疗方法，花费少且复发率低。手术在患者深度镇静或麻醉下进行，X 线透视引导下采用 18 号脊髓穿刺针由囊肿的一侧穿透病变的骨皮质。另外一根穿刺针置于对侧。单房性骨囊肿的诊断可由流出的稻草黄色的囊液证实。许多学者推荐使用不透 X 线的染料注入每个囊腔进行 X 线检查。通常根据患者的体型、病变的大小，使用 80 ~ 200 mg 的甲泼尼龙（Depo-Medrol）。这种方法可能是通过抗前列腺素作用或减小囊内压力起效。如果病变在 2 个月内 X 线检查未见愈合征象，应再重复注射一次。90% 的患者采用这种方法可治愈。

其他用于经皮治疗单房性骨囊肿的材料包括自体骨髓和异体脱钙骨基质的混合物，多孔的羟基磷灰石、硫酸钙、磷酸钙等骨移植替代材料（图 25-17）。研究显示，无论哪种注射治疗效果一样。可预测经皮治疗单房性骨囊肿效果欠佳的因素包括多发性病变、病变较大、X 线片上表现活跃的病变和患者年龄＜ 10 岁。3 次注射后病变仍不愈合应考虑进行刮除植骨术。

较大的、有疼痛症状且位于股骨近端等骨折风险较大部位的病变，应考虑进行刮除植骨内固定术。异体骨移植或任何一种商品化的植骨替代物均能愈合良好而没有取自体骨的并发症。

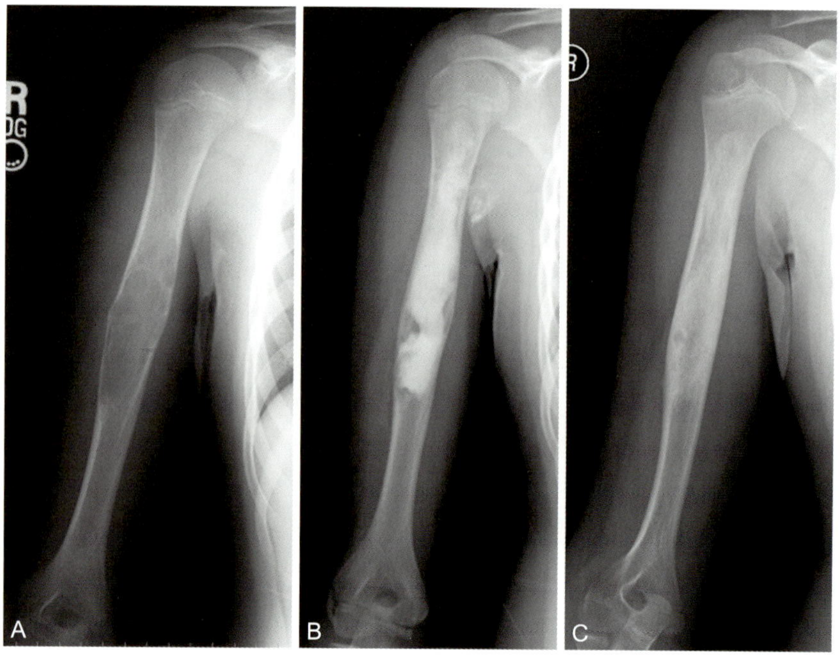

图 25-17 A. 8 岁女孩前后位 X 线片显示右侧肱骨单房性骨囊肿的病理性骨折；B. 穿刺抽吸并注入硫酸钙 / 磷酸钙骨移植替代材料植骨术后 X 线片；C. 术后 1 年 X 线片显示移植材料重塑，无复发征象

二、动脉瘤样骨囊肿

动脉瘤样骨囊肿是一种局灶破坏性、充满血液的反应性骨病损，不是一种真正的肿瘤。可发生在任何骨骼，但最常见的是肱骨近端、股骨远端、胫骨近端和脊柱。椎体病变占此种病变的 15% ~ 20%，位于脊柱的后部结构常可延伸至椎体或邻近节段。绝大多数患者的年龄在 20 岁以下，女性略多。多数动脉瘤样骨囊肿患者有持续数周到数月的轻至中度疼痛。可出现快速生长，临床上类似恶性肿瘤。脊柱病变可引起神经功能障碍或根性疼痛。

X 线片显示病变为膨胀性溶骨性改变，可掀起骨膜，但仍位于骨皮质的薄壳内。动脉瘤样骨囊肿可有界限清楚的边缘或与恶性肿瘤类似的浸润性表现。常位于干骺端，偏心性生长。骨扫描显示为弥漫的或病变周围摄取增加而中心区摄取下降的表现。CT 扫描对于了解解剖复杂部位如脊柱和骨盆的囊肿十分有帮助。另外，囊肿周围较薄的骨性边缘也能被识别。MRI 可显示病变的多房性和液平面。当使用 MRI 鉴别单房性骨囊肿和动脉瘤样骨囊肿时，出现双重密度液平面和病变内的分隔常提示动脉瘤样骨囊肿。

动脉瘤样骨囊肿可以是原发性的，也可是其他肿瘤伴随出现的类似动脉瘤样骨表肿的表现，如骨巨细胞瘤、软骨母细胞瘤、骨母细胞瘤、纤维结构不良、非骨化性纤维瘤和软骨黏液样纤维瘤。虽然发病机制不确定，但动脉瘤样骨囊肿可能是由于局部循环紊乱导致静脉压力增高产生局部出血所致。大体标本上动脉瘤样骨囊肿为腔隙性病变，血液充满各个分隔区。病变被一薄层骨环绕，骨上有隆起的骨膜覆盖。镜下形态为被细胞基质分隔开的出血组织和多孔空间。各分隔的内膜由扁平的成纤维细胞和组织细胞（图 25-18）组成。也可出现充满含铁血黄素的巨噬细胞、慢性炎症细胞和多核巨细胞。动脉瘤样骨囊肿有一种实性的变异类型，也就是通常所说的巨细胞修复性肉芽肿（文章中原文有误，其实 solid ABC 和小骨的修复性肉芽肿是两种疾病，参考 WHO 2013 年分类英版 320 页）。

对于多数动脉瘤样骨囊肿，笔者采用扩大刮除术并骨移植替代物植骨治疗（图 25-19 和图 25-20）。因为病变会大量出血，建议使用止血带。病变位于功能不重要的骨骼时可采用边界切除。脊柱和骨盆的病变可进行术前栓塞以减少手术出血（图 25-21）。动脉栓塞术也被用于难以刮除部位病变的最终治疗。有报道低剂量的放射治疗是治疗的有效方法，常可快速骨化。但是，因为放射治疗有引起肉瘤变的危险因此不常规应用。

动脉瘤样骨囊肿刮除后的复发率为 10% ~ 20%，年龄 < 15 岁、中轴骨病变和囊腔内容物去

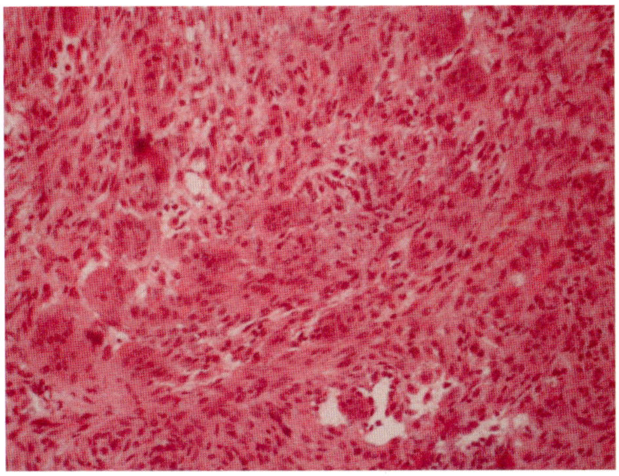

图 25-18　动脉瘤样骨囊肿的组织学形态

除不彻底等因素与复发相关。复发性与原发性病变的治疗方法相同。

三、骨腱鞘囊肿

骨腱鞘囊肿通常发生于中年男性的长骨两端，特别是胫骨的远端，膝关节和肩关节也是好发部位。目前认为本病是局部软组织腱鞘囊肿向骨内延伸的结果，也有骨膜下腱鞘囊肿的报道。X 线片和 MRI 检查显示病变为单房性或多房性的溶骨性病变，界限清晰，周围有一圈薄的硬化骨（图 25-22）。有症状的病变治疗方法是将病变局部覆盖的软组织切除并刮除骨内病灶。多发罕见。

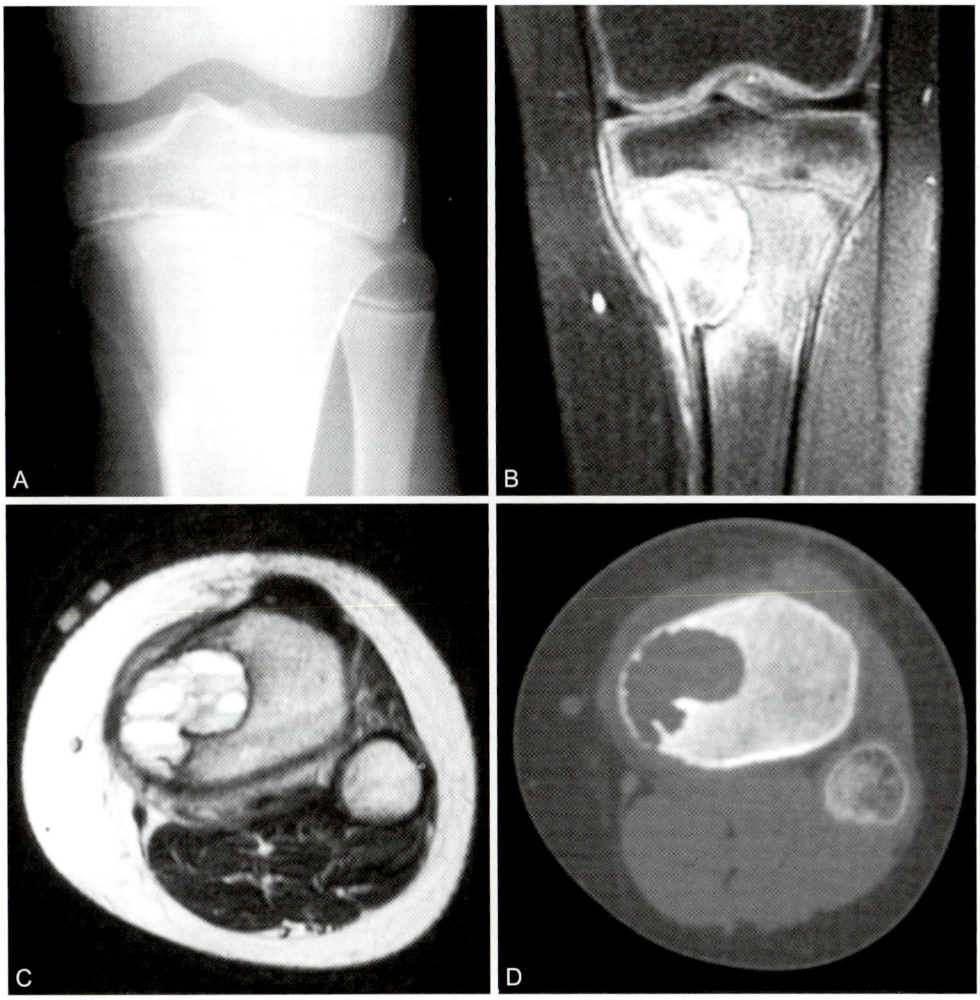

图 25-19　A. 10 岁男孩，左侧胫骨近干骺端动脉瘤样骨囊肿，可透 X 线。B、C. MRI 的冠状位和轴位影像显示伴有流动性液平面的多房性病变，与动脉瘤样骨囊肿相符。D. CT 显示病变周围残留的菲薄骨皮质。活检证实了诊断

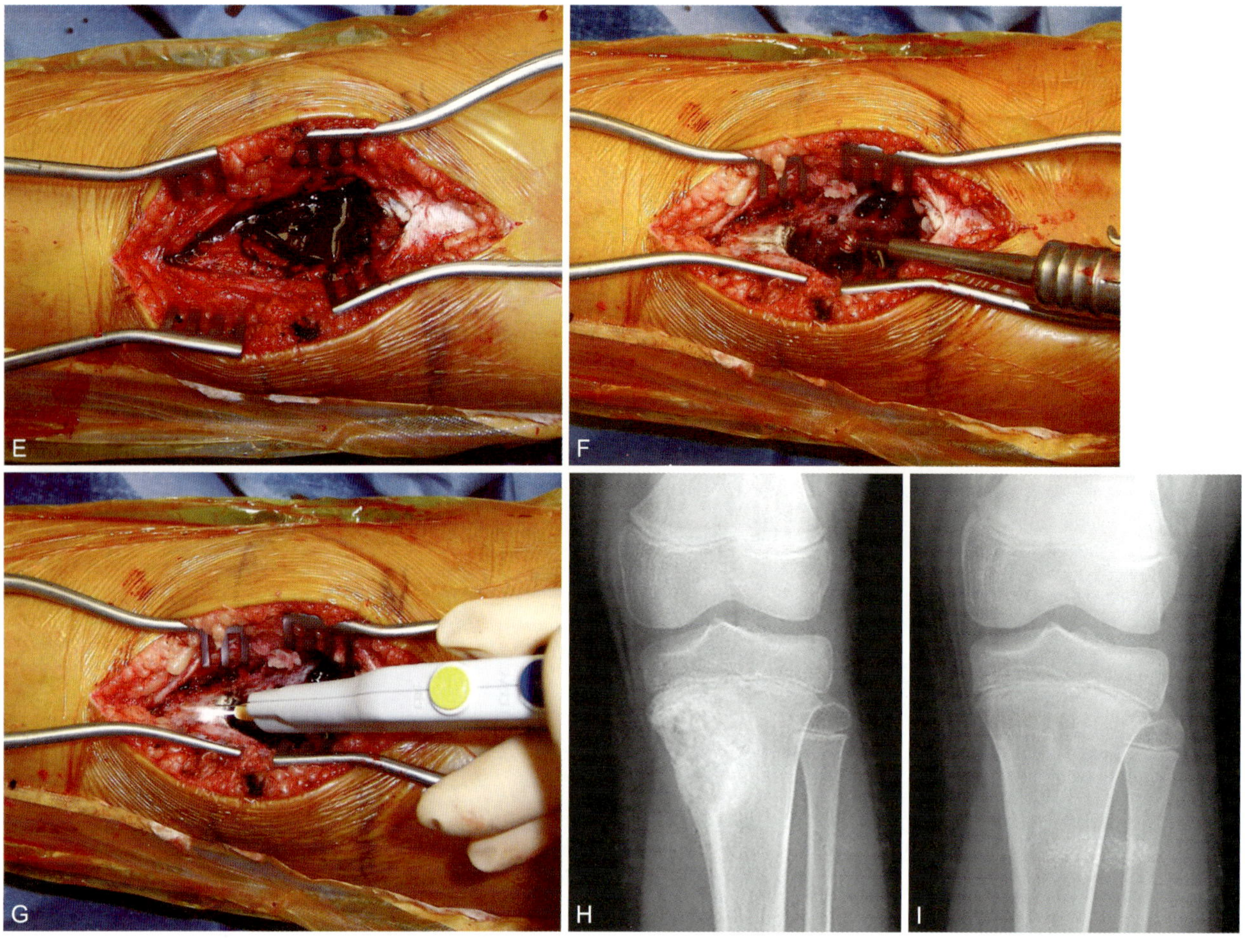

图 25-19（续） E. 术中照片显示为充满血液的多房性腔隙。F. 用大刮匙刮除囊壁后，再用磨钻扩大瘤腔。G. 瘤腔采用氩气刀高温凝固处理后，采用冻干骨松质片和脱钙骨基质填充。H. 术后的前后位 X 线片。I. 1 年后 X 线片显示完全重塑，无复发征象

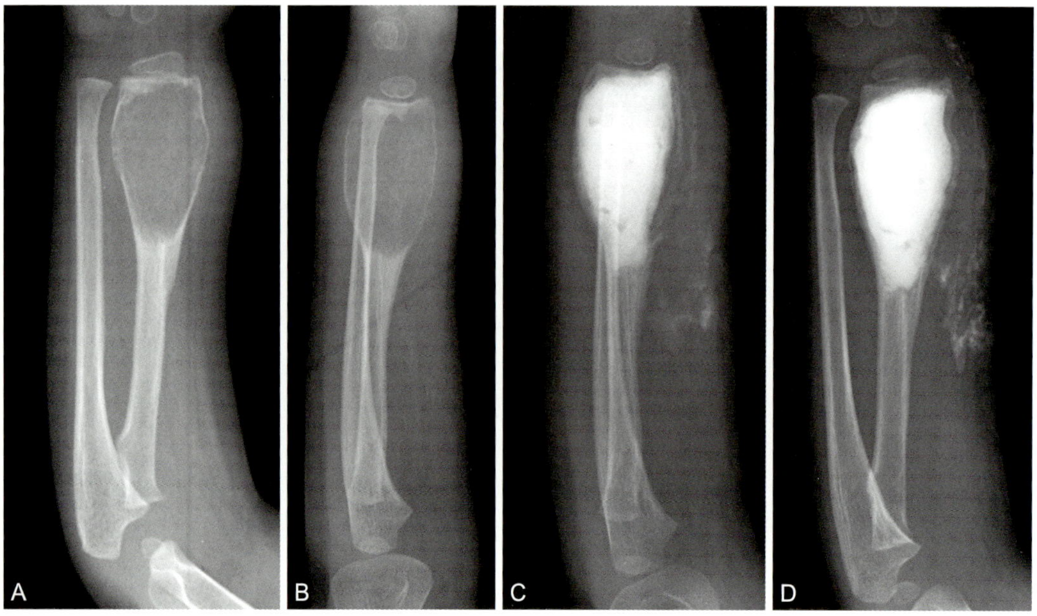

图 25-20 A、B. 2 岁男孩前后位（A）和侧位（B）X 线片显示动脉瘤样骨囊肿；C、D. 扩大刮除硫酸钙 / 磷酸钙骨移植替代材料植骨术后前后位（C）和侧位（D）X 线片

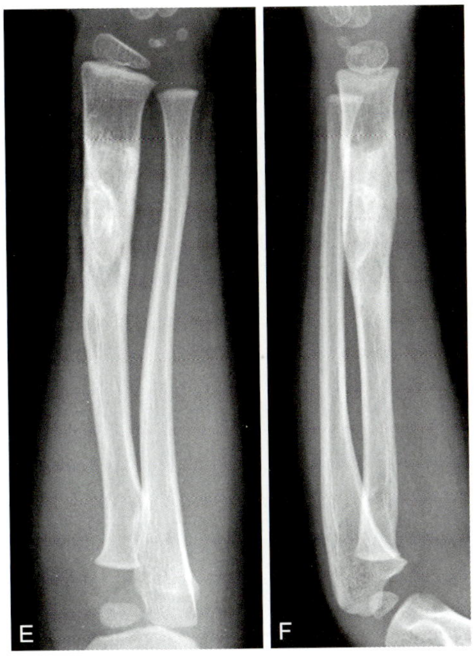

图 25-20（续） E、F. 术后 1 年前后位（E）和侧位（F）X 线片显示移植材料重塑，无复发征象

四、上皮样囊肿

囊肿充满角质样物质，偶可见囊壁衬有扁平的鳞状上皮。显微镜下与皮肤的表皮样囊肿相似。在骨组织，称为上皮样囊肿，多见于颅骨。X 线片上表现为疏松的骨缺损，周围由硬化骨包绕。骨上皮样囊肿也可见于手的指骨（详见第 77 章），一般认为是外伤所致。

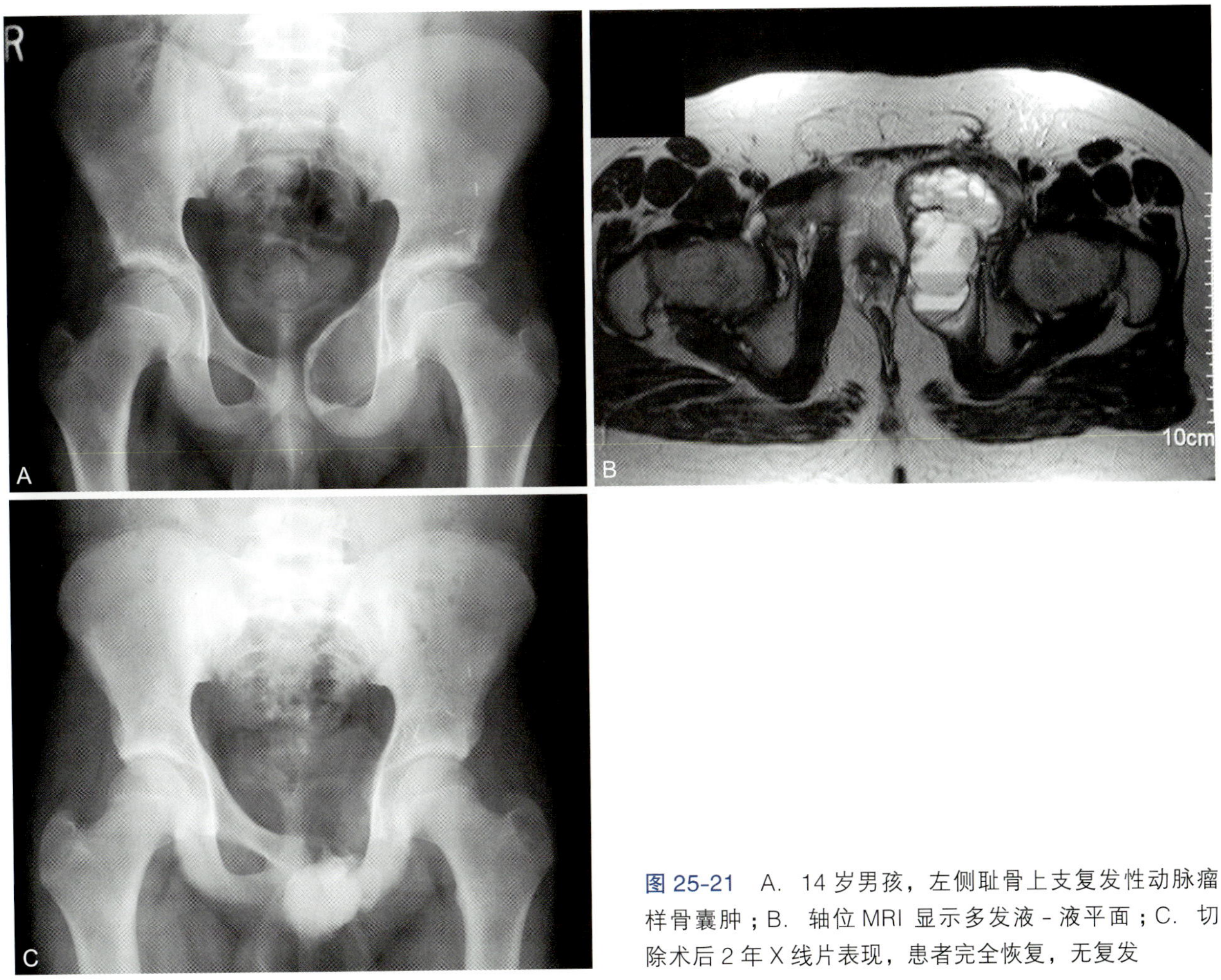

图 25-21 A. 14 岁男孩，左侧耻骨上支复发性动脉瘤样骨囊肿；B. 轴位 MRI 显示多发液 - 液平面；C. 切除术后 2 年 X 线片表现，患者完全恢复，无复发

第五节 脂肪性肿瘤

脂肪瘤

与软组织内的脂肪瘤相比，骨内脂肪瘤罕见。因患者多数无症状而不来医院就诊，其真实发病率不明。多数骨内脂肪瘤为偶然发现。X 线片表现多样，但通常为良性表现。常为界限清楚的透光区，周围可有较薄的反应骨（图 25-23A）。CT 和 MRI 检查显示为和脂肪信号特点相同的界限清楚的病变（图 25-23B、C）。病灶内可出现明显的中心性坏死或钙化。因为影像学检查通常可以诊断，所以很少需要进行活检。手术仅适用于很少见的有症状病变，单纯刮除通常可以治愈。

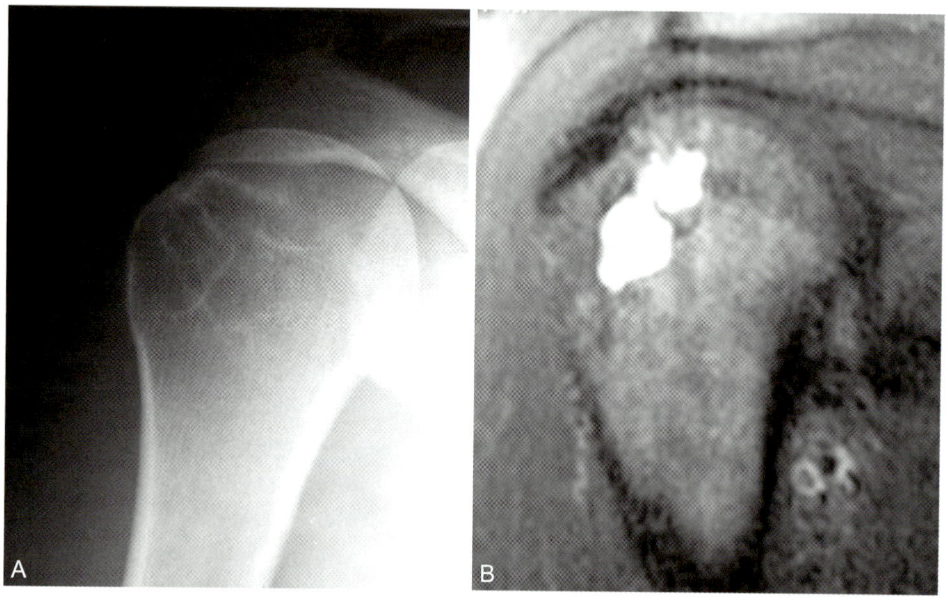

图 25-22 A、B. 31 岁女性，X 线片（A）和 MRI（B）显示右侧肱骨近端骨内腱鞘囊肿

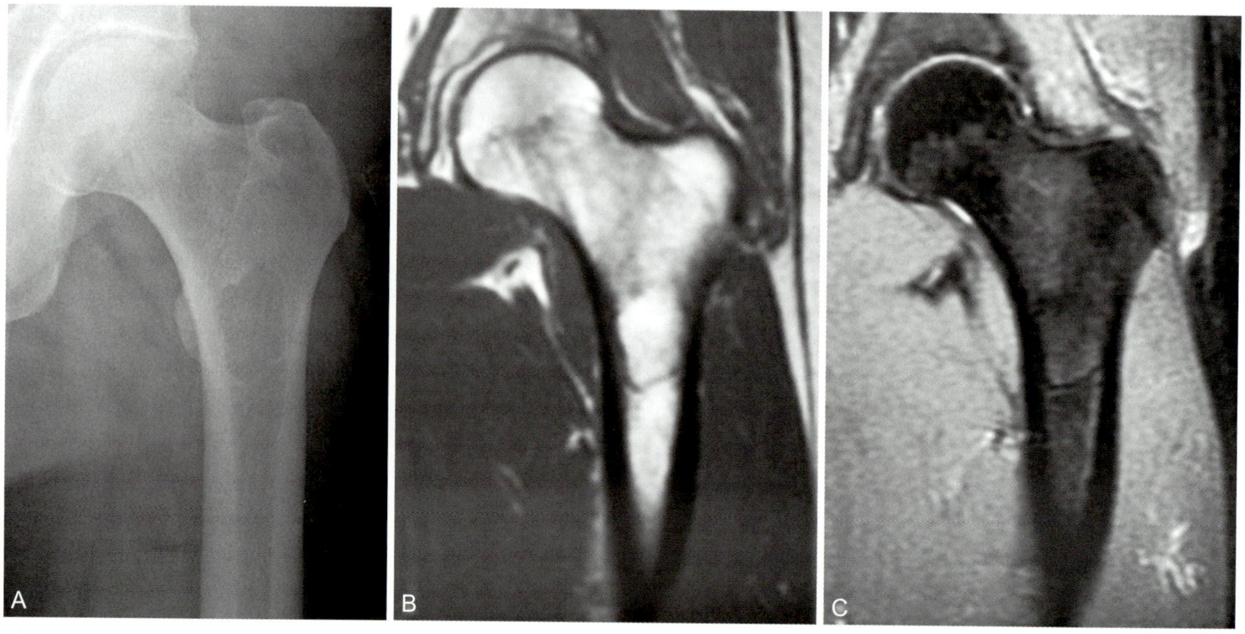

图 25-23 A. 51 岁男性，左侧股骨近端骨内脂肪瘤；B、C. MRI T_1（B）和 T_2（C）加权像上病变显示为与正常脂肪相同的信号

第六节　血管性肿瘤

血管瘤

血管瘤是一种常见的良性骨肿瘤。据估计，有 10% 的人椎体存在无症状的血管瘤，血管瘤在颅骨也较为常见，但四肢长管状骨较少发病。多为偶然发现，发生于脊柱的病变只有出现椎体压缩骨折，或者在少见的情况下向软组织内扩展产生神经根或脊髓受压才会出现症状。

脊柱血管瘤的 X 线片表现通常具有特征性，为增厚的、垂直方向的骨小梁呈现出典型的“栅栏”状表现（图 25-24）。在 CT 的横截面上，增厚的骨小梁呈现“圆点花布”状表现。在 MRI 图像上，病变常常在 T.1 和 T.2 加权像上为高信号。很少需要进行活检。如果进行活检，组织学分析显示为外观正常的血管增生。

血管瘤常不需要治疗，对于有症状的病变有多种治疗方法可以选择。少数椎体塌陷并伴有神经症状的脊柱稳定的患者，需要进行神经根或脊髓的减压。多数长骨病变采用扩大刮除已经足够。术前栓塞有助于减少术中出血，如不进行栓塞则术中出血可能会很多。选择性动脉栓塞也可用于手术难以切除部位病变的最终治疗。低剂量的放射治疗也是不能进行手术的病变的一种治疗方法，但是有恶性变的风险。

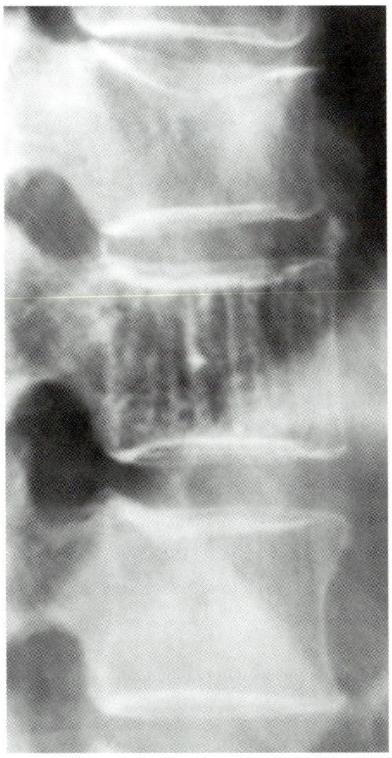

图 25-24　腰椎侧位 X 线片显示血管瘤典型的“栅栏”形态

第七节　其他非肿瘤性病变

一、Paget 病

Paget 病是起源未明确的一种功能紊乱症。因为病变骨的破骨细胞内存在病毒样包涵体，因此，有人认为其发病和病毒有关，但该现论并未得到证实。Paget 病能影响到 4% 的 55 岁以上的盎格鲁撒克逊人，但在其他人群中少见。该病为骨转换不受调节的一种功能紊乱。该病过度的破骨吸收过程同时伴随着成骨活动的增加。早期的溶骨期病变伴随过度的骨质增生导致骨皮质和骨小梁增粗。

X 线表现与疾病的分期有关。在溶骨期，骨吸收可呈草叶或火焰状，始于骨的两端向骨干延伸。随后 X 线显示骨质硬化、皮质增厚及骨小梁增粗（图 25-25A）。骨扫描常表现为明显浓聚（图 25-25B）。有时 X 线片与骨扫描阳性可怀疑为恶性肿瘤，此时进行 MRI 检查会有所帮助，因为这些 Paget 病患者的骨髓信号常保持正常（图 25-25C、D）。活检通常显示特征性增宽的由薄片状、不规则的沉积线和纤维结缔组织组成的“马赛克样表现”。

Paget 病的内科治疗包括非甾体类抗炎药、降钙素或双膦酸盐类药物。血清碱性磷酸酶和尿吡啶交联物可用于监测该病的活动性。骨科治疗包括矫正畸形和治疗病理性骨折。在病变的活动期，病变骨的术中出血量可较多。约有 1% 的 Paget 病患者发展为继发性肉瘤，常为骨肉瘤。这种风险在多个骨均有病变的患者中可能更高。

二、甲状旁腺功能亢进性棕色瘤

原发性甲状旁腺功能亢进症常因甲状旁腺腺瘤引起。继发性甲状旁腺功能亢进症可发生于慢性肾衰竭的患者。当疾病发现较早时，骨骼的变化常局限于弥散的脱钙。仅有极少数呈明显的局灶性病变并产生棕色瘤，棕色瘤与巨细胞瘤相似，较难鉴别。

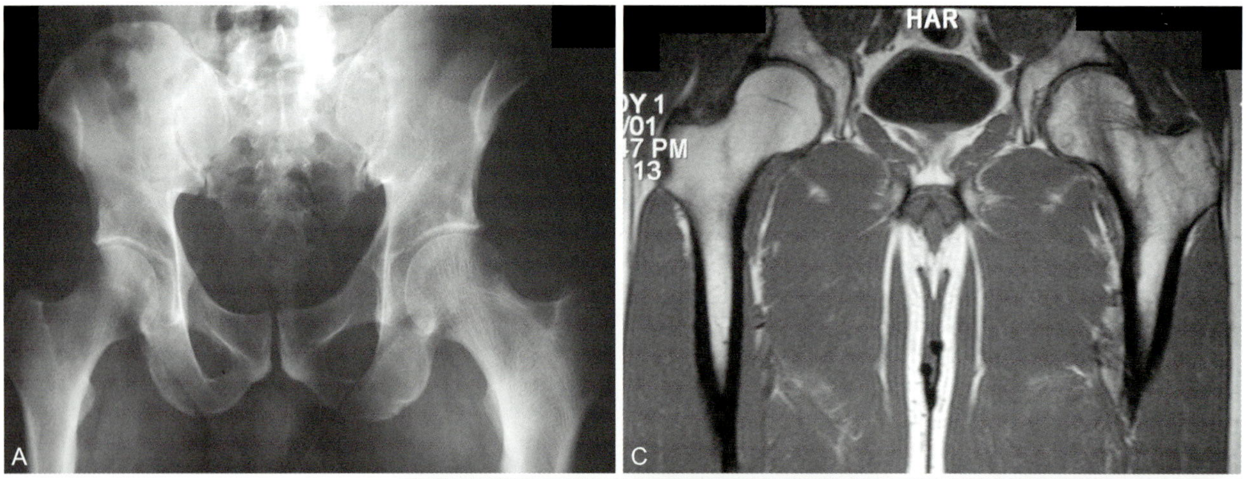

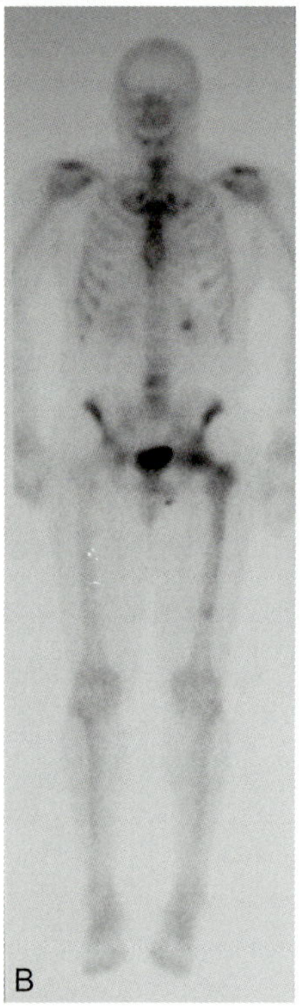

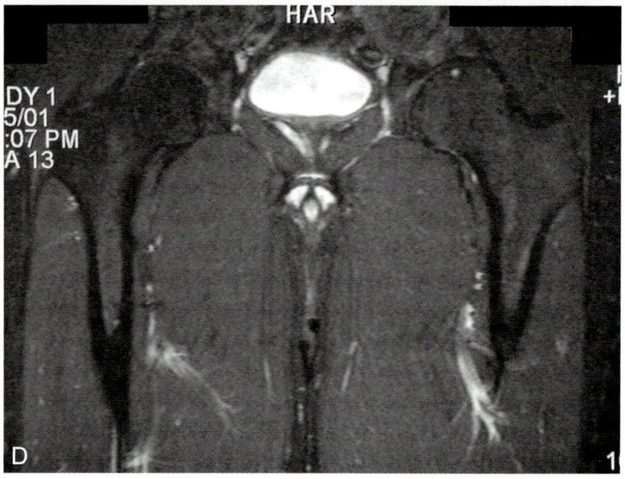

图 25-25　45 岁男性，左侧股骨近端 Paget 病

A．前后位 X 线片显示增粗的骨小梁；B．骨扫描显示左侧股骨近端摄入增加；C、D．MRI T_1 和 T_2 加权像显示正常的骨髓信号

甲状旁腺功能亢进症的诊断应根据血清钙、磷、碱性磷酸酶和甲状旁腺素的检测结果，而不是局部病变的组织学检查。一些显微镜下的特征可提示是甲状旁腺功能亢进症而不是巨细胞瘤。在甲状旁腺功能亢进症中：①巨细胞较小，呈结节状排列，特别是在出血区周围；②基质细胞更接近纺锤状；③基质细胞内的骨化生更加明显。病变周围的骨质也应进行检查。在甲状旁腺功能亢进症中，成骨细胞和破骨细胞的活性均明显增强，并有骨小梁周围的纤维化。甲状旁腺功能亢进症患者一般由内分泌科医师进行治疗。骨科主要治疗病理性骨折或即将发生的病理性骨折（图 25-26）。

三、骨梗死

骨梗死常见于戈谢病有激素使用史的患者、镰状细胞性贫血患者或减压病患者（图 25-27），也可发生于没有其他明显潜在疾病的患者。诊断常由 X 线片得出。骨梗死通常为界限清楚的干骺端病变，边界不规则。病变的边缘钙化，与软骨样病变整体的钙化不同。活检（一般不需要）显示坏死的骨髓成分矿化。骨梗死一般没有症状，也不需要进行治疗。如果患者出现疼痛，应考虑其他的疾病。少数情况下为恶性肿瘤，如恶性纤维组织细胞瘤可能发生于骨梗死的部位。

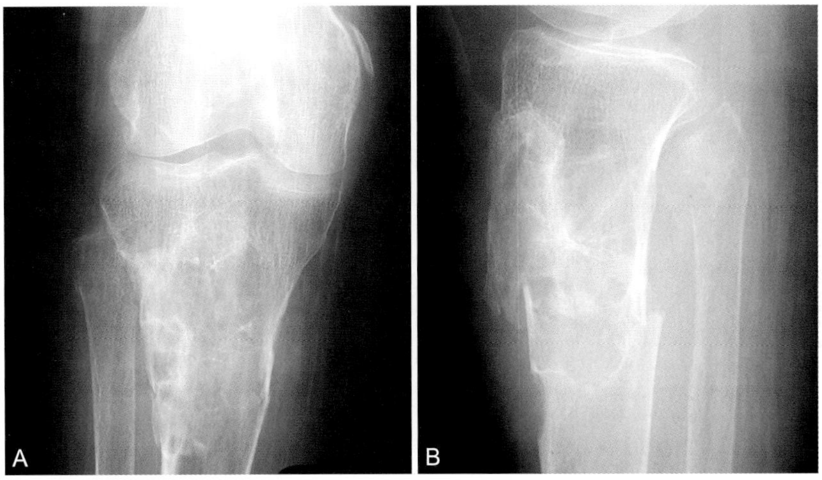

图 25-26　A、B. 55 岁女性，右侧胫骨近端经甲状旁腺功能亢进性棕色瘤的病理性骨折

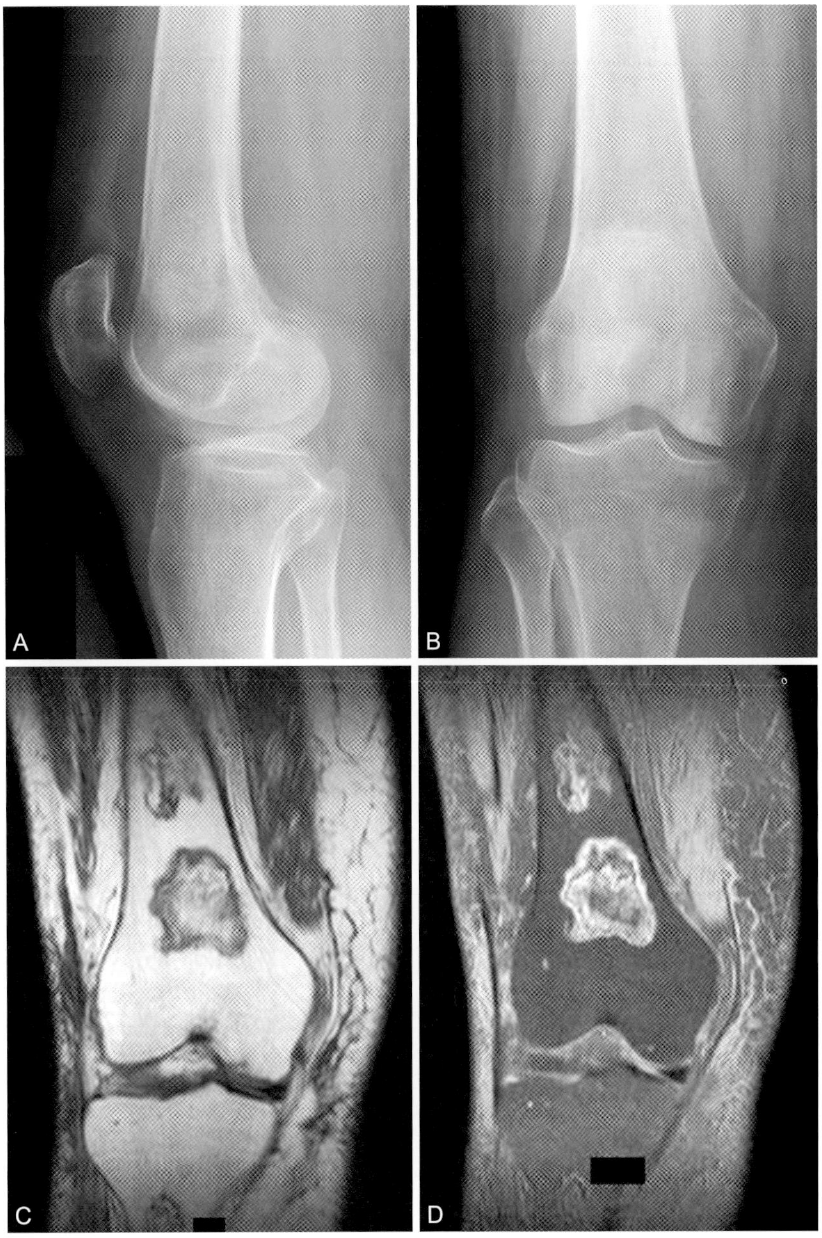

图 25-27　A、B. 50 岁女性，股骨远侧干骺端的不规则钙化，有类固醇激素使用史；C、D. MRI T_1 和 T_2 加权像显示多发性骨梗死

四、骨髓炎

骨髓炎的多个时期，特别是亚急性骨髓炎，均可出现类肿瘤表现。在鉴别炎症与尤因肉瘤、成骨性肉瘤、骨样骨瘤和嗜酸性肉芽肿时可能会误诊。偶尔有炎症反应引起的浆细胞增生而被怀疑为多发性骨髓瘤的情况发生。无论何时，对肌肉与骨骼的新生物进行活检，均应常规进行组织培养和组织学检查，这应作为普遍应用的规则。周围慢性骨髓炎的窦道有时会发生恶性变，如鳞癌和纤维肉瘤均有报道。

五、应力性骨折

偶尔的疲劳性或应力性骨折，特别是位于胫骨近侧干骺端时，可与成骨性肉瘤相似。如果进行活检，镜下表现对于没有经验的病理学医师而言可能难以和肉瘤相鉴别。在骨折的骨痂中见到的大量成骨不全组织也与成骨性肿瘤相似。如果诊断不能确定，应请经验丰富的病理学专家会诊。

六、创伤后骨质溶解

对创伤后骨质溶解的记载见于老年女性耻骨和运动员锁骨远端的骨质减少，特别是举重运动员。这两种情况下的 X 线片表现均与恶性骨肿瘤相似。

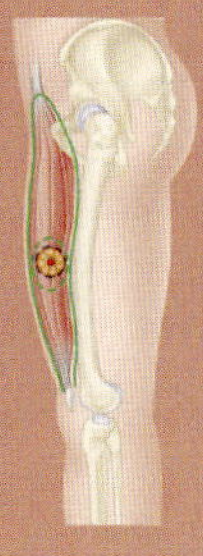

第26章

良性、侵袭性骨肿瘤

著者：Robert K. Heck, Jr. Patrick C. Toy
译者：王　威　毕文志
审校：牛晓辉　杨勇昆

本章所讨论的肿瘤，其侵袭性介于良性肿瘤与恶性肿瘤之间。大部分此类肿瘤行囊内切除如刮除术即可获得满意效果，但有时其局部侵袭性较强，须行边缘切除或扩大切除。尽管累及全身的情况较罕见，但仍应认真评估与处理。骨巨细胞瘤及软骨母细胞瘤可发生肺转移，但很少危及生命。朗格汉斯细胞增生症可累及骨及骨以外其他多个器官，但很少致命。本章主要描述这些疾病的临床、影像学及病理学特征。供快速参考的总结性表格见表26-1。

第一节　骨巨细胞瘤

根据Mayo医院资料显示，骨巨细胞瘤发病率占全部骨肿瘤的5%。主要发生于20～40岁年龄段，女性发病率略高。最常见发病部位是股骨远端，其次是胫骨近端。在桡骨远端（第3好发部位），其侵袭性更强。除骶骨外，脊柱很少累及。

骨巨细胞瘤常单发，但也有1%～2%的病例同时或逐渐表现出多中心病灶。关于多中心病灶是多个原发病变还是单个病变多发转移目前仍不清楚。虽然肿瘤是良性的，但仍有约3%的患者出现了肺转移。一些患者的肺转移灶可自行消失或存在数年而无症状，其他患者尽管在组织学上肿瘤表现为良性，但依然会出现肺转移进展，最终导致死亡。肺转移患者的病死率约为15%。复发患者及影像学表现为侵袭性的原发患者（3级）肺转移风险较高。

恶性骨巨细胞瘤的患者不足5%，分原发与继发两类。原发恶性骨巨细胞瘤极少见，是指良性骨巨细胞瘤内出现肉瘤样表现。继发恶性骨巨细胞瘤是指治疗后（通常是放射治疗）在原病变部位出现肉瘤变。

绝大多数骨巨细胞瘤患者存在进行性疼痛，早期一般只在活动时出现，晚期则出现静息痛。除非出现病理性骨折，否则疼痛不严重。10%～30%的患者在初次就诊时就有病理性骨折。

X线片通常有诊断性。病变在长骨骨骺区偏心生长，常可侵及软骨下骨。尽管骨骼发育不成熟者很少患此病，但这组人群中仍可在干骺端发现肿瘤。有学者认为，骨巨细胞瘤起源于干骺端，在骨骼闭合后才侵入骨骺区。肿瘤在X线片上表现为溶骨性改变，与正常骨之间没有明显的移行区。在侵袭性较小的肿瘤中，部分边缘可出现反应骨。肿瘤呈膨胀性生长，常穿破骨皮质，但很少向关节内扩张，软骨下骨一般保持完整。骨内肿瘤基质常不明显，但如有软组织内侵犯、软组织复发及肺转移，基质则很多。MRI能判断骨和软组织内肿瘤的范围，病变在T1加权像上一般为低信号，在T2加权像上为高信号。约20%的患者有继发的动脉瘤样骨囊肿，这组患者MRI可显示液-液平面。

骨巨细胞瘤在镜下表现为大量的单核基质细胞中有许多多核巨细胞（典型者每个细胞有40～

表 26-1 良性、侵袭性骨肿瘤特征总结

肿瘤	年龄（岁）	人口统计	部位	表现	影像学表现	组织学表现	治疗	评论
骨巨细胞瘤	20 ~ 40	女性略多	股骨远端、胫骨近端、桡骨远端	疼痛，病理性骨折（10% ~ 30%）	位于骨骺，偏心性生长，纯透亮（无基质），通常边缘无反应骨，紧靠软骨下骨，可以出现骨皮质的骨破坏侵袭软组织；骨骼未成熟患者病变位于干骺端	多核巨细胞周围布满单核细胞，单核细胞和多核巨细胞的细胞核相同	扩大切除，残余骨不足则切除，脊椎或骶骨部位的骨巨细胞瘤可考虑放射治疗，肺转移瘤切除术	良性肺转移的发生率为 3%
软骨母细胞瘤	10 ~ 25	男：女为 2：1	股骨远端、胫骨近端、肱骨近端	疼痛，类似于慢性滑膜炎的表现	位于骨骺或粗隆部位，边界清楚，可跨越骨骺，常有硬化边（30% ~ 50% 可有基质的钙化）	片状软骨母细胞（多边形细胞轮廓鲜明），铁丝网样钙化，多核巨细胞，20% 的患者继发动脉瘤样骨囊肿	扩大刮除，肺转移瘤切除术	良性肺转移的发生率为 1%
软骨黏液样纤维瘤	10 ~ 30	男性略多	胫骨近端	疼痛，手和足部的肿瘤可不疼痛	界限清晰的泡状病变，边缘有薄层反应骨（类似于非骨化性纤维瘤）	低增生的小叶状黏液软骨组织，小叶间有细胞组织纤维	扩大切除	注意与软骨肉瘤相鉴别
骨母细胞瘤	10 ~ 30	男：女为 3：1	脊椎后柱、任何骨骼	疼痛，痛性脊柱侧弯，神经症状	脊椎后柱的成骨性病变，脊椎外侧的多变非特异性表现	纤维血管基质，骨质或编织骨，大量成骨细胞，组织学类似于骨样骨瘤	扩大刮除或切除，可能需要脊椎的固定	注意与低度恶性骨肉瘤相鉴别
朗格汉斯细胞增生症	<20	男：女为 2：1	椎体，扁骨，长骨骨干	骨的病变可有疼痛或无疼痛，类骨髓炎症状（疼痛、发热、局部症状）	扁平椎，扁骨可有“孔内有孔”现象，长骨上侵袭性，穿透样表现伴有骨膜反应，放射学表现多变，从良性到侵袭性均可，可以是多灶性，骨扫描有时假阴性	大组织细胞，缩小的核，胞质丰富，S-100 阳性，嗜酸性粒细胞群，电镜下可见 Birbeck 颗粒	无症状病变可观察（常可自愈），有症状病变可注射类固醇类药物，骨折风险的病变刮除、植骨，全身多处病变可化学治疗	Hand-Schüller-Christian 病是指颅骨病变、眼球突出和隐形糖尿病三联征的一组病变，Letterer-Siwe 病表现为发热、淋巴结病变、肝脾大和全身多发骨病变

60个核）。单核细胞的核与巨细胞的核相同，这是巨细胞瘤与其他包含大量巨细胞的肿瘤相鉴别的特点。肿瘤内还可见席纹状梭形细胞形成层、反应骨形成层和泡沫巨细胞层。还可能出现继发性的动脉瘤样骨囊肿。很多学者试图对这些肿瘤进行组织学分级，但没有一种分级方法对预后有指导意义。

巨细胞瘤常有局部侵袭性。多数为2～3级的病变。以往的治疗为简单的刮除术，但复发率高达50%以上。目前，多数文献报道的复发率为5%～15%。复发率下降的原因可能有以下几点：MRI可更精确地确定病变范围，刮除术的技术也有所提高；建立一个至少与病变等大的骨皮质窗是非常重要的，这样可以防止残留邻近皮质死角的肿瘤细胞；此外，使用高速磨钻在各个方向将瘤腔扩大1～2cm已成为目前的标准术式；术中进入关节时应小心避免穿透软骨下骨。液氮、苯酚、骨水泥、电灼和氩电刀等辅助措施理论上均可协助杀死残留的肿瘤细胞。此外，初步研究表明双膦酸盐（全身或局部给药）可能有助于防止复发。

术者有多种选择用于填补刮除术后的缺损，包括自体骨移植、同种异体骨移植、人造替代骨片和异丁烯酸甲酯骨水泥。如果应用自体骨移植，取骨时应更换手套及手术器械，以避免感染导致肿瘤细胞种植在取骨部位时发生交叉感染。骨移植物（或人工替代品）理论上有一定优势，能恢复关节面的正常生物力学，从而防止了远期发生退行性关节疾病并保存了骨质，后者有利于必要时进行后期的再次手术。但是，使用骨移植物也有两大缺陷：①关节必须保护较长时间以预防病理性骨折的发生；②较难或无法鉴别肿瘤复发和移植骨吸收。利用骨水泥作为填充物能克服以上不足。骨水泥可提供即刻的稳定性，有利于早期的康复训练；还可尽早发现肿瘤复发，因为骨水泥周边会出现膨胀性透光区；聚合作用产生的热还可杀灭残留的肿瘤细胞。

笔者应用刮除肿瘤后再用氩气烧灼的方法治疗过许多侵袭性骨巨细胞瘤的患者。氩气具有使用简便、高效且并发症少等优点。苯酚或液氮由于其潜在并发症如病理性骨折、伤口不愈合及神经损伤等不作为常规的辅助治疗手段。骨水泥由于具有使用简单、可早期获得结构支撑和容易监测水泥周边局部肿瘤复发等优点，常被用于填充空腔。交叉（图26-1）或发散螺钉（图26-2）可用于增加水泥的固定强度。笔者通过生物力学研究证实了这种方法可明显增加重建强度。

一些3级的、局部复发的或接受过其他干预措施的骨巨细胞瘤需要进行整块切除。膝关节周围肿瘤切除后需要异体骨半髁移植或旋转铰链关节假体重建。对于桡骨远端侵袭性病变，可选择肿瘤切除后利用近端自体腓骨移植（作为关节成形术或关节融合术）（图26-3）。在那些切除后对功能影响不大的骨病变部位（如尺骨远端、锁骨、腓骨近端），可只切除肿瘤而不重建。某些位于脊椎或骨盆部位的病变无法实施手术的，可选择放疗或栓塞（或两者同时进行）（图26-4）。但应注意选择放疗的患者易存在转变为肉瘤的风险。已发生肺转移的患者也应尽量切除肿瘤，化疗作用有限，而放疗仅有限的适用于存在症状但无法手术的肿瘤患者。

有证据表明应用双膦酸盐类药物治疗骨巨细胞瘤是有效的，因为此类药物可抑制破骨细胞活性并促进破骨细胞凋亡。有研究报道，给予无法手术的患者全身应用唑来膦酸可在一定程度上抑制肿瘤的局部生长及其远处转移。双膦酸盐类药物可作为外科手术的辅助治疗方法，也可用于无法手术的患者。但目前仍缺少高级别证据，需要进一步研究验证。

另一新的治疗药物是迪诺赛麦（Denosumad)。迪诺赛麦是一类全人单克隆抗体，通过限制破骨细胞成熟［抑制核因子-kB（RANK）受体激活药的活化］来抑制正常的及肿瘤相关性骨溶解。该药已获得美国食品药品监督管理局（FDA）许可用于成年患者及骨骼成熟的骨巨细胞瘤患者，特别是肿瘤难以手术切除或手术切除将导致严重并发症的患者。一些早期研究已经证实了该药的有效性，在影像学检查时发现肿瘤出现硬化带、皮质骨开始重建的同时，患者的临床症状如疼痛等将有所改善。目前长期随访的研究数据正在收集中。

诊断为巨细胞瘤的患者需要长期随访。局部复发和肺转移多发生于3年之内，但也有20年后复发的报道。诊断并对肿瘤分期时应摄X线胸片。笔者常规将同时行胸部CT扫描作为患者的基础检查。至少2年内，每隔3～4个月患者应摄肿瘤原发部位和X线胸片。随后的1年，每隔6个月拍摄1次X线胸片，此后每年拍摄1次X线胸片。如X线胸片出现异常应进一步行CT检查。肿瘤的骨骼复发一般表现为X线片上的膨胀性透光区。软组织的复发可能在骨化或触及包块时才被察觉，应行MRI检查。

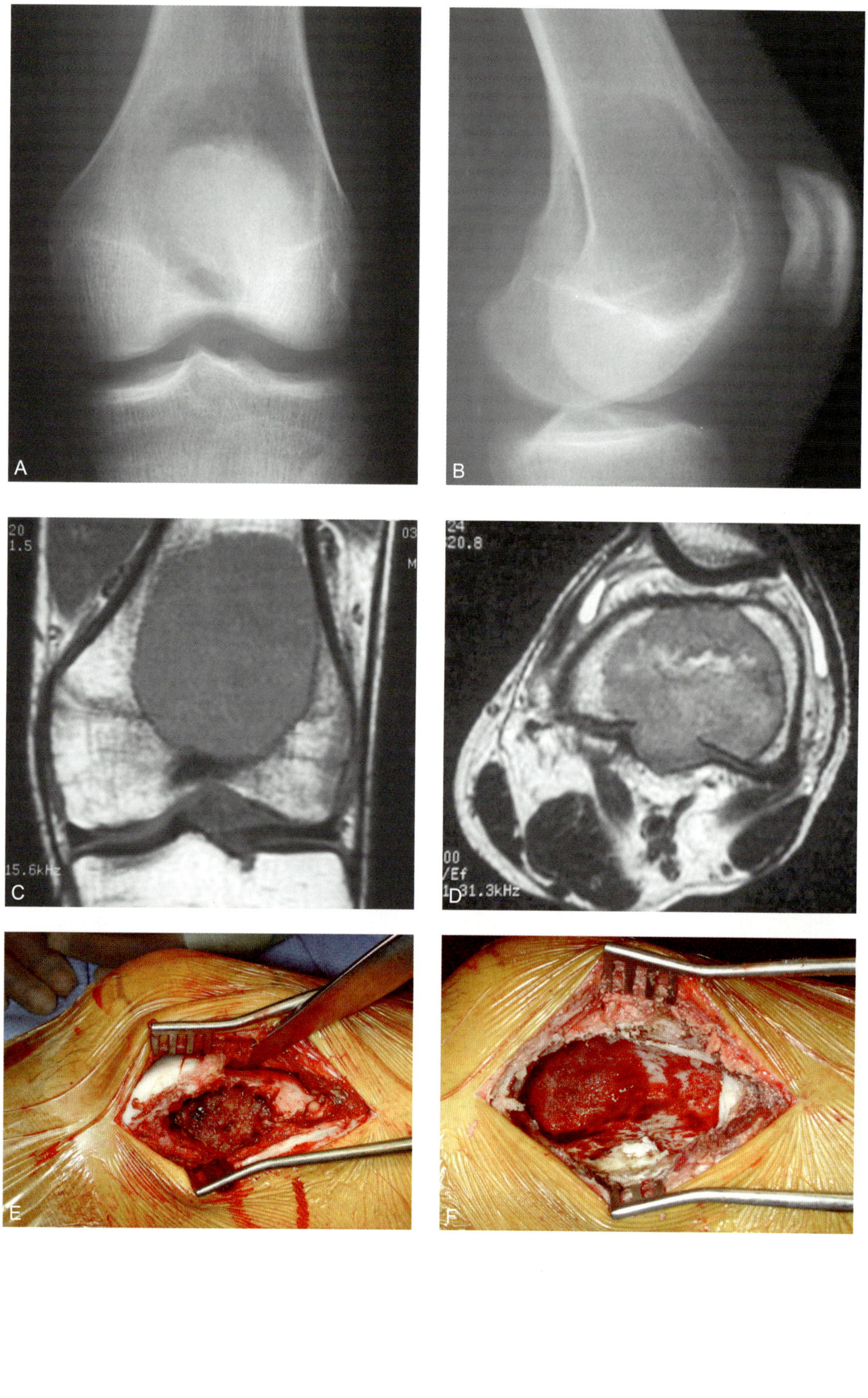
A
B
20
1.5
03
M
15.6kHz
C
24
20.8
00
/Ef
31.3kHz
D
E
F

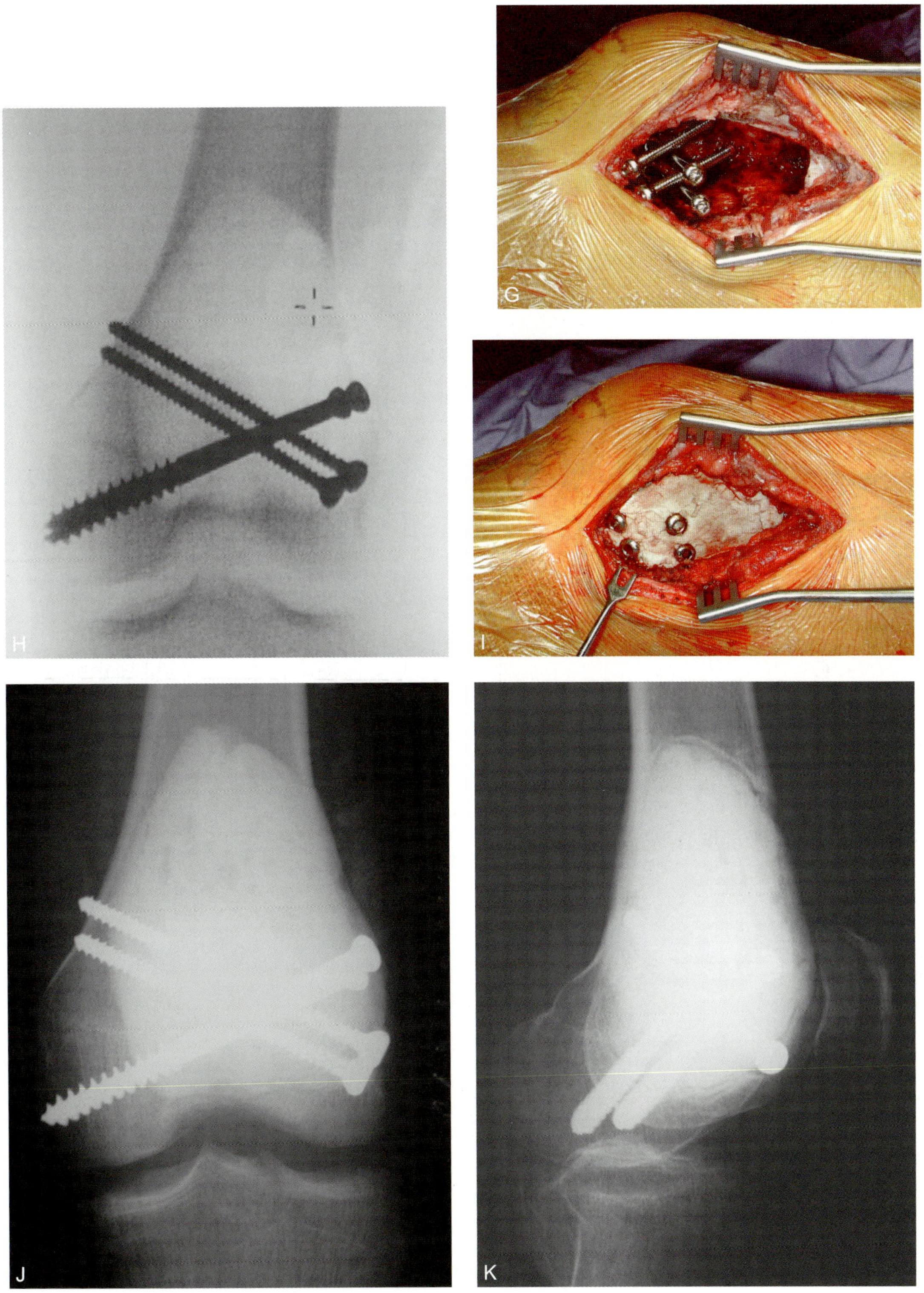

图 26-1　21 岁男性，骨巨细胞瘤，主诉为渐进性的左膝疼痛

A、B．左膝远端正侧位 X 线片显示溶骨性病变累及关节面；C、D．冠状位及轴位 MRI 显示病变范围包括骨及软组织；E．术中照片，建立皮质窗；F．刮除肿瘤，电动磨钻清理腔壁；G．氩气刀处理腔壁后，拧入螺钉以支撑骨水泥；H．X 线透视下确认螺钉位置；I．螺钉周围塞满骨水泥；J、K．术后正位、侧位 X 线片

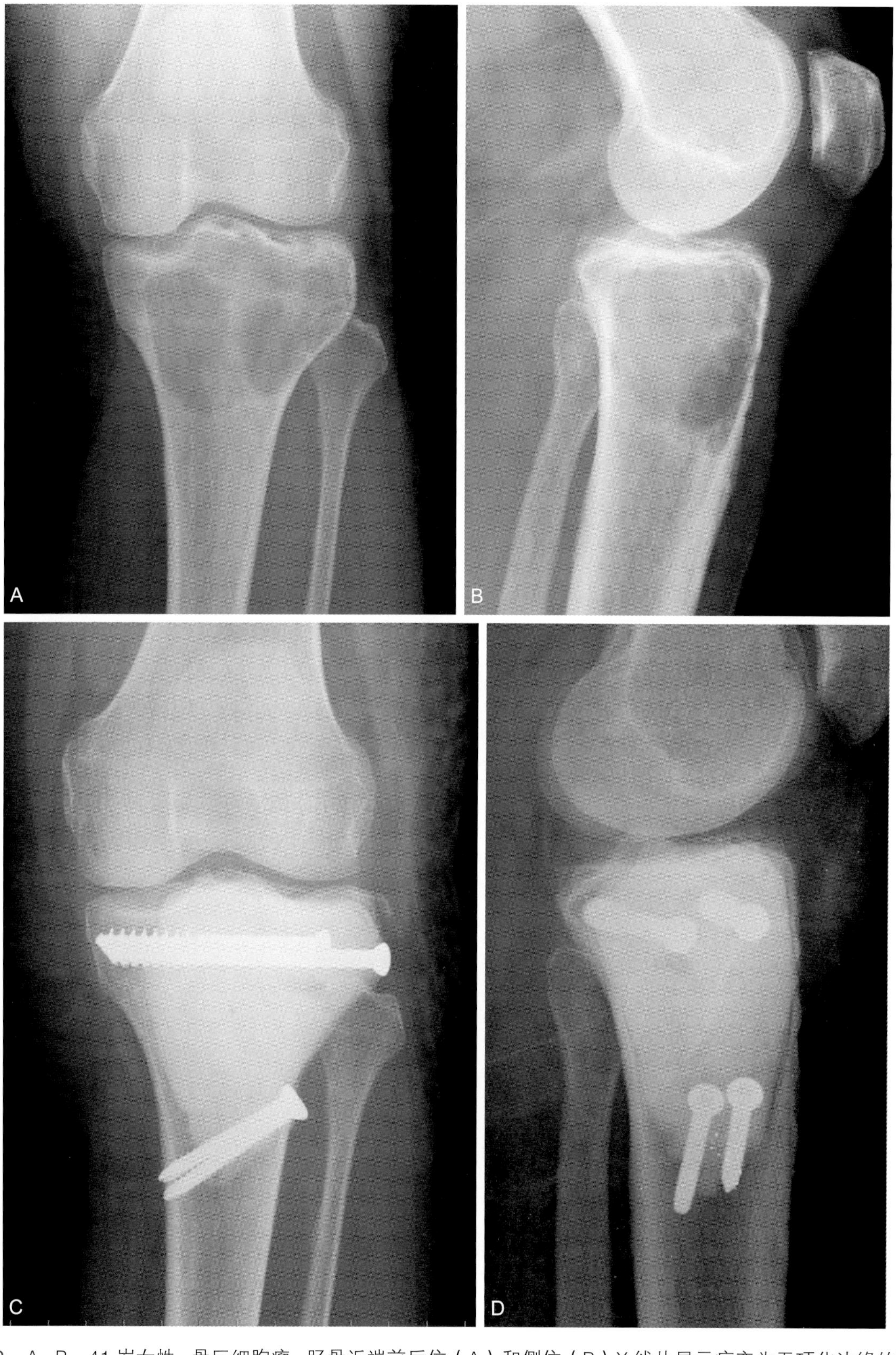

图 26-2 A、B. 41 岁女性，骨巨细胞瘤，胫骨近端前后位（A）和侧位（B）X 线片显示病变为无硬化边缘的透亮区，偏心性生长，紧靠皮质下骨；C、D. 刮除术后胫骨近端前后位（C）和侧位（D）X 线片显示置入的骨水泥及不同方向的螺钉位置

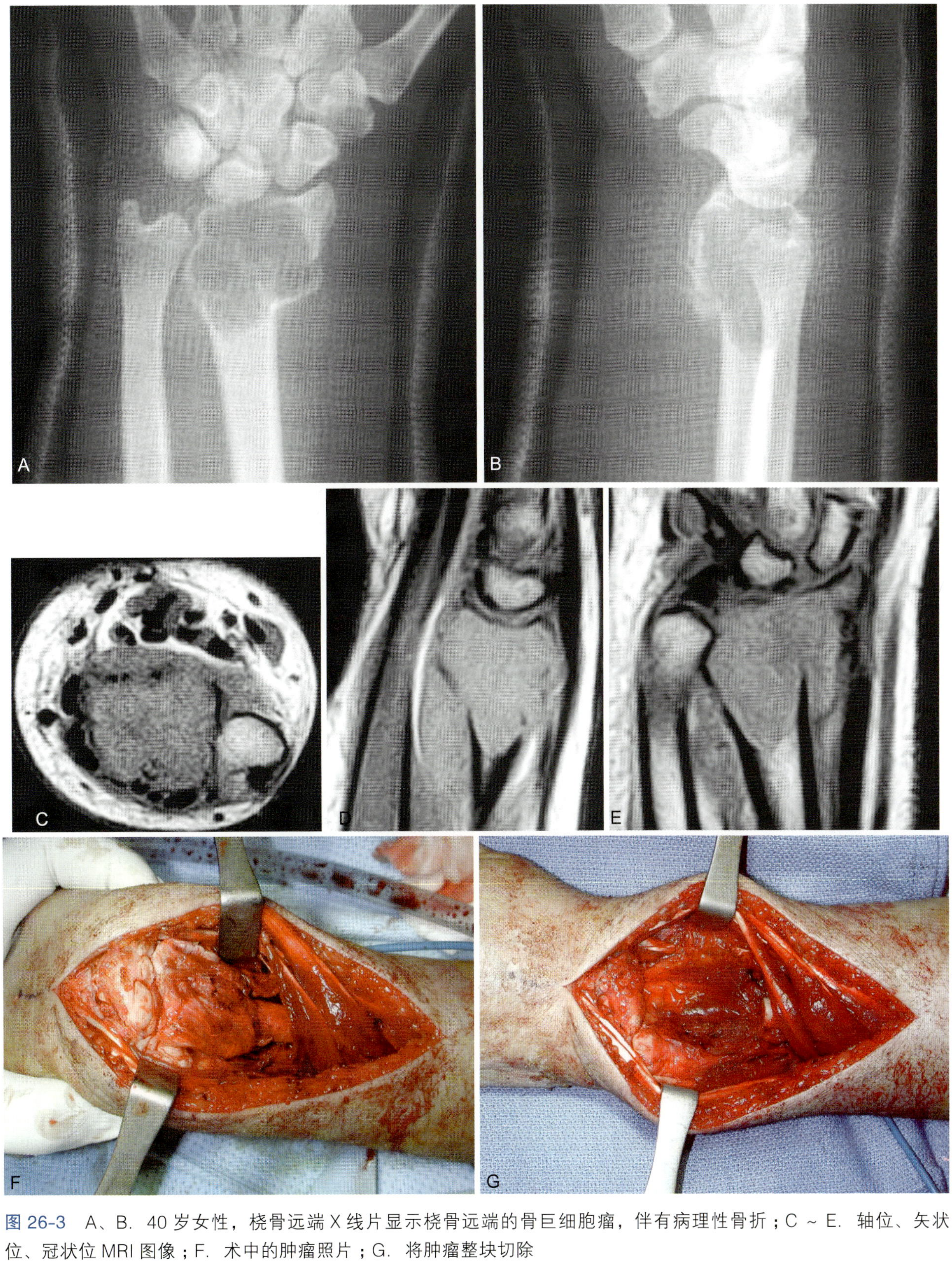

图 26-3 A、B. 40 岁女性，桡骨远端 X 线片显示桡骨远端的骨巨细胞瘤，伴有病理性骨折；C ~ E. 轴位、矢状位、冠状位 MRI 图像；F. 术中的肿瘤照片；G. 将肿瘤整块切除

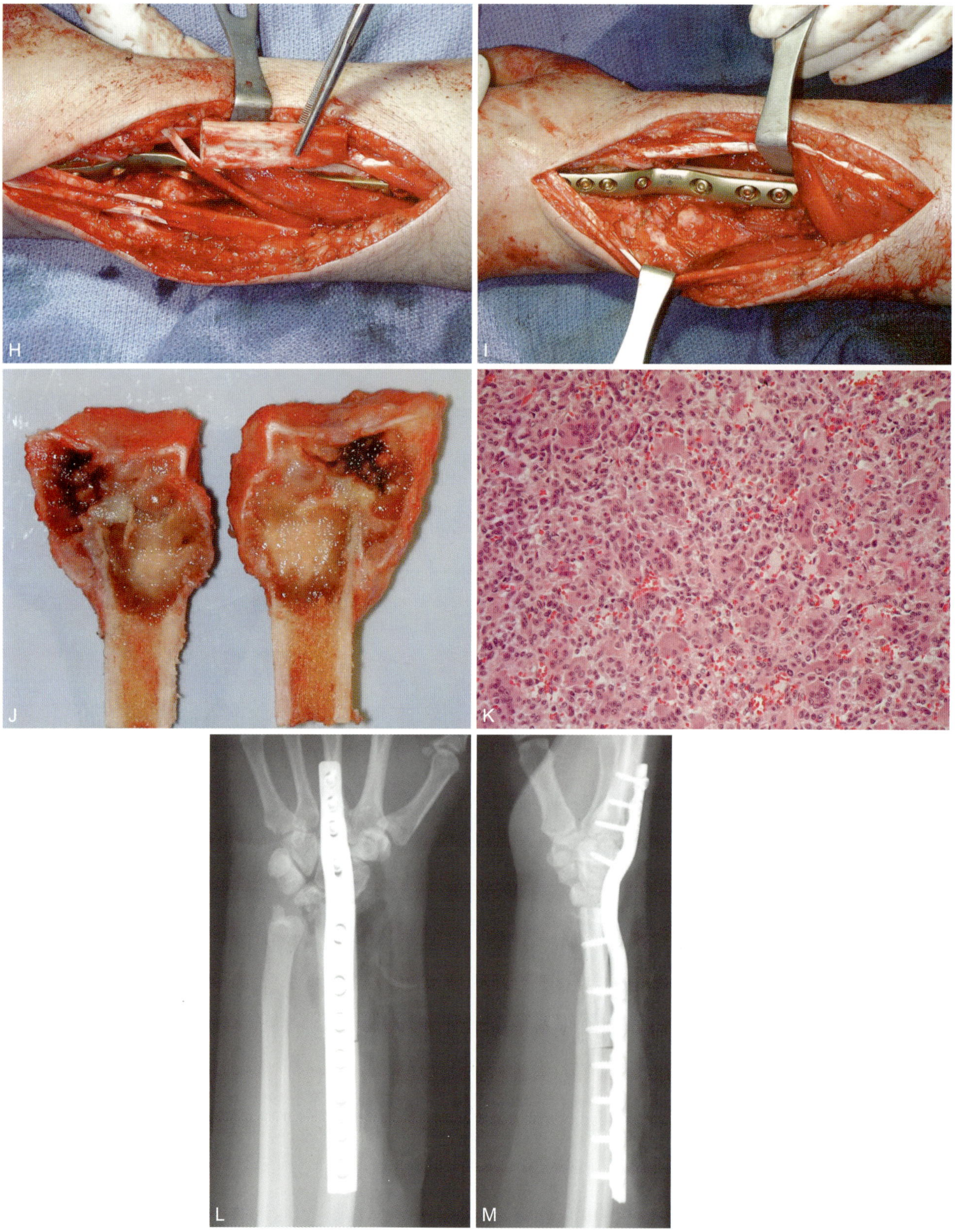

图 26-3（续） H. 对侧自体腓骨近端骨移植；I. 用腕融合钢板固定植骨块；J. 切除标本的照片；K. 骨巨细胞瘤的典型镜下表现，注意巨细胞瘤的核与单核细胞的核相同；L、M. 术后正位、侧位 X 线片

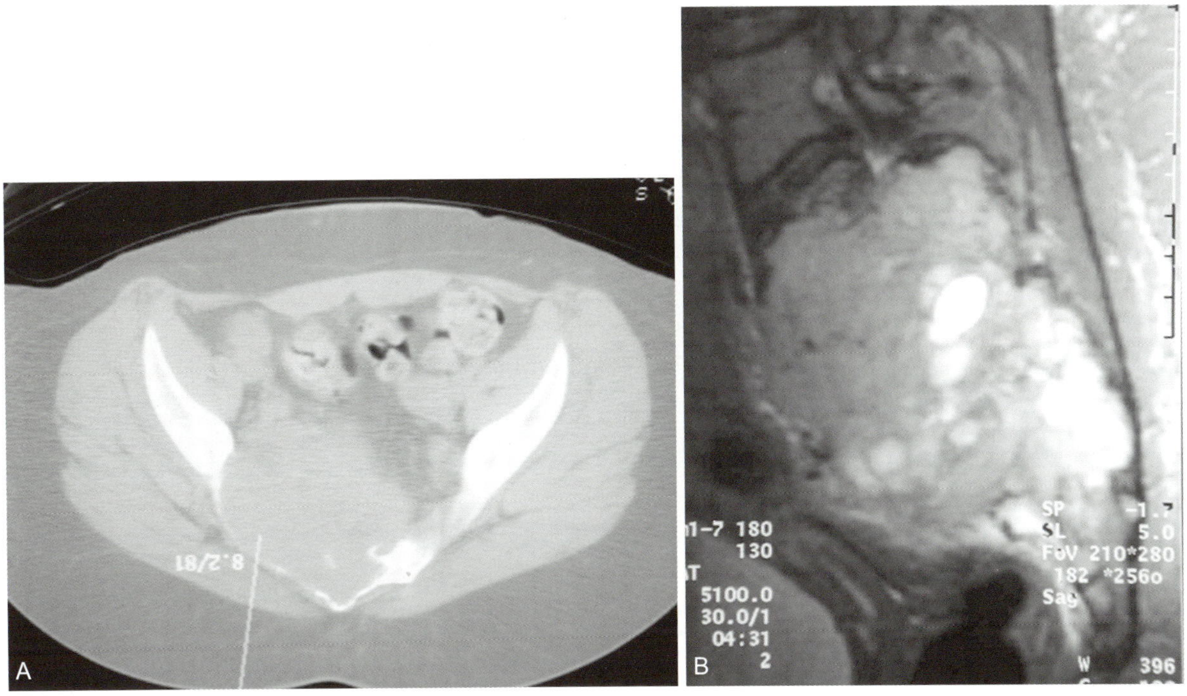

图 26-4 23 岁女性，骨巨细胞瘤，逐渐加重的下腰部疼痛史 1 年，向右下肢放射

A．CT 平扫；B．矢状位 MRI T_2 加权像显示骶骨巨大肿瘤，CT 引导下活检证实为骨巨细胞瘤，因该部位的肿瘤手术有致残致死率故未手术，行放射治疗

复发肿瘤的治疗与原发肿瘤相同。活检后确认肿瘤仍为良性，可再次行刮除或切除。

第二节　软骨母细胞瘤

软骨母细胞瘤较少见，好发年龄在 10 ~ 25 岁，男、女比例为 2 ∶ 1。Mayo 医院提供的资料显示，软骨母细胞瘤发病率为全部骨肿瘤的 1%。由于发病率低，文献中未见前瞻性研究报道，仅有少量回顾性研究报道。常见的发病部位为股骨远端、肱骨近端和胫骨近端。老年人好发于扁平骨。多发病变极少见。绝大多数患者主诉疼痛逐渐加重，类似于慢性滑膜炎或其他关节内病变。

软骨母细胞瘤 X 线片表现一般很典型，肿瘤多位于长骨骨骺，呈中心性生长，界限清楚，但也有位于骨突者，如大结节（图 26-5）或大转子（图 26-6）。周围一般有反应骨环绕（图 26-7），X 线片上 30% ~ 50% 有钙化。CT 可以帮助发现 X 线片可能或不能被检测出的细微钙化病灶。MRI 能显示丰富的周边水肿带。一般很少侵犯软组织。在儿童，如果骨骺病变边界清晰，并跨过未闭合的生长板，即高度暗示为软骨母细胞瘤，但也可能为感染过程。在成人，应与其他病变相鉴别，包括骨巨细胞瘤和透明细胞型软骨肉瘤。与软骨母细胞瘤不同的是，骨巨细胞瘤通常没有硬化带，肿瘤内也没有钙化，可形成软组织包块。

显微镜下软骨母细胞瘤由片状的软骨母细胞组成，背景为软骨基质。细胞呈多角形，胞质界限清晰，有钙化，并包裹在细胞周围，形成典型的“鸡丝”表现。有大量的多核巨细胞，约 20% 的患者可继发动脉瘤样骨囊肿。组织学分级没有预后价值。

软骨母细胞瘤 2 级多见，3 级很少。尽管软骨母细胞瘤其侵袭性通常比骨巨细胞瘤低，但手术治疗是必需的，因为其为缓慢进展性疾病。治疗包括扩大刮除、植骨术或放置骨水泥。该方法有很大机会保留关节并获得良好的功能。彻底刮除肿瘤比保护生长板更重要（图 26-8）。一些病例报道骨骺生长停止，但是无法确定是源于肿瘤本身还是由于手术干预所致。

术后每 6 个月应复查患处及 X 线胸片，持续 3 年，以后每年摄片复查 1 次。通常有 10% ~ 20% 的患者会复发，其治疗同原发病变。约 1% 的患者

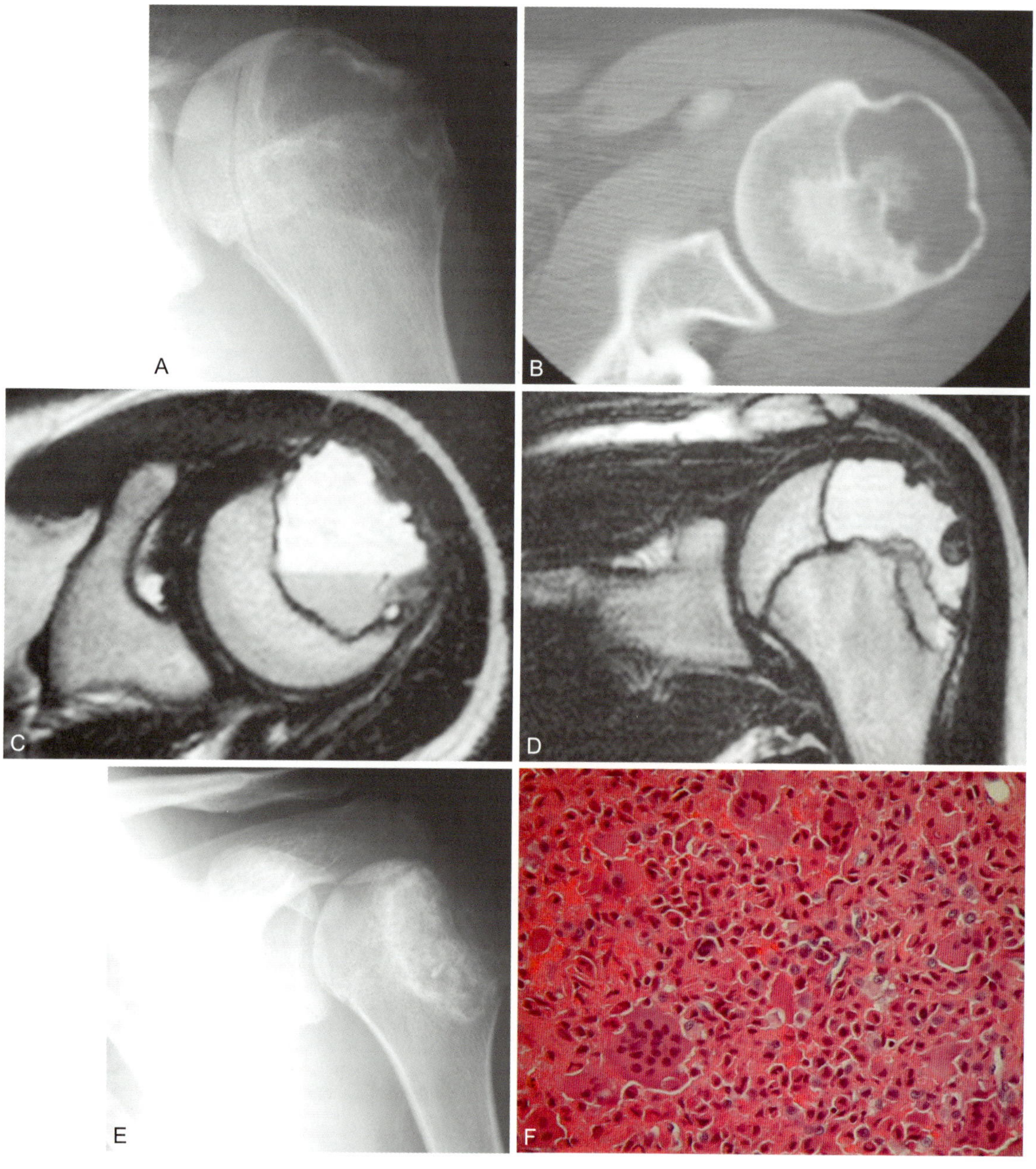

图 26-5 16 岁男孩，软骨母细胞瘤，主诉左肩疼痛 1 年

A．左肩前后位 X 线片显示左侧肱骨近端溶骨性改变，穿过未闭合的骺板；B．CT 显示病变内有钙化；C、D．MRI 显示有液平面，活检病理诊断为软骨母细胞瘤继发动脉瘤样骨囊肿；E．肿瘤刮除植骨后前后位 X 线片；F．软骨母细胞瘤的典型镜下表现

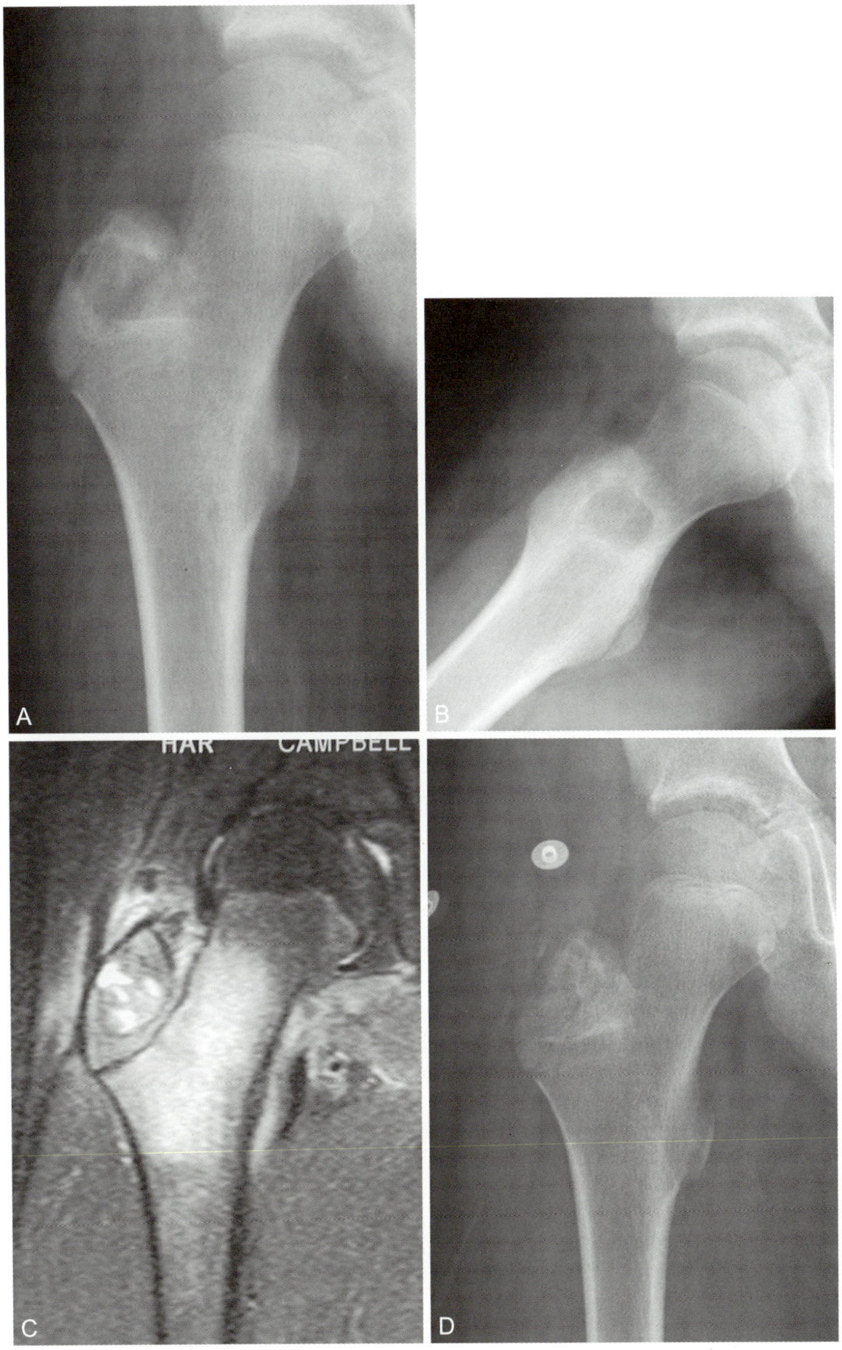

图 26-6　12 岁男孩，软骨母细胞瘤，主诉逐渐加重的右侧髋关节疼痛数月

A、B. 正位、侧位 X 线片显示右髋关节大粗隆透亮区；C. 冠状位 MRI 显示大粗隆周围水肿；D. 术后 X 线片显示肿瘤刮除后骨松质块及脱钙骨基质充填

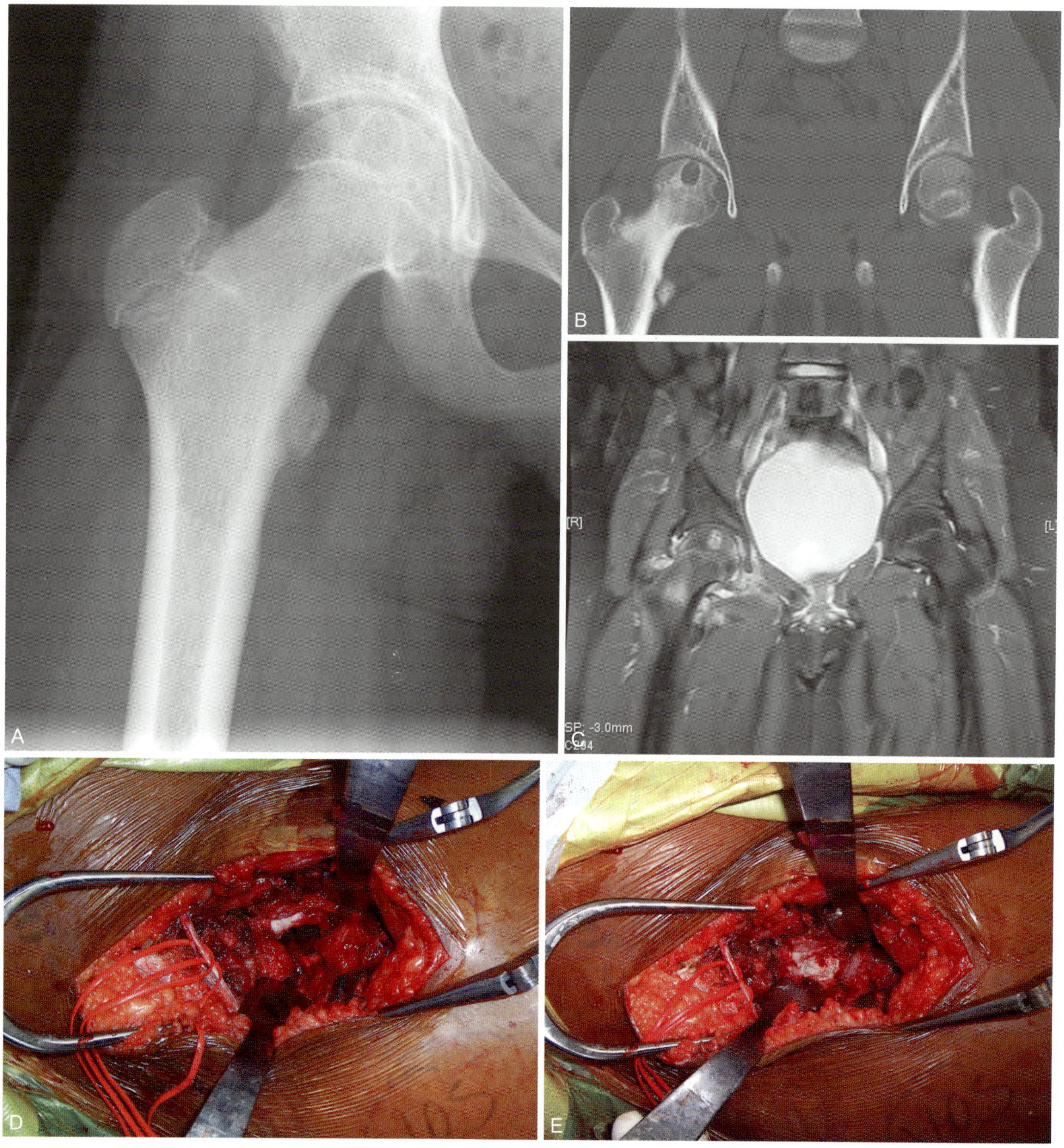

图 26-7 A、B. 16 岁女孩，股骨头软骨母细胞瘤，前后位 X 线片及 CT 扫描显示病变在骨骺，周围有少量骨化性的反应骨边缘；C. MRI 图像显示病变周围有广泛的水肿和积液；D、E. 经前方入路扩大刮除后植入骨移植替代材料

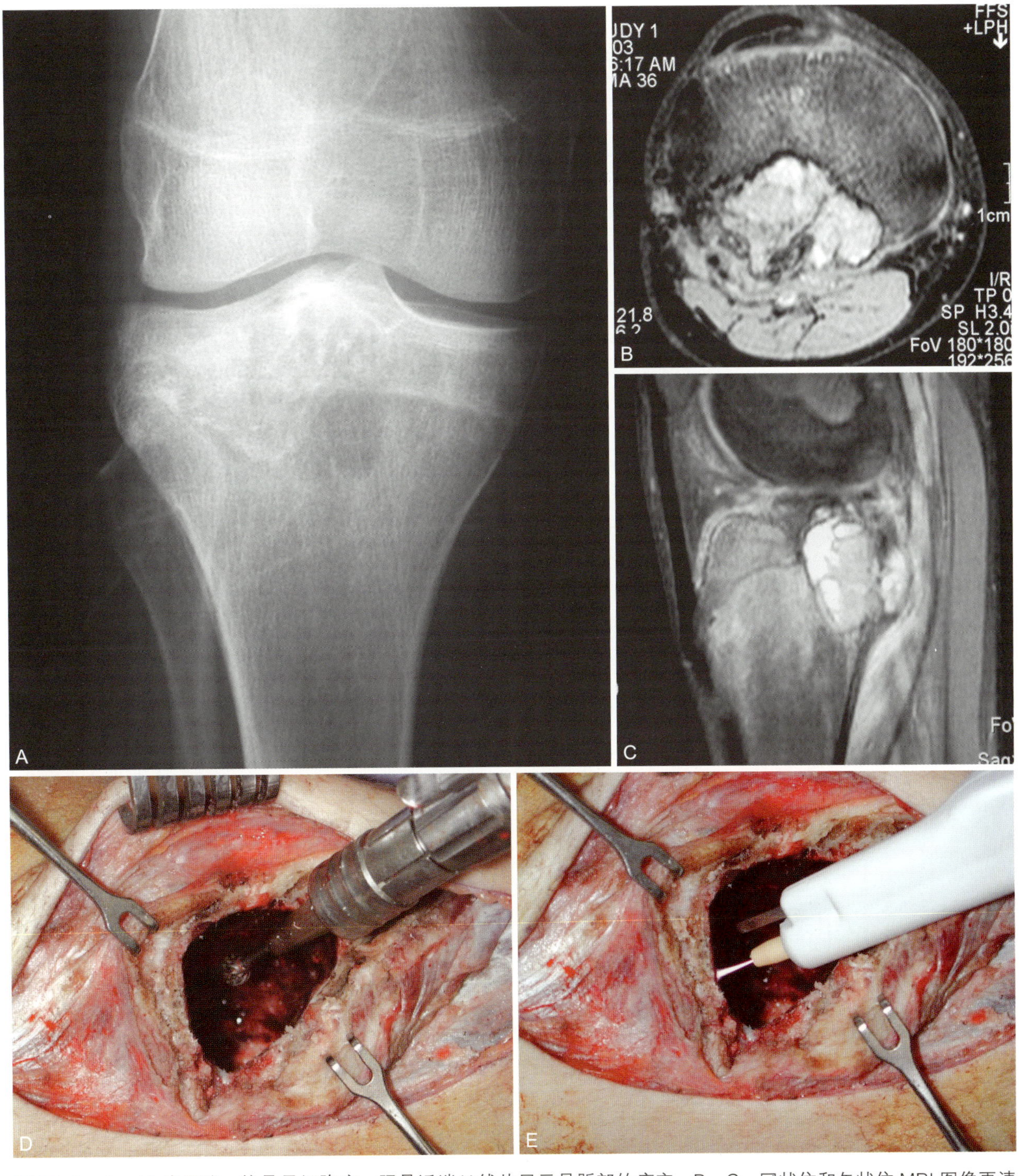

图 26-8 A. 15 岁男孩，软骨母细胞瘤，胫骨近端 X 线片显示骨骺部的病变；B、C. 冠状位和矢状位 MRI 图像更清晰地显示病变范围，且发现周围有广泛水肿；D、E. 病变扩大刮除后，电动磨钻及氩气刀处理腔壁

会发生良性肺转移，可切除转移灶。恶性转移灶极为罕见。

第三节 软骨黏液样纤维瘤

软骨黏液样纤维瘤是一种罕见的软骨源性肿瘤。在 Mayo 医院的资料中，其发病率不足全部骨肿瘤的 0.5%。各年龄段均可发病，高发于 10 ~ 30 岁。全身所有骨骼均可受累，最好发部位为胫骨近端（图 26-9）。典型的主诉是疼痛。如果病变位于手足，则患者常主诉无痛性包块或局部肿胀。

软骨黏液样纤维瘤 X 线片为良性肿瘤表现，位于长骨干骺端，界限清晰，周围有一圈硬化骨，可有类似于非骨化性纤维瘤的泡沫样表现。与其他软骨肿瘤不同，软骨黏液样纤维瘤在 X 线片上一般无病灶内钙化（只有极少数表面病变可出现大量钙化）。软骨黏液样纤维瘤除发生于胫骨近端干骺区者，一般不需做 X 线片检查的鉴别诊断。其他的鉴别诊断还包括软骨肉瘤、软骨细胞瘤、骨纤维性异常增殖、非骨化性纤维瘤、骨巨细胞瘤、动脉瘤骨囊肿和单纯骨囊肿。

显微镜下软骨黏液样纤维瘤呈分叶状。小叶的中心为疏松的黏液样组织，周围为细胞丰富的纤维组织。背景为软骨样基质，但很少有界限清晰的透明软骨区，可观察到钙化，病变内可有非典型细胞区。如果 X 线片及其他组织学表现均符合软骨黏液样纤维瘤，应避免将其误诊为软骨肉瘤。

治疗可行切除，也可行扩大刮除并植骨（图 26-10）。广泛切除较囊内刮除复发率低，但会造成更大功能损伤。局部复发率约为 20%，复发可再次手术治疗。恶变少见。

第四节 骨母细胞瘤

骨母细胞瘤是一种少见的成骨性肿瘤。在 Mayo 医院提供的资料中，占全部骨肿瘤的不到 1%。绝大多数患者发病年龄在 10 ~ 30 岁。男性多见，男、女比例为 3 ∶ 1。全身所有骨骼均可发病，脊椎病变占总数的 40% ~ 50%。疼痛是最主要的症状，可类似于骨样骨瘤（夜间痛明显，服用非甾体类抗炎药可缓解）。脊椎肿瘤可引起疼痛性脊椎侧弯和神经功能障碍。腰椎肿瘤主要表现为神经根受压的症状和体征，而胸椎肿瘤主要表现为脊髓受压症状。肿瘤一般生长缓慢，在确诊前，症状可持续 1 ~ 2 年。

最常见的 X 线片表现是年轻患者的脊椎后部结构上出现成骨性肿瘤（图 26-11 和图 26-12）。鉴别诊断包括动脉瘤样骨囊肿和骨样骨瘤。在脊椎之外的其他部位出现此类 X 线片表现则很少提示该诊断。典型的 X 线片表现为中心钙化的瘤巢，周围有一圈透光区和反应性硬化骨，但这种表现并不常见（图 26-13）。鉴别骨母细胞瘤与更为常见的骨样骨瘤主要依靠瘤巢的大小。骨样骨瘤的瘤巢直径＜ 1.5 cm，X 线片表现常无特异性，病变可能表现为透光的（图 26-14）、硬化的或混合的，病变可位于骨干或干骺端，初发可长在皮质或髓内。一些患者 X 线片可出现恶性表现。除脊柱病变外，

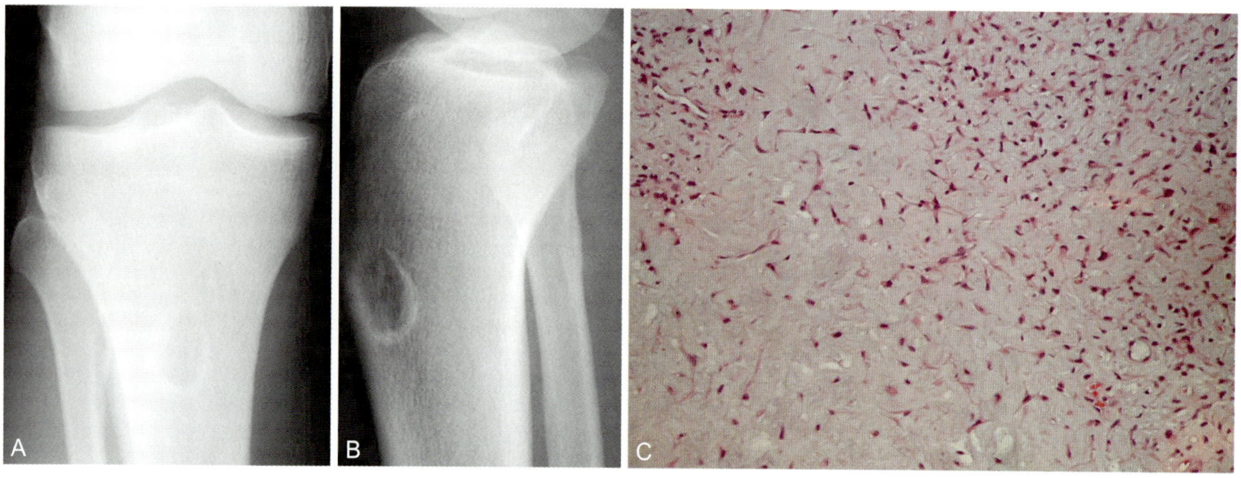

图 26-9 36 岁男性，软骨黏液样纤维瘤，主诉右膝疼痛 1 年

A、B．正位、侧位 X 线片显示病变位于胫骨近端干骺端，此为软骨黏液样纤维瘤的最常见部位；C．典型的软骨黏液样纤维瘤镜下表现

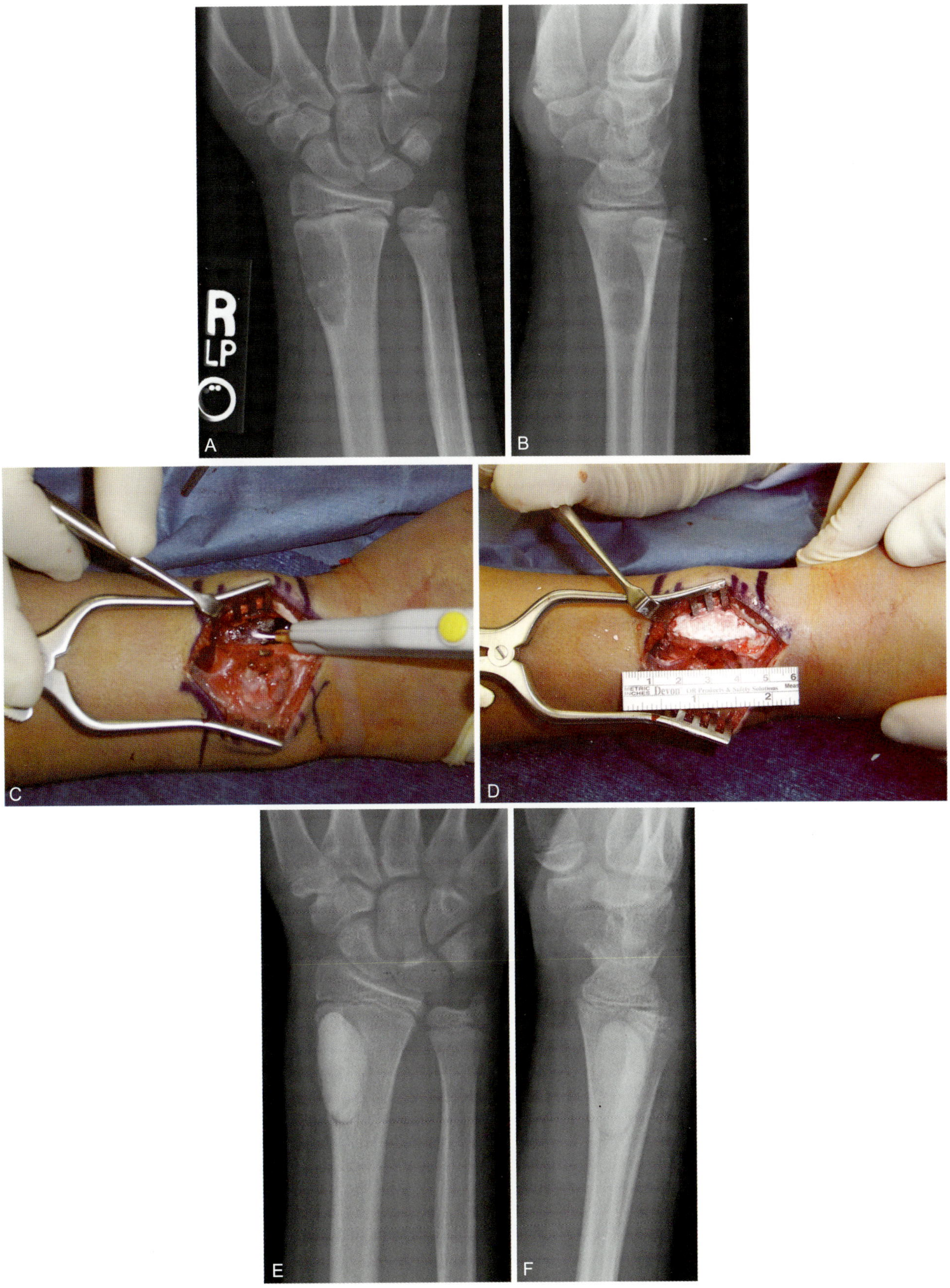

图 26-10　14 岁男孩，软骨黏液样纤维瘤，主诉外伤后出现轻微右侧腕关节疼痛

A、B．右侧腕关节正位、侧位 X 线片显示桡骨远端干骺端的良性病变；C．刮匙及磨钻刮除肿瘤后，氩气刀处理肿瘤腔壁；D．腔隙内充填磷酸钙骨移植替代物；E、F．术后正位、侧位 X 线片

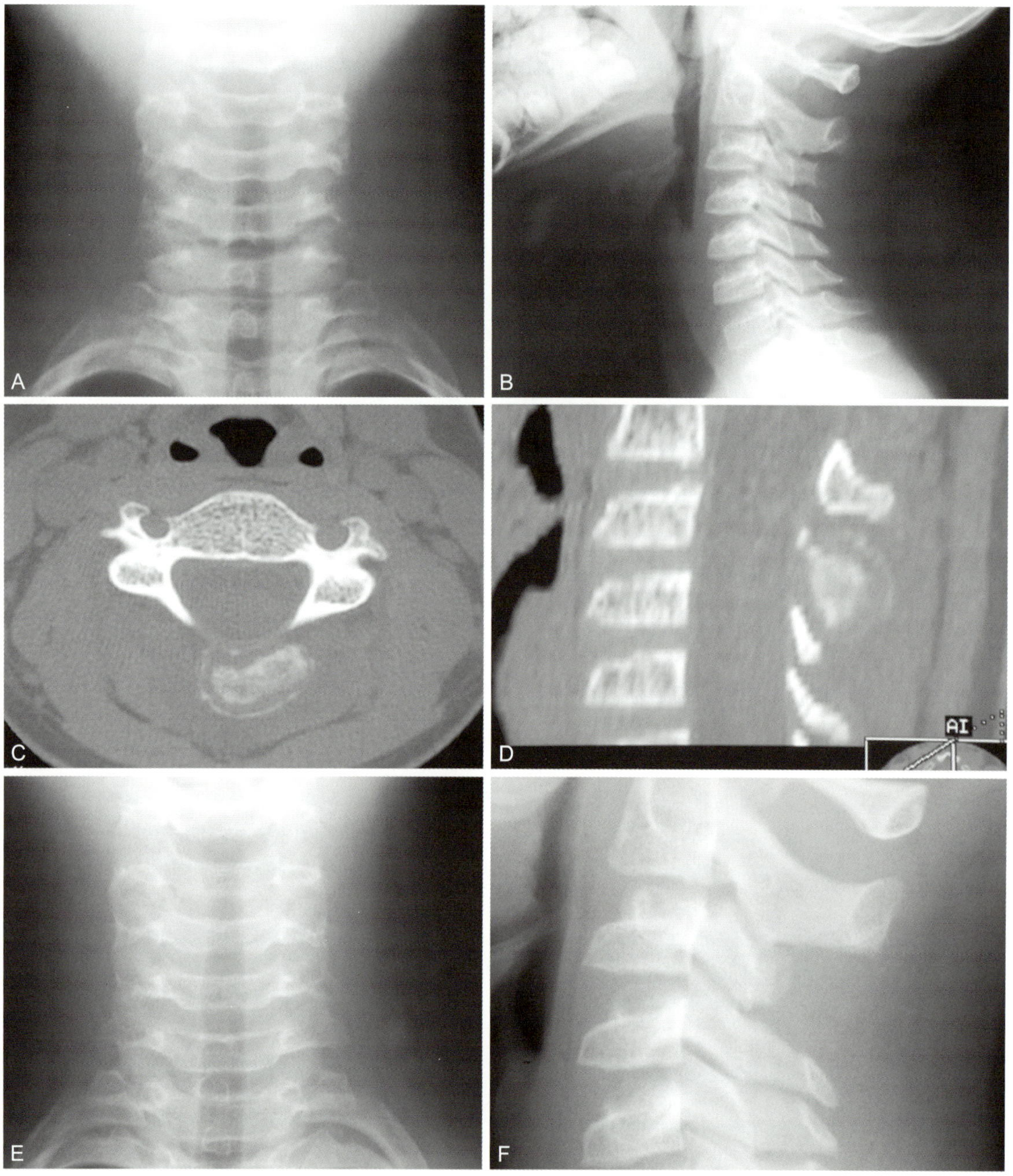

图 26-11 10 岁男孩，骨母细胞瘤，主诉颈部疼痛 1 个月

A、B．颈椎正位、侧位 X 线片显示 C_3 棘突病变；C、D．CT 扫描更清晰地显示病变；E、F．肿瘤切除后 X 线片

肿瘤很少侵犯软组织。而脊椎病变侵犯软组织则很常见。

显微镜下此类病变类似于骨样骨瘤。由纤维血管基质组成，可产生类骨质和原始编织骨。骨小梁表面排列有一层成骨细胞，其为鉴别骨母细胞瘤和骨肉瘤的重要依据。成骨细胞瘤的其他特点为界限清晰、组织结构疏松。恶性肿瘤的特点则为外周组织浸润，有不成骨的成骨细胞层形成。

治疗可行彻底刮除或切除，骨缺损应植骨。如肿瘤切除导致脊椎不稳定，则应行脊椎融合内固定。一些学者建议对脊椎病变辅助放射治疗，理由是肿瘤复发后再次手术较困难。其他学者发现，一些肿瘤虽未能彻底切除，但却保持静止。因此，大多数学者不建议行放射治疗，除非肿瘤无法切除而又出现症状者，则只能行放射治疗。

曾有肉瘤样变的报道，多见于放射治疗后病灶。

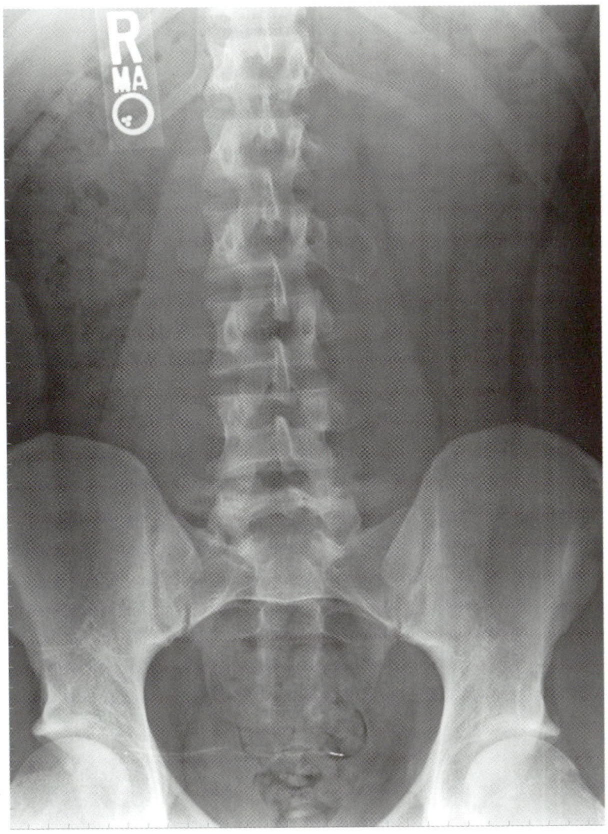

图 26-12 18 岁男孩腰椎正位 X 线片显示 L_2 横突部位的骨母细胞瘤

也有一些恶变患者可能误诊为低度恶性骨肉瘤。不管怎样，一些早期诊断为成骨细胞瘤的患者晚期会出现侵袭性表现，偶尔会导致死亡。因此，应密切随访患者，定期做患处 X 线检查及摄胸片。

第五节 朗格汉斯细胞增生症

朗格汉斯细胞增生症（LCH）以前被称为组织细胞增多症，是一组病理特征相似的疾病，可累及全身任何器官，临床表现多样。该病是反应性疾病还是肿瘤仍存在争议。嗜酸性细胞肉芽肿是单发骨病变。Hand-Schüller-Christian 病是指临床上表现为颅骨病变、眼球突出和隐形糖尿病三联征的一组病变。当前，一些学者用 Hand-Schüller-Christian 病代指所有多系统的朗格汉斯细胞增生症。Letterer-Siwe 病是另一种变型，常在 3 岁前发病，表现为发热、淋巴结病变、肝脾大和全身多发骨病变。Letterer-Siwe 病患者常迅速死亡。上述名词所代表的是不同疾病，还是同一病理过程的不同表现，对此尚有争议。由于发病机制不明，目前尚无多部位受累的病例治疗方案，且复发率极高。根据累及器官部位的不同，可选择包括手术、

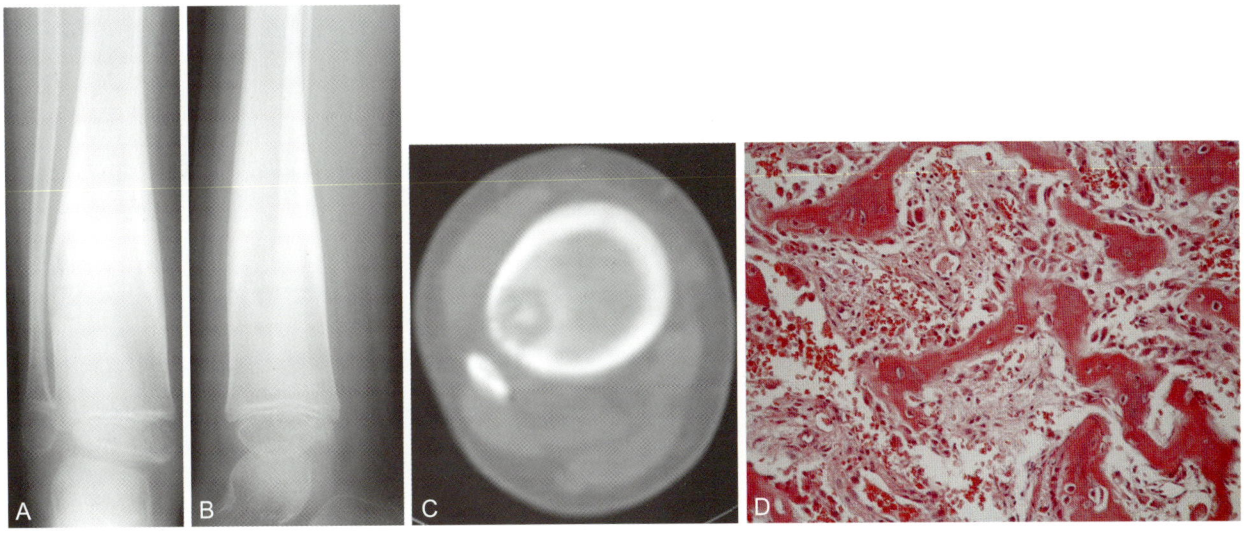

图 26-13 4 岁男孩，右腿疼痛 1 年，步行为止痛步态，右侧胫骨较左侧长 2 cm

A、B. 胫骨正位、侧位 X 线片显示胫骨远端干骺端病变，腓骨弓形弯曲，证明病史很长，病变为良性；C. CT 扫描清晰地显示病变，后证实为骨母细胞瘤；D. 骨母细胞瘤的典型镜下表现

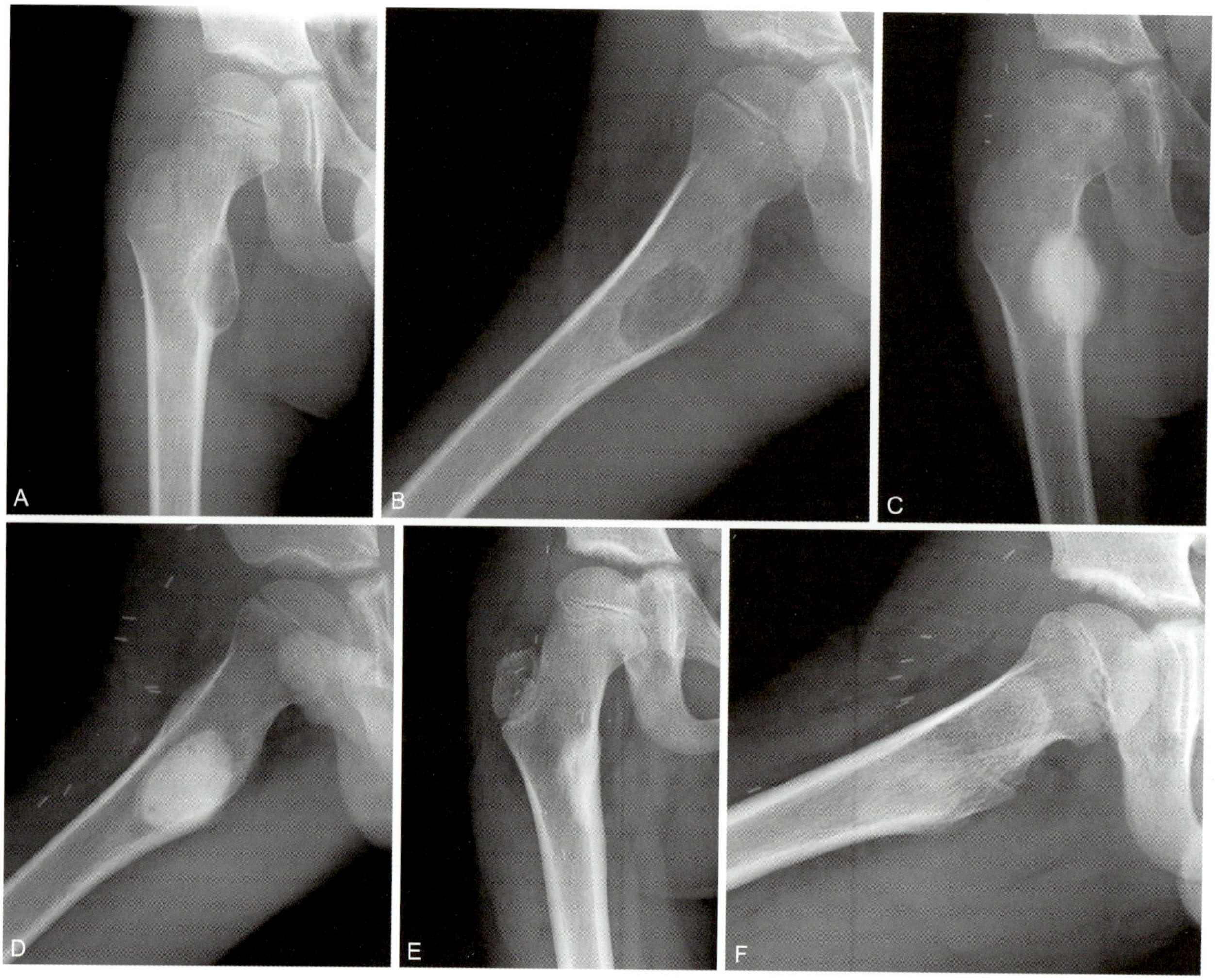

图 26–14 7 岁男孩，骨母细胞瘤

A、B．股骨近端正位、侧位 X 线片显示病变位于小转子；C、D．肿瘤刮除后腔隙内充填碳酸钙及磷酸钙合成的骨移植替代物，术后 X 线片；E、F．术后 2 年 X 线片显示骨的结构已改建，并且无复发征象

放疗及化疗等多种治疗方式。死亡的危险因素包括多器官受累和 2 岁内发病。

骨科医师主要治疗骨的嗜酸性细胞肉芽肿。患者年龄一般在 5 ~ 20 岁，常表现为逐渐加重的疼痛。临床表现类似于骨髓炎，有静息痛（夜间痛）、发热和局部炎症表现。所有骨骼均可发病，但最常见的发病部位是椎体、扁平骨和长骨骨干。

朗格汉斯细胞增多症可有多种不同的 X 线表现。椎体明显变扁或称为扁平椎是其最常见的表现。虽然朗格汉斯细胞增生症是椎体变扁的常见原因（图 26–15），但其他疾病也可导致扁平椎，临床上应予以鉴别。这些疾病包括尤因肉瘤、淋巴瘤、白血病、戈谢病、动脉瘤样骨囊肿和感染。扁平椎的病变一般界限清晰，穿透骨骼，为单纯溶骨性病变。由于两层骨板的病变大小不同，会出现“孔内有孔”的表现。在长骨骨干，病变会出现侵袭性浸润表现，伴有骨膜反应骨形成（图 26–16）。这些表现很像尤因肉瘤、感染或淋巴瘤。骨扫描有助于发现其他部位病变，但有 30% 的假阴性率，故对全身骨骼仔细检查更有效。

显微镜下如发现朗格汉斯细胞即可确诊。朗格汉斯细胞为巨大的组织细胞，胞核呈锯齿状，核膜脆，有大量的嗜酸性细胞质。细胞 S–100 蛋白染色阳性。病变内还包含有多核巨细胞和其他炎性细胞，如嗜酸性细胞簇。电镜下可观察到朗格汉斯细胞胞质内特征性的细胞器，称为 Birbeck 颗粒。

朗格汉斯细胞增生症需进行活检以明确诊断。确诊后一般只需非手术治疗。单纯骨病变可经过数周至数年自愈，活检也可能促进愈合。推荐的治疗方法包括注射激素、放射治疗和刮除病灶（可植骨

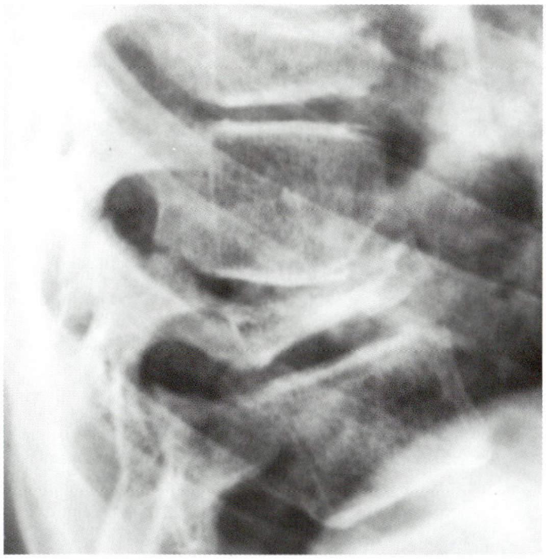

图 26-15 椎体内嗜酸性细胞肉芽肿

椎体压缩，X 线表现为扁平椎，病变累及其他多处骨骼

或不植骨）。少数病例报道提示唑来膦酸可缓解疼痛，但长期效果有待确认。如果病变没有症状，不需治疗，因为观察发现肿瘤有自行消退现象（图 26-17）。治疗的适应证包括疼痛、活动受限或可能出现病理性骨折或神经压迫（脊髓或视神经）。腔内注射类固醇是一种相对安全有效的治疗方法。小剂量放疗只适用于脊椎受累或视神经受压的患者。如果切开活检确诊，可同时刮除病灶。必须注意的是，病灶内注射激素或植骨治疗前必须先排除感染。

扁平椎多采用非手术治疗，因为绝大多数可自行消退。在骨骼尚未成熟的患者，随着生长发育，椎体高度会有部分恢复。佩戴临时支撑器具可减轻症状。对有轻微的神经症状者，可行放射治疗。对于神经症状迅速加重，或者出现脊髓受压症状且放射治疗无效的患者，可行手术减压，同时应用内固定合并融合术。

骨病灶的总体预后较好，局部复发率低，并发病较少。但是，全身性疾病可能进展，需要行化疗。

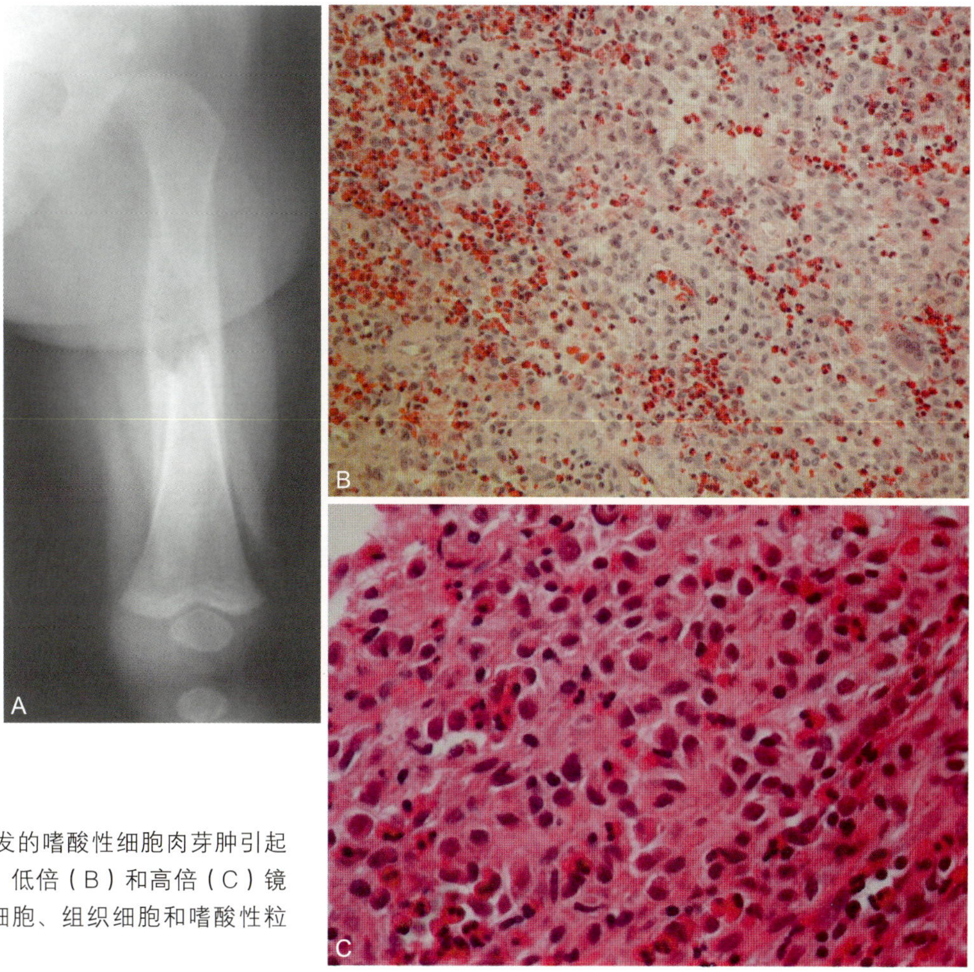

图 26-16 A. 股骨干单发的嗜酸性细胞肉芽肿引起严重的骨膜反应；B、C. 低倍（B）和高倍（C）镜下的图像显示朗格汉斯细胞、组织细胞和嗜酸性粒细胞

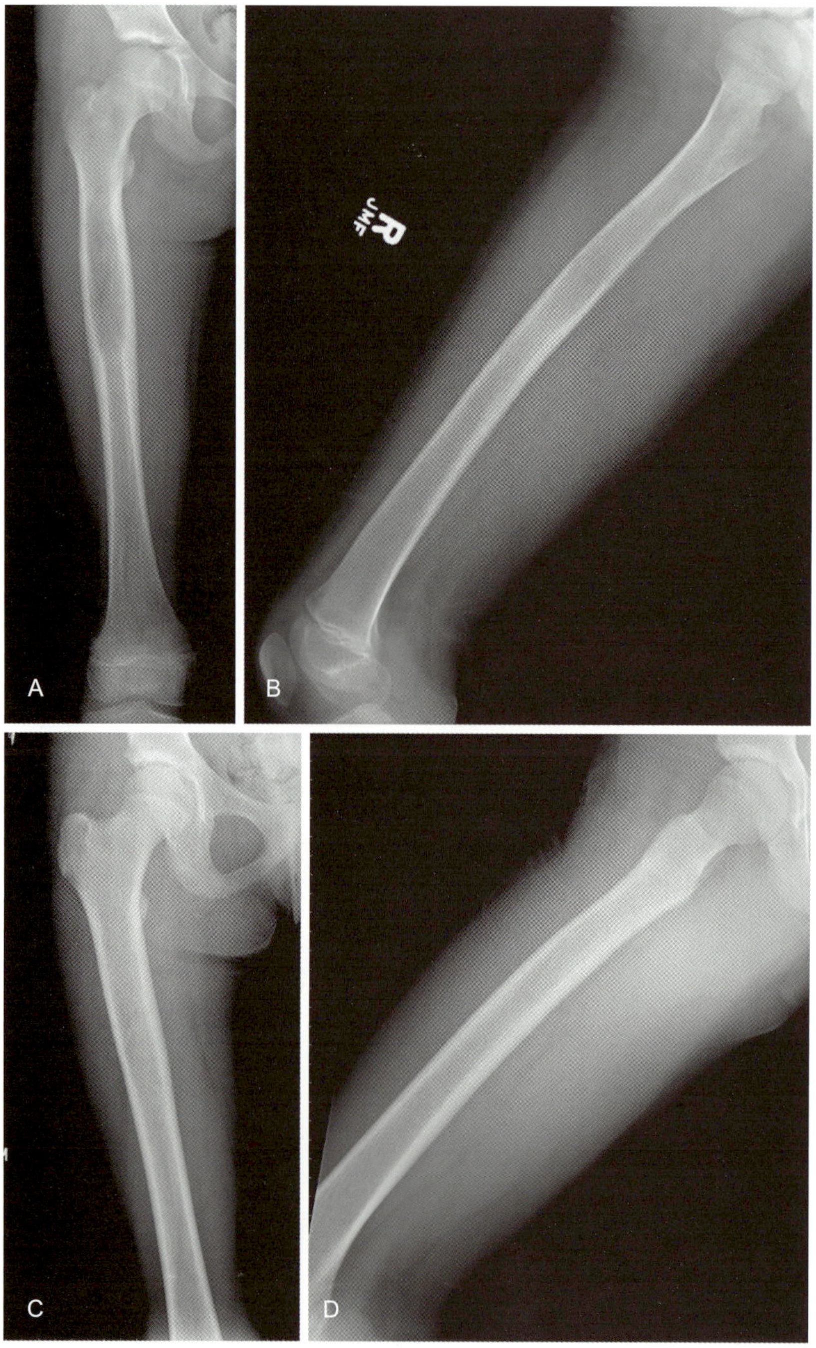

图 26-17 A、B. 7 岁女孩，主诉右侧大腿疼痛，股骨正位、侧位 X 线片显示股骨上界限不清晰的病变，穿刺活检后病理诊断为组织细胞增生症，穿刺术后患儿疼痛缓解，给予观察；C、D. 4 年后随访的 X 线片显示骨已修复

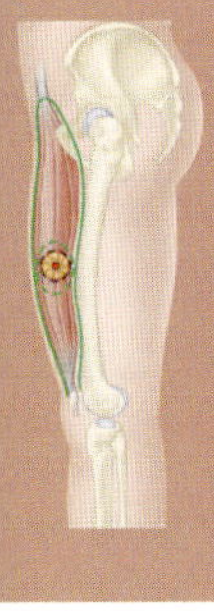

第 27 章

骨的恶性肿瘤

著者：Robert K. Heck Jr., Patrick C. Toy
译者：毕文志　黄俊琪　贾金鹏
审校：牛晓辉　杨勇昆　韩　纲

第一节　骨肉瘤

骨肉瘤的特点是恶性细胞产生类骨质，是第二常见的原发恶性骨肿瘤，约占原发性恶性骨肿瘤的20%，是最常见的非血液来源的恶性骨骼系统肿瘤。每年的发病率为（1 ～ 3）/100 万。可能于任何年龄发病，但原发性高度恶性骨肉瘤主要见于 10 ～ 20 岁的患者。皮质旁骨肉瘤发病高峰在 20 ～ 40 岁，继发性骨肉瘤（如继发于 Paget 病或者曾接受放射治疗的患者）更常见于老年人。男性发病率稍高（皮质旁骨肉瘤除外，女性更常见）。种族间没有明显差异，遗传因素作用也不大，尽管骨肉瘤更常见于遗传性视网膜细胞瘤、Rothmund-Thomson 综合征和 Li-Fraumeni 综合征患者。所有骨骼部位都可能受累，但大多数原发性骨肉瘤发生于生长快速的部位，包括股骨远端、胫骨近端和肱骨近端。

几乎所有高度恶性的骨肉瘤患者都主诉有进展性疼痛（低度恶性的表面型骨肉瘤可能主诉为无痛性肿块）。起初，疼痛可以通过非手术治疗措施和改变活动方式改善，导致患者和医师产生错误的安全感觉。如果诊断被延误，疼痛最终会变得很严重。夜间痛可能是诊断的一个重要线索，不过，仅有约 25% 的患者经历过这种疼痛。在初次就诊时患者常被误诊为更常见的骨软组织疾病。一份研究表明，从症状出现到正确诊断，平均被耽搁的时间大约是 15 周。这包括患者平均耽搁 6 周（从症状出现到初次见医师）和医师平均耽搁 9 周（从初诊到正确诊断）。医师耽搁的首要原因包括没有在初诊时摄 X 线片，而且更重要的是，当患者的症状持续存在或加重时没有重摄 X 线片。

尽管放射线的表现存在差异，但 X 线片仍是确诊最有价值的手段。最常见的表现是长骨干骺端的侵袭性病损。大约 10% 的病变最初发现于骨干，不足 1% 的病变最初发生于骨骺。尽管病变是以成骨或溶骨为主，但更常见的是成骨和溶骨共同存在。病损常常是完全渗透性的，边界不清。如果肿瘤已经突破骨皮质，那么在诊断时就可能发现软组织肿块。骨膜反应以“Codman 三角”的形式出现，或可能有日光放射状骨针的外观。MRI 是确定肿瘤骨质和软组织边界的最好办法，也可以确定肿瘤与周围组织的解剖关系。应该进行骨扫描来寻找骨转移，同时拍摄胸片或 CT 排查肺转移。肺是最常见的转移部位，应在活检前做这些检查。

骨肉瘤可分为原发性和继发性两类。原发性骨肉瘤又可分为传统型骨肉瘤、低度恶性髓内骨肉瘤、骨旁骨肉瘤、骨膜骨肉瘤、高度恶性表面骨肉瘤、毛细血管扩张型骨肉瘤和小细胞型骨肉瘤。

大多数骨肉瘤可归类为传统型骨肉瘤（图 27-1 ～图 27-3），并且有前面描述的放射线改变。这些高度恶性骨肉瘤产生于髓腔，可以穿破骨皮质，形成软组织肿块。从组织学上看，它们可能主要是成骨细胞、成纤维细胞或成软骨细胞。不过，看见肿瘤细胞形成的骨基质是诊断必需的依据。梭形细胞是高度恶性的，细胞成分过多、有丝分裂丰富及显著的核多形性。

骨膜骨肉瘤（图 27-4）起源于骨表面，是中度恶性的。最常见的部位是股骨和胫骨的干骺端。发病年龄更大一些，年龄段更宽。骨膜骨肉瘤的组织学检查可见在软骨小叶中放射状的成骨基质的梭形细胞束。

低度恶性髓内骨肉瘤是一种少见的类型，特点是在 X 线片上有相对良性特征的安静过程。对有些患者，它可能在 X 线片上或组织学上被误诊为骨母细胞瘤或骨纤维结构不良。正如其名，它位于髓腔内，穿破皮质一般非常晚。在显微镜下观察，它由产生轻度不规则骨小梁的不典型梭形细胞组成。

皮质旁骨肉瘤（图 27-5）也是一种少见、低度恶性的肿瘤，起源于骨表面，侵犯髓腔比较晚。特别倾向于出现在股骨远端的后外侧，呈分叶状的骨化包块。CT 有助于鉴别这种骨肉瘤和骨化性肌炎或骨软骨瘤。骨化性肌炎的钙化在病变周围更成熟，而皮质旁骨肉瘤的中心骨化更明显。皮质旁骨肉瘤应该很容易与骨软骨瘤相鉴别，因为骨软骨瘤的 CT 扫描显示一个含骨髓的髓腔与受累骨的髓腔相连续。在显微镜下观察，与低度恶性的髓腔内骨肉瘤相似，皮质旁骨肉瘤由产生轻度不规则骨小梁的不典型梭形细胞组成。

高度恶性的表面型骨肉瘤是最不常见的类型。正如名称所示，它是起源于骨皮质表面的侵袭性肿瘤。X 线片显示为边界不清的侵袭性病变。与传统

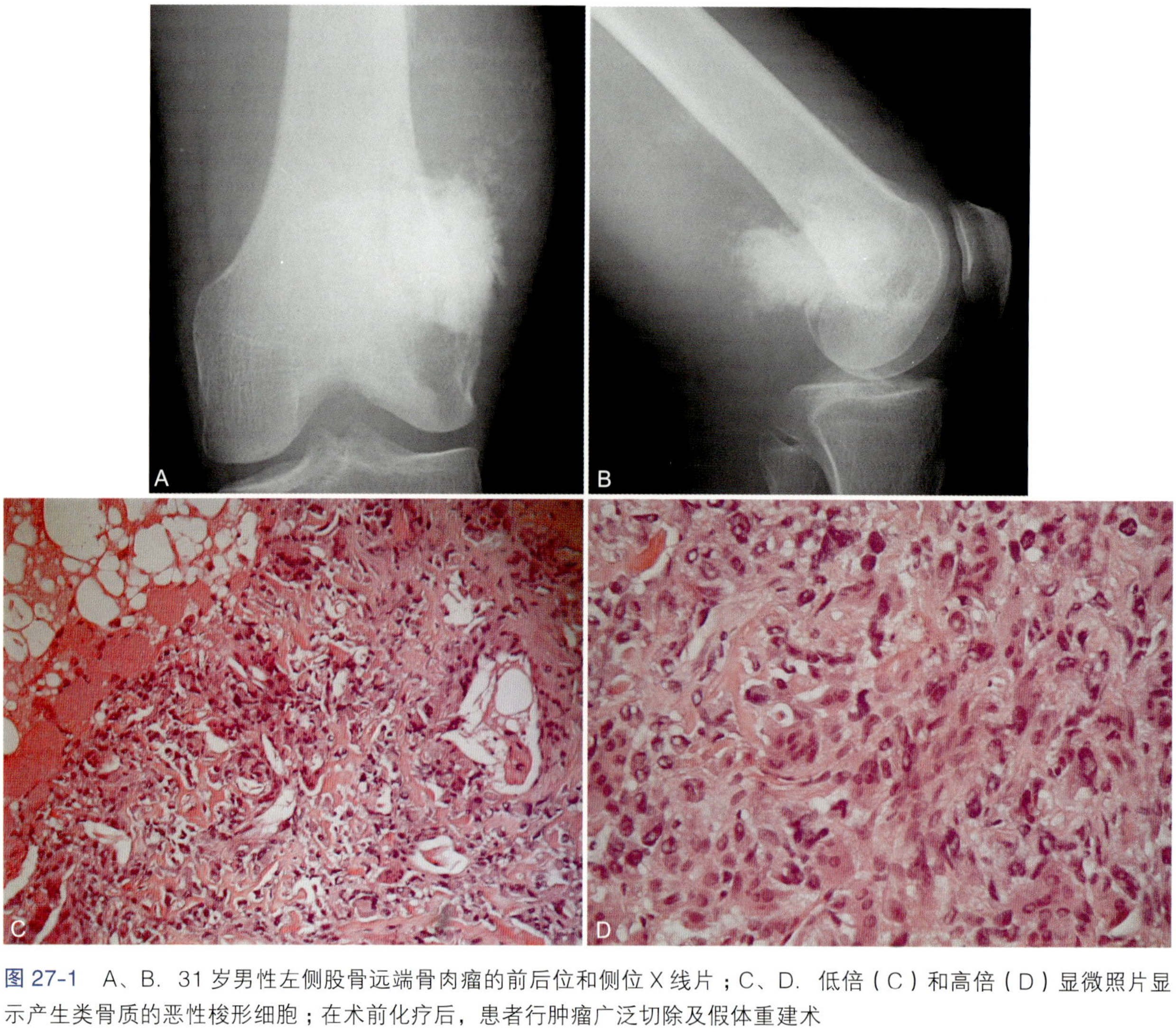

图 27-1 A、B. 31 岁男性左侧股骨远端骨肉瘤的前后位和侧位 X 线片；C、D. 低倍（C）和高倍（D）显微照片显示产生类骨质的恶性梭形细胞；在术前化疗后，患者行肿瘤广泛切除及假体重建术

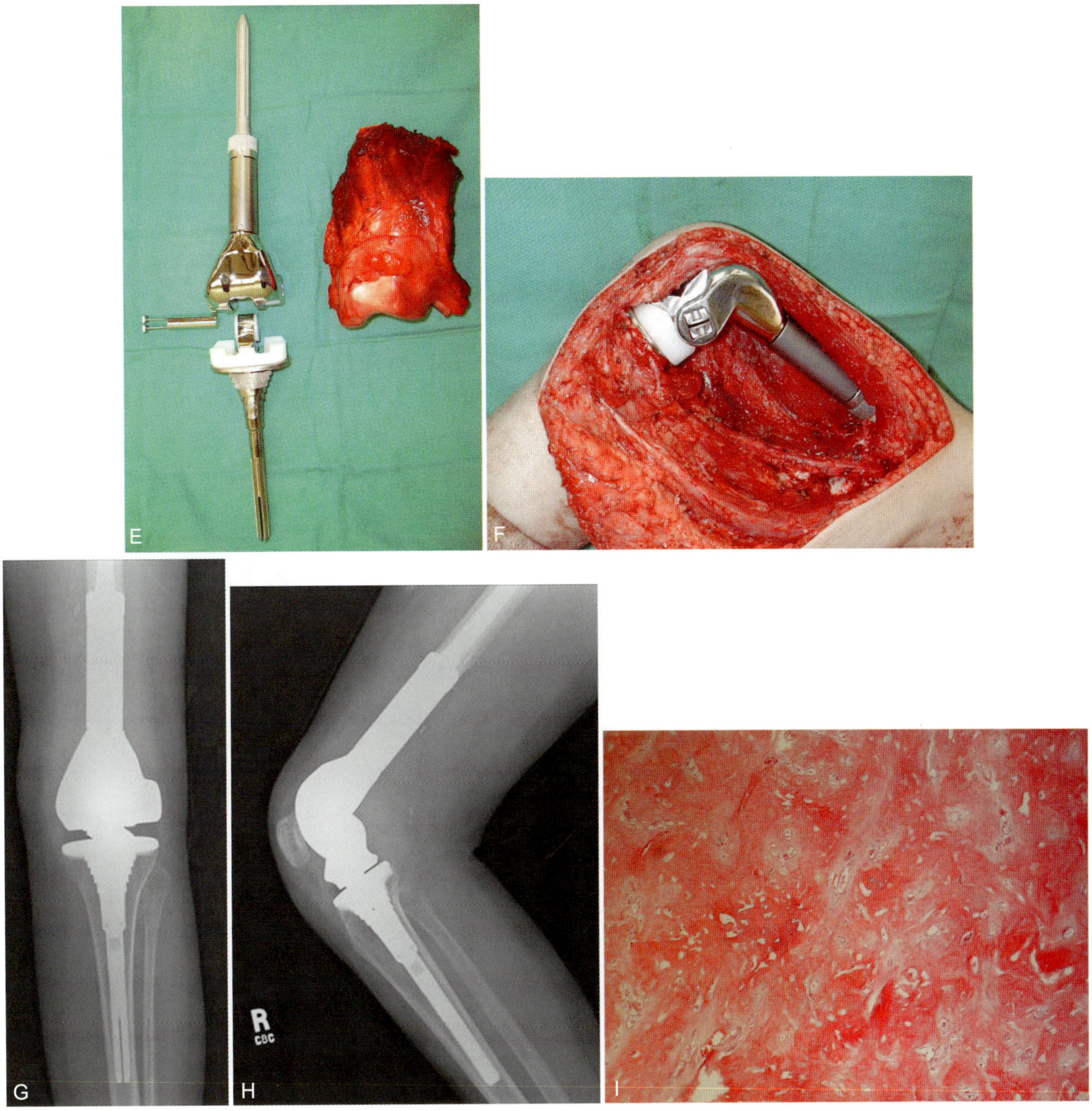

图 27-1（续） E. 切除的标本及置入物照片；F. 置入物在体内的照片；G、H. 术后的前后位及侧位 X 线片；I. 显微镜下照片显示肿瘤完全坏死

型骨肉瘤相似，显微镜下的特点是梭形细胞富细胞性，有丝分裂活跃及明显的细胞核多形性。与皮质旁骨肉瘤相反，诊断时骨髓受累常见。

毛细血管扩张型骨肉瘤是纯粹的溶骨性病变。在 X 线片上，有侵袭性表现，或有与动脉瘤样骨囊肿相似的吹气球样表现。从大体标本上看，类似于充血的囊腔，有少量实质性物质。在显微镜下看，低倍镜下表现常常与动脉瘤样骨囊肿相似，有充满血液的囊腔和少量的骨间隔；在高倍镜下看，间隔内的细胞完全是恶性的。

小细胞型骨肉瘤是另一种少见的类型，也是高度恶性的病变，由与尤因肉瘤或淋巴瘤相似的小蓝色细胞组成。如果细胞数量少，则类骨质很难与尤因肉瘤中存在的纤维样物质相鉴别。有时需要利用细胞学或免疫组化研究来鉴别这些病变。

继发性骨肉瘤常继发于其他肿瘤。年轻人很少发生，但在 50 岁以上的骨肉瘤患者中几乎占 50%。继发性骨肉瘤最常见的病因包括 Paget 病和曾进

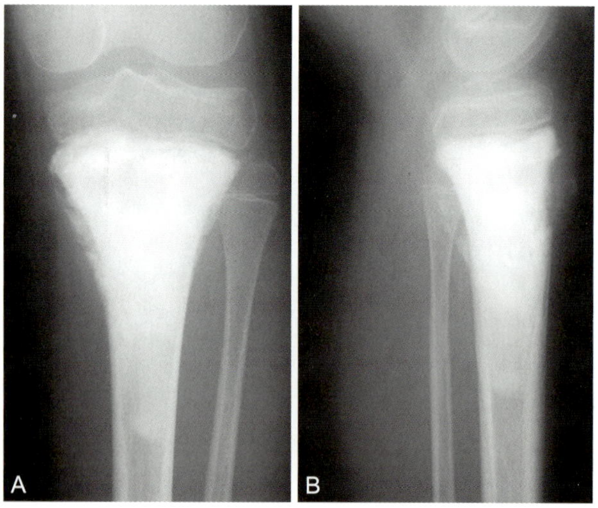

图 27-2 A、B. 11 岁男孩胫骨近端成软骨性骨肉瘤的前后位及侧位 X 线片

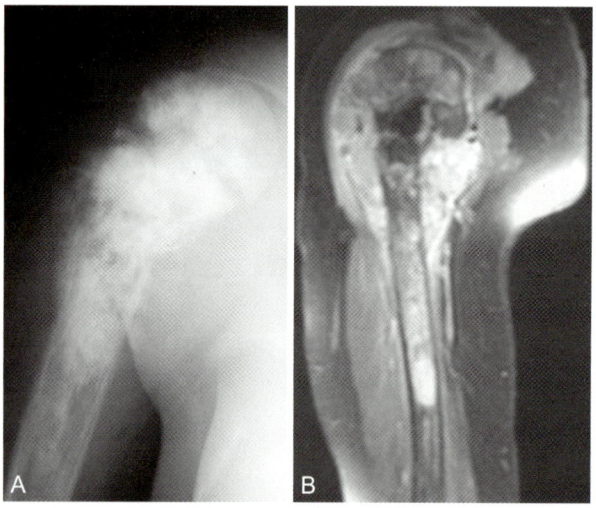

图 27-3 A. 8 岁男孩肱骨近端成骨性骨肉瘤的前后位 X 线片。B. MR 较好地显示了肿瘤在骨及软组织内的范围

行过放射治疗者。Paget 病的骨肉瘤发病率约 1%，有多发骨病变的发病率可能更高（5% ~ 10%）。Paget 骨肉瘤最常发生在 50 ~ 80 岁，骨盆是最常见的部位。在放射治疗剂量＞ 2500 cGy 的患者中，放射诱发骨肉瘤的发生率约 1%，并且可能发生在不常见的部位，如颅骨、脊柱、锁骨、肋骨、肩胛骨和骨盆。尽管骨肉瘤是最常见的放射诱发性肉瘤，但这种情况下纤维肉瘤和恶性纤维组织细胞瘤也相对常见。继发性骨肉瘤的发病时间在放射治疗后 10 ~ 15 年，但也可能发生在放射治疗后 3 年至几十年。已经报道的与继发性骨肉瘤有关的病变包括骨纤维结构不良、骨梗死、骨软骨瘤、慢性骨髓炎、肢骨纹状肥大及成骨不全。但是这些病变发生继发性骨肉瘤极为罕见，其因果关系尚难确定。

在多种药物化学治疗出现之前，骨肉瘤的预后并不乐观。尽管治疗包括广泛性或根治性截肢术，通常在 2 年内约有 80% 的患者死于远处转移。采用现代多种药物化疗方案加上正确的手术治疗后，大多数报道在初诊时无转移的高度恶性骨肉瘤长期生存率在 60% ~ 75%，低度恶性的生存率在 90%。

在诊断时最重要的预后因素是肿瘤分期。大约 15% 的患者在诊断时已有可探查到的肺部转移。已有肺转移的患者往往预后不佳，长期生存率不到 20%（就诊时有一个或几个可切除掉的肺转移灶的患者长期生存率＞ 50%，而有很多、巨大或无法切除的肺转移灶的患者预后相当差）。非肺转移（如骨转移）患者预后更差，长期生存率低于 5%。“跳跃”转移（如同一骨的转移或超越关节的转移）和有远处转移的患者预后同样不佳。

第二个重要的预后因素是肿瘤的分级。因低度恶性肿瘤很少发生转移，故低度恶性肿瘤患者较高度恶性肿瘤患者有明显的预后优势。原发肿瘤的大小似乎也是一个重要的预后因素。尽管学者们区分肿瘤大小的标准有所不同，但大多数研究证实，肿瘤较大患者的预后明显比肿瘤较小患者的预后要差。肿瘤生长部位也很重要，近端肿瘤患者的预后比远端肿瘤患者的预后差。肿瘤的大小 –5 部位有关，因为大多数近端肿瘤在诊断时比远端肿瘤大。Paget 骨肉瘤通常预后较差，长期生存率低于 15%。放射治疗诱发性骨肉瘤被认为预后也不佳。不过，这可能是由于其好发于很难切除彻底的少见部位。肢体放射治疗诱发性骨肉瘤可能与其他高度恶性骨肉瘤有相同的预后。年龄和性别对预后似乎没有明显影响。

如前所述，传统上高度恶性骨肉瘤的治疗都是即刻行广泛性或根治性截肢术。尽管采用了这种治疗方式，但 80% 的明显孤立性病变患者仍死于远处转移。基于这一点，可以推断大多数高度恶性骨肉瘤在就诊时已有没检测到的微小转移灶。辅助化学治疗或新辅助化学治疗的目的是治疗这些微小转移灶。目前，在大多数骨软组织肿瘤治疗中心，高度恶性骨肉瘤的治疗包括新辅助化学治疗、广泛或根治性手术（切除或截肢术）和辅助化学治疗。新

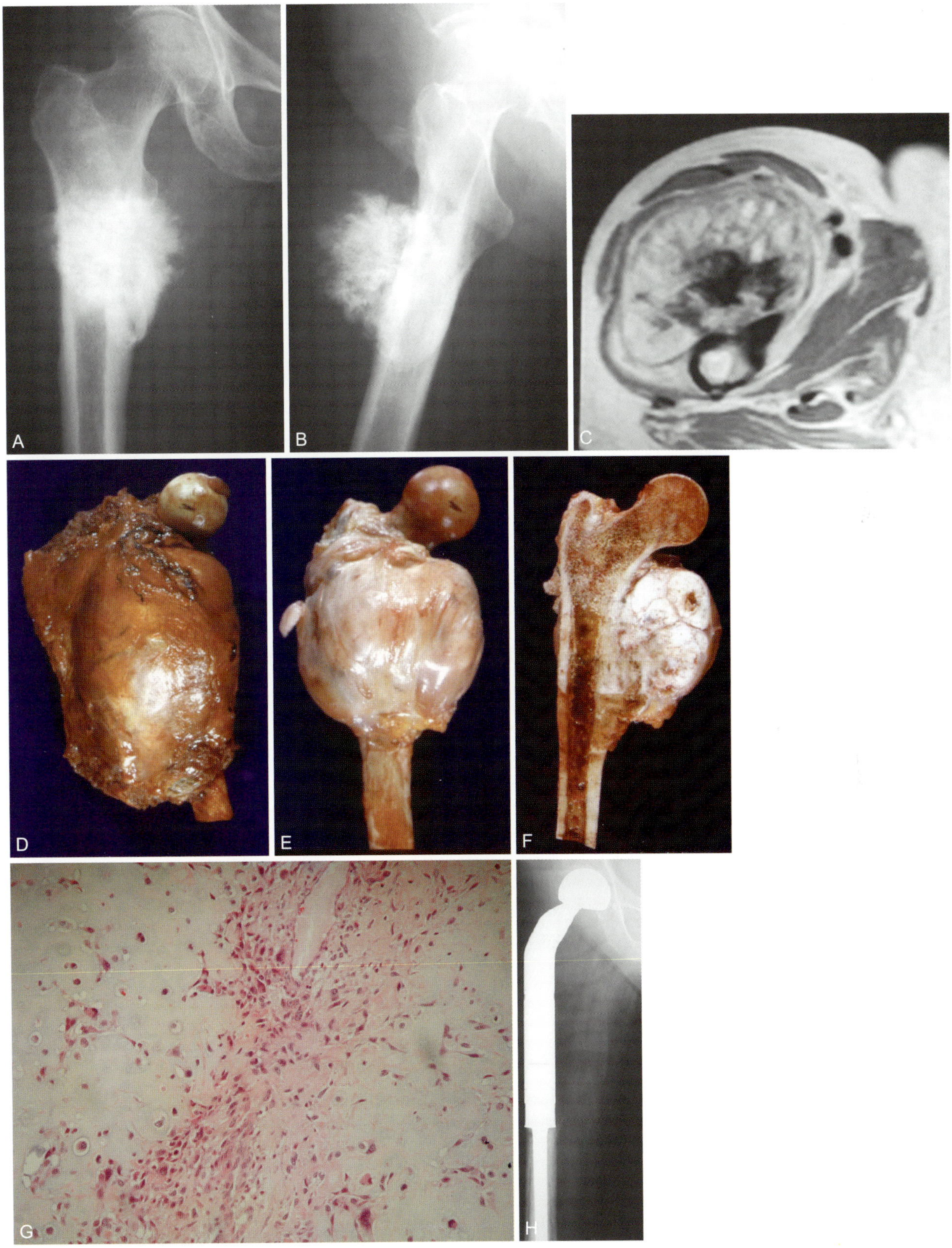

图 27-4 A、B. 67 岁女性股骨近端骨膜骨肉瘤的前后位及侧位 X 线片；C. MRI 显示病变来自骨表面，骨髓似乎并未受累；D. 广泛切除术后的肿瘤标本；E. 切除周围肌肉的肿瘤标本；F. 切开的肿瘤标本，病变来源于骨表面，骨髓腔并未受累；G. 骨膜型骨肉瘤的典型显微镜下表现，小叶状恶性软骨间隔已产生类骨质的恶性梭形细胞；H. 重建的股骨前后位 X 线片

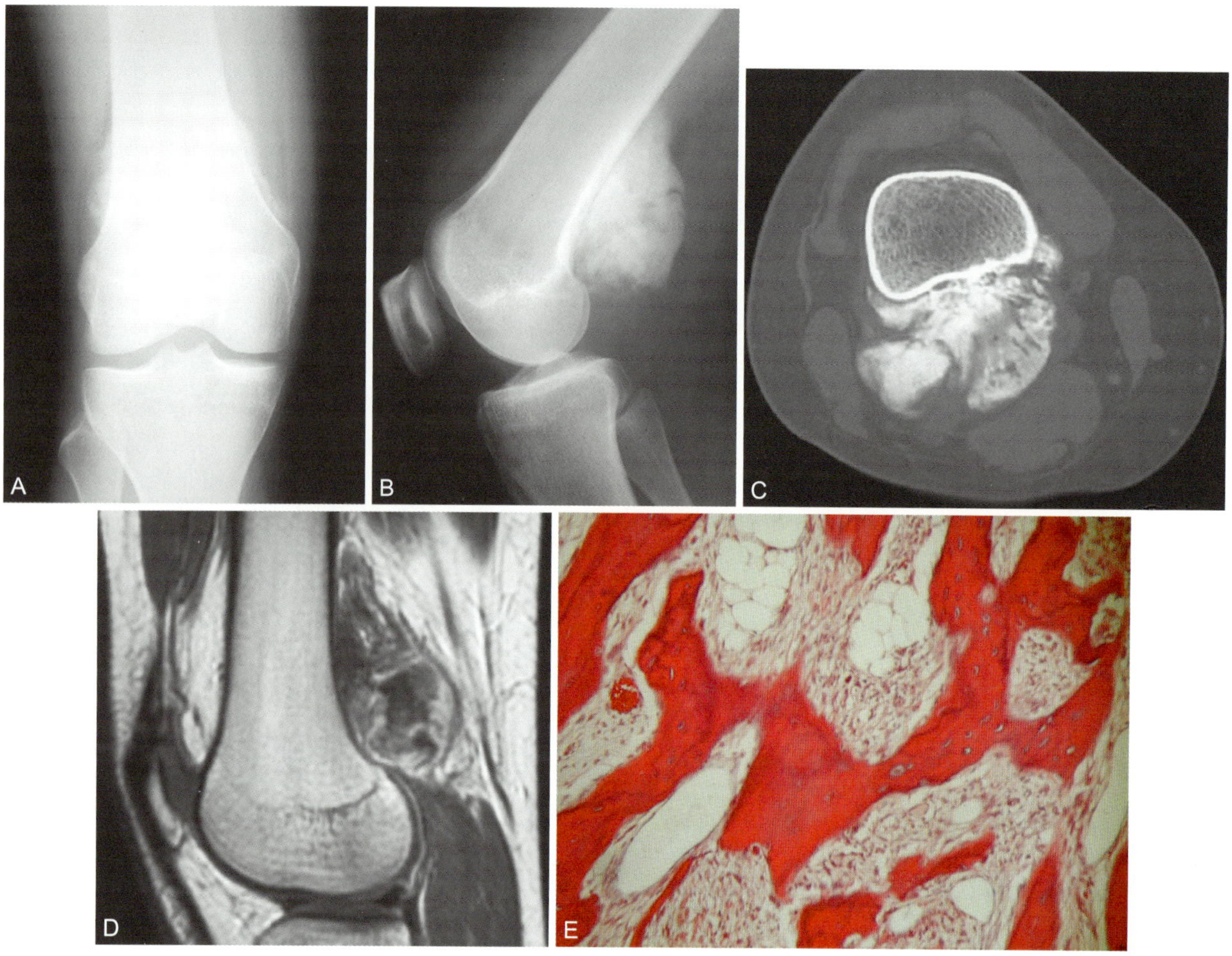

图 27-5 A、B. 来源于最常见部位的皮质旁骨肉瘤的前后位及侧位 X 线片；C、D. CT 和 MR 显示肿瘤来源于股骨远端的后方，骨髓腔并未受累；E. 皮质旁骨肉瘤的典型显微镜下表现，轻度不规则的梭形细胞产生相对表现正常的骨小梁

辅助化学治疗后，如有可能，肺转移灶同样可以切除。肿瘤对新辅助化学治疗的组织学反应已经证明是预测长期生存的很好的方法。坏死率超过 90% 表明预后非常好。低度恶性骨肉瘤可以不用化学治疗即行广泛切除或截肢术。

大约 50% 的高度恶性骨肉瘤患者在初次手术后都会发生某种类型的复发。大约 10% 的患者经广泛切除或广泛截肢术后出现局部复发。局部复发的患者预后非常不好，常常需要行根治性截肢术（如果以治愈为目的）和进一步的化疗。迟发性肺转移同样需要手术切除和化学治疗。不良预后因素包括初次治疗结束后很快复发、多个肺结节（8 个以上）、大的肺结节（> 3 cm）、无法切除的肺结节。迟发的几个小的可切除肺结节患者经积极治疗后有 40% 的治愈机会。

第二节　软骨肉瘤

软骨肉瘤约占原发恶性骨肿瘤的 9%，发病率是骨肉瘤的 50%。软骨肉瘤是骨骼系统第二大常见的非血液来源的原发恶性肿瘤。发病年龄范围广，原发性软骨肉瘤的高发年龄是 40 ～ 60 岁，继发性软骨肉瘤的高发年龄是 25 ～ 45 岁。软骨肉瘤可以发生于任何部位，不过，最常发生于身体近端，如骨盆、股骨近端和肱骨近端。尽管软骨肉瘤很少发生于手部，不过，却是手部最常见的原发恶性骨肿瘤。与大多数骨肿瘤相似，发病率在男性稍高。种族倾向性不明显。

从临床表现上看，大多数原发性软骨肉瘤患者都主诉有进展性疼痛，也可能有可触摸到的包块。软骨肉瘤常常生长缓慢，并且可能持续几年才来就诊。疼痛而无病理性骨折在鉴别内生软骨瘤和低度恶性软骨肉瘤方面很重要。常常有患者由于其他原因检查骨扫描或拍摄 X 线片时偶然发现无症状的软骨病变（X 线片异常是患者看骨肿瘤医师的唯一原因）。尽管内生软骨瘤患者的无症状的 X 线片异常很普遍，但诊断为软骨肉瘤的情况非常少。软骨肉瘤可能出现在治疗过的内生软骨瘤的区域。在这种情况下，最初的病理标本应该重新复查。

继发性软骨肉瘤常出现在先前存在的良性软骨病变部位。它们最常出现在多发性内生软骨瘤和多发性遗传性外生骨疣部位。Ollier 病（多发性内生软骨瘤）到 40 岁时恶变（最常见的软骨肉瘤）的发生率在 25%，而 Maffucci 综合征（多发性内生软骨瘤加软组织血管瘤）的恶变率更高。尽管骨软骨瘤的数据很难分析，多发性外生骨疣患者继发性软骨肉瘤的终身发病率约为 5%，孤立性骨软骨瘤患者约为 1%（图 27-6）。正如第 25 章讨论过的，骨软骨瘤的恶变率仍然未知。由于第三方转诊中心的转诊对病理学数据影响偏倚，已经发表的恶变率可能过高。一个孤立性良性内生软骨瘤是否有继发性软骨肉瘤的潜在倾向目前很难确定。如果这种情况发生了，发生率也没有高到需要预防性地切除无症状的内生软骨瘤的程度。已经报道的其他与继发性软骨肉瘤有关的病变包括滑膜软骨瘤病、软骨黏液纤维瘤、骨膜软骨瘤、软骨母细胞瘤、曾经做过放射治疗和骨纤维结构不良。

软骨肉瘤的 X 线片表现常常有诊断意义（图 27-7）。与内生软骨瘤相似，它是起源于髓腔的病变，伴有不规则的基质钙化。钙化的类型有斑点状、爆米花状或逗点状。与内生软骨瘤相比，软骨肉瘤的表现更具侵袭性，有骨破坏、骨皮质浸润、骨膜反应，少数情况下有软组织肿块。CT 有助于显示骨内侵蚀或病变呈破坏性的其他证据，从而可鉴别良性和恶性软骨病变。必须注意发病部位，因为手部（内生软骨瘤常见，软骨肉瘤很少见）的病变即使有侵袭性的表现，仍是良性肿瘤。如果骨盆或股骨近端病变有同样的皮质破坏表现，应诊断为软骨肉瘤。最后，通过 CT 或 MRI 检查，确定骨软骨瘤软骨帽的大小对判断是否有继发性软骨肉瘤非常重要。如果骨骼已经成熟的患者软骨帽超过 2cm，必须考虑有继发性软骨肉瘤的可能性。

在组织学上，典型软骨肉瘤由恶性细胞组成，有大量的软骨基质（如果存在恶性类骨质，即使少

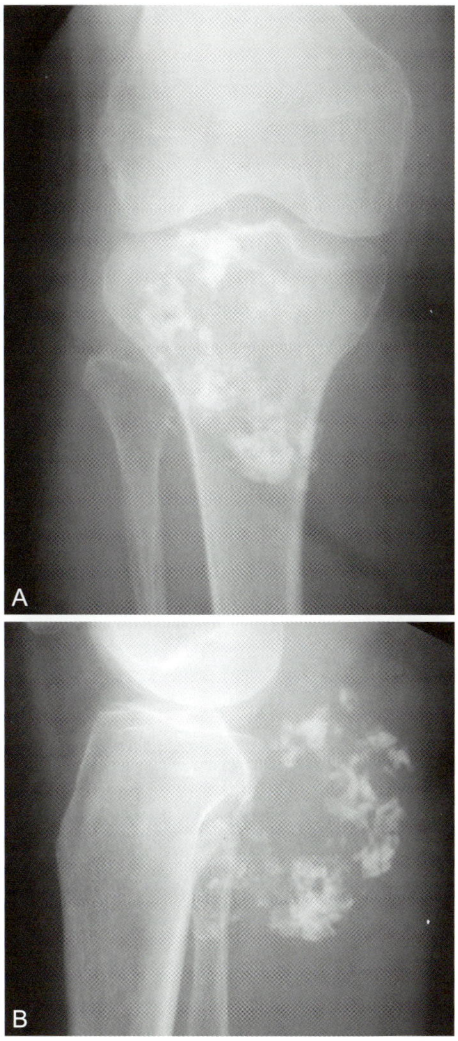

图 27-6 A、B. 67 岁女性患由骨软骨瘤恶变引起的软骨肉瘤的前后位及侧位 X 线片

量，也应诊断为成软骨型骨肉瘤，与软骨肉瘤的预后和治疗都非常不同）。鉴别低度恶性软骨肉瘤和内生软骨瘤，如果只根据活检标本有时很难鉴别。如有下列表现应倾向诊断为恶性肿瘤：细胞过多、丰满的圆形核、双核细胞多见、侵袭性生长、骨小梁内陷（图 27-8）。活检时，对于交界性肿瘤应取尽可能多的组织。最重要的是结合临床表现和 X 线片表现进行诊断。手部的病变包括多发性内生软骨瘤、骨膜软骨瘤、滑膜软骨瘤和内生软骨瘤，虽然都会表现为细胞过多，但仍是良性病变。如果骨盆巨大的孤立性病变的活检标本有同样的表现，X 线片显示有骨皮质侵蚀，应诊断为软骨肉瘤。

软骨肉瘤较少见的组织学类型包括去分化软骨肉瘤、透明细胞型软骨肉瘤和间叶性软骨肉瘤。这

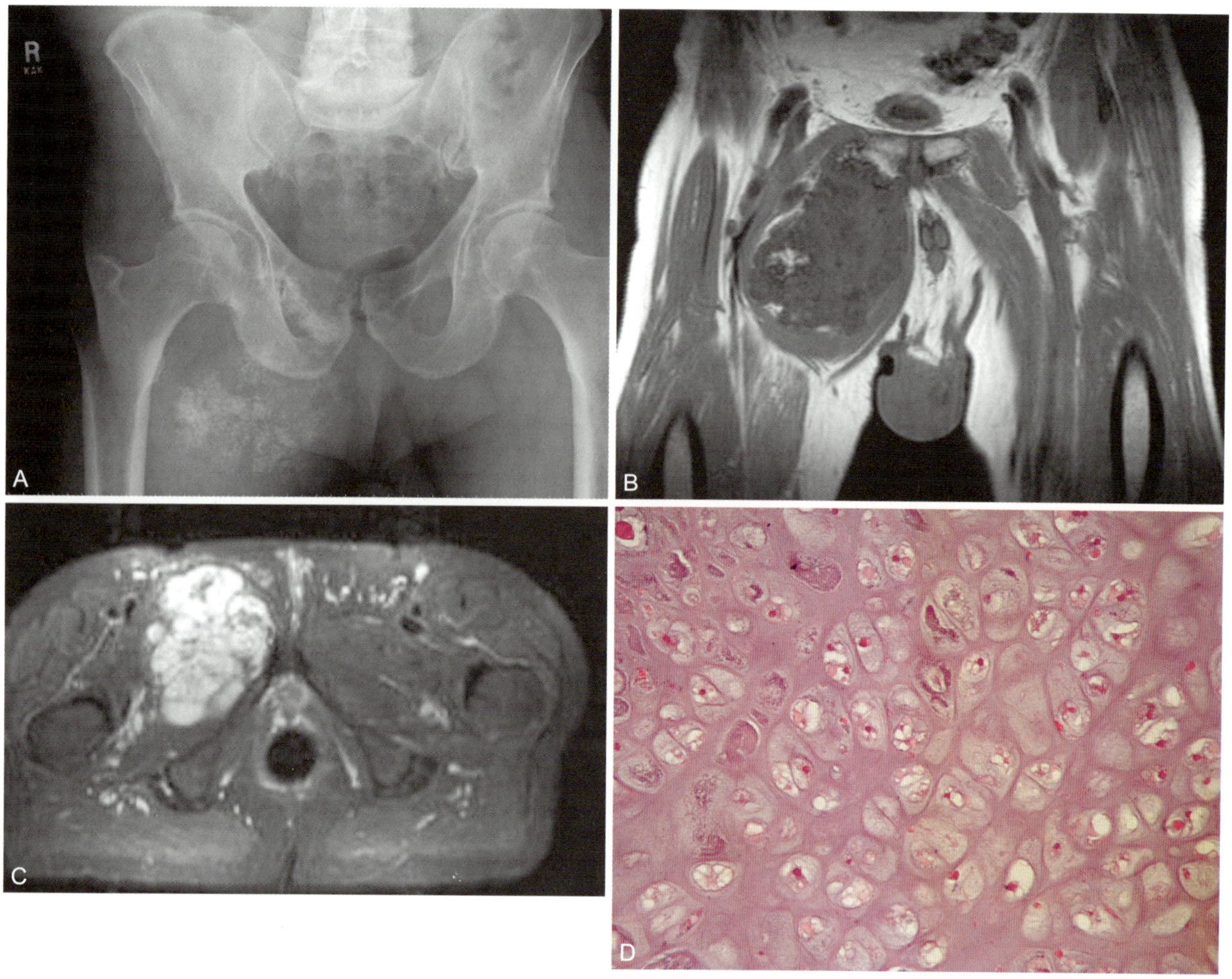

图 27-7　A. 78 岁男性，前后位 X 线片显示起源于耻骨的巨大肿瘤，伴有软组织包块，肿块有点状钙化符合软骨肉瘤特征；B、C. 虽然 X 线片更有助于确定诊断，但 MRI 能更好地确定软组织包块的范围及肿瘤与毗邻结构的关系；D. 普通软骨肉瘤的典型镜下表现

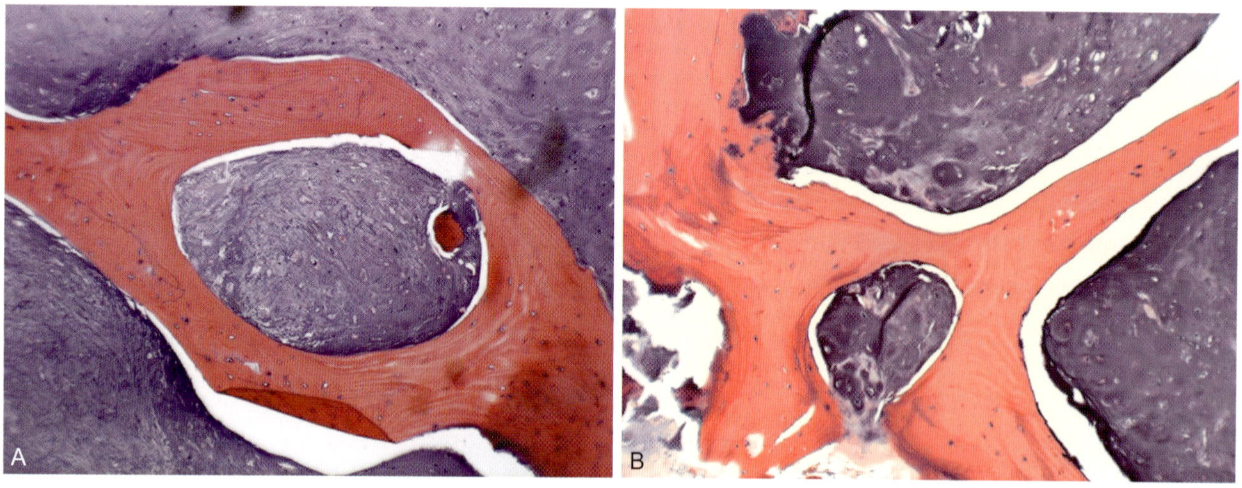

图 27-8　低倍镜（A）和高倍镜（B）软骨肉瘤的显微照片显示骨小梁内陷

些软骨肉瘤亚型占软骨肉瘤总数的不到 20%。在组织学上，去分化软骨肉瘤在典型的低度恶性软骨肉瘤旁包含高度恶性肉瘤成分（最常见的是骨肉瘤,其次是纤维肉瘤和恶性纤维组织细胞瘤）(图 27-9)。去分化软骨肉瘤的 X 线片特点经常显示在典型的软骨肉瘤旁有更具侵袭性的透光区。

透明细胞型软骨肉瘤是低度恶性肿瘤。正如名字所表示的，在软骨基质背景下包含了丰富的透明细胞质和显著的细胞质边界。通常多核巨细胞较明显。透明细胞型软骨肉瘤多见于骨骺（特别是股骨近端），可有良性的 X 线表现，可与软骨母细胞瘤或骨巨细胞瘤相混淆。

间叶性软骨肉瘤是高度恶性肿瘤，包含小而圆的蓝染细胞，并有良性表现的软骨岛。肿瘤的细胞部分常呈血管外皮细胞瘤样生长,有鹿角样的血管。间叶性软骨肉瘤的 X 线片表现类似典型的软骨肉瘤的，常为非特异性侵袭性表现。

低度恶性软骨肉瘤的治疗是有争议的，许多学者报道采用扩大刮除并在术中辅助处理取得了良好的疗效。对于局限于髓腔内的低度恶性软骨肉瘤，扩大刮除已经足够。而伴有软组织包块的病变应采用与高度恶性软骨肉瘤同样的治疗方法。高度恶性软骨肉瘤的治疗方法是广泛或根治性切除及截肢术。因为软骨是相对无血供的，故肿瘤细胞容易存活与种植。术中肿瘤污染后局部复发率很高。在能够切除的部位，可不活检直接广泛切除以减少肿瘤污染的机会。广泛切除术后，局部复发率低于 10%，并可行再次广泛切除或广泛截肢术。同样，如有可能肺转移应行手术切除治疗。化疗对于经典型软骨肉瘤无效，但经常应用于去分化和间叶性软骨肉瘤的治疗。同样，放疗作用有限，仅作为无法进行外科手术的姑息性治疗。

软骨肉瘤患者的预后主要与病变的大小、恶性度及部位有关。如高度恶性肿瘤不能行广泛性或根治性边界彻底切除（通常由病变大小或部位决定），局部很可能复发。文献报道低度恶性软骨肉瘤患者的 10 年生存率 > 90%，而高度恶性的典型软骨肉瘤患者的 10 年生存率仅为 20% ~ 40%。去分化软骨肉瘤患者的 5 年生存率 < 15%，多数患者死于最初 2 年内。因为软骨肉瘤通常生长缓慢，局部复发和肺转移可在最初手术后数年或数十年才被发现。大部分复发患者的肿瘤组织学恶性程度高于原始肿瘤。术后必须进行手术部位及胸部常规 X 线片检查并长期随访，以便万一发现复发，及时治疗。

第三节 尤因肉瘤

尤因肉瘤是排名第三位的常见非血液系统骨原发恶性肿瘤，在 30 岁以下患者是第二常见（在骨

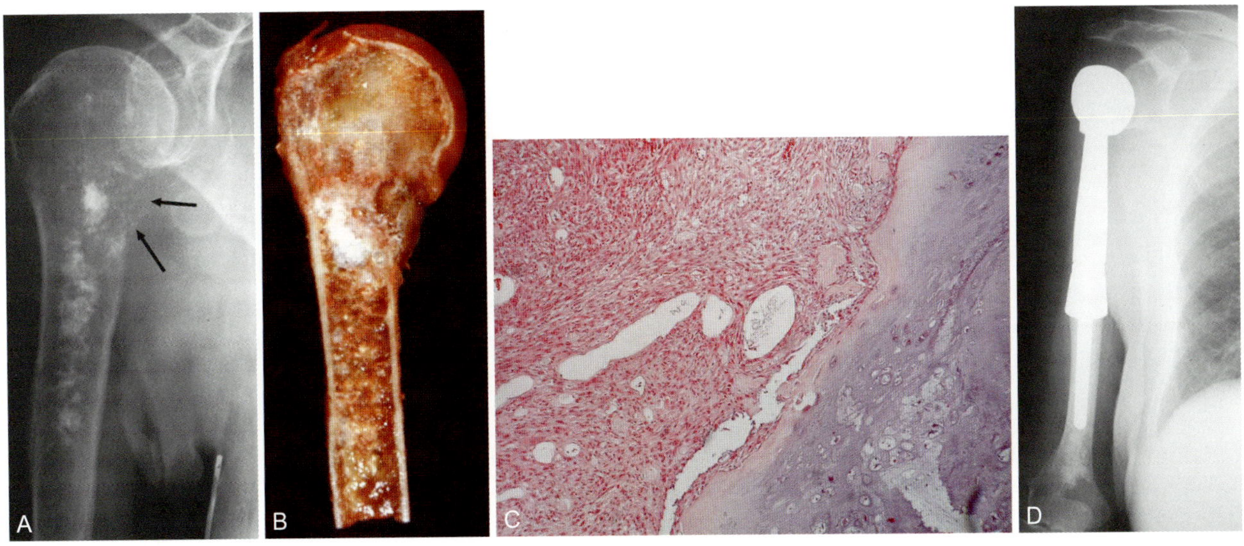

图 27-9 A. 92 岁女性,右侧肱骨近端去分化软骨肉瘤的前后位 X 线片显示邻近典型性软骨肉瘤的侵袭性表现部位(箭头所示)；B. 切除的肿瘤标本显示了这些特征；C. 去分化性软骨肉瘤的典型显微镜下表现，可见位于低度恶性软骨肉瘤旁的高度恶性的梭形细胞肉瘤；D. 假体重建术后的前后位 X 线片

肉瘤之后）和10岁以下患者中最常见的恶性骨肿瘤。发病率每年不到1/100万，约占原发恶性骨肿瘤的9%。据报道，尤因肉瘤发病年龄范围广，从婴儿到老年人均可发病，但大多数发病年龄在5～25岁。最常见部位包括长骨干骺端（常常延伸侵犯骨干）和肩、骨盆环的扁骨（图27-10和图27-11）。很少的情况下出现在脊椎或手足的小骨骼上。与大多数骨骼肉瘤相似，男性发病率略高。尤因肉瘤在非洲血统个体极少见。原因尚不明确。

疼痛几乎是尤因肉瘤患者最常见的主诉。通常发病是隐匿性的，患者疼痛可能存在很长时间才就医。最初疼痛可能是轻度和间歇性的，初步的非手术治疗有效。从症状出现到诊断平均延误时间是34周。在一份研究报道中显示，从症状出现到首次就诊患者延误的时间平均是15周，从最初就诊到正确诊断，医师平均延误是19周。这些数据表明，如果患者持续有症状，初诊和随诊再次检查时X线检查十分重要。

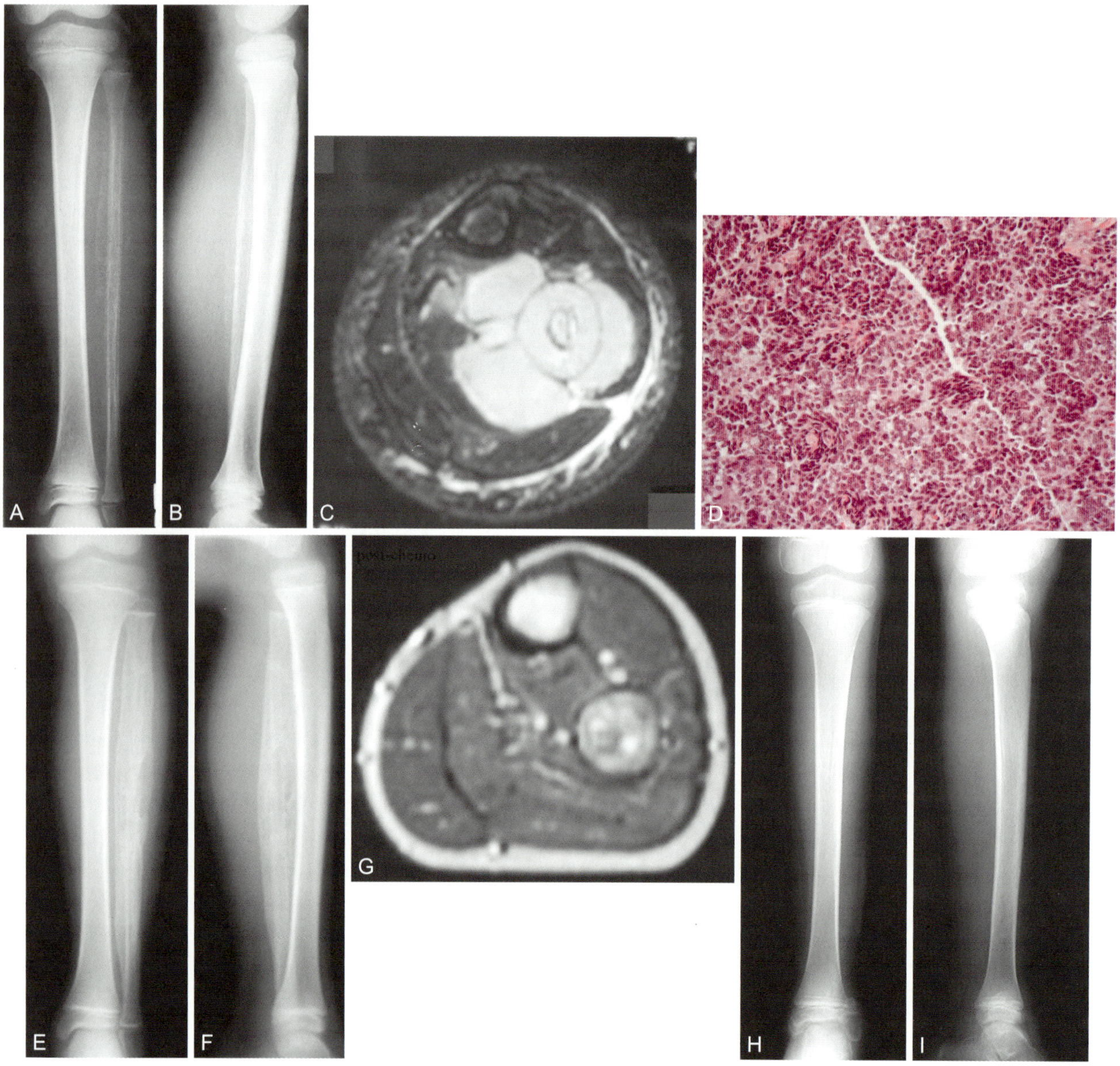

图27-10 A、B. 7岁女孩左侧腓骨尤因肉瘤的前后位及侧位X线片，骨大部分受累区（甚至整个骨骼）是典型的尤因肉瘤；C. MRI显示较大的软组织肿块；D. 尤因肉瘤的典型显微镜下表现；E、F. 新辅助化疗结束后的前后位及侧位X线片，注意肿瘤的骨化增强；G. 新辅助化疗后MRI复查显示软组织肿块明显变小；H、I. 左侧腓骨肿瘤广泛切除术后前后位及侧位X线片，保留了腓骨远端的骨骺板，对于生长发育期的儿童，广泛切除术避免了与放疗有关的并发症

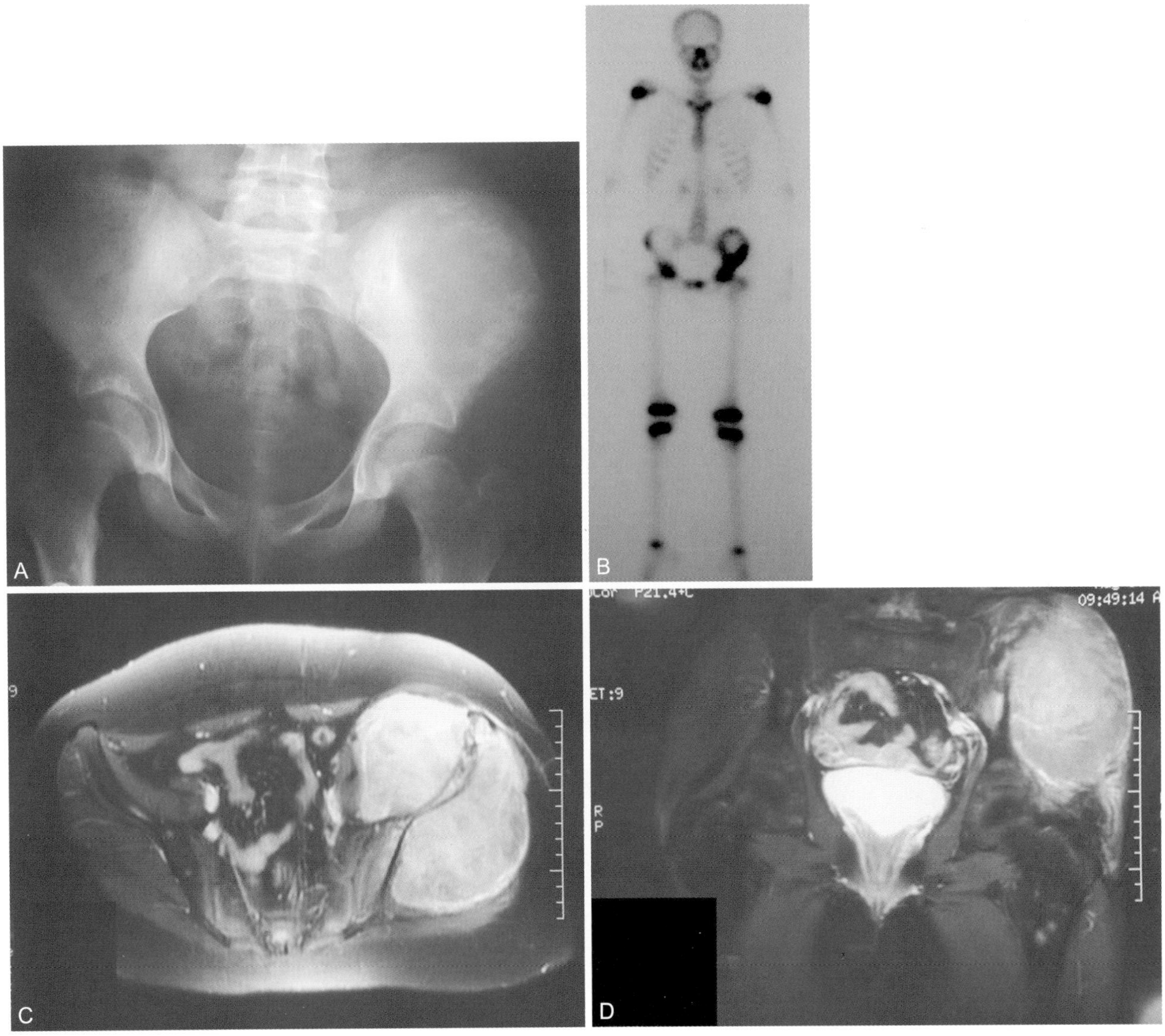

图 27-11 A. 13 岁女孩左侧半骨盆尤因肉瘤的前后位 X 线片。B. 骨扫描。C、D. 轴位及冠状位 MRI 显示肿瘤的全部范围。由于此部位巨大肿瘤的外科手术后有相关的并发症，因此患者辅以放（化）疗，治疗后 3.5 年，未见肿瘤复发

除疼痛外，患者还会有发热、局部皮肤发红和肿胀，可能被误诊为骨髓炎。实验室检查可显示白细胞计数增加，红细胞沉降率增快，C 反应蛋白增高。使诊断更加复杂化的是，尤因肉瘤的针吸活检结果可能很像脓液，组织可全部送检到微生物科，而不是病理科（常规做法应是多数活检标本送细菌培养和病理检查）。

尤因肉瘤典型的 X 线表现为长骨骨干的骨破坏及“洋葱皮样”骨膜反应。事实上，尤因肉瘤常常起源于长骨干骺端，且经常延伸相当一段距离到骨干。虽然尤因肉瘤未见有跳跃转移（与骨肉瘤的跳跃病灶相似）的报道，但骨的大范围受累（有时甚至整个骨骼被侵及）却很常见。在扁骨，尤因肉瘤表现为非特异性破坏性病变。任何部位的尤因肉瘤都应行整个病骨的 MRI 扫描，以确定肿瘤的全部范围，因为典型表现常超出 X 线片显示异常的范围。MRI 对确定软组织肿块的范围也很有用，尤因肉瘤软组织肿块通常也很大。所有患者应常规拍摄 X 线胸片及进行肺 CT 扫描，因为肺转移最常见。骨是第二常见的转移部位，因此还应常规行全身骨扫描。在一些中心，骨髓穿刺活检应作为对尤因肉瘤进行分期的常规检查，以排除弥漫性全身性疾病。

在组织学上，尤因肉瘤由蓝染的小细胞组成，

细胞间基质很少。经常需要利用细胞遗传学或免疫组织化学与其他蓝染小细胞肿瘤相鉴别。t（11；22）（q24；q12）是最常见的易位诊断，并且在>90%的病例中存在。其他易位诊断，包括t（21;22）（q22;q12）和t（7;22）（p22;q12）。已报道MIC_2基因产物的免疫组织化学染色对尤因肉瘤有特异性。另外，尤因肉瘤通常PAS阳性（细胞间糖原）而网硬蛋白阴性。这可与淋巴瘤相鉴别。淋巴瘤过碘酸-希夫呈阴性、网硬蛋白呈阳性。淋巴瘤白细胞共同抗原及其他T细胞和B细胞抗原染色呈阳性。胚胎型横纹肌肉瘤的结合蛋白、肌红蛋白和肌肉特异性肌动蛋白染色呈阳性。血管外皮细胞瘤的Ⅷ因子染色呈阳性，小细胞转移癌和黑色素瘤的细胞角蛋白染色呈阳性。

预后差的主要因素是存在远处转移。即使经过积极的治疗，仅有20%的转移患者能长期生存。原发肿瘤的大小也是影响预后的因素，尽管原发肿瘤的大小与预后特异性的数据还没有确定。已有报道显示肿瘤的发病部位也是影响预后的因素之一，但一般很难区别肿瘤发病部位和大小的作用，因为多数位于近端的肿瘤就诊时较位于远端的肿瘤大。组织学分级没有预后意义，因为所有的尤因肉瘤都是高度恶性肿瘤。据报道，发热、贫血及实验室检查结果升高（全血细胞计数、红细胞沉降率、乳酸脱氢酶）表明疾病更加严重、预后更差。就诊时年龄较大（12～15岁为界）及男性患者的预后较差。特殊染色体易位，t（11;22）*vs* t（21;22），似乎对临床并不产生影响。然而继发的基因改变，如异常的TP53表达，可能对预后非常重要。与骨肉瘤一样，对新辅助化学治疗的组织学反应对预后也很重要。术前化学治疗坏死率超过90%提示预后好。

尤因肉瘤的治疗必须包括新辅助化学治疗或辅助化学治疗，或两者兼备，以治疗远处转移。这种转移在最初阶段可能是明显的，也可能是不明显的。在使用多种药物化学治疗前，长期生存率<10%。现今，多数治疗中心报道长期生存率为60%～75%。

原发性肿瘤的局部治疗仍有争议。尤因肉瘤对放射治疗敏感，然而有些学者报道原发瘤的广泛切除术后局部复发率降低（<10%），总体生存率有所增加。这些报道很难解释，因为大的、中心部位的、无法切除的肿瘤通常用放射治疗，而较小的、较易切除的肿瘤（本身预后就很好）更有可能用外科手术治疗。不管是选择外科手术还是放射治疗治疗原发性肿瘤都必须依据患者的个体条件。在新辅助化疗后，应进行重新分期。复查X线片通常显示骨化增加，复查MRI通常显示软组织肿块明显变小。基于此点，如广泛切除肿瘤后患者能够接受由此造成的功能缺陷，应采用外科手术治疗原发瘤。如很难进行广泛切除或难以接受手术造成的功能缺陷，放射治疗也是可接受的选择。在边缘切除或被污染的广泛切除术后，可使用放射治疗作为辅助治疗的手段。只有在与患者及家属长期研讨后，才能制订每例患者的最佳治疗方案。研讨应包括截肢术后，保肢手术后或放疗后预期的功能，以及每种治疗选择本身的短期和长期风险。

尽管用手术、放射治疗及化学治疗积极地治疗复发性肿瘤，但预后仍较差。有报道局部复发的患者5年生存率约20%，而复发的患者合并远处转移的5年生存率约10%。与骨肉瘤相似，复发的时间与预后有关。在最初治疗后第1年内复发的患者较无瘤生存间隔较长复发的患者预后差。

第四节 脊索瘤

脊索瘤是少见的恶性肿瘤，起源于脊索的残余组织。在Mayo医院提供的资料中，本病约占全部原发性恶性骨肿瘤的4%。脊索瘤在脊椎原发性恶性肿瘤中占第二位（仅次于骨髓瘤），在骶骨是最常见的原发恶性肿瘤。50%以上发生在骶尾骨，30%以上发生在颅骨基底部，其余发生在脊柱其他部位。骶尾部脊索瘤发病高峰年龄为40～70岁，而蝶、枕骨脊索瘤的发病高峰年龄为30～60岁。多数病例显示男性有明显的高发倾向（男、女之比为3：1），特别是骶尾骨脊索瘤。

肿瘤的发病部位不同，症状和体征也不相同。由于多数脊索瘤生长缓慢，患者经常在确诊前就已出现症状1年以上。蝶枕骨部位的肿瘤患者可主诉头痛或出现与脑神经受压有关的症状。在脊椎可出现神经根或脊髓压迫症状。如果颈椎肿瘤形成椎体前侧的肿块，症状类似于咽后脓肿。骶尾骨脊索瘤患者常见的主诉是下腰痛。骶骨肿瘤也常引起大小便功能障碍和坐骨神经痛。直肠指诊常可触及肿块。

X线片上脊索瘤表现为破坏性病变（图27-12）。事实上本病总是来源于中线。骶尾部肿瘤由于肠气遮挡，在最初的X线片检查中常常漏诊。骶骨肿瘤通常在侧位X线片上更易发现。同样，骨扫

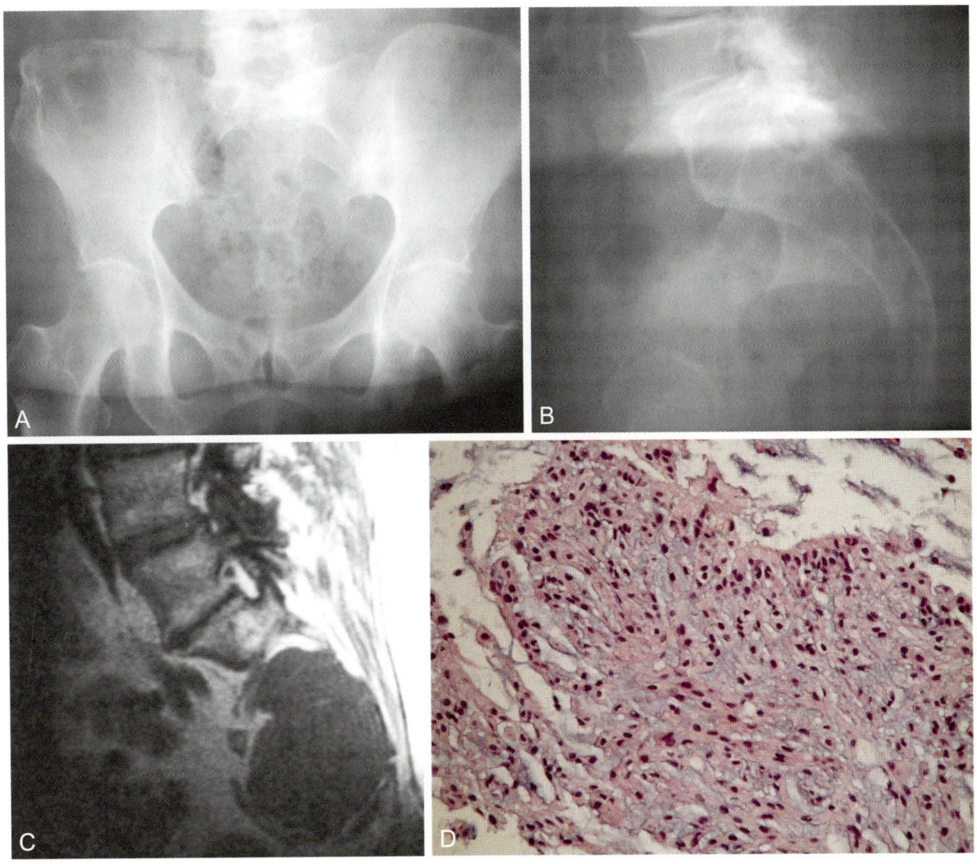

图 27-12 A、B. 骶尾部脊索瘤患者的骶骨前后位及侧位 X 线片。此肿瘤由于叠压的肠气影，早期容易漏诊。C. MR 清晰地显示肿瘤。D. 脊索瘤的典型显微镜下表现，在黏蛋白背景下，含有丰富空泡的细胞质的细胞（空泡细胞）排列呈束状

描时膀胱内放射性核素浓聚，可掩盖骶骨的肿瘤。50% 以上的脊索瘤，在 X 线片可显示钙化影。CT 对检查钙化较好（可能有助于诊断）。MRI 能更好地确定肿瘤的全部范围及与其他解剖结构的关系。在检查下腰痛的脊索瘤患者时，一个常见的失误就是只做了腰椎的 MRI 检查。由于多数脊索瘤来自 S_3 以下的椎体，腰椎 MRI 检查通常会遗漏骶尾部的脊索瘤。

在显微镜下，脊索瘤细胞聚集成小叶状，以纤维束间隔。细胞通常含有丰富的带有空泡的细胞质，细胞通常排列呈长带状或束状，背景含有黏蛋白。尽管去分化脊索瘤是高度恶性的，但多数脊索瘤是低度恶性的。去分化脊索瘤含有高度恶性肉瘤区域，多数是恶性纤维组织细胞瘤，并且生物学行为更具侵袭性。

初次治疗应选择广泛切除术，即使手术会造成一定的神经功能障碍，因为肿瘤的持续增长无论如何也会产生神经障碍并可能转移。手术保留双侧 S_3 神经根可以保留相对正常的肠道和膀胱功能，而手术超过此平面，可损失肠道和膀胱功能。双侧 S2 神经根切除会导致肠道和膀胱功能完全丧失。如不能行广泛切除术或术中发生肿瘤污染，放射治疗可能是有益的选择。放射治疗也有益于无法手术的患者，尽管很少能获得治愈。化学治疗目前尚无证据证明是有效的。同样，已有远处转移的患者应采用外科手术治疗。

脊索瘤患者 5 年总生存率为 60% ~ 80%。由于晚期复发，随着随访时间的延长，生存率持续下降（10 年生存率为 25% ~ 40%）。局部复发较常见，因为很难达到广泛切除。已报道的男性和就诊时年龄较小的患者预后较好。骶骨肿瘤发病部位越远，预后越好。最初就诊时，转移很少发生（5%），但晚期可达 30% ~ 60%。除肺转移外，骨转移也较常见，皮肤、眼睑、脑、肝和其他内部器官转移较为罕见。

第五节 造釉细胞瘤

造釉细胞瘤是罕见的肿瘤，占全部原发性恶性骨肿瘤的不到1%。造釉细胞瘤年龄分布较广，但多数患者确诊时年龄在10～30岁。多发于胫骨(约占85%）可以影响到同侧腓骨。有学者假定本病来源于异型上皮细胞巢，可解释本病最初来源于皮下的骨组织。

疼痛是最常见的症状，因为本病典型的特征为生长缓慢，疼痛在患者就医前可存在数年。因为肿瘤通常发生在皮下部位，故可触诊到包块。约20%的患者存在病理性骨折。

最常见的X线表现是在胫骨骨干出现多发的边界清晰的X线透光性病变（图27-13)。X线透光性病变以致密的硬化骨间隔。尽管X线表现与骨纤维结构不良相似，但造釉细胞瘤通常更具有侵袭性表现，大部分甚至整个胫骨均可受累。通常由于肿瘤的直接蔓延，腓骨也可受累。

在显微镜下，造釉细胞瘤在纤维性间质中包含上皮细胞岛。肿瘤的一些区域与骨纤维异常增生症或骨纤维结构不良相似（一些学者认为造釉细胞瘤是骨纤维结构不良的恶变)。核异型性较轻，有丝分裂象罕见。免疫组化染色细胞角蛋白和波形蛋白通常为阳性。本病通常是低度恶性肿瘤，组织学特征不能预测其生物学行为。

造釉细胞瘤的理想治疗方法是广泛切除或截肢术。肿瘤通常对放（化）疗不敏感。局部复发率约为25%，复发患者应考虑截肢术。就诊时转移者很少见，但后期可有30%的患者出现转移。10年总体存活率约为85%。预后主要取决于外科边界的彻底性。与边缘切除或囊内切除的患者相比，广泛切除或根治性切除的患者局部复发率和转移率显著减少（< 10%)。由于本病缓慢生长的特性，局部复发或转移可发生得非常晚，有报道在初次治疗后19年有发生。因此必须强调长期随访的重要性。

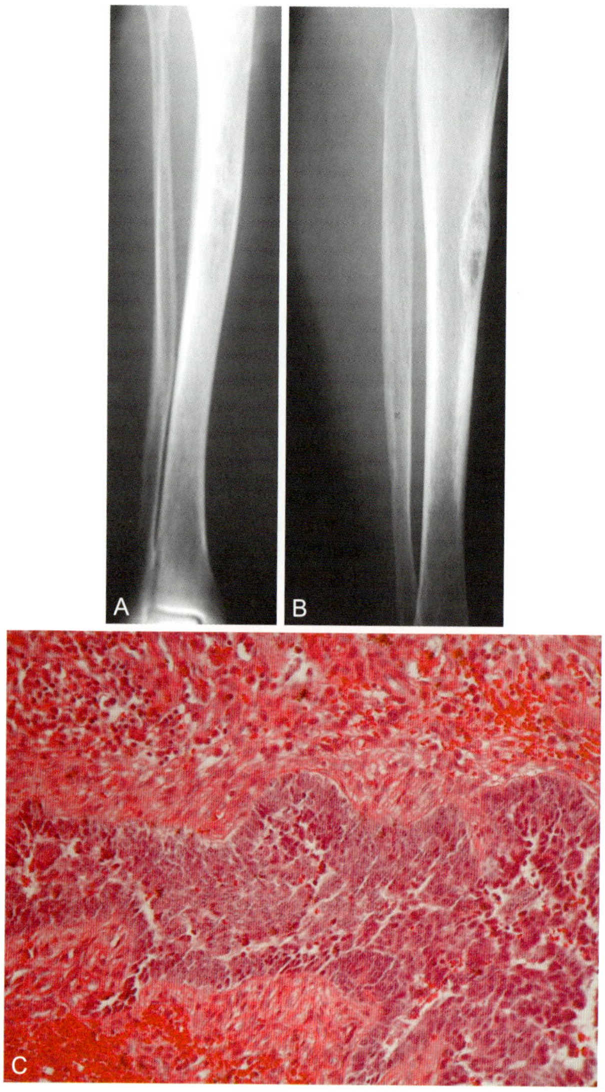

图27-13 A、B. 79岁男性胫骨造釉细胞瘤的前后位及侧位X线片；C. 造釉细胞瘤的典型显微镜下表现，在纤维性背景下，可见上皮样细胞岛

第六节 恶性血管肿瘤

此术语在文献中用于描述恶性血管肿瘤时容易让人混淆，所以已使用过多个可互换的术语，包括血管内皮瘤、血管内皮肉瘤、血管肉瘤及其他术语。尽管没有严格的定义，多数学者习惯使用血管内皮瘤的术语描述低度恶性血管肿瘤，血管肉瘤的术语描述高度恶性血管肿瘤。

这些罕见的肿瘤约占全部原发性恶性骨肿瘤的1%。在10岁后，本病可发生于任何年龄和任何骨内。在男性有轻度多发倾向，但无显著种族倾向。Stewart-Treves综合征是指发生在慢性淋巴水肿情况下的血管肉瘤（如在曾接受根治性乳房切除术的患者上肢发病)。也曾报道血管肉瘤在邻近骨骼内置物附近生长，尽管两者间的发病原因并不确定。

疼痛或更少见，通常病理性骨折是就诊时的主要表现。症状持续时间依据肿瘤的恶性程度有所不同。肿瘤的X线表现与肿瘤的恶性程度有关。低度恶性肿瘤表现为界线清晰的囊性病变，周围可有或无反应骨形成（图27-14)。高度恶性肿瘤有更

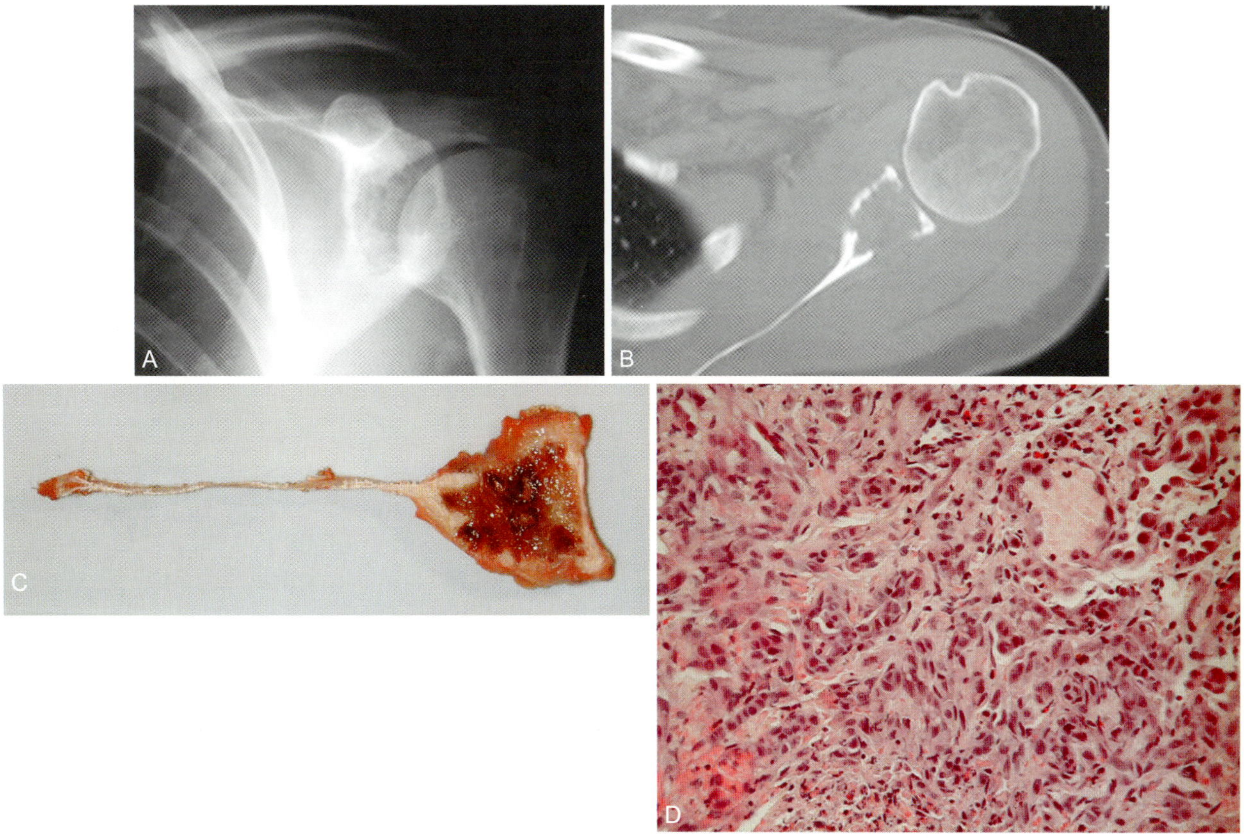

图 27-14 A. 37 岁女性左侧肩部血管内皮瘤的前后位 X 线片显示左侧肩部关节盂的破坏性损害；B. CT 较好地显示了肿瘤的范围；C. 切除的肿瘤标本的外像；D. 血管内皮瘤的典型显微镜下表现，恶性内皮细胞产生吻合的血管通道，这些细胞对Ⅷ因子相关的抗原染色呈阳性

侵袭性的表现，骨膜反应罕见。无论肿瘤恶性度高低，恶性血管肿瘤均有特殊的多发倾向。最常见的是，多发性肿瘤在同一骨内或同一肢体的多骨处发病。

在显微镜下，低度恶性肿瘤显示有成熟的吻合血管通道，周围排列着丰满的内皮细胞。分化良好的血管内皮瘤可能很难与良性的血管瘤相鉴别。高度恶性肿瘤可以是多形性的，并可表现为未分化肉瘤或癌。在一些极端的多形性肿瘤中，仅能通过免疫组化确诊。尽管转移癌和恶性血管肿瘤可表现为角蛋白染色阳性，但Ⅷ因子相关抗原、CD31 和 CD34 应仅在血管肿瘤染色时呈阳性。

治疗应依据患者的临床表现而个体化，孤立的肿瘤如有可能应行广泛切除术。放疗在无法进行手术或多发性病变时可成功地应用。恶性程度高的肿瘤，可行辅助化疗治疗。预后主要取决于肿瘤的恶性程度。低度恶性肿瘤患者长期生存率＞80%，而高度恶性肿瘤患者长期生存率＜20%。

第七节　恶性纤维组织细胞瘤和纤维肉瘤

虽然在文献中将恶性纤维组织细胞瘤和纤维肉瘤描述为两种疾病，但这种描述有时是任意的。这两种病的临床表现、预后及治疗是相似的，所以将这两者一起讨论。

骨的恶性纤维组织细胞瘤和纤维肉瘤占原发恶性骨肿瘤的 3% ～ 5%。除 10 岁以下年龄段外，在其他各任何年龄段散在均匀发病。男、女发病率相同。全身骨骼均可发病，但稍多见于股骨远端干骺端或胫骨近端干骺端。约 25% 的肿瘤继发于已有的骨骼异常。最常见的包括 Paget 病、放射治疗后、巨细胞瘤和骨梗死（图 27-15）。有时也由去分化型软骨肉瘤部分退变而来。

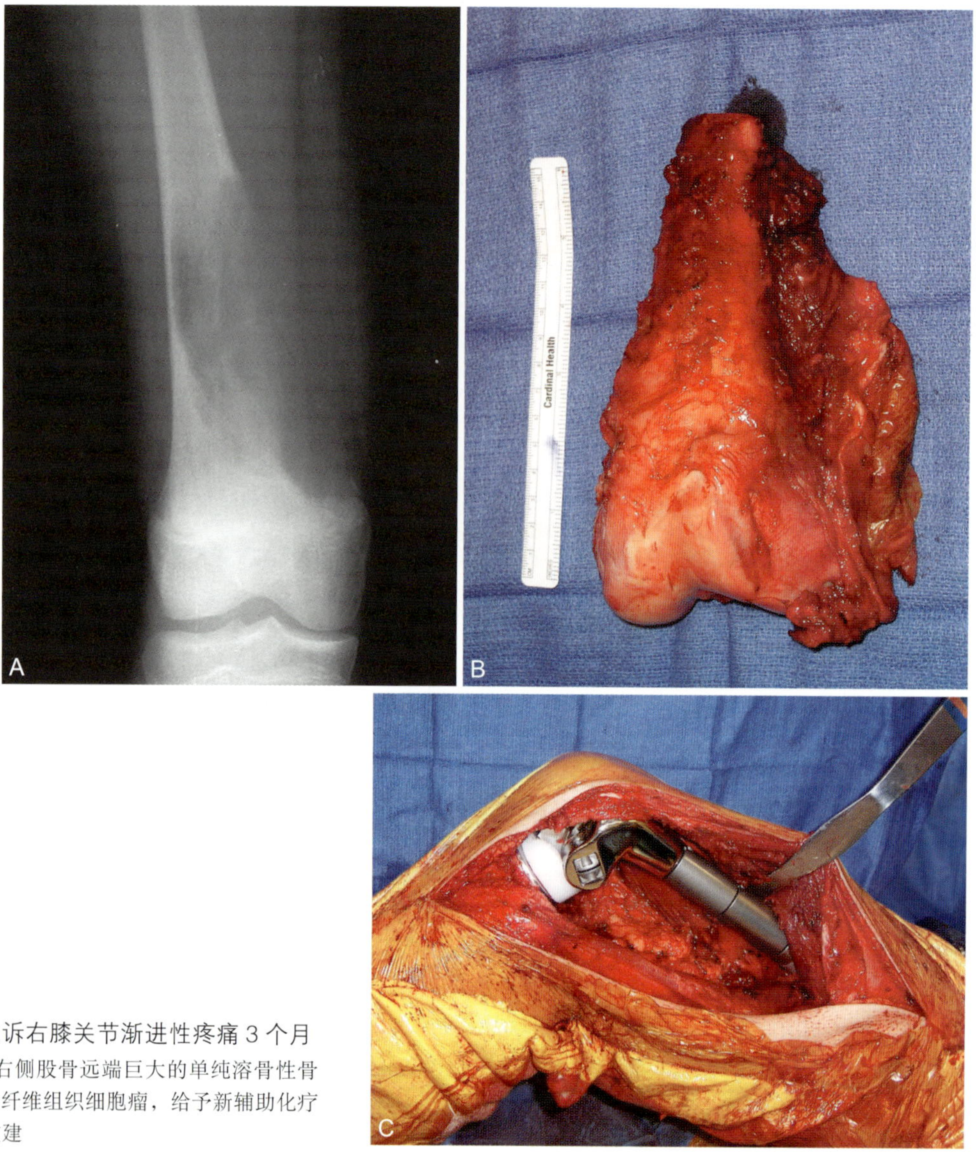

图 27-15 12 岁女孩，主诉右膝关节渐进性疼痛 3 个月

A．前后位 X 线片显示右侧股骨远端巨大的单纯溶骨性骨破坏；B．活检后诊断为恶性纤维组织细胞瘤，给予新辅助化疗后行扩大切除术；C．假体重建

与其他骨的肉瘤病例相同，患者就诊时主诉疼痛。此时这类患者病理性骨折发生率较高（约为20%）。X 线片显示肿瘤为侵袭性表现，典型的呈溶骨性改变，周围界限不清。可在典型的 Paget 病或骨梗死病变周围形成骨破坏区。除非有病理性骨折，否则没有骨膜反应。

在组织学上，恶性纤维组织细胞瘤的典型表现为高度恶性的梭形细胞肉瘤，细胞呈席纹状或车轮状排列，然而这种表现也可出现变化。肿瘤显示为良性和恶性的多核细胞，组织细胞样细胞（细胞质丰富、边界清晰，细胞核大且呈锯齿状），细胞质呈泡沫状的细胞，炎性细胞及数量不等的纤维化。纤维肉瘤的典型表现为“人”字形（鱼骨样）排列的梭形细胞。低度恶性纤维肉瘤可有大量的胶原形成，而高度恶性纤维肉瘤细胞成分丰富。恶性纤维组织细胞瘤和纤维肉瘤共同的特点是没有类骨质。因此，即使恶性细胞只产生很少的类骨质，也应诊断为骨肉瘤。

在多数医院，治疗骨的恶性纤维组织细胞瘤和纤维肉瘤的方法与骨肉瘤相同。对绝大多数高度恶性肿瘤患者应行新辅助化学治疗，随后进行手术（广泛切除或广泛截肢术）治疗，再行辅助化学治疗。然而与骨肉瘤相比，恶性纤维组织细胞瘤对放射治疗更敏感。有脊椎恶性纤维组织细胞瘤患者经单纯放射治疗后长期生存的报道。放射治疗对肿瘤切除范围不够或术中有肿瘤污染的患者有帮助。

预后与下列因素有关：有无转移、肿瘤大小和部位（决定术者能否广泛切除肿瘤有关），肿瘤的恶性度及肿瘤对术前化学治疗的反应（由坏死率决定）。也有报道老年患者预后较差，但是这在一定程度上可能是由于老年患者不能耐受化学治疗造成的。原发性和继发性肿瘤在预后方面没有区别。就诊时无转移的四肢高度恶性肿瘤总的 5 年生存率约为 65%。

第八节　多发性骨髓瘤和浆细胞瘤

多发性骨髓瘤是最常见的原发骨恶性肿瘤，占原发性骨肿瘤的 40% 以上。发病高峰在 40 ~ 70 岁，男性多发，男、女之比为 2 ∶ 1。年龄＞40 岁的新发肿瘤患者，鉴别诊断应包括多发性骨髓瘤与转移癌。

多发性骨髓瘤患者和单发性浆细胞瘤患者最常见的主诉是疼痛。然而与大多数骨肿瘤不同的是，多发性骨髓瘤在诊断时常常还有全身症状，包括衰弱无力、体重减轻、贫血、血小板减少、周围神经病变（尤其是在骨硬化型多发性骨髓瘤）、高钙血症或及肾衰竭等。由于肿瘤的侵袭性，症状持续的时间一般较短。病理性骨折相对常见，最常见的发病部位是脊椎，其次是肋骨和骨盆。

多发性骨髓瘤的 X 线表现为多发的穿凿样溶骨性病变，界限清晰，周围没有反应性硬化（图 27-16）。由于缺乏反应骨，多数病变骨扫描为阴性（多发性骨髓瘤的一个少见类型表现为有大量反应性硬化骨）。有时骨髓瘤也表现为明显的骨膨胀，形成气球样改变（图 27-17）。

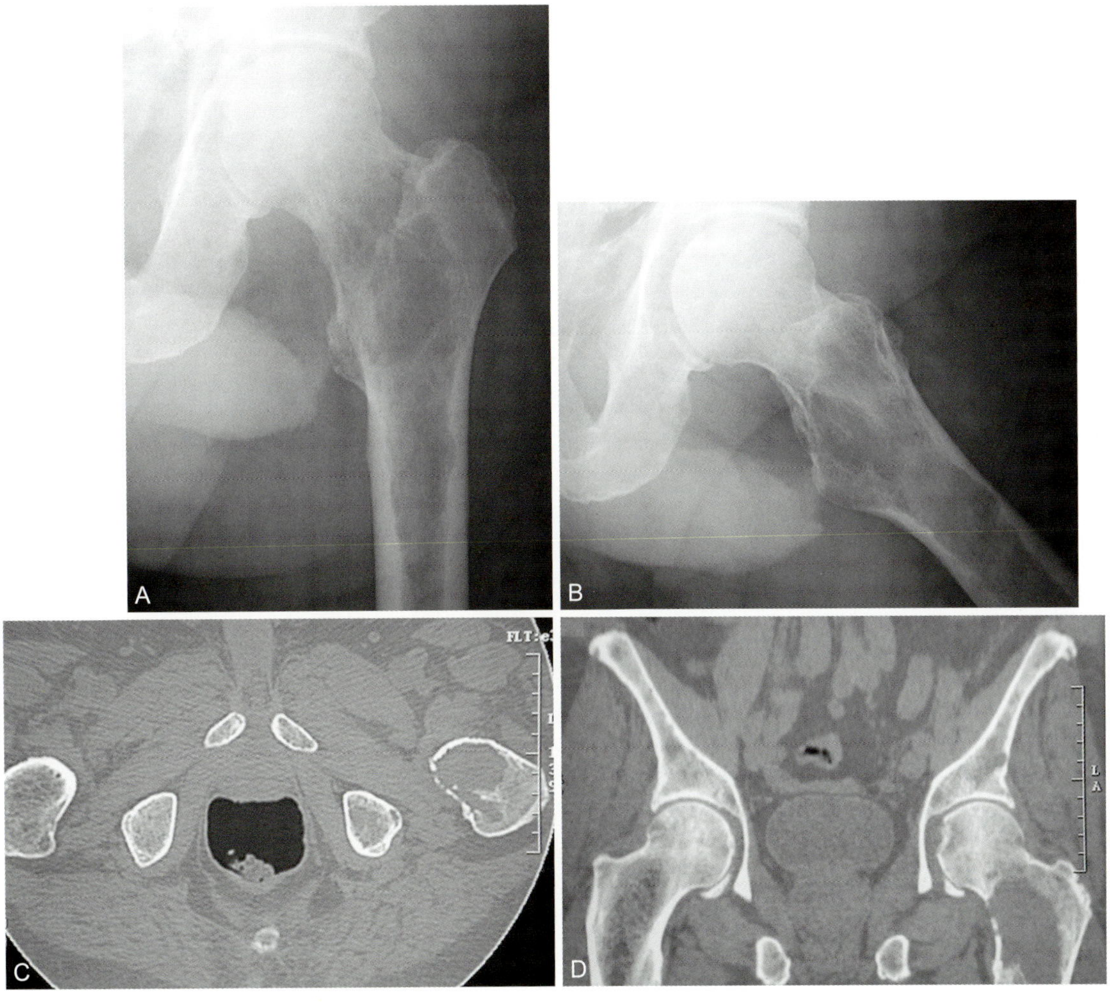

图 27-16　A、B. 61 岁男性多发性骨髓瘤股骨近端前后位及侧位 X 线片显示多发囊性变；C、D. CT 显示肿瘤的范围及需要预防性内固定的部位

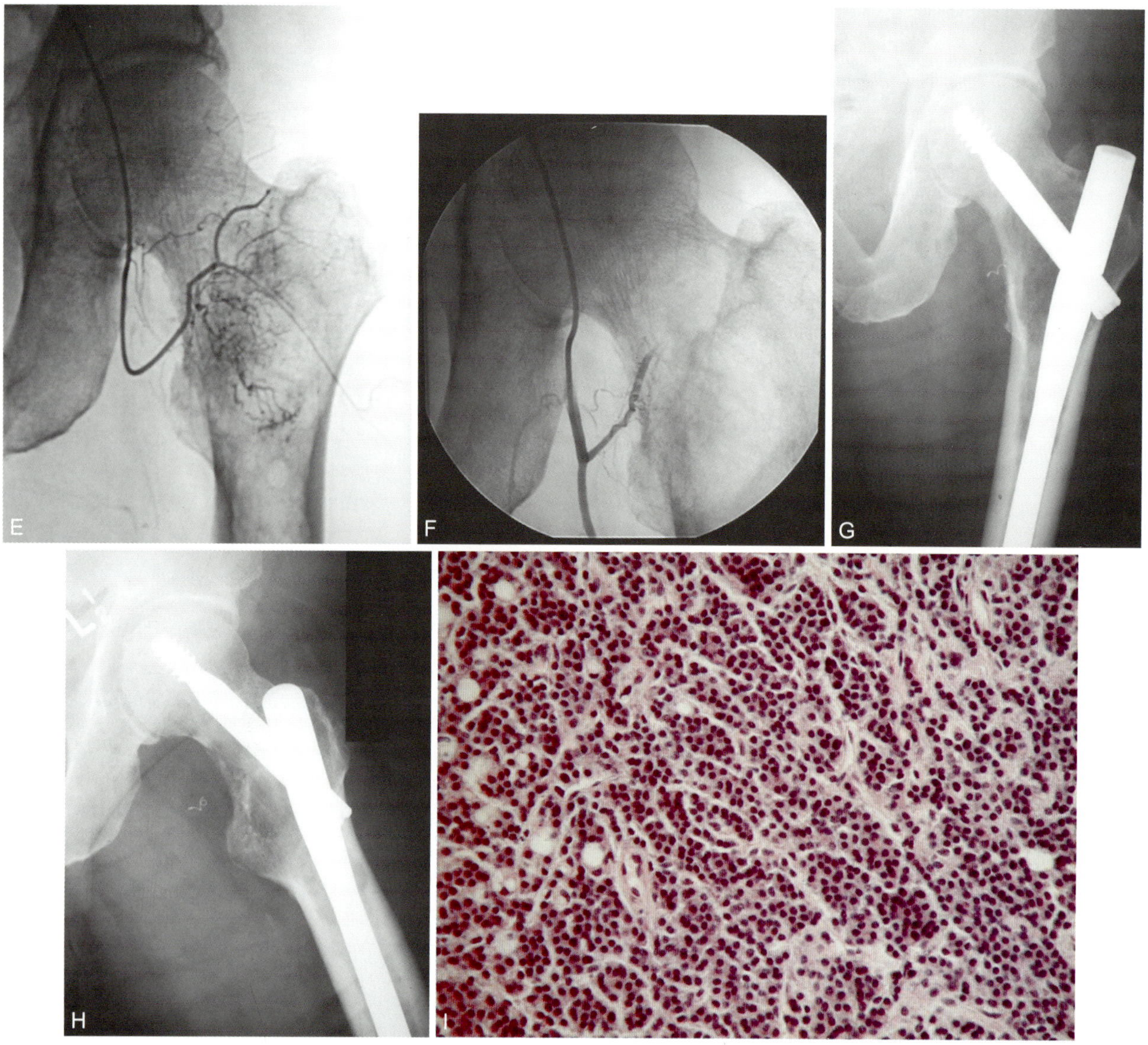

图 27-16（续） E、F. 术前栓塞以减少术中失血过多，多发性骨髓瘤术中出血较多；G、H. 用预防性长伽玛钉内固定后的 X 线片；I. 多发性骨髓瘤的典型显微镜下表现，可见数层浆细胞

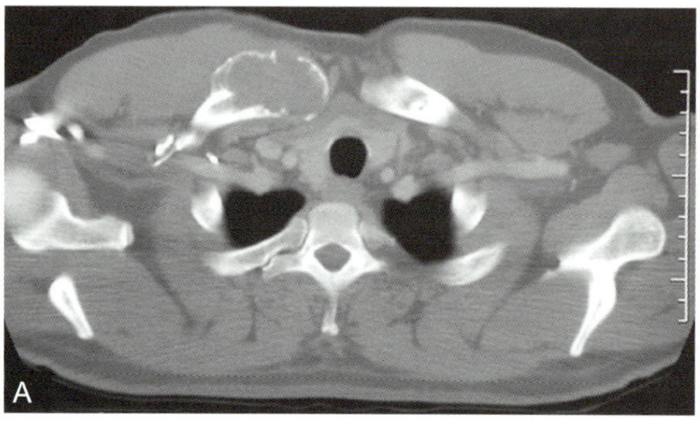

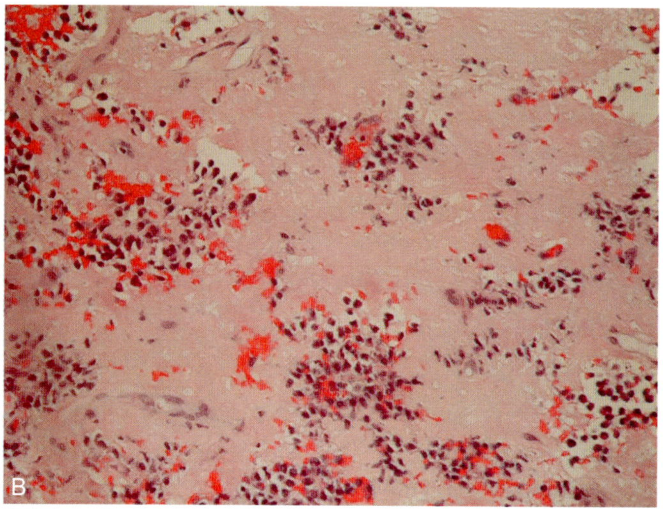

图 27-17 A. 39 岁男性右侧锁骨内孤立性浆细胞瘤的 CT 扫描。B. 活检标本显示单克隆浆细胞，含有丰富的淀粉样蛋白。除患者长期肾透析外，在骨内的淀粉样蛋白产物通常有助于诊断骨髓瘤

检查血清免疫电泳时，如果有单克隆丙种球蛋白，通常能确诊。除血常规、血生化检查以外，分期检查还包括全身骨骼检查和骨髓活检。偶尔需行骨病变部位的活检来确诊。

组织学检查中，多发性骨髓瘤表现为片状浆细胞。浆细胞小、圆形、蓝染，核呈钟面状，胞质丰富，核周透明或呈光圈状。骨内有大量淀粉样蛋白产物（除长期血液透析患者外，如骨内存在淀粉样蛋白，通常即可诊断为多发性骨髓瘤）。单发性浆细胞瘤在病理学上需与浆细胞丰富的慢性骨髓炎相鉴别，此时免疫组化可能有帮助。浆细胞瘤显示单克隆 κ 或 λ 轻链，而慢性骨髓炎的浆细胞则是多克隆的。并且骨髓瘤细胞染色通常是自然杀伤抗原 CD56 呈阳性，而反应性浆细胞呈阴性。浆细胞瘤与淋巴瘤鉴别困难时，行免疫组化染色有助于诊断。淋巴瘤细胞通常 CD45（白细胞共同抗原）和 CD20（B 细胞标志物）染色为阳性，而骨髓瘤为阴性。

多发性骨髓瘤的治疗方法主要是化学治疗。有症状的骨骼病变通常对放疗反应迅速。骨科医师主要是治疗即将发生或已经发生的病理性骨折，包括脊椎、髋臼、股骨近端或肱骨近端。由于这类患者的生存期相对较短，因此，手术应主要考虑如何使患者尽早恢复全部的活动。手术包括肿瘤去除，置入骨水泥，同时使用内固定。如果这样治疗不能使患者很快完全负重，则应考虑行骨水泥固定的全关节成形术或半关节成形术。大多数患者术后 2 ~ 3 周或伤口愈合后可开始接受局部放射治疗。

单发性浆细胞瘤患者如果没有全身疾病（如骨髓活检阴性，且全身骨骼检查阴性），预后相对较好。虽然 50% 以上的单发性浆细胞瘤患者最终会发展成多发性骨髓瘤，但仍有一部分患者会无瘤存活相当长的一段时间，极少数患者也会一直无瘤存活。直到最近，多发性骨髓瘤的长期存活者仍然极少。目前，一些治疗中心报道采用积极治疗，有超过 60% 的患者可长期存活。

第九节　淋巴瘤

骨淋巴瘤分为原发性和继发性，可发生与任何年龄，但 50 ~ 70 岁年龄段更常见。男、女之比约为1.5 ∶ 1。股骨是最常见的发病部位，其次是骨盆、脊椎和肋骨。

绝大多数患者主诉局部疼痛或肿胀。脊椎受累者可能有神经根或脊髓压迫。症状轻重不一，有些患者会在出现症状后数年才就诊。与多发性骨髓瘤患者不同，淋巴瘤患者常常感觉自己很健康。

在 X 线片上，淋巴瘤一般表现为界限不清的骨破坏区，在骨干常为浸润性表现。皮质可能会增厚，但骨膜反应很少见。常累及大部分或全部骨组织。病变的范围可能比患者症状反映出来的范围更大。虽然骨扫描或 MRI 显示骨髓腔广泛受累，但 X 线片可能是完全正常的（图 27-18）（如果患者有骨痛，骨扫描或 MRI 异常，X 线片正常，鉴别诊断应包括淋巴瘤）。软组织肿块也可很广泛。为确定分期，应包括下列检查：血常规、血生化、骨扫描、胸部 CT、腹部 CT、骨盆 CT 及骨髓活检。

在显微镜下，骨淋巴瘤由大的和小的淋巴样细胞混合组成，有或无核分裂（图 27-19）。除一些表现为肉瘤样外，其他则很难与尤因肉瘤或未分化癌相鉴别。免疫组化对鉴别诊断有帮助（淋巴瘤的淋巴样标记染色阳性，网硬蛋白染色阳性，角蛋白染色阴性，过碘酸 - 希夫染色阴性）。

淋巴瘤的分类不在本书的讨论范围内。总的来说，骨的原发性淋巴瘤患者预后较好（5 年生存率约为 55%），而全身性淋巴瘤患者预后较差（5 年生存率小于 25%）。淋巴瘤的治疗以化学治疗为主。放射治疗通常可控制局部病情。很少需手术治疗，只有在即将发生或已经发生病理性骨折时才需手术。

第十节　骨转移癌

骨转移癌是骨科医师治疗最多的恶性肿瘤。在美国，每年新增的肉瘤病例只有约 8000 例，而新增的癌症患者则多达 100 万。据统计，50% ~ 80% 的癌症患者在死亡时已有骨转移。随着对原发病变治疗疗效的提高，骨转移癌患者也可以长期存活。重要的是，骨科医师不能再以宿命的观点看待这类患者。对于这类患者，适当的骨科治疗非常重要，可以减轻疼痛，保留功能，使患者生活能够自理，并能改善整体生活质量。

患者如有癌症病史，即使是在很早以前，但如果出现新的骨病变，最有可能是转移癌。如果患者年龄超过 40 岁，即使没有恶性肿瘤病史，如发现骨骼出现新的侵袭性病变，最有可能是转移癌或多发性骨髓瘤。对怀疑为转移癌而不知道来源的患者

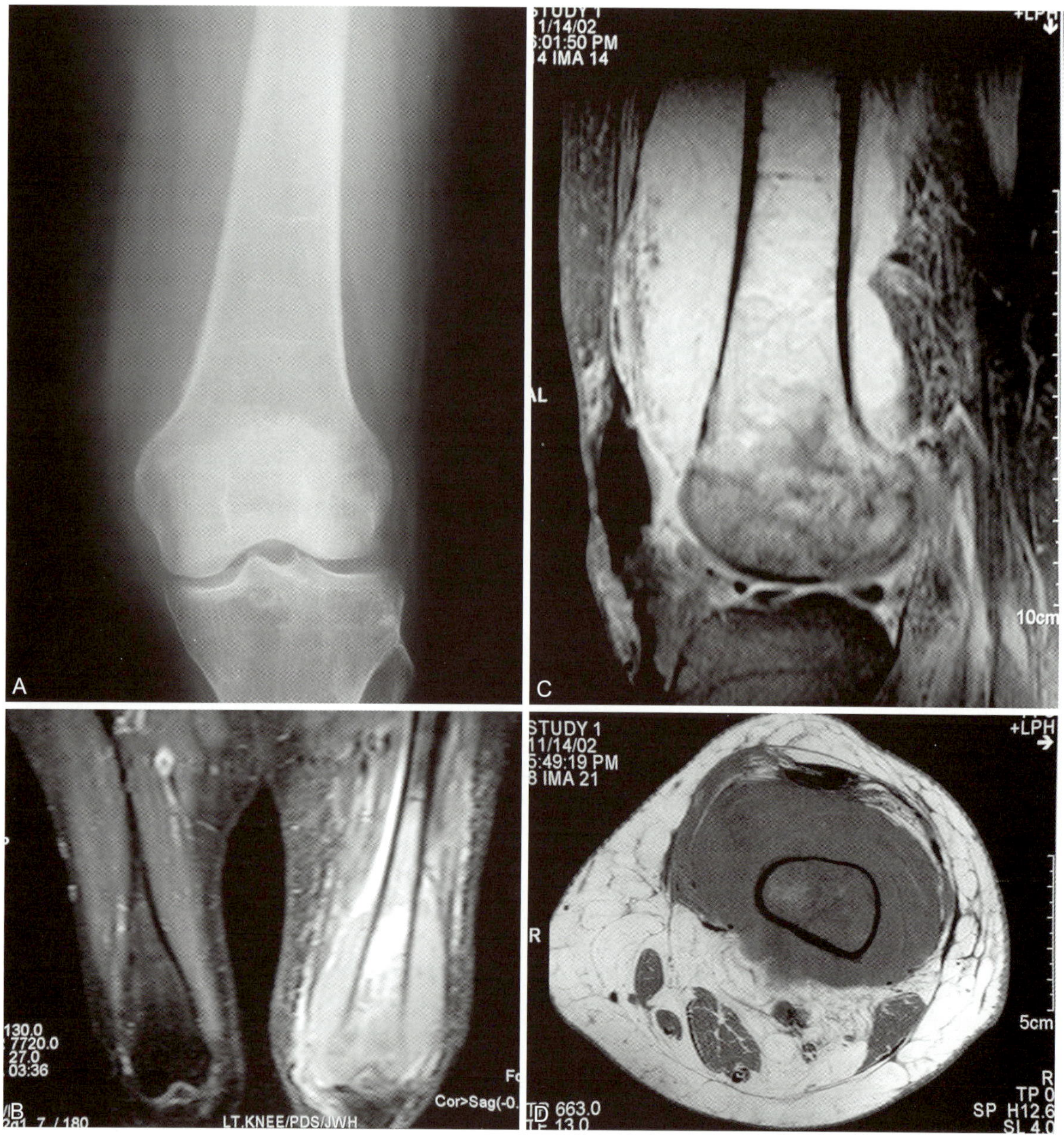

图 27-18 83 岁女性，主诉大腿轻度疼痛伴肿物，过去 1 年内肿物进行性增大

A．膝关节前后位 X 线片显示病变不明显。B ~ D．MRI 显示骨的巨大渗透状病变伴有巨大的周围软组织包块，为典型的淋巴瘤表现。当 MRI 显示有较大的骨破坏，而常规 X 线片显示相对正常时，应常规考虑为淋巴瘤

如何正确检查，在第 24 章已详细讨论。

简单地说，检查应包括询问病史与体格检查，如乳腺或前列腺；基本的实验室检查包括血清蛋白电泳及前列腺特异性抗原；受累骨的全长 X 线检查；X 线胸片；骨扫描筛查全身骨骼；胸部、腹部和骨盆 CT。在活检之前如果没有完成上述检查，可能会在患者的诊疗上导致严重的错误。通过这些简单的流程，85% 的骨转移癌患者能确定原发灶。完成上述检查后，才可以做活检。即使患者有癌症病史，也必须活检最先发现的骨骼病变，以确定原发灶和转移灶之间的关系。转移癌的活检原则与骨原发肿瘤一样，因为有时怀疑为转移癌的病灶可能是骨的原发肉瘤（图 27-20）。以后再出现的骨转移病变可不必活检而直接进行治疗。

大多数骨转移癌来源于乳腺和前列腺，其他按发病率递减，依次为肺、肾、甲状腺和胃肠道。如果患者可疑为骨转移癌，但又不知道来源，多数原发灶是肺癌和肾癌。乳腺癌和前列腺癌在这类患者

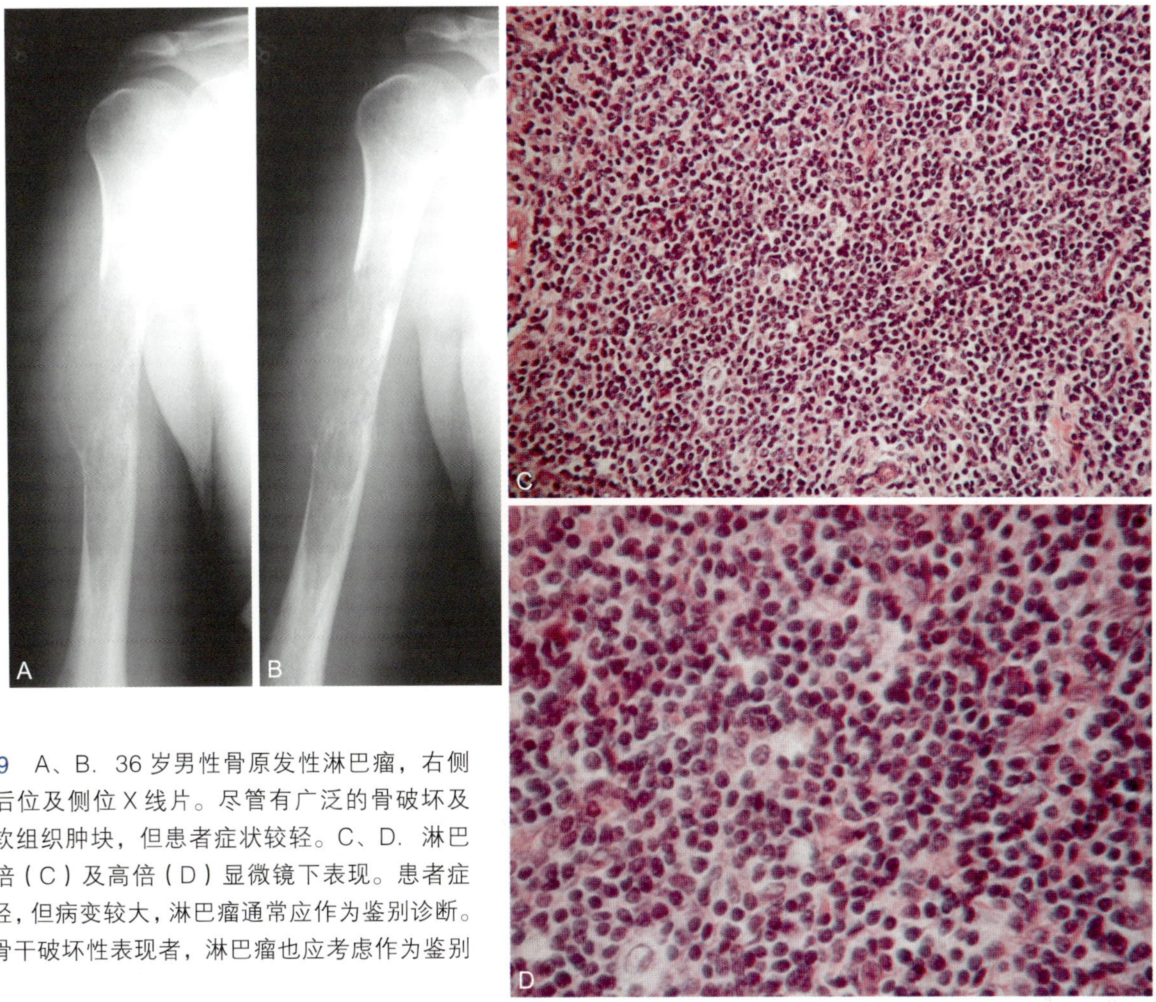

图 27-19 A、B. 36 岁男性骨原发性淋巴瘤，右侧肱骨前后位及侧位 X 线片。尽管有广泛的骨破坏及较大的软组织肿块，但患者症状较轻。C、D. 淋巴瘤的低倍（C）及高倍（D）显微镜下表现。患者症状相对轻，但病变较大，淋巴瘤通常应作为鉴别诊断。对于有骨干破坏性表现者，淋巴瘤也应考虑作为鉴别诊断

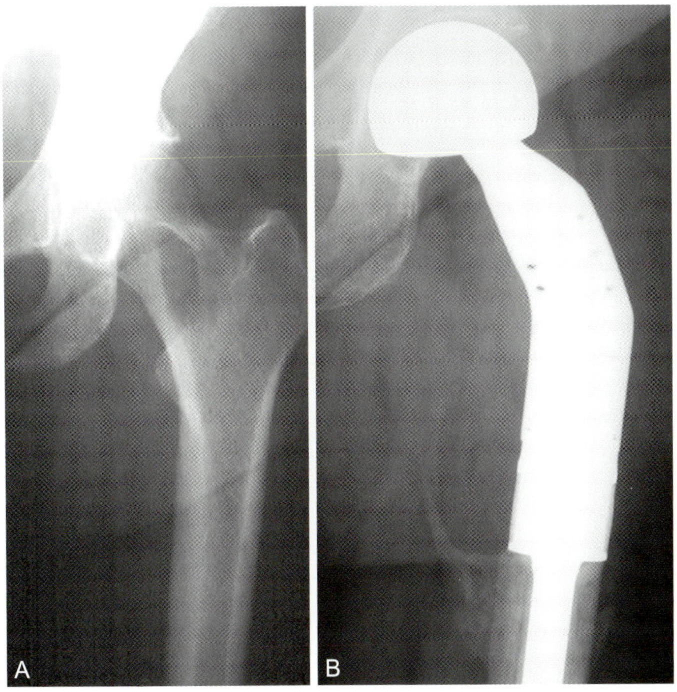

图 27-20 A. 50 岁女性既往有乳腺癌病史，左侧髋部前后位 X 线片。患者曾无瘤生存 2 年，在股骨颈可见溶骨性变。尽管此病最可能的诊断是转移癌，但必须以适当的方式进行活检。患者最终诊断为恶性纤维组织细胞瘤。B. 广泛切除及假体重建后，左侧髋部前后位 X 线片。如假定患者为转移癌进行预防性内固定，将严重影响预后

中并不常见。出现这种现象可能有以下几种原因：①乳腺癌和前列腺癌容易早期发现；②乳腺癌和前列腺癌一般只在晚期才转移到骨；③肺癌和肾癌的诊断常常被延误，以致原发病灶在很晚期才被发现，而骨转移却相对较早发现。

转移癌的X线有各种各样的表现。通常呈侵袭性，提示病变是恶性的。病变可呈溶骨性、成骨性或混合性改变。典型的乳腺和前列腺转移癌是成骨性病变，而肾癌和甲状腺癌转移灶通常为纯粹溶骨性病变。肺癌会出现混合性表现。如果病变发生在肘或膝关节的远端，原发病变最可能是肺癌。另外，肺癌转移可有特征性的X线表现，骨皮质为虫蚀样改变。

转移癌的显微镜下表现通常与原发肿瘤相似。分化良好的患者通过活检很容易确诊。但有一些患者（如肉瘤样肾癌）可能需要免疫组化染色，检查上皮标志物后才能确诊。

骨转移癌应综合治疗。由肿瘤科医师用细胞毒性药物做全身化学治疗。对乳腺癌或前列腺癌患者行激素治疗会起作用。甲状腺癌患者的骨转移用放射性碘治疗可能有一定效果。新的证据表明，双膦酸盐可防止骨骼发生新的转移，并通过抑制破骨细胞骨吸收，减慢骨转移病变的生长。许多有症状的骨转移癌对放射治疗敏感；而另一些癌症，特别是肾癌，对放射治疗很不敏感。对于即将发生或已经发生的病理性骨折需手术治疗。

对即将发生的病理性骨折行预防性固定的确切手术指征尚有争议。建议的参考指标包括：疼痛经放射治疗不能缓解，病变＞2.5cm，病变破坏范围超过骨皮质的50%，小粗隆的撕脱骨折。Mirels提出一种评分系统，根据病灶的部位、大小及病变成骨或破骨以及疼痛的性质判断病理性骨折的危险（表27-1）。根据这一评分系统，任何患者如果评分≥8分，则应行预防性内固定。虽然上述方法都能为确定治疗方案提供参考，但都不是绝对指标。每例患者的治疗都应个体化决定，但必须牢记两条基本原则：第一，对将要发生的病理性骨折进行预防性内固定，技术上比治疗已经发生的病理性骨折更容易；第二，预防性固定相对于骨折后再固定，患者的手术并发症少。

表27-1 预测病理性骨折的评分系统

变量	分数 1	分数 2	分数 3
部位	上肢	下肢	转子周围
疼痛	轻度	中等	影响功能
大小	＜1/3	1/3～2/3	＞2/3
病变	成骨性	混合性	溶骨性

（引自：Mirels H: Metastatic disease in long bones:a proposed scoring system for diagnosing impending pathologic fractures, *Clin Orthop Relat Res* 249:258,1989.）

转移癌患者的预后正在逐步改善。虽然大部分因肺癌转移而发生病理性骨折的患者在6个月内死亡，但生存时间始终都无法预测。笔者已治疗了多个因肺癌骨转移导致病理性骨折的患者，患者良好生存了4～5年。乳腺癌、前列腺癌和肾癌患者在骨转移后通常都能存活很多年。肾癌即使有孤立的骨转移，广泛切除转移灶也能获得治愈（图27-23）。

由于无法预测患者的生存时间，使得适当的手术设计更具有挑战性。所选的固定方法必须足够牢固，以允许术后即刻完全负重行走，由于患者可能只存活几个月，因此不应让其毫无意义地卧床恢复很长一段时间。相反重建的结构应足够耐用，可以使用多年，因为有时患者的治疗结果会很好，能存活很长时间。一般而言，内固定之前应先将肿瘤去除。形成的骨缺损可用骨水泥填充以加强固定。对多数患者，应用髓内固定以保护整个骨（图27-21～图27-28）。如果上述方法不能稳定固定，不能让患者立即完全负重，应考虑行肿瘤切除、假体重建术。股骨颈病变应考虑行半髋或全髋关节置换术。由于骨骼常常需要放射治疗，假体应该用骨水泥固定。术后2～3周，如果切口愈合良好，应安排做整个术野的放射治疗。

恶性骨肿瘤的特点总结见表27-2。

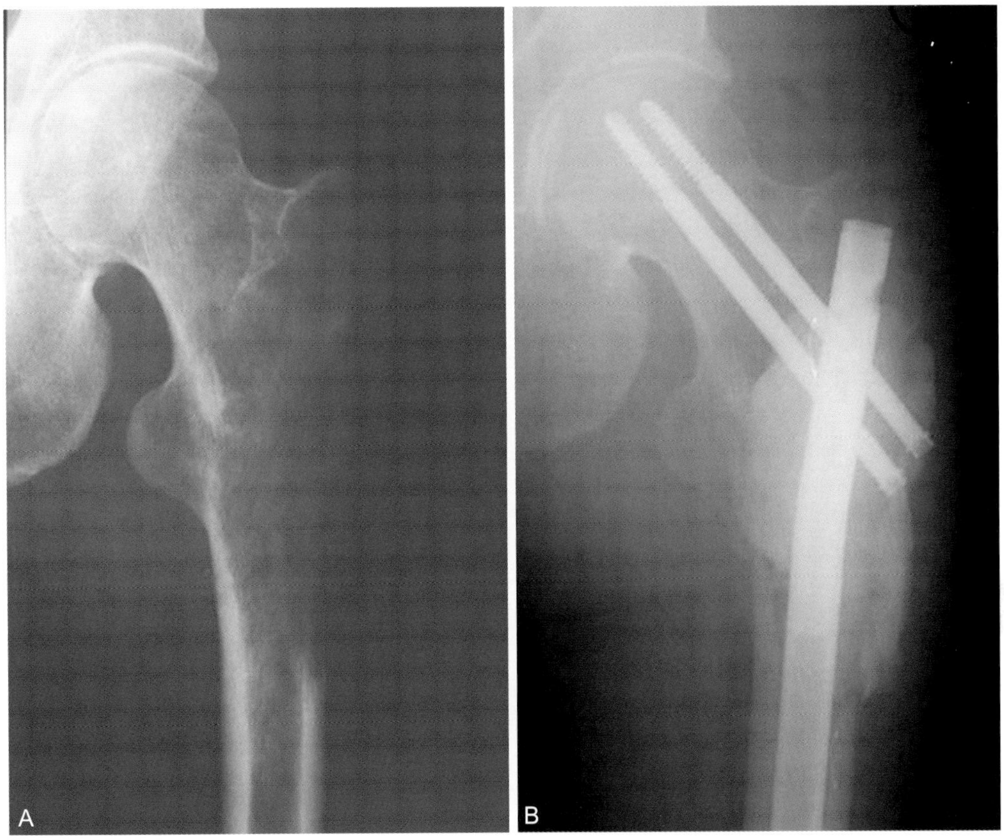

图 27-21　A. 41 岁男性转移性鳞状细胞癌的股骨前后位 X 线片，股骨即将发生病理性骨折。患者将进行预防性内固定，但在术前一天晚间当他在床上翻身时，出现股骨骨折。B. 用重建钉及骨水泥固定后的前后位 X 线片

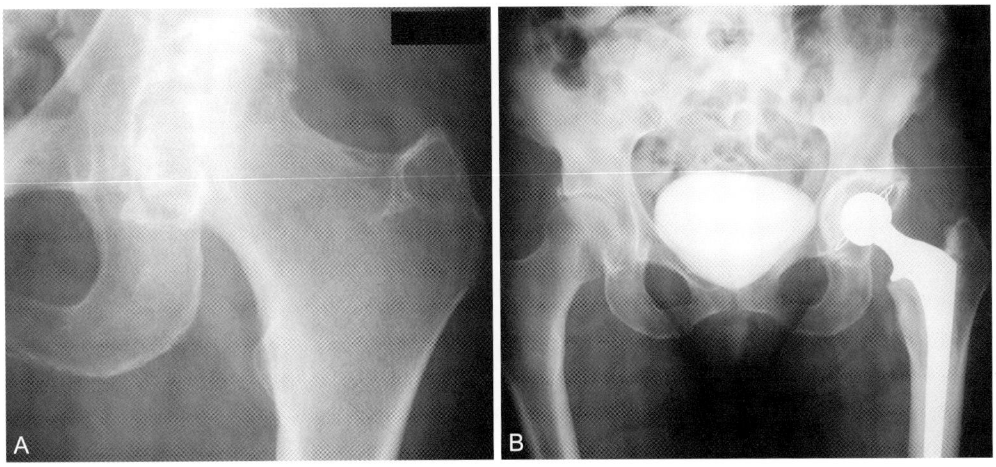

图 27-22　A. 转移性乳腺癌放射治疗后，左侧髋部前后位 X 线片。患者随后出现继发性股骨头坏死。B. 骨水泥全髋关节置换术后，骨盆的前后位 X 线片。由于骨骼已接受放射治疗，故股骨及髋臼假体应用骨水泥固定

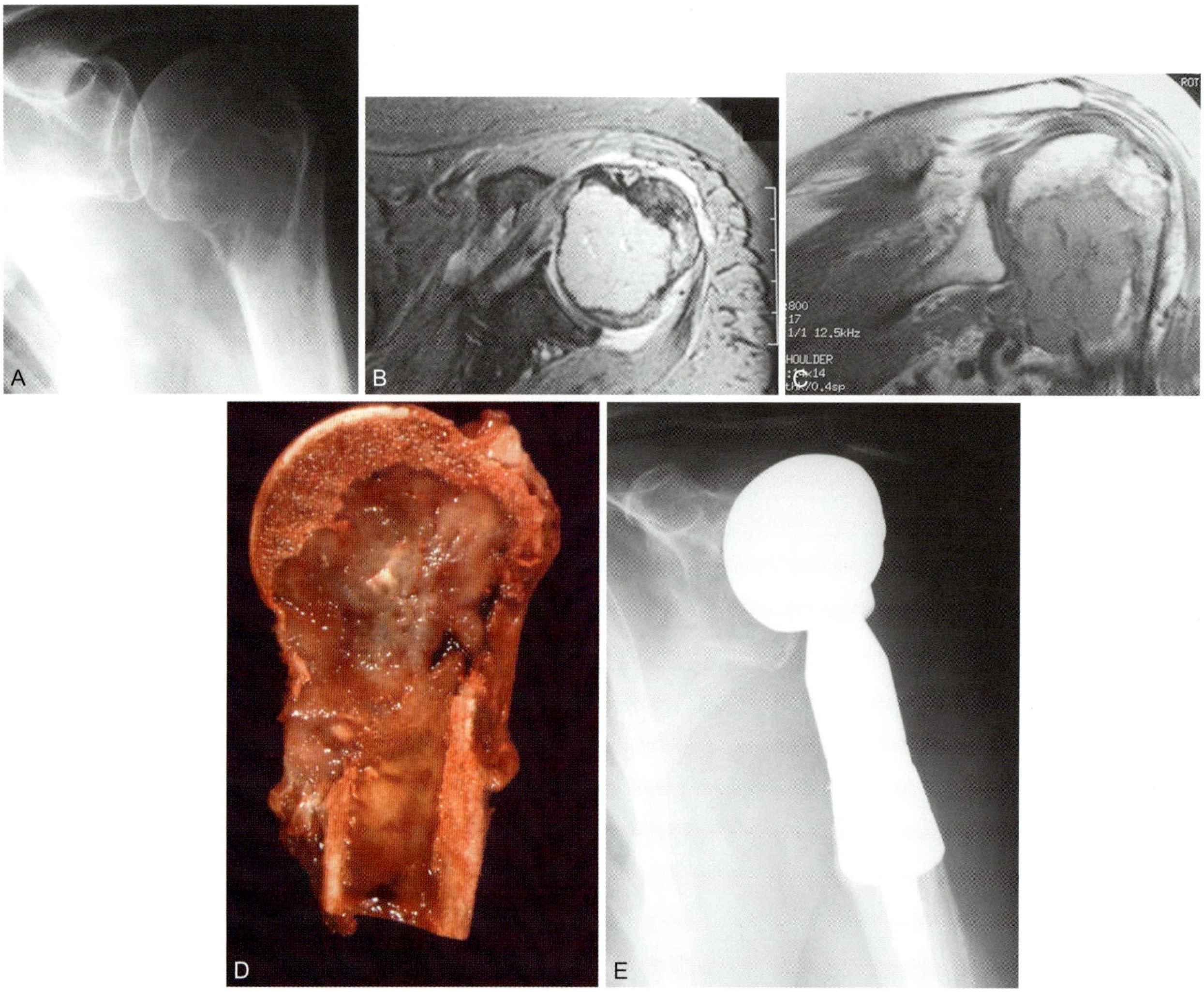

图 27-23　A. 77 岁女性，肾癌出现左侧肱骨近端转移，左侧肱骨前后位 X 线片；B、C. MRI 显示肿瘤的范围，这是转移的唯一部位，因而对患者进行广泛切除及假体重建术；D. 切除的肿瘤标本的外像；E. 假体重建后，左侧肩部正位 X 线片

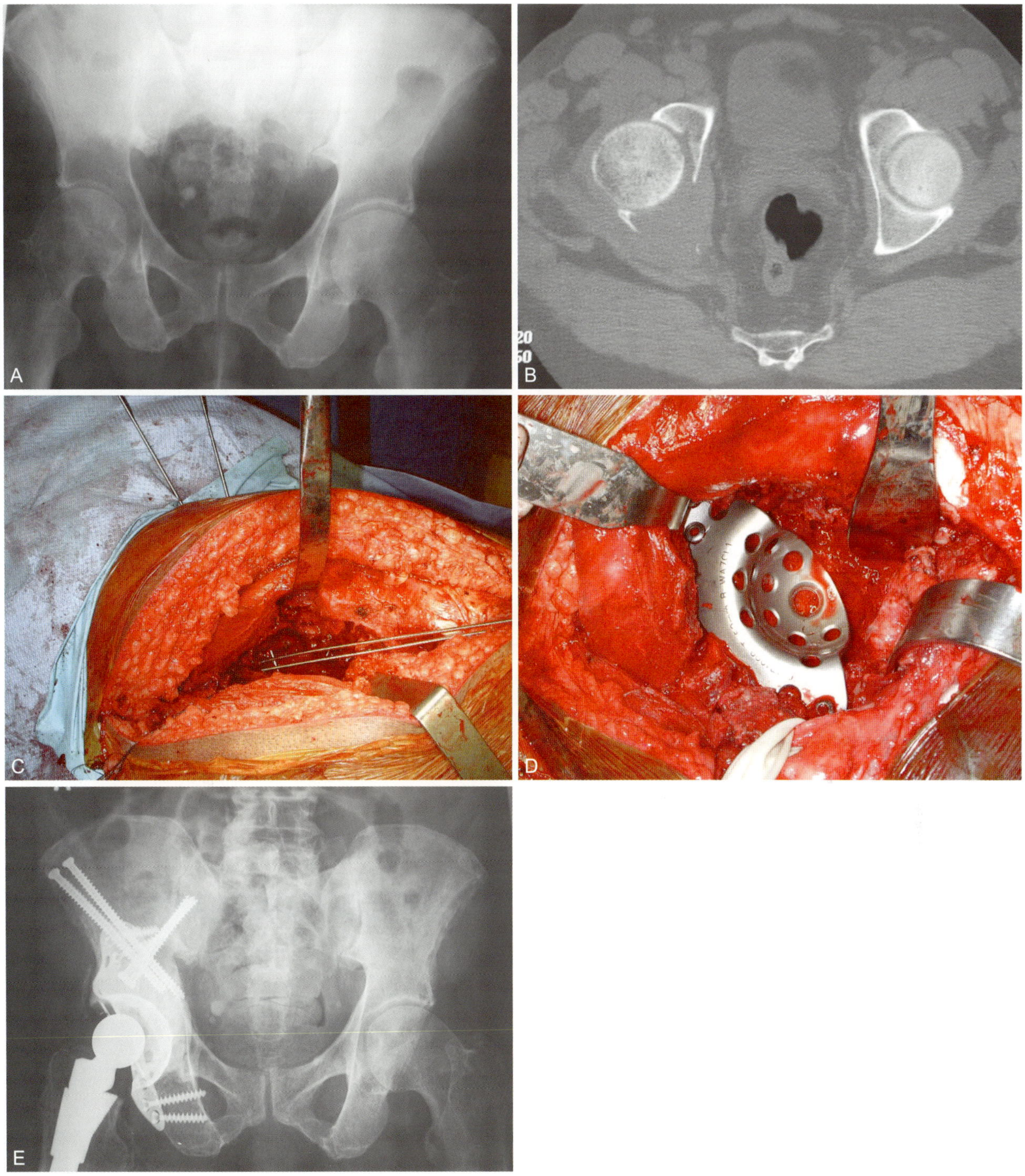

图 27-24　A. 66 岁男性，肺癌出现右侧髋臼转移，前后位 X 线片。B. CT 较好地显示了髋臼后柱及后壁骨破坏。患者接受术前栓塞治疗，有助于减少术中出血。C. 肿瘤刮除后的术中照片，从骨缺损处至髂骨后方放置 2 枚引导针，从髂嵴前方到骨缺损处放置另外 2 枚引导针。通过引导针拧入空心螺钉，有助于支撑骨水泥。D. 放置髋臼笼，肿瘤缺损处用骨水泥填塞，同时髋臼杯用骨水泥固定到髋臼笼内。E. 术后 X 线片

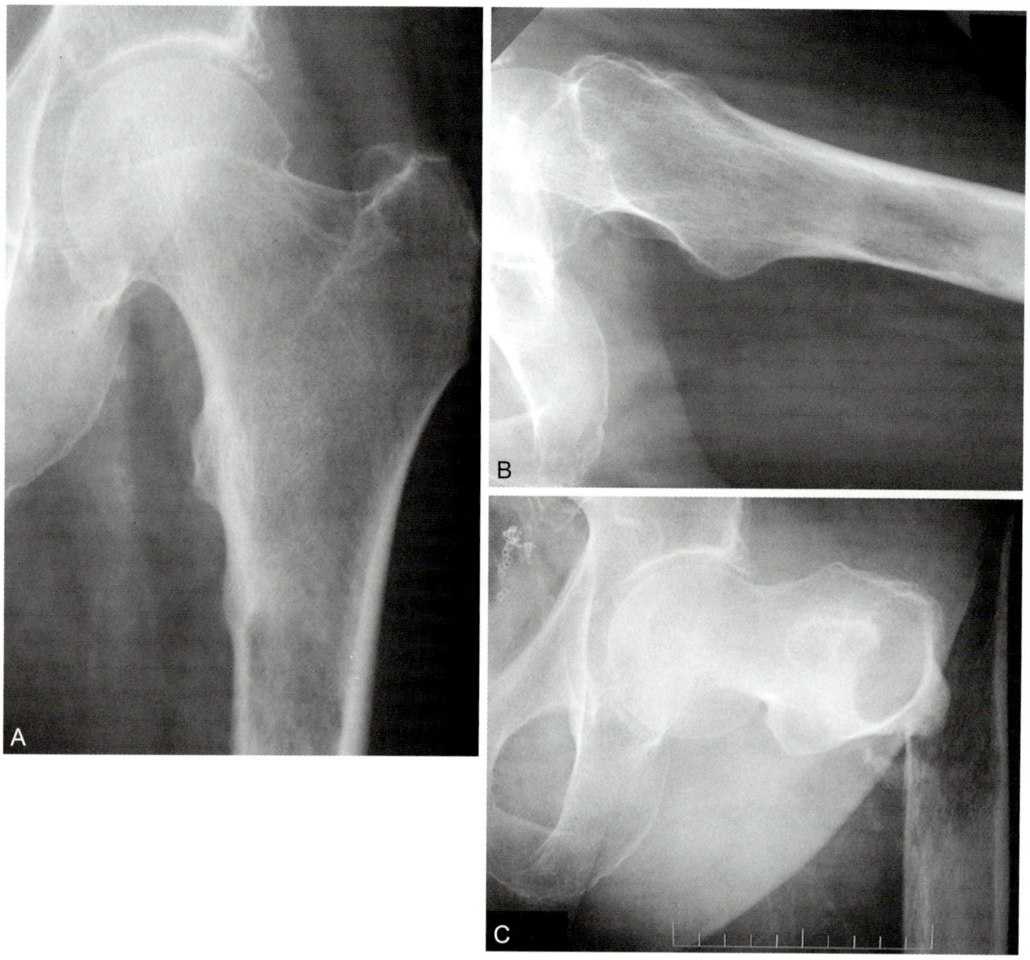

图27-25 A、B. 82岁男性，肾癌出现股骨近端骨转移，前后位及侧位X线片显示多发溶骨性变。患者对放射治疗不敏感，拟行预防性内固定，最终因患者情况不稳定，取消了手术。C. 同一患者病理性骨折数周后，左侧髋部前后位X线片。因手术现已很难进行，故患者出现了很严重的并发症

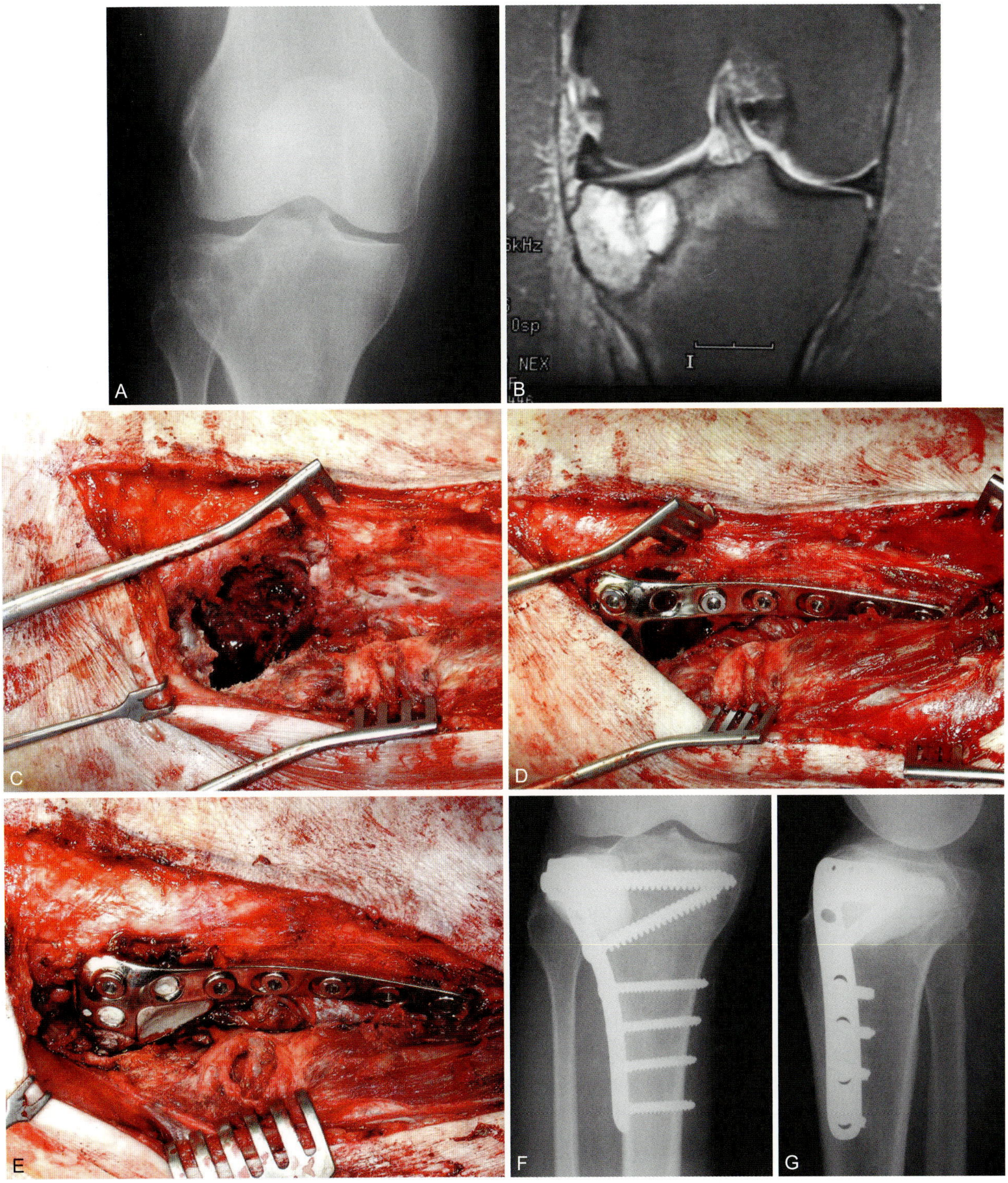

图 27-26 A、B. 70 岁女性，肺癌出现右侧胫骨近端骨转移，前后位 X 线片（A）和冠状位 MR（B），患者不能负重；C. 肿瘤刮除术的术中照片；D、E. 放置钢板后（D），骨缺损处用骨水泥填充，以利于术后即刻下床活动（E）；F、G. 术后前后位及侧位 X 线片

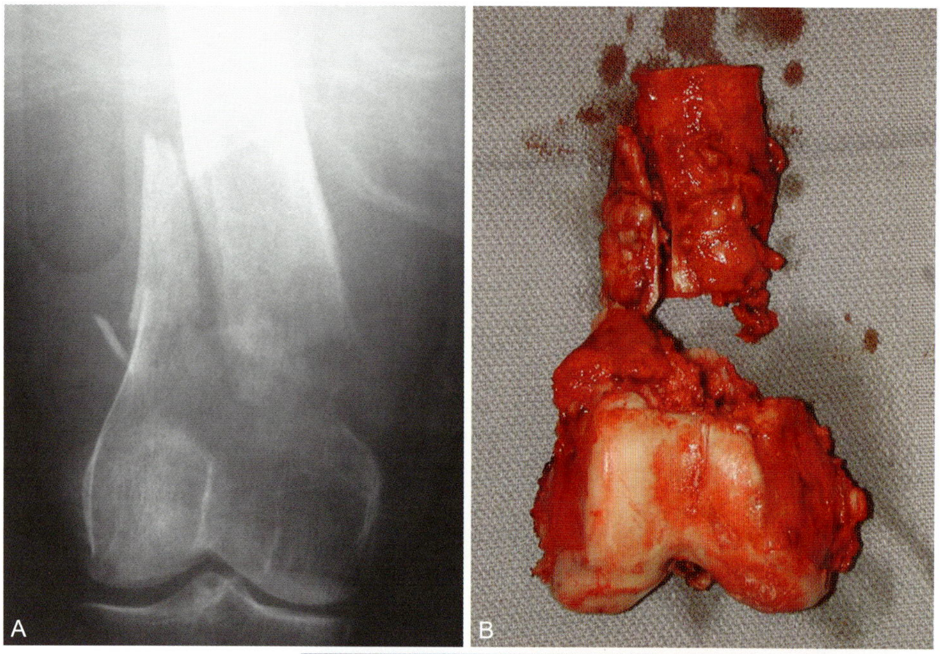

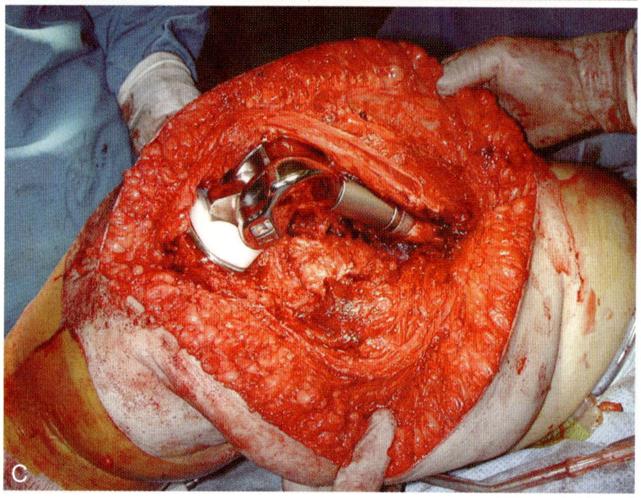

图 27-27 A. 71 岁女性，继发于肝胆管癌的右侧股骨远端病理性骨折。由于广泛的骨破坏，行假体重建术，以利于患者完全负重。B. 切除的骨肿瘤段的照片。C. 假体在体内的照片

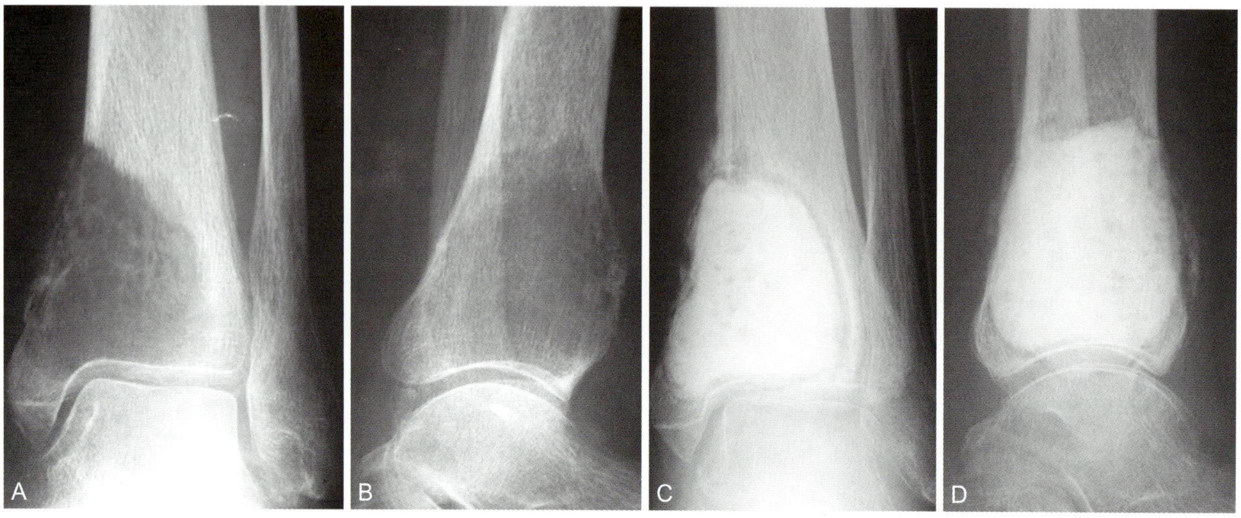

图 27-28 A、B. 78 岁女性，肾癌出现左踝部转移，左踝部前后位及侧位 X 线片。C、D. 在扩大刮除及骨水泥填充骨缺损后，前后位及侧位 X 线片。患者能即刻恢复完全负重，疼痛得到缓解

表 27-2 恶性骨肿瘤

肿　瘤	年龄（岁）	流行病学	部　位	临床表现	影像学表现	病理学表现	治疗方法	备　注
骨肉瘤								
普通骨肉瘤	10 ~ 20	男性略多	干骺端、股骨远端、胫骨近端、肱骨近端	进行性疼痛	溶骨和成骨并存，骨皮质破坏，骨膜反应 [Codman 三角日光放射状骨针（hair-on-end）]，软组织肿块	恶性梭形细胞成骨，显著的多形性细胞核，大量的有丝分裂象	化学治疗和广泛切除	少数与遗传性视网膜细胞瘤，Rothmund-Thomson 综合征，Li-Fraumeni 综合征相关
骨膜骨肉瘤	10 ~ 30	女性略多见	股骨和胫骨骨干	疼痛性肿块	骨干破坏，骨表面凹陷性破坏，软组织内夹杂不规则成骨	丝条样类骨质散在于软骨小叶	广泛切除，化学治疗有争议	
骨旁骨肉瘤	20 ~ 40	女性略多见	股骨远端后方	无痛肿块	股骨远端后侧表面的分叶状骨化肿块	轻度异形性的梭形细胞，轻度不典型的骨小梁	单纯广泛切除	
毛细血管扩张型骨肉瘤	10 ~ 20	男性略多见	股骨远端、胫骨近端	进行性疼痛	纯粹的溶骨，可能有气球状或囊状表现（与动脉瘤性骨囊肿类似）	充满血液的囊腔和薄壁间隔，间隔之间的恶性梭形细胞	化学治疗和广泛切除	
继发性骨肉瘤	50 ~ 80	男：女为 2：1，Paget 骨肉瘤；男：女为 1：2，放射性骨肉瘤	中轴位置（在早前的放射位置或者 Paget 病部位）	进行性疼痛	溶骨与成骨并存，骨皮质破坏	与普通骨肉瘤相似	化学治疗和广泛切除	预后不良。在进行性多骨性 Paget 病患者中骨肉瘤更常见；放射性骨肉瘤通常发生在放射治疗后 10 ~ 15 年

表 27-2（续表）

肿　瘤	年龄（岁）	流行病学	部　位	临床表现	影像学表现	病理学表现	治疗方法	备　注
软骨肉瘤								
经典型软骨肉瘤	40 ~ 70	男性略多见	骨盆，股骨近端，肱骨近端	进行性疼痛	点状钙化，骨皮质侵蚀，软组织肿块	软骨基质，双核细胞，分级与细胞多少相关，骨小梁内陷	广泛切除（扩大刮除适用于低度恶性髓内肿瘤），放、化疗无效	重点是把症状、影像学表现、组织学表现联系起来
去分化软骨肉瘤	40 ~ 80	男性略多见	骨盆，股骨近端、肱骨近端	进行性疼痛	侵袭性的溶骨性病变毗邻典型的软骨肉瘤区域	在典型的低度恶性软骨肉瘤旁包含高度恶性肉瘤成分	化学治疗及广泛切除	预后很差
透明细胞软骨肉瘤	多年龄段	男性多见	骨骺、股骨近端、肱骨近端	长时间的持续性疼痛	界限清楚的骨骺处透光区，边缘反应性成骨，影像学可为良性表现	圆形细胞伴随透明细胞质，显著细胞质边界，软骨基质	广泛切除	非常罕见
间叶性软骨肉瘤	10 ~ 50	男性略多见	分布广泛	疼痛	非特异性破坏性损害，有经典型软骨肉瘤的特征	蓝色小圆细胞，软骨岛，“鹿角样”血管	化学治疗及广泛切除术	少见
尤因肉瘤	30 岁以下	男性多见	扁骨，长骨干骺端	疼痛肿胀或有全身不适症状	渗透性骨破坏，大的软组织包块，“葱皮样”骨膜反应	蓝色小圆细胞，MIC-2 阳性	化学治疗，手术和（或）放疗控制局部	t（11,22）
脊索瘤	40 ~ 70	男：女为 3：1	骶骨、颅底	疼痛、神经症状	中轴骨破坏，骶骨前软组织肿块	细胞排列成长丝条或束，背景含蛋白，空泡细胞质（含空泡的细胞）	广泛切除	
造釉细胞瘤	10 ~ 30	男：女为 1：1	胫骨骨干	长期疼痛	位于胫骨骨干前侧骨皮质的边界清楚的透光区	在纤维间质间的岛状上皮细胞	广泛切除	少见

表 27-2（续表）

肿瘤	年龄（岁）	流行病学	部位	临床表现	影像学表现	病理学表现	治疗方法	备注
恶性血管瘤	＞10	男性略多	所有部位的骨，趋向于靠近中轴的位置	疼痛	溶骨性病变，低度恶性的有部分边缘硬化带，高度恶性的表现为更强的侵袭性破坏，多发病灶常在同一骨及附近的骨内	低度恶性肿瘤表现为发育良好的血管通道，周围排列着丰满的内皮细胞，高度恶性可见多形性梭形细胞，CD31、CD34 和Ⅷ因子相关抗原因子阳性	尽可能广泛切除多发病灶和无法手术的部位可采取放射治疗，高度恶性的采用化学治疗	少见，Stewart-Treves 综合征（血管肉瘤出现在慢性淋巴水肿）
恶性纤维组织细胞瘤（MFH）和纤维肉瘤	＞10	男、女发病率为 1∶1	股骨远端、胫骨近端	疼痛，20% 的患者伴有病理性骨折	纯溶骨性改变	多形性梭形细胞，恶性纤维组织细胞瘤呈席纹状排列，纤维肉瘤“人”字形排列	化学治疗及广泛切除	25% 的肿瘤继发于其他疾病，如 Paget 病、放射治疗、巨细胞瘤和骨梗死
浆细胞瘤和多发骨髓瘤	50～70	男、女发病率为 2∶1	中轴位置、股骨近端、肱骨近端	疼痛、全身症状	多发的、边界清楚的穿凿样溶骨性病变	片状浆细胞	化学治疗，有症状的骨破坏行放射治疗，手术治疗即将发生或已发生的病理性骨折	诊断通常需要借助于血清或尿蛋白电泳，证实有单克隆丙种球蛋白
淋巴瘤	50～70	男、女发病率为 1.5∶1	股骨、骨盆、脊椎、肋骨	疼痛	X 线表现多变：可以侵袭严重或者 X 线表现无异常，MRI 上肿瘤的范围可以远远大于在 X 线上的所见	大小不等的淋巴细胞混杂，网硬蛋白染色阳性，过碘酸－希夫染色阴性，淋巴标记染色阳性	化学治疗和放射治疗，手术适应于可能发生的或已发生的病理性骨折	在 X 线无明显表现但 MRI 有广泛骨破坏，伴有软组织肿块时应考虑到淋巴瘤诊断的可能
转移癌	40～80	男、女发病率为 1∶1	中轴位置、股骨近端、肱骨近端	疼痛，与原发病灶相关的症状	成骨性：乳腺癌、前列腺转移癌；溶骨性：肾癌、甲状腺癌；混合性：肺癌	组织学表现与原发部位肿瘤相似	原发肿瘤行全身治疗，有症状的骨破坏行放射治疗，手术治疗即将发生的或已发生的病理性骨折	乳腺和前列腺转移癌很常见，未发现原发肿瘤但已经出现骨转移灶的患者常见于肾和肺的转移癌

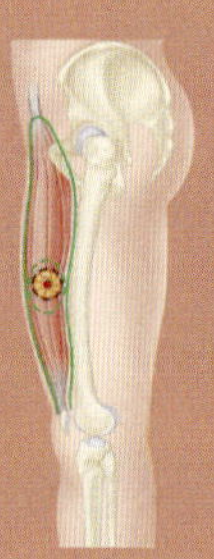

第 28 章 软组织肿瘤

著者：Patrick C. Toy, Robert K. Heck Jr.
译者：许　猛　张涌泉　毕文志　郭　征　李　靖
审校：牛晓辉　杨勇昆

对骨骼－肌肉系统肿瘤患者的评估在第 24 章中已详细讨论过，但一些重点有必要再次叙述。因为大多数恶性软组织肿瘤患者疼痛轻微，多以肿块就诊，所以疼痛症状的出现与否无助于肿瘤良恶性的鉴别，此点与骨肿瘤不同。肿瘤一般向心性生长而非侵袭性生长，将正常结构推挤开。对肿块、发病部位及引流区的淋巴结进行仔细的体格检查非常有必要。常规 X 线检查可发现静脉石（血管瘤）、钙化（滑膜肉瘤）、脂肪密度的透光区（脂肪瘤）。对于某些肿瘤，诸如脂肪瘤、血管瘤和色素绒毛结节性滑膜炎，MRI 可进行特异性诊断。但更多的情况是，肿瘤的 MRI 表现缺乏特异性。不过可用 MRI 来评估肿瘤的大小和了解病变周围的解剖学关系。总的来说，软组织肉瘤在 MRI 的 T_1 加权像上常表现为低信号，而在 T_2 加权像上为高信号。当患者不能进行 MRI 检查时，也可用 CT 来代替。但对软组织肿瘤而言，MRI 检查优于 CT 检查。CT 可以用于观察肿物中矿化的方式（钙化 *vs* 成骨）。对于某些特定病例，^{99m}锝骨扫描有助于评估局部和远隔部位的骨骼是否被侵蚀。恶性软组织肿瘤患者需行肺部 CT 扫描，以发现是否有肺部转移灶。对于黏液样脂肪肉瘤患者和发生淋巴扩散的滑膜肉瘤、上皮样肉瘤及横纹肌肉瘤患者，行腹部和骨盆 CT 扫描有助于检测腹膜后转移灶。软组织肿瘤的采样可行穿刺活检或切开活检。活检应在影像学检查完成后施行，并应根据第 24 章所述原则做谨慎的计划。对活检结果的正确解释需要结合临床及影像学表现。肿瘤分期可以应用 Enneking 系统（表 24-1）或美国肿瘤联合会（AJCC）系统（表 24-2）。

大多数良性软组织肿瘤的治疗可采用随诊观察或边缘性切除。当根据临床和影像学表现均考虑为良性病变时，可以对部分良性病变进行随诊观察。一些良性软组织肿瘤具有局部侵袭性（如硬纤维瘤），需要行广泛性切除或综合处理以进行局部控制。治疗低度恶性软组织肉瘤通常采用单纯广泛性切除，如果切缘靠近瘤体，则应手术切除结合放射治疗。治疗高度恶性软组织肉瘤通常采用手术切除与放射治疗相结合的方法。

对于软组织肉瘤的治疗尚有一些争议。虽然外科手术依然是此类肿瘤的首要选择，但是哪些患者能从以局部控制为目的的辅助放射治疗中获益，仍然是有争议的（英文版修订后不影响中文意思）；进行术前还是术后放疗也有争议。术前放射治疗可能增加切口愈合并发症的风险，但在没有经过手术处理的组织中氧化作用更强，也可能更加有效。然而术后放射治疗可以在伤口愈合后实施，但为了保证照射的覆盖范围需要相应增加照射面积。近距离放射疗法（放射性粒源或放射源置于瘤内或接近肿瘤，给予肿瘤高辐射剂量的同时减少对周围健康组织的射线辐射）在某些医院被广泛使用，但在其他医院却很少使用。最后，对这些患者进行辅助化学治疗的价值也一直存在争议。在大多数肿瘤中心，虽然已将化学治疗作为大的、高度恶性软组织肉瘤的常规辅助治疗，但实际上患者能否从中获益仍然不清楚。

深入讨论这些有争议的观点已经超出了本章的范围。本章仅简要叙述一些常见软组织肿瘤的临床表现、影像学所见和治疗方法。

第一节　良性肿瘤和瘤样病变

具体内容见表 28-1。

一、脂肪组织肿瘤

脂肪瘤可能是最常见的结缔组织良性肿瘤。可见于任何年龄，男、女均可发生，中年女性稍多见。肿瘤通常发生于皮下，但可侵及深层组织。有时可侵犯滑膜（分叶状脂肪瘤），极少数情况下可侵及骨膜。临床上，肿瘤表现为质软、边界清楚、可移动的肿块，无疼痛，生长缓慢。膝关节腔积液是分叶状脂肪瘤患者的特征性表现。在 X 线片上，较大的肿瘤可表现为软组织内稀疏的透光区。MRI 通常可以确诊，因为脂肪瘤在 T1 加权像上表现为均匀的高信号，并在脂肪抑制序列像上表现为低信号（图 28-1）。大体所见，脂肪瘤是一个包膜完整的脂肪结节，可含有纤维组织。镜下所见，肿瘤由成熟的脂肪细胞组成，细胞核扁，无核分裂象（图 28-2）。一些脂肪瘤内有较多的血管，称为血管脂肪瘤。部分区域可见棕色脂肪性的空泡细胞。

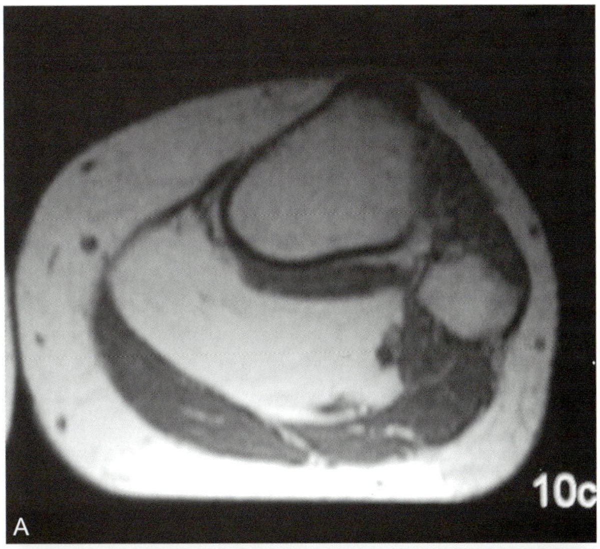

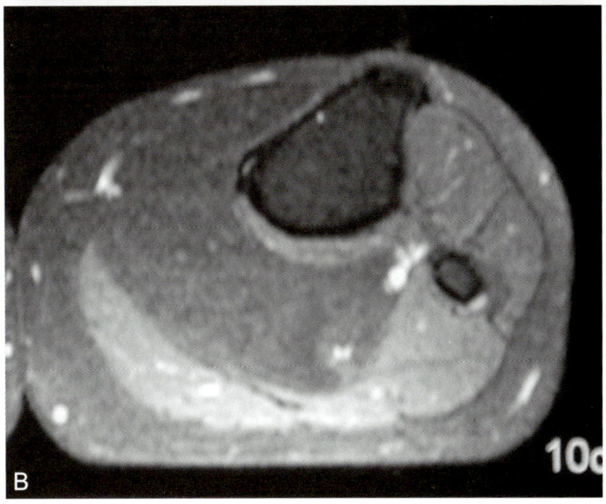

图 28-1　A、B. T_1 加权像（A）和脂肪抑制像（B）显示左腿深部间室内的肌内脂肪瘤，在所有序列上脂肪瘤与皮下脂肪的 MRI 信号完全相同

偶见多发性脂肪瘤，在个别病例可为对称性。有一种多发性脂肪瘤称为 Dercum 病，其特点为疼痛性脂肪浸润，疼痛的原因尚不清楚。另一种脂肪瘤发生于肌肉内，向肌纤维之间浸润。这种貌似浸润性生长可能意味着恶性，但肿瘤却很容易得到控制。另外，还有一种少见的蛰伏脂肪瘤(hibernoma)或胚胎性脂肪细胞瘤（fetal fat cell lipoma），由大量的、具有细小空泡的泡沫细胞组成，呈分叶状，类似于一些动物的冬眠器官。其特点为棕色，并可长得极大。血管肌肉脂肪瘤是脂肪瘤的一种，通常发生于肾，由平滑肌、血管和脂肪组成。此肿瘤偶尔可伴有脑部的结节性硬化。另外一种脂肪瘤称为髓样脂肪瘤，含有骨髓成分，发生于肾上腺髓质。常在尸检时偶然发现，其实并不少见，但肿瘤很少

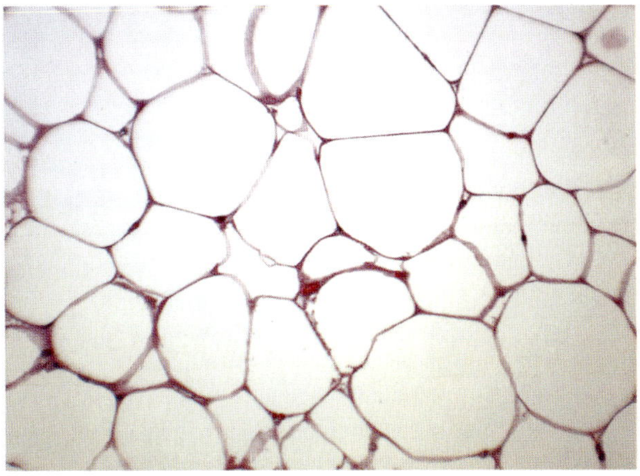

图 28-2　脂肪瘤

显微镜下显示无侵袭性成熟脂肪细胞

表 28-1 良性软组织肿瘤

肿瘤	年龄	人口学特征	发病部位	临床表现	影像学特点	组织学表现	治疗	结论
脂肪组织肿瘤								
脂肪瘤	各种年龄段；成人多见，儿童罕见	男、女发病率为 1 ∶ 1	任何部位，多位于皮下	无痛性肿块 分叶状脂肪瘤：膝关节腔积液	MRI：与皮下脂肪组织信号一致	成熟的脂肪细胞	临床观察 边缘切除：可能复发	Dercum 病：多发疼痛性脂肪浸润 蛰伏脂肪瘤：胚胎性脂肪细胞瘤（棕色脂肪）
神经鞘瘤								
神经鞘瘤（雪旺细胞瘤）	成人多见	男、女发病率为 40 ∶ 60	任何部位	多为痛性肿物 神经支配区域牵涉痛 Tinel 征阳性	MRI：沿神经生长的梭形肿物 脂肪裂隙征：肿物周围狭窄的脂肪边界	双相性组织 Antoni A：梭形细胞 Antoni B：细胞量少的疏松的黏样组织 贝罗凯小体（Verocay bodies）	无症状患者可以观察 保留神经，边缘切除	细胞核和胞质 S-100 染色阳性，罕见恶性变
神经纤维瘤	任何年龄	男、女发病率为 1 ∶ 1	颅神经或脊神经分支	根据受累神经不同，症状不一 皮肤：局部肿物 弥散性：渗透性肿物 局限性：硬性肿物 丛状神经纤维瘤：多束受累，“虫袋样”	类似于神经鞘瘤 “靶征”：MRI T_2 加权像外周高信号	细胞内容物较少，有散乱的胶原束 梭形细胞，细胞核呈波浪形 核分裂象罕见	局部切除：如难以从神经中分离，可牺牲神经功能	神经纤维瘤病：von Recklinghausen 病（NF1） 常染色体显性遗传：染色体 17q NF1 基因突变 其他表现：咖啡牛奶斑，腋窝雀斑，虹膜色素缺陷瘤，眼部胶质瘤，嗜铬细胞瘤 骨的病变：胫骨假关节，脊柱侧弯，蝶骨翼发育不良 罕见恶变为恶性神经鞘瘤

表 28-1 滑膜病变

肿瘤	年龄	人口学特征	发病部位	临床表现	影像学特点	组织学表现	治疗	结论
滑膜软骨瘤	成人	男性多见	髋和膝关节最常见，手、腕、肘和肩关节不常见	游离体可以导致机械症状 活动范围受限 关节积液	X 线片：可见关节内小的钙化结节 重度病变可出现关节骨质侵蚀，肿物延伸至周围软组织	透明软骨细胞中等结节	无症状者可以观察 关节镜或切开滑膜切除术，关节镜滑膜切除易复发	鉴别诊断：骨化性肌炎、滑膜软骨肉瘤、滑膜肉瘤
腱鞘巨细胞瘤	成人		手和腕	缓慢生长的无痛性肿物	X 线片：可见邻近骨质破坏	与色素沉着绒毛结节性滑膜炎类似（PVNS）	观察 边缘切除	手和腕部第二常见的良性软组织肿物
色素沉着绒毛结节性滑膜炎	年轻成年患者常见，可发生于儿童或老年人		膝关节最常见，也可发生于其他关节	弥漫型：单关节肿胀和疼痛 局限型：可出现机械症状 关节穿刺可见血性液体	病变晚期，X 线片可见关节骨质侵蚀 MRI：T_1 和 T_2 加权像上可见关节内低信号肿物	淡染的纤维组织中可见组织细胞，巨细胞及含铁血黄素沉积	局限型：局部切除 弥散型：关节镜或切开滑膜切除，关节置换，关节融合术或截肢术	局部复发患者可以行局部放射治疗
血管性病变								
血管瘤（肌肉内）	常见于儿童，可发生于任何年龄	男、女发病率为1∶2	头颈部最常见，也可发生于任何部位	与温度和肿胀并发的疼痛，活动量多可引发疼痛 肢体悬垂可导致肿物增大	X 线片上可见静脉石（血栓慢性钙化） MRI：边界不清，T_1 加权像上可见肌纤维被脂肪替代，T_2 加权像上可看到继发于充血的高信号	多支薄壁血管扩张	无症状可以观察，出现症状可以局部加压治疗。病变较小可以局部切除，如不能切除可以行血管栓塞治疗或硬化剂注射	静脉畸形骨肥大综合征（Klippel-Trenaunay syndrome）：可有静脉-淋巴畸形、静脉瘤、皮神经病变、骨和软组织的过度增生 马富奇综合征（Maffucci syndrome）：内生软骨瘤合并血管瘤

表 28-1 良性软组织肿瘤

肿瘤	年龄	人口学特征	发病部位	临床表现	影像学特点	组织学表现	治疗	评论
血管球瘤	儿童和青少年	单发：女性 > 男性 多发：男性 > 女性	手和足部常见，任何有血管球体的地方均可发病	红 - 蓝色病变，导致的疼痛与其大小不符	末节指骨可能有边界清楚的溶解性病变	血管外存在上皮样细胞	边缘切除可以治愈	血管球体作用是通过自律性调控动脉壁平滑肌以调节血流量和体温
纤维性病变								
结节性筋膜炎	年轻成人	没有性别倾向	多见于四肢；上肢占 50% ~ 75% 躯干后面和侧面	发现数周内生长迅速的肿物	X 线片通常无异常 MRI：不一定有特征性表现，有时肿物与筋膜相连侵入皮下组织或者深层肌肉	均匀，不成熟，梭形，细胞无异型性	局部切除可以治愈	
硬纤维瘤（侵袭性纤维瘤病）	年轻成人	女性多见	腹壁：妊娠和产后妇女 腹腔内：骨盆和肠系膜 腹腔外：肩周、胸壁、手臂和大腿	生长缓慢，侵袭邻近结构	MRI：T_1 加权像和 T_2 加权像均为低信号	包膜不完整，大量胶原散在梭形细胞 无异形性	扩大切除 难以切除的部位采用放射治疗 全身疗法：非甾体类抗炎药、激素治疗、低剂量化疗	Dupuytren 挛缩：掌腱膜表浅纤维瘤 Lederhose 病：跖筋膜表浅纤维瘤 阴茎纤维性海绵体炎：阴茎软组织内纤维板块 Gardner 综合征：硬纤维瘤病、颅骨骨瘤、表皮囊肿、肠腺瘤

长大而引起临床症状。偶尔在骶前区域和纵隔也可发生类似的脂肪瘤。另一种类型是脂肪母细胞瘤病，由胚胎性脂肪组织组成，多发生于婴儿和幼儿，类似于某些类型的脂肪肉瘤，但呈明显的分叶状，没有不典型的细胞核。软骨样脂肪瘤含有类似软骨的组织，本病必须与脂肪肉瘤和黏液样软骨肉瘤相鉴别，因为从表面上看这几种病很相似。

脂肪瘤可随诊观察或行边缘性切除。肿瘤的大小和导致压迫症状与否是手术干预的参考要点，对不同患者的手术要采取个体化设计。术后复发率较低。由于较大的脂肪瘤行组织学检查易于出现抽样误差，因此，对一些较大的脂肪瘤应仔细进行组织学检查，以避免与某些分化较好的脂肪肉瘤相混淆。

二、神经鞘肿瘤

神经鞘瘤（雪旺细胞瘤）是一个典型的单发性有包膜的病变，当直径长达 3 ~ 4 cm 时可发展为囊性。任何神经均可受累，常发生于较大的周围神经（图 28-3），骨盆内的骶丛和坐骨神经也可发病。患者主诉无痛肿块，有时主诉受累神经支配区域的放射痛，查体 Tinel 征阳性。除神经鞘瘤外，其他软组织肿块罕有此类临床表现。MRI 常显示沿外周神经主干路径上的梭形肿物。在冠状面或矢状面上，可以见到神经进入和穿出肿物。“脂肪裂隙征”是指 MRI 的 T_1 加权像上神经鞘瘤可以出现一个狭窄的脂肪边界。在镜下所见，肿瘤含有 Antoni A 和 Antoni B 两种类型组织。Antoni A 组织是更

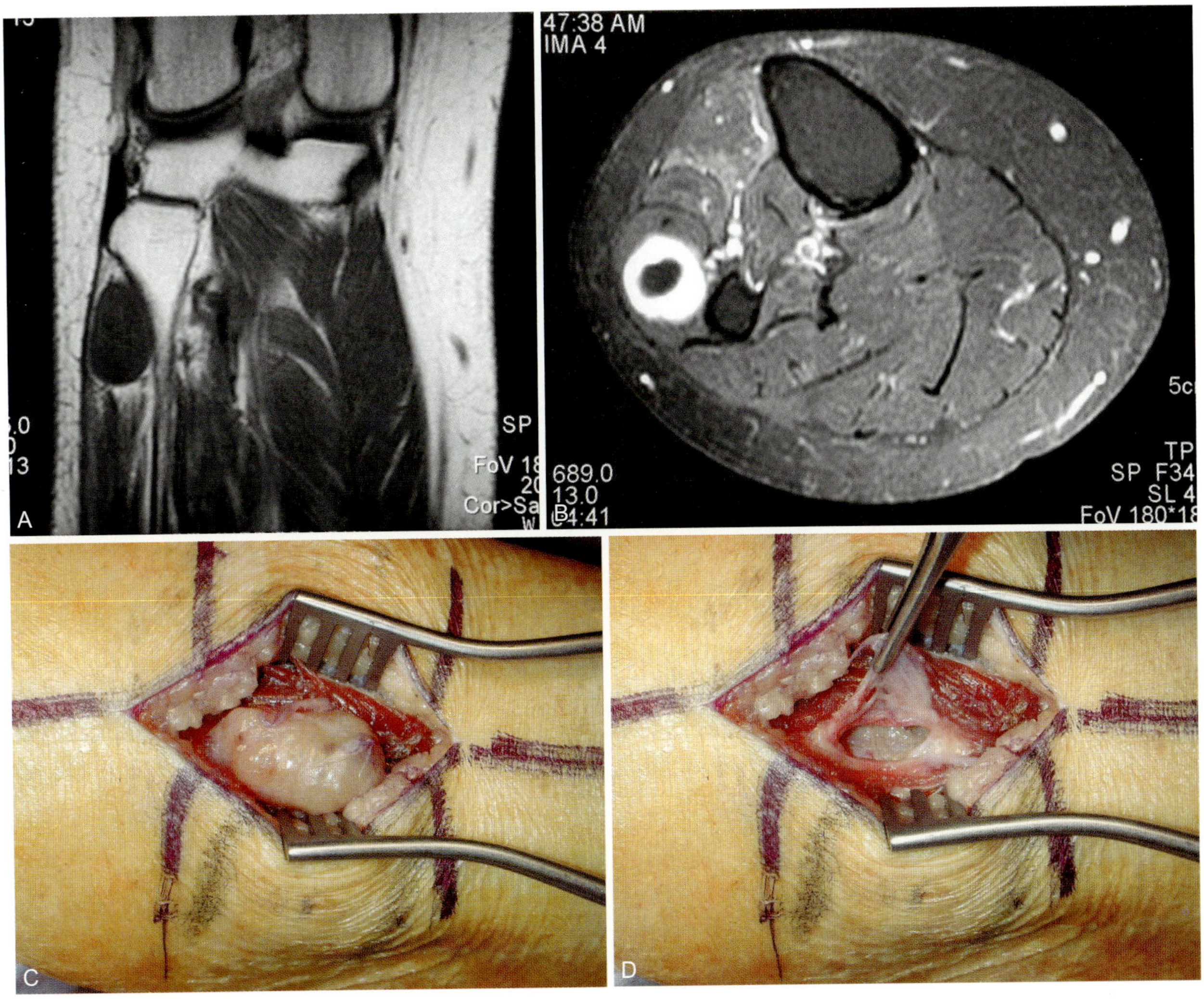

图 28-3 A. 冠状位 T_1 加权 MRI 图像显示沿腓神经的 3 cm 的梭形肿块；B. 对比增强脂肪抑制轴位图像显示病损中心低信号伴周围高信号，患者主诉当碰触肿块时有足背放射痛，所有检查所见均为良性神经鞘瘤的典型表现；C. 术中照片显示腓神经的神经鞘瘤；D. 切开神经外膜后，用钝性分离法易将肿瘤和神经纤维分开

为典型的肿瘤组织，由梭形细胞组成，有些可出现明显的栅栏状。Antoni B 是黏液样退变组织，其内有囊状间隙和厚壁血管。贝罗凯小体（Verocay bodies）是神经鞘瘤的特征性表现，呈现由纤丝样结构分离的两排栅栏样细胞核所组成（图 28-4）。细胞核与胞质的 S-100 蛋白染色并不是必需的，但可以用于辅助诊断。肿瘤通常只在神经纤维间蔓延，不引起解剖中断和功能障碍，因此在神经束膜纵行切开后，仔细钝性剥离可摘除肿瘤。术后很少出现神经功能障碍，即使发生往往也很轻。肿瘤偶尔可出现复发，可行再切除，很少损伤神经纤维。手术时应避免切断神经。已有报道神经鞘瘤的恶性变，但相对罕见。

神经纤维瘤的特点是比神经鞘瘤产生更多的胶原，也可为单发性病变（图 28-5）。与神经鞘瘤相比，神经纤维瘤更多起源于难以识别的细小的神经分支。神经纤维瘤可以是 von Reckinghausen 病（神经纤维瘤病 I 型，多发性神经纤维瘤）的一个表现，该病患者可出现很多神经纤维瘤，伴有皮肤的咖啡牛奶斑及其他多种病变。大多数神经鞘瘤患者缺乏 NF1 基因（位于染色体 17q11.2）。有时神经纤维瘤可累及整个周围神经，称为丛状神经纤维瘤，难以完整切除。表现为丛状神经纤维瘤而无神经纤维瘤病史，应评估是否为 I 型神经纤维瘤病。神经纤维瘤病的其他表现有：包括皮肤在内的软组织增生、骨骼肥大、脊椎侧弯、骨囊肿及其他异常情况。神经纤维瘤显微镜下表现为细胞内容物较少，有诊断特异性的胶原束。细胞核呈波浪形，核分裂象罕见（图 28-6）。由于神经纤维瘤很难从受累神经中分离出来，组织学检查可见肿瘤细胞中有神经轴突。虽然神经纤维瘤恶性变并不常见，如果出现疼痛逐渐加剧，肿瘤体积增大，提示具有转变为恶性周围神经鞘瘤的可能。

三、滑膜病变

滑膜软骨瘤病是一种单关节滑膜增生性疾病，是在关节、滑囊和腱鞘的滑膜内发生软骨或骨软骨化生的结果。该病分成 3 期：①早期，滑膜软骨化生，但无游离体；②移行期，有活动性滑膜病变，并有游离体形成；③晚期，存在游离体，但无滑膜病变。常规 X 线检查可见多个游离体，晚期可见关节侵蚀。MRI 检查可确诊。滑膜软骨瘤病常见于膝关节和髋关节，但全身其他关节、滑囊和腱鞘均可发病。由游离体出现到导致的机械症状可以历经数年，如出现机械症状常需手术干预。治疗包括滑膜切除术和游离体摘除术，通过关节镜手术或行开放性手术均可（图 28-7）。术后常复发，极个别的会恶变为软骨肉瘤。在组织学上，滑膜软骨瘤病由增生于滑膜中透明软骨成分的结节构成（图 28-8）。结节内可以观察到双核细胞，细胞常密集成簇。

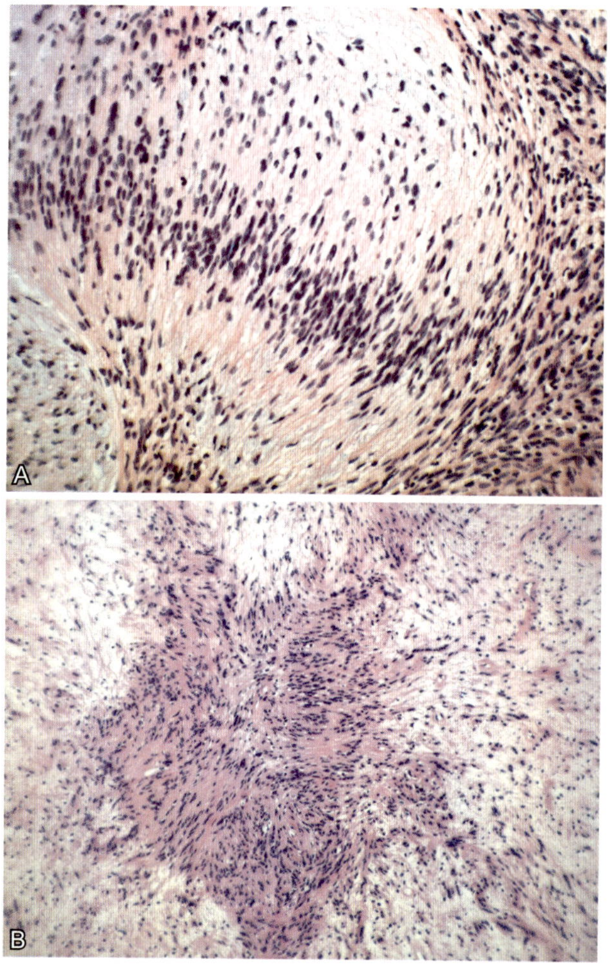

图 28-4 神经鞘瘤

A．显微镜下（HE 染色，×20）显示梭形细胞，栅栏样细胞核，Antoni A 组织由梭形细胞组成，细胞核呈栅栏状；B．Antoni B 组织呈黏液样、退变组织

腱鞘巨细胞瘤是一种较为常见的良性肿瘤，常发生于成人手指腱鞘（图 28-9）。主要表现为逐渐长大的无痛性肿块。偶尔在放射学检查时表现为邻近骨皮质侵蚀。组织学特点为泡沫细胞（组织细胞）、纤维样组织、巨细胞和含铁血黄素沉积，类似于色素沉着绒毛结节滑膜炎（图 28-10）。治疗行边缘性切除，对较大的肿瘤，手术切除有一定困难。如

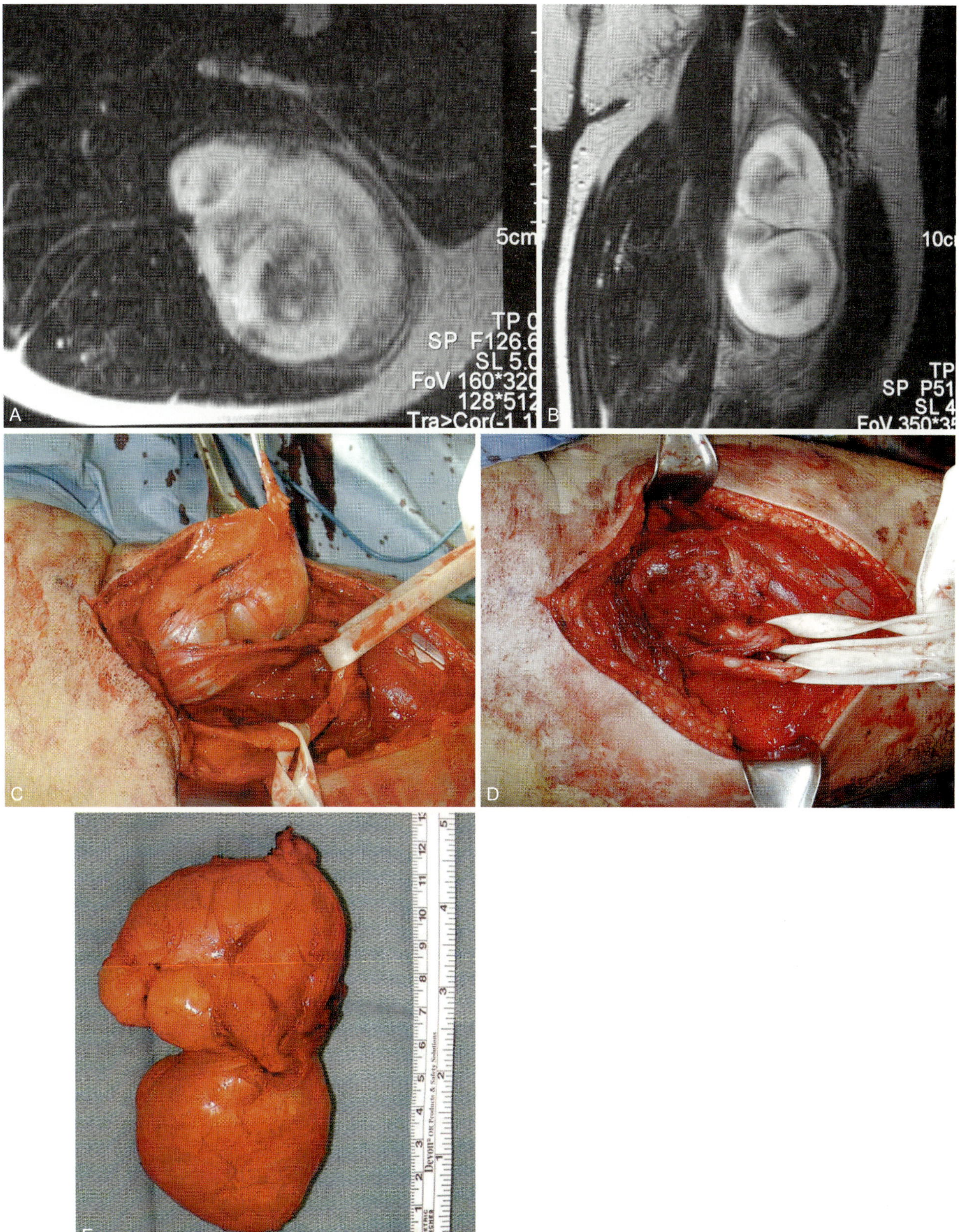

图 28-5　神经纤维瘤病

A、B．轴位（A）和冠状位（B）MRI 图像显示沿坐骨神经的巨大肿瘤，活检确诊为神经纤维瘤；C．切开神经外膜后，将神经纤维从肿瘤中钝性分离出来；D．在保存坐骨神经的胫神经和腓神经分支的情况下切除肿瘤；E．肿瘤标本照片

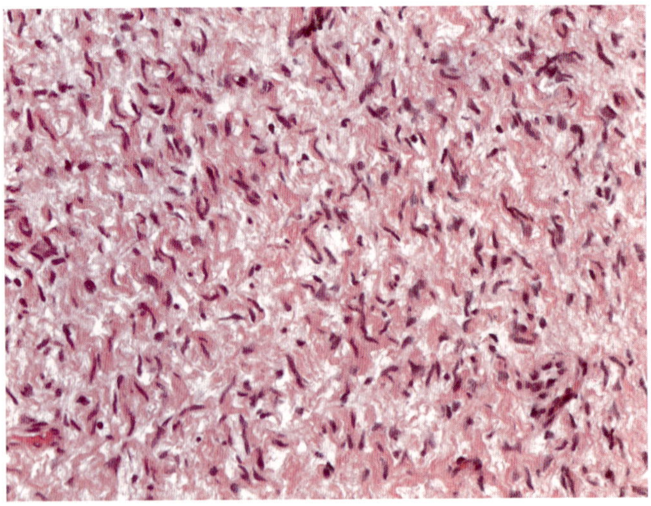

图 28-6 神经纤维瘤

显微镜下（HE 染色，×20）表现为细胞内排列紊乱的胶原束，细胞核呈波浪形，细胞和胶原间有黏液成分

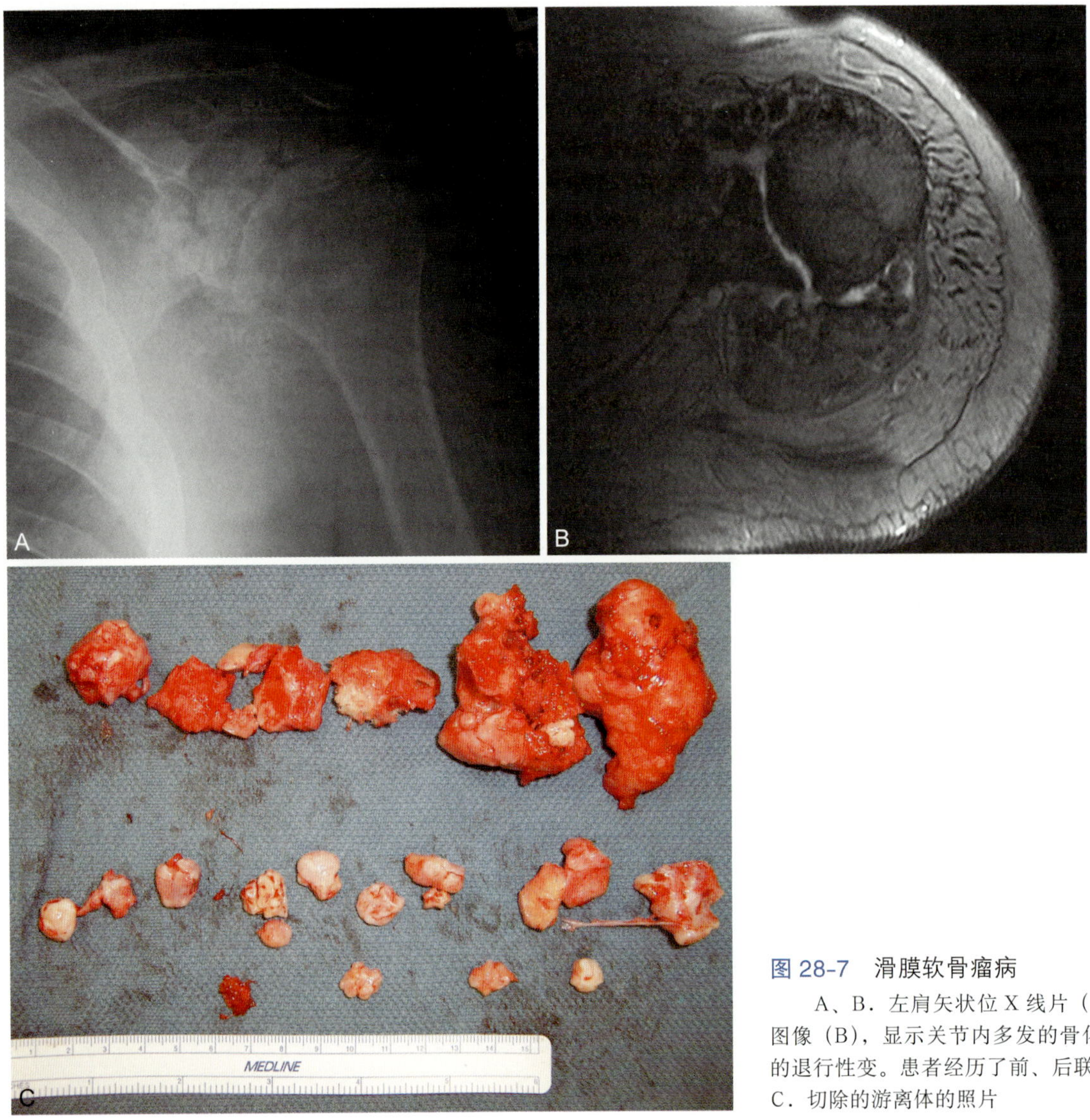

图 28-7 滑膜软骨瘤病

A、B．左肩矢状位 X 线片（A）和轴位 MR 图像（B），显示关节内多发的骨化游离体和继发的退行性变。患者经历了前、后联合滑膜切除术。C．切除的游离体的照片

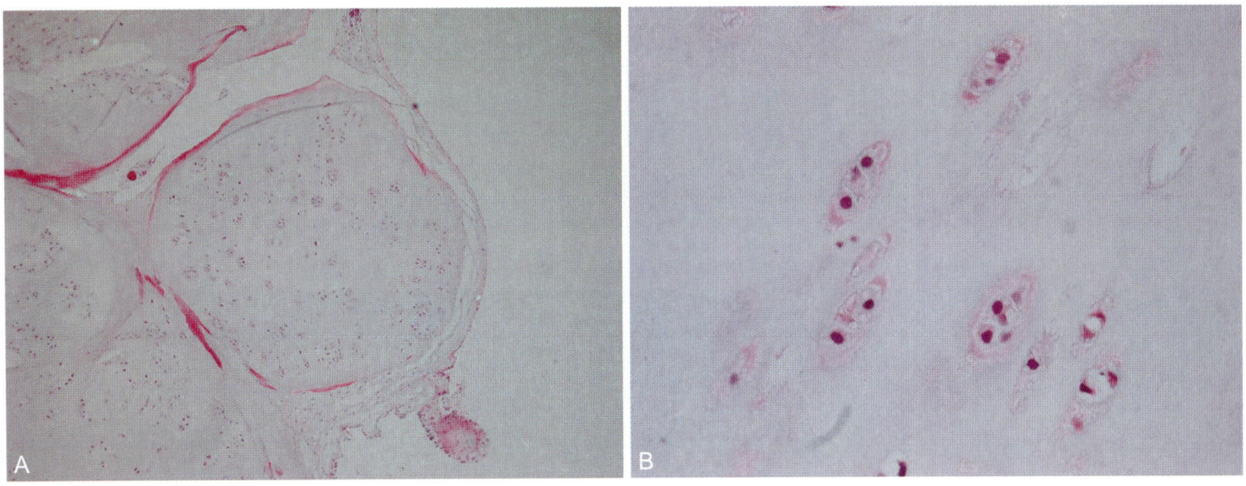

图 28-8　滑膜软骨瘤病

A．显微镜下显示滑膜中透明软骨成分的结节；B．双核细胞，细胞常密集成簇

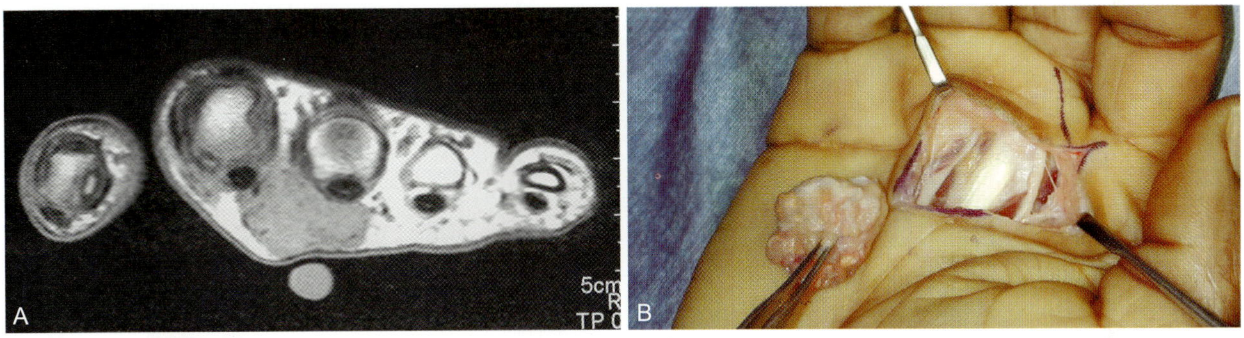

图 28-9　腱鞘巨细胞瘤

A．轴位 T_1 加权 MRI 图像显示右手手掌部中指屈肌肌腱上的肿块；B．术中照片显示腱鞘巨细胞瘤

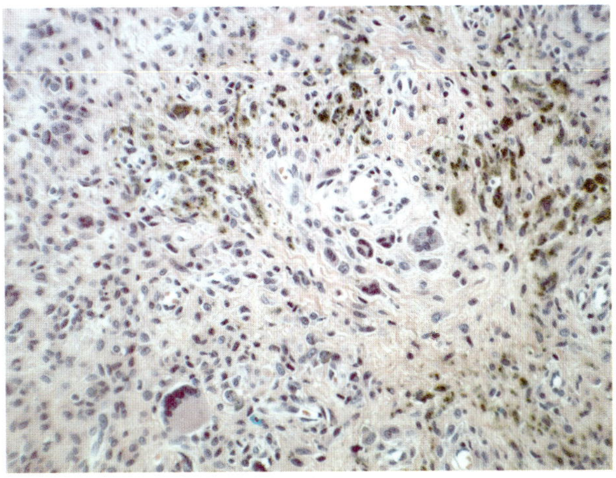

图 28-10　色素沉着绒毛结节性滑膜炎

显微镜下（HE 染色，×20）显示由胶原包绕的泡沫细胞，巨细胞和含铁血黄素沉积

果不能完全切除，常出现复发。

色素沉着绒毛结节性滑膜炎有局限性和弥漫性两种。局限性病变的组织学表现与腱鞘巨细胞瘤相同。弥漫性病变在组织学上与局限性病变相同，但侵犯整个滑膜。弥漫性病变最常见于膝关节，但髋、踝、肩、腕及其他关节也可发病（图 28-11）。患者常表现为单关节的疼痛和肿胀，可触及肿块，可有机械症状。关节穿刺为血性液体。常规 X 线检查通常无异常，也可显示外源性骨侵蚀，尤其是髋关节。MRI 检查常有诊断价值，关节内肿物在 T_1 和 T_2 加权像上均为低信号。MRI 还可显示病变范围，对于局限性病变推荐行边缘性切除，而弥漫性病变则需全滑膜切除术。如果关节面存在继发性退变，需要行关节置换术。对于弥漫性病变，如手术不能控制病情进展，应考虑放射治疗。

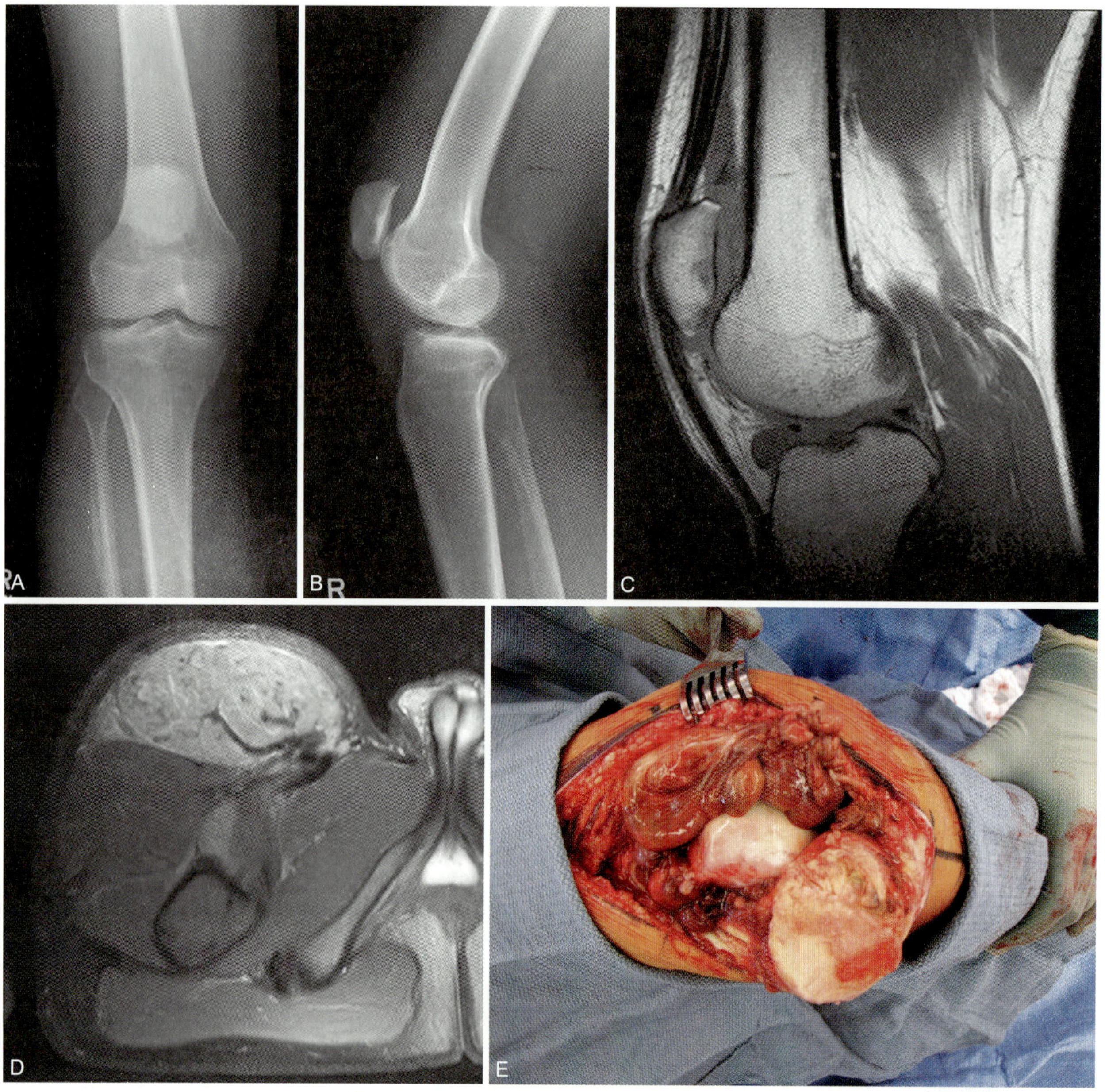

图 28-11 色素沉着绒毛结节性滑膜炎

A、B. X 线片上显示软组织没有特殊异常；C、D. T_1 加权像矢状位（C）与 T_2 加权像轴位 MR 图像（D）显示弥漫性低信号；E. 膝关节色素沉着绒毛结节性滑膜炎的术中照片

四、血管病变

临床上血管瘤较为常见，许多类型在新生儿出生时就存在。目前的分类方法尚不满意。毛细血管扩张性病变、真正的肿瘤和动静脉畸形之间有时难以区别。

草莓状血管瘤或良性血管内皮细胞瘤，由紧密排列的内皮细胞组成，细胞质丰富，核分裂象多见。出生时或出生后不久即可被发现，为深红色，出生后的最初几个月可能生长迅速。然而，该类型血管瘤常停止生长，并大部分最终自行消失，仅极少数需要手术。葡萄酒型（port wine）血管瘤常发生在面部、颈部和上部躯干，也常在出生时就存在。肿瘤随着患者的年龄增长而同步生长，可长至很大。该类型血管瘤不能自行消失，切除也相当困难。镜下所见，肿瘤是由薄壁扩张的皮肤表浅血管组成。

毛细血管型血管瘤由新生的毛细血管网组成。海绵状血管瘤由显著扩张的血管或类似静脉的厚壁血管组成，常发生于肝。血管瘤也发生于肢体和躯干的骨骼肌及其他软组织的深部（图 28-12）。肌内血管瘤可引起疼痛。当肢体活动增加或处于悬垂位而导致血流量增加时，常伴随出现疼痛症状。在 X 线片上，常无特异性表现，有时在软组织中可能观察到静脉结石或钙化。在 MRI 上，血管瘤的特征性表现为肿物内增多的脂肪组织。T_2 加权像可以出现由于血管充血而继发的高信号。无症状者可以随诊观察，出现疼痛者采用综合治疗。使用弹力袜常可控制症状。小的或边界清楚者可采取手术切除，但常复发。一些肌内血管瘤呈浸润性，除非行根治性手术，否则很难切除。对这些病例，治疗方法包括血管栓塞或注入硬化剂。对所有治疗均无效、症状顽固的肿瘤十分少见，对此种肿瘤可考虑行截肢术。

血管球瘤或球状血管瘤是一种少见的疼痛性肿瘤。常发生于手、足的皮肤和皮下组织，但也可发生于身体其他任何存在球形小体的部位。血管球体作用是通过自律性调控动脉壁平滑肌，以调节血流量和体温。手指甲下是一个典型的发病部位，多见于妇女，有剧烈的压痛点和感觉过敏存在。由于肿瘤少见，且瘤体小，常不能及时诊断。当病变可见时，通常表现为小范围的皮肤呈紫色变。2% ~ 3% 的血管球瘤为多发，男性多见。显微镜下可见形态一致的内皮样细胞聚集成团，排列在大量的血管周围（图 28-13）。有时可见平滑肌，特殊染色可显示无髓鞘的神经纤维。行肿瘤边缘性切除术可治愈。

五、纤维组织病变

纤维组织有几种病变。显微镜下由细胞丰富的组织组成，常有异形细胞和较多的核分裂象，但临床没有恶性行为。结节性筋膜炎（假性肉瘤样筋膜炎、皮下假性肉瘤样纤维瘤病）是其中的一种，由增殖性成纤维细胞组成，黏液样基质，基质内常有丰富的血管(图 28-14)。典型的病变发生于年轻人，好发于前臂，但各年龄和部位均有发病的报道。病变常侵犯深筋膜，侵入皮下组织，少数侵及深部的肌肉。病变的周边区有丰富的毛细血管，常有炎性细胞，类似肉芽组织。多数病变较小，直径一般不超过 2 ~ 3cm，但也偶有较大的病变。患者通常主诉肿块出现后，在几周内快速增大。治疗行肿瘤边缘性切除，复发少见。

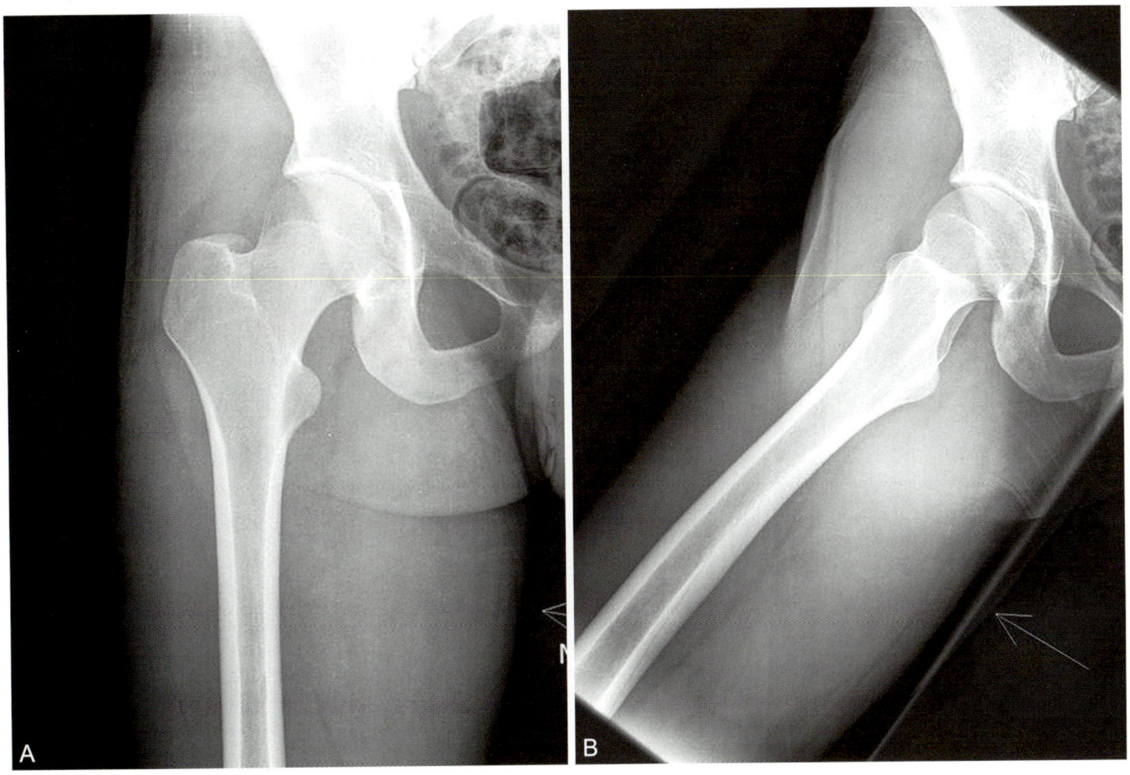

图 28-12　A、B. 髋关节 X 线片显示肌肉内巨大的软组织包块

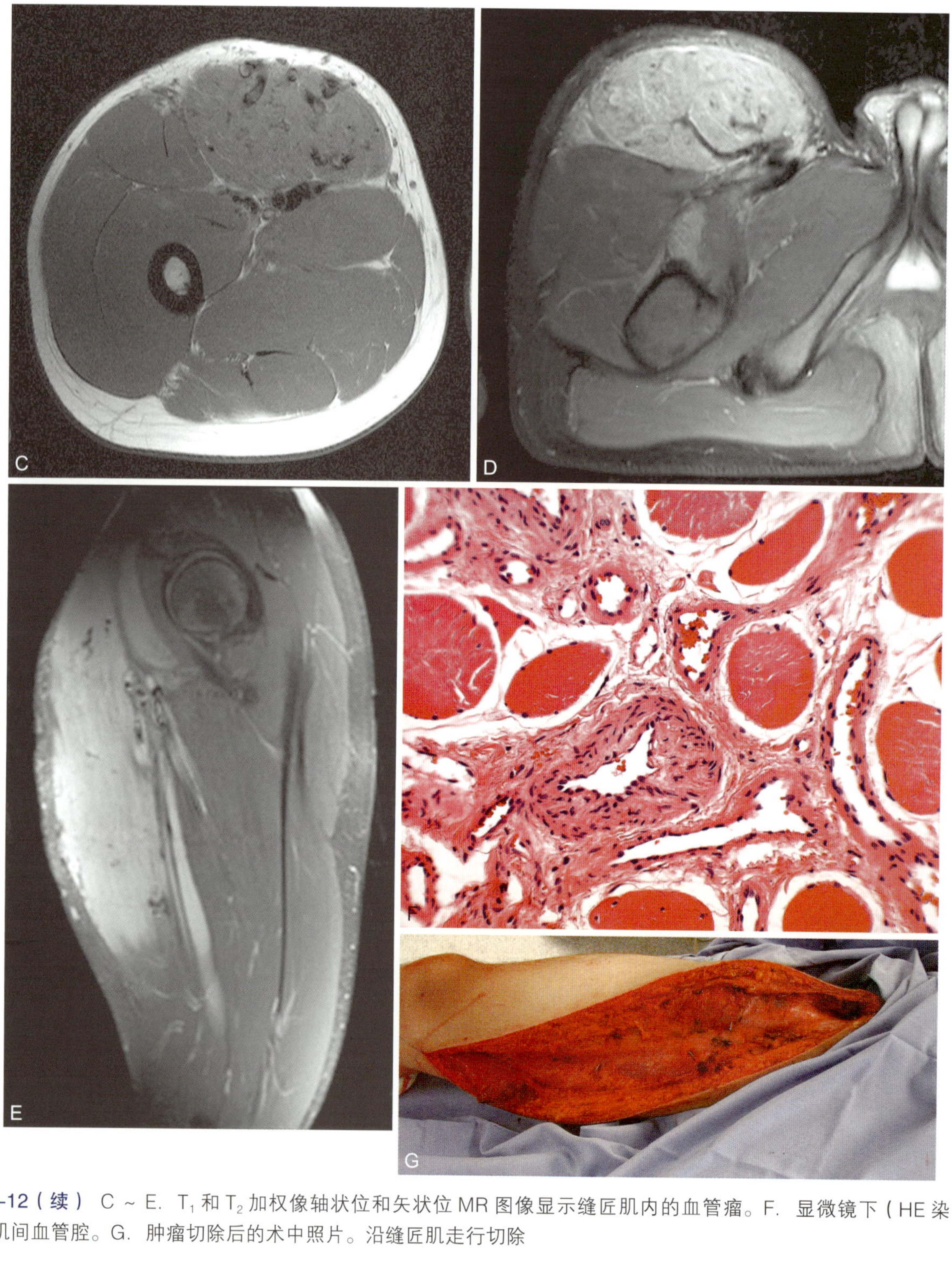

图 28-12（续） C ~ E. T_1 和 T_2 加权像轴状位和矢状位 MR 图像显示缝匠肌内的血管瘤。F. 显微镜下（HE 染色）可见肌间血管腔。G. 肿瘤切除后的术中照片。沿缝匠肌走行切除

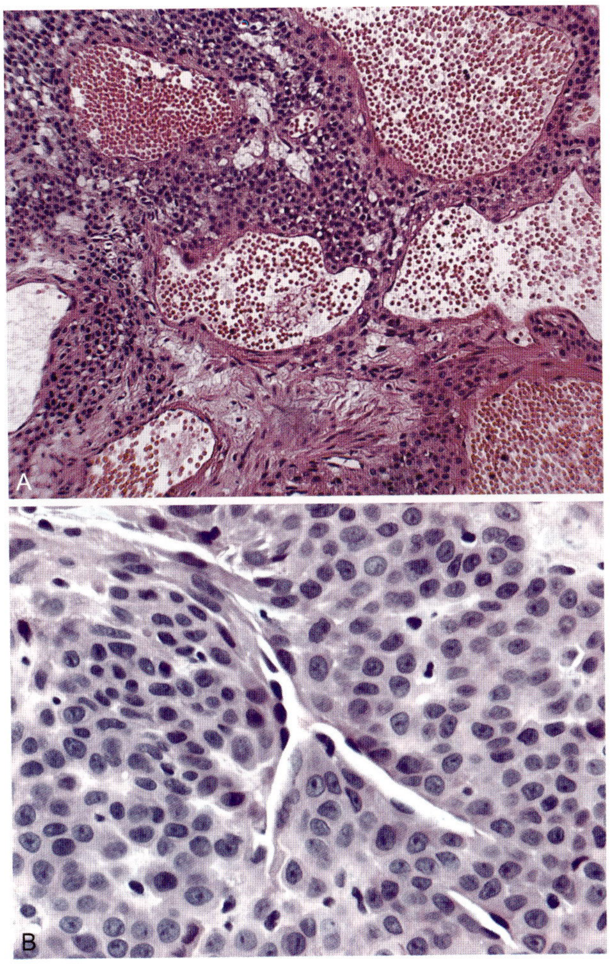

图 28-13　血管球瘤

A．显微镜下（HE 染色）可见血管周围散在成团圆形或椭圆形内皮样细胞；B．淡染的圆形或椭圆形内皮样细胞

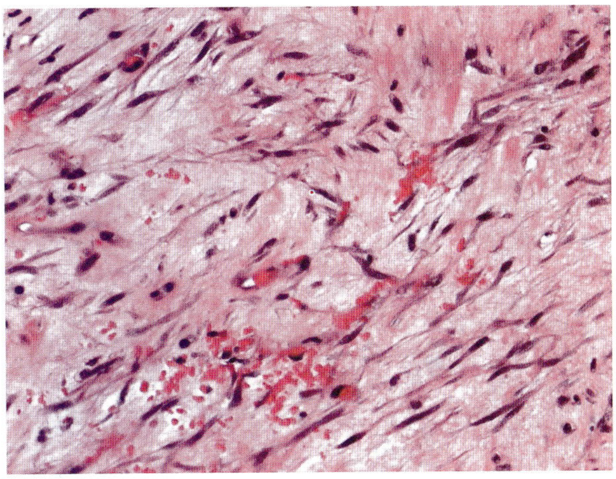

图 28-14　结节性筋膜炎

显微镜下（HE 染色）可见黏液样基质内淡染的不成熟成纤维细胞

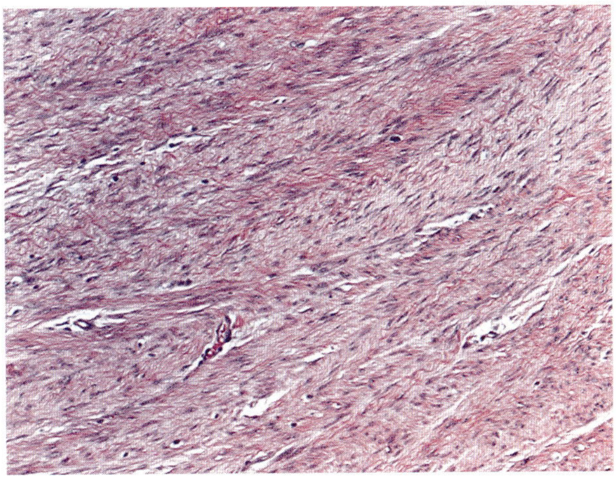

图 28-15　硬纤维瘤

显微镜下（HE 染色，×10）可见被大量纤维束分隔的淡染的梭形细胞

硬纤维瘤（侵袭性纤维瘤病）是起源于结缔组织的局部侵袭性肿瘤，可以侵犯周围组织，有明显的复发倾向。虽然多数学者认为它是良性病变，但其可具有明显的局部侵袭性。多见于经产妇的前腹壁。发生于其他部位则称为腹外硬纤维瘤。肿瘤有丰富的胶原和狭长的梭形细胞（图 28-15）。细胞异型性与核分裂象少见，肿物包膜不明显，常侵袭邻近组织。大体所见，肿瘤质密、坚韧有弹性、呈灰白色。腹外硬纤维瘤多发于肩部、上臂、大腿、颈部、骨盆、前臂和腘窝（图 28-16）。掌腱膜表浅纤维瘤（Dupuytren 挛缩）和跖筋膜表浅纤维瘤（Lederhose 病）多在整形外科就诊。未经治疗的肿瘤，其自然病程是不可预知的。一些患者的肿瘤呈缓慢、持续性生长，并侵入周围结构。有报道肿瘤可自行消退，也有报道肿瘤可发生转移，但极少见。目前多数医院建议采取单纯广泛性切除或边缘性切除，术后辅助放射治疗。对于某些不宜进行手术的病例，可单独使用放射治疗。由于难以区分肿瘤瘤和瘢痕，术后复发时切除很困难，其他一些治疗方法，包括应用他莫昔芬、非甾体类抗炎药和小剂量的细胞毒素制剂，也有成功的报道。

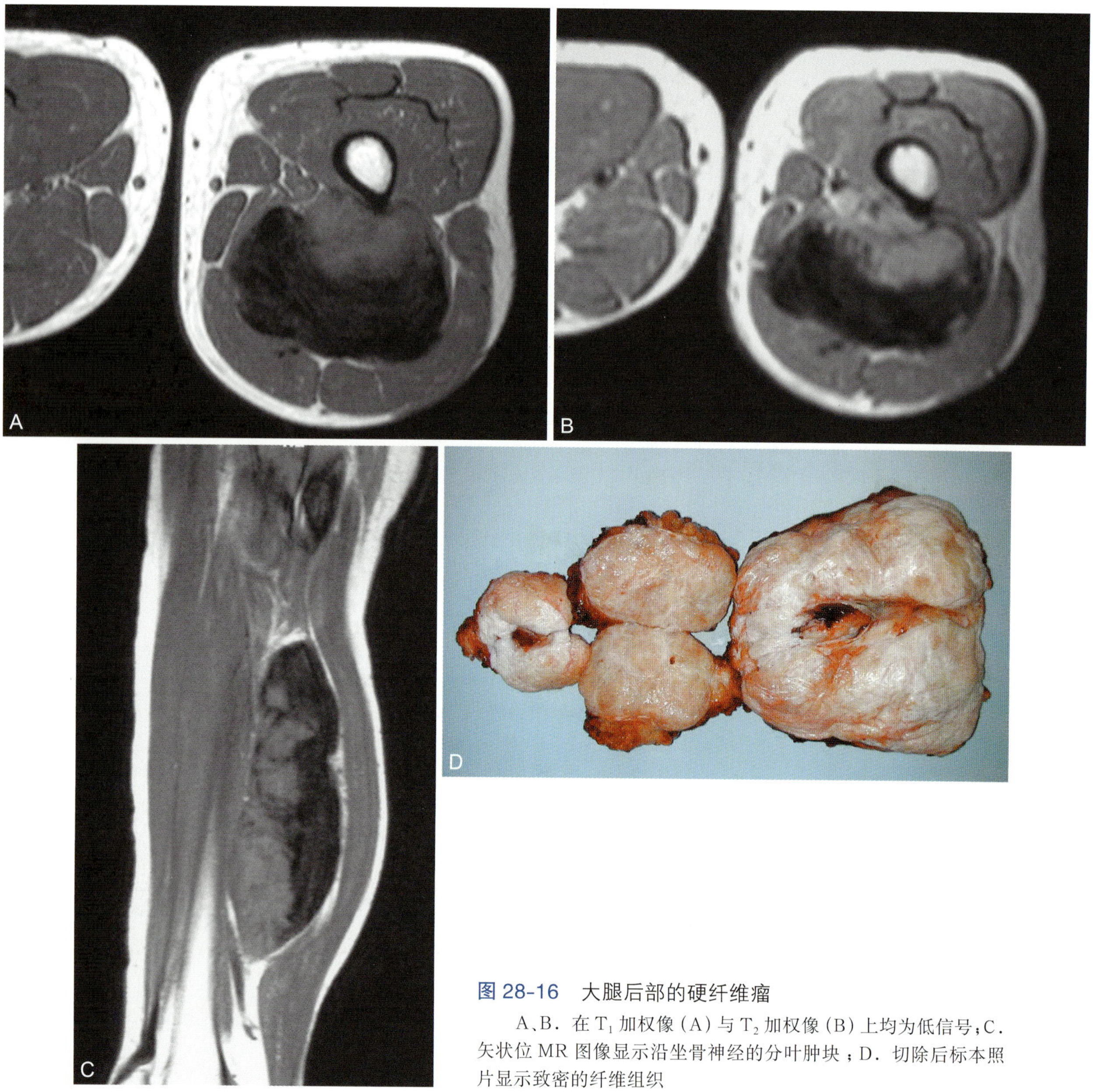

图 28-16 大腿后部的硬纤维瘤

A、B. 在 T_1 加权像（A）与 T_2 加权像（B）上均为低信号；C. 矢状位 MR 图像显示沿坐骨神经的分叶肿块；D. 切除后标本照片显示致密的纤维组织

第二节 恶性肿瘤

具体内容见表 28-2。

一、恶性纤维组织细胞瘤

对恶性纤维组织细胞瘤（MFH）进行文字诠释十分困难。尽管以前认为恶性纤维组织细胞瘤是软组织肉瘤最常见的诊断，但目前许多学者质疑是否应该将其作为一个独立的病理条目。通常用恶性纤维组织细胞瘤描述无明确分化界限的一类异形性肿瘤，但现在许多学者认为它变成了一个无意义的诊断，因为通过仔细研究，常可将此类的许多肿瘤重新确定为更进一步的特异性诊断。最新的世界卫生组织（WHO）肉瘤分类中没有把 MFH 作为一个独立分类，MFH 现在代表一类未分化多形性肉瘤。

表 28-2 恶性肿瘤

肿瘤	年龄	人口统计	部位	临床表现	影像学表现	组织学	治疗	评论
恶性纤维组织细胞瘤，未分化的多形性肉瘤	老年人	没有性别倾向	任何部位；最常见的是大腿	大的、处于深部的无痛性包块	包块界限良好，T_1 加权像低信号，T_2 加权像高信号 中心可能存在坏死	多细胞梭形细胞肿瘤，多形性，有丝分裂	广泛切除结合放射治疗 化学治疗存在争议	级别越高，转移可能性越大
高分化脂肪肉瘤	成人	男性倾向	任何部位；臀部、腹膜后、大腿	缓慢生长的无痛性包块	MRI：包块与周围皮下组织信号强度相同，并且与脂肪瘤难以区分	低度恶性的成熟脂肪细胞，中间存在染色深的间充质细胞	广泛切除 没有放射治疗和化学治疗指征	转移可能性小
黏液性脂肪肉瘤	成人	没有性别倾向	任何部位，也可见于腹膜后	大的、处于深部的无痛性包块	MRI：无特异性，肿瘤信号不均匀	黏液样基质；网织状毛细血管；星形细胞；印戒样脂肪细胞	广泛切除结合放射治疗	分期应包括胸部、腹部盆腔 CT，应该排除腹膜后累及的可能 易位 (12;16)
多形性脂肪肉瘤	成人	没有性别倾向	任何部位	大的、处于深部的生长性痛性包块	MRI：无特异性，发现软组织肉瘤的特征，T_1 加权像低信号，T_2 加权像高信号	在梭形细胞的背景上可见多形性脂肪细胞	广泛切除结合放射治疗 对特殊患者可选择化学治疗	预后差
滑膜肉瘤	青年人	男性倾向	关节旁；仅有10%在关节内	缓慢生长的包块，可能会疼痛	影像学检查可见软组织钙化 MRI：无特异性，发现软组织肉瘤的特征，T_1 加权像低信号，T_2 加权像高信号	双相性：上皮细胞巢被恶性梭形细胞包绕	广泛切除结合放射治疗 化学治疗是有益的	易位 (x;18)：f SYT 和 SSX1 或 SSX2 融合的产物 可通过淋巴结扩散 足部最常见的软组织肉瘤
纤维肉瘤	成人	没有性别倾向	任何部位 四肢深面	大的、处于深部的无痛性包块	MRI：无特异性，发现恶性软组织肉瘤的特征，T_1 加权像低信号，T_2 加权像高信号	“人”字形排列的梭形细胞	广泛切除结合放射治疗 化学治疗存在争议	

表 28-2（续表）

肿 瘤	年 龄	人口统计	部 位	临床表现	影像学表现	组织学	治 疗	评 论
上皮样肉瘤	青少年和青年人	没有性别倾向	上肢远端	生长缓慢的包块，可能伴发溃疡	MRI：无特异性，发现软组织肉瘤的特征，T_1加权像低信号，T_2加权像高信号	含较多嗜酸性细胞质的多角细胞	广泛切除或截肢结合放射治疗	可能通过淋巴结转移；手部最常见的软组织肉瘤
隆凸性皮肤纤维肉瘤	青年人	男性倾向	躯干和肢体近端	缓慢生长的真皮下包块（以年来计算）	MRI：无特异性，发现软组织肉瘤的特征，T_1加权像低信号，T_2加权像高信号	多细胞性分化良好的成纤维细胞，低度至中度恶性	广泛切除	局部复发率高
横纹肌肉瘤	儿童和青年人，高峰年龄1～5岁		小泡型常累及四肢或躯干的肌肉，而进展性更常见	快速生长的痛性肌肉内包块；可能误诊为外伤	MRI：T_1加权像与骨骼肌肉等信号，T_2加权像高信号	细胞多形性；细胞核深染的小圆细胞；大量嗜酸性细胞质的大多角型细胞	切除，放射治疗，化学治疗	5年生存率70%～90%，取决于肿瘤位置，类型和大小，切除后病变范围
恶性周围神经鞘瘤	10～50岁	超过50%的患者合并1型多发性神经纤维瘤病	粗大的周围神经（坐骨神经、臂丛神经、骶丛神经）	增长的可扪及的包块，疼痛形式多样，肌肉无力麻痹	MRI：沿神经方向梭形纵行排列；脂肪内侵袭，异型性，疾病界限清晰，周围组织水肿	致密的簇状细胞核黏液样区域交替（大理石花纹型）；不规则的梭形细胞	切除（广泛边界）放射治疗	20%～80%生存率，取决于肿瘤的分级、切除范围、肿瘤大小；局部复发和远处转移
骨外骨肉瘤	30～60岁	男性倾向	大腿和上肢	缓慢生长的大包块（平均9cm） 常伴有外伤病史	X线片：可见大的软组织包块伴有局部到大范围的矿化	多种类型的肿瘤骨，软骨，骨样基质	广泛切除或截肢 化学治疗 放射治疗	预后差（生存率<40%）
骨外尤因肉瘤	青少年和青年人（超过80%<20岁）		躯干和四肢 长骨的骨干和干骺端 椎旁区域	快速生长的痛性包块	MRI：T_2加权像高信号 CT：低密度，界限不清楚 MRI：T_1加权像与肌肉等信号，T_2加权像高信号	排列一致的均匀大小的小原始细胞伴圆形细胞核和极少细胞质	广泛切除 化学治疗	常发生转移（肺、淋巴结、骨） 整体5年生存率60%～80% 高复发率
骨外软骨肉瘤	30～50岁	男、女发病比率为2：1	深部软组织、四肢或躯干	位于深面的、缓慢生长的包块 疼痛形式多样 大的肿瘤可能会导致皮肤溃疡	X线片：可见结节样、放射线可透性包块，假囊 MRI：无特异性，T_1加权像中到高信号	包块分叶状，内存在均匀大小的圆形或长条形细胞，伴有小细胞核和少量的嗜酸性细胞质	广泛切除 放射治疗	远处转移常见（肺，骨） 整体5年生存率80% 局部复发率和远处转移率高

习惯上，恶性纤维组织细胞瘤用于描述组织学上呈席纹状（不规则漩涡状）生长模式的多形性软组织肉瘤（图 28-17）。多见于 50-70 岁成人，但各年龄均可发病。多数患者因大的（>5 cm）无痛性肿块初诊。大腿是最常见的发病部位。常规影像学检查可显示软组织密度，但通常是正常的。MRI 通常显示一个边界清楚的肿块，在 T_1 加权像上呈低信号，而在 T_2 加权像上呈高信号（图 28-18）。较大肿瘤的 MRI 图像常显示有中心性坏死。恶性纤维组织细胞瘤可分成席纹状 - 多形性、巨细胞型和炎性细胞型 3 种亚型。然而，组织学分级能够更好地反映肿瘤的生物学行为。

治疗采用广泛性切除。对于瘤体较大或切缘距离瘤体较近的病例，可采用放射治疗作为辅助治疗。在术前或术后施行放射治疗均可。对于最初认为不能切除的肿瘤，应强烈考虑术前放射治疗。化学治疗的使用尚有较大争议。尽管大多数肿瘤中心都制定了对于大的、高度恶性的软组织肉瘤的化学治疗方案，但患者是否能从化学治疗中获益仍然不明确。应用综合治疗，可使局部复发率＜ 10%。转移灶常见于肺部，如有可能应手术切除。患者随访应进行连续的体检和肿瘤部位及胸部的影像学检查。5 年生存率接近 60%。预后较差的指标包括高度恶性、肿瘤体积大、位置深在和发生转移。

二、脂肪肉瘤

脂肪肉瘤是第二常见的软组织恶性肿瘤。与恶性纤维组织细胞瘤相似，脂肪肉瘤多见于 50 岁以上的成人，患者主诉为四肢近端的、大的、无痛性、位置深在的肿块。常规 X 线片通常正常。分化良好的肿瘤在 MRI 图像上显示为脂肪信号（图 28-19），否则 MRI 缺乏特异性。组织学分型包括高分化脂肪肉瘤、黏液样脂肪肉瘤（图 28-20）、圆细胞型脂肪肉瘤和多形性脂肪肉瘤（图 28-21）。

高分化脂肪肉瘤采用单纯手术切除即可。患者有局部复发风险，但转移罕见，长期生存率高。其他类型的治疗方法与恶性纤维组织细胞瘤相似。转移灶常见于肺部，如有可能应手术切除。黏液样脂肪肉瘤有发生于腹膜后间隙的倾向，为其特点。该型脂肪肉瘤患者应进行分期，并以胸、腹和骨盆 CT 检查进行随访。高度恶性肿瘤患者的 5 年生存率为 60%。预后较差的指标包括高度恶性，肿瘤体积大，位于肢体近端或位置深在和发生转移。

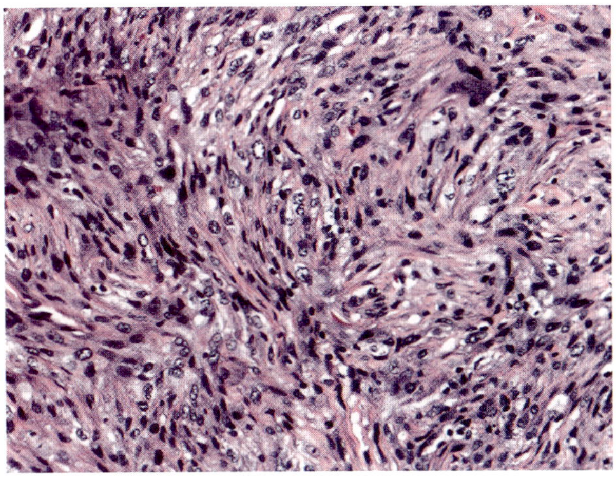

图 28-17　恶性纤维组织细胞瘤

三、滑膜肉瘤（恶性滑膜瘤）

滑膜肉瘤可发生于任何年龄。与其他成人型软组织肉瘤相比，滑膜肉瘤有几个独特的临床特点。其他软组织肉瘤好发于老年人，而滑膜肉瘤有明显的倾向，更易发生于年轻人。并且滑膜肉瘤发生于肢体远端相对常见，包括手与足（足部最常见软组织肉瘤）。它们最初常表现为无痛病程。在就诊之前，患者常有几年的肿块史。临床所见的滑膜肉瘤常常＜ 5 cm。这导致许多患者的就诊主诉为疼痛，而非增长的肿块。

“滑膜肉瘤”是一个误称。该名称的起源是由于肿瘤细胞的组织学表现与滑膜细胞相似，然而肿瘤并不起源于滑膜组织。关节内发病或与关节囊相连的肿瘤极为罕见（＜ 10%）。常规影像学检查常见肿瘤内有无定形钙化（图 28-22）。镜下所见，肿瘤常表现双相生长模式，恶性梭形细胞围绕着上皮样细胞巢（图 28-23）。90% 的滑膜肉瘤患者存在特征性 t（x:18）基因易位。这种易位常发生在 18 号染色体 SYT 基因和 X 染色体的 SSX 基因之间，形成 SYT-SSX 融合基因，目前被认为是导致滑膜肉瘤发生的基因失调。对滑膜肉瘤患者的评估、治疗与恶性纤维组织细胞瘤中所述相似。淋巴结转移相对常见（20%），在体检时应仔细评估。滑膜肉瘤的预后同样与恶性纤维组织细胞瘤相似。

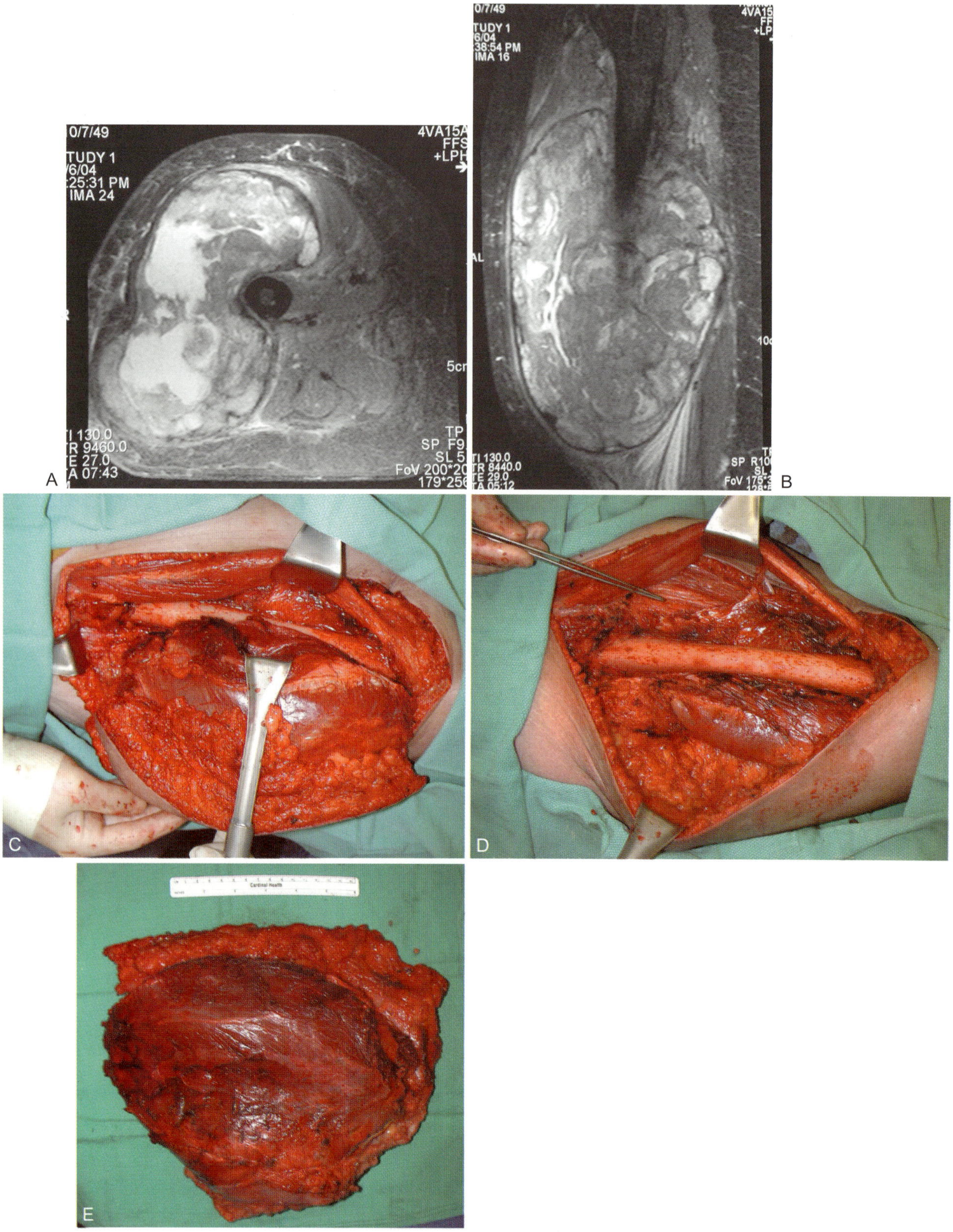

图 28-18 A、B. 轴位（A）和冠状位（B）MR 图像显示大腿内混合信号强度、大的软组织肿块，确诊为恶性纤维组织细胞瘤；C. 术中照片显示对肿瘤行广泛切除，活检通道与肿瘤一同切除；D. 切除术后的瘤床；E. 切除后标本照片，切除平面为正常肌肉

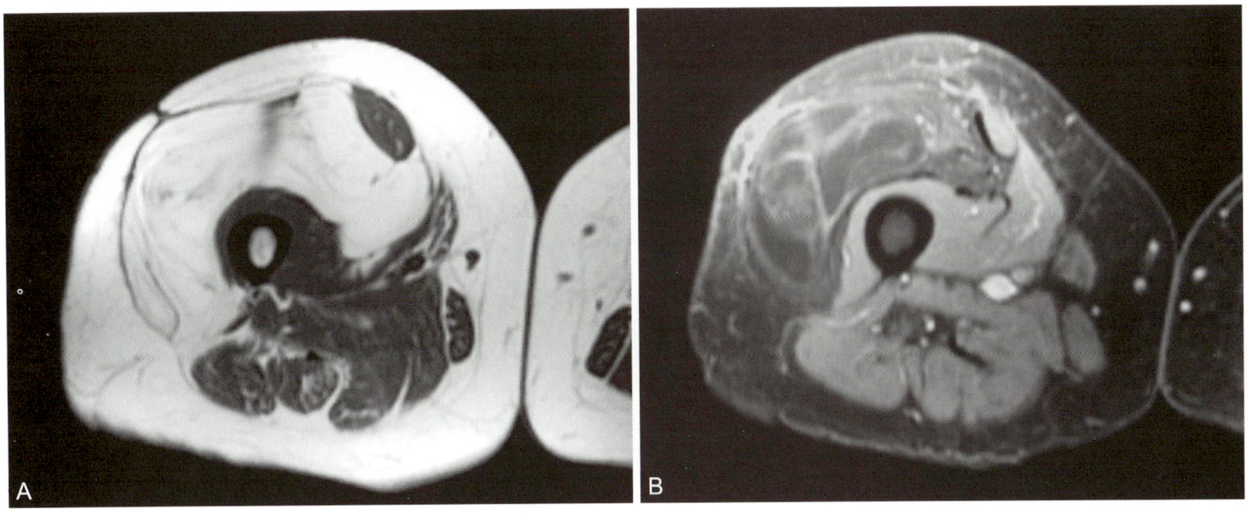

图 28-19 A、B. T_1 加权像（A）和对比增强脂肪抑制轴位 MR 图像（B）显示大腿内高分化脂肪瘤样脂肪肉瘤（非典型脂肪瘤），除了有多个增厚的隔膜外，病变与脂肪瘤相似

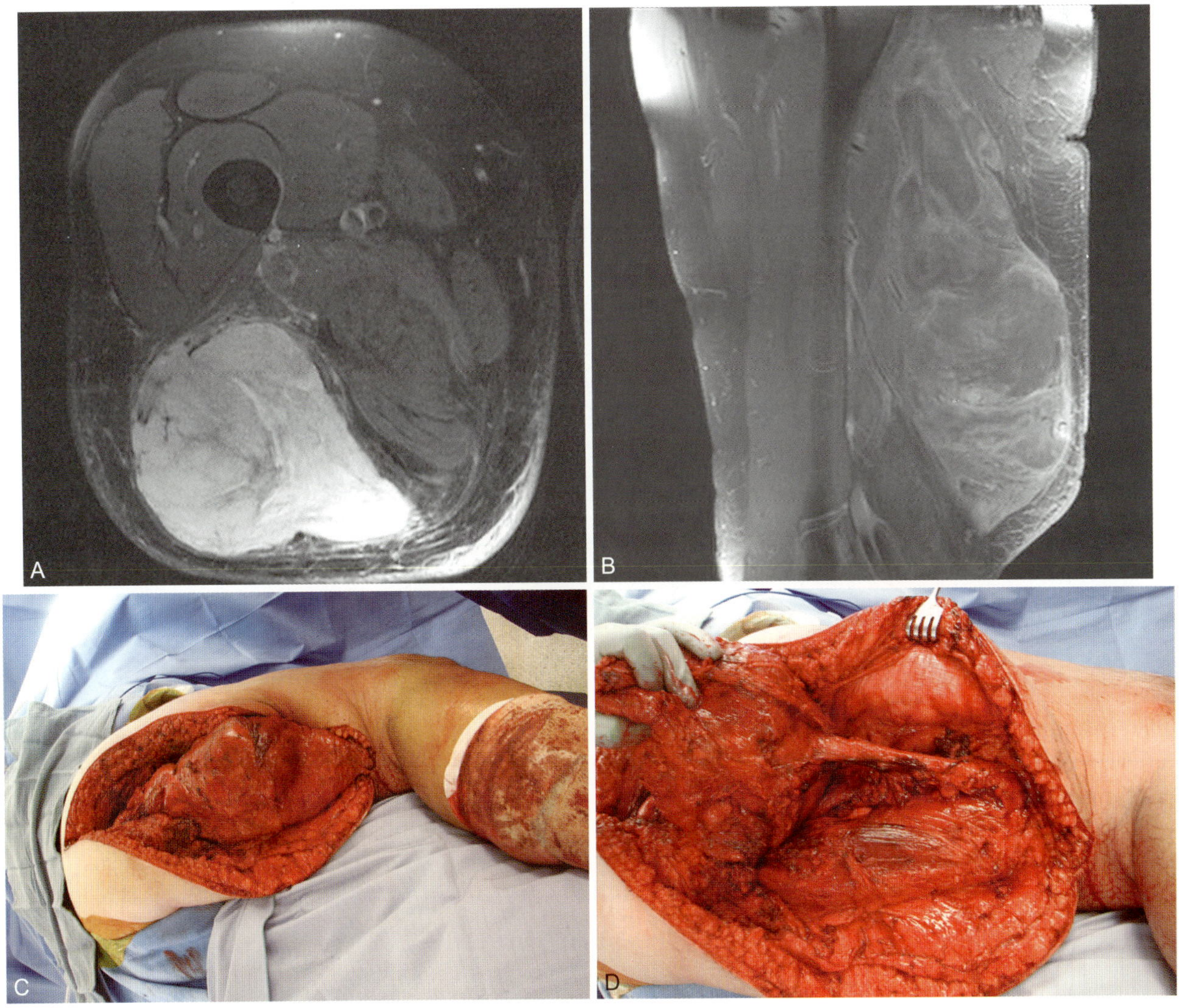

图 28-20 A、B. 轴位和冠状位 T_2 加权像 MR 图像显示大腿后侧黏液样脂肪瘤；C、D. 术中照片显示坐骨神经受累，需要切除

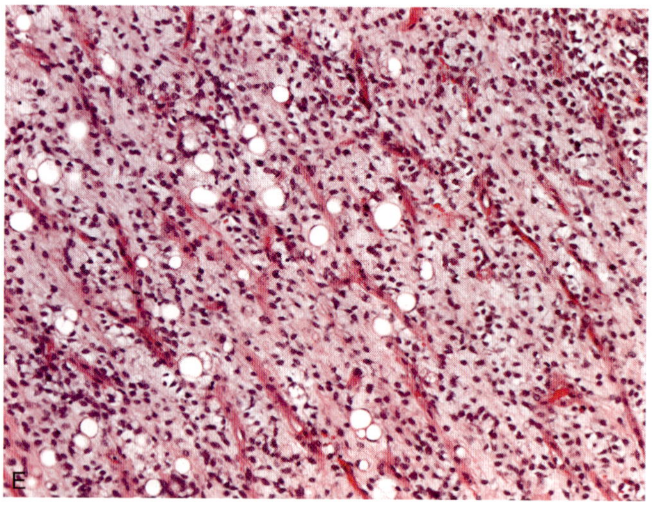

图 28-20（续） E. 显微镜下（HE 染色，×10）可见黏液基质内淡染的细胞，周围包绕网状结构

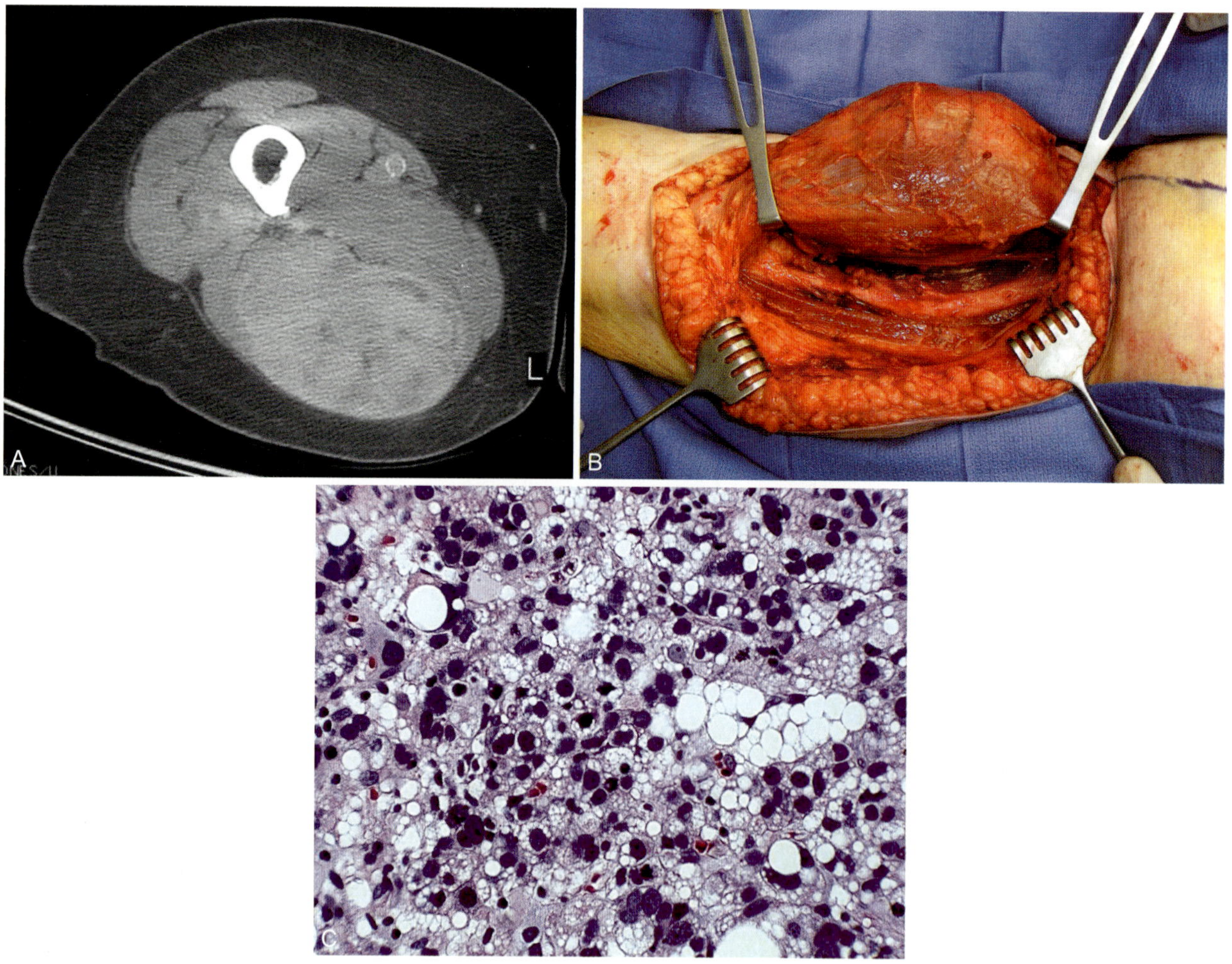

图 28-21 A. 73 岁患者，大腿多形型脂肪肉瘤，CT 显示肿瘤毗邻坐骨神经；B. 广泛性切除时的术中照片；C. 显微镜下显示多形性细胞、核分裂象及异型的脂肪母细胞

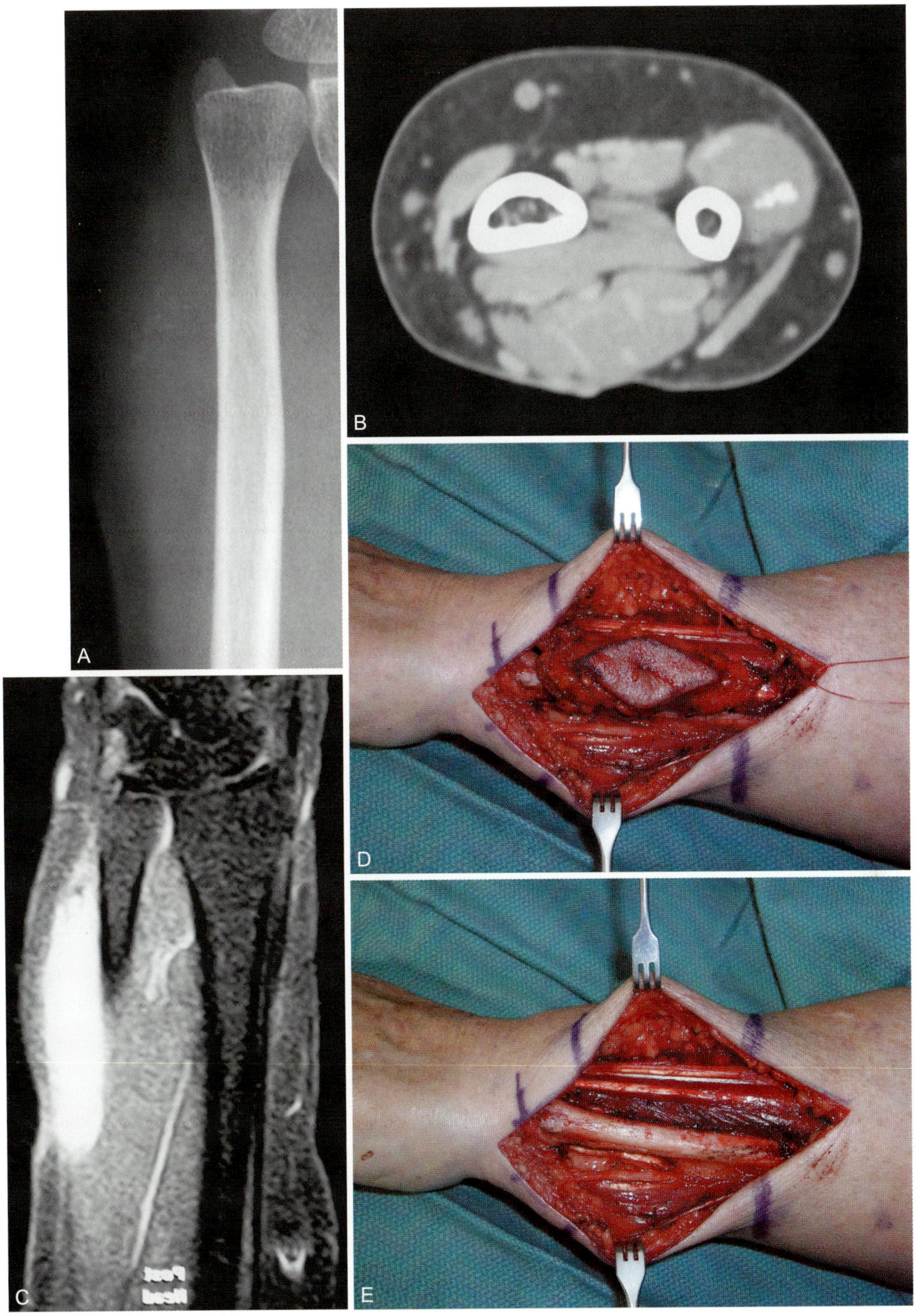

图 28-22　A. 67 岁患者，腕部正位 X 线片显示软组织肿块（滑膜肉瘤）内不规则钙化；B. CT 更好地显示了肿块内的钙化；C. MR 图像显示肿块的范围；D. 广泛性切除时的术中照片；E. 术中照片显示切除后的瘤床

四、纤维肉瘤

笔者所在中心极少诊断纤维肉瘤。纤维肉瘤的诊断标准较为主观，已经变成了一个待排诊断。纤维肉瘤的组织学特征是由呈“人”字形排列的梭形细胞组成（图 28-24）。典型者发生于 30-50 岁成人的下肢深部软组织中，是一个 5 ~ 10 cm 的缓慢生长的无痛性肿块。其影像学特点、治疗方法和预后均与恶性纤维组织细胞瘤相似。

五、上皮样肉瘤

上皮样肉瘤是少见的恶性软组织肿瘤，具有几种特殊的临床特征。它是一种生长缓慢的恶性肿瘤，常发生于青少年和年轻人，常侵犯上肢末端，包括手掌与手指。它是手部最常见的恶性肿瘤。通常较小（平均 3 cm），为表浅的软组织肿块，其表面皮肤可发生溃疡。由于肿瘤呈无痛性生长，在最初常被误诊为癌或良性皮肤病损。常常是经受了不彻底的切除手术之后，患者才获得正确诊断。推荐的治疗方法是广泛性切除术或截肢术。淋巴结转移较常见。显微镜下，上皮样肉瘤由含有致密嗜酸性细胞质的细胞组成，有明显的上皮样外观。尽管肿瘤生长缓慢，但其侵袭性的本质已被很高的局部复发率所证实（一些研究显示复发率超过 50%）。5 年生存率接近 70%，但由于晚期转移率高，10 年生存率下降至 50%。肿瘤超过 3 cm 或者肿瘤位于肢体近端的患者，预后较差。

六、隆凸性皮肤纤维肉瘤

隆凸性皮肤纤维肉瘤少见，肿瘤在真皮下形成一个或数个结节，最终形成较大或巨大肿块。肿瘤最初常在皮肤表面形成固定的斑片样改变，周围可有红色或蓝色的斑点。其表面的皮肤可出现萎缩且容易损伤。肿瘤生长缓慢，但呈渗透样生长，切除后极易复发。因此，最好称之为低度恶性非转移性皮肤纤维肉瘤。躯干比四肢多发，常见于中青年人。组织学上肿瘤分化较好，但细胞丰富，类似成纤维细胞。细胞可呈特征性的席纹状（storiform）排列方式（图 28-25）。多形的细胞核少见，低到中度核分裂象。治疗以广泛切除为主（图 28-26）。易出现复发，多为肿瘤周围组织（如假包膜和隐秘

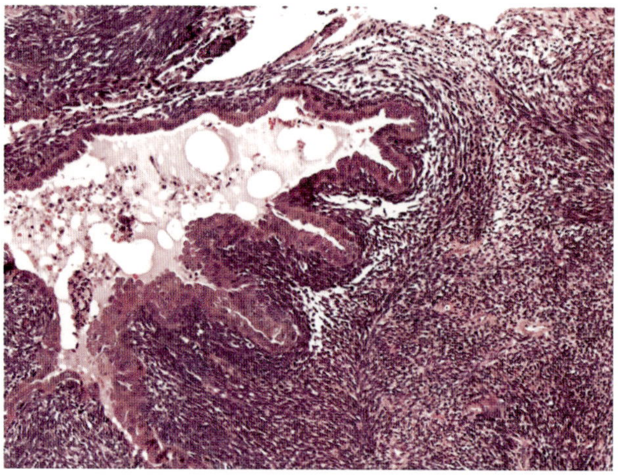

图 28-23　双相性滑膜肉瘤
显微镜下可见双相生长的恶性梭形细胞及柱状细胞形成间隔

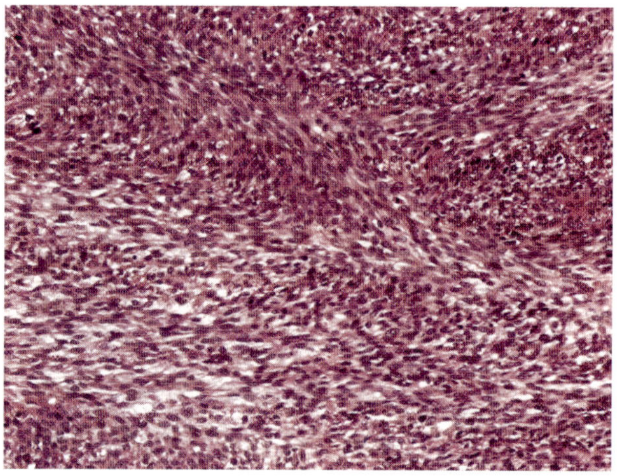

图 28-24　纤维肉瘤
显微镜下（HE 染色，×20）可见由呈“人”字形排列的梭形细胞

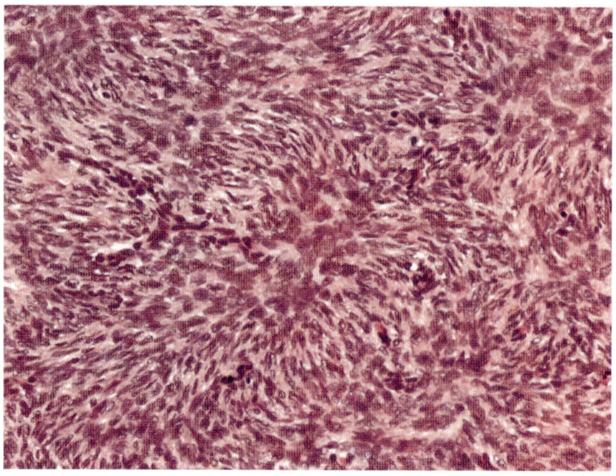

图 28-25　隆凸性皮肤纤维肉瘤
显微镜下（HE 染色，×20）可见席纹状排列的梭形细胞

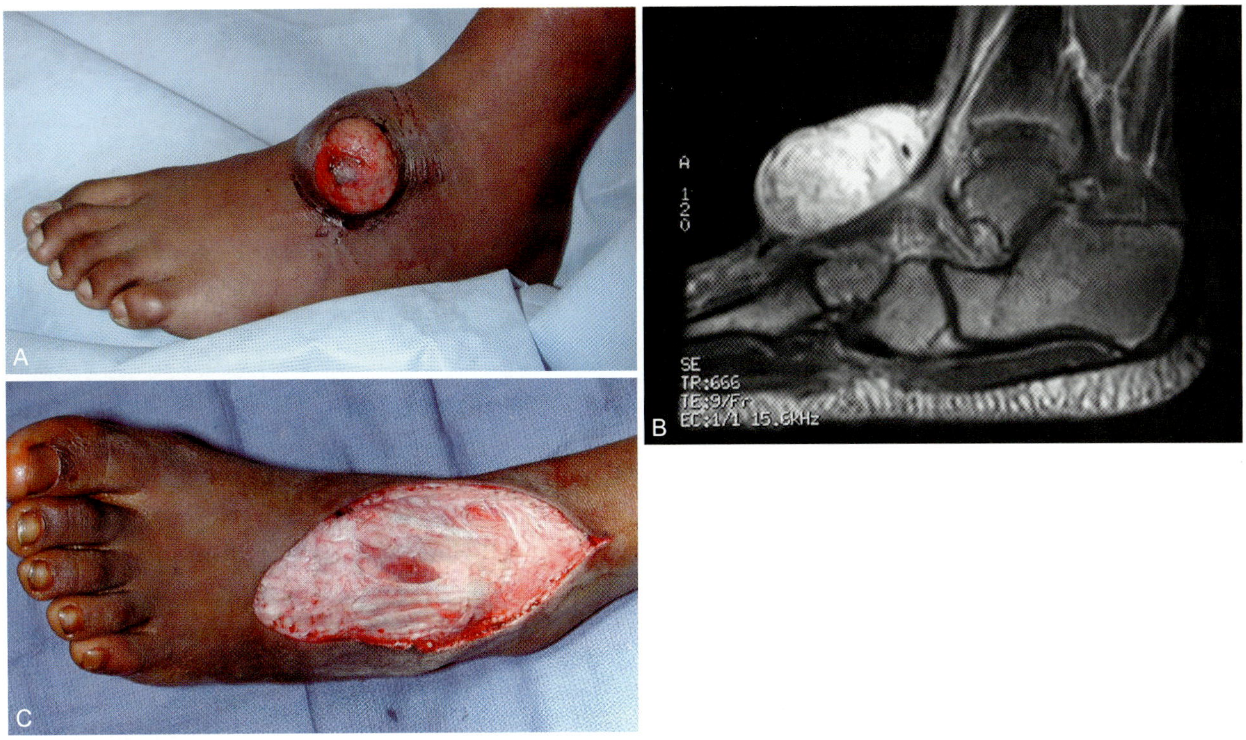

图 28-26 A. 15 岁男孩，隆凸性皮肤纤维肉瘤；B. MRI 图像显示肿瘤侵犯非常表浅；C. 治疗采用广泛性切除术和中厚皮片移植术

的手指样伪足）切除不够所致。有少数病例，在几次复发后可变得分化不良而出现转移。

七、横纹肌肉瘤

在不同年龄的人群中，横纹肌肉瘤的发病率和肿瘤类型有相当大的差异。组织学上可分为 3 种主要类型：胚胎型、腺泡型和多形型。也有一些肿瘤为混合型。胚胎型和腺泡型发生于儿童和青少年，是该年龄组较常见的恶性肿瘤。典型的多形型横纹肌肉瘤发生于成人，但少见。横纹肌肉瘤常发生在肌肉内，亦可继发侵犯皮肤。起源于小肌肉的肿瘤不易发现。

胚胎型横纹肌肉瘤通常发生于头部、颈部和泌尿生殖道。肿瘤质软，呈胶胨状，显微镜下由长梭形细胞组成，细胞核深染，有丰富的细胞质。细胞呈束状平行排列，有较多黏液样区。有巨细胞存在，但并不多。有一种胚胎型横纹肌肉瘤的亚型，称为葡萄簇状肉瘤，常发生于泌尿生殖道，肿瘤位于上皮细胞层下面，呈息肉样。

腺泡型横纹肌肉瘤通常发生在头部、颈部和四肢。典型的病变比胚胎型质硬，黏液样区较少。显微镜下以圆形细胞为主，缺少嗜酸性细胞质。偶尔可见很像典型横纹肌母细胞的细胞，并且可见多核巨细胞，但并不显眼。多核巨细胞可呈弥漫性生长，由于其倾向沿结缔组织间隔生长，可在肿瘤的某些区域形成腺泡状的形式。

多形型横纹肌肉瘤常发生于四肢，较上述两种类型少见。显微镜下可见梭形细胞平行排列，交错成束状，以多核巨细胞为主，常可见到典型带状和球拍形细胞，核分裂象较多（图 28-27）。

横纹肌肉瘤常表现为快速并具有侵袭性的临床过程。转移发生于肺、淋巴结和骨髓。采取综合治疗，包括手术、放射治疗和化学治疗。与成人的软组织肉瘤不同，已经观察到患者使用联合化学治疗后，其生存率有了显著提高。5 年整体生存率接近 65%。

八、恶性周围神经鞘瘤

恶性周围神经鞘瘤（恶性雪旺细胞瘤，神经纤维肉瘤）是一种与神经纤维瘤相对应的恶性病变，较少见（图 28-28）。约 25% 的患者有神经纤维瘤病。约 5% 的神经纤维瘤病患者，某处神经纤维瘤

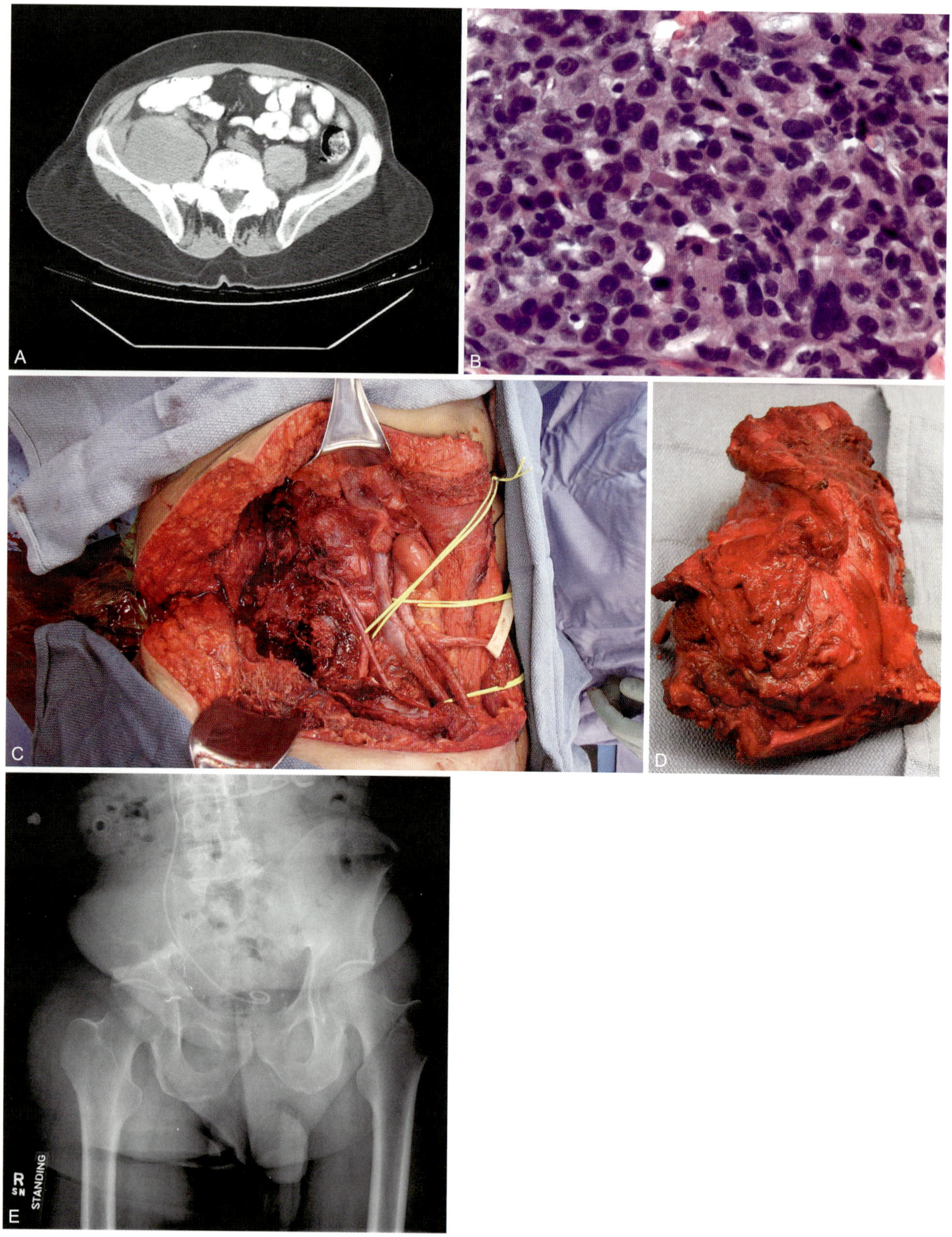

图 28-27 多形型横纹肌肉瘤

A．轴位 CT 扫描显示肿瘤位于右侧髂骨内侧；B．显微镜下（HE 染色，×40）可见细胞核深染，显著多形性，核分裂象多见；C．术中照片显示肿瘤切除的瘤床；D．切除标本的照片；E．术后 X 线片

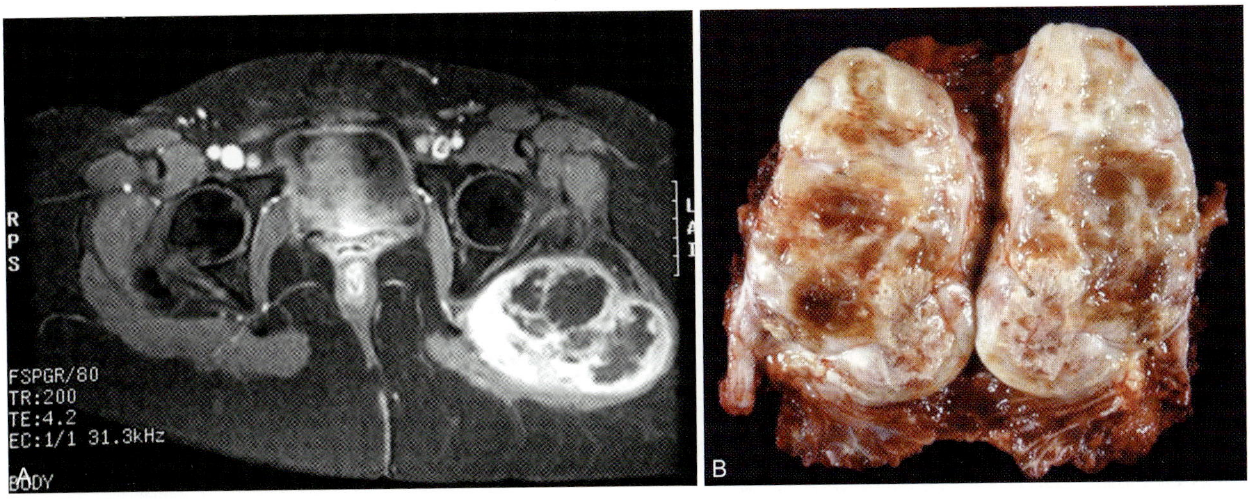

图 28-28 A. 轴位 MRI 图像显示 36 岁患者的坐骨神经恶性神经鞘瘤；B. 切除标本的照片，注意坐骨神经进入（左下）和穿出（右侧）肿瘤的位置

将发生恶变。疼痛可提示恶变可能。最初认为神经纤维瘤病患者较其他的恶性周围神经鞘瘤患者的预后更差，然而，相对于神经纤维瘤病这一诊断本身，肿瘤的大小和部位对患者预后的影响更加重要。肿瘤典型者是沿一条主要的周围神经发生，多见于 30 ～ 50 岁的成人。初诊时，大部分患者表现为无痛性肿块。一些患者主诉受累神经支配区有疼痛，疼痛在 I 型神经纤维瘤病患者中更多见。在显微镜下诊断神经纤维瘤早期恶变常常较为困难。肿瘤与纤维肉瘤有相似的组织学表现，但梭形细胞趋向为不规则外形（图 28-29）。治疗包括广泛性切除和放射治疗。对于肿瘤较大、高度恶性的年轻患者应考虑化学治疗。肿瘤可沿受累神经束膜浸润一段距离，因此，一些研究显示肿瘤局部复发率较高。5 年生存率接近 50%。

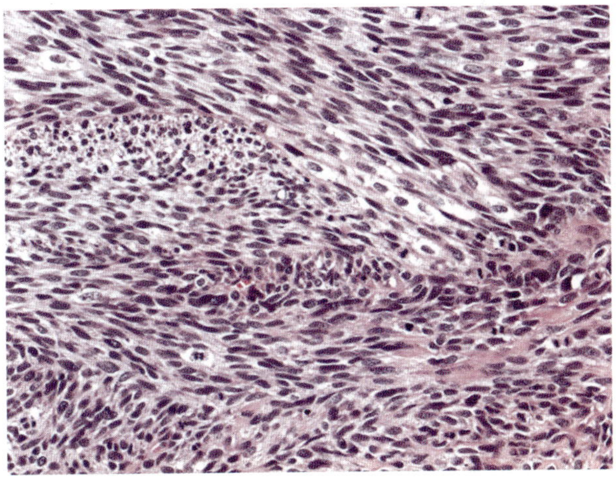

图 28-29 恶性周围神经鞘瘤

显微镜下（HE 染色，×40）可见旋涡状排列的梭形细胞，视野内多见核分裂象

九、骨外骨肉瘤

骨外骨肉瘤十分少见。与骨肉瘤相似，它是恶性梭形细胞肿物，有特征性的类骨质产物。然而，与骨肉瘤不同的是，骨外骨肉瘤通常发生于 40 岁以上的成年人。临床过程多变。患者主诉增大的肿块，其发病时间长短不定，可有或无疼痛。任何部位均可发病，但大腿深部软组织是其最常见的发病部位。影像学分析通常显示肿块内有不成熟的骨化组织（图 28-30），组织学表现与骨肉瘤相似。采用综合治疗，包括广泛性切除、放射治疗和联合化学治疗。与骨肉瘤和其他软组织肉瘤相比，其预后通常较差，5 年生存率仅为 25%。

十、骨外尤因肉瘤

骨外尤因肉瘤与骨尤因肉瘤相似。肿瘤常发生于青少年和年轻人，典型主诉是快速增大的软组织肿块。最常见的发病部位有椎旁肌肉组织和胸壁。影像学分析无特异性。病理检查所见与骨尤因肉瘤相似。肿瘤细胞是蓝色的小圆细胞。多数肿瘤表现 11;22 染色体易位，多数 MIC2 基因产物染色阳性。治疗方法同样与骨尤因肉瘤的相似，包括手术、放

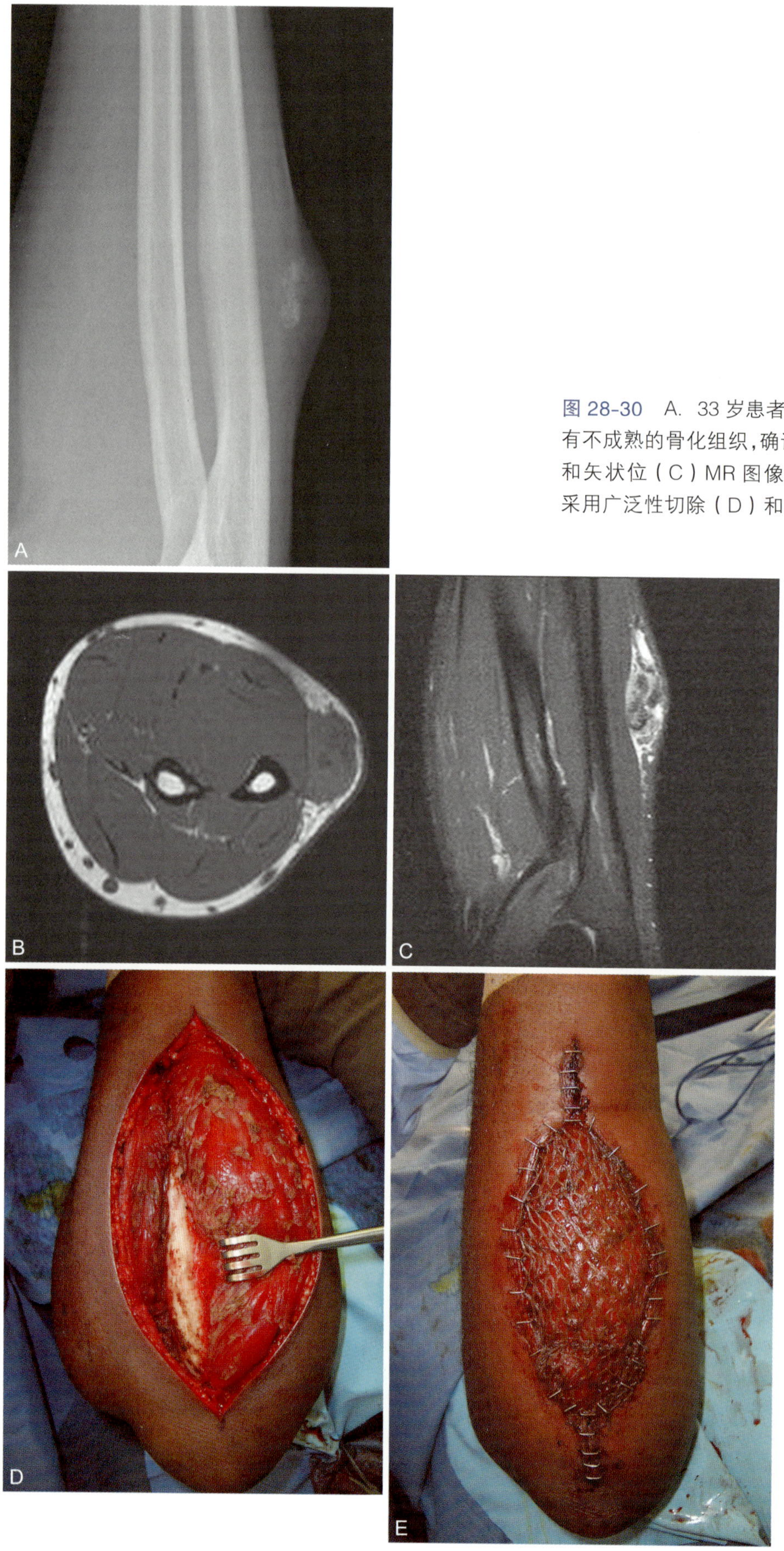

图 28-30 A. 33 岁患者，前臂 X 线片显示软组织肿块内有不成熟的骨化组织，确诊为骨外骨肉瘤；B、C. 轴位（B）和矢状位（C）MR 图像显示病变的范围；D、E. 治疗采用广泛性切除（D）和中厚皮片移植术（E）

射治疗和联合化学治疗（详见第 27 章）。

十一、骨外软骨肉瘤

骨外黏液样软骨肉瘤是介于低度到中度恶性的软组织肉瘤，常发生于 35 岁以上的成人。典型表现为位置深在、缓慢增大的肿块。尽管肿瘤常有分叶，但影像学分析无特异性。治疗为广泛性切除（图 28-31）。如果切缘距离瘤体较近，则应行放射治疗。晚期复发相对常见的这一事实证实了肿瘤缓慢生长的特点。5 年生存率接近 90%。然而，这一数值在 10 年时下降到接近 70%，15 年时为 60%。

骨外间叶性软骨肉瘤是一种罕见的高度恶性的肿瘤，常发生于 15 ～ 35 岁人群。最常见的发病部位为头部和颈部。治疗包括广泛性切除、放射治疗和化学治疗。通常预后较差。

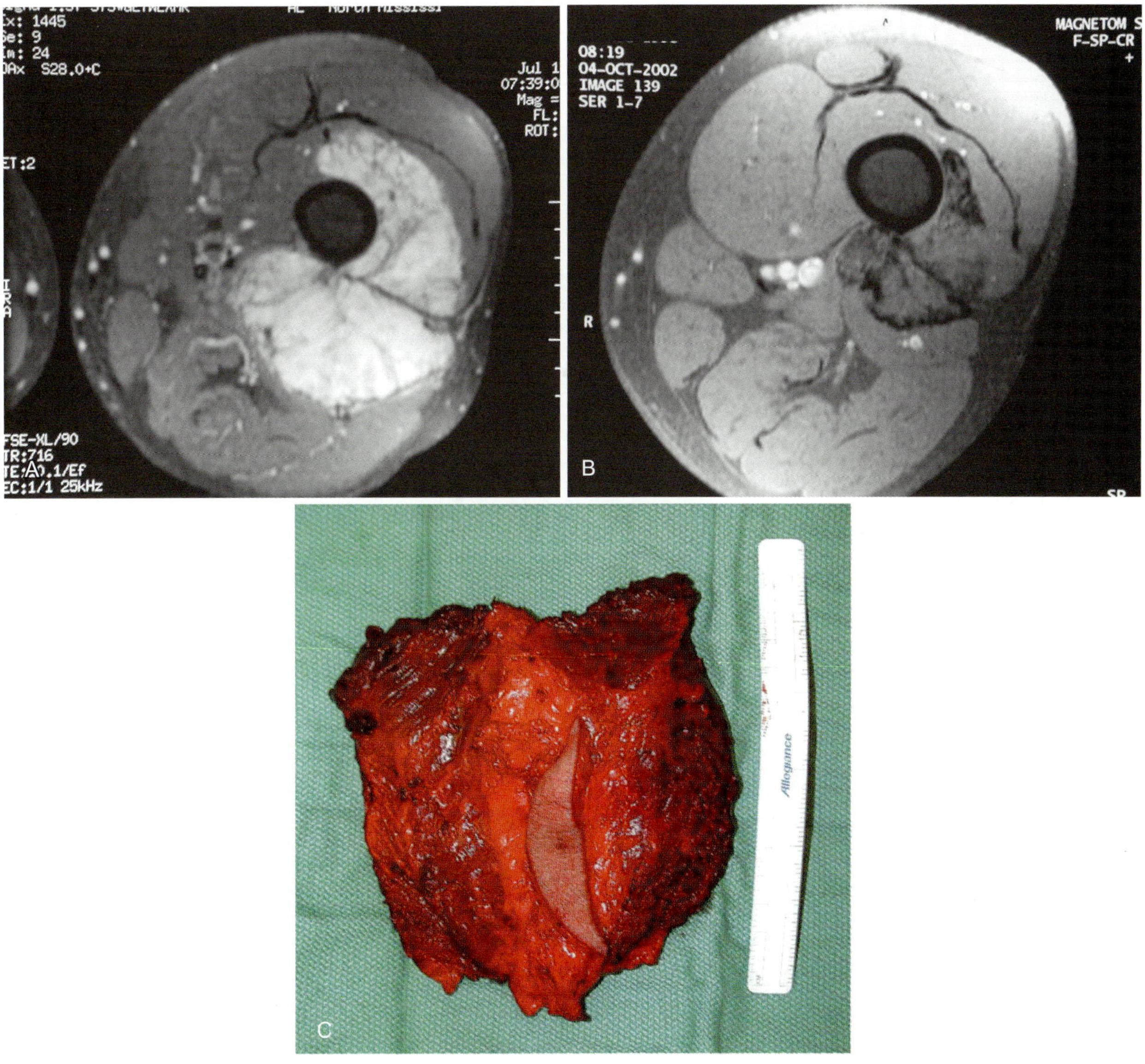

图 28-31　A. 轴位 MR 图像显示大的分叶软组织肿瘤，确诊为骨外黏液样软骨肉瘤。B. 术前放射治疗后的轴位 MR 图像显示肿块显著缩小，使切除在技术上更为容易。C. 广泛性切除后的标本照片。活检通道与肿瘤同时切除，并且切除平面完全为正常组织